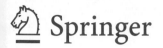

肿瘤麻醉学

Textbook of Onco-Anesthesiology

主编　　［印］拉克什·加格
Rakesh Garg

［印］萨奇曼·巴特纳格尔
Sushma Bhatnagar

主译　　张　军　缪长虹

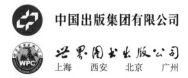

中国出版集团有限公司

世界图书出版公司

上海　　西安　　北京　　广州

图书在版编目(CIP)数据

肿瘤麻醉学 /(印)拉克什·加格,(印)萨奇曼·巴特纳格尔主编;张军,缪长虹译. —上海:上海世界图书出版公司,2023.6
ISBN 978 - 7 - 5232 - 0316 - 3

Ⅰ. ①肿… Ⅱ. ①拉… ②萨… ③张… ④缪… Ⅲ. ①肿瘤—治疗—麻醉学 Ⅳ. ①R730.5

中国国家版本馆 CIP 数据核字(2023)第 057129 号

First published in English under the title
Textbook of Onco-Anesthesiology
edited by Rakesh Garg and Sushma Bhatnagar
Copyright © Springer Nature Singapore Pte Ltd. 2021
This edition has been translated and published under licence from
Springer Nature Singapore Pte Ltd.

书　　名	肿瘤麻醉学
	Zhongliu Mazuixue
主　　编	[印]拉克什·加格　[印]萨奇曼·巴特纳格尔
主　　译	张　军　缪长虹
责任编辑	陈寅莹
出版发行	上海世界图书出版公司
地　　址	上海市广中路 88 号 9 - 10 楼
邮　　编	200083
网　　址	http://www.wpcsh.com
经　　销	新华书店
印　　刷	杭州锦鸿数码印刷有限公司
开　　本	787mm×1092mm　1/16
印　　张	37.25
字　　数	750 千字
印　　数	1 - 1200
版　　次	2023 年 6 月第 1 版　2023 年 6 月第 1 次印刷
版权登记	图字 09 - 2022 - 0440 号
书　　号	ISBN 978-7-5232-0316-3/ R · 659
定　　价	350.00 元

译者名单

主　译

张　军（复旦大学附属肿瘤医院麻醉科）

缪长虹（复旦大学附属中山医院麻醉科）

副主译

郑　晖（中国医科院肿瘤医院麻醉科）

尹毅青（天津肿瘤医院麻醉科）

卢锡华（河南省肿瘤医院）

韩　非（哈尔滨医科大学附属肿瘤医院）

秘　书

周国霞（复旦大学附属肿瘤医院麻醉科）

何智勇（复旦大学附属肿瘤医院麻醉科）

译者_(按姓名拼音排序)

车薛华（复旦大学附属华山医院麻醉科）

陈　蔚（复旦大学附属肿瘤医院麻醉科）

顾悦超（复旦大学附属肿瘤医院麻醉科）

郭克芳（复旦大学附属中山医院麻醉科）

韩　非（哈尔滨医科大学附属肿瘤医院麻醉科）

姜　辉（复旦大学附属肿瘤医院麻醉科）

陆文清（复旦大学附属肿瘤医院麻醉科）

卢锡华（河南省肿瘤医院麻醉科）

任　瑜（复旦大学附属肿瘤医院麻醉科）

王　昕（复旦大学附属肿瘤医院麻醉科）

吴　歆（复旦大学附属肿瘤医院麻醉科）

徐江慧（复旦大学附属肿瘤医院麻醉科）

徐亚军（复旦大学附属肿瘤医院麻醉科）

殷日昊（复旦大学附属肿瘤医院麻醉科）

尹毅青（天津肿瘤医院麻醉科）

郑　晖（中国医科院肿瘤医院麻醉科）

郑吉健（上海交通大学医学院附属上海儿童医学中心麻醉科）

朱序勤（复旦大学附属肿瘤医院麻醉科）

朱　赟（复旦大学附属肿瘤医院麻醉科）

推荐序 1

麻醉学是近20年来发展最为迅猛的学科之一。麻醉医师的工作范畴已从护佑患者围术期疼痛治疗向舒适化诊疗拓展;麻醉学研究也从全麻药的作用机制、药物与应激对大脑的影响、疼痛与镇痛的基础和临床研究,向围术期脏器保护与长期转归、药物与应激对免疫系统影响、麻醉策略对肿瘤免疫的影响等转变。

2019年,国家癌症中心发布的全国肿瘤统计数据显示:中国恶性肿瘤每年发病约392.9万人,死亡约233.8万人,每分钟就有7.5人被确诊为癌症。各医疗机构广泛推崇的MDT多学科诊疗,它是以患者为中心,多学科协作,规范化诊疗;麻醉科作为多学科协作的主角,对治疗和预后起着举足轻重的作用。毫不夸张地说,评价一个医疗机构甚至说评价一个国家的医疗水平特别是外科领域的能力,直接取决于其麻醉科的发展水平。麻醉科医师的知识储备、先进理念在调控患者生命体征以及麻醉策略方面均影响手术患者的近期预后与中远期转归。

《肿瘤麻醉学》是国际上第一本涉及肿瘤治疗在麻醉领域围术期管理的专著,围术期可能增加肿瘤转移风险,优化围术期麻醉综合策略可保护肿瘤患者抗肿瘤免疫功能,改善患者中远期预后。其详尽深入探讨了麻醉与肿瘤复发,肿瘤麻醉学基础,各肿瘤专科麻醉的特点和要点,肿瘤外科围术期并发症,肿瘤热灌注化疗和肿瘤患者围术期贫血的麻醉管理等。随着肿瘤患者数量的不断增长,早期发现、及时干预对降低发病率和死亡率至关重要。肿瘤患者往往接受新辅助化疗和放疗,因此对这部分患者围术期的评估需要具备相关专业知识。其作为一本理想的肿瘤麻醉学领域教学和培训书籍的作用不言而喻，对肿瘤内外科、重症医学科、全科和姑息治疗科医师同样有益。

　　感谢为本书的引进、翻译作出努力的复旦大学附属肿瘤医院张军教授团队和复旦大学附属中山医院缪长虹教授团队，也感谢为本书出版提供大力支持的各医疗机构、同仁和世界图书出版上海有限公司！

黄宇光

中华医学会麻醉学分会现任主委

中国医科院协和医院麻醉科主任

2022.9.2

推荐序 2

自 1948 年我国成立第一个麻醉科以来，在麻醉学科建设上取得了空前丰硕的成果。我国麻醉学科的发展愿景——医疗安全的关键学科，舒适医疗的主导学科，未来医院的支柱学科，医学创新的重点学科，社会熟知的品牌学科与"围术期医学是麻醉学的发展方向"等学科发展理念，是相辅相成、相互促进的，体现出我们近年来在麻醉学科发展上的决策和部署。

现代麻醉学范畴早已不局限于手术室内麻醉，麻醉科医师在现代医疗体系中不单单承担术中患者镇痛这一传统意义上的工作，我们必须站在围术期医学的高度来看待麻醉学科的发展，必须强调通过优化围术期管理，来改善围术期甚至长期的临床预后。2016 年，中华麻醉学杂志刊登了"围术期医学是麻醉学的发展方向"的述评，麻醉学的关键目标是无痛、无伤害，但患者术后更好的预后是我们应当重点关注的目标。

近年来，肿瘤患者人数不断上升，临床诊疗技术的进步同样带动和促进麻醉学的进展。肿瘤患者往往术前会接受新辅助化疗和放疗，对这类患者的术前评估尤为关键，精准治疗方案，优化麻醉策略，合理选择麻醉药物等可降低术后并发症、加速肿瘤康复、改善整体预后。设立肿瘤麻醉亚专科、培养肿瘤麻醉学医师顺应时代发展潮流，提升肿瘤管理领域医学科学的进步和发展。《肿瘤麻醉学》一书整合了肿瘤患者围术期管理的特殊问题，是对目前麻醉学专著和教科书的有力补充。教育和培训年轻医师，关注点真正放在患者的最终恢复上，开创麻醉学科新局面，提升医疗服务能力，适应不断增长的医疗服务需求，满足人民日益增长的对美好生活的需求，促进健康中国建设和卫生事业发展，具有重大意义。

熊利泽

中华医学会麻醉学分会前任主委

《中华麻醉学杂志》总编辑

2022 - 9 - 4

译者序

随着现代医学日新月异的进展，我们越来越深刻认识到麻醉学和肿瘤的发生、发展、转归之间存在着千丝万缕的联系。作为中国成立最早的三级甲等肿瘤专科医院，复旦大学附属肿瘤医院对2008～2017年在院确诊为恶性肿瘤并接受住院治疗的近30万肿瘤患者长期密切随访后形成的生存报告数据显示，5年总生存率明显提升，达到71.3%，整体生存情况领跑全国，齐肩国际发达国家水平。这一振奋人心的成果离不开以疾病为中心的肿瘤多学科综合治疗模式，麻醉学科在此模式中发挥了举足轻重的作用。

《肿瘤麻醉学》是国际上第一本针对肿瘤麻醉的恢宏巨制，自出版以来得到了国际麻醉学同仁的广泛认可。该书系统全面地介绍肿瘤手术麻醉基础理论和临床技能，助力肿瘤麻醉学领域学员的学术课程；聚焦如何优化各肿瘤亚专科患者的围术期管理、关注肿瘤患者的远期预后，对从事肿瘤麻醉的工作人员有重要的参考价值；同时围术期管理是多学科参与的，其内容兼顾手术室外的麻醉，包括放射治疗、放射成像、放射手术、肿瘤重症治疗、晚期肿瘤的姑息治疗和临终关怀等各个领域，了解各个学科的内容将改善患者的整体预后。因此，该书对从事重症监护、肿瘤内外科的临床医师同样具有重要借鉴意义。

肿瘤防治任重道远，需要多学科通力合作。2022年，在以张军教授为主的翻译团队精心工作以及中国抗癌协会肿瘤麻醉与镇痛专委会缪长虹主要支持下，该书成功出版，有助于提高全国肿瘤麻醉学临床和学术水平。在围术期医学快速发展的今天，建立围术期保护肿瘤患者抗肿瘤免疫的麻醉和镇痛方法，规范围术期麻醉药物选择策略，优化肿瘤患者围术期免疫功能，关注肿瘤患者中远期预后，不断提高肿瘤麻醉及癌痛治疗水平，不断探索相关领域的研究进展是我们的愿景。相信本书的出版有助于规范肿瘤麻醉医师的培训，提高他们的诊治水平，保证围术期麻醉的质量和安全，改善肿瘤患者的预后和转归，促进围术期的管理能力。

在此，感谢所有为之付出辛勤努力的同道！

张军、缪长虹

2022－8－28

编委名单

主 编

拉克什·加格（Rakesh Garg）

印度，新德里，全印度医学科学研究所，DR BRAIRCH，肿瘤麻醉与姑息医学科

萨奇曼·巴特纳格尔（Sushma Bhatnagar）

印度，新德里，全印度医学科学研究所，DR BRAIRCH 和国家肿瘤中心，肿瘤麻醉与姑息医学科

副主编

西玛·米什拉（Seema Mishra，MD）

印度，新德里，全印度医学科学研究所，DR BRAIRCH，肿瘤麻醉与姑息医学科

尼什卡什·古普塔（Nishkarsh Gupta，MD，DNB）

印度，新德里，全印度医学科学研究所，DR BRAIRCH，肿瘤麻醉与姑息医学科

萨奇达南德·吉·巴拉蒂（Sachidanand Jee Bharati，MD，DM）

印度，新德里，全印度医学科学研究所，DR BRAIRCH，肿瘤麻醉与姑息医学科

维诺克·库马尔（Vinod Kumar，MD）

印度，新德里，全印度医学科学研究所，DR BRAIRCH，肿瘤麻醉与姑息医学科

编　委

阿努什卡·M.阿丰索(Anoushka M. Afonso, MD)

美国,纽约,纪念斯隆凯特琳癌症中心,麻醉与重症治疗科

多琳·S.阿格博(Doreen S. Agboh, BA)

美国,纽约,纪念斯隆凯特琳癌症中心,麻醉与重症治疗科

达利姆·库马尔·贝德亚(Dalim Kumar Baidya, MD, EDIC)

印度,新德里,全印度医学科学研究所,麻醉、疼痛医学与重症治疗科

苏米特拉·G.巴克希(Sumitra G. Bakshi, MD, DNB)

印度,孟买,霍米巴巴国家研究所,塔塔纪念中心,麻醉、重症治疗与疼痛科

S.巴拉·巴斯卡尔(S. Bala Bhaskar, MBBS, DA, DNB)

印度麻醉科,卡纳塔克邦,巴拉里,维嘉亚纳加尔医学科学研究所(VIMS)

萨奇曼·巴特纳格尔(Sushma Bhatnagar, MD)

印度,新德里,全印度医学科学研究所,DR BRAIRCH,肿瘤麻醉与姑息医学科

桑迪普·博里沃尔(Sandeep Bhoriwal, MS, MCh)

印度,新德里,全印度医学科学研究所,DR BRAIRCH,肿瘤外科

克里斯特尔·博塔(Christelle Botha, MB, ChB, FANZCA)

澳大利亚,墨尔本,彼得·麦卡勒姆癌症中心,亚肿瘤外科

多纳尔·巴吉(Donal Buggy, MD, MSc, DME, FRCPI, FCAI, FRCA)

爱尔兰,都柏林,都柏林大学医学院,麻醉科

J.S.达利(J. S. Dali, MD)

印度,新德里,毛拉阿扎德医学院和附属医院,麻醉与重症治疗科

万拉尔·达隆(Vanlal Darlong, MD)

印度,新德里,全印度医学科学研究所,麻醉、疼痛医学与重症治疗科

南迪尼·马来·达夫(Nandini Malay Dave, MD, DNB, MNAMS, PGDHHM, PGDMLS)

印度,孟买,NH SRCC 儿童医院马哈拉施特拉邦,麻醉科

S.V.S.德奥(S. V. S. Deo, MS, FAIS, FACS)
印度,新德里,全印度医学科学研究所,DR BRAIRCH,肿瘤外科

J.V.迪瓦加(J. V. Divatia, MD, FICCM, FCCM)
印度,孟买,霍米巴巴国家研究所,塔塔纪念医院,麻醉、重症治疗与疼痛科

詹姆斯·弗里曼(James Freeman, MB, BCh, BAO, FCAI, EDICM)
爱尔兰,都柏林,圣母大学医院,麻醉科

拉克什·加格(Rakesh Garg, MD, DNB, FICCM, FICA, PGCCHM)
印度,新德里,全印度医学科学研究所,DR BRAIRCH,肿瘤麻醉与姑息医学科

高塔姆·吉罗特拉(Gautam Girotra, MD)
印度,新德里,沙克德,麦克斯特级专科医院,麻醉与疼痛管理科

乌梅什·戈内帕纳瓦尔(Umesh Goneppanavar, MD)
印度,达尔瓦德,达瓦德精神健康和神经科学研究所,麻醉科

S.马诺吉·高达(S. Manoj Gowda, MS, MCh)
印度,新德里,全印度医学科学研究所,DR BRAIRCH,肿瘤外科

阿希莱什·古普塔(Akhilesh Gupta, MD)
印度,新德里,气道管理基金会(AMF),ABVIMS 和 DR RML 医院

安胡·古普塔(Anju Gupta, MD, DNB, MNAMS)
印度,新德里,全印度医学科学研究所,麻醉、疼痛医学与重症治疗科

苏什安·古普塔(Sushan Gupta, MD)
美国,纽约,蒙蒂菲奥里医疗中心,艾伯特·爱因斯坦医学院

乌马·哈里哈尔安(Uma Hariharan, DNB, FICA, PGDHM)
印度,新德里,阿塔尔·比哈里·瓦杰帕伊医学科学研究所和拉姆·马诺哈尔·洛希亚医院,麻醉科

马尼斯哈·赫姆拉贾尼(Manisha Hemrajani, MD)
印度,斋普尔,巴格温·马哈维尔肿瘤医院及研究中心,麻醉与姑息治疗科

P.N.贾殷(P. N. Jain, MD, MNAMS, FICA)
印度,孟买,霍米巴巴国家研究所,塔塔纪念中心,麻醉、重症治疗与
疼痛科

瓦朗·贾殷(Varun Jain, MD, DNB, DM)
印度,咕噜格拉姆,帕拉斯医院,神经麻醉与神经危重症治疗科

安琼·汗·乔德(Anjum Khan Joad, MD, DNB)
印度,斋普尔,巴格温·马哈维尔肿瘤医院及研究中心,麻醉与姑息
治疗医学科

穆库尔·钱德拉·卡博尔(Mukul Chandra Kapoor, MD, DNB,
MNAMS, FIACTA)
印度,新德里,沙克德,马克斯智能超级专业医院,麻醉科

拉马纳坦·卡西维斯瓦纳坦(Ramanathan Kasivisvanathan, BMedSci
(Hons), BMBS (Hons))
英国,伦敦,皇家马斯登医院,麻醉科

贾斯温德尔·考尔(Jasvinder Kaur, MD)
印度,达瓦德,达瓦德精神健康和神经科学研究所,麻醉科

雷克什·库马尔(Rakesh Kumar, DA, MD)
印度,新德里,巴巴·萨赫卜·安贝德卡医学院及医院,印度气道管
理基金会(AMF)

卡维塔·拉克什曼(Kavitha Lakshman, MBBS, MD)
印度,卡纳塔克邦,基德瓦伊肿瘤学纪念研究所,麻醉与疼痛治疗科

春·欣·安格斯·李(Chun Hin Angus Lee, MBBS (Hons), FRACS)
澳大利亚,墨尔本,墨尔本大学,彼得·麦卡勒姆癌症中心,肿瘤外科

乔恩·莱夫尔斯·伯杰(Jon Livelsberger, DO)
美国,费城,天普大学,路易斯·卡茨医学院,麻醉科

布伦特·麦克莱伦(Brent MacLellan, MD, FRCPC)
加拿大,哈密尔顿,麦克马斯特大学,汉密尔顿圣约瑟夫医疗中心,麻
醉科

米歇尔·麦克马斯特(Michelle McMaster, BSN, MD)
美国,费城,福克斯·蔡斯癌症中心和天普大学医院,麻醉科

M.曼朱拉德维(M. Manjuladevi, MBBS, DA, DNB)
印度,班加罗尔,圣约翰医学院及医院,麻醉与重症治疗科

普尼特·梅达(Punit Mehta, MD)
印度,新德里,沙克德,麦克斯特级专科医院,麻醉与疼痛管理科

希拉·奈南·米亚特拉(Sheila Nainan Myatra, MD, FCCM, FICCM)
印度,孟买,霍米巴巴国家研究所,塔塔纪念中心,麻醉、重症治疗与疼痛科

苏亚塔·南比亚斯(Sujata Nambiath, MD, DNB)
印度,新德里,沙克德,麦克斯特级专科医院,麻醉和疼痛管理科

林·特兰格·恩古延(Linh Trang Nguyen, MD)
美国,休斯敦,德克萨斯大学,MD 安德森癌症中心,麻醉与围术期医学科

帕斯卡尔·奥乌苏-阿吉曼格(Pascal Owusu-Agyemang, MD)
美国,休斯敦,德克萨斯大学,MD 安德森癌症中心,麻醉医师

阿帕尔纳·潘德(Aparna Pande, MBBS, MD)
印度,新德里,全印度医学科学研究所,麻醉、疼痛医学与重症治疗科

拉万德尔·库马尔·潘迪(Ravinder Kumar Pandey, MD)
印度,新德里,全印度医学科学研究所,麻醉、疼痛医学与重症治疗科

香农·M.波波维奇(Shannon M. Popovich, MD)
美国,休斯敦,德克萨斯大学,MD 安德森癌症中心,麻醉与围术期医学科

雅各布·乔治·普利尼尔孔纳蒂尔(Jacob George Pulinilkunnathil, MD, IDCCM, FCCP)
印度,孟买,霍米巴巴国家研究所,塔塔纪念中心,麻醉、重症治疗与疼痛科

卡鲁纳·帕特尼尔·拉杰库马尔(Karuna Puttur Rajkumar, MBBS, MD)
美国,维斯切斯特,天普大学医院

拉什米·拉马钱德兰(Rashmi Ramachandran, MBBS, MD)
印度,新德里,全印度医学科学研究所,麻醉、疼痛医学与重症治疗科

南拉塔·兰加纳特(Namrata Ranganath, MBBS, MD)
印度,班加罗尔,基德瓦伊肿瘤学纪念研究所,麻醉与疼痛治疗科

吉里贾·普拉萨德·拉特(Girija Prasad Rath, MD, DM)
印度,新德里,全印度医学科学研究所,神经科学中心,神经麻醉学与重症治疗科

维米·里瓦里(Vimi Rewari, MBBS, MD)
印度,新德里,全印度医学科学研究所,麻醉、疼痛医学与重症治疗科

托比·雷诺(Toby Reynolds, MBBS, FRCA)
英国,伦敦,皇家马斯登医院,麻醉科

贝恩哈德·里德尔(Bernhard Riedel, MB, ChB, FCA, FANZCA, FASE, MMed)
澳大利亚,墨尔本,墨尔本大学,彼得·麦卡勒姆癌症中心,麻醉、围术期与疼痛医学科,肿瘤外科,肿瘤手术部门

安库尔·夏尔马(Ankur Sharma, MD, PDCC, DNB, MNAMS)
印度,焦特布尔,全印度医学科学研究所,创伤＆急诊(麻醉),麻醉科

施洪申(Shi Hong Shen, MBBS, BPharm (Honos))
澳大利亚,墨尔本,墨尔本大学,彼得·麦卡勒姆癌症中心,麻醉学、围术期医学与疼痛医学科

艾斯林·舍温(Aislinn Sherwin, FCAI, MCAI, BSc (Physio))
爱尔兰,都柏林,都柏林大学医学院,麻醉科

普里特·莫欣达尔·辛格(Preet Mohinder Singh, MD)
印度,新德里,全印度医学科学研究所,麻醉、疼痛医学与重症治疗科

阿希什·C.辛哈(Ashish C. Sinha, MD, PhD, DABA, MBA)
美国,费城,天普大学,路易斯·卡茨医学院,麻醉科

彼得·斯林格尔(Peter Slinger, MD, FRCPC)
加拿大,多伦多,多伦多大学,多伦多综合医院,麻醉科

拉杰什瓦里·苏布拉马尼亚姆(Rajeshwari Subramaniam, MD)
印度,新德里,麻醉、疼痛医学与重症治疗科,全印度医学科学研究所,新德里,印度

拉杰·托宾(Raj Tobin, MD)
印度,新德里,麻醉与疼痛管理科,麦克斯特级专科医院,沙克德,新德里,印度

安贾恩·特里哈(Anjan Trikha, MD)
印度,新德里,全印度医学科学研究所,麻醉、疼痛医学与重症治疗科

蒂莫西·威格莫尔(Timothy Wigmore, BM, BCh, MA, FRCA, FFICM, FCICM)
英国,伦敦,皇家马斯登医院,麻醉科

主编简介

拉克什·加格(Rakesh Garg)

毕业于新德里德里大学医学院,并在新德里德里大学 Maulana Azad 医学院获得麻醉学博士学位。完成了姑息医学亚专科培训和医院管理研究生课程。他是新德里 DR BRAIRCH、全印度医学科学研究所(AIIMS)肿瘤麻醉学和姑息医学有特别兴趣的麻醉顾问。加格医师积极参与各种不同层次的教学和培训计划。任全印度医学科学院(AIIMS)指导并参与肿瘤麻醉学博士 DM 和姑息医学 MD 项目的教学和培训。在同行评议的国内和国际期刊上发表论文 250 余篇,并参与撰写各种书籍共 30 多个章节。兼任 Indian Journal of Anesthesia, Journal of Anesthesiology 和 Clinical Pharmacology,以及 Indian Journal of Palliative Care 等杂志的副主编。荣获各种国家和国际级别的奖项。被授予临床研究方法学 & 循证医学(AIIMS,新德里)亚专科医师,印度麻醉医师学院(FICA)亚专科医师,国际医学科学院(FIMSA)亚专科医师和印度重症监护医学院亚专科医师(FICCM)。同时担任各种国际和国家期刊的编委员会成员。积极参与教学和培训,各种会议和研讨会上发表了 150 多场客座演讲。他是一位多领域的研究者,研究领域涉及肿瘤麻醉学、气道、局部麻醉和重症治疗,也是制定气道管理、禁食/喂养和心肺复苏指南的核心委员会成员。

萨奇曼·巴特纳格尔(Sushma Bhatnagar)

印度新德里全印度医学科学研究所(AIIMS)DR BRAIRCH 肿瘤麻醉和姑息医学科主任和教授,印度姑息治疗协会的主席,2009~2020 年印度姑息治疗杂志的主编。拥有 30 多年的教学和研究经验。对肿瘤麻醉、癌性疼痛管理和姑息治疗极具兴趣。2016 年成为 IASP 为期 6 年的理事会成员,国际临终关怀和姑息治疗协会的董事会成员，2013 年获得了肿瘤艾滋病协会颁发的 SAARC 国家的领先和卓越奖，2012 年在米兰举行的第 14 届世界疼痛大会上，因在发展中国家疼痛管理的临床研究或实践和（或）政策变化方面的卓越表现而获得 IASP 奖。在第三届世界疼痛学会介入会议上获得 2012～2013 年度国家杰出疼痛医师奖。2012 年 11 月，在德克萨斯州休斯敦 MD Anderson 癌症中心举行的第一届围术期治疗全球会议上，因演讲出色而获得奖项。她组织了许多会议，并在各种国内和国际会议上发表了重要演讲。在国内和国际期刊上发表了 250 多篇论文，在各种书籍上编纂了共 10 个章节。编辑了书籍《摆脱疼痛》。

主编序

麻醉学的发展突飞猛进，其不但与新药、新技术和新设备的使用密不可分；也与患者关注度的提升相关，如特殊年龄群体以及患有特定疾病的特殊人群。不同亚专科的围术期照护，如儿科、产科和老年麻醉，需要考虑到患者的情况。对于特殊类型的手术，不仅需要关注患者病史，围术期麻醉处理亦需慎重。鉴于这些问题，过去诞生了很多像心脏麻醉学和神经麻醉学等亚专科。随着更多的关注、专业理解和患者的需求，麻醉领域的其他亚专业正在涌现。肿瘤麻醉学正是近期新出现的亚专业学科。

肿瘤麻醉学已成为一公认的亚专科，在世界各地设有各种教学和培训课程，包括研究和硕士课程。肿瘤手术干预的类型正在递增。此外，随着肿瘤诊断人数增加，肿瘤中心亦在增多。这类患者的围术期管理需要多学科参与，如外科肿瘤学家、内科肿瘤学家、放射肿瘤学家和放射学家，对麻醉医师的围术期麻醉管理提出了极大的挑战。目前，尚无肿瘤麻醉学的正式教科书，麻醉医师参考的文献来源不同，并且有时可能并不容易获得。本书的编者来自专门的肿瘤中心，且新近开展了肿瘤麻醉教学项目。在课程设置和学术日程的准备过程中，我们意识到需要肿瘤麻醉学专著来助力学员的学术课程。因此，编写一本具有国际水平的教科书迫在眉睫，以满足肿瘤麻醉学领域工作人员对教学和培训的需求。围术期管理是多学科参与的，了解各个学科的内容将改善患者的整体预后，因而该书对其他学科亦有帮助。当全科医师遇到肿瘤外科患者的围术期管理时，此书同样有益。

该书涵盖了肿瘤治疗涉及麻醉领域各方面的患者管理。不仅包括手术室内的麻醉，还包括手术室外需要麻醉医师干预的围术期治疗，其中有一专门章节关于肿瘤晚期患者管理的姑息治疗。我们衷心感谢所有为本书各章节做出贡献的令人尊敬的作者。他们都是肿瘤麻醉学领域的专家,在肿瘤麻醉学的发展中具有突出的成就和贡献。我们衷心感谢所有为这一重要教科书提供学术投入的世界知名作者。我们理解每一章节所需的巨大努力以及所有作者已经对各个章节进行了细节更新。

我们意识到肿瘤麻醉相关的证据正在不断呈现。许多新的肿瘤干预方式逐渐诞生。因此,这是一个很好的开始,往后当新的证据出现时需要进一步更新。许多方面已经展现,证据正在生成,如围术期管理对肿瘤复发的影响。规范围术期肿瘤保护技术将是有趣及充满挑战的任务。也许在不久的将来,有证据将突显这样的技术和干预措施的有效性。

我们相信,这本教科书有助于增加读者的知识,从而更好地照护他们的患者。这对参加各种考试的学员也同样有帮助。

深切感谢为本书出版做过贡献的所有人,包括特蕾西·马顿(Tracy Marton)女士,那仁·阿加沃尔(Naren Aggarwal)先生,贾格吉特·考尔·赛尼(Jagjeet Kaur Saini)女士,埃贾兹·艾哈迈德(Ejaz Ahmad)先生和哈里维尼·维瑟斯瓦兰(Hashwini Vytheswaran)女士。最后,感谢我们家人的耐心支持。

拉克什·加格

萨奇曼·巴特纳格尔

印度新德里

目　录

第八部分 其他

第一部分
引　言

肿瘤麻醉学作为专科的必要性 1

萨奇曼·巴特纳格尔

1.1 引言

肿瘤对人类来说并不陌生,有关肿瘤的证据在中国和阿拉伯医学典籍以及古埃及木乃伊中都有体现[1]。纵观当今时代,肿瘤显而易见地正在席卷包括印度在内的全世界。2012年国际肿瘤研究机构(International Agency for Research on Cancer, IARC)GLOBACON 项目数据提示,肿瘤新增病例、肿瘤死亡病例以及带瘤生存病例分别是1 410 万、820 万以及 3 260 万[2]。到 2025年,预计每年将会有 1 930 万的新发肿瘤患者[3]。2012 年 GLOBACON 项目数据提示全球男性发病率前 3 的肿瘤分别是肺癌、前列腺癌以及结直肠癌,而女性高发的前 3 种肿瘤分别是乳腺癌、结直肠癌以及肺癌[3]。

1.2 必要性

过去 10 年,肿瘤及其自然进程发生了变化。随着肿瘤患者数量的不断增长,早期发现、及时干预对降低发病率和死亡率至关重要。肿瘤诊疗技术的进步带动了麻醉技术的长足发展,从而为肿瘤患者提供更完善的围术期管理。肿瘤患者往往接受新辅助

化疗和放疗,因此。对这部分患者进行围术期的评估需要具备相关专业知识。考虑到其对全身各系统的毒性作用,包括心血管系统、呼吸系统、肝、肾以及中枢神经系统等,医疗机构需优化这部分患者的治疗方案。例如,蒽环类化疗药会影响心脏传导系统,引起心律失常、心力衰竭等,而博来霉素被认为是肺纤维化的重要诱导因素。放射性肺炎是另外一种常见的肺部并发症,发生率高达 20%。铂类化疗药和烷基化剂具有肾脏毒性,而长春新碱、紫杉醇、阿糖胞苷和铂类化疗药具有神经毒性。对肿瘤患者进行手术、明确诊断以及微创治疗的麻醉方案需要特别关注,这不仅与放化疗的全身效应、生理改变、免疫抑制、营养不良等因素相关,还与肿瘤患者的精神状态和肿瘤外科非常规特质相关。例如,对起源于卵巢或者阑尾的腹膜假性黏液瘤进行腹腔热灌注治疗(HIPEC)患者的麻醉管理方案,其主要目标是维持血容量、体温、纠正酸碱代谢平衡、围术期疼痛管理、预防凝血功能障碍以及全面了解 HIPEC 期间化疗药物的不良反应等。肺切除术的麻醉管理包括全肺切除术前康复、预防低氧血症的单肺通气、侧卧位的生理变化、液体管理、术后疼痛管理以及

术后肺部并发症的识别与处理。此外，头颈部肿瘤手术的麻醉也有很大的挑战，需要有娴熟的技术来处理困难气道、保证通气和维持氧合，维持正常血容量以及处理术后并发症。肿瘤麻醉管理还包括头颈部和乳房植入物患者的全身麻醉，会阴植入物患者蛛网膜下隙阻滞和腰硬联合麻醉的管理。术后并发症的降低也会影响这些患者恢复预期肿瘤治疗，从而改善肿瘤的整体预后。此外，人们越来越认识到不同麻醉技术对肿瘤的预后产生积极的影响，并对疾病治疗具有潜在改进作用。疼痛是肿瘤患者需要特别注意的又一重要因素，它有时比原发疾病本身更令人痛苦。考虑到越来越多的肿瘤患者及其巨大的临床和经济影响，需要在世界各地建立肿瘤医院。与此同时，我们还需要有专业技能、知识和经验的专业人员，不仅对患者进行围术期的管理，还需关注患者的疼痛以及肿瘤患者、幸存者及其家人的相关问题。

1.3 肿瘤麻醉学作为独立的专科：现状

国际层面上，美国、英国、加拿大和欧洲的中心在过去数年中一直在开展肿瘤麻醉学和癌症疼痛管理结构化培训项目。该领域有一个专门的国际麻醉医师团体，每年召开会议、讨论策略以建立一个高效的卫生保健团队和提高围术期管理质量。在印度等发展中国家，一些肿瘤中心如塔塔纪念医院（Tata Memorial Hospital）开展为期2年的肿瘤-麻醉和疼痛研究项目。然而，考虑到肿瘤患者的巨大负担和他们特殊的专业需

求，设立肿瘤麻醉亚专科顺应时代潮流。在印度，全国肿瘤麻醉专科医师的项目启动提案已提交给国家考试委员会。

1.4 全印度的医学研究机构（AIIMS）

Dr. BRA IRCH AIIMS，位于新德里的一所肿瘤医院，很早就认识到肿瘤患者的整体管理与其他患者有很大的不同。由于收治的肿瘤患者越来越多，同时作为肿瘤学术、研究以及医疗方面的领军者，Dr. BRA IRCH AIIMS 医院开设了"DM 肿瘤麻醉"的专业课程，旨在提供麻醉、疼痛管理和不同年龄肿瘤群体姑息治疗领域的高级培训。以达到以下目标：

1. 为肿瘤患者提供围术期整体照护，减轻患者术前、术中和术后的疼痛和其他不适。
2. 提高不同地区肿瘤管理领域医学科学进步与发展的认知。
3. 了解肿瘤患者的医疗需求，并据此制定全面的诊疗计划，以改善患者的生活质量。
4. 掌握与肿瘤患者及其家人、社区进行有效沟通的技能。
5. 提供肿瘤相关的教育、医疗以及辅助医疗的技能培训，并向实习医师进行相关培训。
6. 获得社区各级机构的协助，以促进医疗卫生系统发展。

1.5 未来前景

未来几十年内，肿瘤患者的数量将会大

量增加,对肿瘤麻醉医师的需求也将会增加。这群训练有素的麻醉医师除了为肿瘤手术提供麻醉,还将在围术期提供疼痛管理。这些麻醉医师将满足大量肿瘤患者的医疗需求。

我国主要的肿瘤中心和教学机构正在开设麻醉学研究生学位,但是许多地方缺乏针对肿瘤麻醉专科的培训。因此,希望本课程能够填补这些空白。

肿瘤麻醉专科培训将为医学院、专业机构以及肿瘤中心开辟新的途径。

1.6 总结

肿瘤患者的诊疗包括治愈性治疗和姑息性治疗。新德里 Dr. BRA IRCH AIIMS 肿瘤中心,不同的专业——外科、内科、肿瘤放射以及肿瘤麻醉、疼痛和姑息医学通力合作,为患者提供全面的诊疗。

肿瘤麻醉、疼痛和姑息医学将麻醉与疼痛管理以及姑息治疗结合起来,并通过与其他各部门协作为肿瘤患者提供世界一流的服务。作为南亚地区最好的医疗保健和研究机构,培养出能提高肿瘤患者治疗水平的专业人员是我们的责任。此外,既往没有具体、简明的肿瘤麻醉学专著,本书整合了麻醉医师对肿瘤患者围术期管理的特殊问题。

(高玲玲 译,朱赟 校)

参考文献

1. Krogman WM. Diseases in antiquity. Edited by Don Brothwell and A. T. Sandison. Foreword by W. A. Dawson. PP. xix and 776. Illustrated. Thomsas, Springfield, 1976. $39.75. Am J Phys Anthropol, 1968, 29: 105 - 106.

2. Torre LA, Bray F, Siegel RL, et al. Global cancer statistics, 2012. CA Cancer J Clin, 2015, 65(2): 87 - 108.

3. Ferlay J, Soerjomatarm I, Ervik M, et al (2015) Fact Sheets by Cancer. In: GLOBOCAN 2012 v 1.0, Cancer Incid. Mortal. Worldw. IARC CancerBase No. 11 [Internet]. Lyon, Fr. Int. Agency Res. Cancer, 2013.

肿瘤流行病学

2

S.V.S. 德奥、S. 马诺吉·高达、桑迪普·博里沃尔

2.1 引言

癌症正在逐渐攀升成为全球死亡的主要原因。此外，随着传染病的控制、预期寿命的增加、人口爆炸以及采取增加癌症风险的生活方式，其总体发病率也呈上升趋势。由于经济转型、文化变迁和生活方式等影响，中低收入国家（low- and middle-income countries，LMIC）正面临一个特殊的问题，即癌症负担的增加可能会对经济和社会产生深远的影响。

流行病学原理和方法在癌症研究中的应用可以追溯到 18 世纪，主要用于癌症趋势的系统研究。当时意大利医师 Bernardino Ramazzini 报道了生活方式与癌症风险之间的关系，1713 年他在著作《De Morbis Artificum》中指出修女们极少患宫颈癌，但乳腺癌的发病率相对较高。他推测这可能是由于修女们采取独身的生活方式。这项观察发现了激素和性传播感染与癌症风险之间的重要关系[1]。

1775 年，来自伦敦的 Percival Pott 报告说，烟囱清洁工阴囊的皮肤皱褶中积聚的烟尘导致阴囊癌，他首次将癌症归结为可预防的疾病。这 2 个观察为癌症流行病学奠定了基础[1]。

2.2 癌症流行病学的定义

世界卫生组织（WHO）将流行病学定义为"研究特定人群中疾病或健康相关事件的分布、模式和决定因素，并将研究结果应用于疾病的控制和预防[2]"，癌症流行病学是流行病学的一个分支，研究特定人群中恶性肿瘤的分布、决定因素和频率[1]。

流行病学不同于临床医学（表 2.1），了解这种差异对于流行病学研究至关重要。

表 2.1 临床医学与流行病学研究的主要区别

因　素	临床医学	流行病学
关注人群	仅限患者	患者来自的人群
主要关注	个体患者的诊断和治疗	疾病在人群中的分布和降低发病率的策略（例如筛查和免疫）
主要问题	这个患者怎么了？合适的治疗方式是什么？	在特定人群中，死亡或残疾的主要原因是什么？我们可以做些什么来减少它们？

1. 癌症流行病学领域中的研究基础是发病率、患病率和死亡率。发病率和患病率衡量疾

病的出现和流行情况,而死亡率是疾病严重性和致命性的指标。这些术语的简要描述如下:发病率,定义为在特定时期内风险人群中出现疾病或健康状况的新病例数。

2. 患病率(时点患病率):是指在某一时间点,人群中患有疾病或健康状况(包括既有疾病和新患疾病)的总人数,强调一个特定的时间点。患病率和时点患病率经常互换使用。

3. 死亡率:在特定规模的人群中,每年观察到或预期的癌症死亡人数。

4. 死亡率与发病率比率(mortality-to-incidence ratio,MIR):MIR 用于衡量和比较不同国家的治疗效果或癌症预后的不均等。由于大多数国家的发病率和死亡率数据都可用,我们可以通过将选定人群中的每种癌症的死亡率除以发病率来计算 MIR。

2.3 癌症流行病学在改善医疗保健中的作用

癌症流行病学仍然是各种健康相关政策和计划的组成部分,研究的目标如下:

1. 疾病负担测量:通过计算疾病的发病率和患病率,流行病学研究在确定特定人群的疾病负担方面发挥着重要作用。

2. 全球趋势:癌症发病登记概述了全球各地的癌症趋势。着重研究了高收入国家和低收入国家之间和内部癌症发病率、存活率、均衡性和癌症治疗负担能力的差异。

3. 卫生部门的政策制定和规划:流行病学研究确定癌症发病率和死亡率的当前趋势。这有助于决策者规划和分配资源,

以改善该国的整体健康状况。

4. 预防策略:流行病学研究提供的知识有助于制定健康人群的社区预防策略。

5. 研究:流行病学研究通过对时间、地点和人员的相关特征来描述和监测癌症在人群中的分布。这些因素有助于推动癌症的相关研究。

2.4 分子流行病学

分子流行病学(molecular epidemiology,ME)是流行病学的一个分支。它涉及基于流行病学、生物统计学和细胞基础科学(如生物化学、细胞生物学、分子生物学、遗传学、分析化学、毒理学、药理学和医学检验)的多学科研究。在传统流行病学中,研究重点是癌症的暴露或结果,而在分子流行病学中,我们研究分子水平上发生的变化对致癌物或风险因素的反应。

2.5 癌症数据来源

任何癌症流行病学数据的基础都是癌症登记处。癌症登记处是一个收集数据、存储数据以备将来使用、分析、解释数据并随时报告数据的组织。

癌症登记处大致分为:

1. 医院癌症登记处。

2. 基于人群的癌症登记处。

以医院癌症登记处记录了在特定医院就诊的癌症患者的信息。其主要目标是创建一个易于访问关于癌症患者的详细信息、临床治疗管理及其结局的数据库。这些数据主要用于医院的内部管理目的和专业人

员进行回顾性研究。此类登记处的主要缺点是，它们不允许我们在定义的人群中找到癌症的确切发病率，因为这些登记处没有明确定义的流域人口[3]。

基于人群的癌症登记处记录了定义明确的人群中的癌症发病率信息。该人群是根据特定的地理区域定义的。本登记处旨在统计癌症发病率及其对特定人群的影响。这些登记处更强调公共卫生和流行病学[3]。

全球各地有多个癌症登记中心。癌症流行病学的一些最常见来源包括：
- 五大洲的癌症发病率
- GLOBOCAN（2012 年）
- 国际癌症机构（Mondial 癌症协会）
- 美国国家癌症数据库
- SEER 数据库：美国癌症监测、流行病学和最终结果
- 世卫组织癌症死亡率数据库
- 美国癌症协会资料和数据

- 日本癌症统计
- EUROCARE：欧洲癌症存活率
- SurvCan：非洲、亚洲、加勒比和中美洲的癌症存活率
- 美国癌症统计局（CDC）。
- NORDCAN：北欧癌症登记数据。
- ICMR NCRP：印度国家癌症登记计划。

2.6 癌症统计学

1. 总体癌症负担：根据 GLOBOCAN 2018 年的数据，2018 年世界癌症患者人口为 7.632 8 亿。其中，2018 年各登记处记录了 1 800 万新发癌症病例、950 万癌症相关死亡病例和 4 300 万确诊 5 年内的癌症患者[4]。图 2.1 和图 2.2 显示了 2018 年全球不同癌症的估计发病率和死亡率。表 2.2 显示了 GLOBOCAN 2018 年记录的发病率、患病率和死亡率数据汇总。

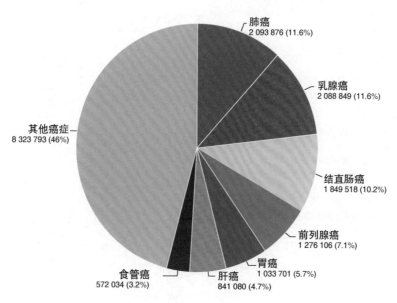

总数：18 078 957

图 2.1 2018 年全球所有新发癌症估计发病率（包括所有性别和年龄）

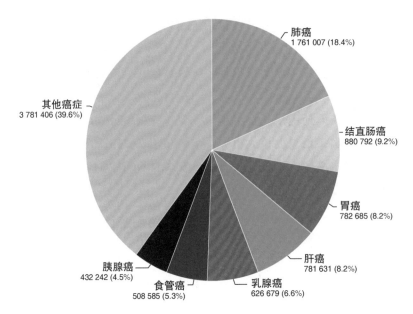

总数：9 555 027

图 2.2 2018 年全球所有癌症估计死亡人数（包括所有性别和年龄）

表 2.2 GLOBOCAN 2018 年记录的发病率、患病率和死亡率数据摘要

	男　性	女　性	所有性别
人口	3 850 719 284	3 782 099 828	7 632 819 272
新增癌症病例数	9 456 418	8 622 539	18 078 957
年龄标准化发病率（世界）	218.6	182.6	197.9
75 岁之前患癌症的风险（%）	22.4	18.3	20.2
癌症死亡人数	5 385 640	4 169 387	9 555 027
年龄标准化死亡率（世界）	122.7	83.1	101.1
75 岁之前死于癌症的风险（%）	12.7	8.7	10.6
确诊 5 年内癌症病例	21 014 830	22 826 472	43 841 302
五大最常见癌症（非黑色素瘤皮肤癌除外）	肺癌	乳腺癌	肺癌
（按病例数排序）	前列腺癌	结直肠癌	乳腺癌
	结直肠癌	肺癌	结直肠癌
	胃癌	宫颈癌	前列腺癌
	肝癌	甲状腺癌	胃癌

2. 性别差异：2018 年，全球范围内肺癌是男性最常见的癌症，其次是前列腺癌和结直肠癌；而在女性中，乳腺癌是最常见的癌症，其次是结直肠癌和肺癌。在男性癌症患者中，最常见的癌症相关死亡原因是肺癌，其次是肝癌和胃癌。而在女性中，最常见的癌症相关死亡原因是乳腺癌，其次是肺癌和结直肠癌[4]（图 2.3 和图 2.4）。

3. 发达地区与非发达地区：癌症的地理分布因地而异。图 2.5 显示了不同经济区

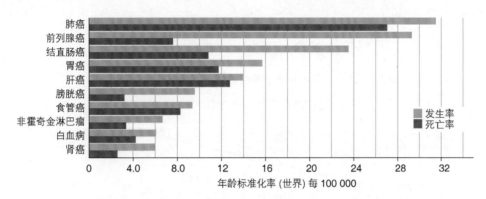

图 2.3 2018 年全球男性年龄标准化发病率和死亡率估计值

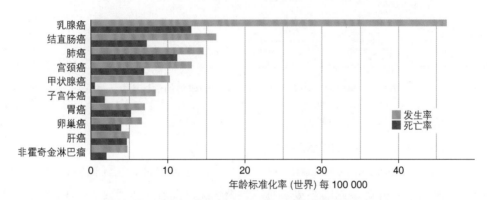

图 2.4 2018 年全球女性年龄标准化发病率和死亡率估计值

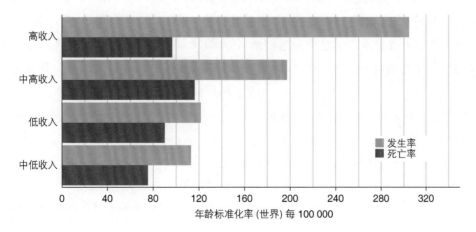

图 2.5 2018 年年龄标准化发病率和死亡率估计值，不同收入水平国家的所有癌症，包括性别和所有年龄

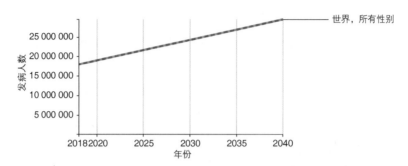

图 2.6　2018～2040 年所有癌症、性别和年龄的估计发病人数

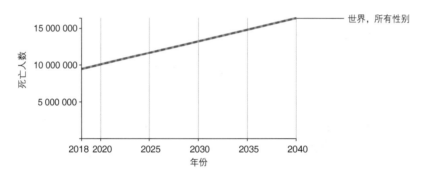

图 2.7　2018～2040 年所有癌症、性别和年龄的估计死亡人数

域癌症的流行病学趋势。低收入国家（low-income countries，LIC）和中低收入国家（low-middle-income countries，LMIC）癌症的流行病学趋势备受关注。尽管与高收入国家相比，LIC 和 LMIC 的癌症发病率较低，但 LMIC 的癌症相关总死亡率显著较高。这是因为这些地区的卫生基础设施差，居民缺乏癌症相关认识。

4. 未来预测：到 2040 年，癌症发病率预计将增加 63.4%：从 2018 年的 1 800 万增加到 2040 年的 2 900 万。同样，死亡率预计将增加 71.5%：从 2018 年的 900 万增加到 2040 年的 1 600 万（图 2.6 和图 2.7）[4]。

2.7　总结

流行病学研究在任何时候都对全球健康状况发挥着至关重要的作用。它将已知的过去，不确定的现在，与未知的将来联系起来。我们仍在研究现在，并计划利用现有资源使未来变得更好。这些流行病学研究提供的数据对于各国的医疗机构规划未来的癌症治疗和控制至关重要。

（张雪　译，朱赟　校）

参考文献

1. Cancer Epidemiology：Principles and methods. http://www.iarc.fr/en/publications/pdfs-online/epi/can-cerepi/. Last accessed on 21 June 2018.

2. http://www. who. int/topics/epidemiology/en/. Last accessed on 21 June 2018.

3. https://www. iarc. fr/en/publications/pdfs-online/epi/cancerepi/CancerEpi-17. pdf.

4. Ferlay J, Colombet M, Soerjomataram I, Mathers C, Parkin DM, Piñeros M, Znaor A, Bray F (2019). Estimating global cancer incidence and mortality in 2018: GLOBOCAN sources and methods. Int J Cancer. 144 (8): 1941 - 1953. https://doi.org/10.1002/ijc.31937 PMID: 30350310.

麻醉与肿瘤复发

乌梅什·戈内帕纳瓦尔、贾斯温德尔·考尔

3.1　引言

肿瘤正在成为全球死亡的主要原因之一[1-3]。实体瘤的治疗通常是手术切除。手术切除后残留的癌细胞可接受化疗和（或）放疗。围术期包括术前评估、术前准备、术前访视,手术麻醉,以及术后恢复和随访。围术期受多种因素影响,如与癌症相关的焦虑和压力;需要手术或放化疗;疼痛、药物、输血、长时间手术导致的低体温;输液输血量、麻醉和相关药物、免疫调节药物等。本章探讨这些因素在肿瘤中的作用。这些因素可能对肿瘤细胞有利,可能对宿主的免疫系统产生不利影响,也可能直接增强肿瘤细胞的侵袭性、肿瘤新生血管和增殖能力。尽管关于它们对肿瘤细胞的影响已有大量文献报道,但在大多数领域仍缺乏深入的证据。在动物和体外研究中观察到的结果往往与人类研究相矛盾,或者从对人类的回顾性或前瞻性观察研究中收集的证据与随机对照试验（randomized controlled trials,RCTs）相矛盾。这是因为大多数关于人类和动物研究的回顾性和前瞻性观察研究都存在太多的混杂因素。目前需要对人类进行合理的随机对照试验,以明确这些因素在

癌症进展中的作用。通过使用基因工程模型,动物研究的结果可能更可靠。本章探讨围术期各种因素对肿瘤细胞和宿主免疫反应的影响,了解其相关反应,探索其相关作用。

3.2　肿瘤生物学

肿瘤是体内某一特定细胞类型不受控制的生长。手术前后肿瘤细胞在体内的命运分为3个阶段:① 消除阶段,宿主的免疫系统将这些细胞识别为非自身细胞并将其摧毁;② 平衡阶段,宿主的免疫系统继续检查活跃的肿瘤细胞,一些肿瘤细胞可能由于处于休眠状态无法被检测到;③ 逃逸阶段,即当存在有利环境时,这些休眠肿瘤细胞进行增殖[4]。在肿瘤细胞和宿主免疫系统之间的持续斗争中,决定结果的因素是肿瘤细胞的固有特性（攻击性）和身体控制它们的能力（适应性）[5]。肿瘤细胞从休眠状态中重新激活取决于其新生血管生成和逃避宿主免疫监视的能力,这两者都受宿主下丘脑-垂体-肾上腺（HPA）轴的神经内分泌动力学控制[2,6,7]。应激和由此引起的儿茶酚胺水平升高通过与肿瘤细胞表达的 β_1 和 β_2

受体相互作用而改变神经内分泌系统。这有利于通过上调基质金属蛋白酶（matrix metalloproteinases，MMPs）以及激活信号转导和转录激活因子 3（signal transducer and activator of transcription 3，STAT-3）来支持肿瘤细胞，这有助于增强肿瘤细胞的生存和增殖能力[8-10]，增加血管内皮生长因子（vascular endothelial growth factor，VEGF）的生成，增强肿瘤新生血管生成和迁移能力[11-13]。

人体对含有这些细胞的最初反应是通过细胞免疫（cell-mediated immunity，CMI）实现的。CMI 引发先天性（非特异性）和适应性（抗原特异性）免疫机制，对肿瘤细胞做出反应，这些免疫机制协同工作，以识别和清除体内的肿瘤细胞。自然杀伤细胞（natural killer cells，NK 细胞）、细胞毒性 T 细胞（cytotoxic T cells，CTC）、CD4+ 1 型辅助 T 细胞（CD4+ T helper 1 cytokine，CD4+ Th1）和 CD8+ 细胞毒性 T 细胞（CD8+ cytotoxic T lymphocytes，CD8+ CTL）、单核细胞和树突状细胞是 CMI 反应中最常见的参与细胞[1-3]。其中 NK 细胞是最有效的，也是抵御肿瘤细胞入侵最关键的防御。在细胞因子，即白细胞介素（interleukins，IL-）2、4、10 和 12、干扰素-α、β 和 γ 以及肿瘤坏死因子-α（tumor necrosis factor-α，TNF-α）的帮助下，它们的细胞毒性作用增强。只有当肿瘤细胞在这些宿主反应中存活时，它们才会进入休眠状态[1-3]。新生血管的形成依赖于促炎症介质释放进入循环，包括 VEGF、转化生长因子-β（transforming growth factor-β，TGF-β）和前列腺素 E2（prostaglandin

E2，PGE2）。当环境有利于新生血管形成时，肿瘤细胞进入最后阶段，即逃逸阶段，最终导致复发。新生的血管通道提供肿瘤细胞增殖所必需的营养，从而增加肿瘤大小。这一过程同时有助于肿瘤细胞向邻近组织的浸润，肿瘤细胞通过这些组织的血液和淋巴管扩散到身体其他部位。肿瘤细胞在新的宿主部位重复整个周期，从而导致转移扩散，促进继发肿瘤的发生和发展[14-16]。一些宿主因素也可以帮助肿瘤细胞扩散，例如抑制 NK 细胞、Th1 和 CTL 活性的辅助性 2 型 T 细胞（T helper type 2，Th2）、白细胞介素（IL-1β、IL-6 和 IL-8）、环氧化酶（cyclooxygenase，COX）和 PGE2[17-19]。肿瘤细胞本身也在动员调节性 T 细胞、髓源性抑制细胞、肿瘤相关巨噬细胞等方面发挥着重要作用，这些巨噬细胞协调了肿瘤淋巴管的生成和生长等[20]。宿主的免疫反应可能是抗癌的，也可能是促癌的，这取决于各种因素的影响。总的来说，Th1 与 Th2 比值决定了宿主免疫系统的状态。当 Th1 多于 Th2 时，环境有利于抗癌，相反则促进癌症的发生发展[21]。

3.3 手术对肿瘤的影响

手术本身通过各种方式助长了肿瘤的传播。首先，它可能会对宿主的免疫反应[4]、手术部位的炎症反应和机体的神经内分泌反应[22]产生不利影响，从而帮助肿瘤细胞的存活和增殖。这些反应抑制 NK 细胞活性，减少 T 细胞增殖和细胞因子分泌，同时降低与肿瘤相关的抗血管生成因子（如内皮抑素和血管抑素，这些因子可抑制新生血管形成）的浓度[18,23-26]。手术造成的这种免疫抑制作用可能会持续至术后几天，并且与手术期间的组织破坏量成正比[4,14,27,28]。一些抗炎措施有望在限制肿瘤生长方面显示出巨大潜力（例如酮咯酸和双氯芬酸治疗乳腺癌，长期服用阿司匹林治疗结直肠癌）[29-31]。其次，无论手术切除的范围有多广、效果如何，它都不能清除所有的肿瘤细胞。一些肿瘤细胞会留在宿主体内，称为微小残留病灶（minimal residual disease，MRD）[15]。这些残余细胞的存活和增殖在很大程度上取决于宿主免疫系统的反应，在分子水平改变其行为模式的因素，从而通过建立新生血管使其再次增殖[1-3]。第三，在手术切除过程中，一些肿瘤细胞会在不经意间释放到血液和淋巴循环中[3]。尽管CMI应该在接下来的24小时内清除这些细胞，但围术期受到抑制的免疫反应可能无法有效发挥作用。MRD存在与术后新辅助化疗、放疗之间的持续时间对于确定MRD的转移能力至关重要[14-16]。最后，负责增加肿瘤细胞活动性和侵袭性的MMPs在手术期间大量释放。因此，手术本身促进了MRD侵袭性的增长[14]。

3.4 麻醉在肿瘤围术期的作用

麻醉对于接受肿瘤切除手术的患者来说是必要的。虽然浅表肿瘤可以通过局麻药（local anesthetic，LA）浸润或神经阻滞下切除，但大多数肿瘤切除手术需要采取全身麻醉（general anesthesia，GA）或区域麻醉（regional anesthesia，RA），有时需要两者的结合。由于手术对肿瘤的影响是不可避免的，我们的责任是试图控制其他因素，即限制或避免促进肿瘤生长的因素，并制定有助于抑制肿瘤生长的措施。麻醉医师作为围术期医师的角色至关重要，他们应当可以主动采取措施，消除围术期各种促癌的因素，并采取措施提高患者的抗癌防御机制。

3.5 常见因素

COX-2抑制剂：手术的炎症性质有助于环氧合酶的大量释放[19]。长期使用吗啡会导致肿瘤细胞中COX-2的高表达，进而促进癌前环境形成[32]。乳腺癌、宫颈癌和肺癌患者的肿瘤细胞中COX-2的肿瘤表达增强，不仅容易出现早期复发，而且生存率降低[33-35]。肿瘤相关巨噬细胞可上调基质环氧化酶[36]，环氧化酶促进PGE2的产生导致淋巴管扩张，从而导致肿瘤扩散到邻近淋巴结[37]。许多动物研究表明，COX-2抑制剂的使用可抑制肿瘤生长和侵袭性[38-40]。PGE2从炎症组织中大量释放，促进新生血管形成，增加肿瘤细胞的侵袭性，抑制保护性NK细胞和CTC。目前，非甾体抗炎药（nonsteroidal anti-inflammatory drugs，NSAIDs）和COX-2抑制剂在抑制肿瘤转移中的作用已被广泛研究[15,30,31]。短期和长期使用非甾体抗炎药止痛的癌症患者，其癌痛缓解与肿瘤消退相关[41-44]。在体内和体外研究中均发现，SC-560等COX-1抑制剂和塞来昔布等COX-2抑制剂可通过诱导3种结肠癌细胞系的G0/G1期阻滞而降低癌细胞存活率，而且塞来昔布比SC-560更有效。此外塞来昔布还诱导了癌细胞凋亡[43]。术中使用酮咯酸、双氯芬酸、阿司匹林和 COX－2 抑制剂已在乳腺癌、恶性黑色素瘤和结肠癌中显示出良好的结果,尽管其效果还不能推广到所有恶性肿瘤[30,31,44,45]。

β受体阻滞剂和 COX－2 抑制剂:在对 Fischer 344 大鼠的研究中发现急性应激刺激肾上腺释放儿茶酚胺,刺激 β1－和 β2－肾上腺素受体,从而抑制 NK 细胞活性[46]。同一研究还使用了 MADB106 乳腺癌系肿瘤模型。选择性β受体阻滞剂纳多洛尔的使用减弱了对 NK 细胞活性的抑制,而选择性 β_1 和 β_2 受体阻滞剂阿替洛尔与选择性 β_2 受体阻滞剂丁氧胺的联合使用在减轻应激对 NK 细胞活性的抑制作用方面具有相加效应[46]。通过活体生物发光成像技术评估乳腺癌在原位移植裸鼠模型中的转移情况,研究者发现应激诱导的神经内分泌激活导致 β-肾上腺素受体信号激活介导的转移发生率增加近 30 倍,而普萘洛尔能有效对抗这种效应。使用选择性β受体阻滞剂与乳腺癌和恶性淋巴瘤转移潜能的总体降低有关[47-49]。癌症患者围术期的压力很大,循环中儿茶酚胺和皮质醇的高水平证明了这一观点[1-3]。儿茶酚胺和前列腺素可通过一个共同的途径发挥促转移作用,即激活环腺苷 $3',5'$-单磷酸依赖性蛋白激酶(cyclic adenosine $3',5'$- monophosphate-dependent protein kinase, cAMP－PKA)级联,从而抑制免疫细胞,并对 HPA 轴产生类似的作用,增加皮质醇和肾上腺素分泌,两者均可抑制 CMI。因此,联合应用β受体阻滞剂和 COX－2 抑制剂可能对癌症有更好的疗效。与单独给药相比,在对大鼠行剖腹手术期间联合使用普萘洛尔和依托度酸可减少

肺肿瘤残留,同时可以更好地保存 NK 细胞功能[50]。在实验动物模型中使用肾上腺素和间羟异丙肾上腺素(β受体激动剂)均显示出促转移作用,例如通过 Th2 优势抑制 CMI,减少淋巴细胞数量,以及人类白细胞抗原 DR(human leukocyte antigen-DR, HLA－DR)同型抗原的表达[46,51]。在实验动物模型中,围术期联合使用β受体阻滞剂和 COX－2 抑制剂改善了无复发间期,降低了术后免疫抑制的标志物水平[50,52-59]。目前,评估乳腺癌患者术前联合应用 COX－2 抑制剂和β受体阻滞剂治疗的有效性的研究正在进行中。

低温:低温导致应激反应并释放糖皮质激素来抑制免疫力。亚低温有助于腹部手术中的免疫抑制(特别是 NK 细胞活性)。动物研究中发现,全麻手术中低温会导致肺癌细胞大鼠的免疫抑制和促转移环境的形成[60],低温(30℃)通过抑制 NK 细胞的活性而产生促转移环境,但这种联系在人体中尚未证实[61]。

输血:输血相关免疫调节(Transfusion-related immunomodulation, TRIM)被认为是协助肿瘤转移的主要机制。输血对肾移植患者的免疫调节作用引起了 Gantt 的怀疑,他提出输血对患者免疫系统的类似下调作用有助于肿瘤的生长和复发[62]。TRIM 介导的促癌效应背后的机制可能是通过抑制 CTL 和单核细胞活性,增强抑制性 T 细胞活性,同时抑制 IL－2 的产生和免疫抑制性前列腺素的释放[63-67]。这是肿瘤手术中"是否使用术中自体血回输"的争论产生的原因之一,但目前的证据尚不支持此类关联。最初的研究表明,白细胞成分促进

了肿瘤的生长,而去白细胞的同种异体输血不会促进肿瘤的生长[68]。在结直肠癌中,TRIM 与肿瘤复发之间的相关性更强;而在其他癌症尚未发现类似关联[69]。但是使用全血、长时间储存的血液以及血浆成分输血可能会导致 TRIM 和癌症生长的恶化。尽管最初的回顾性和观察性研究指出了这种关联的可能,但在随机对照试验中却无法确定 TRIM 与肿瘤复发之间明确的因果关系[63、69、70]。然而,无论使用何种血液(同种异体血、自体血或去白细胞血),肿瘤患者术中输血与其较差的预后相关[71]。

他汀类药物:他汀类药物通过抑制 3-羟基-3-甲基戊二酰辅酶 A(3 - hydroxy - 3 - methylglutaryl coenzyme A, HMG - CoA)还原酶影响胆固醇合成。胆固醇是细胞增殖和迁移的必要成分。这种酶也是甲羟戊酸途径的限速酶。他汀类药物对 HMG - CoA 还原酶的抑制作用阻断了该途径下游产物的释放,同时导致胆固醇水平的降低,这两者都有助于抑制肿瘤细胞的生长和增殖。他汀类药物还可发挥多种肿瘤保护作用,如破坏癌细胞的细胞周期进程,减少 MMP,抑制新生血管形成的能力以及诱导肿瘤细胞凋亡[72-75]。此外,他汀类药物还可改善肿瘤细胞放射增敏能力[76,77]。一项对年龄>40 岁的各类肿瘤患者进行大规模的随访试验(随访时间为 15 年,中位数为 2.6 年)结果显示,与完全不使用他汀类药物的患者相比,在确诊癌症之前定期使用他汀类药物的患者癌症相关死亡率降低了 15%[78]。在长期使用他汀类药物的患者中,患结直肠癌的风险可降低 47%[79]。在诊断为结直肠癌后使用他汀类药物也有助于降低近 29% 的癌症特异性死亡率[80]。

但是,在啮齿动物研究中却发现了他汀类药物的促癌作用[81]。在日本,与胆固醇水平正常或高胆固醇血症患者相比,胆固醇水平<160 mg/dL 且连续 6 年每天服用低剂量辛伐他汀的人群癌症相关死亡率几乎高出 3 倍[82]。在美国,低剂量他汀类药物的使用逐年增加,非黑色素瘤皮肤癌的发病率也逐年上升[83]。长期使用他汀类药物会使乳腺导管癌和小叶癌的风险增加近 1 倍[84]。因此,有学者认为他汀类药物可能具有促癌作用[85]。

术前免疫优化:肿瘤患者在等待手术期间体力活动减少且体力耐力减退。这可能是由于情绪因素、化疗、放疗、合并症、肿瘤侵袭引起的器官功能障碍等因素造成的。了解并优化肿瘤患者的这些相关因素可以有效地促进氧气和营养物质输送到器官和肌肉,进而对术后恢复和免疫功能产生有益影响[20]。

体育锻炼:一项汇总队列研究(包括 12 项研究,涵盖 144 万参与者)的结果显示,在 26 种不同类型的癌症中,增加体育锻炼时间可降低 13 类癌症(包括肺、肾、膀胱、结肠、直肠、乳腺、骨髓瘤、髓系白血病、子宫内膜癌、食管腺癌、肝、贲门癌、头颈部恶性肿瘤)的风险,这些研究对象的队列包括肥胖、超重、吸烟者等[86],其结果与过去的研究结果[87-90]相当。尽管这些证据有限,但是实施术前锻炼方案被认为有利于患者的整体康复,并可能降低手术风险或复发风险。

免疫营养:应激、手术和麻醉药物导致的免疫抑制已被广泛认可,但其对肿瘤的影响尚不明确。围术期免疫营养可以帮助患者提高对肿瘤和感染的防御能力。抗肿瘤疫苗(免疫检查点拮抗剂和免疫激动剂)已显示出令人鼓舞的结果,它们似乎能重建患者免疫状态和肿瘤细胞之间的平衡。因此研究和提供用于预防和治疗肿瘤的各种疫苗具有广泛的前景[91-95]。过继性免疫细胞疗法是从患者体内分离出淋巴细胞,在体外将其扩增,并将其回输到患者,从而使肿瘤细胞受到控制[96]。三联预康复计划(包括术前免疫营养、运动、心理支持)的实施,可改善腹部手术、结直肠癌和肺癌手术患者术后功能恢复[97-99]。目前已经制定了一系列心理干预措施(咨询、角色扮演、解决问题、应对和放松技巧等),以缓解围术期可能出现的心理问题[100,101]。使用 T 细胞和树突状细胞促进剂(如 toll 样受体 4 激动剂,toll样受体 9 激动剂)进行围术期免疫治疗及其对癌症的影响正在研究中,但围术期的心理和手术应激可能会影响其疗效[102]。有学者建议将 β 受体阻滞剂和(或)COX-2 抑制剂与免疫激动剂结合使用,这可能具有协同效应[1,103,104]。

手术应激会抑制骨髓源性抑制细胞产生精氨酸酶-1,导致精氨酸储备减少,精氨酸储备是患者细胞 CMI 正常功能所必需的营养素[105]。这种改变和受损的 CMI 会导致伤口愈合困难和感染风险增加。而在围术期补充营养,包括精氨酸、ω-3 脂肪酸、谷氨酰胺和丙氨酸可以逆转这些不良影响[106]。

高血糖:高血糖导致感染风险和免疫抑制作用已得到充分证实。高血糖为肿瘤细胞提供能量[107],而进入肿瘤缓解期的患者血糖水平没有升高也证实了这一事实。

慢性高血糖与慢性炎症标志物(IL-1β、IL-6 和 TNF-α)升高有关。高血糖通过在信使 RNA(mRNA)和蛋白质等不同调节水平上发挥作用,激活免疫反应,促进癌症的进展以及基质重塑[107]。因此 2 型糖尿病患者比其他人更容易患肿瘤[108]。与血糖正常患者相比,患有乳腺癌、结直肠癌和子宫内膜癌的糖尿病患者的肿瘤相关死亡率高 41%[109,110]。然而,高血糖与肿瘤转移风险之间的因果关系尚未明确。

3.6 麻醉药物和技术及其对肿瘤的影响

麻醉药物种类繁多,麻醉药物对肿瘤的影响使得人们产生了严重的困惑。若要明确两者之间的关联则必须严格考虑以下因素:① 在具有最小混杂因素的特定患者队列中进行标准的随机对照试验;② 采用标准化麻醉方案;③ 对患者进行长期随访。

吸入麻醉剂(volatile anesthetic, VA):吸入麻醉剂可能通过抑制 CMI(对 NK 细胞活性的可逆性、剂量和时间依赖性抑制)、抑制干扰素介导的 NK 细胞活性刺激、抑制氧自由基的产生从而抑制中性粒细胞介导的杀菌活性等机制改变患者的免疫系统,以利于肿瘤的生长;通过降低 T 细胞与靶细胞的相互作用,抑制巨噬细胞的聚集和吞噬;通过促进线粒体膜破坏,抑制 CTL 的功能和增殖,进一步破坏细胞毒性淋巴细胞功[1,3,4,20,21,42,111-116]。在体内实验中发现,当神经细胞系 SH-SY5Y 和乳腺细胞系 MCF-7 细胞接受安氟烷、异氟烷、地氟烷、氟烷、七氟烷或氧化亚氮麻醉时,这些药物以独特的方式调节这些细胞系中的基因表达,并具有时间依赖性[117]。此外,血管紧张素通过对肿瘤细胞内低氧诱导因子-1(HIF-1)的上调产生影响,从而直接促进肿瘤细胞的新生血管形成[114]。总之吸入麻醉剂的缺点是无法抑制手术导致的神经体液应激反应(这在基于异丙酚的麻醉中可以得到更好的控制,在 RA 中也非常有效)[111、118、119]。

(1)氟烷

促癌研究——在小鼠肺癌细胞(3LL)中氟烷和氯胺酮均显著抑制 NK 细胞活性,并加速小鼠肿瘤转移[120]。对于脾单核细胞,氟烷和异氟烷均抑制干扰素介导的 NK 细胞活性的刺激[121]。对肿瘤小鼠的研究表明,使用氟烷手术麻醉会导致肿瘤肺转移增加[122]。联合使用氟烷和氧化亚氮麻醉也会促进小鼠肺肿瘤的进展[123]。而氟烷和异氟烷均能增强小鼠黑色素瘤的进展[124]。

中立研究——在人红白血病细胞系 K562 的体外模型中,研究了临床相关浓度的氟烷、安氟烷和氧化亚氮的作用。每种药物均可观察到对 NK 细胞活性的剂量依赖性抑制,但是即使在每小时 12 MAC 的剂量下,也不能完全抑制其活性。研究结果表明,在临床相关浓度下,这些药物都不会产生明确的促癌作用[125]。在接受良性或恶性乳腺肿瘤手术的患者中,暴露于临床相关浓度的氟烷和氧化亚氮对 NK 细胞活性没有显著影响[126]。

抗癌研究——在一项体外研究中,当人类结肠癌细胞系 HT-29 暴露于不同浓度的氟烷中 8～72 小时时,氟烷增强了干扰素-γ(IFN-γ)的抗肿瘤活性[127]。当携带 B16-F10 黑色素瘤细胞的雌性小鼠暴露于含有氟烷的氧气中时,在其肺中观察到低分子量蛋白酶抑制剂活性显著升高,这是抑制肿瘤细胞增殖的原因[128]。在一些肿瘤模型中研究了常规麻醉剂量的氟烷、异氟烷和七氟烷可能的抗肿瘤作用,包括结肠癌细胞系(Caco-2)、喉癌细胞系(HEp-2)、胰腺癌细胞系(MIA PaCa-2)、结肠低分化癌胞系(SW-620)和成纤维细胞系;这 3 种吸入麻醉剂对肿瘤细胞的细胞毒性作用呈现时间和细胞系依赖性,但与异氟烷相比氟烷的肿瘤细胞毒性抑制作用更明显[129]。氟烷可逆地抑制人肝癌细胞系 Hep3B 中的 HIF-1,以及下游靶基因的表达[130]。在对乳腺癌切除患者的后续研究中发现,与乙醚麻醉相比,接受氟烷麻醉的人群有更高的存活率[131]。

(2)异氟烷

在鸡 B 细胞中,异氟烷可触发细胞凋亡并产生和释放过量钙,激活内质网膜肌醇 1,4,5-三磷酸受体[132]。异氟烷在临床相关浓度下对淋巴细胞功能相关抗原-1 的激活产生干扰,从而抑制 T 细胞与靶细胞的相互作用和配体触发的细胞内信号,这可能是异氟烷发挥免疫调节特性背后的机制[133]。将狗暴露于异氟烷 3 小时,结果发现其对外周淋巴细胞细胞毒性的抑制可持续将近 120 小时[134]。在小鼠模型中,氟烷和异氟烷均抑制干扰素介导的 NK 细胞活性诱导[121]。在临床相关浓度下,经一段时间的潜伏期后,异氟烷可促进胶质母细胞瘤细胞的生长和迁移[135]。卵巢癌细胞(SK-OV3)在体外暴露于异氟烷 2 小时后,异氟烷可显著增加胰岛素样生长因子－1（insulin-like growth factor－1，IGF－1）及其受体 IGF－1R 的表达，同时促进这些癌细胞的细胞周期进展和增殖[136]。当肾癌细胞暴露于异氟烷 2 小时后，异氟烷也促进了低氧诱导因子－1α 和－2α（hypoxia-inducible factor－1 α and－2α，HIF－1α 和-2α）的上调，并增强了 VEGF－A 的表达[137]。在一项体外研究中发现，异氟烷和七氟烷以剂量依赖的方式诱导人类 T 淋巴细胞凋亡[138]。相反，在人结肠癌细胞系上评估异氟烷对细胞凋亡的影响及对凹陷蛋白－1 的调节机制，结果发现短暂暴露于 1.2%浓度的异氟烷会通过凹陷蛋白-1 依赖机制产生抗凋亡能力[139]。用异氟烷维持麻醉可逆转 Th1/Th2 比率，从而显著抑制 CMI[140]，在接受开腹胆囊切除术的患者中，白细胞介素-6 和-10 以及 TNF－α 的血清水平显著升高，而用异丙酚和瑞芬太尼维持的全凭静脉麻醉（total intravenous anesthesia，TIVA）中这些炎症标记物的水平明显降低[141]。

（3）七氟烷

七氟烷可能通过其 DNA 甲基化效应减弱了缺氧诱导的舌鳞癌细胞 VEGF 水平升高[142]。此外，七氟烷可能对胶质瘤细胞的迁移和基质金属蛋白酶-2（MMP－2）活性具有抑制作用[143]。同样，七氟烷可通过促进 microRNA 637（MIR637）的上调，抑制 Akt1 活性和表达，从而抑制胶质瘤细胞的迁移和侵袭[144]。七氟烷还抑制体外血小板活性，从而间接抑制血小板诱导的肺癌细胞侵袭性[145]。与此相反，以下研究证明了它的不利影响。七氟烷和 6MV 光子束

（电离辐射）联合治疗，会导致 Cdc42 过度表达的下调和 A549 细胞迁移速度的降低，影响 Cdc42 和 A549 在肿瘤治疗中的作用[146]。在 1%浓度七氟烷中暴露 6 小时，可通过肿瘤细胞中的三磷腺苷敏感型钾［k（ATP）］通道促进人结肠癌细胞的增殖[147]。与七氟烷相比，地氟烷似乎提供了更长的无瘤间期，并降低了卵巢癌的总体复发率[148]。在接受腹腔镜卵巢囊肿切除术的女性中，与异氟烷麻醉相比，使用七氟烷麻醉改善了患者对手术的神经内分泌应激反应[149]。用 2.2%七氟烷或 6%地氟烷对人中性粒细胞进行预处理，这些细胞受到白细胞介素－8、佛波酯醋酸盐（phorbol myristate acetate，PMA）或趋化因子 CXC 配体 1 的刺激时，可导致基质金属蛋白酶 9（MMP－9）的下调，并导致癌细胞在体外迁移[150]。在一项揭示七氟烷对癌细胞不同影响的研究中，研究者发现，七氟烷可诱导结肠癌细胞凋亡，但对喉癌细胞却没有该作用[151]。

（4）地氟烷

目前关于地氟烷对肿瘤细胞或肿瘤手术影响的文献并不多。

（5）氧化亚氮（nitrous oxide，N_2O）

氧化亚氮可以抑制中性粒细胞的趋化性，减少单核细胞的生成[152]。N_2O 促进小鼠肺癌和肝转移的发展[123]。由于 N_2O 的抗钴胺素活性，将其和抗叶酸药物联合应用于白血病患者，似乎是一种有前景的化疗方案[153]。有研究发现 N_2O 导致肿瘤患者氨基酸代谢的显著变化，建议肿瘤手术患者应避免使用 N_2O[154]。然而，目前数据有限，无法确定 N_2O 与肿瘤转移之间的因果

关系[155]。

基于目前所有有效的证据，虽不能完全令人信服，但都表明吸入麻醉剂诱发癌症扩散的可能性很小。但是，在可能的情况下，尽量使用静脉麻醉，尤其是异丙酚维持的静脉麻醉方案，而非 VA。

3.7 静脉麻醉剂

（1）硫喷妥钠

将来自同基因 A/JAX 白鼠腹腔的 YAAC-1 肿瘤细胞（51Cr 标记）与来自同种异体 C57/黑鼠腹腔的免疫白细胞共同培养，在该模型中研究临床相关浓度的硫喷妥钠的作用，结果显示硫喷妥钠以剂量相关的方式抑制对肿瘤细胞杀伤[156]。抑制杀伤细胞活性可能是硫喷妥钠促进肿瘤生长的机制之一[157]。在小鼠纤维肉瘤模型中，硫喷妥钠通过抑制 CMI 反应而增加肺转移[158]。硫喷妥钠还抑制了 T 细胞的增殖[159]。从健康献血者获取血液样本并对其进行体外研究，结果表明在临床相关浓度下，硫喷妥钠、依托咪酯和美索比妥（异丙酚除外）均抑制了 T 细胞增殖[159]。硫喷妥钠还降低了干扰素-γ 和白细胞介素-4 水平，但不影响白细胞介素-2 水平，而异丙酚没有显示出这一特性。这表明硫喷妥钠具有对 Th1/Th2 比率的逆转作用及促癌效应[160]。

（2）异丙酚

异丙酚通过以下机制发挥抗癌作用：抑制对手术的神经体液应激反应；抑制 COX-2，从而减少 PGE2 释放（抗炎作用）；轻微的 β 受体结合作用；对肿瘤细胞的直接抑制作用；抑制 HIF-1，对 CMI 无不良影响（对外周 T 辅助细胞的激活和分化产生积极影响，减少细胞因子浓度，如 IL-1、IL-6 和 TNF-α）；通过刺激循环中性粒细胞增加一氧化氮水平等[1-3,5,114,141,161-164]。具体而言，异丙酚通过以下机制改善患者的免疫反应以对抗癌症：① 促进 CD4+ 细胞分化为 Th1 细胞[160,165]；② 增强 NK 细胞的体外抗肿瘤活性，同时可提高 NK 细胞的细胞毒性潜能[166-168]；③ 诱导巨噬细胞介导的凋亡，刺激巨噬细胞中 miR-142-3p 的过度表达，并诱导分化为肿瘤相关巨噬细胞[168-170]；④ 抑制 MMP 的产生和活性[171,172]；⑤ 临床浓度下通过作用于血红蛋白加氧酶-1（HO-1）而发挥器官保护作用。HO-1 是催化细胞血红蛋白氧化降解的限速酶，这种酶也具有抗氧化和抗炎功能。多种肿瘤中的 HO-1 表达增加，这支持 HO-1 可能有利于肿瘤细胞的侵袭和增殖的观点[173]。在临床相关浓度下，异丙酚抑制人类癌细胞的侵袭性是因为其对 ras 同源基因家族成员 A（RhoA）蛋白或细胞外信号调节蛋白激酶 1 和 2（ERK1 和 ERK2）产生影响[168,174]。

在乳腺癌切除患者的研究中，异丙酚通过其结合物（二十二碳六烯酸异丙酚和二十碳五烯酸异丙酚）抑制细胞迁移和黏附并诱导肿瘤细胞凋亡，从而起到抗肿瘤作用[162]。在一项回顾性研究中，基于异丙酚的 TIVA 提高了乳腺癌改良根治术后患者的 5 年生存率[175]。异丙酚可逆地抑制 HIF-1α 活性以及由此介导的基因表达发挥其抗肿瘤作用[176]。异丙酚抑制 micro RNA（miR-21）并降低 slug 表达，从而产生剂量和时间依赖性抑制 PANC－1 胰腺癌细胞的生长和侵袭,同时诱导这些细胞凋亡[177]。异丙酚可诱导人早幼粒细胞白血病 HL－60 细胞凋亡[170]。在异丙酚通过下调转移相关蛋白 1(MTA1)和 Wnt 家族成员 1(Wnt1)的表达,以剂量依赖性的方式抑制大鼠静脉注射肿瘤细胞的肺转移[178]。异丙酚通过微泡介导体内 miR－142－3p 从巨噬细胞向癌细胞转移,抑制荷瘤小鼠肝癌细胞的侵袭性。它提高了小鼠的 CTL 活性并抑制了肿瘤细胞的生长[164]。当比较异丙酚、依托咪酯和右美托咪定等静脉麻醉剂对结直肠癌细胞迁移的体外效应时,异丙酚抑制这些细胞的迁移,依托咪酯有利于这些细胞的迁移,而右美托咪定则没有太大影响[179]。对接受开放性胆囊切除术的患者采取异丙酚和瑞芬太尼联合应用的 TIVA,由于其抗炎作用,患者 TNF－α 或白细胞介素－6 和－10 水平均没有增加[141]。

但在一些研究中却得到了相反的结果。异丙酚通过激活人胆囊癌细胞中大量表达的 NF－E2 相关因子 2(Nrf2),诱导增殖并促进癌细胞的侵袭,而在类似浓度下,异丙酚通过激活 γ－氨基丁酸(GABA)促进乳腺癌细胞的迁移[180]。同样,异丙酚可逆性激活 MDA－MB－468 乳腺癌细胞中的 γ－氨基丁酸 A 型(GABA－A)受体,导致细胞内钙水平持续升高,并促进乳腺癌细胞的迁移。而使用钙通道阻滞剂维拉帕米和 GABA－A 拮抗剂荷包牡丹碱[181]可逆转这些效应。

一项对 7 000 多名接受各种癌症切除手术的患者进行的大规模回顾性研究显示,在不考虑其他因素的影响下,与使用异丙酚

的 TIVA 相比,使用七氟烷或异氟烷的麻醉的患者,其 3 年死亡率＞50%[182]。与吸入麻醉相比,接受异丙酚麻醉行乳腺癌手术的患者血清中显示出对阴性雌激素受体增殖的抑制[183]。在宫颈癌接受腹腔镜根治性子宫切除术的患者中,异丙酚麻醉似乎比七氟烷麻醉更有利于保护循环淋巴细胞[184]。

在回顾性研究中分析各种肿瘤手术结果发现,与七氟烷麻醉相比,异丙酚麻醉的总生存率更长,但在调整混杂因素和效应修正因素后,这一差异被否定[185]。行腹腔镜结直肠癌根治术患者围术期的免疫状态没有太大差异。与安氟烷或异氟烷相比,异丙酚对白细胞介素－8 和白细胞介素－10 的分泌有更好的抑制作用[186]。

总的来说,目前的文献支持异丙酚的抗癌作用。在适用的情况下,使用异丙酚麻醉被认为是肿瘤手术患者更安全的选择。

(3)依托咪酯

关于依托咪酯对肿瘤细胞可能影响的文献非常有限。在大鼠体内观察到巨噬细胞活力受到剂量依赖性抑制[187]。在接受肺癌手术的患者中,与使用异丙酚的静脉麻醉相比,基于依托咪酯的 TIVA 具有更少的免疫不良反应[188]。依托咪酯是外周型苯二氮䓬受体(PBR)和 GABA 受体的激动剂,这些受体在乳腺癌中的表达增加。当 MDA－MB－468 细胞与临床相关浓度的异丙酚、依托咪酯和利多卡因共同培养时,异丙酚和利多卡因都增加了这些细胞的生长和迁移,而依托咪酯对肿瘤细胞的进展没有任何影响[189]。

(4)α2－受体激动剂

α2－受体激动剂可能促进肿瘤细胞增

殖并限制其凋亡[190]。但与异丙酚或依托咪酯相比,右美托咪定对体外结直肠癌细胞迁移的影响微不足道[179]。在一项体外研究中,右美托咪定以剂量依赖的方式激活 α2B-肾上腺素受体/ERK 信号通路,促进乳腺癌细胞的增殖、迁移和侵袭[191]。在没有直接交感神经输入到细胞的情况下,α₂ 受体的激活有助于乳腺癌的进展[192]。在体内乳腺癌模型中,α₂ 受体激动剂可乐定和右美托咪定均产生促转移作用,而 α₂ 受体阻滞剂萝芙素的使用可靠地逆转了这一效应,而另一种 α₂ 受体阻滞剂育亨宾缺乏类似的作用[190]。

（5）氯胺酮

氯胺酮通过作用于 β-受体发挥促转移作用,高剂量氯胺酮可抑制 CMI,因此可间接起到促转移作用。在使用硫喷妥钠、氯胺酮和氟烷的大鼠模型中,NK 细胞活性被抑制,肿瘤细胞活性增强,而异丙酚则没有此效应。氯胺酮对肿瘤残留和转移的影响最大,几乎是其他药物的 2.5 倍[166]。大鼠在手术前暴露于 10 mg/kg 氯胺酮 1 h 后,NK 细胞活性受到显著抑制[193]。在切除 Lewis 肺癌(3LL)小鼠肿瘤期间,氯胺酮可逆地抑制 NK 细胞活性[120]。口腔颌面外科术后接受 0.5 mg/kg 氯胺酮静脉注射用于术后镇痛的女性,氯胺酮可减少阿片类药物用量和增强阿片类药物的镇痛能力可能导致 NK 细胞受到最低程度的抑制[194]。氯胺酮促肿瘤作用表现在:氯胺酮在体外抑制脂多糖诱导的 TNF-α、IL-6 和 IL-8 的产生,以及重组人 TNF 诱导的人全血中 IL-6 和 IL-8 的产生[195],抑制内毒素诱导的 TNF-α的产生[196],抑制脂多糖诱导的神经胶质细胞产生 TNF-α[197]。在临床相关浓度下,氯胺酮通过抑制星形胶质细胞中脂多糖介导的 PGE2 产生,以及脂多糖刺激的星形胶质细胞、小胶质细胞和胶质细胞中 TNF-α 的产生,抑制脂多糖介导的星形胶质细胞和小胶质细胞的炎症反应[197-200]。亚麻醉剂量的氯胺酮在体外可降低肿瘤细胞的含水量（对肿瘤细胞的有益影响)[201,202]。

神经肌肉阻滞剂:烟碱型乙酰胆碱受体及其生理激动剂乙酰胆碱不仅在神经系统中表达,在所有哺乳动物细胞和肿瘤细胞中也有表达。这些受体参与调节肿瘤生长和血管生成因子的合成和释放[203]。阿曲库铵诱导胶质母细胞瘤干细胞向星形胶质细胞分化,并不可逆地抑制不同胶质母细胞瘤干细胞系的克隆形成能力。维库溴铵可诱导星形细胞分化。在体外使用阿曲库铵预处理后,发现移植了胶质母细胞瘤干细胞的异种小鼠的存活率显著提高[203]。阿曲库铵和顺式阿曲库铵在体外抑制两种不同类型的人类细胞[肝癌 HepG2 细胞和人类脐静脉内皮细胞(HUVECs)]的增殖,即使在非常低的血浆浓度下也可发挥作用[204]。当正常乳腺细胞和癌细胞均接受不同剂量的神经肌肉阻滞剂治疗时,随着罗库溴铵和琥珀胆碱剂量的增加,MCF-10A 和 MCF-7 细胞的数量减少,但不影响 MDA-MB-231 细胞。然而,当细胞暴露于不同浓度的维库溴铵时,却没有观察到任何变化[205]。

未发表的观察:临床相关浓度的阿曲库铵而非米库氯铵以浓度依赖的方式抑制人类体外细胞增殖,这可能是由于反应性代谢产物的氧化应激[206]。韩国一所大学赞助的一项研究正在进行中,该研究比较了深度神经肌肉阻滞对肥胖胃癌患者的肿瘤学益处[207]。

阿片类药物与肿瘤复发:几乎所有接受广泛肿瘤切除手术的患者术中和术后最初几天都需要使用阿片类药物,而许多患者可能需要长期服用阿片类药物来缓解肿瘤引起的疼痛。1986 年,WHO 推荐了三阶梯止痛原则,使口服和全身使用阿片类药物用于缓解癌痛合法化。阿片类药物通过作用于神经系统中的经典 G 蛋白偶联受体(μ、δ 和 κ)发挥其抗伤害机制从而缓解疼痛,内啡肽、脑啡肽、强啡肽和内吗啡肽是这些受体的内源性配体[208]。大多数阿片受体介导的止痛作用是由 μ 受体介导的。阿片类药物在肿瘤患者和肿瘤细胞的宿主免疫系统中的作用是有争议的。通过放射免疫分析研究发现,在所有胚胎层(外胚层、内胚层和中胚层)发生的人类和动物肿瘤中内源性阿片类物质及其受体大量表达[209]。这引起了人们对确定阿片类药物在肿瘤进展中的作用的极大兴趣。对多种恶性肿瘤进行的几项流行病学、动物和体外研究发现了阿片类药物在肿瘤进展中可能发挥的作用。此外,通过使用区域阻滞麻醉避免或减少阿片类药物可降低恶性肿瘤和肿瘤细胞扩散的风险[210-212]。在动物模型中,有报道称阿片类药物拮抗剂(纳洛酮和纳曲酮)抑制体内化学刺激乳腺肿瘤的生长[213,214],这进一步激发了人们对阿片类药物可能在肿瘤转移中发挥重要作用的兴趣。

阿片类药物与免疫系统:2 种形式的免疫,即细胞免疫和体液免疫,都在不同程度上受到不同阿片类物质的抑制[18,215]。这些效应由阿片类药物对经典和非经典受体的作用介导,且阿片类药物对这些受体的作用不会因阿片类药物拮抗剂的使用而拮抗[216]。

a. 吗啡:吗啡对免疫反应和肿瘤细胞的影响已被广泛研究。虽然有少量证据表明吗啡和许多其他阿片类药物有抑制患者免疫系统方面的作用,但它们在促进肿瘤扩散方面的作用仍存在争议。动物实验和体外研究已经证实了吗啡在肿瘤细胞进展中的可能作用。吗啡通过抑制环氧化酶介导的 PGE2 生成,通过丝裂原活化蛋白激酶刺激一氧化氮(NO)合成,从而抑制免疫;它抑制未成熟和成熟形式的 $CD4^+$ 和 $CD8^+$ 型 CTL;长期使用吗啡增加 TGF-β,并导致 μ 阿片受体介导的趋化因子诱导的 IL-2 和 IFN-γ 水平抑制,低剂量给药时抑制肥大细胞和 NK 细胞活性,刺激促炎细胞因子同时抑制抗炎细胞因子[1,216,217]。吗啡还通过以下机制促进肿瘤细胞存活和生长:通过 μ 受体介导的 VEGF 上调干预新生血管形成[12,16];神经上皮细胞转化基因 1(NET1)表达增加促进肿瘤细胞迁移[218];肿瘤细胞上表皮生长因子受体(EGFR)表达的磷酸化导致细胞增殖和侵袭性增加[219];通过触发细胞中的 toll 样受体 4(TLR4)和核因子-κB(NF-kB)蛋白复合物的激活,增加肿瘤细胞的转移潜能,该复合物负责控制 DNA 的转录、细胞因子的产生以及细胞存活[1,216,220];肥大细胞活化导致肿瘤细胞进展,并通过抑制肥大细胞 TNF-α 释放降低腹腔免疫防御[221,222]。

与此相反,吗啡通过以下机制起到抗癌作用:激活 $CD8^+$ 细胞功能,促进体外抗癌活性[223]；激活猪模型中 NK 细胞的细胞溶解活性[224]；抑制非经典阿片受体介导的促炎活性[225]；临床相关浓度下抑制了阿片受体介导的低氧诱导因子－1α 和血管生成[226]；阿片受体介导的结肠癌细胞黏附性和侵袭性受到抑制[227]；通过拮抗外周 μ 阿片受体抑制癌细胞[228]；非阿片受体介导抑制细胞外基质降解的抗癌作用[216,229]；抑制糖皮质激素介导的免疫抑制作用[216,230,231]。

b. 其他阿片类药物：芬太尼对手术大鼠和非手术大鼠 NK 细胞活性的抑制作用远远超过可乐定或氯胺酮[193]；可待因和美沙酮也抑制 NK 细胞活性[232]。在不同的研究中，丁丙诺啡对 NK 细胞的细胞活性作用有不同结果：无作用、刺激作用和抑制作用[232]。瑞芬太尼似乎对免疫系统和肿瘤细胞的影响微不足道[232]。阿芬太尼、羟考酮和氢吗啡酮似乎对免疫系统也没有什么影响，但是有关的文献相对缺乏[1,233]。另一方面，曲马朵似乎能刺激 NK 细胞的细胞溶解作用，并抑制肺癌细胞的转移潜能[1,232,234]。

目前随机对照试验的数据有限难以信服。考虑到不同阶段肿瘤的多样性，在肿瘤患者的治疗中，除了使用不同的阿片类药物，常采取多模式镇痛，此外还有其他镇痛药物和手术用药以及其他因素，使得确定单个阿片类药物对肿瘤的孤立效应极其困难。

3.8 区域阻滞麻醉

通过降低手术应激反应来减少术后肿瘤复发是一个热门研究领域。局部麻醉和区域阻滞麻醉可能降低手术应激和术后肿瘤扩散的可能性，一项研究表明，对使用氟烷麻醉的大鼠进行腹部手术时，联合区域阻滞麻醉能更好地保护免疫反应[235]。在大鼠腹部手术模型中，在七氟烷麻醉的基础上联合区域阻滞麻醉，可减少肿瘤细胞的肝转移，从而更好地保护肝单核细胞的活性，减少 Th1/Th2 失衡[119]。一项回顾性研究表明，与单纯 GA 相比，椎体旁阻滞提高了乳腺癌手术患者的 3 年无瘤生存率（94% vs. 77%）[211]，从而促进了在肿瘤手术中比较 RA 和 GA 研究的开展。卵巢浆液性腺癌患者术中采用硬膜外麻醉（epidural anesthesia，EA）加术后硬膜外镇痛，与 GA 加术后静脉镇痛相比，RA 和镇痛可降低术后死亡率[235]。一项回顾性研究涉及恶性黑色素瘤[210]、前列腺癌[236-238]、食管癌患者以及正在接受喉癌或下咽癌手术的患者[238,239]，结果显示，使用 RA 或 LA 可改善患者长期预后。

并非所有研究都获得了同样令人鼓舞或明确的结果。考虑到疾病本身的异质性，在患有相同肿瘤的患者群体中获得的结果差异很大。一项回顾性分析发现，尽管 EA 似乎与生存率的提高有关，但它并不影响肿瘤复发率[240]。在接受结直肠癌肝转移切除术的患者中，无复发生存率有所提高，但对"总体"生存率没有任何影响[241]。EA 可能具有依赖于肿瘤表型的环境特异性效应，因为在 64 岁以下的患者中，EA 与肿瘤复发之间没有关系，但在老年患者中观察到了有益的效应[242]。同样，RA 的特定环境效应与给药时间和肿瘤位置有关[243,244]。在对结肠癌患者的回顾性分析中，EA 仅在术后早期（1.46 年）对无转移患者的生存有益处,但不影响已转移患者的生存[212]。在黑色素瘤切除过程中,LA 的益处仅在局部进展中等的患者中明显[245]。需要注意的是,几乎同等数量的文献证据驳斥了 RA 对乳腺癌[246,247]、宫颈癌[248]、食管癌[249]、卵巢癌[250,251]、膀胱癌[252]、前列腺癌[253-259]和胃肠道系统癌[242,260-263]患者术后生存率和肿瘤复发率有任何有益影响。而且 RA 与接受射频消融术的肝细胞癌患者的生存率降低有关[264]。

大多数证明 RA 和 LA 有益效果的研究都是有局限的,它们要么是回顾性研究,要么是涉及之前 RCT 的亚组分析,因此难以获得有临床意义的结论[18]。基于临床试验的荟萃分析[265-269]和系统评价[5,270-272]的研究结果一直是模棱两可的,并不支持 RA 与肿瘤复发之间的关联,但表明与生存率的提高有关。神经阻滞麻醉可提高无复发生存率和总生存率,尤其是在结直肠癌手术中[273]。一项叙述性综述认为,尽管区域麻醉在肿瘤手术中并非普遍有益,但它们是良好的围术期技术,应在适用时予以考虑(根据患者病情和手术计划),而不是为了减少肿瘤复发[1]。

比较 RA 和 GA 的随机对照试验(NIH临床试验 NCT00418457、NCT01588847、NCT01318161)的结果目前正在进行中(截止撰写本文时)[273,274]。虽然随机对照试验的结果可能会提高我们对这一问题的理解,但考虑到肿瘤是一种异质性疾病[1,15,275],试验参与者和非参与者之间的可比性以及肿瘤临床试验结果的普遍适用性可能会受到质疑。此外,与阿片类药物相比,区域麻醉对肿瘤进展的影响是由于 LA 的直接抗增殖作用[276],还是由于神经阻滞[113,277,278]本身或是镇痛效果的改善导致的手术应激反应的减少[113,277,278],尚待明确证明,正如动物实验[279,280]所证明的那样。除了麻醉技术的选择之外[282],RA 的使用可在一定程度上减少或避免使用吸入麻醉剂[281]和阿片类药物,从而发挥益处。

术中 EA 已被证明能减弱神经体液应激反应,对细胞因子和免疫细胞反应的影响最小[278,283,284]。在卵巢癌手术中,GA 联合EA 可以预防 NK 细胞毒性和 Th1 细胞因子反应。研究还表明,它可以降低 IFNγ 水平,同时防止 IL-1β 和 IL-8 的增加[285]。与乳腺癌手术中使用七烷和阿片类药物相比,异丙酚联合椎旁阻滞可降低血清促炎细胞因子和 MMP[286]。研究还表明,全身使用利多卡因通过抑制炎症[287,288]和减少淋巴细胞早期凋亡而产生有益效果,从而更好地保护 CMI[289]。经证实,EA 可降低手术后的神经内分泌应激反应,这种效应与抗肿瘤细胞因子 IL-2 和 IL-10 的增加有关。此外,EA 也可保存 NK 细胞活性,降低 C 反应蛋白水平,减少循环调节性 T 细胞和Th2 细胞[290,291]。

其他几项研究已经确定,LA 具有抗增殖、促凋亡和抗炎作用,还可以降低肿瘤细胞的迁移和侵袭性[292-294]。LA 的细胞毒性似乎与浓度和脂溶性有关[295,296]。体外研究试图解释 LA 和癌细胞系之间相互作用的可能分子基础。

位于神经元膜上的电压门控钠通道(Voltage-gated sodium channels, VGSC)是 LA 的作用靶点。这些 VGSC 存在于多种肿瘤细胞上,似乎与侵袭和转移有关。

LA 阻断肿瘤 VGSC 是其发挥抗增殖作用的一种可能机制[297-302]，但非局部麻醉的 VGSC 阻断剂已被证明可显著增加乳腺癌、肠癌和前列腺癌患者的死亡率[303]。利多卡因在乳腺癌细胞[304]和普鲁卡因在几种恶性细胞系[305-307]中显示的 DNA 去甲基化也是抗增殖活性的可能机制。已证明，通过抑制受体中的酪氨酸激酶活性，利多卡因可降低 EGFR 的激活[308-310]。研究表明，利多卡因和罗哌卡因均可诱导非小细胞肺癌细胞凋亡并激活丝裂原活化蛋白激酶途径，从而限制其生长和侵袭[311]。对非小细胞肺癌[311]、肺腺癌[312]、乳腺癌[313]和甲状腺癌细胞[314]的研究表明，有丝分裂活化蛋白激酶途径、半胱氨酸天冬氨酸蛋白酶和线粒体凋亡途径的激活可由 LA 诱导[315]。通过利多卡因在体外对乳腺癌细胞 DNA 进行去甲基化已被认为是一种可能的抗肿瘤活性途径[304]。在一项研究中证明了利多卡因对肝癌异种移植模型的明确抗癌作用，该研究表明，诱导半胱氨酸天冬氨酸蛋白酶-3凋亡，以及促凋亡（Bax）和抗凋亡（Bcl-2）蛋白之间的失衡可能是一种分子机制[316]。LA 发挥抗肿瘤作用的确切分子途径尚未确定，但体外研究表明，利多卡因可以改善顺铂等抗癌药物的治疗效果[317]，并有助于改善某些癌症的药物耐受[318]。

许多体外研究使用了高于临床常规使用的 LA 浓度，但一项研究描述了在临床相关浓度的利多卡因和丁哌卡因可促进乳腺癌细胞的凋亡[313]。临床相关浓度的丁哌卡因也可降低卵巢癌和前列腺癌细胞的细胞活力、增殖和迁移[293]。由于在体外研究需要使用高浓度的 LA 才能显示出抗肿瘤

活性，临床研究中 RA 的这种作用可能与 LA 对细胞的直接作用无关[319]。

参与细胞生长和凋亡的几种细胞信使和途径是 LA 作用的可能靶点。VEGF 刺激导致内皮细胞增殖和迁移的信号通路，从而导致血管生成。肿瘤分泌的 VEGF 也可诱导血管通透性增加和调节性 T 细胞的聚集[320]。然而，一项针对因乳腺癌接受乳房切除术女性的前瞻性随机研究表明，与 GA 相比，椎旁阻滞麻醉和镇痛抑制了尽管应激反应，但对 VEGF 和 PGE2 的水平没有影响[321]。然而，随后的一项研究对接受椎旁阻滞联合异丙酚麻醉的女性，与接受阿片类药物全身麻醉的女性相比，VEGF 和转化生长因子 β（Transforming growth factor β，TGF-β）水平降低[310]。结肠手术中使用异丙酚加硬膜外麻醉时，VEGF、TGF-β 和 IL-6 的降低与 IL-10 的升高相似[322]。MMP 是一种内肽酶，可诱导和抑制细胞凋亡，通过降解细胞外基质促进血管生成，并释放趋化因子吸引炎症细胞[286,323]。TNF-α 调节免疫细胞、其他细胞因子和 MMP，反过来又在血管生成中发挥作用[320]。TGF-β 是一种细胞因子，能刺激血管生成，在正常细胞中终止增殖并诱导凋亡，已在多种肿瘤中发现其信号通路出现故障，导致细胞不受控制的增殖[320,324]。在多种肿瘤中观察到 EGFR 突变，它们通常参与上皮细胞增殖。肿瘤细胞分泌的 EGFR 结合配体使 EGFR 磷酸化，导致自身激活，增加细胞侵袭。利多卡因已被证明在体外对这些受体有抑制作用[325]。LA 作用的其他靶点包括参与肿瘤转移的 Src 酪氨酸蛋白激酶，导致细胞黏附减少，并在上皮细胞向间充质细胞

转化中发挥作用[312]。细胞间黏附分子-1（intercellular adhesion molecule - 1，ICAM-1)是一种细胞表面受体，通常参与白细胞黏附，与肿瘤生长和转移有关[312]。Src 的激活和 ICAM-1 活性的增加由 TNF-α和炎症诱导[312]。PGE2 通常限制细胞毒性细胞的激活，并在吞噬细胞介导的免疫中发挥重要作用。它通过抑制凋亡、刺激血管生成和侵袭来促进肿瘤进展[326]。肿瘤进展的另一个途径是 DNA 超甲基化，它导致肿瘤抑制基因的转录"沉默"[260,327]。这些因素中的大多数同时被手术应激激活，导致细胞介导的免疫力降低，并在术后促进肿瘤进展[328]。

　　可以预期，这些研究进展可能会指导麻醉技术的选择、麻醉药物的选择和使用剂量，以期在未来改善肿瘤的预后。我们的目标都是为手术提供最佳的条件，同时确保患者围术期的安全和舒适。

（张雪　译，朱赟　校）

参考文献

1. Sekandarzad MW, van Zundert AAJ, Lirk PB, Doornebal CW, Hollmann MW. Perioperative anesthesia care and tumor progression. Anesth Analg. 2017, 124, 1697 - 1708.

2. Kim R. Anesthetic technique and cancer recurrence in oncologic surgery: unraveling the puzzle. Cancer Metastasis Rev, 2017, 36: 159 - 177.

3. Yang W, Cai J, Zabkiewicz C, Zhang H, Ruge F, Jiang WG. The effects of anesthetics on recurrence and metastasis of cancer, and clinical implications. World J Oncol, 2017, 8: 63 - 70.

4. Gottschalk A, Sharma S, Ford J, Durieux ME, Tiouririne M. Review article: the role of the perioperative period in recurrence after cancer surgery. Anesth Analg, 2010, 110: 1636 - 1643.

5. Cakmakkaya OS, Kolodzie K, Apfel CC, Pace NL. Anaesthetic techniques for risk of malignant tumour recurrence. Cochrane Database Syst Rev, 2014, 11: CD008877.

6. Zappalà G, McDonald PG, Cole SW. Tumor dormancy and the neuroendocrine system: an undisclosed connection? Cancer Metastasis Rev, 2013, 32: 189 - 200.

7. Kurosawa S, Kato M. Anesthetics, immune cells, and immune responses. J Anesth, 2008, 22: 263 - 277.

8. Thaker PH, Sood AK. Neuroendocrine influences on cancer biology. Semin Cancer Biol, 2008, 18: 164 - 170.

9. Sood AK, Bhatty R, Kamat AA, Landen CN, Han L, Thaker PH, Li Y, Gershenson DM, Lutgendorf S, Cole SW. Stress hormone-mediated invasion of ovarian cancer cells. Clin Cancer Res, 2006, 12: 369 - 375.

10. Landen CN Jr, Lin YG, Armaiz Pena GN, Das PD, Arevalo JM, Kamat AA, Han LY, Jennings NB, Spannuth WA, Thaker PH, Lutgendorf SK, Savary CA, Sanguino AM, Lopez-Berestein G, Cole SW, Sood AK. Neuroendocrine modulation of signal transducer and activator of transcription-3 in ovarian cancer. Cancer Res, 2007, 67: 10389 - 10396.

11. Yang EV, Sood AK, Chen M, Li Y, Eubank TD, Marsh CB, Jewell S, Flavahan NA, Morrison C, Yeh PE, Lemeshow S, Glaser R. Norepinephrine up-regulates the expression of vascular endothelial growth factor, matrix metalloproteinase (MMP)-2, and MMP-9 in nasopharyngeal carcinoma tumor cells. Cancer Res, 2006, 66: 10357 - 10364.

12. Thaker PH, Han LY, Kamat AA, Arevalo JM, Takahashi R, Lu C, Jennings NB, Armaiz-Pena G, Bankson JA, Ravoori M, Merritt WM, Lin YG, Mangala LS, Kim TJ, Coleman RL, Landen CN, Li Y, Felix E, Sanguino AM, Newman RA, Lloyd M, Gershenson DM, Kundra V, Lopez-Berestein G, Lutgendorf SK, Cole SW, Sood AK. Chronic stress promotes tumor growth and angiogenesis in a mouse model of ovarian carcinoma. Nat Med, 2006, 12: 939 - 944.

13. Masur K, Niggemann B, Zanker KS, Entschladen F. Norepinephrine-induced migration

of SW 480 colon carcinoma cells is inhibited by beta-blockers. Cancer Res, 2001, 61: 2866 - 2869.

14. McCausland K, Martin N, Missair A. Anaesthetic technique and cancer recurrence: current understanding. OA Anaesthetics, 2014, 2: 1.

15. Ciechanowicz SJ, Ma D. Anaesthesia for oncological surgery — can it really influence cancer recurrence? Anaesthesia, 2016, 71: 127 - 131.

16. Barela CA. The effect of anesthesia on cancer metas-tasis. Gastroenterol Nurs, 2017, 40: 75 - 76.

17. Goldfarb Y, Ben-Eliyahu S. Surgery as a risk fac tor for breast cancer recurrence and metastasis: mediating mechanisms and clinical prophylactic approaches. Breast Dis, 2006, 26: 99 - 114.

18. Ash SA, Buggy DJ. Does regional anaesthesia and analgesia or opioid analgesia influence recurrence after primary cancer surgery? An update of available evidence. Best Pract Res Clin Anaesthesiol, 2013, 27: 441 - 456.

19. Kundu JK, Surh YJ. Inflammation: gearing the journey to cancer. Mutat Res, 2008, 659: 15 - 30.

20. Hiller J, Brodner G, Gottschalk A. Understanding clinical strategies that may impact tumour growth and metastatic spread at the time of cancer surgery. Best Pract Res Clin Anaesthesiol, 2013, 27: 427 - 439.

21. Green JS, Tsui BC. Impact of anesthesia for cancer surgery: continuing professional development. Can J Anaesth, 2013, 60: 1248 - 1269.

22. Thornton LM, Andersen BL, Blakely WP. The pain, depression, and fatigue symptom cluster in advanced breast cancer: covariation with the hypothalamic-pituitary-adrenal axis and the sympathetic nervous system. Health Psychol, 2010, 29: 333 - 337.

23. Iinuma H, Watanabe T, Mimori K, Adachi M, Hayashi N, Tamura J, Matsuda K, Fukushima R, Okinaga K, Sasako M, Mori M. Clinical significance of circulating tumor cells, including cancer stem-like cells, in peripheral blood for recurrence and prognosis in patients with Dukes' stage B and C colorectal cancer. J Clin Oncol, 2011, 29: 1547 - 1555.

24. Hofer SO, Shrayer D, Reichner JS, Hoekstra

HJ, Wanebo HJ. Wound-induced tumor progression: a probable role in recurrence after tumor resection. Arch Surg, 1998, 133: 383 - 389.

25. Bogden AE, Moreau JP, Eden PA. Proliferative response of human and animal tumours to surgical wounding of normal tissues: onset, duration and inhibition. Br J Cancer, 1997, 75: 1021 - 1027.

26. Wang HL, Ning T, Li M, Lu ZJ, Yan X, Peng Q, Lei N, Zhang H, Luo F. Effect of endostatin on preventing postoperative progression of distant metastasis in a murine lung cancer model. Tumori, 2011, 97: 787 - 793.

27. Page GG. Surgery-induced immunosuppression and postoperative pain management. AACN Clin Issues, 2005, 16: 302 - 309.

28. Fodale V, D'Arrigo MG, Triolo S, Mondello S, La Torre D. Anesthetic techniques and cancer recurrence after surgery. Sci World J, 2014, 2014: 328513.

29. Xu YJ, Li SY, Cheng Q, Chen WK, Wang SL, Ren Y, Miao CH. Effects of anaesthesia on proliferation, invasion and apoptosis of LoVo colon cancer cells in vitro. Anaesthesia, 2016, 71: 147 - 154.

30. Forget P, Bentin C, Machiels JP, Berliere M, Coulie PG, De Kock M. Intraoperative use of ketorolac or diclofenac is associated with improved disease-free survival and overall survival in conservative breast cancer surgery. Br J Anaesth, 2014, 113(Suppl 1): 1 - 7.

31. Li H, Zhu F, Boardman LA, Wang L, Oi N, Liu K, Li X, Fu Y, Limburg PJ, Bode AM, Dong Z. Aspirin prevents colorectal cancer by normalizing EGFR expression. EBioMedicine, 2015, 2: 447 - 455.

32. Farooqui M, Li Y, Rogers T, Poonawala T, Griffin RJ, Song CW, Gupta K. COX-2 inhibitor celecoxib prevents chronic morphine-induced promotion of angiogenesis, tumour growth, metastasis and mortality, without compromising analgesia. Br J Cancer, 2007, 97: 1523 - 1531.

33. Costa C, Soares R, Reis-Filho JS, Leitão D, Amendoeira I, Schmitt FC. Cyclo-oxygenase 2 expression is associated with angiogenesis and lymph node metastasis in human breast cancer. J Clin Pathol, 2002, 55: 429 - 434.

34. Liu H, Xiao J, Yang Y, Liu Y, Ma R, Li Y, Deng F, Zhang Y. COX-2 expression is correlated

with VEGF-C, lymphangiogenesis and lymph node metastasis in human cervical cancer. Microvasc Res, 2011, 82: 131 – 140.

35. Khuri FR, Wu H, Lee JJ, et al. Cyclooxygenase-2 overexpression is a marker of poor prognosis in stage I non-small cell lung cancer. Clin Cancer Res, 2001, 7: 861 – 867.

36. Hao NB, Lü MH, Fan YH, Cao YL, Zhang ZR, Yang SM. Macrophages in tumor microenvironments and the progression of tumors. Clin Dev Immunol, 2012, 2012: 948098.

37. Karnezis T, Shayan R, Caesar C, Roufail S, Harris NC, Ardipradja K, Zhang YF, Williams SP, Farnsworth RH, Chai MG, Rupasinghe TW, Tull DL, Baldwin ME, Sloan EK, Fox SB, Achen MG, Stacker SA. VEGF-D promotes tumor metasta-sis by regulating prostaglandins produced by the collecting lymphatic endothelium. Cancer Cell, 2012, 21: 181 – 195.

38. Yoshinaka R, Shibata MA, Morimoto J, Tanigawa N, Otsuki Y. COX-2 inhibitor celecoxib suppresses tumor growth and lung metastasis of a murine mammary cancer. Anticancer Res, 2006, 26: 4245 – 4254.

39. Fisher JC, Gander JW, Haley MJ, Hernandez SL, Huang J, Chang YJ, Johung TB, Guarnieri P, O'Toole K, Yamashiro DJ, Kandel JJ. Inhibition of cyclo-oxygenase 2 reduces tumor metastasis and inflammatory signaling during blockade of vascular endothelial growth factor. Vasc Cell, 2011, 3: 22.

40. Qadri SS, Wang JH, Coffey JC, Alam M, O'Donnell A, Aherne T, Redmond HP. Surgically induced accelerated local and distant tumor growth is significantly attenuated by selective COX-2 inhibition. Ann Thorac Surg, 2005, 79: 990 – 995.

41. Patel MI, Subbaramaiah K, Du B, Chang M, Yang P, Newman RA, Cordon-Cardo C, Thaler HT, Dannenberg AJ. Celecoxib inhibits prostate cancer growth: evidence of a cyclooxygenase-2-independent mechanism. Clin Cancer Res, 2005, 11: 1999 – 2007.

42. Byrne K, Levins KJ, Buggy DJ. Can anesthetic-analgesic technique during primary cancer surgery affect recurrence or metastasis? Can J Anaesth, 2016, 63: 184 – 192.

43. Grösch S, Tegeder I, Niederberger E, Bräutigam L, Geisslinger G. COX-2 independent induction of cell cycle arrest and apoptosis in colon cancer cells by the selective COX-2 inhibitor celecoxib. FASEB J, 2001, 15: 2742 – 2744.

44. Rothwell PM, Wilson M, Price JF, et al. Effect of daily aspirin on risk of cancer metastasis: a study of incident cancers during randomised controlled trials. Lancet, 2012, 379(9826): 1591 – 1601.

45. Lejeune FJ, Monnier Y, Rüegg C. Complete and long-lasting regression of disseminated multiple skin melanoma metastases under treatment with cyclooxygenase-2 inhibitor. Melanoma Res, 2006, 16: 263 – 265.

46. Ben-Eliyahu S, Shakhar G, Page GG, Stefanski V, Shakhar K. Suppression of NK cell activity and of resistance to metastasis by stress: a role for adrenal catecholamines and beta-adrenoceptors. Neuroimmunomodulation, 2000, 8: 154 – 164.

47. Powe DG, Voss MJ, Zänker KS, Habashy HO, Green AR, Ellis IO, Entschladen F. Beta-blocker drug therapy reduces secondary cancer formation in breast cancer and improves cancer specific survival. Oncotarget, 2010, 1: 628 – 638.

48. Ganz PA, Habel LA, Weltzien EK, Caan BJ, Cole SW. Examining the influence of beta blockers and ACE inhibitors on the risk for breast cancer recurrence: results from the LACE cohort. Breast Cancer Res Treat, 2011, 129: 549 – 556.

49. Lemeshow S, Sørensen HT, Phillips G, Yang EV, Antonsen S, Riis AH, Lesinski GB, Jackson R, Glaser R. β-Blockers and survival among Danish patients with malignant melanoma: a population- based cohort study. Cancer Epidemiol Biomark Prev, 2011, 20: 2273 – 2279.

50. Benish M, Bartal I, Goldfarb Y, Levi B, Avraham R, Raz A, Ben-Eliyahu S. Perioperative use of beta-blockers and COX-2 inhibitors may improve immune competence and reduce the risk of tumor metastasis. Ann Surg Oncol, 2008, 15: 2042 – 2052.

51. Shakhar G, Ben-Eliyahu S. In vivo beta-adrenergic stimulation suppresses natural killer activity and compromises resistance to tumor metastasis in rats. J Immunol, 1998, 160: 3251 – 3258.

52. Melamed R, Rosenne E, Shakhar K, Schwartz Y, Abudarham N, Ben-Eliyahu S. Marginating

pulmonary-NK activity and resistance to experimental tumor metastasis: suppression by surgery and the prophylactic use of a beta-adrenergic antagonist and a prostaglandin synthesis inhibitor. Brain Behav Immun, 2005, 19: 114 - 126.

53. Glasner A, Avraham R, Rosenne E, Benish M, Zmora O, Shemer S, Meiboom H, Ben-Eliyahu S. Improving survival rates in two models of spontaneous postoperative metastasis in mice by combined administration of a beta-adrenergic antagonist and a cyclooxygenase-2 inhibitor. J Immunol, 2010, 184: 2449 - 2457.

54. Roche-Nagle G, Connolly EM, Eng M, BouchierHayes DJ, Harmey JH. Antimetastatic activity of a cyclooxygenase - 2 inhibitor. Br J Cancer, 2004, 91: 359 - 365.

55. Sinicrope FA, Gill S. Role of cyclooxygenase- 2 in colorectal cancer. Cancer Metastasis Rev, 2004, 23: 63 - 75.

56. Kern MA, Haugg AM, Koch AF, Schilling T, Breuhahn K, Walczak H, Fleischer B, Trautwein C, Michalski C, Schulze-Bergkamen H, Friess H, Stremmel W, Krammer PH, Schirmacher P, Müller M. Cyclooxygenase-2 inhibition induces apoptosis signaling via death receptors and mitochondria in hepatocellular carcinoma. Cancer Res, 2006, 66: 7059 - 7066.

57. Wei D, Wang L, He Y, Xiong HQ, Abbruzzese JL, Xie K. Celecoxib inhibits vascular endothelial growth factor expression in and reduces angiogenesis and metastasis of human pancreatic cancer via suppression of Sp1 transcription factor activity. Cancer Res, 2004, 64: 2030 - 2038.

58. Jones MK, Wang H, Peskar BM, Levin E, Itani RM, Sarfeh IJ, Tarnawski AS. Inhibition of angiogenesis by nonsteroidal anti-inflammatory drugs: insight into mechanisms and implications for cancer growth and ulcer healing. Nat Med, 1999, 5: 1418 - 1423.

59. Rozic JG, Chakraborty C, Lala PK. Cyclooxygenase inhibitors retard murine mammary tumor progression by reducing tumor cell migration, invasiveness and angiogenesis. Int J Cancer, 2001, 93: 497 - 506.

60. Ben-Eliyahu S, Shakhar G, Rosenne E, Levinson Y, Beilin B. Hypothermia in barbiturate-anesthetized rats suppresses natural killer cell activity and compromises resistance to tumor metastasis: a role for adrenergic mechanisms. Anesthesiology, 1999, 91: 732 - 740.

61. Yücel Y, Barlan M, Lenhardt R, Kurz A, Sessler DI. Perioperative hypothermia does not enhance the risk of cancer dissemination. Am J Surg, 2005, 189: 651 - 655.

62. Opelz G, Sengar DP, Mickey MR, Terasaki PI. Effect of blood transfusions on subsequent kidney transplants. Transplant Proc, 1973, 5: 253 - 259.

63. Cata JP, Wang H, Gottumukkala V, Reuben J, Sessler DI. Inflammatory response, immunosuppression, and cancer recurrence after perioperative blood transfusions. Br J Anaesth, 2013, 110: 690 - 701.

64. van Twuyver E, Mooijaart RJ, ten Berge IJ, van der Horst AR, Wilmink JM, Kast WM, Melief CJ, de Waal LP. Pretransplantation blood transfusion revisited. N Engl J Med, 1991, 325: 1210 - 1213.

65. Vamvakas EC. Possible mechanisms of allogeneic blood transfusion-associated postoperative infection. Transfus Med Rev, 2002, 16: 144 - 160.

66. Berezina TL, Zaets SB, Morgan C, Spillert CR, Kamiyama M, Spolarics Z, Deitch EA, Machiedo GW. Influence of storage on red blood cell rheological properties. J Surg Res, 2002, 102: 6 - 12.

67. Jensen LS, Andersen AJ, Christiansen PM, Hokland P, Juhl CO, Madsen G, Mortensen J, Møller-Nielsen C, Hanberg-Sørensen F, Hokland M. Postoperative infection and natural killer cell function following blood transfusion in patients undergoing elective colorectal surgery. Br J Surg, 1992, 79: 513 - 516.

68. Blajchman MA, Bardossy L, Carmen R, Sastry A, Singal DP. Allogeneic blood transfusion-induced enhancement of tumor growth: two animal models showing amelioration by leukodepletion and passive transfer using spleen cells. Blood, 1993, 81: 1880 - 1882.

69. Amato A, Pescatori M. Perioperative blood transfusions for the recurrence of colorectal cancer. Cochrane Database Syst Rev, 2006, 1: CD005033.

70. Clark E, Connor S, Taylor MA, Hendry CL, Madhavan KK, Garden OJ, Parks RW.

Perioperative transfusion for pancreaticoduodenectomy and its impact on prognosis in resected pancreatic ductal adenocarcinoma. HPB (Oxford), 2007, 9: 472 - 477.

71. Atzil S, Arad M, Glasner A, Abiri N, Avraham R, Greenfeld K, Rosenne E, Beilin B, Ben-Eliyahu S. Blood transfusion promotes cancer progression: a critical role for aged erythrocytes. Anesthesiology, 2008, 109: 989 - 997.

72. Fenton RG, Kung HF, Longo DL, Smith MR. Regulation of intracellular actin polymerization by prenylated cellular proteins. J Cell Biol, 1992, 117: 347 - 356.

73. Boudreau DM, Yu O, Johnson J. Statin use and cancer risk: a comprehensive review. Expert Opin Drug Saf, 2010, 9: 603 - 621.

74. Fritz G. Targeting the mevalonate pathway for improved anticancer therapy. Curr Cancer Drug Targets, 2009, 9: 626 - 638.

75. Solomon KR, Freeman MR. Do the cholesterol-lowering properties of statins affect cancer risk? Trends Endocrinol Metab, 2008, 19: 113 - 121.

76. Gauthaman K, Fong CY, Bongso A. Statins, stem cells, and cancer. J Cell Biochem, 2009, 106: 975 - 983.

77. Jakobisiak M, Golab J. Potential antitumor effects of statins (review). Int J Oncol, 2003, 23: 1055 - 1069.

78. Nielsen SF, Nordestgaard BG, Bojesen SE. Statin use and reduced cancer-related mortality. N Engl J Med, 2012, 367: 1792 - 1802.

79. Poynter JN, Gruber SB, Higgins PD, Almog R, Bonner JD, Rennert HS, Low M, Greenson JK, Rennert G. Statins and the risk of colorectal cancer. N Engl J Med, 2005, 352: 2184 - 2192.

80. Cardwell CR, Hicks BM, Hughes C, Murray LJ. Statin use after colorectal cancer diagnosis and survival: a population-based cohort study. J Clin Oncol, 2014, 32: 3177 - 3183.

81. Newman TB, Hulley SB. Carcinogenicity of lipid-lowering drugs. JAMA, 1996, 275: 55 - 60.

82. Matsuzaki M, Kita T, Mabuchi H, Matsuzawa Y, Nakaya N, Oikawa S, Saito Y, Sasaki J, Shimamoto K, Itakura H, J-LIT Study Group. Japan Lipid Intervention Trial. Large scale cohort study of the relationship between serum cholesterol concentration and coronary events with low-dose simvastatin therapy in Japanese patients with hypercholesterolemia. Circ J, 2002, 66: 1087 - 1095.

83. Mascitelli L, Pezzetta F, Goldstein MR. The epidemic of nonmelanoma skin cancer and the widespread use of statins: Is there a connection? Dermatoendocrinology, 2010, 2: 37 - 38.

84. McDougall JA, Malone KE, Daling JR, Cushing-Haugen KL, Porter PL, Li CI. Long-term statin use and risk of ductal and lobular breast cancer among women 55 to 74 years of age. Cancer Epidemiol Biomark Prev, 2013, 22: 1529 - 1537.

85. Ravnskov U, McCully KS, Rosch PJ. The statin-low cholesterol-cancer conundrum. QJM, 2012, 105: 383 - 388.

86. Moore SC, Lee IM, Weiderpass E, Campbell PT, Sampson JN, Kitahara CM, Keadle SK, Arem H, Berrington de Gonzalez A, Hartge P, Adami HO, Blair CK, Borch KB, Boyd E, Check DP, Fournier A, Freedman ND, Gunter M, Johannson M, Khaw KT, Linet MS, Orsini N, Park Y, Riboli E, Robien K, Schairer C, Sesso H, Spriggs M, Van Dusen R, Wolk A, Matthews CE, Patel AV. Association of leisure-time physical activity with risk of 26 types of cancer in 1.44 million adults. JAMA Intern Med, 2016, 176: 816 - 825.

87. Rao R, Cruz V, Peng Y, Harker-Murray A, Haley BB, Zhao H, Xie XJ, Euhus D. Bootcamp during neoadjuvant chemotherapy for breast cancer: a randomized pilot trial. Breast Cancer (Auckl), 2012, 6: 39 - 46.

88. Campbell PT, Patel AV, Newton CC, Jacobs EJ, Gapstur SM. Associations of recreational physical activity and leisure time spent sitting with colorectal cancer survival. J Clin Oncol, 2013, 31: 876 - 885.

89. Meyerhardt JA, Ogino S, Kirkner GJ, Chan AT, Wolpin B, Ng K, Nosho K, Shima K, Giovannucci EL, Loda M, Fuchs CS. Interaction of molecular markers and physical activity on mortality in patients with colon cancer. Clin Cancer Res, 2009, 15: 5931 - 5936.

90. Meyerhardt JA, Heseltine D, Niedzwiecki D, Hollis D, Saltz LB, Mayer RJ, Thomas J, Nelson H, Whittom R, Hantel A, Schilsky RL, Fuchs CS. Impact of physical activity on cancer recurrence and survival in patients with stage III colon cancer: findings from CALGB 89803. J Clin

Oncol，2006，24：3535－3541.

91. Yaddanapudi K，Mitchell RA，Eaton JW. Cancer vaccines：looking to the future. Onco Targets Ther，2013，2：e23403.

92. Ribas A. Releasing the brakes on cancer immunotherapy. N Engl J Med，2015，373：1490－1492.

93. Melero I，Shuford WW，Newby SA，Aruffo A，Ledbetter JA，Hellström KE，Mittler RS，Chen L. Monoclonal antibodies against the 4－1BB T-cell activation molecule eradicate established tumors. Nat Med，1997，3：682－685.

94. Curti BD，Kovacsovics-Bankowski M，Morris N，Walker E，Chisholm L，Floyd K，Walker J，Gonzalez I，Meeuwsen T，Fox BA，Moudgil T，Miller W，Haley D，Coffey T，Fisher B，Delanty-Miller L，Rymarchyk N，Kelly T，Crocenzi T，Bernstein E，Sanborn R，Urba WJ，Weinberg AD. OX40 is a potent immunestimulating target in late-stage cancer patients. Cancer Res，2013，73：7189－7198.

95. Wang F，Li R. Cancer immunotherapy and immunonutrition. MOJ Anat Physiol，2017，3：00104.

96. Hinrichs CS，Rosenberg SA. Exploiting the curative potential of adoptive T-cell therapy for cancer. Immunol Rev，2014，257：56－71.

97. Valkenet K，van de Port IG，Dronkers JJ，de Vries WR，Lindeman E，Backx FJ. The effects of preoperative exercise therapy on postoperative outcome：a systematic review. Clin Rehabil，2011，25：99－111.

98. Li C，Carli F，Lee L，Charlebois P，Stein B，Liberman AS，Kaneva P，Augustin B，Wongyingsinn M，Gamsa A，Kim DJ，Vassiliou MC，Feldman LS. Impact of a trimodal prehabilitation program on functional recovery after colorectal cancer surgery：a pilot study. Surg Endosc，2013，27：1072－1082.

99. Jones LW，Peddle CJ，Eves ND，Haykowsky MJ，Courneya KS，Mackey JR，Joy AA，Kumar V，Winton TW，Reiman T. Effects of presurgical exercise training on cardiorespiratory fitness among patients undergoing thoracic surgery for malignant lung lesions. Cancer，2007，110：590－598.

100. Tsimopoulou I，Pasquali S，Howard R，Desai A，Gourevitch D，Tolosa I，Vohra R. Psychological prehabilitation before cancer surgery：a systematic review. Ann Surg Oncol，2015，22：4117－4123.

101. Newell SA，Sanson-Fisher RW，Savolainen NJ. Systematic review of psychological therapies for cancer patients：overview and recommendations for future research. J Natl Cancer Inst，2002，94：558－584.

102. Horowitz M，Neeman E，Sharon E，Ben-Eliyahu S. Exploiting the critical perioperative period to improve long-term cancer outcomes. Nat Rev Clin Oncol，2015，12：213－226.

103. Goldfarb Y，Sorski L，Benish M，Levi B，Melamed R，Ben-Eliyahu S. Improving postoperative immune status and resistance to cancer metastasis：a combined perioperative approach of immunostimula- tion and prevention of excessive surgical stress responses. Ann Surg，2011，253：798－810.

104. Avraham R，Benish M，Inbar S，Bartal I，Rosenne E，Ben-Eliyahu S. Synergism between immunostimulation and prevention of surgery-induced immune suppression：an approach to reduce postoperative tumor progression. Brain Behav Immun，2010，24：952－958.

105. Marik PE，Flemmer M. Immunonutrition in the sur- gical patient. Minerva Anestesiol，2012，78：336－342.

106. Pollock GR，Van Way CW. Immune-enhancing nutrition in surgical critical care. Mo Med，2012，109：388－392.

107. Chang SC，Yang WV. Hyperglycemia，tumorigen- esis，and chronic inflammation. Crit Rev Oncol Hematol，2016，108：146－153.

108. Duan W，Shen X，Lei J，Xu Q，Yu Y，Li R，Wu E，Ma Q. Hyperglycemia，a neglected factor during cancer progression. Biomed Res Int，2014，2014：461917.

109. Barone BB，Yeh HC，Snyder CF，Peairs KS，Stein KB，Derr RL，Wolff AC，Brancati FL. Long-term all-cause mortality in cancer patients with preexist- ing diabetes mellitus：a systematic review and meta- analysis. JAMA，2008，300：2754－2764.

110. Vasconcelos-Dos-Santos A，Loponte HF，Mantuano NR，Oliveira IA，de Paula IF，Teixeira LK，de- Freitas-Junior JC，Gondim KC，Heise N，Mohana- Borges R，Morgado-

Díaz JA, Dias WB, Todeschini AR. Hyperglycemia exacerbates colon cancer malignancy through hexosamine biosynthetic pathway. Oncogenesis, 2017, 6: e306.

111. Ben-David B. Anaesthesia in cancer surgery: can it affect cancer survival? Curr Clin Pharmacol, 2016, 11: 4-20.

112. Kaye AD, Patel N, Bueno FR, Hymel B, Vadivelu N, Kodumudi G, Urman RD. Effect of opiates, anesthetic techniques, and other perioperative factors on surgical cancer patients. Ochsner J, 2014, 14: 216-228.

113. Cassinello F, Prieto I, del Olmo M, Rivas S, Strichartz GR. Cancer surgery: how may anesthesia influence outcome? J Clin Anesth, 2015, 27: 262-272.

114. Tavare AN, Perry NJ, Benzonana LL, Takata M, Ma D. Cancer recurrence after surgery: direct and indirect effects of anesthetic agents. Int J Cancer, 2012, 130: 1237-1250.

115. Heaney A, Buggy DJ. Can anaesthetic and analgesic techniques affect cancer recurrence or metastasis? Br J Anaesth, 2012, 109 (Suppl 1): i17-28.

116. Markovic SN, Murasko DM. Anesthesia inhibits interferon-induced natural killer cell cytotoxicity via induction of CD8$^+$ suppressor cells. Cell Immunol, 1993, 151: 474-80.

117. Huitink JM, Heimerikxs M, Nieuwland M, Loer SA, Brugman W, Velds A, Sie D, Kerkhoven RM. Volatile anesthetics modulate gene expression in breast and brain tumor cells. Anesth Analg, 2010, 111: 1411-1415.

118. Crozier TA, Müller JE, Quittkat D, Sydow M, Wuttke W, Kettler D. Effect of anaesthesia on the cytokine responses to abdominal surgery. Br J Anaesth, 1994, 72: 280-285.

119. Wada H, Seki S, Takahashi T, Kawarabayashi N, Higuchi H, Habu Y, Sugahara S, Kazama T. Combined spinal and general anesthesia attenuates liver metastasis by preserving TH1/TH2 cytokine balance. Anesthesiology, 2007, 106: 499-506.

120. Katzav S, Shapiro J, Segal S, Feldman M. General anesthesia during excision of a mouse tumor accelerates postsurgical growth of metastases by suppression of natural killer cell activity. Isr J Med Sci, 1986, 22: 339-345.

121. Markovic SN, Knight PR, Murasko DM. Inhibition of interferon stimulation of natural killer cell activity in mice anesthetized with halothane or isoflurane. Anesthesiology, 1993, 78: 700-706.

122. Lundy J, Lovett EJ 3rd, Hamilton S, Conran P. Halothane, surgery, immunosuppression and artificial pulmonary metastases. Cancer, 1978, 41: 827-830.

123. Shapiro J, Jersky J, Katzav S, Feldman M, Segal S. Anesthetic drugs accelerate the progression of postoperative metastases of mouse tumors. J Clin Invest, 1981, 68: 678-685.

124. Moudgil GC, Singal DP. Halothane and isoflurane enhance melanoma tumour metastasis in mice. Can J Anaesth, 1997, 44: 90-94.

125. Woods GM, Griffiths DM. Reversible inhibition of natural killer cell activity by volatile anaesthetic agents in vitro. Br J Anaesth, 1986, 58: 535-539.

126. Griffith CD, Kamath MB. Effect of halothane and nitrous oxide anaesthesia on natural killer lymphocytes from patients with benign and malignant breast disease. Br J Anaesth, 1986, 58: 540-543.

127. Rudnick S, Stevenson GW, Hall SC, Espinoza-Delgado I, Stevenson HC, Longo DL. Halothane potentiates the antitumor activity of gammainterferon and mimics calmodulin-blocking agents. Anesthesiology, 1991, 74: 115-119.

128. Waxler B, Zhang X, Wezeman FH. Anesthetic agents modify tissue proteinase inhibitor content and tumor behavior. J Lab Clin Med, 1994, 123: 53-58.

129. Kvolik S, Glavas-Obrovac L, Bares V, Karner I. Effects of inhalation anesthetics halothane, sevoflurane, and isoflurane on human cell lines. Life Sci, 2005, 77: 2369-2383.

130. Itoh T, Namba T, Fukuda K, Semenza GL, Hirota K. Reversible inhibition of hypoxia-inducible factor 1 activation by exposure of hypoxic cells to the volatile anesthetic halothane. FEBS Lett, 2001, 509: 225-229.

131. Fried IA. The influence of the anaesthetic on survival rates of breast cancer patients after surgery. Int J Cancer, 1977, 20: 213-218.

132. Wei H, Liang G, Yang H, Wang Q, Hawkins

B, Madesh M, Wang S, Eckenhoff RG. The common inhalational anesthetic isoflurane induces apoptosis via activation of inositol 1, 4, 5-trisphosphate recep- tors. Anesthesiology, 2008, 108: 251 - 260.

133. Yuki K, Astrof NS, Bracken C, Yoo R, Silkworth W, Soriano SG, Shimaoka M. The volatile anesthetic isoflurane perturbs conformational activation of integrin LFA-1 by binding to the allosteric regula- tory cavity. FASEB J, 2008, 22: 4109 - 4116.

134. Miyata T, Kodama T, Honma R, Nezu Y, Harada Y, Yogo T, Hara Y, Tagawa M. Influence of gen- eral anesthesia with isoflurane following propofol- induction on natural killer cell cytotoxic activities of peripheral blood lymphocytes in dogs. J Vet Med Sci, 2013, 75: 917 - 921.

135. Zhu M, Li M, Zhou Y, Dangelmajer S, Kahlert UD, Xie R, Xi Q, Shahveranov A, Ye D, Lei T. Isoflurane enhances the malignant potential of glioblastoma stem cells by promoting their viability, mobility in vitro and migratory capacity in vivo. Br J Anaesth, 2016, 116: 870 - 877.

136. Luo X, Zhao H, Hennah L, Ning J, Liu J, Tu H, Ma D. Impact of isoflurane on malignant capability of ovarian cancer in vitro. Br J Anaesth, 2015, 114: 831 - 839.

137. Benzonana LL, Perry NJ, Watts HR, Yang B, Perry IA, Coombes C, Takata M, Ma D. Isoflurane, a commonly used volatile anesthetic, enhances renal cancer growth and malignant potential via the hypoxia-inducible factor cellular signaling pathway in vitro. Anesthesiology, 2013, 119: 593 - 605.

138. Loop T, Dovi-Akue D, Frick M, Roesslein M, Egger L, Humar M, Hoetzel A, Schmidt R, Borner C, Pahl HL, Geiger KK, Pannen BH. Volatile anesthetics induce caspase-dependent, mitochondria-mediated apoptosis in human T lymphocytes in vitro. Anesthesiology, 2005, 102: 1147 - 1157.

139. Kawaraguchi Y, Horikawa YT, Murphy AN, Murray F, Miyanohara A, Ali SS, Head BP, Patel PM, Roth DM, Patel HH. Volatile anesthetics protect cancer cells against tumor necrosis factor-related apoptosis-inducing ligand-

induced apoptosis via caveolins. Anesthesiology, 2011, 115: 499 - 508.

140. Inada T, Yamanouchi Y, Jomura S, Sakamoto S, Takahashi M, Kambara T, Shingu K. Effect of pr pofol and isoflurane anaesthesia on the immune response to surgery. Anaesthesia, 2004, 59: 954 - 959.

141. Ke JJ, Zhan J, Feng XB, Wu Y, Rao Y, Wang YL. A comparison of the effect of total intrave- nous anaesthesia with propofol and remifentanil and inhalational anaesthesia with isoflurane on the release of pro- and anti-inflammatory cytokines in patients undergoing open cholecystectomy. Anaesth Intensive Care, 2008, 36: 74 - 78.

142. Lu Y, Wang J, Yan J, Yang Y, Sun Y, Huang Y, Hu R, Zhang Y, Jiang H. Sevoflurane attenuate hypoxia- induced VEGF level in tongue squamous cell carcinoma cell by upregulating the DNA methylation states of the promoter region. Biomed Pharmacother, 2015, 71: 139 - 145.

143. Hurmath FK, Mittal M, Ramaswamy P, Umamaheswara Rao GS, Dalavaikodihalli Nanjaiah N. Sevoflurane and thiopental preconditioning attenuates the migration and activity of MMP - 2 in U87MG glioma cells. Neurochem Int, 2016, 94: 32 - 38.

144. Yi W, Li D, Guo Y, Zhang Y, Huang B, Li X. Sevoflurane inhibits the migration and invasion of glioma cells by upregulating microRNA-637. Int J Mol Med, 2016, 38: 1857 - 1863.

145. Liang H, Yang CX, Zhang B, Zhao ZL, Zhong JY, Wen XJ. Sevoflurane attenuates platelets activation of patients undergoing lung cancer surgery and suppresses platelets-induced invasion of lung cancer cells. J Clin Anesth, 2016, 35: 304 - 312.

146. Feng Y, Feng J, Huang Z. SU-F-T-675: down regulating. The expression of Cdc42 and inhibition of migration of A549 with combined treatment of ionizing radiation and Sevo urane. Med Phys, 2016, 43: 3619.

147. Sugimoto H, Kawaraguchi Y, Nomura Y, Nishiwada T, Uemura K, Furuya H, Kawaguchi M. Exposure to 1% sevoflurane for 6 hours enhances proliferation of human colon cancer cells. Masui, 2015, 64: 357 - 361.

148. Elias KM, Kang S, Liu X, Horowitz NS, Berkowitz RS, Frendl G. Anesthetic selection and disease-free survival following optimal primary cytoreductive surgery for stage III epithelial ovarian cancer. Ann Surg Oncol, 2015, 22: 1341-1348.

149. Marana E, Annetta MG, Meo F, Parpaglioni R, Galeone M, Maussier ML, Marana R. Sevoflurane improves the neuroendocrine stress response during laparoscopic pelvic surgery. Can J Anaesth, 2003, 50: 348-354.

150. Müller-Edenborn B, Roth-Z'graggen B, Bartnicka K, Borgeat A, Hoos A, Borsig L, Beck-Schimmer B. Volatile anesthetics reduce invasion of colorectal cancer cells through down-regulation of matrix metalloproteinase-9. Anesthesiology, 2012, 117: 293-301.

151. Kvolik S, Dobrosevic B, Marczi S, Prlic L, Glavas-Obrovac L. Different apoptosis ratios and gene expressions in two human cell lines after sevoflurane anaesthesia. Acta Anaesthesiol Scand, 2009, 53: 1192-1199.

152. Weimann J. Toxicity of nitrous oxide. Best Pract Res Clin Anaesthesiol, 2003, 17: 47-61.

153. Abels J, Kroes AC, Ermens AA, van Kapel J, Schoester M, Spijkers LJ, Lindemans J. Antileukemic potential of methyl-cobalamin inactivation by nitrous oxide. Am J Hematol, 1990, 34: 128-131.

154. Crespo ML, Giménez A, Bas T, García C, Puertes IR, Viña JR. Effect of nitrous oxide and propofol on amino acid metabolism in neoplasic patients. Nutr Cancer, 1997, 27: 80-83.

155. Fleischmann E, Marschalek C, Schlemitz K, Dalton JE, Gruenberger T, Herbst F, Kurz A, Sessler DI. Nitrous oxide may not increase the risk of cancer recurrence after colorectal surgery: a follow-up of a randomized controlled trial. BMC Anesthesiol, 2009, 9: 1.

156. Duncan PG, Cullen BF, Ray-Keil L. Thiopental inhibition of tumor immunity. Anesthesiology, 1977, 46: 97-101.

157. Lovett EJ 3rd, Varani J, Lundy J. Suppressor cells and increased primary tumor growth rate induced by thiopental. J Surg Oncol, 1983, 22: 26-32.

158. Lundy J, Lovett EJ, Conran P. Pulmonary metastases: a potential biologic consequence of anesthetic induced immunosuppression by thiopental. Surgery, 1977, 82: 254-256.

159. Devlin EG, Clarke RSJ, Mirakhur RK, McNeill TA. Effect of four i.v. induction agents on T-lymphocyte proliferations to PHA in vitro. Br J Anaesth, 1994, 73: 315-317.

160. Salo M, Pirttikangas CO, Pulkki K. Effects of propofol emulsion and thiopentone on T helper cell type-1/type-2 balance in vitro. Anaesthesia, 1997, 52: 341-344.

161. Zhou W, Fontenot HJ, Wang SN, Kennedy RH. Propofol-induced alterations in myocardial beta-adrenoceptor binding and responsiveness. Anesth Analg, 1999, 89: 604-608.

162. Siddiqui RA, Zerouga M, Wu M, Castillo A, Harvey K, Zaloga GP, Stillwell W. Anticancer properties of propofol-docosahexaenoate and propofol-eicosapentaenoate on breast cancer cells. Breast Cancer Res, 2005, 7: R645-654.

163. González-Correa JA, Cruz-Andreotti E, Arrebola MM, López-Villodres JA, Jódar M, De La Cruz JP. Effects of propofol on the leukocyte nitric oxide pathway: in vitro and ex vivo studies in surgical patients. Naunyn Schmiedeberg's Arch Pharmacol, 2008, 376: 331-339.

164. Kushida A, Inada T, Shingu K. Enhancement of antitumor immunity after propofol treatment in mice. Immunopharmacol Immunotoxicol, 2007, 29: 477-486.

165. Ren XF, Li WZ, Meng FY, Lin CF. Differential effects of propofol and isoflurane on the activation of T-helper cells in lung cancer patients. Anaesthesia, 2010, 65: 478-482.

166. Melamed R, Bar-Yosef S, Shakhar G, Shakhar K, Ben-Eliyahu S. Suppression of natural killer cell activity and promotion of tumor metastasis by ketamine, thiopental, and halothane, but not by propofol: mediating mechanisms and prophylactic measures. Anesth Analg, 2003, 97: 1331-1339.

167. Buckley A, McQuaid S, Johnson P, Buggy DJ. Effect of anaesthetic technique on the natural killer cell anti-tumour activity of serum from women undergoing breast cancer surgery: a pilot study. Br J Anaesth, 2014, 113(Suppl 1): i56-62.

168. Wei J, Luo J, Lv X. How does the anesthetic agent propofol affect tumors? Int J Clin Exp

Med，2017，10：5995 - 6003.

169. Hsing CH，Chen YH，Chen CL，Huang WC，Lin MC，Tseng PC，Wang CY，Tsai CC，Choi PC，Lin CF. Anesthetic propofol causes glycogen synthase kinase-3β-regulated lysosomal/mitochon- drial apoptosis in macrophages. Anesthesiology，2012，116：868 - 881.

170. Tsuchiya M，Asada A，Arita K，Utsumi T，Yoshida T，Sato EF，Utsumi K，Inoue M. Induction and mechanism of apoptotic cell death by propo- fol in HL-60 cells. Acta Anaesthesiol Scand，2002，46：1068 - 1074.

171. Egeblad M，Werb Z. New functions for the matrix metalloproteinases in cancer progression. Nat Rev Cancer，2002，2：161 - 174.

172. Xu YB，Du QH，Zhang MY，Yun P，He CY. Propofol suppresses proliferation，invasion and angiogenesis by down-regulating ERK-VEGF/MMP-9 signaling in Eca-109 esophageal squamous cell carcinoma cells. Eur Rev Med Pharmacol Sci，2013，17：2486 - 2494.

173. Chau LY. Heme oxygenase-1：emerging target of cancer therapy. J Biomed Sci，2015，22：22.

174. Mammoto T，Mukai M，Mammoto A，Yamanaka Y，Hayashi Y，Mashimo T，Kishi Y，Nakamura H. Intravenous anesthetic，propofol inhibits invasion of cancer cells. Cancer Lett，2002，184：165 - 170.

175. Lee JH，Kang SH，Kim Y，Kim HA，Kim BS. Effects of propofol-based total intravenous anesthesia on recurrence and overall survival in patients after modified radical mastectomy：a retrospective study. Korean J Anesthesiol，2016，69：126 - 132.

176. Takabuchi S，Hirota K，Nishi K，Oda S，Oda T，Shingu K，Takabayashi A，Adachi T，Semenza GL，Fukuda K. The intravenous anesthetic propo- fol inhibits hypoxia-inducible factor 1 activity in an oxygen tension-dependent manner. FEBS Lett，2004，577：434 - 438.

177. Liu Z，Zhang J，Hong G，Quan J，Zhang L，Yu M. Propofol inhibits growth and invasion of pancreatic cancer cells through regulation of the miR-21/Slug signaling pathway. Am J Transl Res，2016，8：4120 - 4133.

178. Zhang Y，Lin C，Wang W，Chen Y. Effects of propofol on pulmonary metastasis of intravenous injected tumor cells and expressions of MTA1

and Wnt1 in rats. Nan Fang Yi Ke Da Xue Xue Bao，2014，34：1011 - 1015.

179. Deng F，Ouyang M，Wang X，Yao X，Chen Y，Tao T，Sun X，Xu L，Tang J，Zhao L. Differential role of intravenous anesthetics in colorectal cancer progression：implications for clinical application. Oncotarget，2016，7：77087 - 77095.

180. Zhang L，Wang N，Zhou S，Ye W，Jing G，Zhang M. Propofol induces proliferation and invasion of gallbladder cancer cells through activation of Nrf2. J Exp Clin Cancer Res，2012，31：66.

181. Garib V，Lang K，Niggemann B，Zänker KS，Brandt L，Dittmar T. Propofol-induced calcium signalling and actin recanalization within breast carcinoma cells. Eur J Anaesthesiol，2005，22：609 - 615.

182. Wigmore TJ，Mohammed K，Jhanji S. Long-term survival for patients undergoing volatile versus IV anesthesia for cancer surgery：a retrospective analysis. Anesthesiology，2016，124：69 - 79.

183. Jaura AI，Flood G，Gallagher HC，Buggy DJ. Differential effects of serum from patients administered distinct anaesthetic techniques on apoptosis in breast cancer cells in vitro：a pilot study. Br J Anaesth，2014，113（Suppl 1）：i63 - 67.

184. Liu S，Gu X，Zhu L，Wu G，Zhou H，Song Y，Wu C. Effects of propofol and sevoflurane on perioperative immune response in patients undergoing laparoscopic radical hysterectomy for cervical cancer. Medicine（Baltimore），2016，95：e5479.

185. Enlund M，Berglund A，Andreasson K，Cicek C，Enlund A，Bergkvist L. The choice of anaesthetic-sevoflurane or propofol-and outcome from cancer surgery：a retrospective analysis. Ups J Med Sci，2014，119（3）：251 - 261.

186. Liu TC. Influence of propofol，isoflurane and enflurance on levels of serum interleukin - 8 and interleukin - 10 in cancer patients. Asian Pac J Cancer Prev，2014，15：6703 - 6707.

187. Liu M，Zhang Y，Xiong JY，Wang Y，Lv S. Etomidate mitigates lipopolysaccharide-induced CD14 and TREM - 1 expression，NF-κB activation，and proinflammatory cytokine

production in rat macrophages. Inflammation, 2016, 39: 327 - 335.

188. Liu J, Dong W, Wang T, Liu L, Zhan L, Shi Y, Han J. Effects of etomidate and propofol on immune function in patients with lung adenocarcinoma. Am J Transl Res, 2016, 8: 5748 - 5755.

189. Garib V, Niggemann B, Zänker KS, Brandt L, Kubens BS. Influence of non-volatile anesthetics on the migration behavior of the human breast cancer cell line MDA-MB-468. Acta Anaesthesiol Scand, 2002, 46: 836 - 844.

190. Bruzzone A, Piñero CP, Castillo LF, Sarappa MG, Rojas P, Lanari C, Lüthy IA. Alpha2-adrenoceptor action on cell proliferation and mam- mary tumour growth in mice. Br J Pharmacol, 2008, 155: 494 - 504.

191. Xia M, Ji NN, Duan ML, Tong JH, Xu JG, Zhang YM, Wang SH. Dexmedetomidine regulate the malignancy of breast cancer cells by activating α2-adrenoceptor/ERK signaling pathway. Eur Rev Med Pharmacol Sci, 2016, 20: 3500 - 3506.

192. Szpunar MJ, Burke KA, Dawes RP, Brown EB, Madden KS. The antidepressant desipramine and α2-adrenergic receptor activation promote breast tumor progression in association with altered collagen structure. Cancer Prev Res (Phila), 2013, 6: 1262 - 1272.

193. Forget P, Collet V, Lavand'homme P, De Kock M. Does analgesia and condition influence immunity after surgery? Effects of fentanyl, ketamine and clonidine on natural killer activity at different ages. Eur J Anaesthesiol, 2010, 27: 233 - 240.

194. Bentley MW, Stas JM, Johnson JM, Viet BC, Garrett N. Effects of preincisional ketamine treatment on natural killer cell activity and postoperative pain management after oral maxillofacial surgery. AANA J, 2005, 73: 427 - 436.

195. Kawasaki T, Ogata M, Kawasaki C, Ogata J, Inoue Y, Shigematsu A. Ketamine suppresses proinflammatory cytokine production in human whole blood in vitro. Anesth Analg, 1999, 89: 665 - 669.

196. Takenaka I, Ogata M, Koga K, Matsumoto T, Shigematsu A. Ketamine suppresses endotoxin-

induced tumor necrosis factor alpha production in mice. Anesthesiology, 1994, 80: 402 - 408.

197. Wang E, Guo QL, Hu S, Wang YJ. Effects of intravenous anesthetics on LPS-induced production of tumour necrosis factor-alpha from primary cultures of rat glial cells in vitro. Zhong Nan Da Xue Xue Bao Yi Xue Ban, 2007, 32: 413 - 416.

198. Shibakawa YS, Sasaki YS, Goshima Y, Echigo N, Kamiya Y, Kurahashi K, et al. Effects of ketamine and propofol on inflammatory responses of primary glial cell cultures stimulated with. lipopolysaccha- ride. Br J Anaesth, 2005, 95: 803 - 810.

199. Chang Y, Chen TL, Sheu JR, Chen RM. Suppressive effects of ketamine on macrophage functions. Toxicol Appl Pharmacol, 2005, 204: 27 - 35.

200. Choi SJ, Kim MH, Lim SW, Gwak MS. Effect of ketamine on apoptosis by energy deprivation in astroglioma cells using flow cytometry system. J Korean Med Sci, 2005, 20: 113 - 120.

201. Danielian AA, Mirakian MM, Aïrapetian SN. The dehydration action of ketamine on tumorous and normal glandular breast tissues in vitro. Eksp Klin Farmakol, 1999, 62: 51 - 54.

202. Danielian AA, Mirakian MM, Aïrapetian SN. The dehydrating action of ketamine on malignant breast tumors. Vopr Onkol, 1998, 44: 395 - 397.

203. Spina R, Voss DM, Asnaghi L, Sloan A, Bar EE. Atracurium Besylate and other neuromuscular blocking agents promote astroglial differentiation and deplete glioblastoma stem cells. Oncotarget, 2016, 7(1): 459 - 472.

204. Amann A, Rieder J, Fleischer M, Niedermüller P, Hoffmann G, Amberger A, Marth C, Nigrovic V, Pühringer F. The influence of atracurium, cisatracurium, and mivacurium on the proliferation of two human cell lines in vitro. Anesth Analg, 2001, 93: 690 - 696.

205. Jiang A, Zhao H, Cai J, Jiang WG. Possible effect of muscle-relaxant anaesthetics on invasion, adhesion and migration of breast cancer cells. Anticancer Res, 2016, 36: 1259 - 1265.

206. Rieder J, Amann A, Fleischer M, Nigrovic V, Hoffmann G, Amberger A, Marth C, Puhringer

F. Influence of atracurium and mivacurium on the proliferation of two human cell lines in vitro. Eur J Anaesthesiol, 2000, 17: 132 (Abstract A-432).

207. ClinicalTrials. gov Identifier: NCT03196791.

208. Lever JR. Opioid receptors and ligands: targets for cancer imaging and therapy. Med Chem, 2012, 2: 7.

209. Zagon IS, McLaughlin PJ, Goodman SR, Rhodes RE. Opioid receptors and endogenous opioids in diverse human and animal cancers. J Natl Cancer Inst, 1987, 79: 1059 - 1065.

210. Schlagenhauff B, Ellwanger U, Breuninger H, Stroebel W, Rassner G, Garbe C. Prognostic impact of the type of anaesthesia used during the excision of primary cutaneous melanoma. Melanoma Res, 2000, 10: 165 - 169.

211. Exadaktylos AK, Buggy DJ, Moriarty DC, Mascha E, Sessler DI. Can anesthetic technique for primary breast cancer surgery affect recurrence or metastasis? Anesthesiology, 2006, 105: 660 - 664.

212. Christopherson R, James KE, Tableman M, Marshall P, Johnson FE. Long-term survival after colon cancer surgery: a variation associated with choice of anesthesia. Anesth Analg, 2008, 107: 325 - 332.

213. Farooqui M, Geng ZH, Stephenson EJ, Zaveri N, Yee D, Gupta K. Naloxone acts as an antagonist of estrogen receptor activity in MCF-7 cells. Mol Cancer Ther, 2006, 5: 611 - 620.

214. Aylsworth CF, Hodson CA, Meites J. Opiate antagonists can inhibit mammary tumor growth in rats. Proc Soc Exp Biol Med, 1979, 161: 18 - 20.

215. Colvin LA, Fallon MT, Buggy DJ. Cancer biology, analgesics, and anaesthetics: is there a link? Br J Anaesth, 2012, 109: 140 - 143.

216. Wigmore T, Farquhar-Smith P. Opioids and cancer: friend or foe? Curr Opin Support Palliat Care, 2016, 10: 109 - 118.

217. Boland JW, McWilliams K, Ahmedzai SH, Pockley AG. Effects of opioids on immunologic parameters that are relevant to anti-tumour immune potential in patients with cancer: a systematic literature review. Br J Cancer, 2014, 111: 866 - 873.

218. Ecimovic P, Murray D, Doran P, McDonald J,

Lambert DG, Buggy DJ, et al. Direct effect of morphine on breast cancer cell function in vitro: the role of the NET1 gene. Br J Anaesth, 2011, 107: 916 - 923.

219. Fujioka N, Nguyen J, Chen C, Li Y, Pasrija T, Niehans G, Johnson KN, Gupta V, Kratzke RA, Gupta K. Morphine-induced epidermal growth factor pathway activation in non-small cell lung cancer. Anesth Analg, 2011, 113: 1353 - 1364.

220. Liao SJ, Zhou YH, Yuan Y, Li D, Wu FH, Wang Q, Zhu JH, Yan B, Wei JJ, Zhang GM, Feng ZH. Triggering of Toll-like receptor 4 on metastatic breast cancer cells promotes αvβ3-mediated adhesion and invasive migration. Breast Cancer Res Treat, 2012, 133: 853 - 863.

221. Nguyen J, Luk K, Vang D, Soto W, Vincent L, Robiner S, Saavedra R, Li Y, Gupta P, Gupta K. Morphine stimulates cancer progression and mast cell activation and impairs survival in transgenic mice with breast cancer. Br J Anaesth, 2014, 113(Suppl 1): i4 - 13.

222. Madera-Salcedo IK, Cruz SL, Gonzalez-Espinosa C. Morphine decreases early peritoneal innate immunity responses in Swiss-Webster and C57BL6/J mice through the inhibition of mast cell TNF-α release. JNeuroimmunol, 2011, 232: 101 - 107.

223. Fuggetta MP, Di Francesco P, Falchetti R, Cottarelli A, Rossi L, Tricarico M, Lanzilli G. Effect of morphine on cell-mediated immune responses of human lymphocytes against allogeneic malignant cells. J Exp Clin Cancer Res, 2005, 24: 255 - 263.

224. Borman A, Ciepielewski Z, Wrona D, Stojek W, Glac W, Leszkowicz E, Tokarski J. Small doses of morphine can enhance NK cell cytotoxicity in pigs. Int Immunopharmacol, 2009, 9: 277 - 283.

225. Belkowski SM, Alicea C, Eisenstein TK, Adler MW, Rogers TJ. Inhibition of interleukin-1 and tumor necrosis factor-alpha synthesis following treatment of macrophages with the kappa opioid agonist U50, 488H. J Pharmacol Exp Ther, 1995, 273: 1491 - 1496.

226. Koodie L, Ramakrishnan S, Roy S. Morphine suppresses tumor angiogenesis through a HIF-1alpha/p38MAPK pathway. Am J Pathol, 2010,

177: 984 – 997.

227. Harimaya Y, Koizumi K, Andoh T, Nojima H, Kuraishi Y, Saiki I. Potential ability of morphine to inhibit the adhesion, invasion and metastasis of metastatic colon 26-L5 carcinoma cells. Cancer Lett, 2002, 187: 121 – 127.

228. Lennon FE, Mirzapoiazova T, Mambetsariev B, Salgia R, Moss J, Singleton PA. Overexpression of the μ-opioid receptor in human non-small cell lung cancer promotes Akt and mTOR activation, tumor growth, and metastasis. Anesthesiology, 2012, 116: 857 – 867.

229. Watanabe S, Lindner D, Cabot P, Parat MO. Morphine and breast tumor metastasis: the role of matrix-degrading enzymes. Clin Exp Metastasis, 2014, 31: 149 – 158.

230. Allolio B, Schulte HM, Deuss U, Kallabis D, Hamel E, Winkelman W. Effect of oral morphine and naloxone on pituitary-adrenal response in man induced by human corticotropin-releasing hormone. Acta Endocrinol, 1987, 114: 509 – 514.

231. Palm S, Moenig H, Maier C. Effects of oral treatment with sustained release morphine tablets on hypothalamic-pituitary-adrenal axis. Methods Find Exp Clin Pharmacol, 1997, 19: 269 – 273.

232. Juneja R. Opioids and cancer recurrence. Curr Opin Support Palliat Care, 2014, 8: 91 – 101.

233. Santamaria LB, Schifilliti D, La Torre D, Fodale V. Drugs of anaesthesia and cancer. Surg Oncol, 2010, 19: 63 – 81.

234. Gaspani L, Bianchi M, Limiroli E, et al. The analge-sic drug tramadol prevents the effect of surgery on natural killer cell activity and metastatic colonization in rats. J Neuroimmunol, 2002, 129: 18 – 24.

235. Lin L, Liu C, Tan H, Ouyang H, Zhang Y, Zeng W. Anaesthetic technique may affect prognosis for ovarian serous adenocarcinoma: a retrospective analysis. Br J Anaesth, 2011, 106: 814 – 822.

236. Biki B, Mascha E, Moriarty DC, Fitzpatrick JM, Sessler DI, Buggy DJ. Anesthetic technique for radical prostatectomy surgery affects cancer recurrence: a retrospective analysis. Anesthesiology, 2008, 109: 180 – 187.

237. Wuethrich PY, Hsu Schmitz SF, Kessler TM, et al. Potential influence of the anesthetic technique used during open radical prostatectomy on prostate cancer-related outcome: a retrospective study. Anesthesiology, 2010, 113: 570 – 576.

238. Scavonetto F, Yeoh TY, Umbreit EC, et al. Association between neuraxial analgesia, cancer progression, and mortality after radical prostatectomy: a large, retrospective matched cohort study. Br J Anaesth, 2014, 113 (suppl 1): i95 – i102.

239. Merquiol F, Montelimard AS, Nourissat A, Molliex S, Zufferey PJ. Cervical epidural anesthesia is associated with increased cancer-free survival in laryngeal and hypopharyngeal cancer surgery: a ret- rospective propensity-matched analysis. Reg Anesth Pain Med, 2013, 38: 398 – 402.

240. Cummings KC 3rd, Xu F, Cummings LC, Cooper GS. A comparison of epidural analgesia and traditional pain management effects on survival and cancer recurrence after colectomy: a population-based study. Anesthesiology, 2012, 116: 797 – 806.

241. Zimmitti G, Soliz J, Aloia TA, et al. Positive impact of epidural analgesia on oncological outcomes in patients undergoing resection of colorectal liver metastases. Ann Surg Oncol, 2016, 23: 1003 – 1011.

242. Gottschalk A, Ford JG, Regelin CC, et al. Association between epidural analgesia and cancer recurrence after colorectal cancer surgery. Anesthesiology, 2010, 113: 27 – 34.

243. de Oliveira GS Jr, Ahmad S, Schink JC, Singh DK, Fitzgerald PC, McCarthy RJ. Intraoperative neuraxial anesthesia but not postoperative neuraxial analgesia is associated with increased relapse-free survival in ovarian cancer patients after primary cytoreductive surgery. Reg Anesth Pain Med, 2011, 36: 271 – 277.

244. Gupta A, Björnsson A, Fredriksson M, Hallböök O, Eintrei C. Reduction in mortality after epidural anaesthesia and analgesia in patients undergoing rectal but not colonic cancer surgery: a retrospective analysis of data from 655 patients in central Sweden. Br J Anaesth, 2011, 107: 164 – 170.

245. Seebacher C, Heubaum F, Kuster P, Steinert W, Koch R. Comparative analysis of narcosis and local anesthesia in surgery of malignant melanoma of the skin. Hautarzt, 1990, 41: 137 - 141.

246. Koonce SL, Mclaughlin SA, Eck DL, et al. Breast cancer recurrence in patients receiving epidural and paravertebral anesthesia: a retrospective, case-control study. Middle East J Anaesthesiol, 2014, 22: 567 - 571.

247. Tsigonis AM, Al-Hamadani M, Linebarger JH, et al. Are cure rates for breast cancer improved by local and regional anesthesia? Reg Anesth Pain Med, 2016, 41: 339 - 347.

248. Ismail H, Ho KM, Narayan K, Kondalsamy-Chennakesavan S. Effect of neuraxial anaesthesia on tumour progression in cervical cancer patients treated with brachytherapy: a retrospective cohort study. Br J Anaesth, 2010, 105: 145 - 149.

249. Heinrich S, Janitz K, Merkel S, Klein P, Schmidt J. Short- and long term effects of epidural analgesia on morbidity and mortality of esophageal cancer surgery. Langenbeck's Arch Surg, 2015, 400: 19 - 26.

250. Lacassie HJ, Cartagena J, Brañes J, Assel M, Echevarría GC. The relationship between neuraxial anesthesia and advanced ovarian cancer-related outcomes in the Chilean population. Anesth Analg, 2013, 117: 653 - 660.

251. Capmas P, Billard V, Gouy S, et al. Impact of epidural analgesia on survival in patients undergoing complete cytoreductive surgery for ovarian cancer. Anticancer Res, 2012, 32: 1537 - 1542.

252. Jang D, Lim CS, Shin YS, Ko YK, Park SI, Song SH, Kim BJ. A comparison of regional and general anesthesia effects on 5 year survival and cancer recurrence after transurethral resection of the bladder tumor: a retrospective analysis. BMC Anesthesiol, 2016, 16: 16.

253. Tseng KS, Kulkarni S, Humphreys EB, et al. Spinal anesthesia does not impact prostate cancer recurrence in a cohort of men undergoing radical prostatectomy: an observational study. Reg Anesth Pain Med, 2014, 39: 284 - 288.

254. Tsui BC, Rashiq S, Schopflocher D, et al. Epidural anesthesia and cancer recurrence rates after radical prostatectomy. Can J Anesth, 2010, 57: 107 - 112.

255. Forget P, Tombal B, Scholtès JL, et al. Do intraoperative analgesics influence oncological outcomes after radical prostatectomy for prostate cancer? Eur J Anaesthesiol, 2011, 28: 830 - 835.

256. Ehdaie B, Sjoberg DD, Dalecki PH, Scardino PT, Eastham JA, Amar D. Association of anesthesia technique for radical prostatectomy with biochemical recurrence: a retrospective cohort study. Can J Anesth, 2014, 61: 1068 - 1074.

257. Wuethrich PY, Thalmann GN, Studer UE, Burkhard FC. Epidural analgesia during open radical prostatectomy does not improve long-term cancer-related outcome: a retrospective study in patients with advanced prostate cancer. PLoS One, 2013, 8: e72873.

258. Roiss M, Schiffmann J, Tennstedt P, et al. Oncological long-term outcome of 4772 patients with prostate cancer undergoing radical prostatectomy: does the anaesthetic technique matter? Eur J Surg Oncol, 2014, 40: 1686 - 1692.

259. Sprung J, Scavonetto F, Yeoh TY, et al. Outcomes after radical prostatectomy for cancer: a comparison between general anesthesia and epidural anesthesia with fentanyl analgesia: amatched cohort study. Anesth Analg, 2014, 119: 859 - 866.

260. Cummings KC III, Patel M, Htoo PT, Bakaki PM, Cummings LC, Koroukian S. A comparison of the effects of epidural analgesia versus traditional pain management on outcomes after gastric cancer resection: a population-based study. Reg Anesth Pain Med, 2014, 39: 200 - 207.

261. Myles PS, Peyton P, Silbert B, Hunt J, Rigg JR, Sessler DI, Investigators ATG. Perioperative epidural analgesia for major abdominal surgery for cancer and recurrence-free survival: randomised trial. BMJ, 2011, 342: d1491.

262. Day A, Smith R, Jourdan I, Fawcett W, Scott M, Rockall T. Retrospective analysis of the effect of postoperative analgesia on survival in patients after laparoscopic resection of colorectal cancer. Br J Anaesth, 2012, 109: 185 - 190.

263. Binczak M, Tournay E, Billard V, Rey A, Jayr C. Major abdominal surgery for cancer: does epidural analgesia have a longtermeffect on recurrence-free and overall survival? Ann Fr Anesth Reanim, 2013, 32: e81-88.

264. Lai R, Peng Z, Chen D, et al. The effects of anesthetic technique on cancer recurrence in percutaneous radiofrequency ablation of small hepatocellular carcinoma. Anesth Analg, 2012, 114: 290-296.

265. Conrick-Martin I, Kell MR, Buggy DJ. Meta-analysis of the effect of central neuraxial regional anesthesia compared with general anesthesia on postoperative natural killer T lymphocyte function. J Clin Anesth, 2012, 24: 3-7.

266. Sun Y, Li T, Gan TJ. The effects of perioperative regional anesthesia and analgesia on cancer recurrence and survival after oncology surgery: a systematic review and meta-analysis. Reg Anesth Pain Med, 2015, 40: 589-598.

267. Lee BM, Singh Ghotra V, Karam JA, Hernandez M, Pratt G, Cata JP. Regional anesthesia/analgesia and the risk of cancer recurrence and mortality after prostatectomy: a meta-analysis. Pain Manag, 2015, 5: 387-395.

268. Pei L, Tan G, Wang L, et al. Comparison of combined general epidural anesthesia with general anesthesia effects on survival and cancer recurrence: a meta-analysis of retrospective and prospective studies. PLoS One, 2014, 9: e114667.

269. Chen WK, Miao CH. The effect of anesthetic technique on survival in human cancers: a meta-analysis of retrospective and prospective studies. PLoS One, 2013, 8: e56540.

270. Vogelaar FJ, Lips DJ, van Dorsten FR, Lemmens VE, Bosscha K. Impact of anaesthetic technique on survival in colon cancer: a review of the literature. Gastroenterol Rep (Oxf), 2016, 4: 30-34.

271. Cata JP, Hernandez M, Lewis VO, Kurz A. Can regional anesthesia and analgesia prolong cancer survival after orthopaedic oncologic surgery? Clin Orthop Relat Res, 2014, 472: 1434-1441.

272. Vaghari BA, Ahmed OI, Wu CL. Regional anesthesia-analgesia relationship to cancer recurrence and infection. Anesthesiol Clin, 2014, 32: 841-851.

273. Weng M, Chen W, Hou W, Li L, Ding M, Miao C. The effect of neuraxial anesthesia on cancer recurrence and survival after cancer surgery: an updated meta-analysis. Oncotarget, 2016, 7: 15262-15273.

274. Tedore T. Regional anaesthesia and analgesia: relationship to cancer recurrence and survival. Br J Anaesth, 2015, 115: ii34-45.

275. Elting LS, Cooksley C, Bekele BN, et al. Generalizability of cancer clinical trial results: prognostic differences between participants and nonparticipants. Cancer, 2006, 106: 2452-2458.

276. Lucchinetti E, Awad AE, Rahman M, et al. Antiproliferative effects of local anesthetics on mesenchymal stem cells: potential implications for tumor spreading and wound healing. Anesthesiology, 2012, 116: 841-856.

277. Liu S, Carpenter RL, Neal JM. Epidural anesthesia and analgesia: their role in postoperative outcome. Anesthesiology, 1995, 82: 1474-1506.

278. Ahlers O, Nachtigall I, Lenze J, et al. Intraoperative thoracic epidural anaesthesia attenuates stress-induced immunosuppression in patients undergoing major abdominal surgery. Br J Anaesth, 2008, 101: 781-787.

279. Page GG, Blakely WP, Ben-Eliyahu S. Evidence that postoperative pain is a mediator of the tumor-promoting effects of surgery in rats. Pain, 2001, 90: 191-199.

280. Liu SS, Wu CL. The effect of analgesic technique on postoperative patient-reported outcomes including analgesia: a systematic review. Anesth Analg, 2007, 105: 789-808.

281. Deegan CA, Murray D, Doran P, Ecimovic P, Moriarty DC, Buggy DJ. Effect of anaesthetic technique on oestrogen receptor-negative breast cancer cell function in vitro. Br J Anaesth, 2009, 103: 685-690.

282. Snyder GL, Greenberg S. Effect of anaesthetic technique and other perioperative factors on cancer recurrence. Br J Anaesth, 2010, 105: 106-115.

283. Hadimioglu N, Ulugol H, Akbas H, Coskunfirat N, Ertug Z, Dinckan A. Combination of epidural anesthesia and general anesthesia

attenuates stress response to renal transplantation surgery. Transplant Proc，2012，44：2949－2954.

284. Dong H，Zhang Y，Xi H. The effects of epidural anaesthesia and analgesia on natural killer cell cytotoxicity and cytokine response in patients with epithelial ovarian cancer undergoing radicalresection. J Int Med Res，2012，40：1822－1829.

285. Hong JY，Lim KT. Effect of preemptive epidural analgesia on cytokine response and postoperative pain in laparoscopic radical hysterectomy for cervical cancer. Reg Anesth Pain Med，2008，33：44－51.

286. Deegan CA，Murray D，Doran P，et al. Anesthetic technique and the cytokine and matrix metalloproteinase response to primary breast cancer surgery. Reg Anesth Pain Med，2010，35：490－495.

287. Herroeder S，Pecher S，Schonherr ME，Kaulitz G，Hahnenkamp K，Friess H，Bottiger BW，et al. Systemic lidocaine shortens length of hospital stay after colorectal surgery：a double-blinded，randomized，placebo-controlled trial. Ann Surg，2007，246：192－200.

288. Yardeni IZ，Beilin B，Mayburd E，Levinson Y，Bessler H. The effect of perioperative intravenous lidocaine on postoperative pain and immune function. Anesth Analg，2009，109：1464－1469.

289. Wang HL，Yan HD，Liu YY，Sun BZ，Huang R，Wang XS，Lei WF. Intraoperative intravenous lidocaine exerts a protective effect on cell-mediated immunity in patients undergoing radical hysterectomy. Mol Med Rep，2015，12：7039－7044.

290. Kun L，Tang L，Wang J，Yang H，Ren J. Effect of combined general/epidural anesthesia on postoperative NK cell activity and cytokine response in gastric cancer patients undergoing radical resection. Hepato-Gastroenterology，2014，61：1142－1147.

291. Chen WK，Ren L，Wei Y，Zhu DX，Miao CH，Xu JM. General anesthesia combined with epidural anesthesia ameliorates the effect of fast-track surgery by mitigating immunosuppression and facilitating intestinal functional recovery in colon cancer patients. Int J Color Dis，2015，30：475－481.

292. Xuan W，Hankin J，Zhao H，Yao S，Ma D. The potential benefits of the use of regional anesthesia in cancer patients. Int J Cancer，2015，137：2774－2784.

293. Xuan W，Zhao H，Hankin J，Chen L，Yao S，Ma D. Local anesthetic bupivacaine induced ovarian and prostate cancer apoptotic cell death and underlying mechanisms in vitro. Sci Rep，2016，6：26277.

294. Yoon JR，Whipple RA，Balzer EM，et al. Local anesthetics inhibit kinesin motility and microtentacle protrusions in human epithelial and breast tumor cells. Breast Cancer Res Treat，2011，129：691－701.

295. Perez-Castro R，Patel S，Garavito-Aguilar ZV，Rosenberg A，Recio-Pinto E，Zhang J，Blanck TJ，Xu F. Cytotoxicity of local anesthetics in human neuronal cells. Anesth Analg，2009，108：997－1007.

296. Werdehausen R，Fazeli S，Braun S，et al. Apoptosis induction by different local anaesthetics in a neuroblastoma cell line. Br J Anaesth，2009，103：711－718.

297. Fraser SP，Diss JK，Chioni AM，et al. Voltage-gated sodium channel expression and potentiation of human breast cancer metastasis. Clin Cancer Res，2005，11：5381－5389.

298. Brisson L，Gillet L，Calaghan S，et al. Nav1.5 enhances breast cancer cell invasiveness by increasing NHE1-ependent H ＋ efflux in caveolae. Oncogene，2011，30：2070－2076.

299. Laniado ME，Lalani EN，Fraser SP，et al. Expression and functional analysis of voltage-activated Na ＋ channels in human prostate cancer cell lines and their contribution to invasion in vitro. Am J Pathol，1997，150：1213－1221.

300. Koltai T. Voltage-gated sodium channel as a target for metastatic risk reduction with re-purposed drugs，F1000Res，2015，4：297.

301. Baptista-Hon DT，Robertson FM，Robertson GB. Potent inhibition by ropivacaine of metastatic colon cancer SW620 cell invasion and Nav1.5 chan- nel function. Br J Anaesth，2014，113：i39－48.

302. Fraser SP，Foo I，Djamgoz MBA. Local anaesthetic use in cancer surgery and disease recurrence：role of voltage-gated sodium

channels? Br J Anaesth, 2014, 113: 899 – 902.

303. Fairhurst C, Watt I, Martin F, Bland M, Brackenbury WJ. Sodium channel-inhibiting drugs and survival of breast, colon and prostate cancer: a population-based study. Sci Rep, 2015, 5: 16758.

304. Lirk P, Berger R, Hollmann MW, Fiegl H. Lidocaine time-and dose-dependently demethylates deoxyribonucleic acid in breast cancer cell lines in vitro. Br J Anaesth, 2012, 109: 200 – 207.

305. Tada M, Imazeki F, Fukai K, et al. Procaine inhibits the proliferation and DNA methylation in human hepatoma cells. Hepatol Int, 2007, 1: 355 – 364.

306. Villar-Garea A, Fraga MF, Espada J, Esteller M. Procaine is a DNA-demethylating agent with growth-inhibitory effects in human cancer cells. Cancer Res, 2003, 63: 4984 – 4989.

307. Castellano S, Kuck D, Sala M, Novellino E, Lyko F, Sbardella G. Constrained analogues of procaine as novel small molecule inhibitors of DA methyltransferase-1. J Med Chem, 2008, 51: 2321 – 2325.

308. Sakaguchi M, Kuroda Y, Hirose M. The antiproliferative effect of lidocaine on human tongue cancer cells with inhibition of the activity of epidermal growth factor receptor. Anesth Analg, 2006, 102: 1103 – 1107.

309. Hirata M, Sakaguchi M, Mochida C, et al. Lidocaine inhibits tyrosine kinase activity of the epidermal growth factor receptor and suppresses proliferation of corneal epithelial cells. Anesthesiology, 2004, 100: 1206 – 1210.

310. Looney M, Doran P, Buggy DJ. Effect of anesthetic technique on serum vascular endothelial growth factor C and transforming growth factor β in women undergoing anesthesia and surgery for breast cancer. Anesthesiology, 2010, 113: 1118 – 1125.

311. Wang HW, Wang LY, Jiang L, Tian SM, Zhong TD, Fang XM. Amide-linked local anesthetics induce apoptosis in human non-small cell lung cancer. J Thorac Dis, 2016, 8: 2748 – 2757.

312. Piegeler T, Votta-Velis EG, Liu G, Place AT, Schwartz DE, Beck-Schimmer B, Minshall RD, et al. Antimetastatic potential of amide-linked local anesthetics: inhibition of lung adenocarcinoma cell migration and inflammatory Src signaling independent of sodium channel blockade. Anesthesiology, 2012, 117: 548 – 559.

313. Chang YC, Liu CL, Chen MJ, Hsu YW, Chen SN, Lin CH, Chen CM, Yang FM, Hu MC. Local anesthetics induce apoptosis in human breast tumor cells. Anesth Analg, 2014, 118: 116 – 124.

314. Chang YC, Hsu YC, Liu CL, Huang SY, Hu MC, Cheng SP. Local anesthetics induce apoptosis in human thyroid cancer cells through the mitogenactivated protein kinase pathway. PLoS One, 2014, 9: e89563.

315. Johnson ME, Uhl CB, Spittler KH, Wang H, Gores GJ. Mitochondrial injury and caspase activation by the local anaesthetic lidocaine. Anesthesiology, 2004, 101: 1184 – 1194.

316. Xing W, Chen DT, Pan JH, Chen YH, Yan Y, Li Q, Xue RF, et al. Lidocaine induces apoptosis and sup- presses tumor growth in human hepatocellular carci- noma cells in vitro and in a xenograft model in vivo. Anesthesiology, 2017, 126: 868 – 881.

317. Li K, Yang J, Han X. Lidocaine sensitizes the cytotoxicity of cisplatin in breast cancer cells via up-regulation of RARbeta2 and RASSF1A demethylation. Int J Mol Sci, 2014, 15: 23519 – 23536.

318. Hu Y, Qin X, Cao H, Yu S, Feng J. Reversal effects oflocal anesthetics on P-glycoprotein-mediated cancer multidrug resistance. Anti-Cancer Drugs, 2017, 28: 243 – 249.

319. Bundscherer A, Malsy M, Gebhardt K, Metterlein T, Plank C, Wiese CH, Gruber M, Graf BM. Effects of ropivacaine bupivacaine and sufentanil in colon and pancreatic cancer cells in vitro. Pharmacol Res, 2015, 95 – 96: 126 – 131.

320. Coussens LM, Werb Z. Inflammation and cancer. Nature, 2002, 420: 860 – 867.

321. O'Riain SC, Buggy DJ, Kerin MJ, Watson RW, Moriarty DC. Inhibition of the stress response to breast cancer surgery by regional anesthesia and analgesia does not affect vascular endothelial growth factor and prostaglandin E2. Anesth Analg, 2005, 100: 244 – 249.

322. Xu YJ, Chen WK, Zhu Y, Wang SL, Miao CH. Effect of thoracic epidural anaesthesia on serum vascular endothelial growth factor C and

cytokines in patients undergoing anaesthesia and surgery for colon cancer. Br J Anaesth，2014，113：i49 - 55.

323. Stetler-Stevenson WG. Matrix metalloproteinases in angiogenesis：a moving target for therapeutic intervention. J Clin Invest，1999，99：1237 - 12341.

324. Maehara Y，Kakeji Y，Kabashima A，et al. Role of transforming growth factor-β1 in invasion and metastasis in gastric carcinoma. J Clin Oncol，1999，17：607 - 614.

325. Mammoto T，Higashiyama S，Mukai M，et al. Infiltration anesthetic lidocaine inhibits cancer cell invasion by modulating ectodomain shedding of heparin-binding epidermal growth factor-like growth factor（HB-EGF）. J Cell Physiol，2002，192：351 - 358.

326. Kalinksi P. Regulation of immune response by pros-taglandin E2. J Immunol，2012，188：21 - 28.

327. Lirk P，Hollmann MW，Fleischer M，Weber NC，Fiegl H. Lidocaine and ropivacaine，but not bupivacaine，demethylate deoxyribonucleic acid in breast cancer cells in vitro. Br J Anaesth，2014，113：i32 - 38.

328. Demicheli R，Retsky MW，Hrushesky WJ，Baum M，Gukas ID. The effects of surgery on tumor growth：a century of investigations. Ann Oncol，2008，19：1821 - 1828.

第二部分
肿瘤麻醉学基础

放化疗与麻醉相关并发症

4

西玛·米什拉

4.1 引言

全球肿瘤负担加剧,且预期会进一步增长。至 2030 年,世界每年肿瘤手术量将达到 4 500 万例[1,2]。肿瘤治疗主要依靠多学科团队如肿瘤内科、放射治疗科和肿瘤外科的综合治疗。外科干预可满足根治性和姑息性治疗需求。因此,未来几年肿瘤外科治疗的压力也会逐年增加。诊断后尽快进行前期手术切除,尽可能控制肿瘤局部病灶或许能治愈。然而,某些患者由于肿瘤类型、部位和累及范围,无法首选手术治疗,需要术前单独或者联合放疗、化疗缩减肿瘤体积。初始治疗后肿瘤的复发也需要外科干预。除根治性手术外,部分肿瘤患者只能接受姑息性手术。因此,很大一部分患者在手术治疗前可能已接受放化疗。

世界范围的肿瘤防治水平参差不齐。在发达国家,大部分肿瘤手术是在综合性肿瘤中心和三级医院完成。因此对于综合性肿瘤中心的麻醉医师来说,深入了解放、化疗基础知识,及与之相关的围术期影响和管理至关重要。

4.2 肿瘤治疗术前阶段注意事项

术前肿瘤治疗包括放疗和(或)化疗,不仅需要评估这两者对机体各系统生理功能的影响,还需要知晓相应的围术期护理。各种化疗方案的实施基于肿瘤类型、部位和反应。这些不同化疗药物的组合通过不同的药物-受体作用机制诱导细胞凋亡。然而,这些化疗药物的毒性可能涉及所有器官系统。新一代抗癌药物可以通过靶向治疗对肿瘤细胞产生不同的影响。尽管这些药物优先作用于快速生长的癌细胞,但它们对各种体细胞有毒性影响其功能。放疗经常和化疗联合使用或单独使用以发挥肿瘤干预。它通过形成氧自由基来引起组织损伤和凋亡,并引起许多变化。这些机体变化对患者的围术期产生深远影响,其中最重要的是放化疗引起的心肺毒性和放疗辐射引起的气道改变,可以直接影响麻醉药物的弥散和效应。随着腹腔热灌注化疗(HIPEC)在腹膜表面疾病治疗中的应用,了解这种新的化疗模式及其对围术期的影响对麻醉医师至关重要。

4.3 化疗的基本原理

细胞毒性化疗药物作用于核酸,包括脱氧核糖核酸(DNA)和核糖核酸(RNA)为靶点破坏细胞。大多数化疗方案是联合多种细胞毒性药物,以作用于不同的细胞周期来增加癌细胞死亡的概率。联合治疗基于每种药物具有不同的作用机制及在细胞周期中的不同环节发挥作用。具有相似耐药机制和毒性谱的药物通常不会联合使用。

化疗药物的给药时机各异,它们可在肿瘤进展的不同阶段发挥作用。基于多学科治疗疗程,化疗方案可分为如下:

• 新辅助化疗:该治疗用于手术干预之前,适用于原发肿瘤、局部或存在远处转移的肿瘤,或两者同时存在的肿瘤。新辅助化疗的目的是减少原发部位或转移部位的肿瘤瘤体大小,以实现完全的手术切除。它也可以防止手术范围过广或降低致残率,如乳腺癌手术以乳房肿块切除术取代全乳腺切除术。

• 辅助化疗:该治疗用于外科切除肿瘤以后,以防止微转移及肿瘤复发为目标。

• 姑息性化疗:该治疗主要是为了改善生活质量和提高生存率,无法根治肿瘤。

4.4 化疗药物

癌症治疗通常使用不同的化疗药物以及药物联合使用。这些药物具有不同的作用机制,联合用药通过多途径增加治疗效率。然而,每种药物具有一定不良反应。

4.4.1 抗肿瘤抗生素

这些化疗药物又称为抗肿瘤抗生素,是癌症治疗的常用药物之一,具有干扰 DNA 和 RNA 合成的细胞毒性作用,通常是细胞周期非特异性的。它们来自于微生物发酵,包括蒽环类、米托蒽醌、放线菌素 D 和丝裂霉素 C。

4.4.1.1 蒽环类

蒽环类抗肿瘤抗生素包括阿霉素和柔红霉素,主要用于实体肿瘤和血液恶性肿瘤的治疗。新一代蒽环类衍生物(表柔比星,阿霉素蒽环类衍生物;伊达比星、柔红霉素蒽环类衍生物)改善了细胞毒性且具有更好的抗肿瘤效果。

药理学

虽然这些药物结构相似,具有相似的作用机制和耐药机制,但是它们具有不同的临床活性和毒性。这些药物有多种作用模式:

1. 通过插入碱基对抑制肿瘤细胞 DNA 和 RNA 合成,从而抑制肿瘤细胞复制。

2. 通过抑制拓扑异构酶来阻止 DNA 的转录和复制,从而促使超螺旋 DNA 松弛。

3. 通过铁介导氧自由基引起肿瘤细胞 DNA、蛋白质和细胞膜损伤。

4. 诱导染色质释放组蛋白,促使 DNA 损伤反应、表观基因组和转录基因组失调控。

药代动力学和代谢 这些化疗药物通过静脉给药后再重新分配到身体组织,血浆浓度快速下降,主要的清除方式是还原代谢和肝脏清除。因此,肝功能异常的患者需要减少药物剂量。

适应证 这些是临床最常用的化疗药

物之一,通常与其他药物联用。阿霉素和表柔比星对于肺癌(小细胞)、乳腺癌、软组织肉瘤有效。它们在某些血液肿瘤和小儿实体肿瘤同样有效。这些药物可以静脉推注或输注,通常每3周重复1次。伊达比星的常规给药途径是口服。柔红霉素和伊达比星分别对急性淋巴细胞白血病、髓细胞白血病和多发性骨髓瘤、非霍奇金淋巴瘤、乳腺癌有效。

毒性

心脏毒性

累积性心脏毒性是蒽环类药物所特有,它是围术期管理的重要问题之一。这些药物会导致毒性氧自由基(ROS)形成,进而损害心肌细胞[3,4]。药物引起的氧化应激产生细胞膜脂质过氧化反应,进而通过空泡化损害细胞。受损的心肌细胞被纤维组织替代。阿霉素已被发现可结合拓扑异构酶Ⅱ和DNA形成复合物,触发细胞死亡[5]。

据报道蒽环类药物相关的心脏毒性发生率是9%[6-8]。

危险因素

蒽环类药物的心脏毒性临床风险因素如下:

- 年龄>65岁或<4岁
- 女性
- 既往存在心血管疾病(例如左室射血分数LVEF≤50%)
- 高血压、吸烟、高血脂、肥胖、糖尿病
- 大量累积性蒽环类暴露
- 胸部放射性治疗
- 使用曲妥珠单抗

临床表现

蒽环类药物相关心脏毒性包括心力衰竭、左心室功能障碍、左心室射血分数降低等[6]。阐述临床症状时,需要清晰认识蒽环类药物相关心脏损伤可能存在左室射血分数不变[7]。因此,术前评估时单一指标LVEF正常不能认为没有心脏毒性。采用LVEF评估心脏毒性的其他限制因素包括它随瞬息变化的前负荷、后负荷和肾上腺素水平而变化。其他一些标志物可能比LVEF更早更敏感发现心脏毒性,包括血清生物标志物水平、心脏超声检测心肌顺应性和磁共振检测心肌纤维化。

1项纳入2 625名病例的大样本研究中,"心脏毒性"被定义为LVEF绝对值小于50%或较基线水平下降大于10%[8]。该研究起始时间自化疗结束后3.5个月,98%的病例在1年内出现心脏毒性。蒽环类药物相关心脏毒性常规临床分期如下:

- 早期或急性:发生率低于1%。一般表现为药物注射后急性可逆性的心脏收缩力下降。
- 早期进展性或亚急性:多在化疗后1年内发生。
- 晚期进展性或慢性:在化疗后数年内发生。

其他的临床表现包括心电图异常、心律失常(室上性或室性)、房室传导阻滞和心包炎-心肌炎综合征。晚期临床表现包括心力衰竭相关症状如呼吸困难、乏力、水肿和端坐呼吸。LVEF下降和(或)心室扩张可能伴有或不伴有心力衰竭。

基线评估、监测和诊断

- 所有患者在使用蒽环类药物化疗之前都应详细询问临床病史、完善心脏评估和心电图监测。在治疗过程中,临床医师应至少每 3 个月重复 1 次临床病史询问和心脏检查。

- 在开始蒽环类药物治疗之前,采用心脏显像技术(通常是通过心脏超声)评估 LVEF。该基线评估是为了确定化疗前是否存在心脏异常,是否需要备选药物替代。
- 心功能基础检测推荐二维超声心动图,如有可能,则优选三维超声心动图。
- 其他评估 LVEF 的方法,如放射性核素心室显像(radionuclide ventriculography,RVG;又称多门控心脏血池显像,multiple gated cardiac blood pool image,MUGA)需要时也可选择。它的优点具有高度可重复性,虽然有辐射暴露风险。
- 若心脏超声结果不够明确,可使用心脏磁共振扫描对 LVEF 定量检测。
- 心肌肌钙蛋白在诊断蒽环类药物相关心肌病方面显示了一定的应用价值,但是并未常规使用。
- 相同条件下,脑利钠肽在诊断方面未能显示任何益处。

管理

蒽环类药物相关心脏毒性的评估应采取阶梯式评估方法。

其他蒽环类化疗药物相关毒性包括黏膜炎、骨髓抑制、脱发等。

4.4.1.2 博莱霉素

博莱霉素是一种用于治疗癌症的非核糖体分子,它具有两个结合域,一个与 DNA 结合,另一个与铁分子结合。因此,这种结构易于金属离子螯合(主要是铁离子),诱导拟酶形成产生氧自由基(超氧化物、氢氧化物自由基),引起 DNA 链断裂从而导致细胞死亡。

博莱霉素主要用于头颈部肿瘤、生殖细胞肿瘤、淋巴瘤和皮肤、宫颈与外阴的鳞状细胞癌,也可作为胸膜硬化剂治疗恶性胸腔积液。

药代动力学和药效动力学

博莱霉素口服生物利用度低,肌内注射 60 min 后可达血浆峰浓度,但仅仅是静脉给药浓度的 1/3。静脉给药后,随着药物重新分配到组织,血浆浓度呈二相模式下降。博莱霉素在肝脏和肾脏中通过水解酶代谢,有 50%～70% 以原形从肾脏排出,因此药物毒性可发生于肾功能障碍患者。

毒性反应

博莱霉素相关肺毒性是围术期管理的重要问题。

发病机制

博莱霉素引起肺毒性的确切机制尚不明确。可能的机制包括氧化性肺损伤[9]。该机制认为使用抗氧化剂和螯合剂诱导铁耗竭,可减少博来霉素的肺部毒性[10,11]。容易产生肺损伤的原因可能是肺部组织缺乏降解博来霉素的水解酶[12]。

不同程度肺毒性反应发生率为 5%～16%,而致命性的肺毒性反应为 0～3%[13]。霍奇金淋巴瘤成年患者接受 ABVD 治疗(阿霉素、博莱霉素、长春碱、达卡巴嗪),博莱霉素诱导的肺毒性发生率更高,达 10%～53%;而致命性肺毒性反应发生率为 4%～5%[14]。在接受博莱霉素的人群中 15%～18% 出现长期呼吸功能障碍[15]。

危险因素

筛查:计划住院行博莱霉素治疗的患者应做基线肺功能检查(PFTs)和一氧化碳

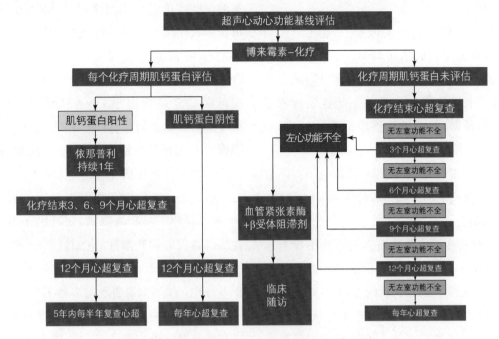

图4.1　蒽环类药物治疗患者心脏毒性的处理流程

引用自：Curigliano G，Cardinale D，Suter T，Plataniotis G，de Azambuja E，Sandri MT，et al. Cardiovascular toxicity induced by chemotherapy，targeted agents and radiotherapy：ESMO Clinical Practice Guidelines † Ann Oncol，2012，1；23（suppl_7）：vii155 – vii166 with permission from Oxford University Press on behalf of the European Society for Medical Oncology.

弥散量（DLCO）测定。PFTs 和 DLCO 差的患者更有可能发展为威胁生命的肺毒性，若 DLCO 下降超过基线值的 30%～35%，应停用博莱霉素化疗。

　　临床表现

- 早期或急性期：可能从无症状性 PFT 或 DLCO 数值下降到急性起病呼吸困难、咳嗽、胸痛和听诊出现破裂音。胸片可出现模糊影。这些通常发生在博莱霉素使用后数天至数周内，大多数患者在 6 个月以内。1%患者在输注博莱霉素时出现急性胸痛综合征。
- 慢性进行性肺纤维化可能出现于博莱霉素治疗数年后。术后呼吸功能不全可能是这类患者出现肺毒性的第一证据。

- 临床快速进展期见于博莱霉素治疗后出现的过敏性肺炎和弥漫性肺泡损伤。
- 博莱霉素引起的肺纤维化表现为劳力时缓慢发作的呼吸困难，往往在博莱霉素治疗数月后表现出来。

　　评估

　　除了临床评估癌症和博莱霉素治疗史，还可以借助其他一些评估工具。

- 影像：肺纤维化的早期影像学表现为肺容积减少和双侧基底层胸膜下网状模糊影，还可见细小结节影和肋膈角变钝，随后可能会演变为肺实变和蜂窝样改变。高分辨率计算机断层成像（HRCT）可定位毛玻璃结节，在其周围显示网状标志。机化性肺炎可表现为胸膜下结节，形态类似于转移灶。

- PFTs 的典型表现为限制性通气功能障碍，伴随用力肺活量（FVC）、总肺容量和功能残气量下降，DLCO 通常也降低。
- 支气管肺泡灌洗本身并不能提供肺毒性反应证据，但可排除感染或恶性肿瘤，有利于鉴别诊断。
- 肺活检很少作为诊断需要，但它可提示分布于胸膜下的肺损伤和纤维化。

治疗

博莱霉素诱发肺损伤的确切治疗目前尚不清楚。所有博莱霉素治疗患者出现肺损伤相关症状或无症状的 DLCO 下降均应考虑停止使用该药物。对于有症状的患者，应用糖皮质激素可能会有所获益。通常来说，表现为过敏性肺炎、机化性肺炎、弥漫性肺损伤和间质性肺炎的患者对激素治疗效果较好[16,17]。

其他博莱霉素相关毒性

- 皮肤反应：在大多数病例中表现为红斑、色素沉着、条纹和水疱。其他的表现包括皮肤增厚、角化过度和溃疡。
- 出现发热、寒战的患者主要是过敏反应。

接受博莱霉素治疗的患者中大约有 $\frac{1}{4}$ 可观察到过敏反应。

- 罕见表现包括心肌梗死、卒中和雷诺现象。
- 血管事件包括心肌梗死和卒中，但鲜有报道。
- 部分患者可能会出现轻度骨髓抑制。

4.4.1.3 丝裂霉素 C

丝裂霉素 C 是一种从链霉菌中分离出来的抗肿瘤抗生素，用于各种实体肿瘤。它可作为放疗增敏剂用于联合放化疗的患者。它的作用机制是作为烷化剂共价交联 DNA，从而抑制 DNA 合成和细胞增殖。丝裂霉素 C 还可作用于 DNA 依赖的 RNA 聚合酶从而抑制转录、抑制 DNA 合成。丝裂霉素 C 通过肝脏细胞色素 P450 代谢，代谢产物有活性和非活性形式。

适应证：该化疗药物用于上消化道肿瘤，如食管癌、胃癌、乳腺癌，还可用于表浅性膀胱肿瘤的膀胱灌注、宫颈癌、非小细胞癌和头颈部肿瘤（与放疗联合）。

毒性：丝裂霉素表现出多种不良反应，主要与剂量相关。包括骨髓抑制（最重要且通常具有迟发性）、恶心、呕吐、厌食、乏力、肺毒性（间质性肺炎、肺水肿）和溶血性尿毒症（微血管性溶血性贫血、血小板减少症、肾功能衰竭）。

4.4.2 烷化剂

烷化剂是最古老的抗肿瘤药物之一。它们通过烷基基团与 DNA 内的鸟嘌呤以共价键结合，从而导致 $G_1 - S$ 期停止进而导致细胞凋亡。

烷化剂的主要组成

1. 噁唑磷：环磷酰胺、异环磷酰胺

这些药物在肝脏中通过细胞色素 P450 系统转化为它们的活性形式，具有细胞毒性的代谢产物磷酰胺氮芥和丙烯醛。它们的抗肿瘤机制是通过与 DNA 形成交叉联系从而抑制 DNA 合成。这些药物非特异性地作用于细胞周期，主要通过肝脏代谢，经肾脏排泄。

适应证：这些药物广泛应用于各种实

体肿瘤和血液恶性肿瘤的治疗如乳腺癌、卵巢癌、神经母细胞瘤、Wilms 肿瘤、骨肉瘤（骨和软组织）、横纹肌肉瘤、慢性淋系白血病和非霍奇金淋巴瘤。

毒性：这些药物的毒性可影响各种机体功能。

- 骨髓抑制严重，呈剂量限制。白细胞多见于用药后 7～14 天降至最低点，21 天后开始恢复。大剂量使用还会导致血小板减少。

- 5%～10% 的患者通常在用药后 24 h 以内出现膀胱毒性，但也有些患者可能延迟至数周出现。临床表现通常是出血性膀胱炎、排尿困难和尿频。美司钠的最佳水合作用具有泌尿系统保护作用，可配合用于大剂量化疗的患者。

- 大剂量使用用患者可出现心脏毒性[18-20]。接受过蒽环类药物治疗的患者也可能出现亚临床心肌毒性[20]。心脏的临床表现包括左心室功能不全、心肌炎、心包炎、心包积液和 QT 间期延长[18,19]。

- 恶心呕吐、脱发和过敏反应。

2. 氮芥：美法仑、苯丁酸氮芥

这些经典的烷化剂通过与 DNA 形成链间或链内交联来抑制 DNA 合成和功能。这些药物非特异性作用于细胞周期的所有阶段。美法仑用于乳腺癌、卵巢癌、多发性骨髓瘤、真性红细胞增多症等。苯丁酸氮芥用于白血病，特别是慢性淋巴细胞白血病（CLL），非霍奇金淋巴瘤，霍奇金淋巴瘤和 Waldenstrom 巨球蛋白血症。

毒性反应包括骨髓抑制、恶心呕吐、过敏、脱发、皮肤病损。苯丁酸氮芥可能引起肺纤维化和癫痫。

4.4.3 抗代谢产物

这些化疗药物是弱酸性分子，包括甲氨蝶呤、氟尿嘧啶、阿糖胞苷和巯基嘌呤等。

4.4.3.1 甲氨蝶呤

甲氨蝶呤是一种抗叶酸类似物，特异性地作用于细胞周期的 S 期。它通过抑制二氢叶酸还原酶（DHFR）降低叶酸水平。这一作用导致胸腺苷酸和嘌呤合成下降，从而抑制 DNA 的合成和功能。

甲氨蝶呤口服吸收良好但通常通过静脉给药。它广泛分布于体内各组织和第三间隙。10% 的药物在肝脏代谢，其余药物以原形从尿液中排出。

适应证：甲氨蝶呤可用于各种肿瘤包括乳腺癌、头颈部肿瘤、骨肉瘤、膀胱肿瘤等。它还可用于急性淋巴细胞白血病、非霍奇金淋巴瘤、原发性中枢神经系统淋巴瘤、脑膜白血病、癌性脑膜炎和妊娠滋养细胞肿瘤。

毒性反应：甲氨蝶呤的不良反应呈剂量相关性。它可引起骨髓抑制、黏膜炎症、肺炎等。该药物及其代谢产物可在肾小管中沉积，从而导致急性肾衰竭和氮质血症。肝毒性表现为肝酶和胆红素升高。

4.4.3.2 5 氟尿嘧啶

5 氟尿嘧啶是一种前体药物，可活化为多种代谢产物。它有多种作用机制，主要机制是通过抑制胸苷酸合成酶来抑制胸苷三磷酸（TPP）的产生，而胸苷三磷酸在体内 DNA 合成中起着重要作用。同时抑制 RNA 合成和加工。5 氟尿嘧啶广泛应用于不同的恶性肿瘤如乳腺癌、胃癌、胰腺癌、食管癌、头颈部肿瘤和卵巢癌。

毒性反应

1. 常见的毒性反应包括恶心呕吐、黏膜炎、头痛和脱发。可出现较严重的腹泻，且与剂量相关。

2. 心脏毒性相当常见，通常仅限于和冠状动脉痉挛相关的轻度心绞痛，但约有 1% 患者可发展为威胁生命的心脏毒性反应，如室性心动过速、心搏骤停、继发于室壁缺血的心律失常等。

3. 神经毒性表现为中枢神经系统内的脱髓鞘退行性改变。注射药物后可出现持续不同时长的急性脑综合征，停止注射后也有发生，其症状包括共济失调、眼球震颤和步态异常。

4.4.4　顺铂和类似药物

顺铂是一种最常见的具有广谱抗肿瘤活性的化疗药物。它的机制是通过与 DNA 共价结合形成交联从而影响 DNA 功能。它的细胞毒性与细胞周期无关，与抗代谢药物联用时可观察到协同作用。静脉给药后血浆浓度随药物再分布迅速下降。24 小时内经肾脏排出 10% ～ 40%，5 天内可达到 50%。

多种顺铂类似药物已经应用于临床治疗。卡铂是其中一款很有前景的药物，已经应用于生殖细胞肿瘤以外的许多肿瘤化疗方案中，而生殖细胞肿瘤的首选药物还是顺铂。卡铂特别适用于大剂量治疗血液恶性肿瘤，因其较低的非血液毒性。

适应证：顺铂与其他化疗药物联合应用于卵巢癌、恶性胸膜间皮瘤、胃癌、结肠癌、肺癌(小细胞、非小细胞)、头颈部肿瘤、生殖细胞肿瘤和胰腺癌等。

毒性反应：这些化疗药具有多种全身性的毒性反应。肾毒性可见于 35%～40% 接受化疗的患者，并且具有剂量限制性。肾毒性通常发生在用药后 10～20 天，主要表现为电解质紊乱(低钾血症、低镁血症、低钙血症)，急性肾衰竭，也可发展为慢性肾功能不全。这些影响通常是可逆的。对中枢神经系统的影响通常具有剂量和时间依赖性。外周感觉神经病变主要的临床表现为经典的袜套模式感觉异常和麻木。一些患者还表现出运动性神经病变、局灶性脑病，甚至癫痫。耳毒性在儿童中更常见，表现为耳鸣和高频听力丧失。眼部影响可能表现为视神经炎、视盘水肿和中枢性盲。心血管不良反应表现为心肌梗死、脑血管意外、血栓性微血管病和血管炎。雷诺氏现象也有报道。骨髓抑制可见于 25%～30% 的患者。恶心呕吐、头疼、乏力均很常见。而卡铂的肾毒性、神经系统毒性和血管毒性比顺铂少见。

4.4.5　抗微管药物

这是一类通过抑制微管形成而发挥作用的抗肿瘤药物，微管仍然是细胞及其活动的核心结构单位。这些药物结合在微管蛋白的特定结构上并抑制其聚合。

4.4.5.1　长春花生物碱：长春新碱、长春碱

这类药物口服不能吸收而只能通过静脉给药。长春花生物碱在肝脏经细胞色素 P450 代谢而通过胆汁排泄，仅少量经尿液排出。

适应证：这类化疗药物主要用于血液

系统恶性肿瘤包括急性淋巴细胞白血病、多发性骨髓瘤和淋巴瘤。其他适应证包括神经母细胞瘤、肾母细胞瘤、横纹肌肉瘤、尤因肉瘤和甲状腺癌。

毒性反应：神经毒性是一种剂量限制性毒性。它表现程度不一，包括外周神经病、颅神经麻痹、自主神经功能紊乱和不同中枢神经系统相关表现。中枢神经系统毒性甚至可能导致癫痫和昏迷。毒性可能影响肠道功能，导致腹痛、便秘和肠梗阻，因此接受长春花生物碱治疗的患者需要预防性地使用泻药。骨髓抑制一般较轻微。接受治疗的患者可见脱发、皮疹和过敏反应。长春碱也会对心肺功能产生影响如高血压、卒中、心肌梗死、急性肺水肿、支气管痉挛、呼吸困难和间质性肺炎。

4.4.5.2 紫杉烷类：紫杉醇、多西他赛

20 世纪 90 年代紫杉烷类的发展是当时肿瘤学领域最鼓舞人心的进展。紫杉醇显著延长了卵巢癌患者的生存期。多西他赛被证实可提高肿瘤转移患者的生存率。它们口服吸收差，经静脉给药后，这些药物重新分布在不同的组织，并通过肝脏细胞色素 P450 代谢。主要的排泄途径是粪便（70%～80%），部分经尿液清除（<10%）。

适应证：紫杉烷类主要用于恶性肿瘤如乳腺癌、卵巢癌、肺癌（非小细胞和小细胞）、食管癌、膀胱癌和前列腺癌。

毒性反应

1. 紫杉烷类可产生剂量限制性骨髓抑制，峰值发生在用药后 8～10 天，主要引起白细胞数量下降，在第 15～21 天开始恢复。
2. 高达 20%～40%患者发生过敏反应。紫

杉烷类引起的过敏反应表现为皮肤症状（皮疹、潮红、红斑）、呼吸系统症状（支气管痉挛、呼吸困难）和低血压。

3. 感觉神经病变常见，表现为麻木和感觉异常。
4. 紫杉醇可引发心律失常，主要表现为短阵性无症状的心动过缓和各种程度的心脏传导阻滞以及室性心律失常。
5. 黏膜炎、腹泻、短暂的胆红素和肝转氨酶酶升高。

4.4.6 拓扑异构酶Ⅱ抑制剂：依托泊苷、替尼泊苷

拓扑异构酶是调节 DNA 螺旋拓扑结构的核蛋白，包括 2 种亚型，即拓扑异构酶Ⅰ和Ⅱ。依托泊苷是在 20 世纪 60 年代发现的具有抗肿瘤活性的拓扑异构酶Ⅱ抑制剂，其作用是维持拓扑异构酶Ⅱ-DNA 复合物的稳定性。替尼泊苷与依托泊苷结构相似但药效更强。它们可广泛应用于成人和儿童的恶性肿瘤，对小细胞肺癌、生殖细胞肿瘤、ALL、神经母细胞瘤、横纹肌肉瘤有效，还可用于骨髓移植的术前方案。

骨髓抑制在大多数情况下呈剂量限制性。其他的毒性反应包括恶心、呕吐、厌食、脱发和过敏反应。

4.5 麻醉前评估与管理的系统明智方法

化疗药物对全身各系统生理功能都有短期或长期的影响。因此，计划手术干预的患者需要进行充分的麻醉前评估，以确定各系统的影响并尝试优化麻醉方案。

4.5.1　心血管系统

化疗后所产生的心血管影响是围术期常常遇到的挑战。详细评估、危险分层、计划和管理是取得最佳结果的关键。一些引起心脏不良反应的化疗药物可能会带来围术期并发症，这些药物和它们的作用影响总结如表 4.1[18,21]。

表 4.1　心脏毒性化疗药物及其临床表现

药物类型	药物名称	心脏毒性临床表现
蒽环类	阿霉素、表阿霉素、柔红霉素	急性和慢性形式。通常表现为 LVEF 下降、心力衰竭、急性 QT 间期延长
烷化剂	环磷酰胺、异环磷酰胺	左心室功能障碍、心包炎和心包积液、心力衰竭、急性 QT 间期延长
抗微管蛋白	紫杉烷：紫杉醇、多西紫杉醇	心律失常：窦性心动过缓、Mobitz Ⅰ型和Ⅱ型传导阻滞、室早。心衰发生率较低
抗微管蛋白	长春新碱、长春花碱	高血压、急性心血管事件如卒中、心肌梗死、急性肺水肿
单克隆抗体	曲妥珠单抗、贝伐单抗	呼吸困难、外周性水肿、左室功能障碍。使用蒽环类药物时风险增加。大多数可逆，动静脉血栓栓塞事件：卒中、心绞痛、心肌梗死、深静脉血栓；高血压
酪氨酸激酶抑制剂	伊马替尼、索拉非尼、舒尼替尼、拉帕替尼	液体潴留、踝水肿。无症状性 LVEF 下降、QT 间期延长
选择性雌激素受体调节剂	他莫昔芬	QT 间期延长、液体潴留。栓塞性事件如深静脉血栓、肺栓塞

4.5.1.1　术前评估

积极筛查和识别接受过化疗的患者并评估心血管风险。高风险人群（累积剂量、女性、电解质紊乱、其他心脏毒性药物、既往存在的心脏疾病）需要通过详尽的病史、临床检查和必要的监测来进一步评估。评估需要考虑用药的时间点、剂量和对心血管系统的影响（心血管系统评估检查前、后）。患者自述的体力耐量和最大代谢当量评估是很有效的风险评估工具。

除了常规的术前检查外，二维超声心动图和 12 导联心电图（ECG）可提供大量信息。许多患者在使用心脏毒性化疗药物过程中至少接受一次或者多次超声心动图检查。高危患者可重复心脏超声检查，尤其需要关注心脏收缩力、左室射血分数和心包积液等信息采集。自述活动耐量处于临界值或左心室功能下降的患者，可从正式的心肺活动试验（cardiopulmonary exercise test，CPET）、评估最大氧耗量（VO$_2$max）和无氧阈值（anaerobic threshold，AT）等检查中获益。运动引起的 ST 段改变和心律失常预示着围术期高风险事件。大部分接受过新辅助化疗的患者在完成化疗后 CPET 数值明显下降[22,23]。这可能有多方面的原因，如化疗的心肺并发症、肌肉功能下降或贫血。大量的研究已经证实了围术期发病率的 VO$_2$max 和 AT[24-27]。一般来说，围术期的并发症在 VO$_2$max＜15 mL/(kg·min)或 AT＜11 mL/(kg·min)时升高。对于大多数患者，采用改良心脏风险指数（revised cardiac risk index，RCRI）、心脏超声和 CPET 结合有助于风险评估。心脏损伤的生物标志物，如 B 型利钠肽（BNP）

（一种由心脏产生的激素）、N 末端 BNP 前体（NTproBNP）、心肌肌钙蛋白的水平可提示化疗药物导致的心脏损伤[28,29]。NTproBNP 可作为心脏衰竭的有效标志物。如果有可能，有心脏症状或高风险的患者应咨询心脏病专家以寻求进一步评估和优化。一些药物如血管紧张素转化酶抑制剂对这类患者有益。需权衡心内科干预与推迟肿瘤手术的风险，延迟可能导致肿瘤进展。

4.5.1.2　围术期管理

指定围术期管理计划需要基于患者个体化评估（表 4.1）。化疗药物相关心脏毒性会增加患者围术期心脏不良事件发生率。这类患者需要检测任何相关事件并及时处理。术中监测取决于潜在的心脏状况，通常推荐有创动脉监测和心输出量监测。低体温与心脏不良事件增加相关，推荐监测核心温度。体温监测在术后早期应持续进行，并应遵循所有能维持正常体温的措施。

有化疗药相关心脏毒性的患者，麻醉药物本身的心肌抑制作用会被放大。即便患者术前没有心脏症状，既往使用蒽环类化疗药也会加剧麻醉药的心肌抑制作用[30]。异氟烷麻醉可延长患者 QTc。麻醉诱导阶段推注具有心肌抑制的药物如丙泊酚和椎管内麻醉可引起显著的心脏抑制和失代偿[31]。最新的证据表明，新辅助化疗可减少后续挥发性麻醉药的需求量[32,33]。

麻醉和围术期使用的一些药物可能会延长 Q—T 间期和加剧化疗相关长 Q—T 综合征（LQTS），包括抗心律失常药物如索他洛尔、奎尼丁、胺碘酮、普鲁卡因胺、氟卡尼，抗生素药物如克拉霉素、喹诺酮类、抗抑郁药，抗真菌药物如伏立康唑、氟康唑、伊曲康唑，止吐药类（格拉司琼、多拉司琼、昂丹司琼）和支气管扩张药如沙美特罗、特布他林[34]。有化疗药物相关心脏毒性的患者应避免使用这些药物。然而，β 受体阻滞剂应继续使用。术前用药如氟哌利多、阿托品和昂丹司琼应慎用或避免使用[35,36]。苯二氮䓬类药物一般是安全的[37]。其他如氯胺酮、依托咪酯、异氟烷、七氟烷和地氟烷也可能会引起 Q—T 间期延长[38]。阿片类药物如芬太尼、瑞芬太尼和阿芬太尼被认为是安全的[39,40]。非去极化肌松药优于去极化肌松药琥珀胆碱，因后者可显著延长 Q—T 间期。局麻药在毒性剂量可通过阻滞心脏钠通道引起 Q—T 间期延长[41]。胸段硬膜外麻醉具有交感神经阻滞效果可缩短 Q—T 间期。

应在术前制定术后监护计划。有计划地进入 PACU/ICU/HDU 与急诊相比预后更好[42]。持续心脏监护应包括可自动分析 Q—T 间期的连续心电图。有创心输出量监测在指导补液和血管收缩药、正性肌力药治疗方面有重要作用。体温监测和维持正常体温在术后阶段很关键。当然还有充分的疼痛管理，毕竟这再怎么强调也不过分。应采用 NSAIDs、阿片类药物、区域阻滞技术的多模式镇痛。

4.5.2　呼吸系统

化疗后出现的呼吸系统症状和体征既是对疾病诊断的挑战，也是对麻醉管理的挑战。许多化疗药物都影响着呼吸系统（表 4.2）。

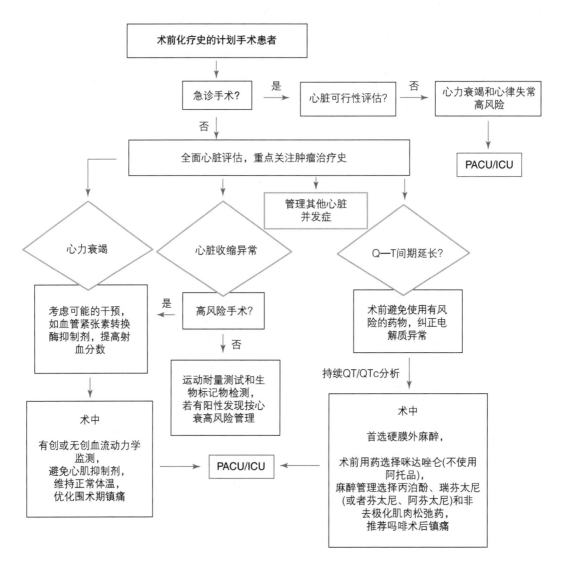

图 4.2   接受化疗的患者围术期管理流程

引用自：Cascella M. Preoperative cardiac evaluation and anaesthetic considerations for cancer patients who underwent chemotherapy. Trends Anaesth Crit Care，2017，14：9 - 18.

4.5.2.1   术前评估

化疗后出现的呼吸系统症状和体征既是诊断的困境，也是麻醉管理的挑战。肿瘤患者出现呼吸系统的症状和体征可能来源于多种机制：感染、转移、肿块压迫、胸腔积液、肺栓塞和药物相关毒性。

患者化疗相关并发症的临床表现各异：从没有症状的 PFTs 和 DLCO 下降到轻度咳嗽，从呼吸困难到威胁生命的肺纤维化导致 PFT 严重限制和呼吸衰竭。因此，对于没有症状却可能存在潜在呼吸功能受损的患者要保持高度警惕，呼吸功能受损的症状在围术期应激状态下可能会表现出来。不同化疗药物常可导致不同类型的呼吸系统

表 4.2 不同化疗药物的肺毒性及表现

药物类型	药物名称	肺部并发症临床表现
抗肿瘤抗生素	博莱霉素	急性——从无症状性 PFTs 和 DLCO 下降,到表现为咳嗽、呼吸困难、胸痛、爆裂音,情况各异。慢性进行性肺间质纤维化、过敏性肺炎、弥漫性肺泡损伤
抗代谢物	甲氨蝶呤	过敏性肺炎、机化性肺炎、急性间质性肺炎、肺纤维化、胸膜腔积液、胸膜炎
紫杉烷	紫杉醇、多西紫杉醇	急性/亚急性弥漫性间质性肺炎、肺纤维化 多西紫杉醇引起的血管性渗出——外周水肿、肺水肿、胸膜腔积液
烷化剂	环磷酰胺	早发型(治疗时间<6 个月)——咳嗽、呼吸困难、发热、乏力。CT 显示毛玻璃结节。晚发型(治疗时间>6 个月)——进行性肺纤维化伴咳嗽、吸气爆裂音、网状或结节状影
抗肿瘤抗生素	丝裂霉素 C	急性支气管痉挛(4%~6%) 由弥漫性肺泡损伤导致的急性肺损伤(6%~8%)——高吸氧浓度具有该风险。间质性肺炎(<5%) 血栓性微血管病和急性呼吸衰竭

并发症。患者可出现间质性肺炎或过敏性肺炎,甚至可进展为肺纤维化,这一表现呈剂量依赖性。患者也可能表现为伴机化性肺炎的闭塞性支气管炎、胸腔积液、胸痛综合征和肺静脉栓塞性疾病。

详细的病史应包括肿瘤详细治疗情况如药物类型、用药剂量以及末次化疗时间。常常可从患者那获取化疗和出现肺部症状的时间关系,这是判断该药物可能存在肺部毒性的重要线索。病情的严重程度可通过患者自述的活动耐量和其在休息或活动期间经历的呼吸困难分级来评估。出现发热和咳痰提示可能存在感染性因素。癌症相关的肿瘤效应和转移情况可通过回顾肿瘤科医师的记录或影像学检查排除。系统性的糖皮质激素治疗对化疗相关肺炎/毒性可能有一定益处,对于有症状的患者还是推荐接受呼吸科医师的评估和接受治疗。系统检查需包括提示呼吸困难的迹象如呼吸频率、使用辅助肌肉、鼻翼扇动;胸部听诊通常不明显,在某些情况下可能有爆裂音;快速的屏气试验可用于门诊或床旁筛查从而识别患者风险,如屏气时间是否大于 25 s。

接受博莱霉素治疗的患者通常治疗前监测 PFT 和(或)DLCO 基线值。少数患者在整个治疗间期都进行了 PFT 和(或)DLCO 监测。回顾分析这些资料对于确定或排除化疗相关肺毒性有很大帮助。如果有新发症状或症状明显恶化可重复检测。PFT 值如 FEV1、FVC 和呼气风值在肺切除手术中预测并发症的价值已得到广泛认同。FEV1 和 DLCO<30% 已被认为可增加肺切除术患者围术期并发症[43,44]。然而对于非心胸手术还没有此类共识。然而,动

态监测 CPET 已被证明在非心胸手术后的结局有预测价值。这类患者的胸部 X 线片可显示基底网状模糊影和肋膈角钝化；有时影像上也可呈现细小结节密度影，可进展为肺实变和蜂窝状。胸部 HRCT 上，它们可能表现为独立部位的磨玻璃影，周围有广泛的网状斑纹。机化性肺炎可表现为类似于转移灶的胸膜下结节。

4.5.2.2　围术期管理

虽然没有直接的证据，但监护下的肺部预康复有利于存在化疗后肺部毒性的患者，特别是进行胸部或上腹部的手术。它们包括雾化吸入、呼吸肌锻炼、深呼吸锻炼、呼吸训练器、戒烟。CPET 指导的预康复项目已经显示可改善术后康复，但是必须与肿瘤进展风险进行权衡[45,46]。

围术期供氧或高浓度吸氧所导致的博莱霉素相关肺毒性加剧一直都是争议话题。追溯到 1979 年，Goldliner 等人报道了某单一机构 5 名接受博莱霉素治疗的患者，术中 $FiO_2>39\%$ 继而发展为 ARDS 并死亡[47]。随后，围术期管理方案更新为限制吸氧浓度和谨慎的液体治疗。13 位进行手术的患者未发现肺部并发症[48]。紧接着 La Mantia 等人报道 16 $FiO_2>40\%$ 的患者，围术期没有发现严重不良后果[49]。这些患者接受博莱霉素治疗且接受了肺切除手术，$FiO_2>40\%$ 时仅发生了较轻微的肺部并发症[50,51]。这些报道中，严重肺功能不全的发生率非常低，并没有认为是高吸氧浓度所导致。导致博莱霉素相关肺毒性恶化风险增加的吸入氧浓度阈值以及使用博莱霉素风险增加的治疗间期尚不清楚。

既往接受过博莱霉素治疗的患者，围术期护理需要个体化氧疗。博莱霉素的亚临床肺部毒性最敏感的指标是单次呼吸 DLCO，其下降 $10\%\sim15\%$ 具有临床意义。没有任何主要危险因素的患者可按需吸氧，但存在危险因素的患者应使用能接受的最低吸氧浓度（若 SpO_2 介于 $88\%\sim92\%$ 可接受）。使用类固醇激素会使患者获益，这可能因氧气供给需求增加。

对于接受博莱霉素治疗的患者，减少术后肺部并发症的其他措施被证实也可以减少肺部损伤[52]。它们包括：

（1）肺保护性通气策略：需遵循潮气量 6 mL/kg 且气道压＜30 cmH_2O。谨慎地使用 PEEP 也被证实能减少肺损伤。

（2）避免血容量过高：过度输液，特别是在胸部手术过程中，是 ARDS 的危险因素。最佳的液体管理是基于心输出量和动脉波形监测下进行。

（3）镇痛：多模式镇痛有助于维持肺功能，应予以保证。

（4）术后肺复张：包括肺物理治疗如深呼吸运动、呼吸锻炼等策略应该始于术前并持续到术后阶段。对于不能进行这些活动或肺功能不全的患者，使用非侵入性呼吸支持也是有用的。

4.5.3　胃肠系统

胃肠系统毒性是大多数抗肿瘤化疗药物的常见并发症。常见的临床表现包括恶心呕吐、腹泻和黏膜炎。这些包括黏膜炎在内的毒性不仅会引起患者不适，还影响他们的营养状况。因此，全身化疗的胃肠道并发症和其他因素如慢性炎症、生化、癌症效应结合会导致肿瘤患者营养不良。患者可从轻微的体重减轻到严重的恶病质,这一点在文中其他地方有详细讨论。

因此,接受过化疗的患者出现脱水并不足为奇,需要在术前纠正液体和电解质紊乱。呕吐风险高的患者可考虑快速序贯诱导。口咽创伤合并黏膜炎的患者在喉镜暴露时可引起严重的出血,可导致灾难性的气道状况。

接受化疗的患者出现肝功能异常很常见。多数情况下的肝酶和胆红素升高无足轻重。偶尔患者拟行手术可能会出现肝功能显著改变的情况,这归因于化疗药物的毒性(甲氨蝶呤——肝纤维化、肝硬化;环磷酰胺——弥漫性肝细胞损害)。各种麻醉药及其剂量需根据肝功能异常的严重程度予以调整。

4.5.4　肾脏系统

多种化疗药物如铂类可引起肾脏毒性(急性和慢性)。大多数病例在相同的抗肿瘤活性条件下,卡铂和奥沙利铂的肾毒性相比顺铂较小。发病机制是多因素的,如肾脏药物浓度增加、肾血管收缩和炎症反应[53]。这是在使用强化补水方案之前,目前的发病率大约30%[54]。肾功能衰竭的发病率和严重程度随着后续病程的延长而增加,且变得不可逆。顺铂常常因进行性肾损伤而中断治疗。大部分患者通常发展为非少尿性急性肾损伤,很少有会出现进行性肾功能衰竭,其他症状也会在数周内消退。许多顺铂肾毒性患者可能会因尿镁消耗而发生低镁血症,也可能会伴有低钙血症或低钾血症。低镁血症会诱发神经肌肉体征,如震颤、痉

挛和癫痫,心电图可能会出现 Q—T 间期延长,进而发展为尖端扭转型室性心动过速和室性心律失常。限制顺铂的用药剂量似乎是防止顺铂诱导肾毒性最重要的因素。通常使用静脉给予生理盐水的补液方案,一般还需补充钾或镁。氨磷汀是一种有机硫代磷酸盐,通过提供巯基而发挥肾保护作用,可用于预防顺铂相关的肾毒性。其他的药物如硫代硫酸钠、N-乙酰半胱氨酸、茶碱和甘氨酸均可用于预防肾损伤[55]。

其他引起肾损伤的药物包括甲氨蝶呤(肾小管内沉淀相关肾损害)、丝裂霉素 C(微血管性溶血性贫血、肾衰)、异环磷酰胺(近端肾小管异常)和环磷酰胺(出血性膀胱炎)。

围术期影响

- 由于急性失血和低灌注的影响,以往未发现亚临床肾损伤可能在围术期暴露。围术期仔细评估肾功能和采用肾保护性策略可大大降低风险。
- 应常规检查血尿素氮、肌酐和血清电解质。术前评估和纠正脱水、电解质紊乱很重要。
- 对于急性或慢性肾损伤的患者,必须采取标准的麻醉预防措施并调整麻醉药物的剂量。
- 维持正常血容量和避免围术期使用有肾毒性的药物(如 NSAIDs、抗生素)有助于降低急性肾功能不全的风险。

4.5.5　神经系统

化疗也会产生神经系统毒性,可造成围术期和麻醉并发症。长春新碱和顺铂仍然是引起神经毒性最常见的化疗药物。

长春新碱可引起严重且使人衰弱的神经病变。它可能是唯一具有剂量限制性神经毒性的药物。神经病变的机制是轴突微管破坏,感觉和运动纤维均可涉及[56]。起始症状是指尖和足部的感觉异常以及肌肉痉挛,可或不可察觉的疼痛与轻度远端无力,在这个阶段可能会丧失深肌腱反射,尤其是膝反射和踝反射。症状通常在治疗数周后出现,但也可能在第一次给药后出现,甚至在停药后出现。无论是否有其他的暴露,症状都可能进展,可导致近端麻痹、步态与运动异常、癫痫。有时会出现严重的运动无力伴有足部和腕部下垂,还可见深部感觉丧失。单神经病变可发展并累及颅神经。通常会累及动眼神经,但其他神经如喉返神经、面神经、听神经或视神经也可受累。

顺铂在有肾毒性的同时还有神经毒性作用。常见的临床表现包括周围神经毒性(主要是背根神经节的髓鞘感觉受损)、耳毒性和脑病。亚急性的对称性感觉神经病变发展为麻木、感觉异常和疼痛,有时向近段蔓延并减弱。脚趾的振动敏感性下降和踝反射消失是早期体征。

甲氨蝶呤也可引起急性、亚急性和慢性神经毒性。它们可表现为无菌性脑膜炎、横贯性脊髓病、急性和亚急性脑病。鞘内注射甲氨蝶呤经常用于治疗软脑膜转移以及在血液恶性肿瘤中发挥预防性作用,与无菌性脑膜炎、癫痫和局灶性神经功能缺损相关。

紫杉醇和影响程度相对较低的多西他赛主要与感觉性周围神经病变相关。症状表现为远端肢体烧灼样感觉异常及肌腱反射丧失,其他特点包括口周麻木、自主神经病变和癫痫发作。大剂量使用阿糖胞苷可

导致急性小脑综合征,给药后数天内患者出现嗜睡和脑病症状。异环磷酰胺和5氟尿嘧啶也可引起小脑功能异常、脑病和锥体系外异常。

围术期注意事项

(1)接受过神经毒性化疗药物治疗的患者需进行详尽的评估,包括询问病史和临床检查。许多围术期的因素可导致神经系统症状的恶化,因此要了解患者监测数据基线情况。识别患者是否存在自主神经病变的症状和体征。许多生理测试可用于明确诊断,如站坐姿变化的心率和血压差异、Valsalva动作、深呼吸和持续握力。

(2)区域阻滞是神经功能损伤的相对禁忌证。它可导致亚临床未被识别的神经病变恶化或已存在神经病变爆发。若想实施区域阻滞,则需要记录神经系统状态并进行全面随访。

(3)许多麻醉药物有神经系统相关不良反应。有运动神经病和相关肌肉萎缩的患者使用琥珀胆碱可导致横纹肌溶解和危及生命的高钾血症。谨慎地使用苯二氮䓬类和硫喷妥钠对癫痫患者有利,如曲马朵和阿曲库铵这些药物应该避免用于癫痫易发人群。

(4)围术期低血压和低氧血症均可导致神经系统状况恶化,需谨慎处理。

(5)自主神经病变患者对喉镜暴露插管、外科手术应激和失血容易产生较大血流动力学波动。这些患者还常常伴有自主神经性胃瘫,反流误吸风险增高。可采取充分的禁食时间、促动力药和快速序贯诱导等措施。

4.5.6　血液系统

大部分化疗药物对骨髓和外周血液细

胞具有不良反应,骨髓抑制可影响部分或全部细胞系。贫血在肿瘤患者中时常发生。围术期血液携氧量下降可引起多种并发症。而输血本身可以带来诸多不良影响。肿瘤人群中需要特别关注的一点是输血相关的免疫调节可导致癌症复发。因此,需要权衡这些措施,如限制性输血阈值、预康复营养、预康复用的补血药、血液回收技术及去白细胞的血液输注。

中性粒细胞减少在化疗后的起始几周相当常见。虽然通常择期手术不会在这个阶段进行,但偶尔可能在中性粒细胞减少患者身上施行紧急手术。严重和顽固性的感染可导致脓毒症、多器官衰竭,最终死亡,谨慎的无菌预防措施很有必要。围术期阶段通常预防性使用抗生素。

麻醉前评估经常会遇到血小板减少症。指南一般推荐接受全麻患者的血小板基础值在 50 000/mm³ 以上,对于密闭腔内的手术如眼科和神经外科手术阈值是 100 000/mm³。血小板达到 80 000/mm³ 时行椎管内麻醉是安全的,但这基于经验性判断。

4.6 放疗的麻醉影响

4.6.1 放疗(RT)的基本原则

利用放疗治疗癌症在一个多世纪前就已经被报道。从那时起,对这项技术的了解以及对它在肿瘤治疗中的应用已经有了突飞猛进的发展。放疗已经越来越多地应用到术前、术后以及多种不同恶性肿瘤的综合治疗中,以求最大限度地控制肿瘤、提高生活质量且同时尽可能降低毒性、保护器官功能。

放疗主要是通过发射电离辐射损伤肿瘤细胞 DNA,导致原子键和分子键断裂而发挥作用。该治疗的基础是正常细胞具有完整的机制来识别和修复 DNA 损伤,而肿瘤细胞无法修复而导致细胞死亡。

临床应用的各种放疗技术:

1. 外照射放射治疗(EBRT):放疗最常见的方法,从患者体外的放射源进行放射治疗。辐射可由钴等放射性物质衰变或电子、质子等带电粒子的电子加速产生。直线加速器已经取代钴,成为近年来最常用的模式。放射野的解剖学测定以及放射剂量在实际治疗前已计划好。用高清影像如 CT 或 MRI 制定计划,使用 3D 一致辐射束以最大限度地减少组织毒性。

2. 近距离放射治疗利用导管将辐射传送到靶区。这种技术可达到将辐射递送到指定肿瘤病损区域,而周围正常组织免受损伤。常用于前列腺癌、宫颈癌、阴道癌和乳腺癌。

3. 立体定向放射治疗指的是使用高分辨率影像来描画肿瘤及周围组织,利用全剂量放射的分割照射。

4.6.2 放疗的不良反应[57,58]

放疗可导致各种治疗相关不良反应,这些不良反应取决于解剖区域、累积剂量、每次分割剂量和组织敏感性。这些不良反应分为急性和迟发性效应。放疗的急性效应与细胞对放射暴露的反应有关,可能呈剂量限制性。急性效应主要是由于细胞生殖能力丧失,从而干扰细胞更新。因此,它主要涉及细胞快速更新的组织如黏膜、皮肤和骨髓。口腔和咽部黏膜受影响较早,治疗 1 周后经常出现红斑。在接下来的几周可能进展至黏膜炎的各个阶段,从小斑块到融合斑块或溃疡。唾液腺也受影响,唾液的量与成分发生变化。唾液量和 pH 降低可导致黏膜菌群改变且易患龋齿。皮肤反应如脱皮和颜色改变也可见。与腹泻相关的胃肠道黏膜炎常见于腹部或盆腔肿瘤放疗后数周。

放疗的迟发性效应可能是因组织纤维化、微脉管系统受损、淋巴系统阻塞或干细胞耗竭所引起。头颈部皮下组织和咀嚼肌的纤维化对于麻醉医师来说至关重要。组织纤维化导致运动受限且伴有牙关紧闭。高剂量下可能会出现口干症,且不可逆转。脊髓照射可导致横贯性脊髓炎样综合征,通常伴有感觉症状。病情可能会进展并且还会出现运动症状。甲状腺功能障碍可见,源于直接影响或继发性的下丘脑垂体轴效应。放射所引发的各器官系统改变总结如表 4.3 所示。

表 4.3 放射治疗对不同器官系统的毒性

器官系统	毒 性 反 应
皮肤	早期反应:出现红疹继而脱皮和溃疡 晚期反应:萎缩、挛缩、放射纤维化和毛细血管扩张
胃肠道	急性黏膜炎常常引起腹泻和胃炎;晚期反应:黏膜溃疡、萎缩、纤维化、坏死
神经系统	照射剂量超过 50 Gy 会有风险 早期反应(6 个月):CNS 脱髓鞘,大脑(嗜睡);脊髓(莱尔米特征) 晚期反应(1~2 年):放射诱导 CNS 坏死,起始于白质;毛细血管扩张,局灶出血

续 表

器官系统	毒 性 反 应
肺部	放射性肺炎:2~6 个月 肺纤维化:晚期(6 个月至数年)
肾脏	放射性肾病:蛋白尿 高血压,通常起病晚
心血管系统	心包炎(6 个月至数年):自发痊愈 心肌病:心室射血分数下降;传导阻滞(10~20 年)

4.6.3 放疗产生的气道改变[59,60]

放疗可引起整个气道的一系列变化。头颈部肿瘤的患者通常在放疗后进行手术。在急性期,放射所产生的水肿和黏膜炎可导致困难气道,即使是气道正常的患者。由于炎症的存在,黏膜损伤和出血可能很严重。口咽部、声带和其他会厌周围组织水肿可导致可视化变得困难。舌水肿也可导致喉镜检查困难和气道阻塞,Mallampati 分级也会混淆。

放射治疗引起的气道和相关组织的长期变化是导致困难气道的原因。可能累及许多结构包括:黏膜、颞颌关节、咀嚼肌、舌、齿列、口底、口腔体、咽喉区域和气管。因为不同结构的不同受累情况,每个患者的气道都是独一无二且有自身的一系列挑战。面部、颊黏膜的溃疡和瘘管、齿列缺失和下颌骨坏死可能导致面罩通气困难。下颌骨坏死是相对罕见的并发症,这是由于骨内血供的中断导致死骨,引起骨营养变化、骨细胞死亡及骨基质的破坏。坏死区域的继发感染可能严重且持久,最终导致下颌间隙缩小、面罩通气和喉镜暴露困难。各种结构的长期纤维化会造成很多威胁。颞颌关节和面部肌肉纤维化会导致张口度减小;舌体肥大和口底纤维化会限制舌体活动引起声门的可视化困难;舌骨上区的纤维化和水肿导致组织增厚、僵硬和活动受限。喉部的活动性受到损害使得外部操作可视化变得困难。视频喉镜是张口受限和气道操作空间受限的重要辅助工具。CMACD 刀片在喉前部固定的情况下非常有用。

4.6.4 放疗的肺部影响[61,62]

放射性肺损伤(RILI)随着 X 线发展不久后被认识,已经超过了一个多世纪。现有大量的关于 RILI 的发展、危险因素、病理机制、临床表现、诊断和治疗的文献存在。

RILI 是放疗的细胞毒性和放射引起的纤维化综合作用的结果。有研究报道一些生化通路如促炎症因子、细胞因子、白介素、血小板生长因子和干扰素,参与了 RILI 的发生、发展。

2 个独立的疾病,放射性肺炎和放射性纤维化开始得到认识。在辐射暴露后数小时至数天内,以黏膜充血、白细胞浸润、毛细血管通透性增加和水肿为特点,可见气管支气管分泌物增加和肺泡上皮细胞退行性改变。随后会因纤毛功能障碍而导致浓稠分泌物聚积。暴露数周后,放射性肺炎随之产生,因内皮细胞和上皮细胞脱落导致。此外,还可见毛细血管狭窄和栓塞。富含纤维蛋白的渗出物进入肺泡,导致透明膜的形成。随后,肺炎消散、成纤维细胞迁移、胶原沉积及肺泡间隙增厚。数月内最后阶段的纤维化接踵而至,且可能进展持续数年时间。肺泡解剖腔狭窄导致肺容积减小、牵拉

性支气管扩张症和慢性感染。症状包括咳嗽、呼吸困难、发热和胸痛。听诊可能正常或在受累区域听到爆裂音。X 线胸片可显示血管周围模糊影进展为斑片密度。CT 被认为优于传统的 X 线胸片。扫描揭示磨玻璃影,随后是斑片影实变。纤维化期可见线状影或致密实变。PFTs 检查可见患者存在限制性通气,DLCO 和静息 SpO_2 会下降。

4.6.5 放疗的心脏影响[63,64]

放疗的心脏毒性可能发生在胸部恶性肿瘤放疗的患者,特别是霍奇金淋巴瘤。毒性反应和放射剂量、放射体积和每次分割剂量以及联合化疗的心脏毒性相关。心肌受累导致心肌纤维化,表现为限制性心肌病。由于纤维化的原因,心脏可表现为各种传导异常和心律失常。即使是无症状的患者,心脏超声也可发现心脏舒张功能异常。这些患者中可出现心肌梗死。通常在暴露数年后开始进展为心力衰竭,特别是有蒽环类化疗背景的患者。冠状动脉疾病是许多生存者的长期并发症,他们一般有胸部放疗史,特别是罹患左侧乳腺癌人群。接受过纵隔化疗的生存者中瓣膜心脏疾病相对常见。可累及主动脉瓣、二尖瓣和三尖瓣。围术期阶段使用抗生素预防心内膜炎是必要的。

4.7 总结

- 全球肿瘤手术压力巨大且仍趋上升。目前缺乏足够的综合性肿瘤中心,这导致多数肿瘤患者只能在小镇或城市的综合性医院接受治疗。肿瘤在疾病的不同阶段

都可能需要手术干预,且很多患者在手术前需接受化疗和/或放疗。

- 全身性化疗对于主要器官系统影响巨大,这使得围术期阶段变得复杂,麻醉医师精通这些同样很重要。

- 蒽环类药物通过产生氧自由基而引起累积性心脏毒性。一般定义为症状性或无症状性 LVEF 下降,其他的特点还包括 ECG 异常、心律失常、不同程度的心脏传导阻滞和心包炎心肌炎综合征。所有接受过蒽环类药物化疗的患者都应视作围术期心脏不良事件的高风险因素。

- 博来霉素相关肺损伤可能是由活性氧引起。组织铁聚积也与发病机制相关。早期临床表现无论是有症状或无症状,PFT 或 DLCO 值降低都可能发展为慢性肺纤维化。这些患者因围术期低氧血症而造成肺损伤恶化的风险较高。在没有共识的情况下,如非必要需谨慎供氧。

- 化疗的直接或间接胃肠道影响包括黏膜炎、腹泻、营养不良、恶病质和脱水。短期的肝功能紊乱也很常见。甲氨蝶呤能引起肝纤维化和肝硬化。环磷酰胺也能造成弥漫性肝损伤。

- 顺铂具有肾脏不良反应,而卡铂也有一定程度肾毒性。其中最常见的是非少尿性急性肾损伤,可进展为慢性肾功能衰竭并伴有电解质异常。亚临床型的肾功能不全可能会在围术期恶化。适当的水化和避免肾毒性药物有助于降低风险。

- 长春花生物碱会引起感觉和运动神经病变。顺铂主要累及大髓鞘感觉纤维,导致手和足的麻木和感觉异常。甲氨蝶呤、紫杉烷类、阿糖胞苷、异环磷酰胺等均可造成中枢神经系统异常。术前必须完善记录神经系统的情况。区域麻醉是神经功能缺损的相对禁忌证。还应警惕自主神经病变,并采取适当的预防措施。

- 血液毒性几乎是所有化疗药物具有的不良反应,可影响部分或全部细胞系。一般来说,择期手术在化疗后 6 周进行,这样血细胞计数可以在一定程度上恢复。不得不进行的紧急手术需格外小心。应该遵循有关输血、血液产品和血液回收技术指南。

- 放疗在杀灭肿瘤的同时也会损伤正常组织。急性影响主要发生在快速更新能力丧失的组织如皮肤、黏膜和骨髓;晚期影响是组织纤维化、微脉管系统损伤和淋巴系统损伤所致。气道、呼吸系统和心脏系统产生的变化会给围术期带来巨大挑战。

（程潜　译,陈蔚　校）

参考文献

1. Sullivan R, Alatise OI, Anderson BO, Audisio R, Autier P, Aggarwal A, et al. Global cancer surgery: delivering safe, affordable, and timely cancer surgery. Lancet Oncol, 2015, 16 (11): 1193-1224.

2. Ferlay J, Soerjomataram I, Ervik M, Dikshit R, Eser S, Mathers C, et al. GLOBOCAN 201 2 v 1.0, cancer incidence and mortality worldwide: IARC cancer base no. 11. Lyon, France. International Agency for Research on Cancer, 2013. http://globocan.iarc.fr.

3. Singal PK, Iliskovic N. Doxorubicin-induced cardio- myopathy. N Engl J Med, 1998, 339(13): 900-905.

4. Singal PK, Iliskovic N, Li T, Kumar D. Adriainycin cardiomyopathy: pathophysiology and prevention. FASEB J, 1997, 11(12): 931-936.

5. Lyu YL, Kerrigan JE, Lin C-P, Azarova AM, Tsai Y-C, Ban Y, et al. Topoisomerase IU-Ⅱ β mediated DNA double-strand breaks: implications in doxorubi- cin cardiotoxicity and prevention by Dexrazoxane. Cancer Res, 2007, 67(18): 8839.

6. Schwartz RG, McKenzie WB, Alexander J, Sager P, D'Souza A, Manatunga A, et al. Congestive heart failure and left ventricular dysfunction complicating doxorubicin therapy: seven-year experience using serial radionuclide angiocardiography. Am J Med, 1987, 82 (6): 1109 - 1118.

7. Ewer MS, Ali MK, Mackay B, Wallace S, Valdivieso M, Legha SS, et al. A comparison of cardiac biopsy grades and ejection fraction estimations in patients receiving Adriamycin. J Clin Oncol, 1984, 2(2): 112 - 117.

8. Cardinale D, Colombo A, Bacchiani G, Tedeschi I, Meroni CA, Veglia F, et al. Early detection of anthracy- cline cardiotoxicity and improvement with heart fail- ure therapy. Circulation, 2015, 131(22): 1981 - 1988.

9. Sleijfer S. Bleomycin-induced pneumonitis. Chest, 2001, 120(2): 617 - 624.

10. Chandler DB, Barton JC, Briggs DD, Butler TW, Kennedy JI, Grizzle WE, et al. Effect of Iron defi- ciency on bleomycin-induced lung fibrosis in the hamster. Am Rev Respir Dis, 1988, 137(1): 85 - 89.

11. Martin WJ II, Kachel DL. Bleomycin-induced pul- monary endothelial cell injury: evidence for the role of iron-catalyzed toxic oxygen-derived species. J Lab Clin Med, 1987, 110(2): 153 - 158.

12. Lazo JS, Merrill WW, Pham ET, Lynch TJ, McCallister JD, Ingbar DH. Bleomycin hydrolase activity in pulmonary cells. J Pharmacol Exp Ther, 1984, 231(3): 583.

13. Delanoy N, Pécuchet N, Fabre E, Combe P, Juvin K, Pujade-Lauraine E, et al. Bleomycin-induced pneumonitis in the treatment of ovarian sex cord—stromal tumors: a systematic review and meta-analysis. Int J Gynecol Cancer [Internet]. 2015; 25 (9). Available from: https://journals. lww. com/ijgc/Fulltext/2015/1 1000/Bleomycin_Induced_ Pneumonitis_in_the_ Treatment_of.8.aspx

14. Martin WG, Ristow KM, Habermann TM, Colgan JP, Witzig TE, Ansell SM. Bleomycin

15. Avivi I, Hardak E, Shaham B, Igla M, Rowe JM, Dann EJ. Low incidence of long-term respiratory impair- ment in Hodgkin lymphoma survivors. Ann Hematol, 2012, 91(2): 215 - 221.

16. Maher J, Daly PA. Severe bleomycin lung toxicity: reversal with high dose corticosteroids. Thorax, 1993, 48(1): 92 - 94.

17. White DA, Stover DE. Severe bleomycin-induced pneumonitis. Chest, 1984, 86(5): 723 - 728.

18. Curigliano G, Cardinale D, Suter T, Plataniotis G, de Azambuja E, Sandri MT, et al. Cardiovascular toxicity induced by chemotherapy, targeted agents and radio- therapy: ESMO Clinical Practice Guidelines. Ann Oncol, 2012, 23 (suppl_7): vii155 - 166.

19. Kim PY, Ewer MS. Chemotherapy and QT prolonga- tion: overview with clinical perspective. Curr Treat Options Cardiovasc Med, 2014, 16 (5): 303.

20. Gottdiener JS, Appelbaum FR, Ferrans VJ, Deisseroth A, Ziegler J. Cardiotoxicity associated with high-dose cyclophosphamide therapy. Arch Intern Med, 1981, 141(6): 758 - 763.

21. Cascella M. Preoperative cardiac evaluation and anesthetic considerations for cancer patients who underwent chemotherapy. Trends Anaesth Crit Care, 2017, 14: 9 - 18.

22. Sinclair R, Navidi M, Griffin S, Sumpter K. The impact ot neoadjuvant chemotherapy on cardio-pulmonary physical fitness in gastro-oesophageal adenocarcinoma. Ann R Coll Surg Engl, 2016, 98 (6): 396 - 400.

23. West MA, Loughney L, Ambler G, Dimitrov BD, Kelly JJ, Mythen MG, ct al. The effect of neoadjuvant chemotherapy and chemoradiotherapy on exercise capacity and outcome following upper gastrointes- tinal cancer surgery: an observational cohort study. BMC Cancer, 2016, 16(1): 710.

24. West MA, Parry MG, Lythgoe D, Barben CP, Kemp GJ, Grocott MPW, et al. Cardiopulmonary exercise testing for the prediction of morbidity risk after rectal cancer surgery. Br J Surg, 2014, 101(9): 1166 - 1172.

25. West MA, Lythgoe D, Barben CP, Noble L, Kemp GJ, Jack S, et al. Cardiopulmonary

exercise variables are associated with postoperative morbidity after major colonic surgery: a prospective blinded observational study. Br J Anaesth, 2014, 112(4): 665 – 671.

26. Moyes L, McCafter C, Carter R. Cardiopulinonary exercise testing as a predictor of complications in oesophagogastric cancer surgery. Ann R Coll Surg Engl, 2014, 96(1): 86.

27. Levett DZH, Grocott MPW. Cardiopulmonary exer- cise testing for risk prediction in major abdominal surgery. Anesthesiol Clin, 2015, 33(1): 1 – 16.

28. Lurati Buse GA, Koller MT, Burkhart C, Seeberger MD, Filipovic M. The predictive value of preopera — tive natriuretic peptide concentrations in adults under- going surgery: a systematic review and meta-analysis. Anesth Analg [Internet], 2011, 112(5). Available from: https://journals. lww. com/anesthesia-analgesia/ Fulltext/2011/05000/The_ Predictive_ Value_ ol_ Preoperative_Natriuretic.7. aspx

29. Karthikeyan G, Moncur RA, Levine O, Heels-Ansdell D, Chan MTV, Alonso-Coello P, et al. Is a pre-operative brain natriuretic peptide or N-terminal pro-B-type natriuretic peptide measurement an independent predictor of adverse cardiovascular outcomes within 30 days of noncardiac surgery?: a systematic review and meta-analysis of obser- vational.studies. J Am Coll Cardiol, 2009, 54(17): 1599 – 1606.

30. Huettemann E, Junker T, Chatzinikolaou KP, Petrat G, Sakka SG, Vogt L, et al. The influence of anthracycline therapy on cardiac function during anesthesia. Anesth Analg [Internet], 2004, 98(4). Available from: https://journals. lww. com/anesthesia-analgesia/Fulltext/2004/ 04000/The_Influence_of_ Anthracycline_Therapy _on_Cardiac.12. aspx

31. Owczuk R, Wujtewicz MA, Sawicka W, Wujtewicz M, Swierblewski M. Is prolongation ot the QTc interval during isoflurane anaesthesia more prominent in women pretreated with anthracy- clines for breast cancer. Br J Anaesth, 2004, 92(5): 658 – 661.

32. Zhang L, Zuo M, Ma X, Dong Y. Effects of neoadju- vant chemotherapy on minimum alveolar concentra- tion values of sevoflurane and desflurane in patients with hepatocellular carcinoma complicated with jaundice. Oncol Lett, 2018, May 2 [cited 2018 Jul 29]; Available from: http://www. spandidos-publications. com/10.. 3892/ol.2018.8621.

33. Du W, Li C, Wang H, Zhao A, Shen J, Yong F, et al. Effect of neoadjuvant chemotherapy on sevoflu- rane MAC-BAR value of patients undergoing radi- cal stomach carcinoma surgery. Int J Clin Exp Med, 2015, 8(4): 5649 – 5657.

34. Fazio G. Drugs to be avoided in patients with long QT syndrome: Focus on the anaesthesiological manage- ment. World J Cardiol, 2013, 5(4): 87.

35. Staikou C, Chondrogiannis K, Mani A. Perioperative management of hereditary arrhythmogenic syn- dromes. Br J Anaesth, 2012, 108(5): 730 – 744.

36. Annila P, Yli-Hankala A, Lindgren L. Effect of atropine on the QT interval and T-wave ampli- tude in healthy volunteers. Br J Anaesth, 1993, 71(5): 736 – 737.

37. Michaloudis DG, Kanakoudis FS, Petrou AM, Konstantinidou AS, Pollard BJ. The effects of mid- azolam or propofol followed by suxamethonium on the QT interval in humans. Eur J Anaesthesiol, 1996, 13(4).

38. Yildirim H, Adanir T, Atay A, Katircioglu K, Savaci S. The effects ot sevoflurane, isoflurane and desflu- rane on QT interval of the ECG. Eur J Anaesthesiol, 2004, 21(7).

39. Chang DJ, Kweon TD, Nam SB, Lee JS, Shin CS, Park CH, et al. Effects of fentanyl pretreatment on the QTc interval during propofol induction. Anaesthesia, 2008, 63(10): 1056 – 1060.

40. Johnston AJ, Hall JM, Levy DM. Anaesthesia with remifentanil and rocuronium for caesarean section in a patient with long-QT syndrome and an automatic implantable cardioverter-defibrillator. Int J Obstet Anesth, 2000, 9(2): 133 – 136.

41. Scheinin B, Scheinin M, Vuorinen J. Lindgren 1. Alfentanil obtunds the cardiovascular and sympa- thoadrenal responses to suxamethonium-facilitated laryngoscopy and intubation. Br J Anaesth, 1989 Apr 1; 62(4): 385 – 392.

42. Gillies MA, Harrison EM, Pearse RM, Garrioch S, Haddow C, Smyth L, et al. Intensive care utilization and outcomes after high-risk, surgery

in Scotland; a population-based cohort study. Br J Anaesth, 2017, 118(1): 123 - 131.

43. Brunelli A, Charloux A, Bolliger CT, Rocco G, Sculier J-P, Varela G, et al. ERS/ESTS clinical guidelines on fitness for radical therapy in lung cancer patients (sur- gery and chemo-radiotherapy). Eur Respir J, 2009, 34(1): 17 - 41.

44. Brunelli A, Kim AW, Berger KI, Addrizzo-Harris DJ. Physiologic evaluation of the patient with lung cancer being considered for resectional sur- gery: diagnosis and management of lung cancer: American College of Chest Physicians evidence-based clinical practice guidelines. Chest J, 2013, 143(5_suppl): e166S - 190S.

45. Sebio Garcia R, Yáñez Brage MI, Giménez Moolhuyzen E, Granger CL, Denehy L. Functional and postoperative outcomes after preoperative exer- cise training in patients with lung cancer: a systematic review and meta-analysis. Interact Cardiovasc Thorac Surg, 2016, 23(3): 486 - 497.

46. Bobbio A, Chetta A, Ampollini L, Primomo G, Internullo E, Carbognani P, et al. Preoperative pulmo- nary rehabilitation in patients undergoing lung resec- tion for non-small cell lung cancer. Eur J Cardiothorac Surg, 2008, 33(1): 95 - 98.

47. Goldiner P, Schweizer O. The hazards of anesthesia and surgery in Bleomycin-treated patients. Semin Iin Oncol, 1979, 6: 121 - 124.

48. Goldiner PL, Carlon GC, Cvitkovic E, Schweizer O, Howland WS. Factors influencing postoperative mor- bidity and mortality in patients treated with bleomy- cin. Br Med J, 1978, 1 (6128): 1664.

49. LaMantia KR, Glick JH, Marshall BE. Supplemental oxygen does not cause respiratory failure in bleomycin-treated surgical patients. Anesthesiology, 1984, 60(1): 65 - 66.

50. Donat SM, Levy DA. Bleomycin associated pulmo- nary toxicity: is perioperative oxygen restriction nec- essary? J Uro, 1998, 160 (4): 1347 - 1352.

51. Aakr e BM, Efem RI, Wilson GA, Kor DJ, Eisenach JH. Postoperative acute respiratory distress syndrome in patients with previous exposure to bleomycin. Mayo Clin Proc, 2014, 89 (2): 181 - 189.

52. Marseu K, Slinger P. Perioperative lung protection. Korean J Anesthesiol, 2017, 70(3): 239 - 244.

53. Cvitkovic E, Spaulding J, Bethune V, Martin I, Whitmore WF. Improvement of cis-dichlorodiammineplatinum (NSC 119875): Therapeutic index in an animal model. Cancer, 1977, 39(4): 1357 - 1361.

54. Madias NE, Harrington JT. Platinum nephrotoxicity. Am J Med, 1978, 65(2): 307 - 314.

55. Crona DJ, Faso A, Nishijima TF, McGraw KA, Galsky MD, Milowsky MI. A systematic review of strategies to prevent cisplatin-induced nephrotoxicity. Oncologist, 2017 May, 22 (5): 609 - 619.

56. Legha SS. Vincristine neurotoxicity. Med Toxicol, 1986, 1(6): 421 - 427.

57. William M, Mendenhall NB. A literature review of late complications of radiation therapy for head and neck cancers: incidence and dose response. J Nucl Med Radiat Ther [Internet], 2013 [cited 2018 Jul 30], Available from: https://www. omicsonline. org/a-literature-review-of-late-complications-of- radiation-therapy- for-head-and- neck-cancers- incidence-and-dose-response-2155-9619. S2-009. php? aid= 9168.

58. Barnett GC, West CML, Dunning AM, Elliott RM, Coles CE, Pharoah PDP, et al. Normal tissue reactions to radiotherapy: towards tailoring treatment dose by genotype. Nat Rev Cancer, 2009, 9(2): 134 - 142.

59. Tolentino E d S, Centurion BS, Ferreira LHC, de Souza AP, Damante JH, Rubira-Bullen IRF. Oral adverse effects ot head and neck radiotherapy: literature review and suggestion of a clinical oral care guideline for irradiated patients. J Appl Oral Sci, 2011, 19(5): 448 - 454.

60. Balakrishnan M, Kuriakose R, Koshy RC. Radiation induced changes in the airway—anaesthetic implications. South Afr J Anaesth Analg, 2004, 10(2): 19 - 21.

61. Ghafoori P, Marks LB, Vujaskovic Z, Kelsey CR. Radiation-induced lung injury. Assessment, management, and prevention. Oncol Williston Park N, 2008, 22(1): 37 - 47; discussion 52 - 53.

62. Giridhar P, Mallick S, Rath GK, Julka PK.

Radiation induced lung injury: prediction, assessment and management. Asian Pac I Cancer Prev, 2015, 16(7): 2613-2617.

63. Menezes KM, Wang H, Hada M, Saganti PB. Radiation matters of the heart: a mini review. Front Cardiovasc Med [Internet]. 2018 Jul 9 [cited 2018 Jul 31]: 5. Available troin: https://www.frontier- sin.org/article/10.3389/fcvm.2018.00083/full.

64. Aleman BMP, van den Belt-Dusebout AW, De Bruin ML, van't Veer MB, Baai jens MHA, de Boer JP, et al. Late cardiotoxicity after treatment for Hodgkin lym phom. Blood, 2007, 109(5): 1878.

肿瘤手术患者术前评估和优化 5

林·特兰格·恩古延、香农·M. 波波维奇

5.1 引言

据国家癌症研究中心预测,全世界肿瘤人数将从 2012 年的 1 400 万增长到 2030 年的 2 100 万,增长 50%。癌症相关死亡人数将由 2012 年的 800 万上升到 2030 年的 1 300 万,增长 60%(Cancer Statistics National Cancer Institute,2017)[1]。

全世界患癌人数正在以前所未有的速度快速增长,要求肿瘤麻醉医师熟悉肿瘤及相关治疗对患者的影响,完善相应的术前评估,评估患者是否需要进一步检查,术前对肿瘤患者情况进行优化。危险分层和预测是麻醉和肿瘤手术前准备的关键。对于计划行手术干预的患者,可以采取多种策略进行围术期优化,如评估去势程度和预康复情况。

5.2 肿瘤患者综合评估

对计划接受肿瘤手术的患者进行术前麻醉相关评估应该包括完整的病史、相关合并症和现病史及相关放化疗,这些治疗可能会影响患者的器官功能状况,因此需要进行全面评估。应考虑到可能伴发的相关并发症,并评估它对于各器官系统,如心肺、肾、肝、神经系统的影响。任何既往心血管病史、糖尿病、呼吸系统疾病、肾功能不全或神经功能缺失可能会进一步受肿瘤治疗和外科干预的影响。既往史、手术史和麻醉管理及相关问题需要引起注意,因为这些会影响围术期管理计划和结局。实验室检查、放射学检查、心肺检查和重点体格检查需要评估。对患者与癌症诊断相关症状和体征的详细评估是准备他们手术的第一步。了解患者的"癌症故事"(诊断发现癌症的细节)及任何接受过的新辅助化疗,都有助于理解当前疾病发展的病理生理。这有助于麻醉医师理解患者症状的性质和麻醉手术过程中使他们处于危险的内在原因。对患者疼痛程度、恶心呕吐、呼吸状态、心血管稳定性和神经功能的严格评估有助于指导麻醉医师了解他们的整体状态。彻底、有针对性的全身检查很重要,包括患者的气道、心、肺,以及与患者合并症和肿瘤史有关的任何身体系统。必须记住,许多肿瘤手术不是急诊,但是通常会被认为是紧急手术。时间在评估、优化、为肿瘤手术做准备过程中是核心因素,必须将延迟手术所带来的肿瘤播散风险考虑在内[2]。

肿瘤患者术前的放化疗病史是围术期评估和危险分层的重要方面。术前必须进行评估这些新辅助化疗的急性或慢性不良反应[3]。很多化疗药物对主要器官系统都有很大影响。根据药物分类和常见的围术期影响总结如下(表 5.1)。

表 5.1 代表性化疗药物和围术期关注点

药 物 类 型	药 物 名 称	常见围术期关注要点
烷化剂		
亚硝基脲	卡莫司汀	肺纤维化
	洛莫司汀	
甲基化试剂	丙卡巴肼	水肿、心动过速
	达卡巴嗪	肝坏死和阻塞
		肝静脉血栓
	替莫唑胺	癫痫和步态异常
		外周水肿
铂	顺铂	急性肾小管坏死
	卡铂	镁丢失
	奥沙利铂	外周感觉性神经病
		感觉异常
		耳毒性
氮芥	环磷酰胺	心包炎
	异环磷酰胺	心包积液
		肺纤维化
		出血性膀胱炎
		水潴留
		贫血
	美法仑	抗利尿激素分泌异常综合征
	苯丁酸氮芥	抗利尿激素分泌异常综合征
		癫痫

药　物　类　型	药　物　名　称	常见围术期关注要点
抗代谢药		
蒽环类/蒽醌	阿霉素	心肌病
	柔红霉素	心电图改变
	表柔比星	
	伊达比星	
	米托蒽醌	
	柔比星	
抗肿瘤抗生素：自然产物	博莱霉素	肺纤维化
	丝裂霉素 C	肺炎
		肺动脉高压
抗代谢药：嘧啶类似物	卡培他滨	心肌缺血/梗死
	阿糖胞苷（Ara - C）	冠脉痉挛
	5 - 氟尿嘧啶	
	吉西他滨	水肿
		蛋白尿
抗代谢药：嘌呤类似物	硫鸟嘌呤	肝毒性
	喷司他丁	肺毒性
		深静脉血栓性静脉炎
		胸痛
		水肿
		房室传导阻滞
		心律失常
		低血压或高血压
	克拉屈滨	血栓形成
		心动过速
		急性肾衰竭

续　表

药 物 类 型	药 物 名 称	常见围术期关注要点
		肿瘤溶解综合征
	氟达拉滨	脑血管意外/短暂性脑缺血发作
		心绞痛
		血栓形成
		心律失常
		充血性心力衰竭
		急性肾衰竭
		肿瘤溶解综合征
	巯基嘌呤	胆汁淤积和肝小叶坏死
抗代谢药：叶酸拮抗剂	甲氨蝶呤	肝酶水平升高
		肺水肿
		胸膜腔积液
		脑病
		假性脑膜炎
		骨髓抑制
替代脲	羟基脲	癫痫
		水肿
微管装配抑制剂		
紫杉烷	紫杉醇	外周水肿
	多西紫杉醇	心动过缓
		自主神经功能紊乱
生物碱	长春碱	高血压
		心绞痛
		脑血管意外
		冠状动脉缺血
		心电图异常

续　表

药　物　类　型	药　物　名　称	常见围术期关注要点
		雷诺现象
		抗利尿激素分泌异常综合征
		胃肠道出血
	长春新碱	感觉异常
		喉返神经麻痹
		自主神经功能紊乱
		体位性低血压
		低血压和高血压
		抗利尿激素分泌异常综合征
生物试剂		
单克隆抗体	阿仑单抗	节律障碍/心动过速/室上速
		低血压或高血压
	贝伐单抗	肺出血
		高血压
		血栓栓塞性事件
	西妥昔单抗	心跳呼吸骤停
	利妥昔单抗	肿瘤溶解综合征
		电解质异常
	曲妥珠单抗	心肌病
		血栓形成
		肺毒性
		心动过速
		高血压
	达利珠单抗	胸痛
		高血压和低血压
		血栓形成

续 表

药 物 类 型	药 物 名 称	常见围术期关注要点
	替伊莫单抗	外周水肿
	帕利珠单抗	心律失常
	莫罗莫那‐CD3	心动过速
		高血压和低血压
生物反应调节剂		
白介素	阿地白介素	毛细血管渗漏综合征
		外周水肿
	地尼白介素	低血压
		心电图改变
干扰素	干扰素 alfa‐2b	心律失常
	干扰素 alfacon‐1	胸痛
		肺炎
		缺血性疾病
		甲状腺功能亢进症
		甲状腺功能减退症
	聚乙二醇干扰素 alfa‐2a	肺浸润
		缺血性疾病
	聚乙二醇干扰素 alfa‐2b	甲状腺功能亢进症
		甲状腺功能减退症
血管内皮生长因子抑制剂		
酪氨酸激酶抑制剂	伊马替尼	水肿
		左室功能不全
	索拉非尼	心肌缺血和心肌梗死
		高血压
		血栓栓塞
	舒尼替尼	心肌缺血和心肌梗死

药　物　类　型	药　物　名　称	常见围术期关注要点
		血栓栓塞
		肾上腺功能减退
		肺出血
		高血压
		低血压
		心肌病
		Q—T间期延长
		尖端扭转性室速
	达沙替尼	液体潴留
		心肌病
		Q—T间期延长
		肺出血
		血小板功能异常
	尼罗替尼	QT间期延长
		高血压
		外周水肿
表皮生长因子受体抑制剂		
	厄洛替尼	深静脉血栓
		心律失常
		肺毒性
		脑血管意外
		心肌缺血
		晕厥
		水肿
	拉帕替尼	心肌病
		肺毒性

药　物　类　型	药　物　名　称	常见围术期关注要点
		QT 间期延长
	帕尼单抗	肺纤维化
		外周水肿
血管新生抑制剂		
免疫调节剂	沙利度胺	血栓栓塞
	来那度胺	水肿
		心动过缓
酶		
	天冬酰胺酶	血栓形成
		葡萄糖耐量受损
		凝血病
其他		
拓扑异构酶 I 抑制剂	伊立替康	中性粒细胞减少
	拓扑替康	腹泻
	卢比替康	胆碱能综合征
拓扑异构酶 II 抑制剂	依托泊苷	中性粒细胞减少症
		Steven - Johnson 综合征
		中毒性表皮坏死松解症
		心肌梗死
		充血性心力衰竭

From Sahai [3], adapted with permission from Elsevier SIADH, syndrome of inappropriate antidiuretic hormone

5.2.1　心血管评估

　　肿瘤患者的心血管系统评估不仅仅是对心血管合并症的评估,更重要的是评估放化疗对患者的影响。像胸痛、乏力、呼吸功能不全、限制性功能状态等症状需要厘清,因为它们可能与合并症或肿瘤治疗全身性不良反应相关。美国心脏病学会/美国心脏协会(ACC/AHA)2014 年关于患者行非心脏手术的围术期心血管评估和管理指南作为推荐工具,用作行肿瘤手术的患者风险评估[2,4]。化疗药物可影响不同的器官系统,导致心律失常、心脏传导异常、血压变化、冠脉痉挛、冠状动脉疾病（CAD）、充血性心力衰竭（CHF）[3,5]。胸部放疗是一个已知的加剧 CAD 和非冠脉痉挛性心肌梗死的因素[5]。心脏毒性的危险因素源于新辅助化疗，包括化疗累积剂量、既往心脏疾病、高血压和胸部放疗[5]。针对头颈部的放疗仍然是可能导致颈动脉血管疾病和卒中发生的一个重要病因[6]。

5.2.2　呼吸系统评估

呼吸系统评估包括肺部疾病既往史，询问是否有气短、咳嗽、吸烟史、新辅助化疗或胸部放疗等症状。一些化疗药物可能会引起肺纤维化、肺部毒性、胸腔积液、肺炎或出血。博来霉素和胸部放疗都是已知的引起肺纤维化的原因。

5.2.3　神经系统评估

全面地了解患者的既往史如颈动脉疾病、癫痫、卒中、神经功能缺损和神经肌肉功能有助于麻醉医师判断哪些药物可能对肿瘤患者有害，预测患者围术期缺血或卒中的风险，以及评估术后精神状态和神经功能状况。颈部放疗会增加脑卒中的风险。

5.2.4　肾脏评估

肾功能的评估包括任何与化疗相关的肾毒性以及任何肾功能不全或肾衰的决定因素。顺铂可引起急性肾小管坏死。

5.2.5　气道评估

肿瘤患者气道的评估是肿瘤麻醉医师最重要的部分。肿瘤可能会侵袭气道使通气和（或）插管变得具有挑战甚至可能无法完成。纵隔肿瘤如囊性肿块和肺癌均使麻醉诱导和维持存在巨大风险暴露。既往头颈部的放疗史以及气道和颈部手术史会增加困难通气和/或插管的风险。

5.3　风险分层和预测

当医师检查完患者的预测指标、功能储备和固有手术风险后，确定其围术期发病率和死亡率的可能性，进行麻醉风险评估。患者的功能储备定义为基础功能和最大功能之间的差异，是对肿瘤患者体能进行的评估[7]。术前功能储备是重要的决定性因素，它不仅能预测大型非心脏手术并发症的风险，还可提示某些情况下如何采取合适的预康复措施。询问患者每天的活动和运动耐量有助于确定他们的代谢当量（MET）水平，这是确定患者功能储备和心肺储备的方法。1 MET 代表摄取氧 3.5 mL/(kg·min)。代谢水平跨度从 1 至 10，随着数字增加代表相应活动水平的增加。若某个患者只能照顾自己、吃饭、穿衣和使用洗手间，他们是处于 1 MET 水平；与爬楼、登山或参加轻度的运动对应的是 4 MET 水平；剧烈活动对应于 8～10 MET 水平。当患者的活动当量达不到 4 MET 时，意味着他们的围术期风险也相应增加。对功能储备的主观性判断可能会限制我们准确预测未来并发症和优化患者手术方案能力。客观评估肿瘤患者的功能储备能更准确地预测发病率和死亡率。

评估围术期风险最常用的是美国麻醉医师协会（ASA）的身体状态分级。ASA 分级（表5.2）从Ⅰ至Ⅵ级，对应着围术期发病率和死亡率相应升高[8]。手术风险取决于紧急程度、手术部位、持续时间、范围、失血和液体转移可能性、体温变化和麻醉技术。风险分层是将患者根据特定的风险级别进行分类，这是综合一些医疗活动（如实验室检查、临床检查）做出决策的过程，用以确定患者的处于特定疾病的风险、需求、缺乏或预防性干涉[7]。美国外科医师协会（ACS）已经开发 ACS NSQIP（国家手术质量改进项目）外科风险计算器，它综合20种患者特点来对术后30天个体风险进行分层[9]。

表5.2 美国麻醉医师协会 ASA 分级

ASA 分级	定　　义
Ⅰ	正常健康患者
Ⅱ	合并轻微系统性疾病
Ⅲ	合并严重系统性疾病
Ⅳ	合并严重系统性疾病，危及生命安全
Ⅴ	垂死的患者，如不进行手术则无生存可能
Ⅵ	已宣布脑死亡的患者，准备取出供体器官
"E"	代表急症手术

医学预测是基于患者的个体临床判断来预测患者预后的能力。术前运动耐量测量旨在评估心肺运动测试（CPET）、杜克活动状态指数（DASI）、血清 N 末端 B 型利钠肽前体（NT Pro‑BNP），这些客观评估功能储备的预测准确性，与医师的主观评测相比较[10]。CPET 已成为客观评估患者功能

储备的金标准。DASI 是一项关于日常活动的问卷调查，已经显示了它在功能储备方面的参考价值。NT pro‑BNP 是一种提示心衰或心脏缺血的生物指标，可为功能储备提供间接的判断依据。肿瘤患者的衰弱评估（年龄相关生理变化导致应激不耐受）和骨骼肌减少症（肌肉含量和力量的下降）程度可准确预测肿瘤患者行复杂胃肠道手术后的不良预后[11]。衰弱是临床可识别的增加生理应激脆弱性的状态，它源于年龄相关的功能储备和多生理系统功能下降[12]。肌少症是一个可定量的衰弱测量指标。肿瘤患者肌少症的评估有助于预测和指导预康复。

5.3.1　预康复

肿瘤患者预康复对于整个围术期结局获益增加正在显现[13]。肿瘤预康复可理解为"在癌症诊断和开始紧急治疗之间发生的癌症连续护理过程，包括建立基线功能水平的生理心理评估、损伤识别、提供干预以促进患者健康和减少未来损伤的发生率和严重性"[14]。预康复针对各种可改变的风险因素进行优化，从而影响治疗结果[13]。术前阶段的功能储备欠佳会对术后结果产生不利影响[15]。就传统而言，患者是在术后开始接受预康复。然而随着新的证据不断出现，术后开始预康复并不是非常有利，由于患者在术后阶段因为疼痛、乏力、食欲不佳等原因而无法接受和实行预康复策略。因此，预康复需要从术前阶段首次接触患者开始。术前阶段提供一个机会窗，在此期间为肿瘤手术应激做准备。很多癌症患者高龄，有多种合并症和年龄相关改变如衰弱、

去势、肌肉含量减少、有氧能力下降。预康复的目标是增加功能储备、心肺储备，从而改善患者对围术期应激的耐受性[13]。各种预康复的策略应该基于癌症的实际情况、拟进行的手术干预、相关并发症和患者基线功能状态。与围术期加速康复方案联合，预康复可减少术后并发症和住院时间。虽然这很有前景，但是目前的证据有限，还需进一步研究[16]。

预康复项目采用单一模式或多模式的方法，包括提高生理体能、改善营养、纠正贫血、戒酒、戒烟和舒缓压力。

5.3.1.1 体能活动

许多研究表明，肿瘤手术患者在治疗前、治疗中和治疗后进行运动训练，能显著改善患者的生活质量（QOL）、乏力和有氧能力[17,18]。

5.3.1.2 营养

肿瘤患者因化疗易引起的相关胃肠道症状有厌食、吸收不良、腹泻、恶心呕吐等，且经常出现营养不良。肿瘤相关分解代谢与胰岛素抵抗会导致营养不良[18]。预康复的目标是增加蛋白摄入以实现合成代谢和提高免疫力[19]。

5.3.1.3 纠正贫血

欧洲癌症贫血调查是一项在 24 个欧洲国家进行的前瞻性流行病学调查，显示 39.3% 的肿瘤患者会发生贫血。该调查中贫血的定义标准为血红蛋白小于 12 g/L，不分性别[20,21]。

WHO 支持采取术前措施以使血红蛋白正常化。同种异体输血与患者较差预后相关，特别是结直肠癌患者[22]。口服或静脉补铁和促红细胞生成素是治疗选择。静脉补铁治疗缺铁性贫血比口服补铁更容易耐受。尽管静脉补铁也很安全，但由于对静脉铁剂的认识不足，使得临床医师很少开具静脉补铁的医嘱。虽然促红细胞生成素可以改善贫血状态、减少围术期输血需求，但是研究发现这种方法会增加各种不良事件的发生率如血栓栓塞和死亡[23]。

5.3.1.4 戒烟/戒酒

吸烟是行肿瘤手术患者术后发生不良事件的危险因素之一。与非吸烟者相比，既往吸烟者和现阶段吸烟者的术后并发症风险因素均显著增加，包括切口感染、肺炎、呼吸衰竭和死亡[24]。研究发现术前戒烟 6～8 周可明显降低术后并发症，包括伤口感染、心肌梗死和充血性心衰[25,26]。研究显示食管切除术患者，术前戒烟超过 90 天能明显降低术后切口感染、吻合口瘘、心血管和肺部并发症的发生率[27]。同组研究人员还发现，戒烟至少 31 天才能明显降低微创食管切除术患者术后合并症[28]。

5.3.1.5 应激管理

焦虑和高水平儿茶酚胺会对免疫功能产生不良影响。干预措施如音乐、瑜伽、深呼吸锻炼已被使用。音乐疗法可以减少焦虑和降低镇痛需求[29]。

5.3.2 心肺活动测试（CPET）

随着预期生命的增加，越来越多的伴有

多种合并症的老年患者需要进行肿瘤手术。这些患者可能存在心肺功能储备不全，有时这种不全可能是亚临床性的。心肺活动测试（CPET）已经成为评价患者整体功能储备的重要手段。它是一种无创的评估工具，可以发现临床隐匿性心脏疾病，对患者进行手术风险分层以及预测术后结局，也可以用于指导预康复和康复[30]。根据美国胸外科协会（ATS）和美国胸科医师协会（ACCP）的联合声明，CPET"提供了综合运动反应的整体性评估，涵盖了肺部、心血管、造血系统、神经心理和骨骼肌肉系统，此类综合性评估的结果远优于通过单个器官系统的功能评测"[31]。

各种传统的测试方法如 6 分钟步行试验和递增穿梭步行试验也可以评估运动耐量，但 CPET 被认为是金标准，其评估的安全系数较高，据报道在心血管疾病人群中，每 10 万人中有 2～5 人存在死亡风险[31]。美国心脏病学会和美国心脏协会将 CPET 列为 I 级推荐用以评估术前运动能力、评估心血管疾病、心脏移植患者以及鉴别心源性与肺源性运动能力受限。CPET 应该避免用于急性心肌梗死、不稳定心绞痛、心力衰竭控制不佳、哮喘控制不佳、严重主动脉狭窄和急性肺栓塞等患者[31]。如果患者出现持续性心动过速、缺血性 ECG 改变、二度或三度心脏传导阻滞、严重高血压或严重氧饱和度不足，应当终止测试[32]。

使用自行车测功仪或跑步机作为运动模式，测试方案通常包括 3 分钟休息期间测量，3 分钟无阻力骑自行车或跑步，接着增加工作强度直到体力耗竭。持续

监测血压、心率、心电图、氧饱和度和肺活量，通过机器分析不同的呼吸参数如分钟通气量（VE）、氧气摄取量（VO_2）和二氧化碳呼出量（VCO_2）。峰耗氧值（VO_2 Peak）、无氧阈值（AT）和 VE/VCO_2 是用于围术期评估 CPET 最重要的测量指标。"峰耗氧量定义为递增运动测试达到极限症状时记录的最大氧气摄取量"，反映个体的最大摄氧、转运、利用氧气的能力，从而反映他们的心肺功能。测试的初始阶段，肌肉的乳酸产量是最小的。当氧气供应变得不足以维持运动肌肉的代谢需求时，无氧代谢发生及乳酸水平增加。AT，又叫乳酸酸中毒阈值，其特征为"运动负荷达到极限后，有氧代谢和无氧代谢的临界点"[33]。

据报道 CPET 用于高危人群的风险评估和预测各种手术的术后并发症，包括腹部、结直肠、肝移植手术[33-35]。

不同外科手术，其最优的 CPET 衍生变量也不尽相同。AT 小于 11 mL/（kg·min）与大型腹部手术术后风险升高相关。对于 AAA 修复手术，$VE/VCO_2 \geqslant 42$ 是死亡率增加的更好预测指标[34]。

CPET 提供术前风险分层，有助于指导临床决策（表 5.3）。不良事件风险高的患者可接受姑息手术而非完全按照原计划的手术进行。同样地，CPET 有助于优化术后治疗决策（病房还是重症监护）[35,36]。这些研究中有很多是单中心、观察性、非盲的小样本研究，因此在这种昂贵的测试被广泛实施之前，有必要对特定手术的 CPET 衍生绝对值进行进一步研究。

表 5.3 已发表的临床队列研究中主要预测效应的心肺运动测试变量

变　量	定　义	解　释
无氧或乳酸阈值(AT)	未发生乳酸堆积和代谢性酸中毒时的最高 VO_2。这可通过气体交换的相关改变知晓	它是次极限或者可持续锻炼能力的指标。在大多数发表的病例报道中,显示与术后发病率和死亡率相关
峰值摄氧量	患者尽最大努力运动时测得的摄氧量	最大有氧运动能力的指标。在大多数发表的病例报道中,显示与术后发病率和死亡率相关
二氧化碳通气当量比值(VE/VCO_2)	每分通气量与二氧化碳产量的比值	反应通气灌注匹配的气体交换效率的指标。若数值升高,代表气体交换效率降低,即生理无效腔增加。在一些而非全部发表的病例报道中,显示与术后发病率和死亡率相关

5.4　总结

　　总之,全面彻底的术前评估对于改善整个围术期结局至关重要。这些评估有助于术前对患者进行风险分层和优化,从而减少各种不良事件的发生率。此外,需要实行预康复决策用于改善患者生理状态,从而让他们得以耐受围术期应激。

　　　　　　　　　　　(程潜　译,陈蔚　校)

参考文献

1. Institute NC. Cancer Statistics National Cancer Institute 2017. Available from: https://www. cancer. gov/about-cancer/understanding/statistics.
2. Sahai SK, Ismail H. Perioperative implications of neoadjuvant therapies and optimization strategies for cancer surgery. Curr Anesthesiol Rep, 2015, 5, 305 - 317.
3. Sahai S. Perioperative assessment of the cancer patient. Best Pract Res Clin Anaesthesiol, 2013, 27: 465 - 480.
4. Fleisher LA, Fleischmann KE, Auerbach AD, Barnason SA, Beckman JA, Bozkurt B, et al. ACC/AHA guideline on perioperative cardiovascular evaluation and managment of patients undergoing noncardiac surgery: executive summary: a report of the American College of Cardiology/American Heart Association Task Force on Practice Guidelines. Circulation, 2014, 130(24): 2215 - 2245.
5. Khakoo AY, Yeh ETH. Therapy Insight: management of cardiovascular disease in patients with cancer and cardiac complications ot cancer therapy. Nat Clin Pract Oncol, 2008, 5 (11): 655 - 667.
6. Plummer C, Henderson RD, O'Sullivan JD, Read SJ. Ischemic stroke and transient ischemic attack after head and neck radiotherapy: a review. Stroke, 2011, 42(9): 2410 - 2418.
7. Davies WAD. Risk assessment in anaesthesia. Anaesthesia Intens Care Med, 2013, 14: 434 - 439.
8. Anesthesiologists ASo. The ASA Physical Status Classification System American Society ot Anesthesiologists Website2014 [cited 2014]. Available from: http://www. asahq. org/quality-and-practice- management/standards-guidelines-and-related- resources/asa-physical-status-classification-system.
9. Surgeons ACo. The ACS NSQIP Surgical Risk

Calculator Website2017. Available from: https://risk- calculator.facs.org/RiskCalculator/Index.jsp.

10. WijeysunderaDN, et al. Measurement of Exercise Tolerance before Surgery (METS) study: a protocol for an international multicentre prospective cohort study ot cardiopulmonary exercise testing prior to major non-cardiac surgery. BMJ Open, 2016, e010359: 6.

11. Wagner D, DeMarco M, Amini N, Buttner S, Segev D, Gani F, Pawlik T. Role of frailty and sarcopenia in predicting outcomes among patients undergoing gastrointestinal surgery. World J Gastrointest Surg, 2016, 8(1): 27-40.

12. Xue Q. The frailty Syndrome: definition and natural history. Clin Geriatr Med, 2011, 27(1): 1-15.

13. Carli F, Gillis C, Scheede-Bergdahl C. Promoting a culture of prehabilitation for the surgical cancer patient. Acta Oncol, 2017, 56(2): 128-133.

14. Silver JK, Baima J. Cancer prehabilitation: an opportunity to decrease treatment-related morbidity, increase cancer treatment options, and improve physical and psychological health outcomes. Am J Phys Med Rehabil, 2013, 92(8): 715-727.

15. Wilson RJ, Davies S, Yates D, Redman J, Stone M. Impaired functional capacity is associated with all- cause mortality after major elective intra-abdominal surgery. Br J Anaesth, 2010, 105(3): 297-303.

16. Treanor C, Kyaw T, Donnelly M. An international review and meta-analysis of prehabilitation compared to usual care for cancer patients. J Cancer Surviv, 2018, 12(1): 64-73.

17. Jones LW, Alfano CM. Exercise-oncology research: past, present, and future. Acta Oncol, 2013, 52(2): 195-215.

18. Carli F, Silver JK, Feldman LS, McKee A, Gilman S, Gillis C, et al. Surgical prehabilitation in patients with cancer: state-of-the-science and recommendations for future research from a panel of subject matter experts. Phys Med Rehabil Clin N Am, 2017, 28(1): 49-64.

19. Vigano A, Kasvis P, Di Tomasso J, Gillis C, Kilgour R, Carli F. Pearls of optimizing nutrition and physical performance of older adults undergoing cancer therapy. J Geriatr Oncol, 2017, 8(6): 428-436.

20. Ludwig H, Van Belle S, Barrett-Lee P, Birgegard G, Bokemeyer C, Gascon P, et al. The European Cancer Anaemia Survey (ECAS): a large, multinational, prospective survey defining the prevalence, incidence, and treatment of anaemia in cancer patients. Eur J Cancer, 2004, 40(15): 2293-2306.

21. Munoz M, Gomez-Ramirez S, Martin-Montanez E, Auerbach M. Perioperative anemia management in colorectal cancer patients: a pragmatic approach. World J Gastroenterol, 2014, 20(8): 1972-1985.

22. Acheson AG, Brookes MJ, Spahn DR. Effects of allogeneic red blood cell transfusions on clinical outcomes in patients undergoing colorectal cancer surgery: a systematic review and meta-analysis. Ann Surg, 2012, 256(2): 235-244.

23. Tonia T, Mettler A, Robert N, Schwarzer G, Seidenfeld J, Weingart O, et al. Erythropoietin or darbepoetin for patients with cancer. Cochrane Database Syst Rev, 2012, 12: CD003407.

24. Gajdos C, Hawn MT, Campagna EJ, Henderson WG, Singh JA, Houston T. Adverse effects of smoking on postoperative outcomes in cancer patients. Ann Surg Oncol, 2012, 19(5): 1430-1438.

25. Moller AM, Villebro N, Pedersen T, Tonnesen H. Effect of preoperative smoking intervention on postoperative complications: a randomised clinical trial. Lancet (London, England), 2002, 359(9301): 114-117.

26. Tonnesen H, Faurschou P, Ralov H, Molgaard-Nielsen D, Thomas G, Backer V. Risk reduction before surgery. The role of the primary care provider in preoperative smoking and alcohol cessation. BMC Health Serv Res, 2010, 10: 121.

27. Yoshida N, Baba Y, Hiyoshi Y, Shigaki H, Kurashige J, Sakamoto Y, et al. Duration of smoking cessation and postoperative morbidity after esophagectomy for esophageal cancer: how long should patients stop smoking before surgery? World J Surg, 2016, 40(1): 142-147.

28. Yoshida N, Nakamura K, Kuroda D, Baba Y, Miyamoto Y, Iwatsuki M, et al. Preoperative smoking cessation is integral to the prevention of postoperative morbidities in minimally invasive esophagectomy. World J Surg, 2018, 42(9): 2902-2909.

29. Bradt J，Dileo C，Shim M. Music interventions for preoperative anxiety. Cochrane Database Syst Rev，2013，6：CD006908.

30. Moran J，Wilson F，Guinan E，McCormick P，Hussey J，Moriarty J. Role of cardiopulmonary exercise testing as a risk-assessment method in patients undergoing intra-abdominal surgery：a systematic review. Br J Anaesth，2016，116(2)：177-191.

31. American Thoracic S，American College of Chest P. ATS/ACCP Statement on cardiopulmonary exercise testing. Am J Respir Crit Care Med，2003，167(2)：211-277.

32. Albouaini K，Egred M，Alahmar A，Wright DJ. Cardiopulmonary exercise testing and its application. Postgrad Med J，2007，83(985)：675-682.

33. Levett DZ，Grocott MP. Cardiopulmonary exercise testing for risk prediction in major abdominal surgery. Anesthesiol Clin，2015，33(1)：1-16.

34. Hennis PJ，Meale PM，Grocott MP. Cardiopulmonary exercise testing for the evaluation of perioperative risk in non-cardiopulmonary surgery. Postgrad Med J，2011，87(1030)：550-557.

35. Wijeysundera DN，Pearse RM，Shulman MA，Abbott TE，Torres E，Croal BL，et al. Measurement of Exercise Tolerance before Surgery（METS）study：a protocol for an international multicentre prospective cohort study of cardiopulmonary exercise testing prior to major non-cardiac surgery. BMJ Open，2016，6(3)：e010359.

36. Richardson K，Levett DZH，Jack S，Grocott MPW. Fit for surgery? Perspectives on preoperative exercise testing and training. Br J Anaesth，2017，119（suppl_1）：i34-43.

肿瘤麻醉预康复

春·欣·安格斯·李、贝恩哈德·里德尔

6

6.1 引言

预康复是指采取一系列干预措施改善术前功能储备以提高大手术患者围术期生理应激的能力[1]。预康复最早于21世纪初由 Dimitryer 和 Topp 提出用于骨科手术和进入 ICU 前的患者[2,3]。由于大量报道阐明了预康复策略在各种外科亚专科(心脏、骨科、血管和胃肠道手术)的可行性,预康复的证据越来越多,但改善患者结局的证据仍不确定[4-6]。部分原因在于不同外科手术方式(开放手术和微创手术)研究人群的异质性以及各种结局指标的进一步混杂,包括住院时间(LOS)、并发症发生率(严重性)、死亡率、基线功能的恢复和生活质量(QOL)。

术后快速康复策略(ERAS)是围术期医学最新进展的缩影。一些大样本研究和 Cochrane 综述已经证明实施 ERAS 在减少术后并发症和住院时间方面具有成本效益[7]。与 ERAS 策略的目标相符,预康复策略的每一项组成在减少大手术后并发症以及促进基线功能的早日恢复方面应该相辅相成。相当比例的肿瘤患者因为术后并发症不能接受辅助治疗,故对患者进行术前优化以减少术后并发症的发生率,将有助于

肿瘤患者接受辅助治疗[8]。理想状态下,临床医师应该在诊断肿瘤时及早识别需要预康复的患者,尽可能快的对患者进行优化和预处理以使获益最大化[1]。

胃肠道肿瘤患者尤其容易受到一些已知危险因素的影响,这些因素易导致术后不良结果(图6.1)。胃肠道肿瘤患者普遍存在营养不良和缺铁性贫血[9-13]。相应的,针对预康复的3个关键要素中的问题:① 结构化的术前锻炼;② 营养支持;③ 输血管理,来改善患者对手术应激的适应能力(图6.2)。该章将依据目前的证据重点讨论预康复的3个关键要素。尽管该章没有关注心理支持和咨询,当焦虑和抑郁是新诊断肿瘤患者的常见征象,其可能会干扰肿瘤治疗,这时实施预康复策略应该对它们加以考虑[14,15]。

6.2 术前锻炼策略

6.2.1 基本原理

老年患者行大的重要胃肠道肿瘤手术时,术前生理储备和功能储备的下降在围术期极具挑战。功能储备差与术后不良结局

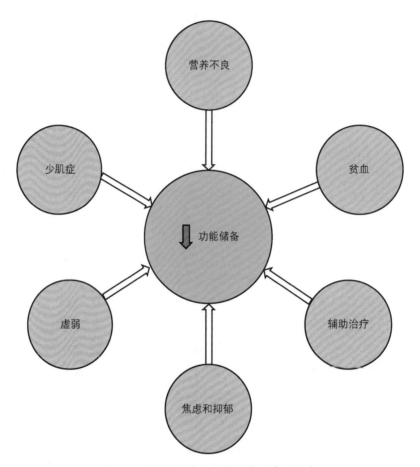

图 6.1 引起肿瘤患者功能储备下降的因素

以及肿瘤生存相关[16,17]。同样，重大手术后功能储备突然下降，至少 3～6 个月不能恢复到基线功能[18]。

6.2.2 评估功能储备或体能的方法

简单的方法如美国麻醉医师协会（ASA）健康状态分级，代谢当量（METS）和杜克活动状态指数（DASI，Duke Activity Status Index），可在临床作为术前评估的一部分。功能储备更为客观的评估方法如 6 分钟步行试验（6MWT）也可用于门诊。

心肺运动试验（CPET）已被广泛用于精英运动员的体能评估，近几年它在临床中已经得到了更为广泛的应用。当患者在自行车测力器或跑步机上运动时，相关信息如峰值摄氧量（VO_2 peak）和无氧阈值（AT）可通过分析患者的呼出气获得。在一项 547 名无缺血性心脏病史患者行腹部大手术的队列研究中，其中 AT≤10.9 mL/（kg·min）的患者具有更高的全因住院率和 90 天死亡率（相对风险 10.0）[19]。多个回顾性研究已对涉及上消化道、肝胆胰和结直肠手术的患者术前 VO_2 peak 和 AT 对术后并发症和死亡率的预测价值进行了评估。在一项 204 名行肝脏切除手术患者的队列研究中，Junejo 和研究者指出无氧阈值＜

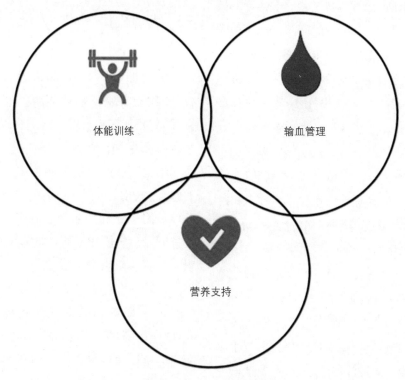

图 6.2 三联预康复策略

9.9 mL/(kg·min)可预测住院患者的死亡率（敏感性 100% 和特异性 76%）[20]。Moyes 等指出在食管胃肿瘤手术中，合并术后心肺并发症相比无心肺并发症的患者无氧阈值更低（9.9 mL/(kg·min) vs. 11.2 mL/(kg·min)，p＝0.05）[21]。胰腺肿瘤患者需行胰腺切除术，如果无氧阈值＜10 mL/(kg·min)，发生胰瘘和大的腹腔内脓毒症风险明显增加[22]。同样的，在一项结直肠手术患者（n＝703）的多中心分析中，West 等定义了无氧阈值和峰值摄氧量与术后并发症相关的临界值（分别为 11.1 mL/(kg·min)和 18.2 mL/(kg·min)）[23]。

6.2.3 锻炼策略

结合 ERAS 策略，通过术前策略改善功能储备以改善术后结局。来自蒙特利尔的 Carli 等开展了一项随机对照试验，探究了术前锻炼策略对择期结直肠癌手术患者（n＝112）的影响。患者被随机分为 2 组：结构化自行车和加强锻炼（干预组）相比步行和呼吸锻炼（对照组）[24]。于锻炼预康复前后和手术后采用 6 分钟步行试验评估功能储备。干预组对锻炼疗法的总体依从性比较低。在整个研究周期，2 组 6 分钟步行试验无显著差异。然而，随后对数据的再次分析显示，部分坚持运动训练患者（33%）6 min 步行试验的步行距离增加，相比放弃锻炼预康复患者，他们术后恢复至基线步行距离的可能性更大[25]。相比康复，超过 1 个月时间的预康复可使更多患者在结直肠肿瘤切除 8 周后恢复到基线步行距离[26]。

除结构化术前锻炼外,结合营养支持和心理咨询的三联预康复(中位时间 33 天)可改善结直肠肿瘤切除术后的步行距离,使 81%的患者恢复至基线步行距离,而无预康复患者仅 40%(P<0.01)[27]。预康复后整体的体能改善可通过心肺运动试验来进行测量和再现。在一个小的包含 39 名需要新辅助放化疗(NACRT)患者的直肠肿瘤队列中,无氧阈值在新辅助放化疗后减少 1.9 mL/(kg·min)。没有进行锻炼预康复的患者在新辅助放化疗后 6 周仍有功能储备的下降。相反,行锻炼预康复的患者在新辅助放化疗后 6 周无氧阈值增加 2.1 mL/(kg·min)[28]。

尽管结构化术前锻炼后功能储备改善是客观的测量,但缺少支持转化为更好手术结局的证据。值得注意的是,仅有一项研究证明采用术前锻炼策略后并发症发生率减少[29]。然而大部分其他研究没有证明各种结局指标的改善有任何统计学差异,特别是住院时间和相关并发症发生率(表格6.1)[24,26-28,30-35]。一项近期发表的西班牙随机对照试验(n=144;75% 为胃肠肿瘤手术)结果显示,锻炼预康复组并发症发生率减少一半(P=0.001)[29]。相比其他研究,该 RCT 是唯一仅包括高风险患者的研究(ASA 分级在 3 级或以上)。

目前,由于每个研究样本量偏小,因而证据有限。评估预康复对高风险患者行胃肠道肿瘤手术术后并发症影响的大型前瞻性试验目前正在进行[36,37]。未来这些大型研究中得出的结果可提供有足够统计效力的更具意义的结论,从而指导我们识别可从锻炼预康复中取得最大获益的高风险个体。

6.3　营养支持

营养不良普遍存在于 30%～50% 的胃肠道肿瘤患者[9,38]。胃肠道肿瘤患者因为各种因素包括肿瘤病理,宿主反应和治疗不良反应,尤其容易出现营养不良。食管肿瘤患者出现吞咽困难可限制经口进食,局部进展期结直肠肿瘤可引起肠梗阻。化疗引起的恶心、呕吐也可限制患者的经口进食。各种促炎因子介导的系统炎症反应(SIR)与促进肿瘤恶病质和不随意肌萎缩有关,这可引起显著的功能受损[13]。

营养不良是肿瘤患者耐受外科治疗和生存的一个重要不良预测指标[39,40]。因此,临床医师在肿瘤诊断时对筛选和识别风险个体应该保持警惕。评估营养不良的严重性将指导合理的营养支持。

6.3.1　营养评估

已有多种营养筛选工具可供选择,然而,哪一种评估营养状态的方法最有助于外科队列研究目前没有达成共识[41]。白蛋白是一种由肝脏特异合成的蛋白(半衰期17～19 天),可作为营养状态的替代指标。然而,它的可靠性受到许多条件的制约如体位和各种炎症状态。与白蛋白类似,转铁蛋白和前白蛋白是肝脏产生的阴性急性反应蛋白。不管营养状态如何,它们的血清水平在存在感染、外科应激和创伤时下降,因此限制了它们的特异性[42]。尽管如此,近年来包含了白蛋白和 C 反应蛋白(CRP)的格拉斯哥评分(glasglow prognostic score, GPS)证明与外科患者的营养状态相关[43,44]。

表6.1 术前锻炼策略对胃肠道肿瘤手术术后结局的影响

研究(干预组患者数量)	监督项目	居家项目	时程	其他干预	住院时间(ICU/院内)	并发症发生率(相较对照组)
Barberan-Garcia et al.[29] (n=62)	渐进式高强度耐力训练(功率自行车)达到80%年龄预测最大心率 每周1~3课程	计步器监测每日步数±坐立锻炼、爬楼、松紧带	6周	营养咨询;停止吸烟和减少饮酒;对缺铁患者补铁 心理	平均ICU入住时间3天 vs. 12天(P=0.046) 平均住院时间8天 vs. 13天(P=0.078)	总体31% vs. 62%(P=0.001) Clavien-Dindo并发症分级 中度:心血管2% vs. 13% P=0.033 感染(来源不确定)0 vs. 11%=0.013 外科: 麻痹性肠梗阻0 vs. 16% P=0.001
Chen et al.[30] (n=57)	混合有氧和抗阻运动(40 min)50%年龄预测最大心率 每周3课程	—	4周	营养 心理(减少焦虑和放松技巧)	—	—
Minella et al.[31] (n=113)	混合有氧和抗阻运动(20~30 min)中等强度(博格评分)	混合有氧和抗阻运动(20~30 min)	术前4周和术后2月	营养 心理(减少焦虑和放松技巧)	平均住院时间4天 vs. 3天(0.806)	无差异(Clavien-Dindo并发症分级0~5,P=0.752)
Dunne et al.[32] (n=20)	功率自行车上间断训练30 min(中等强度60%氧消耗峰值和高强度90%氧消耗峰值相交替)4周12次课程	—	4周	—	无统计学差异(无P值)平均ICU入住时间1天 vs. 1.5天 平均住院时间5天 vs. 5天	无显著差异 总体42.1% vs. 46.7% Clavien-Dindo并发症分级3级和4级15.8% vs. 6.7%
Cho et al.[33] (n=18)	不清楚锻炼策略是在医院还是在家 每周3~7次混合有氧运动(跑步机,功率自行车、游泳,慢跑或跳舞,每周1~2次抗阻 运动前和运动后拉伸	—	4周	—	平均住院时间9天 vs. 10天(P=0.038)	以下并发症无统计学差异 包括呼吸、伤口感染、腹腔脓肿、吻合口漏、膀胱和出血

续　表

研究（干预组患者数量）	监督项目	居家项目	时程	其他干预	住院时间（ICU/院内）	并发症发生率（相较对照组）
West et al.[28] (n=22)	功率自行车上同断训练40 min（中高强度相交替）完成新辅助放化疗后立即开始	—	6周	—	—	—
Gillis et al.[26] (n=38)	—	混合有氧和抗阻运动50 min 有氧锻炼（步行、慢跑、游泳或骑自行车）；每周至少3次；依据最大心率和博格强度评分调整强度	25天	营养咨询（补充乳清蛋白）和减少焦虑策略	无差异 4天 vs. 4天（P=0.812）	总体并发症无差异 32% vs. 44% P=0.277
Li et al.[27] (n=42)	—	中等强度有氧锻炼即50%目标最大心率（每周3次，每次30 min）和抗阻锻炼	3～6周	营养咨询（补充乳清蛋白）和减少焦虑策略	无差异 4天 vs. 4天（P=0.71）	总体并发症发生率为36% vs. 44%（NS）每一Clavien－Dindo并发症分级Ⅰ-Ⅲ无差异（P=0.67）
Kaibori et al.[34] (n=25)	不清楚锻炼策略是在医院还是在家 每周3次的60 min有氧锻炼（步行）20分钟的拉伸锻炼	不清楚锻炼策略还是在家有氧锻炼（步行）	1个月（术后继续6个月）		无显著差异 13.7天 vs. 17.5天 P=0.1200	无显著差异 4.3%(2/23) vs. 1.3%(3/23) P=0.6710
Carli et al.[24] (n=58)	—	自行车（拉伸锻炼（50%最大心率开始，后每周增加10%）每周3次的负重训练总共每天20～45 min的锻炼	52天	—	无显著差异 11.9天 vs. 6.6天（未提供P值）	无显著差异 并发症：61% vs. 67% Clavien－Dindo并发症分级 1级：16% vs. 7% 2级：13% vs. 20% 3级或以上：11% vs. 6%（P值未提供）
Dronkers et al.[35] (n=22)	混合有氧运动（55%～75%最大心率）和抗阻锻炼+吸气肌锻炼	最少每天30 min的步行或骑自行车	2～4周	—	16.2天 vs. 21.6天 P=0.31	总体并发症45% vs. 38%，P=0.65 肺炎5% vs. 15%,P=0.27

客观营养评估应聚焦于营养史和体格检查,而不是依靠实验室指标。出现 4 周内体重丢失超过 5%[45],以及食欲缺乏病史,应及时进行正规的饮食咨询。

单独测量体质指数(BMI)不一定可靠,因为患者可能出现明显的肌肉丢失,而总的机体脂肪含量无任何丢失,即所谓肌肉减少性肥胖[46]。许多经过验证的营养评估工具可用来评估营养不良的严重性。主观整体评估(subjective global assessment,SGA)是一种常用于研究和临床的评估工具,它的有效性和信度已在外科患者中证明[47,48]。

6.3.2　营养目标

营养支持的目标是重建瘦体重、维持能量水平和功能储备。推荐的能量摄入目标是 104.65 ~ 125.58 kJ/(kg · d) [25 ~ 30 kcal/(kg · d)]和蛋白 1.2~1.5 g/(kg · d),重度营养不良患者需求更高[49]。经口或肠道是首选途径,相比肠道外途径它的并发症更少。同样,肠内营养减少胃肠道黏膜萎缩。在肠道梗阻时肠道外途径是必须的,通过缓慢滴定输注速度,同时进行液体和电解质补充可减轻再进食综合征[50]。

免疫营养的目标是协同肠内喂养维持胃肠道完整和重建失调的免疫反应。早期试验已经证明对上消化道和结直肠肿瘤手术患者(营养不良和营养良好)使用免疫营养如精氨酸和谷氨酰胺可减少并发症发生率和住院时间[51,52]。越来越多证据表明,以及多个系统综述和 meta 分析正阐明免疫营养在胃肠道手术术前和术后的潜在效益[53-57]。

然而,由于各个研究的研究人群和营养配方的异质性,应该使用哪一种免疫营养、使用的时机(仅术前、仅术后还是均需)以及时程仍不清楚。

作为 ERAS 策略的一部分,术前采用最低限度禁食模式,麻醉诱导前 2 小时禁饮,6 h 禁固体食物。多个国际指南推荐术前糖预处理[58,59]。推荐诱导前一天晚上进食 12.5%包含 100 g 麦芽糊精的富含糖类(碳水化合物)饮料,诱导前 2~3 h 再进食 50 g。理论上,这可以降低胰岛素抵抗以及增强围术期血糖控制[60,61]。

6.4　贫血

贫血定义为男性血红蛋白<130 g/L,非妊娠女性<120 g/L[62]。整体而言,60%的胃肠道肿瘤患者存在潜在贫血[63],而结直肠肿瘤在所有胃肠道肿瘤中(30% ~ 70%)最为普遍[64]。此外,贫血可因慢性病和化疗而加重。铁调素是一种铁调控激素,主要由肝脏细胞合成。该激素阻断运铁素介导的肠上皮细胞、巨噬细胞和肝脏细胞铁释放。慢性贫血时,铁调素分泌增多可引起功能性贫血[65]。

尽管贫血不明显,但高达 60%的结直肠肿瘤患者由于隐匿性失血而缺铁[66]。当血清铁蛋白<30 g/L 时诊断为缺铁。然而,当有炎症时血清铁<100 μg/L,转铁蛋白饱和度小于 20%才可诊断[67]。

围术期贫血的管理至关重要,因为血红蛋白在氧输送到组织过程中起着重要作用。贫血是影响患者功能储备和生活质量(QoL)的独立预测因素之一[68,69]。尽管围术期输血能够快速纠正血红蛋白水平,但这可能与围术期不良结局和肿瘤特异生存率差相关[70-72]。大多数国家采用输血阈值为 7~8 g/dL 这一更为严格的输血标准。

缺铁性贫血（IDA）患者建议补充铁以增加铁储备[67]。尽管由于缺乏大样本研究，Cochrane 系统综述未能证明使用铁补充有何明显的优势，但近期发表的随机对照试验结果可望给该领域提供一些启示[73]。

在一项包含 72 名缺铁性贫血患者（50 名结直肠癌患者）的随机对照试验中，相比对照组（无铁补充），静脉补铁与减少 60% 的同种异体输血相关。尽管静脉补铁组观察到血红蛋白适度增加，两组间手术后并发症和生活质量无差异[74]。在另一项针对结直肠肿瘤贫血患者的随机对照试验（$n=116$），比较了口服补铁和静脉补铁。两组间的输血率和输血量无差异[75]。

依据目前的证据，相比口服补铁，静脉补铁可更有效的补充全身铁储备。然而，静脉补铁是否转化为术后结局的改善仍有争论。

6.5　结论

预康复的多模式方案与 ERAS 策略相辅相成。越来越多证据支持对胃肠道肿瘤手术患者使用预康复策略。预康复策略并非"一成不变"的方案，临床医师应该依据患者的需求进行调整。

（杨礼　译，陈蔚　校）

参考文献

1. Carli F, Gillis C, Scheede-Bergdahl C. Promoting a culture of prehabilitation for the surgical cancer patient. Acta Oncol, 2017, 56(2): 128 - 133.
2. Ditmyer MM, Topp R, Pifer M. Prehabilitation in preparation for orthopaedic surgery. Orthop Nurs, 2002, 21(5): 43 - 51.
3. Topp R, Ditmyer M, King K, Doherty K, Hornyak J. The effect of bed rest and potential of prehabilitation on patients in the intensive care unit. AACN Clin Issues, 2002, 13(2): 263 - 276.
4. Cabilan CJ, Hines S, Munday J. The effectiveness of prehabilitation or preoperative exercise for surgical patients: a systematic review. JBI Database System Rev Implement Rep, 2015, 13(1): 146 - 187.
5. Moran J, Guinan E, McCormick P, Larkin J, Mockler D, Hussey J, Moriarty J, Wilson F. The ability of prehabilitation to influence postoperative outcome after intra-abdominal operation: A systematic review and meta-analysis. Surgery, 2016, 160(5): 1189 - 1201.
6. Hijazi Y, Gondal U, Aziz O. A systematic review of prehabilitation programs in abdominal cancer surgery. Int J Surg, 2017, 39: 156 - 162.
7. Ljungqvist O, Scott M, Fearon KC. Enhanced Recovery After Surgery: A Review. JAMA Surg, 2017, 152(3): 292 - 298.
8. Aloia TA, Zimmitti G, Conrad C, Gottumukalla V, Kopetz S, Vauthey J-N. Return to intended oncologic treatment (RIOT): a novel metric for evaluating the quality of oncosurgical therapy for malignancy. J Surg Oncol, 2014, 110(2): 107 - 114.
9. Pressoir M, Desne S, Berchery D, Rossignol G, Poiree B, Meslier M, et al. Prevalence, risk factors and clinical implications of malnutrition in French Comprehensive Cancer Centres. Br J Cancer, 2010, 102(6): 966 - 971.
10. Naoum FA. Iron deficiency in cancer patients. Rev Bras Hematol Hemoter, 2016, 38(4): 325 - 330.
11. Jack S, West MA, Raw D, Marwood S, Ambler G, Cope TM, et al. The effect of neoadjuvant chemotherapy on physical fitness and survival in patients undergoing oesophagogastric cancer surgery. Eur J Surg Oncol, 2014, 40(10): 1313 - 1320.
12. Richards CH, Roxburgh CSD, MacMillan MT, Isswiasi S, Robertson EG, Guthrie GK, et al.

The relationships between body composition and the systemic inflammatory response in patients with primary operable colorectal cancer. PLoS One, 2012, 7(8): e41883 - 41889.

13. Roxburgh CSD, McMillan DC. Cancer and systemic inflammation: treat the tumour and treat the host. Br J Cancer, 2014, 110(6): 1409 - 1412.

14. Stark DP, House A. Anxiety in cancer patients. Br J Cancer, 2000, 83(10): 1261 - 1267.

15. Massie MJ. Prevalence of depression in patients with cancer. J Natl Cancer Inst Monogr, 2004, 2004(32): 57 - 71.

16. Burnett D, Kluding P, Porter C, Fabian C, Klemp J. Cardiorespiratory fitness in breast cancer survivors. Springerplus, 2013, 2(1): 68.

17. Garcia DO, Thomson CA. Physical activity and cancer survivorship. Nutr Clin Pract, 2014, 29 (6): 768 - 779.

18. van Zutphen M, Winkels RM, van Duijnhoven FJB, van Harten-Gerritsen SA, Kok DEG, van Duijvendijk P, et al. An increase in physical activity after colorectal cancer surgery is associated with improved recovery of physical functioning: a prospective cohort study. BMC Cancer, 2017, 17(1): 1 - 9.

19. Wilson RJT, Davies S, Yates D, Redman J, Stone M. Impaired functional capacity is associated with all-cause mortality after major elective intra-abdominal surgery. Br J Anaesth, 2010, 105(3): 297 - 303.

20. Junejo MA, Mason JM, Sheen AJ, Moore J, Foster P, Atkinson D, et al. Cardiopulmonary exercise testing for preoperative risk assessment before hepatic resection. Br J Surg, 2012, 99(8): 1097 - 1104.

21. Moyes LH, McCaffer CJ, Carter RC, Fullarton GM, Mackay CK, Forshaw MJ. Cardiopulmonary exercise testing as a predictor of complications in oesophagogastric cancer surgery. Ann R Coll Surg Engl, 2013, 95(2): 125 - 130.

22. Chandrabalan VV, McMillan DC, Carter R, Kinsella J, McKay CJ, Carter CR, et al. Pre-operative cardiopulmonary exercise testing predicts adverse post-operative events and non-progression to adjuvant therapy after major pancreatic surgery. HPB, 2013, 15 (11): 899 - 907.

23. West MA, Asher R, Browning M, Minto G, Swart M, Richardson K, et al. Validation of preoperative cardiopulmonary exercise testing-derived variables to predict in-hospital morbidity after major colorectal surgery. Br J Surg, 2016, 103(6): 744 - 752.

24. Carli F, Charlebois P, Stein B, Feldman L, Zavorsky G, Kim DJ, et al. Randomized clinical trial of prehabilitation in colorectal surgery. Br J Surg, 2010, 97(8): 1187 - 1197.

25. Mayo NE, Feldman L, Scott S, Zavorsky G, Kim DJ, Charlebois P, Stein B, Carli F. Impact of preoperative change in physical function on postoperative recovery: argument supporting prehabilitation for colorectal surgery. Surgery, 2011, 150(3): 505 - 514.

26. Gillis C, Li C, Lee L, Awasthi R, Augustin B, Gamsa A, et al. Prehabilitation versus rehabilitation: a randomized control trial in patients undergoing colorectal resection for cancer. Anesthesiology, 2014, 121(5): 937 - 947.

27. Li C, Carli F, Lee L, Charlebois P, Stein B, Liberman AS, et al. Impact of a trimodal prehabilitation program on functional recovery after colorectal cancer surgery: a pilot study. Surg Endosc, 2012, 27(4): 1072 - 1082.

28. West MA, Loughney L, Lythgoe D, Barben CP, Sripadam R, Kemp GJ, et al. Effect of prehabilitation on objectively measured physical fitness after neoadjuvant treatment in preoperative rectal cancer patients: a blinded interventional pilot study. Br J Anaesth, 2015, 114(2): 244 - 251.

29. Barberan-Garcia A, Ubre M, Roca J, Lacy AM, Burgos F, Risco R, et al. Personalised Prehabilitation in High-risk Patients Undergoing Elective Major Abdominal Surgery: A Randomized Blinded Controlled Trial. Ann Surg, 2018, 267(1): 50 - 56.

30. Chen BP, Awasthi R, Sweet SN, Minnella EM, Bergdahl A, Mina DS, et al. Four-week prehabilitation program is sufficient to modify exercise behaviors and improve preoperative functional walking capacity in patients with colorectal cancer. Support Care Cancer, 2016, 25: 1 - 8.

31. Minnella EM, Bousquet-Dion G, Awasthi R, Scheede-Bergdahl C, Carli F. Multimodal prehabilitation improves functional capacity

before and after colorectal surgery for cancer: a five-year research experience. Acta Oncol, 2017, 56(2): 295 - 300.

32. Dunne DFJ, Jack S, Jones RP, Jones L, Lythgoe DT, Malik HZ, et al. Randomized clinical trial of prehabilitation before planned liver resection. Br J Surg, 2016, 103(5): 504 - 512.

33. Cho H, Yoshikawa T, Oba MS, Hirabayashi N, Shirai J, Aoyama T, et al. Matched pair analysis to examine the effects of a planned preoperative exercise program in early gastric cancer patients with metabolic syndrome to reduce operative risk: the Adjuvant Exercise for General Elective Surgery (AEGES) study group. Ann Surg Oncol, 2014, 21(6): 2044 - 2050.

34. Kaibori M, Ishizaki M, Matsui K, Nakatake R, Yoshiuchi S, Kimura Y, Kwon AH. Perioperative exercise for chronic liver injury patients with hepatocellular carcinoma undergoing hepatectomy. Am J Surg, 2013, 206(2): 202 - 209.

35. Dronkers JJ, Lamberts H, Reutelingsperger I, Naber RH, Dronkers-Landman CM, Veldman A, et al. Preoperative therapeutic programme for elderly patients scheduled for elective abdominal oncological surgery: a randomized controlled pilot study. Clin Rehabil, 2010, 24(7): 614 - 622.

36. Berkel AEM, Bongers BC, van Kamp M-JS, Kotte H, Weltevreden P, de Jongh FHC, et al. The effects of prehabilitation versus usual care to reduce postoperative complications in high-risk patients with colorectal cancer or dysplasia scheduled for elective colorectal resection: study protocol of a randomized controlled trial. BMC Gastroenterol, 2018, 18(1): 191 - 121.

37. Le Roy B, Pereira B, Bouteloup C, Costes F, Richard R, Selvy M, et al. Effect of prehabilitation in gastro-oesophageal adenocarcinoma: study protocol of a multicentric, randomised, control trial-the PREHAB study. BMJ Open, 2016, 6(12): e12876 - 12877.

38. Attar A, Malka D, Sabate JM, Bonnetain F, Lecomte T, Aparicio T, et al. Malnutrition is high and underestimated during chemotherapy in gastrointestinal cancer: an AGEO prospective cross-sectional multicenter study. Nutr Cancer, 2012, 64(4): 535 - 542.

39. Sungurtekin H, Sungurtekin U, Balci C, Zencir M, Erdem E. The influence of nutritional status on complications after major intraabdominal surgery. J Am Coll Nutr, 2004, 23(3): 227 - 232.

40. Schiesser M, Kirchhoff P, Muller MK, Schafer M, Clavien P-A. The correlation of nutrition risk index, nutrition risk score, and bioimpedance analysis with postoperative complications in patients undergoing gastrointestinal surgery. Surgery, 2009, 145(5): 519 - 526.

41. van Bokhorst-de van der Schueren MAE, Guaitoli PR, Jansma EP, de Vet HCW. Nutrition screening tools: does one size fit all? A systematic review of screening tools for the hospital setting. Clin Nutr, 2014, 33(1): 39 - 58.

42. Bharadwaj S, Ginoya S, Tandon P, Gohel TD, Guirguis J, Vallabh H, et al. Malnutrition: laboratory markers vs nutritional assessment. Gastroenterol Rep, 2016, 26 (1Suppl): gow013 - 019.

43. Mauricio SF, da Silva JB, Bering T, Correia MITD. Relationship between nutritional status and the Glasgow Prognostic Score in patients with colorectal cancer. Nutrition, 2013, 29(4): 625 - 629.

44. Silva JBD, Mauricio SF, Bering T, Correia MITD. The relationship between nutritional status and the Glasgow prognostic score in patients with cancer of the esophagus and stomach. Nutr Cancer, 2013, 65(1): 25 - 33.

45. Torgersen Z, Balters M. Perioperative nutrition. Surg Clin N Am, 2015, 95(2): 255 - 267.

46. Stenholm S, Harris TB, Rantanen T, Visser M, Kritchevsky SB, Ferrucci L. Sarcopenic obesity: definition, cause and consequences. Curr Opin Clin Nutr Metab Care, 2008, 11(6): 693 - 700.

47. da Silva FJ, de Mello PD, de Mello ED. Subjective global assessment of nutritional status — A systematic review of the literature. Clin Nutr, 2015, 34(5): 785 - 792.

48. Hakonsen SJ, Pedersen PU, Bath-Hextall F, Kirkpatrick P. Diagnostic test accuracy of nutritional tools used to identify undernutrition in patients with colorectal cancer: a systematic review. JBI Database System Rev Implement Rep, 2015, 13(4): 141 - 147.

49. Arends J, Bachmann P, Baracos V, Barthelemy N, Bertz H, Bozzetti F, et al. ESPEN guidelines on nutrition in cancer patients. Clin Nutr, 2016,

5：1-38.

50. Mehanna HM, Moledina J, Travis J. Refeeding syndrome：what it is, and how to prevent and treat it. BMJ, 2008, 336(7659)：1495-1498.

51. Senkal M. Outcome and cost-effectiveness of perioperative enteral immunonutrition in patients undergoing elective upper gastrointestinal tract surgery. Arch Surg, 1999, 134(12)：1309-1315.

52. Braga M, Gianotti L, Vignali A, Carlo VD. Preoperative oral arginine and n-3 fatty acid supplementation improves the immunometabolic host response and outcome after colorectal resection for cancer. Surgery, 2002, 132（5）：805-814.

53. Burden S, Todd C, Hill J, Lal S. Pre-operative nutrition support in patients undergoing gastrointestinal surgery. Cochrane Database Syst Rev, 2012, 132(5)：805-802.

54. Cerantola Y, Hubner M, Grass F, Demartines N, Schafer M. Immunonutrition in gastrointestinal surgery. Br J Surg, 2010, 98(1)：37-48.

55. Osland E, Hossain MB, Khan S, Memon MA. Effect of timing of pharmaconutrition (immunonutrition) administration on outcomes of elective surgery for gastrointestinal malignancies. J Parenter Enter Nutr, 2014, 38(1)：53-69.

56. Drover JW, Dhaliwal R, Weitzel L, Wischmeyer PE, Ochoa JB, Heyland DK. Perioperative use of arginine-supplemented diets：a systematic review of the evidence. J Am Coll Surg, 2011, 212(3)：385-399.

57. Xu J, Sun X, Xin Q, Cheng Y, Zhan Z, Zhang J, et al. Effect of immunonutrition on colorectal cancer patients undergoing surgery：a meta-analysis. Int J Coloretal Dis, 2018, 14：1-11.

58. Feldheiser A, Aziz O, Baldini G, Cox BPBW, Fearon KCH, Feldman LS, et al. Enhanced Recovery After Surgery （ERAS） for gastrointestinal surgery, part 2：consensus statement for anaesthesia practice. Acta Anaesthesiol Scand, 2015, 60(3)：289-334.

59. Weimann A, Braga M, Carli F, Higashiguchi T, Hubner M, Klek S, et al. ESPEN guideline：Clinical nutrition in surgery. Clin Nutr, 2017, 36(3)：623-650.

60. Li L, Wang Z, Ying X, Tian J, Sun T, Yi K, et al. Preoperative carbohydrate loading for elective surgery：a systematic review and meta-analysis.

Surg Today, 2012, 42(7)：613-624.

61. Bilku DK, Dennison AR, Hall TC, Metcalfe MS, Garcea G. Role of preoperative carbohydrate loading：a systematic review. Ann R Coll Surg Engl, 2014, 96(1)：15-22.

62. World Health Organization—Contract No.：WHO/NMH/NHD/MNM/11. 1. Haemoglobin concentrations for the diagnosis of anaemia and assessment of severity. Geneva：World Health Organization, 2014, 2011.

63. Ludwig H, Van Belle S, Barrett-Lee P, Birgegard G, Bokemeyer C, Gascon P, et al. The European Cancer Anaemia Survey （ECAS）：a large, multinational, prospective survey defining the prevalence, incidence, and treatment of anaemia in cancer patients. Eur J Cancer, 2004, 40(15)：2293-2306.

64. Edna T-H, Karlsen V, Jullumstro E, Lydersen S. Prevalence of anaemia at diagnosis of colorectal cancer：assessment of associated risk factors. Hepatogastroenterology, 2012, 59（115）：713-716.

65. Rossi E. Hepcidin — the iron regulatory hormone. Clin Biochem Rev, 2005, 26(3)：47-49.

66. Aapro M, Osterborg A, Gascon P, Ludwig H, Beguin Y. Prevalence and management of cancer-related anaemia, iron deficiency and the specific role of i.v. iron. Ann Oncol, 2012, 23(8)：1954-1962.

67. Munoz M, Acheson AG, Auerbach M, Besser M, Habler O, Kehlet H, et al. International consensus statement on the peri-operative management of anaemia and iron deficiency. Anaesthesia, 2017, 72(2)：233-247.

68. Owusu C, Cohen HJ, Feng T, Tew W, Mohile SG, Klepin HD, et al. Anemia and Functional Disability in Older Adults With Cancer. J Natl Compr Canc Netw, 2015, 13(10)：1233-1239.

69. Sabbatini P. The relationship between anemia and quality of life in cancer patients. Oncologist, 2000, 5(90002)：19-23.

70. Aquina CT, Blumberg N, Becerra AZ, Boscoe FP, Schymura MJ, Noyes K, et al. Association Among Blood Transfusion, Sepsis, and Decreased Long-term Survival After Colon Cancer Resection. Ann Surg, 2017, 266(2)：311-317.

71. Boshier PR, Ziff C, Adam ME, Fehervari M,

Markar SR，Hanna GB. Effect of perioperative blood transfusion on the long-term survival of patients undergoing esophagectomy for esophageal cancer： a systematic review and meta-analysis. Dis Esophagus, 2017, 388： 1459 - 1456.

72. Al-Refaie WB，Parsons HM，Markin A，Abrams J，Habermann EB. Blood transfusion and cancer surgery outcomes： a continued reason for concern. Surgery, 2012, 152(3)： 344 - 354.

73. Ng O，Keeler BD，Mishra A，Simpson A，Neal K，Brookes MJ，et al. Iron therapy for pre-operative anaemia. Cochrane Injuries Group，editor. Cochrane Database Syst Rev，2015，Conference： Ass(Supplement S1)： 31 - 30.

74. Froessler B，Palm P，Weber I，Hodyl NA，Singh R，Murphy EM. The Important Role for Intravenous Iron in Perioperative Patient Blood Management in Major Abdominal Surgery. Ann Surg, 2016, 264(1)： 41 - 46.

75. Keeler BD，Simpson JA，Ng O，Padmanabhan H，Brookes MJ，Acheson AG，et al. Randomized clinical trial of preoperative oral versus intravenous iron in anaemic patients with colorectal cancer. Br J Surg, 2017, 104(3)： 214 - 221.

肿瘤患者的气道管理

7

雷克什·库马尔、阿希莱什·古普塔

7.1 引言

无论是手术、造影、治疗或任何紧急气道,麻醉医师需在多种情况下对肿瘤患者进行气道管理。而许多此类患者的气管管理可能十分困难。这些困难在气道内或气道周围的肿瘤表现尤为明显(图 7.1)。此外,气道管理问题也可能存在于身体其他部位的肿瘤患者。此类患者的气道管理需被重视,并在后面进行探讨。

7.2 肿瘤患者困难气道的原因

肿瘤患者发生困难气道的各种原因包括:

- 疾病本身因素
  - 直接原因,肿瘤位置:面部畸形,口腔内肿瘤,头部、颈部或背部肿瘤。围绕上呼吸道的质地脆弱肿瘤使气道管理既困难又不易处理
  - 间接原因,肿瘤引起的全身情况改变(营养不良、牙齿缺损、贫血、水肿等)[1]
- 导致肿瘤的因素
  - 咀嚼烟草[2]:黏膜下纤维化、口腔卫生不良、牙齿松动或缺失

- 吸烟:肺顺应性差、高碳氧血红蛋白诱导的无氧饱和度下降的呼吸暂停持续时间缩短(DAWD)[3]
  - 暴露于致癌物(如苯胺染料)[4]:高铁血红蛋白引起的缺氧和 DAWD 缩短
- 手术相关因素
  - 既往下颌、上颌切除术,半舌切除术,喉切除术等可导致畸形和解剖学改变,使气道管理变得困难
  - 术后伤口包扎也可引起畸形、水肿、出血、牙间布线、气道上游离皮瓣,以及为减少此类游离皮瓣张力采用固定或异常的头颈位置
- 气道内或周围有继发性改变
  - 颈部继发改变引起颈部畸形和活动受限
  - 颈椎继发改变可使颈部活动存在风险
- 化疗相关改变[5-7]
  - 可能存在肿瘤化疗后遗症如下颌活动受限或颈椎僵硬
  - 继发于化疗药物过量引起的黏膜炎改变可能引起气管插管时出血
- 放疗相关改变[8]
  - 气道内及周围的表皮炎可诱发急性炎性反应
  - 骨放射性坏死[9]

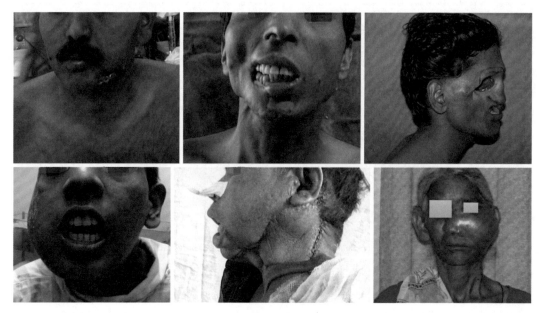

图 7.1　肿瘤患者的气道问题

- 年龄相关：尽管肿瘤可发生于所有年龄段的患者，患病人群仍以老年人为主

7.3　肿瘤患者困难气道的类型

美国麻醉医师协会（ASA）困难气道管理指南[10]已进行详细说明，当出现通气（通过面罩或声门上气道装置（SADs））、气管插管（由于喉镜暴露或通过可视化进行气管插管（ETT）暴露声门问题或两者均有）和建立颈前气道有问题时，气道管理将变得困难。如果清醒状态下的气道管理患者不同意或不配合将增加额外的气道管理难度。患者的气道管理一直要持续到安全拔管[10,11]。因此，亦须对拔管困难进行预测、预防和管理。

在此背景下，肿瘤患者可能发生的困难气道包括：

- *面罩通气*：这可能是由于
  - 面部畸形

  - 牙齿缺失
  - 颈部活动度下降
  - 年龄增加（年龄＞55 岁）
- *声门上气道装置（SAD）的使用*
  - 张口度变小
  - 口腔脆性肿物几乎占据整个口腔
- *喉镜检查*
  - 牙齿缺失
  - 张口度变小
  - 口腔入口处畸形或肿瘤
  - 不稳定性下颌半脱位
  - 口腔畸形
  - 下颌关节组织紊乱
  - 颈部条件改变（形状、活动能力、脆性等）
- *气管插管*（在良好的喉镜暴露后）
  - 声门开口内和周围肿瘤
  - 黏膜炎导致气管插管时出血
  - 喉部/气道严重扭曲或浸润

- *颈前通道*:
  - 肿瘤、瘢痕、张力
  - 急性炎症(表皮炎)
  - 颈部伸展能力严重下降
- *拔管*:
  - 术后畸形、包扎、水肿、出血、游离皮瓣
  - 手术期间牙间布线
  - 为减少游离皮瓣张力的异常头颈位置
  - 未能处理的初始病因(无法切除的肿瘤)

7.4 肿瘤患者气道管理计划

计划仍然是气道管理最重要的一个方面,特别是在肿瘤患者的困难气道中。这包括以下步骤:

1. 气道评估
2. "困难"优化
3. 评估手术需要
4. 备好在整个气道管理过程中保证氧合的措施
5. 做好首选和备用的气道管理计划

7.4.1 肿瘤患者气道评估

任何好的计划均是基于对可能出现的困难的良好预判,以及为防止或减轻困难造成的负面影响而所采取的措施。全面的气道评估有助于识别或预测可能的困难[10]。在 ASA 指南建议的基础上[10],气道管理基金会(AMF)采用下面的 3 步法策略[12]:

1. 关注病史
2. 关注体格检查
3. 关注气道检查,依据 AMF"视线"策略

3 步法气道评估的目标是识别不能建立,以及难以建立气道的患者。这将指引操作者进行下一步的计划,优化"困难"区域。

7.4.1.1 关注病史

除常规症状/体征和影响气道的疾病史(如不能平卧、打鼾、糖尿病、类风湿关节炎等),还应该关注这些患者既往的气道事件的详细说明,以及之前气道管理尝试的不足之处(随时回顾之前的记录)。由于上述原因,之前的干预期间和干预之后可能影响气道的事件(手术、放疗、化疗、咀嚼烟草)同样重要。

7.4.1.2 关注一般体格检查

应该针对这些患者独有的,可能与气道管理有关的特征如营养不良、屏气、呼吸困难、音质改变、化疗和放疗引起的变化等。

7.4.1.3 AMF"视线"气道检查

最后,气道管理者应该进行气道的专项检查。ASA"视线"(LOS)策略强调以喉镜下经口气管插管为中心[10]。另一方面,许多肿瘤患者的气道管理采用其他不以经口气管插管为基础的方法,如经鼻插管、选择性气管造口,甚至喉上气道装置(SADs),特别是非气道肿瘤患者。

因此,我们采用 AMF 建议的"视线"策略[12]进行气道管理,因为在肿瘤患者的气道管理中,它更为详细,并包括了几乎所有可能涉及的困难区域(表 7.1)。困难气道部分应该进一步使用优化的工具进行管理。

表 7.1　气道管理基金会（AMF）建议的"视线"气道检查计划[12]

LOS 指标	异常提示气道管理中的问题
鼻腔	畸形、狭窄的鼻孔、鼻道
颧骨区域	畸形、肿块、脸颊凹陷
嘴	变形、微裂、入口困难
牙齿	无牙、缺牙、龅牙、不规则、覆牙
切牙间隙（IIG）	喉镜检查＜3 cm；VL 以及 SAD＜2 cm
下颌半脱位	＜1 cm
口腔	MMP＞2，内有肿块
上颚	高拱；裂开
下颌	后缩，突出，过窄，过宽，损伤，肿块
颌下间隙	尺寸：TMD＜6 cm 顺应性：差、瘢痕、肿瘤
颈长	SMD＜12 cm
颈围	女性＞40 cm，男性＞42 cm
头颈 ROM	＜90°
颈部标志	标志难以触及，如环甲膜

LOS 视线，VL 可视喉镜，SAD 声门上气道装置，MMP 改良马氏分级，TMD 甲颏距离，SMD 胸颏间距，ROM 活动度

7.4.2　优化肿瘤患者气道评估中的"困难"区域

涡旋策略是可基本代表所有可获得优化技术的简单方法[13]（图 7.2）。该方法可使操作者事先评估这些优化方案是否适合以及哪种适合患者。其中，调整头颈、喉部、设备，改变设备类型、大小以及使用吸引、氧气是所有气道事件管理中普遍适用的。后续将详细讨论氧气的使用。

另外，可通过加深/减浅麻醉深度或使用肌松药物/拮抗剂来改变肌张力。如何满足特定患者的需求取决于具体的情况。一般来说，对肿瘤患者进行气道内或周围的肿瘤手术，遇到气道管理问题时，采取加深麻醉或使用神经肌肉阻滞剂措施时再谨慎也不为过。而对于其他部位的肿瘤患者，加深麻醉或使用神经肌肉阻滞剂可帮助度过许多气道危机。

通常用于优化肿瘤患者气道的辅助措施和操作如下：

- 面罩通气：双人托面罩和鼻咽通气道（可能不适用于口腔肿瘤患者）。同时，对于营养不良、无牙齿患者防止气体从脸颊漏出很有帮助。

- 喉上气道装置（SADs）：绕过肿瘤需要侧方入路，颈前肿块病例使用侧方入路或倒置入路[14]可能成功。

- 喉镜检查：
  - 视频喉镜，尤其是弯曲度更高的 C - Mac（D - blade）可以在对气道结构施加最小压力的情况下显示喉入口
  - 软性视频内镜（纤维内镜）可达到同样效果，同时提供气道肿瘤患者经常需要使用的鼻腔通道。这让表面麻醉下的清醒患者能更好耐受
  - 可能需要保护脆性义齿、牙龈、肿瘤的方法。牙齿保护器或纱布包可能对缺齿非常有用

- 气管插管
  - 经鼻：套囊充气技术在喉镜/视频喉镜直视下引导气管导管进入喉部十分有用，因为它可以避免其他设备（麦氏插管

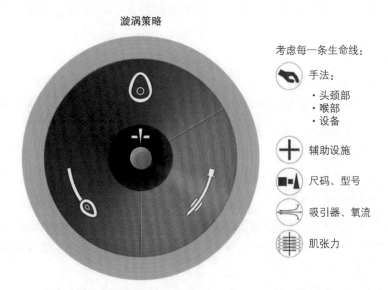

漩涡策略

考虑每一条生命线：

手法：
- 头颈部
- 喉部
- 设备

辅助设施

尺码、型号

吸引器、氧流

肌张力

图 7.2 三维漩涡俯视图[13]。三项"非手术方式气道管理生命线"（面罩、喉上气道装置和气管插管）和颈前外科方式，代表能够将生命从漩涡的中心拯救出来。随着蓝色阴影和深度的增加代表缺氧的加重。右侧列出了常规均可使用的支持生命的优化技术。根据辅助用具和使用方法不同适用于不同场合生命支持

钳）进入存在肿瘤或一些脆性组织的气道[15]

- 经口：辅助工具如管芯和气管导管引导器（探条），以及如套囊充气等操作，常用于辅助困难患者的经口气管插管
- 颈前气道：在开始进行气道管理之前，移除颈部伤口的加压包扎或仅留下一薄层敷料是非常有用的做法。在可疑的情况下，最好事先识别甚至标记好环甲膜。

7.4.3 回顾手术需求

除回顾与所管理的特定患者相关的上述要点外，首选和备用计划也应考虑到手术要求。一般肿瘤患者对气道管理的外科要求有：
- 无需术中或术后外科进行修复
- 气道装置远离手术区域
- 特别注意防止喉和气管损伤

- 口腔手术避免口腔内气道装置
- 意识到手术和包扎对气道的影响

虽然了解肿瘤手术中存在大量失血、功能性肺组织丧失、对通气或灌注的影响等本身不是一项手术要求，但这对于气道管理人员来说却非常重要，在这些非气道相关因素稳定下来之前，拔管应被视为"存在风险"。

7.4.4 维持良好氧合的方法

随着 2015 年困难气道协会（DAS）最新指南的出台[16]，许多研究人员的工作纳入其中[17-20]，其证实了强调对每一气道管理患者进行预充氧的重要性，且气道管理中的氧合概念（我们的气道团队称之为旁氧合[12,21]，Levitan 称之为 NODESAT（努力建立安全气管导管期间的经鼻氧合[19]））也得到了显著强调。将其延伸到肿瘤患者的气道管理中，所有肿瘤手术患者均应进行预

充氧直到 FeO_2（呼出气氧气浓度）＞0.9。此后，无论患者是自主呼吸还是窒息状态，都应该进行鼻导管吸氧，同时确保呼吸道安全。在一小部分接受肿瘤手术的患者中，他们的肺部弥散能力下降[化疗药物导致一氧化碳（DLCO）的肺部弥散能力下降，从而减少了无氧饱和度下降的呼吸暂停持续时间（DAWD）]，在气道管理期间，这些操作对于避免氧饱和度下降变得至关重要。应使用辅助氧气端口的最大氧气流量。THRIVE（经鼻湿化快速充气交换通气）[16]已显示可通过维持氧合来延长呼吸暂停时间，这种时间显著延长的呼吸暂停不太发生于肿瘤手术患者的气道管理中。

7.4.5 做好首选和备用计划

在详细阐述了肿瘤患者的所有气道问题、其可能的影响以及将其影响降至最低的方法之后，我们讨论一下建议用于肿瘤患者气道管理的决策原则。在管理肿瘤患者的气道时，应严格遵守任何气道管理的基本原则，如患者、操作者和手术台的最佳位置等，以便将重点放在困难区域。

1. 建立气道的初步方法——手术或非手术：使用面罩通气和喉上气道装置仍不能满足通气或极其困难的，首选的气道建立方式仍应该是非创伤性的[22]。

2. 全身麻醉（GA）后的气道建立？如果面罩通气或喉上气道装置放置或两者的使用均似乎正常或仅轻微困难（用于该患者的设备在可控范围内），依据气道管理者的选择，可在全身麻醉或清醒状态下维持气道安全。然而，如果面罩通气和喉上气道装置的放置均不可能或非常困难时，即使在口腔

癌手术中也是罕见的，那么最好只使用局部麻醉药，在患者麻醉之前建立安全气道。如果决定在患者麻醉前建立安全气道，安全水平的镇静遗忘（不影响呼吸和气道通常）是有益的，可通过小剂量、分次使用镇静遗忘药物进行。

3. 神经肌肉阻滞后的气道建立？如果计划在实施全身麻醉后建立气道，气道管理者需要决定是否可以使用神经肌肉阻滞药物辅助最终气道装置的成功到位。然而，对患者应用肌肉松弛药物前，建议确保维持氧合的装置在位。

4. 建立气道装置的选择：如果手术是针对气道内或气道周围以外的其他肿瘤，可以选择喉上气道装置或气管导管保护气道。然而，对于气道内或周围的肿瘤，气管插管是首选方式。在肿瘤手术患者中，通常在气管插管后放置咽部填塞，这可能会导致血液、脓液等在喉部入口周围流淌。

经常采用经鼻插管是因为它可以让麻醉和手术团队更好地控制"各自"的气道部分。推荐用于气管插管型喉罩通气道（ILMA‑ETT）的带套囊的气管导管是用于鼻插管损伤最小的气管导管[15]。加强型气管导管是第二选择。使用套囊充气而不是麦氏插管钳来辅助其从口咽进入声门入口，是因为这样可以减少对口腔脆性组织的干预[15]。

5. 喉镜检查和气管插管的设备选择：可视喉镜作为指导气管导管的第一选择（经口和经鼻均是）优于普通喉镜，可在减少对口腔和喉部组织牵拉情况下确保气管插管。硬质纤维镜（例如，Bonfils 插管内窥镜，用于口腔插管）允许在一个相对较小的通道内

越过口腔中部的脆性肿瘤。这也使得在磨牙后间隙滑动和固定气管导管变得更为简单。因此,如果是口腔内手术,外科医师可以获得足够的空间。许多气道管理者将软性视频内镜(纤维内镜)引导气管插管(根据需要选择经口或经鼻)作为首选,而其他人则在因任何原因导致视频喉镜/喉镜无法进行时选择。它甚至比可视喉镜更好地保护口腔、咽部的脆性组织。纤支镜使用的基本原理在所有患者中相同,但除外对肿瘤患者的某些特殊考虑:

(1)由于解剖结构变形或颈部肿块,对其中一些患者使用口腔内和外部入路进行各种神经阻滞可能很困难。这些患者的局部用药可以通过喷雾、雾化、即喷即用(SAYGO)或某几种方法的组合进行。

(2)确保始终通过药物端口和鼻尖进行氧合,尤其是心肺功能储备不足的肿瘤患者。

无论选择何种方法进行气管插管,气管导管应该进行非常牢固的固定,因为术中易发生异位/移位,在手术期间(特别是气道内和气道周围手术)操作气管导管可能比较困难。

6. 拔管计划:肿瘤患者的拔管最好遵循困难气道协会(DAS)拔管指南中提到的所有拔管原则[11],具体取决于肿瘤的位置、手术类型和患者的一般情况。对属于“高风险”拔管(因气道或非气道原因)的肿瘤患者,拔管应在设备齐全的手术室(OR)或重症监护室(ICU)进行(如果术后未立即进行),且周围有额外帮助提供。在拔除气管导管之前,必须确保咽部填塞(如果放置)已移除并记录在案。可供拔管的选择有:

(1)如果手术远离气道且气道“正常”,则应像其他“低风险”拔管一样拔管。

(2)如果插管困难且在麻醉结束时仍然困难,则在患者完全清醒时拔管,然后通过气道交换导管(AEC)拔管。

(3)如果出现气道水肿,则推迟拔管直到气道水肿明显减轻,然后通过气道交换导管(AEC)拔管。

当使用 AEC 拔管时,保持 AEC 处于原位直到患者能够维持气道和预期氧合,即使在睡眠期间亦是如此。

(4)如果患者因任何原因(气道状况、患者状况,例如 GCS<8 等)而需保留气管导管,以致其时间超过可接受范围,最好进行计划性气管造口术,然后在适当的时间拔除气管导管[23]。

根据上述原则,气道管理者应为正在接受气道管理的肿瘤患者制定首选计划和备用计划。制定这些计划时应考虑到有效资源(设备、专业知识和人力)。一旦制定出计划,在开始进行气道管理之前应校对所需的资源以获得最佳结果[12]。

7.5 总结

多种因素可干扰肿瘤患者的气道管理。这些因素包括肿瘤位于气道内和气道周围,致癌物质的影响,化疗或放疗,既往或即将进行的气管手术以及氧合。充分了解这些因素对气道的影响,可以让气道管理者在着手对这些患者进行气道管理之前进行预测并记录。

一旦记录在档,气道管理者对这些因素的优化和管理计划可变得精简,并牢记可用的措施。重要的是需意识到,对于肿瘤患者（包括那些涉及气道的肿瘤患者）,并不总是需要在患者清醒的情况下使用软性纤支镜来建立气道,并很少需通过手术有创的方式建立气道,甚至是术后再进行。

然而,在许多肿瘤患者中,去除人工气道可能比建立气道更为棘手,因此,应保持敬畏,谨慎观察和处理。重要的是在肿瘤手术期间和计划拔管之前需经常再次评估气道。

（杨礼　译,王昕　校）

参考文献

1. Arain MR, Buggy DJ. Anaesthesia for cancer patients. Curr Opin Anaesthesiol, 2007, 20: 247 - 253.
2. Nikhar SA, Sharma A, Ramdaspally M, Gopinath R. Airway management of patients undergoing oral cancer surgery: a retrospective analysis of 156 patients. Turk J Anaesthesiol Reanim, 2017, 45: 108 - 111.
3. Rodrigo C. The effects of cigarette smoking on anesthesia. Anesth Prog, 2000, 47: 143 - 150.
4. Letasiova S, Medve'Ova A, Sovcikova A, Dusinska M, Volkovova K, Mosoiu C, et al. Bladder cancer, a review of the environmental risk factors. Environ Health, 2012, 11: 1 - 5.
5. Allan N, Siller C, Breen A. Anaesthetic implications of chemotherapy. Contin Educ Anaesth Crit Pain, 2012, 12: 52 - 56.
6. Shamim F, Khan A, Aijaz A. Airway management in post chemo radiotherapy head and neck cancer patients presenting for dental procedures in ambulatory setting-case series. J Anesth Clin Res, 2016, 7: 1 - 3.
7. Gudaitytė J, Dvylys D, Šimeliūnaitė I. Anaesthetic challenges in cancer patients: current therapies and pain management. Acta Med Litu, 2017, 24(2): 121 - 127.
8. Balakrishnan M, Kuriakose R, Koshy RC. Radiation induced changes in the airway-

9. Alraiyes AH, Alraies MC, Abbas A. Radiation-associated airway necrosis. Ochsner J, 2013, 13: 273 - 275.
10. Task Force on Management of the Difficult Airway. Practice guidelines for Management of the Difficult Airway: an updated report by the American Society of Anesthesiologists. Anesthesiologists. Anesthesiology, 2013, 118: 251 - 270.
11. Popat M, Mitchell V, Dravid R, Patel A, Swampillai C, Higgs A. Difficult airway society guidelines for the management of tracheal extubation. Anaesthesia, 2012, 67: 318 - 340.
12. Kumar R, Kumar S, Misra A, Kumar NG, Gupta A, Kumar P, et al. A new approach to airway assessment- "Line of Sight" and more. Recommendations of the Task Force of Airway Management Foundation (AMF). J Anaesthesiol Clin Pharmacol, 2020, 36: 303 - 315.
13. Chrimes N. The Vortex: a universal "high-acuity implementation tool" for emergency airway management. Br J Anaesth, 2016, 117(S1): i20 - 27.
14. Kumar R, Wadhwa A, Akhtar S. The upside-down Intubating laryngeal mask airway: a technique for cases of fixed flexed neck deformity. Anesth Analg, 2002, 95: 1454 - 1458.
15. Kumar R, Gupta E, Kumar S, Sharma KR, Gupta NR. Cuff inflation-supplemented laryngoscope-guided nasal intubation: a comparison of three endotracheal tubes. Anesth Analg, 2013, 116: 619 - 624.
16. Frerk C, Mitchell VS, McNarry AF, Mendonca C, Bhagrath R, Patel A, et al. Difficult Airway Society 2015 guidelines for management of unanticipated difficult intubation in adults. Br J Anaesth, 2015, 115: 827 - 848.
17. Tanoubi I, Drolet P, Donati F. Optimizing preoxygenation in adults. Can J Anaesth, 2009, 56: 449 - 466.
18. Ramachandran SK, Cosnowski A, Shanks A, Turner CR. Apneic oxygenation during prolonged laryngoscopy in obese patients: a randomized, controlled trial of nasal oxygen administration. J Clin Anesth, 2010, 22: 164 - 168.
19. Levitan RM. NO DESAT! Nasal oxygen during efforts securing a tube, 2010, http://www.airwaycam. com/wp-content/uploads/2015/03/

NO-DES AT.pdf.

20. Patel A, Nouraei SA. Transnasal Humidified Rapid-Insufflation Ventilatory Exchange (THRIVE): a physiological method of increasing apnoea time in patients with difficult airways. Anaesthesia, 2015, 70: 323 - 329.

21. Kumar R, Kumar S, Misra A, Kumar N, Sharma K. Managing difficult airway: recent advances. In: Kaul TK, Grewal A, Katyal S, Singh A, Gupta V, editors. Anaesthesia update book 2016. 1st ed. New Delhi: Jaypee Brothers Medical Publishers, 2016, 7 - 11.

22. Mishra S, Bhatnagar S, Jha RR, Singhal AK. Airway management of patients undergoing oral cancer surgery: a retrospective study. Eur J Anaesthesiol, 2005, 22: 510 - 514.

23. Lee HJ, Kim JW, Choi SY, Kim CS, Kwon TG, Paeng JY. The evaluation of a scoring system in airway management after oral cancer surgery. Maxillofacial Plastic Reconstr Surg, 2015, 37: 1 - 7.

药物、液体和肿瘤

S. 巴拉·巴斯卡尔、M. 曼朱拉德维

8.1 引言

随着肿瘤麻醉亚专业的发展,麻醉医师作为"围术期医师"有必要了解围术期免疫抑制和肿瘤生物学。在过去的 10 年中,临床实践一直侧重于循证因素,通过各种策略来降低癌症复发或播散的风险,从而改善整体结果[1]。关于麻醉剂和镇痛剂如何在围术期影响癌症生物学的证据也日益显现[2]。

手术、化疗、放疗、药物治疗、免疫治疗,或这些方法单独或联合被选择用来治疗癌症、癌症疼痛、转移和复发的选择[3]。诊断和治疗方式的进步使许多类型癌症的早期手术治疗成为可能。

8.2 手术影响

癌症手术会影响包括神经内分泌系统在内的生理系统。手术应激引起的身体反应是许多因素的相互作用,包括神经内分泌、炎症、免疫和代谢成分。这种相互作用的最终结果是免疫抑制[4]。细胞介导的免疫(包括 NK 细胞、细胞毒性细胞、单核细胞和树突状细胞)是对抗肿瘤细胞播散的主要防御机制[5]。围术期以免疫调节治疗(如重组 NK T 细胞)方式进行的辅助肿瘤治疗具有抗肿瘤作用,并显示出治疗效益和生存潜力[6]。总的来说,机体反应和各种相互作用创造了一个环境,通过抑制体液和细胞介导的反应,增加了癌症传播的风险[7]。

麻醉技术、药物和围术期因素对免疫机制的作用可能影响癌症预后[7,8]。关于手术和麻醉应激对癌症转移和复发作用的数据来自体外和体内的回顾性、低支撑力度和非结论性研究。作为癌症诊疗的一部分,进行手术是为了诊断、预防、去瘤、分期、支持和姑息的目的。免疫抑制风险和癌症转移风险的增加涉及多种机制[5,9,10]:

(1)在手术操作和处理肿瘤过程时,瘤细胞播散到循环中。

(2)细胞免疫系统受抑制及监测肿瘤的保护作用丧失,其与手术损伤的程度成比例。

(3)肿瘤扩散与血管生成有关,血管生成受促血管生成因子和抗血管生成因子之间的平衡调节。促血管生成因子包括血管内皮生长因子(VEGF)、成纤维细胞生长因子和转化生长因子(TGF)β。抗血管生成因子包括血管抑制素和内皮抑素。这种平衡受到手术应激的影响,导致血管生成过度和术后抗血管生成因子循环减少[11]。原发肿瘤对血管生成有抑制作用,但在手术切除原发肿瘤后,这种抑制作用会消失,促进肿瘤复发。

(4)基质金属蛋白酶与宿主细胞相互作用,增强转移过程[12]。

8.3 麻醉剂

麻醉剂和镇痛药物可以通过不同的机制影响肿瘤的进展和转移(表8.1)。大手术本身具有免疫抑制作用,因此将这些主要负责细胞免疫抑制的麻醉剂和镇痛剂区分出来是一个挑战。研究人员通过观察特定细胞因子-白细胞介素(IL-2、IL-10、IL-12)和干扰素(INFγ)的波动及免疫反应的改变来测量这些药物引起的免疫抑制。探讨麻醉影响的研究(体外、动物模型和人类研究)已经能够确定其对神经内分泌和免疫功能的间接影响,以及对肿瘤细胞信号通路[13]的直接影响。

麻醉药通过与特定的细胞信号转导因子,特别是缺氧诱导因子(HIF)[13]的相互作用,对癌细胞的细胞生物学产生直接(非免疫的)作用。吸入性麻醉可上调HIFs,抑制NK细胞功能,并介导血管生成[7]。挥发性麻醉剂,如异氟烷、地氟烷和氙气,可上调HIFs。肿瘤发生转移主要受HIF1α和HIF2α调控。HIF1α的表达在细胞质中积累,然后易位到细胞核的核极并与HIFβ结合。这种异二聚体复合物进一步与缺氧因素相关的靶基因结合。这导致基因转录形成mRNA,进而促进血管生成、代谢改变、pH调控、肿瘤细胞增殖迁移及其侵袭,从而导致转移的可能性。另外,异丙酚、硫喷妥钠、硫胺醛和氟烷可下调HIFs。不同麻醉药对HIF表达的影响各不相同,并受肿瘤病理和组织来源的影响。实验和临床研究表明,氧化亚氮具有免疫调节作用。氧化亚氮影响DNA、嘌呤和胸腺苷酸的合成,并通过抑制造血及相应中性粒细胞功能从而抑制肿瘤播散[14]。因此,了解麻醉药对细胞的影响以及这些药物的合理选择和使用,可以对结果产生有利影响。

表8.1 麻醉、镇痛、镇静等药物对癌症的影响

麻 醉 药 物	可 能 机 制
静脉注射制剂	
(a) 丙泊酚	抑制基质金属蛋白酶(MMP),防止肿瘤扩散 减少动物模型中的NK细胞数量
(b) 硫喷妥钠	动物模型中循环NK细胞数量减少,促进肿瘤转移
(c) 氯胺酮	在动物模型中NK细胞活性和NK数量的降低
(d) 苯二氮䓬类药物	
地西泮	没有显著影响
咪达唑仑	影响导致癌细胞死亡的信号通路,表现为坏死和凋亡

续　表

麻 醉 药 物	可 能 机 制
吸入制剂	
（a）挥发性物质	促进 NK 细胞和人 T 细胞凋亡，促进肿瘤转移 减少人 NK 细胞数量，抑制干扰素对 NK 细胞的刺激 动物模型中细胞毒性
（b）氧化亚氮	干扰 DNA、嘌呤和胸苷酸的合成，抑制中性粒细胞功能，抑制造血 细胞形成，促进肿瘤转移
肌肉松弛药	
罗库溴铵 维库溴铵	促进乳腺癌细胞生长、迁移和侵袭
顺阿曲库铵 琥珀酰胆碱	安全（？）
镇痛药	
阿片类药物 吗啡 芬太尼 非甾体抗炎药物（NSAID） COX－2 抑制剂 曲马朵	促进血管生成，免疫抑制 在动物模型和人类中抑制细胞免疫，包括 NK 细胞活性 抑制人 NK 细胞活性 抑制血管生成作用及抑制肿瘤扩散 动物模型中抑制血管生成和抗肿瘤作用 与 β 受体阻滞剂一起使用（？） 刺激 NK 细胞活性
局部麻醉药物	抑制表皮生长因子受体 电压门控钠通道介导的抗转移作用 Src 信号通路受损 肿瘤细胞驱动蛋白机制的损伤
其他	
β 受体阻滞剂	抗肿瘤转移；适用于 COX－2 抑制剂（？）

　　在乳腺癌肺转移动物模型中，作者研究了氯胺酮、硫喷妥钠、氟烷或异丙酚对 NK 细胞活性和实验性转移耐受性的影响。作者证明，与对照组相比，氯胺酮麻醉与肺肿瘤细胞数量增加 5.5 倍有关，硫喷妥钠与肺肿瘤细胞数量增加 2 倍有关[15]。除异丙酚外，所有药物均抑制了 NK 细胞活性。硫喷妥钠、氯胺酮和异丙酚显著降低了 NK 细胞

数量；氟烷没有观察到明显抑制作用[15]。然而，最近一项关于胰腺细胞模型的研究报告称，氯胺酮、s-氯胺酮和 MK 801 抑制癌细胞增殖和细胞死亡[16]。氯胺酮因为其免疫抑制作用可能具有促肿瘤效应，但对癌细胞的直接作用尚未确定。已观察到异丙酚结合物（二十二碳六烯酸异丙酚和二十碳五烯酸异丙酚）可抑制乳腺细胞中的细胞黏

附、迁移和凋亡[17]。在体外研究中,高剂量依托咪酯已被证明可以降低大鼠巨噬细胞的活力。在人类乳腺细胞系中发现了 α_2 受体。据报道,右美托咪定和可乐定等药物通过对 α_2 受体的激动作用在动物模型中具有促肿瘤效应[19]。地西泮似乎对癌细胞活力[15]没有显著影响。咪达唑仑可能影响导致癌细胞死亡的信号通路,表现为坏死和凋亡[20]。咪达唑仑也能抑制细胞周期进程。

8.4　镇痛药

在动物研究[5]中,术后镇痛不足与 NK 细胞的抑制和转移程度的增加有关。在体外和体内的研究中,阿片类药物抑制或促进癌症生长,出现了相互矛盾的结果[2]。针对急性和慢性疼痛使用吗啡等阿片类药物也可以抑制细胞免疫和体液免疫[9,10]。阿片受体存在于来源于各种器官和组织的肿瘤细胞上,如神经元、胰腺、甲状腺、子宫内膜、结肠、乳腺、肺、胰腺、甲状腺等[21]。mu(μ)阿片类受体(MOR)大量表达,阿片类药物直接影响肿瘤细胞的增殖和侵袭,间接通过免疫抑制、促炎症、促血管生成效应和诱导癌细胞凋亡发挥作用[21-23]。阿片类药物的类型、剂量和给药途径可影响其对癌细胞[7]的影响。吗啡对 NK 细胞的细胞毒性具有剂量依赖性抑制作用。当大剂量吗啡持续静脉输注时,可以抑制啮齿动物的肿瘤生长和转移,而间歇静脉输注时刺激 HPA 轴并促进癌症进展和转移[24]。芬太尼术后使用可抑制 NK 细胞活性。舒芬太尼和阿芬太尼影响白细胞功能,并对 NK 细胞有抑制作用[25]。丁丙诺啡缺乏内在的免疫抑制活性,因此具有良好的免疫谱[26]。内源性阿片类药物(β 内啡肽)的产生增强,其在生理应激反应中释放,导致 NK 细胞的细胞毒性增加,抗炎细胞因子增加,促炎细胞因子减少。β 内啡肽的这种抗肿瘤作用已被建议用于可能的癌症治疗模式[5]。前列腺素通过抑制细胞毒性细胞和树突状细胞发挥免疫调节作用。它们下调 TNF - α、β,上调免疫抑制细胞因子 IL10、IL4 和 IL6[5]。非甾体抗炎药(NSAIDs)影响癌细胞上的环氧合酶-2(COX-2)受体,并拮抗 NK 细胞[27]产生的前列腺素。上皮细胞来源的癌细胞,如乳腺、膀胱、子宫颈、结肠和直肠,都有 COX-2 和前列腺素 E-2(PGE-2)[28]的过表达。鉴于这种现象,COX 抑制剂可以降低患乳腺癌、结肠癌、肺癌和前列腺癌的风险。COX-2 抑制剂如塞来昔布已经成为某些化疗方案的一部分,因为它们可以抑制癌细胞的生长及扩散[29]。曲马朵具有 5-羟色胺能、肾上腺素能和阿片类受体的作用,刺激 NK 细胞活性,这种作用已在大鼠中被证明可以阻断手术诱导的 NK 细胞抑制和手术诱导的[30]肺转移。β 受体刺激可能是氯胺酮相关转移的基础。这一点在另一项大鼠研究中得到了证实,在该研究中,β 受体阻滞剂纳多洛尔减弱了氯胺酮的作用[15]。将纳多洛尔与免疫刺激剂(poly I - C)结合使用,可完全中和氯胺酮的作用。各种肿瘤分泌前列腺素(PGs)来对抗宿主细胞介导的免疫,而且,许多肿瘤系表达 β_1 和 β_2 受体。我们可以推测,围术期使用 COX-2 抑制剂和 β 受体阻滞剂可能会带来有益的预后[31]。

8.5　局麻药和神经肌肉阻断剂

局部麻醉剂（LAs）通过抗炎和抑制癌细胞增殖和迁移而显示出抗肿瘤作用。利多卡因对表皮生长因子受体有直接抑制作用。这种抑制作用阻止肿瘤细胞的增殖，尤其是上皮起源的细胞[32]。丁哌卡因和罗哌卡因通过 DNA 去甲基化作用较小程度地阻止肿瘤进展。它们还激活肿瘤抑制基因，从而延缓肿瘤进展[33]。利多卡因和丁卡因可能影响肿瘤细胞的驱动蛋白运动机制，损害微管蛋白，从而防止转移。酰胺类局麻药是电压门控钠通道的有效抑制剂，可抑制肿瘤细胞转移侵袭[34]。LAs 的部分抗肿瘤作用是通过钾或钙通道介导的[25]。利多卡因和罗哌卡因对原癌基因 Src 有抑制作用，但普鲁卡因无此作用[35]。该基因在某些实体瘤中的过表达可能导致癌症的进展、侵袭和扩散。利多卡因通过增加基因的表达，导致 NKG2D 受体的增强，增强 NK 细胞的细胞毒性。在实体恶性肿瘤是有用的，因此利多卡因在围术期的使用有益处[36]。在根治性子宫切除术中输注利多卡因可以防止淋巴细胞凋亡，维持 INFγ/IL－4 比率，从而对细胞介导的免疫有保护作用，具有抑制肿瘤复发的潜在益处[37]。

麻醉实践中使用的神经肌肉阻滞剂对乳腺癌细胞和胃癌细胞的影响也已进行了体外研究[38,39]。据报道，罗库溴铵与乳腺癌患者肿瘤细胞的生长、迁移和侵袭有关，但维库溴铵和琥珀酰胆碱在这些方面几乎是惰性的。在胃癌细胞中观察到罗库溴铵的类似作用，但维库溴铵和顺式阿曲库铵对其恶性表型的影响不大。

8.6　其他围术期因素的影响

8.6.1　低温影响

手术室环境温度过低、手术和麻醉因素下体温调节减弱会导致围术期体温过低。低温会影响细胞水平的功能并对适应性免疫产生负面影响[9]。低温的免疫抑制作用是通过其对 NK 细胞活性的影响产生。大鼠研究还表明，低温可使转移概率增加 4 倍[40,41]。在一项对晚期卵巢癌减瘤手术的研究中，低温可显著降低总生存期（34 个月比 45 个月）[42]。低温本身会增加出血和异体输血的需要，这对癌症动力学有影响，将在下一节中讨论[5]。

8.6.2　输血

围术期输血已被发现具有免疫调节作用，并据报道与癌症复发、感染和死亡率[43]的风险增加相关。最近的一项荟萃分析加强了输血相关疾病与肺癌患者无癌生存率下降的证据，尽管近一半的试验结果是阴性或模棱两可的[44]。输血是否与癌症之间存在真正的关联（作为一个独立的危险因素），或者其结果是否代表了输血所导致的贫血的因果作用，目前尚不清楚。

据报道，与自体输血相比，异体输血（输血相关免疫调节－TRIM）对胃癌患者的免疫抑制作用更为明显[45]。然而，这两种类型的输血都与 T 辅助细胞和 NK 细胞计数的减少有关。此外，细胞因子的产生（IL－2 和 INFγ）和 T 辅助细胞/细胞毒性 T 细胞的比例也降低了。白细胞相关的输血不良反应可以通过使用去白细胞血制品来减少，但与未接受任何输血[46]相比，对无病生存率和总生存率的影响不大。因此,白细胞诱导的免疫调节可能不是唯一的机制,一些未知的机制可能参与导致了不良结果[46]。

8.6.3 其他围术期因素

急性术后疼痛抑制 NK 细胞活性。一项动物研究报告称,不同的疼痛管理技术可以降低宿主对转移的应激相关抗性,对宿主的免疫包括抗肿瘤防御机制[47]。

癌症患者围术期的焦虑、抑郁和心理应激会刺激下丘脑和交感神经系统,对肿瘤微环境有显著影响。据报道,乳腺癌患者的慢性应激是免疫抑制[48]的重要预测因素。免疫疗法在人类中取得了一定的成功,在关键的围术期应用免疫疗法可能对总体结果有益。术前给予 IFNα 和 IFNβ 可能抵消围术期手术应激所致的 NK 细胞毒性的抑制作用[49]。

8.7   麻醉管理

围术期麻醉管理对免疫细胞、炎症标志物和其他与癌症复发和扩散相关的血清因子有影响。许多前瞻性和回顾性研究表明,不同类型的麻醉管理所致的,免疫和非免疫机制都是癌症复发和转移的原因。

8.7.1   区域麻醉或镇痛的作用

多项回顾性研究评估了单独使用区域麻醉(RA)或联合周围神经阻滞(椎旁阻滞)或神经椎管内(脊柱/颈椎、胸、腰椎硬膜外)阻滞联合全身麻醉[24,50,51]时的癌症复发和转移。一项关于区域麻醉或镇痛对多项肿瘤手术[如乳腺、肺、食管、腹部(结肠、胃)、膀胱、前列腺和卵巢]的总生存期、无病生存

期和无复发生存期的 meta 分析,显示了相互矛盾的结果。区域麻醉的应用存在一些潜在好处,包括对免疫系统的影响较小以及可能降低癌症复发的风险[9,10]。机制可能是:

- 区域麻醉诱导了手术中内在(神经内分泌反应)免疫抑制的减弱。
- 当全身麻醉与区域麻醉[52,53]联合使用时,全身麻醉需药量(阿片类药物、挥发性药物)减少[52,53]。
- 良好的镇痛效果,围术期阿片类药物需求量降低(如乳房手术中的椎旁阻滞)。

8.7.2   异丙酚与吸入麻醉的比较

大量接受外科手术的癌症患者(n= 7 030)使用挥发性或静脉麻醉长期生存的回顾性研究证明,使用异丙酚等药物的静脉麻醉比吸入麻醉的癌症复发率低[54]。与七氟烷具有促炎特性不同,丙泊酚具有抗炎和抗氧化特性,它有可能对癌症患者有益。与吸入药物(如七氟烷)相比,异丙酚有积极的益处(死亡率降低 50%)。异丙酚麻醉也与接受结直肠和乳腺癌手术的患者更好的生存率相关[55,56]。

在关于肿瘤手术和麻醉技术的正在进行的前瞻性研究公布更多证据之前,需要在癌症管理的临床实践中考虑避免应用免疫抑制剂、采用尽量少用挥发性麻醉剂和阿片类药物的方法[57]。

8.8   液体和癌症

8.8.1   一般原则

根据 Starling 原理,经血管的液体滤过是由于与静水压和胶体渗透压作用方向相

反的压力梯度引起的。围术期液体管理主要受内皮细胞糖萼（EGC）和结合血浆成分（主要是白蛋白）的影响[58]。EGC 具有生理活性,功能厚度为 1 μm,其主要成分为膜结合蛋白多糖和糖蛋白,主要为带负电荷侧链的多配体蛋白聚糖和磷脂酰肌醇蛋白聚糖（硫酸乙酰肝素、硫酸皮肤素、和硫酸软骨素）[59]。EGC 系统可以在内皮表面保留 700~1 000 mL 的血浆,并参与许多生理过程,如炎症和止血调节;防止白细胞和血小板的牢固黏附和剪切应力的传递。手术、创伤、炎症/脓毒症、缺血/再灌注和容量过载都可能损害 EGC 层[60]。这一层的完整性在血管通透性、静脉输注和液体转移[58]中起着至关重要的作用。

　　另一个更新的概念是"第三间隙"。它是一个功能性的腔隙,容纳液体,在围术期仍然是液体管理的主要关注点[61]。它分为解剖部分和非解剖部分。解剖学缺失或功能性细胞外体积是指有完整血管屏障的血管内间隙和组织间隙内病理性液体积聚,其过量由淋巴系统控制。淋巴系统超负荷（高血容量）可以通过再分配和排尿来解决。非解剖学损失或非功能性细胞外体积是指手术和创伤造成的永久性的功能和解剖损失,不能进行跨细胞交换[62]。

　　涉及 EGC 的概念,Starling 原理得到了更新。EGC 成分在管腔侧施加胶体渗透压,仍然是重要的初级分子过滤器。血管腔中的静水压力超过组织间压力,迫使液体向外流动。EGC 下方的渗透压低,该压力梯度导致流体向内移动。糖萼层以下的蛋白质分子被清除到间质。液体向间质侧转移的现象是正常环境,包括液体和电解质的无

蛋白质转移穿过完整的血管屏障。这被标记为生理 I 型转移。病理 II 型转移与血管屏障改变相关的富含蛋白质的液体转移有关[58,62,63]。多种因素会破坏糖萼,这可能导致内皮细胞渗透性增加、血小板聚集和白细胞黏附[62,63]。

　　癌症患者有出血和血栓栓塞的风险,在围术期是一个独特的挑战。凝血功能障碍是多因素的,与癌症及其治疗对身体生物学的影响有关。这类事件可表现为从大血管到血栓性微血管病变并发症,发病率和死亡率各不相同。癌症患者的疾病和相关的辅助治疗可能导致在器官、细胞和遗传水平的改变[57]。

8.8.2　癌症手术中液体的围术期管理

　　液体管理的基本原则是"何时、什么和多少",其取决于基础疾病、病理情况和液体状态[64]。液体充分复苏的目标取决于其影响以及对宏观和微循环参数的优化[65]。及时的液体管理策略对于维持所有重要器官的灌注非常重要,从而通过在肿瘤手术中保持最佳灌注和氧合来限制任何细胞损伤。围术期压力对神经内分泌系统有影响。肾素-血管紧张素醛固酮系统（RAAS）的激活导致体液和电解质的生理学变化。这要求对各种电解质（如钠、钾和液体）进行合理补充,以满足日常需求。仅在呕吐或腹泻或胃引流等持续体液丢失时才给出额外体液复苏要求。平衡盐溶液（林氏/醋酸或乳酸林格液）是首选替代方案,除非在使用 0.9%氯化钠溶液时出现呕吐或胃引流导致低氯血症。使用含葡萄糖的液体会导致低钠血症,因为此类溶液是游离水的来源。在临床实践中使用的晶体和胶体的组成见表 8.2 和表 8.3。

表 8.2 晶体液组成

成　　分	血浆	0.9%氯化钠溶液	5%右旋葡萄糖	葡萄糖生理盐水	林格乳酸液	Isolyte®	Plasmalyte®	Sterofundin®
钠(mmol/L)	140	154	0	154	131	140	140	140
钾(mmol/L)	5	0	0	0	5	5	5	5
氯(mmol/L)	100	154	0	154	111		98	127
钙(mmol/L)	2.2	0	0	0	2	0	0	2.5
镁(mmol/L)	1	0	0	0	1	3	1.5	1
碳酸氢盐(mmol/L)	24	0	0	0	0	0	0	0
乳酸(mmol/L)	1	0	0	0	29	0	0	0
醋酸(mmol/L)		0	0	0	0	27	27	24
葡糖酸盐(mmol/L)		0	0	0	0	23	23	0
马来酸盐(mmol/L)		0	0	0	0	0	0	5
葡萄糖(g/dL)	<126 mg/dL	0	5	5	0	0	0	0
渗透压(mmol/L)	295	308	252	585	273	295	294	309
pH	7.35～7.45	6.0	4.5	4.0	6.5	6.6	6.6	5.9

NaCl,氯化钠;DNS,葡萄糖生理盐水;RL,乳酸林格液

表 8.3 胶体液组成(HES,羟乙基淀粉)

成　　分	白蛋白4%	Plasmion Geloplasma®	佳乐施®	HES 6% 130/0.4[a]	HES6% 130/0.4[b]	HES6% 670/0.75	HES6% 130/0.42[x]	HES6% 130/0.42[y]
钠(mmol/L)	140	150	154	154	137	143	154	140
钾(mmol/L)	0	5	0	0	4	3	0	4
氯(mmol/L)	128	100	125	154	110	124	154	118
钙(mmol/L)		0	0	0	0	2.5		2.5
镁(mmol/L)		1.5	0	0	1.5	0.5		1.0

续 表

成　分	白蛋白 4%	Plasmion Geloplasma®	佳乐施®	HES 6% 130/0.4[a]	HES6% 130/0.4[b]	HES6% 670/0.75	HES6% 130/0.42[x]	HES6% 130/0.42[y]
添加物	辛酸 6.4 mmol/L	乳酸 30 mmol/L			醋酸 34 mmol/L	乳酸 28 mmol/L		醋酸 24 mmol/L 马来酸 5 mmol/L

[a] 生理盐水中蜡纸玉米羟乙基淀粉
[a] 生理盐水中蜡纸玉米羟乙基淀粉
[b] 平衡盐溶液中蜡纸玉米羟乙基淀粉
[x] 生理盐水中以马铃薯为基础的羟乙基淀粉
[y] 平衡盐溶液中以马铃薯为基础的羟乙基淀粉

8.8.2.1 术前液体治疗

对于没有胃排空障碍的患者,在择期手术前 2 h 允许使用无颗粒的口服液体。目前的概念是继续口服清亮液体,直到手术后 2 h,并在术后早期开始摄入液体。围术期加速康复外科(ERAS)概念正被用于各种肿瘤手术,主要包括结直肠手术,旨在减少术前禁食和增加口服(PO)液体摄入。据报道,术前 2 h 使用负荷量碳水化合物是有益的,没有任何额外的误吸风险[66,67]。这种策略的有益效果与长时间禁食防止分解代谢状态有关,其中复合脂质、蛋白质、碳水化合物被分解以维持能量来源。它还能减轻焦虑、饥饿、口渴、术后恶心和呕吐。它通过更好地保持容量状态来提高患者的总体满意度。从生理上讲,它维持葡萄糖稳态并防止围术期高血糖发作[68]。该策略是增强恢复途径的一个组成部分[69,70]。

肠道准备会导致各种液体和电解质失衡,在目前情况下不经常使用。在特定的临床情况下,其肠道准备是可取的,需要监测和适当的补充液体和电解质。最近的证据推荐等渗机械肠道准备[71]。

加速康复外科

早期恢复生理功能、降低发病率和缩短住院时间是癌症手术的目标。加速康复外科(ERAS)策略在结直肠癌手术中是有用的。这些措施减少了住院时间,没有任何不良事件[66,72,73]。在梗阻性结直肠癌中,外科和麻醉医师采用多学科团队方法进行强化的术前咨询是有益的。这些策略包括目标导向的液体管理、维持正常体温、尽量减少术前禁食、术后恢复经口进食、尽早下床活动以及尽早拔除引流管和导尿管[73]。

过量的液体可导致肺水肿、静脉充血和吻合口瘘,而较少的液体可能导致吻合口灌注不佳而引起[74]瘘。一项关于结直肠癌手术期液体管理的研究比较了两组患者,其中 96 例患者接受限制性补液方案,89 例患者接受标准补液方案[75]。限制组使用的方案包括无预负荷,在第一个小时内使用 7 mL/kg 乳酸林格液(RL),然后是 5 mL/(kg·h)。术后第二天给予 1 000~1 500 mL 晶体液。标准组方案包括预给予负荷液体(500 mL 6% HAES),术中补液 12 mL/(kg·h)RL,术后第二天 2 000~2 500 mL 晶体。围术期的限制性液体治疗被发现有利于更好地保护细胞免疫和减少并发症。液体超负荷与组织水肿、肠功能延迟和伤口愈合有关。

8.8.2.2　术中液体治疗

术中患者受多种因素影响,如麻醉的血管舒张作用、手术应激反应、持续的出血、毛细血管通透性增加和白蛋白渗出增加。维持足够的组织灌注仍然是液体管理的基本原则。液体的选择包括晶体液、胶体液和血制品。血制品应用于优化心输出量和氧气输送,但输血具有免疫调节作用,应谨慎使用。

过去已经实施了固定容量策略,即开始估计容量的液体方案,然后基于常规血流动力学监测对术前和正在进行的损失进行修改。是否使用自由或限制性液体管理作为基线方法一直是一个争论。通过临床参数监测血流动力学变化和使用基于动脉波形分析的监测仪是液体管理的建议选项[65,76]。这些策略改善了血流动力学,显著减少了术后并发症。

“自由”的补液会对心肺、腹部和肾脏系统造成负面影响。失血越多,由于血液黏度降低和凝血因子稀释,输血的倾向就越高[77]。营养不良患者(如食管癌患者)存在低白蛋白血症,因此血管内液体潴留受到影响,导致血流动力学波动[78-80]。在结直肠和胰腺癌手术中,限制性补液改善了围术期结果。益处包括减少患者相关并发症、保护细胞免疫、减少手术部位感染、促进伤口愈合和维持心肺功能[79,80]。

术中补液涵盖了维持平衡和容量替代的基本原则。平衡的晶体溶液继续作为维持体内平衡的主要维持液。容量疗法主要针对组织灌注和氧气输送。对液体的需求因患者而异,取决于许多患者和手术相关因素。这需要使用目标导向的个体化液体治疗[66]。

8.8.2.3　术后液体治疗

术前和术后关于容量状态(液体损失、隐形丢失)和手术中使用的液体类型的细节需要在记录的文件中仔细检查。到达病房后,必须重新评估患者的血流动力学状态。术后液体转移通常在手术创伤 5 h 后达到峰值,并根据手术范围、部位和持续时间的不同持续 72 h。据报道,近 40% 的手术患者[62]体内水分增加 10%。围术期体重的增加与术后死亡率的增加有关;体重增加小于 10%、10%～20% 和超过 20% 时,死亡率分别为 10%、32% 和 100%。这些证据表明,谨慎使用围术期液体不仅可以维持灌注,而且可以防止液体超负荷。一旦达到,液体的体积和含量应符合日常维护要求,更换仅适用于任何额外的持续损失。

对液体状态的监测应遵循临床评估、生命参数监测和实验室输入的基本方案。临床表现如脉率、尿量、毛细血管再充盈等是液体状态的良好指标,无论是水分过多或不足。评估每搏输出量和心输出量测量的微创技术,如经胸超声心动图、经食管多普勒超声或脉搏轮廓分析技术都是可用的。微循环参数,如血清乳酸水平、中心静脉氧饱和度以及动脉和中心静脉二氧化碳分压之间的差异,也有助于识别组织灌注的任何不足[65,76]。可恢复口服摄入且血容量正常的患者应尽快恢复口服摄入。

8.9 总结

围术期目标导向治疗的目的应是避免低血容量（器官低灌注、败血症、多器官衰竭）或液体超负荷（水肿、术后肠梗阻、术后恶心呕吐、心肺并发症）的不良影响，并采取平衡液体策略，使术后早期恢复。

（刘毅 译，王昕 校）

参考文献

1. Cata JP，Kurz A. Challenges in research related to perioperative cancer care and cancer outcomes. Best Pract Res Clin Anaesthesiol，2013，27：457 - 464.
2. Colvin LA，Fallon MT，Buggy DJ. Cancer biology，analgesics，and anesthetics：is there a link？Br J Anaesth，2012，109（2）：140 - 143.
3. Huitink JM，Teoh WHL. Current cancer therapies— a guide for perioperative physicians. Best Pract Res Clin Anaesthesiol，2013，27：481 - 492.
4. Gudaityte J，Dvylysand D，Simeliunaite I. Anaesthetic challenges in cancer patients：current therapies and pain management. Acta Med Litu，2017，24：121 - 127.
5. Heaney A，Buggy DJ. Can anaesthetic and analgesic techniques affect cancer recurrence or metastasis？Br J Anaesth，2012，109（Sl）：i17 - 28.
6. Goldfarb Y，Sorski L，Benish M，Levi B，Melamed R，Ben-Eliyahu S. Improving postoperative immune status and resistance to cancer metastasis：a combined perioperative approach of immunostimulation and prevention of excessive surgical stress responses. Ann Surg，2011，253：798 - 810.
7. Yang W，Cai J，Zabkiewicz C，Zhang H，Ruge F，Jiang WG. Effects of anesthetics on recurrence and metastasis of cancer and clinical implications. World J Oncol，2017，8（3）：63 - 70.
8. Sanders RD. Perioperative immunity：is there an anesthetic hangover？Br J Anaesth，2014，112（2）：210 - 212.
9. Kaye AD，Patel N，Bueno FR，Hymel B，Vadivelu N，Kodumudi G，et al. Effects of opiates，anesthetic techniques，and other perioperative factors on surgical cancer patients. Ochsner J，2014，14：216 - 228.
10. Snyder GL，Greenberg S. Effect of anesthetic technique and other perioperative factors on cancer recurrence. Br J Anaesth，2010，105（2）：106 - 115.
11. Looney M，Doran R Buggy DJ. Effect of anesthetic technique on serum vascular endothelial growth factor C and transforming growth factor beta in women undergoing anesthesia and surgery for breast cancer. Anesthesiology，2010，113：1118 - 1125.
12. Deegan CA，Murray D，Doran P，et al. Anesthetic technique and the cytokine and matrix metallopro-teinase response to primary breast cancer surgery. Reg Anesth Pain Med，2010，35：490 - 495.
13. Tavare AN，Perry NJS，Benzonana LL，Takata M，Ma D. Cancer recurrence after surgery：direct and indirect effects of anesthetic agents. Int J Cancer，2012，130：1237 - 1250.
14. Weimann J. Toxicity of nitrous oxide. Best Pract Res，2003，17：47 - 61.
15. Melamed R，Bar-Yosef S，Shakhar G，Shakhar K，Ben-Eliyahu S. Suppression of natural killer cell activity and promotion of tumor metastasis by ketamine，thiopental，and halothane，but not by propofol：mediating mechanisms and prophylactic measures. Anesth Analg，2003，97（5）：1331 - 1339.
16. Malsy M，Gebhardt K，Gruber M，Wiese C，Graf B，Bundscherer A. Effects of ketamine，s-ketamine，and MK 801 on proliferation，apoptosis，and necrosis in pancreatic cancer cells. BMC Anesthesiol，2015，15：111.
17. Siddiqui RA，Zerouga M，Wu M，et al. Anticancer properties of propofol-docosahexaenoate and propofol-eicosapentaenoate on breast cancer cells. Breast Cancer Res，2005，7（5）：R645 - 654.
18. Liu M，Zhang Y，Xiong JY，Wang Y，Lv S. Etomidate mitigates lipopolysaccharide-induced CD 14 and TREM - 1 expression，NF-kappaB

activation, and pro-inflammatory cytokine production in rat macro-phages. Inflammation, 2016, 39(1): 327 - 335.

19. Bruzzone A, Pinero CP, Castillo LF, Sarappa MG, Rojas P, Lanari C, Luthy IA. Alpha2-adrenoceptor action on cell proliferation and mammary tumour growth in mice. Br J Pharmacol, 2008, 155(4): 494 - 504.

20. Jiao J, Wang Y, Sun X, Jiang X. Insights into the roles of midazolam in cancer therapy. Evid Based Complement Altemat Med, 2017, 2017: Article ID 3826506, 9 pages. https://doi.Org/10.1155/2017/3826506.

21. Singleton PA, Mirzapoiazova T, Hasina R, Salgia R, Moss J. Increased mu-opioid receptor expression in metastatic lung cancer. Br J Anaesth, 2014, 113(Suppll): i103 - 108.

22. Afsharimani B, Cabot P, Parat MO. Morphine and tumor growth and metastasis. Cancer Metastasis Rev, 2011, 30(2): 225 - 238.

23. Grandhi RK, Lee S, Abd-Elsayed A. Does opioid use cause angiogenes and metastasis? Pain Med, 2017, 18(1): 140 - 151.

24. Afsharimani B, Doomebal CW, Cabot PJ, Hollmann MW, Parat MO. Comparison and analysis of the animal models used to study the effect of morphine on tumour growth and metastasis. Br J Pharmacol, 2015, 172(2): 251 - 259.

25. Bajwa SS, Anand S, Kaur G. Anesthesia and cancer recurrences: the current knowledge and evidence. J Can Res Ther, 2015, 11: 528 - 534.

26. Sacerdote P. Opioid-induced immunosuppression. Curr Opin Support Palliat Care, 2008, 2(1): 14 - 81.

27. Byrne K, Levins KJ, Buggy DJ. Can anestheticanalgesic technique during primary cancer surgery affect recurrence or metastasis? Can J Anesth, 2016, 63: 184 - 192.

28. Harris RE. Cyclooxygenase-2 (COX-2) blockade in the chemoprevention of cancers of the colon, breast, prostate, and lung. Inflammopharmacology, 2009, 17: 55 - 67.

29. Farooqui M, Li Y, Rogers T, Poonawala T, Griffin RJ, Song CW, Gupta K, COX-2 inhibitor celecoxib prevents chronic morphine-induced promotion of angiogenesis, tumour growth, metastasis and mor-tality, without compromising

analgesia. Br J Cancer, 2007, 97: 1523 - 1531.

30. Gaspani L, Bianchi M, Limiroli E, Panerai AE, Sacerdote R The analgesic drug tramadol prevents the effect of surgery on natural killer cell activity and metastatic colonization in rats. J Neuroimmunol, 2002, 129: 18 - 24.

31. Benish M, Bartal I, Goldfarb Y, Levi B, Avraham R, Raz A, Ben-Eliyahu S. Perioperative use of beta-blockers and COX-2 inhibitors may improve immune competence and reduce the risk of tumor metastasis. Ann Surg Oncol, 2008, 15: 2042 - 2052.

32. Sakaguchi M, Kuroda Y, Hirose M. The antiproliferative effect of lidocaine on human tongue cancer cells with inhibition of the activity of epidermal growth factor receptor. Anesth Analg, 2006, 102: 1103 - 1107.

33. Lirk P, Hollmann MW, Fleischer M, Weber NC, Fiegl H. Lidocaine and ropivacaine, but not bupivacaine, demethylate deoxyribonucleic acid in breast cancer cells in vitro. Br J Anaesth, 2014, 113(Suppl 1): i32 - 38.

34. Onkal R, Djamgoz MB. Molecular pharmacology of voltage-gated sodium channel expression in metastatic disease: clinical potential of neonatal Navi.5 in breast cancer. Eur J Pharmacol, 2009, 625: 206 - 219.

35. Piegeler T, Vbtta-Velis EG, Liu G, Place AT, Schwartz DE, Beck-Schimmer B, Minshall RD, Borgeat A. Antimetastatic potential of amide-linked local anesthetics: inhibition of lung adenocarcinoma cell migration and inflammatory Src signalling independent of sodium channel blockade. Anesthesiology, 2012, 117: 548 - 559.

36. Cata JP, Ramirez MF, Velasquez JF, Di A, Popat KU, Gottumukkala V, et al. Lidocaine stimulates the function of natural killer cells in different experimental settings. Anticancer Res, 2017, 37: 4727 - 4732.

37. Wang HL, Yan HD, Liu YY, Sun BZ, Huang R, Wang XS, Lei WF. Intraoperative intravenous lidocaine exerts a protective effect on cell-mediated immunity in patients undergoing radical hysterectomy. Mol Med Rep, 2015, 12(5): 7039 - 7044.

38. Jiang A, Zhao H, Cai J, Jiang WG. Possible effect of muscle-relaxant anaesthetics on invasion, adhesion and migration of breast cancer

cells. Anticancer Res, 2016, 36: 1259 - 1265.

39. Jiang A, Zhao H, Liu X, Yu M, Chen J, Jiang WG. Possible effect of muscle-relaxant anaesthetics on invasion, adhesion and migration of breast cancer cells. Anticancer Res, 2017, 37: 4371 - 4378.

40. Ben-Eliyahu S, Shakhar G, Rosenne E, Levinson Y, Beilin B. Hypothermia in barbiturate-anesthetized rats suppresses natural killer cell activity and compromises resistance to tumor metastasis: a role for adrenergic mechanisms. Anesthesiology, 1999, 91(3): 732 - 740.

41. Beilin B, Shavit Y, Razumousky J, Wallach Y, Bessels H. Effects of mild perioperative hypothermia on cellular immune responses. Anesthesiology, 1998, 89: 1133 - 1140.

42. Moslemi Kebria M, El-Nashar SA, Aletti GD, Cliby WA. Intraoperative hypothermia during cytoreductive surgery for ovarian cancer and perioperative morbidity. Obstet Gynecol, 2012, 119: 590 - 596.

43. Weber RS, Jabbour N, Martin RC. Anemia and transfusions in patients undergoing surgery for cancer. Ann Surg Oncol, 2008, 15: 34 - 45.

44. Churchhouse AM, Mathews TJ, Bride M, Dunning J. Does blood transfusion increase the chance of recurrence in patients undergoing surgery for lung cancer. Interact Cardiovasc Thorac Surg, 2012, 14: 85 - 90.

45. Chen G, Zhang FJ, Gong M, Yan M. Effect of perioperative autologous versus allogeneic blood transfusion on the immune system in gastric cancer patients. J Zhejiang Univ Sci B, 2007, 8 (8): 560 - 565.

46. Ng T, Ryder BA, Chem H, Sellke FW, Machan JT, Harrington DT, Cioffi WG. Leukocyte-depleted blood transfusion is associated with decreased survival in resected early-stage lung cancer. J Thorac Cardiovasc Surg, 2012, 143: 815 - 819.

47. Page GG, Blakely WP, Ben-Eliyahu S. Evidence that postoperative pain is a mediator of the tumor-promoting effects of surgery in rats. Pain, 2001, 90(1 - 2): 191 - 199.

48. Andersen BL, Farrar WB, Golden-Kreutz D, et al. Stress and immune responses after surgical treat-ment for regional breast cancer. J Natl Cancer Inst, 1998, 90: 30 - 36.

49. Colacchio TA, Yeager MP, Hildebrandt LW. Perioperative immunomodulation in cancer surgery. Am J Surg, 1994, 167: 174 - 179.

50. Bharati SJ, Chowdhury T, Bergese SD, Ghosh S. Anesthetics impact on cancer recurrence: what do we know? J Can Res Ther, 2016, 12: 464 - 468.

51. Gonzalez OP, Cuellar-Guzman LF, Soliz J, Cata JR Impact of regional anesthesia on recurrence, metastasis, and immune response in breast cancer surgery. Reg Anesth Pain Med, 2017, 42: 1 - 6.

52. Kim R. Anesthetic technique and cancer recurrence in oncological surgery: unraveling the puzzle. Cancer Metastasis Rev, 2016, 36: 159. https://doi.org/10.1007/S10555 - 016 - 9647 - 8.

53. Sekandarzad MW, van Zundert AAJ, Doomebal CW, Hollmann MW. Regional anesthesia and analgesia in cancer care: is it time to break the bad news. Curr Opin Anesthesiol, 2017, 30: 606 - 612.

54. Wigmore TJ, Mohammed K, Jhanji S. Long-term survival fbr patients undergoing volatile versus IV anesthesia for cancer surgery: a retrospective analysis. Anesthesiology, 2016, 124(1): 69 - 79.

55. Enlund M, Berglund A, Andreasson K, Cicek C, Enlund A, Bergkvist L. The choice of anaesthetic — sevoflurane or propofol — and outcome from cancer surgery: a retrospective analysis. Upsala J Med Sci, 2014, 119(3): 251 - 261.

56. Lee JH, Kang SH, KimY, Kim HA, Kim BS. Effects of propofol-based total intravenous anesthesia on recurrence and overall survival in patients after modified radical mastectomy: a retrospective study. Korean J Anesthesiol, 2016, 69(2): 126 - 132.

57. Sahai SK. Perioperative assessment of the cancer patient. Best Pract Res Clin Anaesthesiol, 2013, 27: 465 - 480.

58. Chappell D, Jacob M. Role of the glycolcalyx in fluid management: small things matter. Best Pract Res Clin Anaesthesiol, 2014, 28: 227 - 234.

59. Pries AR, Secomb TW, Gaehtgens P. The endothelial surface layer. Pflugers Archiv, 2000, 440(5): 653 - 666.

60. Burbury K. Haemostatic challenges in the cancer patient: focus on the perioperative period. Best Pract Res Clin Anaesthesiol, 2013, 27: 493 - 511.

61. Jacob M, Chappell D. The third space — fact or fiction? Best Pract Res Clin Anaesthesiol, 2009,

23: 145 – 157.

62. Chappell D, Jacob M, Kiefer KH, Conzen P, Rehm M. Rational approach to perioperative fluid management. Anesthesiology, 2008, 109: 723 – 740.

63. Miller T. State of the art fluid management in the operating room. Best Pract Res Clin Anaesthesiol, 2014, 28: 261 – 273.

64. Lobo SM, Mendes CL, Rezende E, Dias FS. Optimising perioperative hemodynamics: what is new? Curr Opin Crit Care, 2013, 19: 346 – 352.

65. Veenestra G, Ince C, Boerma EC. Direct markers of organ perfusion to guide fluid therapy: when to start, when to stop. Best Pract Res Clin Anaesthesiol, 2014, 28: 261 – 273.

66. Manning MW, Dunkman WJ, Miller TE. Perioperative fluid and hemodynamic management within an enhanced recovery pathway. J Surg Oncol, 2017, 116(5): 592 – 600.

67. Makaryus R, Miller TE, Gan TJ. Current concepts of fluid management in enhanced recovery pathways. British Journal of Anesthesia, 2018, 120(2): 376 – 383.

68. Thiele RH, Raghunathan K, Brudney CS, et al. American Society for Enhanced Recovery (ASER) and Perioperative Quality Initiative (POQI) joint consensus statement on perioperative fluid management within an enhanced recovery pathway fbr colorectal surgery. Perioper Med (Lond), 2016, 5: 24. https://doi.org/10.1186/s13741-016-0049-9.

69. Cotton BA, Guy JS, Morris JA Jr, Abumrad NN. The cellular, metabolic, and systemic consequences of aggressive fluid resuscitation strategies. Shock, 2006, 26: 115 – 121.

70. Pinto ADS, Grigoletti SS, Marcadenti A. Fasting abbreviation among patients subjected to oncological surgery: systematic review. AB CD Arq Bras Cir Dig, 2015, 28(1): 70 – 73.

71. Holubar SD, Hedrick T, Gupta R, et al. American Society for Enhanced Recovery (ASER) and Perioperative Quality Initiative (POQI) joint consensus statement on prevention of postoperative infection within an enhanced recovery pathway for elective colorectal surgery. Perioper Med (Lond), 2017, 6: 4. https://doi.org/10.1186/s13741-017-0059-2.

72. Minto G, Miller TE. Monitoring needs and goal directed fluid therapy within an enhanced recovery programme. Anesthesiology Clin, 2015, 33: 35 – 49.

73. Shida D, Tagawa K, Inada K, Nasu K, Seyama Y, Maeshiro T, et al. Modified enhanced recovery after surgery (ERAS) protocols fbr patients with obstructive colorectal cancer. BMC Surg, 2017, 17: 18.

74. Howells P, Bieker M, Yeung J. Oesophageal cancer and the anesthetist. BJA Educ, 2017, 17 (2): 68 – 73.

75. Jie HY, Ye JL, Zhou HH, Li YX. Perioperative restricted fluid therapy preserves immunologicalfunction in patients with colorectal cancer. World J Gastroenterol, 2014, 20(42): 15852 – 15859.

76. Aditianingsih D, George YWH. Guidin principleses of fluid and volume therapy. Best Pract Res Clin Anaesthesiol, 2014, 28: 249 – 260.

77. Lahtinen SL, Liisanantti JH, Poukkanen MM, Laurila PA. Goal-directed fluid management in free flap surgery for cancer of the head and neck. Minerva Anestesiol, 2017, 83(1): 59 – 68.

78. Eng OS, Arlow RL, Moore D, Chen C, Langenfeld JE, August DA, et al. Fluid administration and mor-bidity in transhiatal esophagectomy. Surg Res, 2016, 200(1): 91 – 97.

79. Corcoran T, Emma Joy Rhodes J, Clarke S, Myles PS, Ho KM. Perioperative fluid management strategies in major surgery. Anesth Analg, 2012, 114: 640 – 651.

80. Wenkui Y, Ning L, Jianfeng G, Weiqin L, Shaoqiu T, Zhihui T, et al. Restricted perioperative fluid administration adjusted by serum lactate level improved outcome after major elective surgery for gastrointestinal malignancy. Surgery, 2010, 147(4): 542 – 552.

第三部分
肿瘤专科麻醉学

口腔肿瘤手术的麻醉　　9

希拉·奈南·米亚特拉、苏什安·吉普塔

9.1　引言

　　唇癌和口腔癌约占所有恶性肿瘤的2%,占所有癌症死亡的1.9%,累积年龄特异性比例男性为5.8%,女性为2.3%。唇癌和口腔癌在南亚更为常见[1]。烟草使用是头颈癌(HNC)最常见的病因[2]。

　　麻醉管理,包括围术期气道管理,对头颈部癌症患者来说是一项挑战。气道结构的原发性病变不仅容易阻塞气道,而且与操作过程中出血风险有关。此外,在口腔癌手术中,还有其他一些因素使气道管理变得困难。这些因素包括与手术团队共享气道进行手术干预、手术时间过长、牙关紧闭症的存在,以及由于之前的放疗而导致的颏下顺应性降低。由于手术操作导致咽喉水肿和大块皮瓣侵占口腔并降低气道口径,术中气道可能进一步受损。这两种情况都可能使气管拔管后的气道修复变得极其困难。因此,口腔癌手术中的气道管理不仅在手术期间,而且在术后阶段对麻醉医师都提出了独特的挑战。此外,放疗和化疗等癌症治疗、癌症本身、营养不良和相关的合并疾病也可能对患者的一般状况产生不利影响,在评估患者时应予以考虑。

　　此外,随着加速康复外科(ERAS)策略逐渐应用于头颈部手术[3],越来越多的证据表明,通过标准化围术期治疗方案,这些患者的预后可以显著改善。重点是这些患者的目标导向疗法、营养、术后镇痛和围术期康复,麻醉医师有望在实现这些目标方面发挥重要作用。未来的目标是将ERAS的应用推广到头颈癌手术[4]。

9.2　口腔气道的应用解剖学

　　癌症手术不同于其他常规手术,主要原因是切除完全和获得清晰边缘比切除范围更重要,所以这些手术的切除范围通常是广泛的。因此了解各种口腔结构在维持气道方面的作用至关重要。舌、下颌骨和上颌骨构成了口腔气道的外部解剖边界。颏结节位于下颌骨中心的后部,用于附着两块重要的肌肉,即颏舌肌和颏舌骨肌,以维持气道的通畅。颏舌骨肌不仅在呼吸过程中负责上呼吸道的扩张,而且在吞咽过程中,颏舌骨肌和舌与二腹肌和下颌舌骨肌一起向上和向前推动,从而将食物推入口咽[5,6]。此外,颏舌肌收缩,保持上呼吸道通畅,同时防止舌头隆起。这些肌肉功能的丧失可能导致气道通畅性降低或气道阻塞。这与快速眼动睡眠有相似之处,在快速眼动睡眠中,这些肌肉的功能丧失会导致上呼吸道阻塞和打鼾[5]。

9.3 口腔癌手术

口腔癌手术的目的是切除癌组织,同时确保原发癌灶周围正常组织的边缘,以防止复发,这些手术通常伴有进行淋巴结清除的颈清扫术[7]。这些切除有时可能是较小的,需要通过近似残余组织来闭合,称为直接缝合,或者有时可能需要放置皮瓣来填充广泛组织切除后留下的空隙。整形重建不仅有助于保留解剖外观,而且改善咀嚼和吞咽功能。这些重建可以使用带蒂皮瓣完成,保留组织的原始血供,或者在某些情况下,从游离皮瓣的远处部位提取皮瓣,在原发癌灶部位进行显微血管吻合。不同类型的口腔手术是基于肿瘤的部位。

9.4 舌切除手术

术语“舌切除术”用于表示切除部分或全舌。按命名法,舌根被视为口咽的一部分,而舌的其余部分被视为口腔的一部分。舌切除术的类型可能是部分或半舌切除术,在切除过程中不越过中线。近全舌切除术包括 3/4 以上的舌头或全舌切除。

9.5 下颌骨切除手术

下颌骨切除术主要有 3 种类型:① 边缘下颌骨切除术,其中只有一个边缘的下颌骨被切除。由于保持了颌骨的连续性,在大多数情况下,直接缝合可能就足够了,因为在进食时保持了足够的骨骼以确保结构支撑;② 节段性下颌骨切除术,在这类手术中,一整段下颌骨被切除。这会造成广泛的解剖变形,这需要一个重建过程来确保正常的外观,同时恢复咀嚼和吞咽功能;③ 扩大下颌切除术,其切除穿过中线。这实质上意味着下颌骨及其附件上的颏结节缺失。颏舌肌和颏舌骨肌附着在颏结节上。颏结节的缺失会导致这些肌肉失去解剖学支持,从而导致舌隆起和气道阻塞。这通常需要重建,同时进行皮瓣覆盖和气管造口,以确保气道通畅。

9.6 上颌骨切除手术

上颌骨切除手术可以是内侧上颌骨切除术,其靠近鼻子的部分上颌骨被切除,而眼和硬腭被保留。也可以是基底结构上颌骨切除术,其部分硬腭和下颌骨被移除,保留完整的眶底。还可以是上结构上颌骨切除术,其中眶底和上颌骨的上部被移除,保留完整硬腭。有时,如果疾病广泛,为确保正常组织边缘,可进行全上颌切除术或全腭切除术,包括切除一侧或两侧的硬腭、眶底和上颌骨。这些手术需要重建皮瓣,以防止眼球下沉,并确保咀嚼和吞咽功能以及正常的解剖外观。

9.7 口底(FOM)切除手术

FOM 的边界在后方由下牙龈的舌面形成,在前方由下颌骨的牙槽嵴形成。FOM

的外侧被扁桃体柱的附着点所包围,内侧被舌的下表面所包围。小的 FOM 病变可以切除并直接缝合。然而,大部分病变扩展到邻近组织需要扩大手术范围。

9.8 咬合复合切除手术

有时,头部和颈部的肿瘤范围可能涉及各种邻近组织,以安全的边缘切除肿瘤,需要对多种结构进行复合切除。对于不同的组织如舌、上颌骨、下颌骨等,这种复合切除需要不同的组织平面切除,这对外科医师来说仍然是一个挑战。这种气道不仅在开始气道管理时具有挑战性,而且由于出血和水肿的风险,拔管仍然具有挑战性。

9.9 麻醉关注点

9.9.1 气道

由于牙关紧闭症、口腔纤维带、舌强直等多种因素,口腔癌手术患者的气道具有挑战性。已存在的合并疾病、术前放疗,最重要的是肿瘤本身的大小和部位,都可能会阻碍气道[8,9]。

在气道相关器械使用时必须谨慎,因为对肿瘤的操作可能会导致出血,从而进一步损害气道。此外,这些患者可能因年龄、吸烟、放疗等原因而导致缺牙。气道解剖结构也可能因肿瘤本身而改变。这些因素会导致面罩通气困难以及常规直接喉镜检查困难[8]。与外科医师共用气道、气道损伤的风险,以及是否进行气管切开,还是让患者在手术台上或第二天进行拔管的决策等,这些

因素使得围术期气道管理具有挑战性。因此,与整个团队一起制定详细的高级气道管理计划对于避免气道损伤及随后的并发症至关重要。

9.9.2 营养与贫血

除了癌症相关的恶病质外,口腔癌患者可能由于口腔摄入减少而营养不良,这可能是由于口腔内病变疼痛、张口减少、口腔溃疡等。因此,他们有感染、电解质异常、贫血的风险。贫血除营养不良外的另一个原因是肿瘤部位的慢性出血,由于患者常吞咽,因此最常漏诊。

9.9.3 既往化疗效果

与既往化疗相关的骨髓抑制和并发症(详述如下)可能使手术复杂化,需要在术前考虑。

9.9.4 合并症

口腔癌最常见的诱因是使用烟草。使用口腔咀嚼形式的烟草或吸烟可能对多个器官产生不利影响,尤其是心血管和呼吸系统。这些患者易患冠状动脉疾病、高血压、卒中(中风)、慢性阻塞性呼吸综合征、哮喘等。也可能存在与年龄相关的合并症。

9.9.5 术中失血

口腔癌手术范围可能较大,并可能与急性严重失血有关。更常见的与失血相关的手术是上颌骨切除术和舌切除术[10]。因此,根据手术的部位和范围,应事先对血液和血液制品进行充分的交叉配型。

9.9.6 低温

与低温相关的并发症可能发生在长时间手术中,尤其是那些涉及主要微血管重建的手术。

9.10 术前评估和优化

详尽的病史和与以下的相关检查对于合理规划麻醉方案和围术期管理策略是必不可少的。

9.10.1 气道评估

口腔手术麻醉最重要的方面之一是术前对气道的全面评估。在评估口腔内病变患者时,应仔细记录疼痛、出血、吞咽困难或呼吸困难的病史。与其他癌症手术患者不同,某些气道问题是头颈部癌症患者独有的。除了常规的气道评估,如 Mallampati 气道分级、甲颏间距、颈部活动评估等,头颈部癌症患者还应进行以下评估。

9.10.1.1 面部缺陷

如果出现任何与肿瘤或既往皮肤损伤、瘢痕、辐射、胡须或无牙患者有关的面部缺陷,由于面罩贴合或密封不当,可能会使面罩通气困难,有时甚至不能通气。

9.10.1.2 牙关紧闭的评估

下颌骨穿过颞下颌关节(TM),能够向上和向下运动,但前后运动受限。与下颌不同,上颌骨是固定的。Kazanjian[11] 将 TM 关节强直分为 TM 关节本身病理的真性强直和继发于关节外因素的运动受限的假性强直。

假性强直临床表现为牙关紧闭。主要与咀嚼烟草、放射引起或疾病本身引起的黏膜下纤维化有关,在头颈部癌症患者中比较常见。它也可能继发于纤维带的存在或疾病累及臼齿后三角区(图9.1)。在术前制定气道管理方案时,这是要考虑的最重要因素之一。拔管后,既往存在的牙关紧闭可能会使重新保护气道变得极其困难。

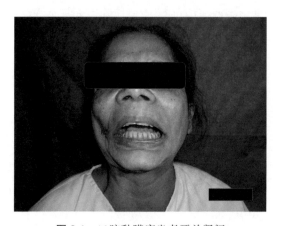

图9.1 口腔黏膜癌患者牙关紧闭

与肿瘤相关的炎症和感染引起的疼痛性牙关紧闭可在麻醉诱导后消退。然而,由于黏膜下纤维化、放射诱发的 TM 关节纤维化以及肿瘤浸润到颞下窝和翼状肌引起的无痛性牙关紧闭在麻醉诱导后可能无法得到缓解。因此对于这些患者,麻醉医师可能会谨慎地选择意识清醒的气道管理。

牙关紧闭[12] 的功能分期分为 M1～M4。张口间距≥35 mm(M1)、25～35 mm(M2)、15～25 mm(M3)以及≤15 mm(M4)。当侧向插入时,张口应该允许两个以上的手指。出于实际目的和便于评估,牙关紧闭通常被视为张口<2.5 cm[13]。术前查看 CT 扫描图像可以帮助评估疾病的程

度以及麻醉后牙关紧闭是否有可能改善。

9.10.1.3　口腔检查

肿瘤的大小、部位和范围

起源于舌的增生性肿瘤,尤其是舌右侧或口咽引起的增生性肿瘤,由于声门阻塞,可能妨碍喉镜的插入和喉镜的视野。以前的影像学检查如 CT 扫描、MRI 或既往的耳鼻喉科检查可提供有关肿瘤范围的合理信息(见下文)。这些肿瘤也可能在喉镜操作时出血,使保护气道变得困难[8](图9.2)。

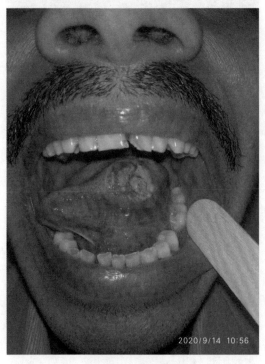

2020/9/14 10:56

图9.2　舌侧缘癌

舌强直

这常见于继发于舌根深部的浸润性舌癌。其可妨碍舌的前移。由于舌的活动受到限制,麻醉医师在喉镜检查时可能无法将舌向一侧移动,致使声门视野暴露不理想[8]。

Kotlow 将舌强直分为 4 类。Ⅰ类:轻度舌强直:12~16 mm;Ⅱ类:中度舌强直:8~11 mm;Ⅲ类:重度舌强直:3~7 mm;Ⅳ类:完全性舌强直:<3 mm[14]。

舌参与的基础

喉镜检查时舌根和会厌肿瘤出血的风险较高,导致面罩通气和随后的插管困难,有时可能导致气道完全阻塞。这些病变的存在有时可能使喉镜片无法进入会厌[15]。正确评估舌部病变的大小、范围、舌根受累程度,病变是否通过中线等将有助于确定清醒的纤支镜插管是否是一个更安全的选择。

齿列与口腔卫生

烟草会导致牙釉质的破坏,最终形成空洞。这些患者大多牙齿松动,甚至可能由于年龄的增长而无牙。这些患者的口腔卫生也可能很差。此外,对头部和颈部的放射可能导致龋病(龋齿)和牙齿缺失[8]。这些因素可能使喉镜检查更加困难,有牙齿松动脱落的风险。

9.10.1.4　鼻内检查

这些患者术前需要检查气道通畅情况,因为大多数患者只进行经鼻气管插管。鼻气道通畅性可通过仔细询问患者在一侧鼻孔堵塞时从另一鼻孔呼吸的难易程度来评估。临床检查和(或)CT 扫描评估的结果可以进一步证实这一点。临床上通过感觉气流的强度或通过评估患者的吸入难易程度进行检查,其要求患者正常呼吸,并在使用鼻血管收缩剂后逐个关闭每侧鼻孔。该检查应结合影像学检查结果(见下文)[16]。

9.10.1.5　既往放疗

放射线几乎可以影响气道的所有部分,

使气道管理非常困难[17]。因此,在术前评估中应谨慎寻找放疗史。放疗可引发急性期水肿,随后可导致组织纤维化。暴露部位也可发生骨髓炎或组织坏死[18]。这可能包括上、下气道。此外,放射诱发的颏下顺应性下降及其对气道结构的影响可能会进一步改变气道解剖结构,并使面罩通气和插管困难[17]。放射线引起的气道并发症见表9.1。

表 9.1   放射治疗引起的气道并发症

部 位	受累组织	并 发 症
上呼吸道	口腔	口腔鹅口疮 坏死和溃疡 口腔皮肤瘘 疼痛
	舌	口腔鹅口疮 水肿 舌炎
	颞颌关节	纤维化 牙关紧闭
	牙齿	龋齿 活动性增加
	下颌骨	放射性骨坏死
下呼吸道	声门	水肿 纤维化
	气管	软骨膜炎/软骨坏死 纤维化狭窄

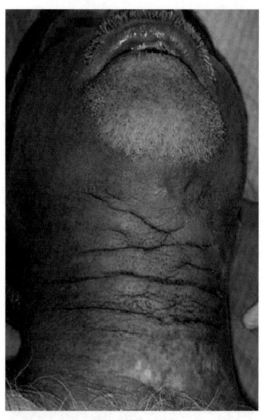

图 9.3   口腔癌患者放疗后颏下顺应性降低

广泛的喉水肿甚至可能迫使医师使用较小尺寸的 ETT 来维护气道。尽管随着图像引导放射治疗(IMRT)的最新进展和发展,正常邻近组织的水肿已显著减少。然而,人们应该意识到,有时放射线的影响可能是模糊的,在外部看不到,在这种情况下,仔细研究放疗史及其相关并发症可能有助于确定潜在的困难气道。

Kheterpal 等[19]在对 50 000 多次面罩通气尝试的研究中发现,颈部放射引起的变化是面罩通气困难的最重要的临床预测因素。放射还可使口咽部组织变得非常坚硬,顺应性差,因此在喉镜检查时使口内置入手法和获得良好的喉镜视野变得极为困难(图9.3)。

9.10.1.6 影像学和既往气道检查结果的作用

在口腔癌手术中,气道成像对制定气道计划非常有用。这在麻醉下检查(EUA)和直接喉镜检查(DL)等短期手术中非常有用。在麻醉下的手术过程中,气道受损可能导致严重的并发症。在这样的手术中，以前的影像学检查可以帮助我们评估疾病的程度和气道损害的性质。CT 扫描是由外科医师完成的，以评估肿瘤的范围及其可切除性。虽然影像学检查不是麻醉管理的强制性要求，但考虑到大多数患者会事先进行扫描，值得在手术前对其进行分析，以规划气道管理和麻醉方案[20]。此外，在麻醉诱导前，特别是在预期困难气道的情况下，如果需要进行紧急环甲膜切开术，行颈部床旁超声对识别环甲膜、任何异常血管和解剖学改变可能是有帮助的。

CT 扫描检查鼻孔是否通畅是合理的举措[20]。在通畅条件相当的情况下，应根据手术侧和手术部位决定插管的鼻孔。在上颌骨切除术中，应选择对侧鼻孔，特别是如果要切除硬腭。如果 2 个鼻孔具有相同的通畅度，右鼻孔是首选，因为气管内导管的斜面将朝向扁平的鼻中隔，这可能会减少鼻甲的损伤[21]。应使用 CT 扫描检查是否有明显的鼻内骨刺[20]。这些骨刺会导致气管内导管套囊破裂，导致通气时容量不足，需要更换导管。

9.10.1.7 仿真内镜

处理困难气道的基本原则之一是识别困难气道。准确的预测可以降低潜在并发症的风险。许多研究表明，没有一个预测因子或评分系统能最好地识别困难气道[22,23]。

一种新的鉴别困难气道的技术是仿真内窥镜检查[24]。这是一个从口咽到隆突的精确地放射模拟气道解剖演示。在这种方法中，患者以前的诊断 CT 图像被重建为气道解剖的三维影像。从而提高对现有二维 CT 图像的理解，并更好地识别困难气道。这是一项即将到来的技术，在头颈部癌症患者的气道管理中具有一定的优势，可以帮助根据预期的困难程度制定相应气道管理方案。

9.10.1.8 既往清醒气道评估结果

这些患者通常在手术前接受清醒光纤喉镜（FOL）或间接喉镜（IDL）检查进行疾病定位。这可能以视频、图像形式或在病例记录中描述，在制定气道计划之前，应评估其中任何一个。

考虑最后一次影像学检查的日期也很重要，因为癌症往往进展迅速，并且自上次评估以来疾病的程度可能已经发生了显著变化。所有以前的放射学和检查结果都应与临床结果相证实。

9.10.2 营养与贫血

口腔癌患者可能有继发于癌症本身的恶病质，但也可能由于广泛性放射引起黏膜炎导致经口摄入不足[18]。因此，应进行基线全血计数以筛选贫血和血清电解质异常。慢性肿瘤部位出血可进一步加重贫血。在可能的情况下，术前应优化营养状态，促使术后顺利恢复[25]。严重贫血患者术前可给予静脉补铁，以避免与贫血相关的并发症，减少或避免术中血液置换。

9.10.3 咀嚼烟草和吸烟的影响

已知烟草对多器官系统有不良影响。咀嚼烟草增加了心血管疾病如心肌梗死（MI）的风险，并增加了卒中的风险。除口腔癌外,它还增加胰腺癌、食管癌和胃癌的风险。

吸烟过程含有许多颗粒状和气态刺激物,如氢氰酸、一氧化碳、二氧化碳等。吸烟对心血管的影响包括高血压、心肌梗死、动脉粥样硬化。刺激物可增加黏液分泌,增加气道反应性,可能导致肺气肿和支气管炎。碳氧血红蛋白水平的升高可能会改变血液的氧结合能力,降低 2,3 - 二磷酸甘油酸的水平,并引发氧合血红蛋白过度解离,从而导致组织缺氧。此外,这些患者深静脉血栓的风险增加,因为吸烟增加了血液中红细胞、白细胞、血小板和纤维蛋白原的水平[26]。由于吸烟会增加围术期并发症的风险,因此在术前评估时应建议患者戒烟。吸烟的不利影响早在 24 h 就开始恢复。应建议患者至少在手术前 12 h 或术前晚上停止吸烟,以降低碳氧血红蛋白水平。随着停止时间的延长,黏液纤毛功能改善,气道反应性降低。

9.10.4 化疗效果

在广泛病变或临界可切除病变的情况下,患者给予以顺铂为基础的化疗[27]。顺铂对肾脏有不良影响[28],因此应对这些患者进行肾功能检查,以排除先前存在的肾损伤,并采取适当措施优化围术期的肾功能。任何形式的骨髓抑制都应在手术前通过输血或使用粒细胞刺激药物加以纠正[29]。中性粒细胞减少症患者的手术应推迟到计数恢复,以避免术后感染的风险。

9.10.5 术前疼痛管理

头颈部的口腔及咽部区域有丰富的神经支配,是躯体和神经性疼痛的来源。随着肿瘤体积的增大,以及治疗方案强化,疼痛尤其是神经性疼痛开始妨碍日常生活。在头颈部癌症引起的疼痛患者中,有 25% ～ 60% 的患者经历神经性疼痛[30]。口腔、扁桃体区肿瘤沿舌咽和迷走神经分布,伴有引起疼痛的耳痛、耳鸣和牙痛。治疗包括使用非甾体抗炎药,对乙酰氨基酚用于轻度疼痛,并随着疼痛强度的增加而改为弱或强的阿片类药物。抗抑郁药(阿米替林、去甲替林)、抗惊厥药(加巴喷丁、普瑞巴林)等通常可用于治疗神经性疼痛[31]。在对这些患者进行术前评估时,麻醉医师应取得较详尽的临床病史,如果需要,应进行适当的调查,以排除长期使用止痛药如非甾体抗炎药后出现的并发症。仔细了解镇痛药的类型和镇痛治疗持续时间对围术期疼痛管理很重要,因为这些患者的镇痛药需求可能更高。

9.11 术中管理

9.11.1 术前用药

大多数情况下,需要接受手术的头颈部癌症患者可能会有困难气道,在某些情况下,存在气道受损。因此,麻醉医师在保证气道安全的前提下,使用任何类型的镇静剂时,都应非常小心,记住潜在气道损伤的风险。同时,清醒插管程序,如纤支镜插管和清醒视频喉镜检查,需要患者的配合,偶尔镇静可能是必要的。两种最常用的药物是右美托咪定和瑞芬太尼,主要是因为它们良好的药代动力学和治疗窗。然而,它们不能诱发遗忘。滴定剂量的异丙酚具有遗忘的优势，但气道损害的风险要高得多，应该理智地使用。良好的咨询、局部准备与局部麻醉药物的结合可能会减少或消除这些过程中镇静的需要，在某些情况下是一种更安全的方法。

9.11.2　监护

应采用美国麻醉医师协会（ASA）监护标准。麻醉诱导前应进行连续心电图监测、脉搏血氧仪监测、无创血压监测。这些患者通常不需要进行有创血压监测，除非预计会出现过多的失血，这主要发生在上颌骨切除术和舌切除术[10]的情况下或在长时间重建手术中，如游离皮瓣手术。手术麻醉诱导后动脉穿刺置管。在某些情况下，使用有创心输出量监测仪优化每搏量可用于指导以目标为导向的液体治疗[32]。这在高危病例和长时程手术中尤其有用。温度监测是必要的，因为这些是长时间的手术，可能涉及大量失血，因此可能会出现温度波动。应使用强制空气加温装置和液体加温装置努力确保患者在手术过程中充分保温。

9.11.3　围插管期氧合的作用

预充氧对这些患者至关重要。对于预期的困难气道，在尝试保护气道期间应努力延长呼吸暂停时间。在不需要插管的直接喉镜检查、麻醉下检查等小手术中，预充氧和窒息氧合可以确保延长窒息期，避免手术过程中缺氧。在呼吸暂停期间给予氧气，称为"窒息氧合"，可以安全地延长呼吸暂停的持续时间而不会降低氧饱和度，并将氧饱和度保持在安全范围内更长的时间。这在预计有困难气道的口腔癌患者中尤其有用，在这些患者中，保护气道可能需要时间，并且有很大的气道损失风险。窒息氧合是一种生理现象，如果在肺和咽部之间保持通畅的气道，那么即使没有任何膈肌或肺运动，只要患者已经预充氧，就会持续从环境中摄取氧气。氧气以200～250 mL/min的速度从肺泡持续流入肺毛细血管，同时二氧化碳以低得多的速度（20 mL/min）扩散到肺泡中。这会产生高达20 cm H_2O 的负压，将含有氧气的气体从咽部驱动到肺部。

一种窒息氧合技术是NODESAT（在固定气管导管期间给予鼻氧）[33,34]。该技术使用简单的鼻插管以5～15 L/min的速率提供非加湿、冷、干燥的氧气。该技术用于在尝试气管插管时避免低氧血症。它将呼吸暂停时间延长到10～15 min，但它对二氧化碳清除几乎没有影响。另一种使用高流量鼻氧的窒息氧合技术称为THRIVE（经鼻湿化快速气体交换）[35]。THRIVE技术使用高流量氧气进行气体交换并产生PEEP效应以保持肺泡开放，常规用于头颈癌手术期间麻醉管理和保护气道。在Patel等人进行的一项研究中，THRIVE已证明可以将安全呼吸暂停时间延长至14～65 min[35]。THRIVE使用专门的大口径鼻导管来提供高达70 L/min的气流。它有一个专门的加湿器，可以在最佳温度和湿度（44 mg/dL）下输送气体。这增加了患者的耐受性，也改善了黏液纤毛清除率[35]。据报道，其与NODESAT相比，呼气末二氧化碳浓度的上升幅度较小，使用静脉麻醉和高流量鼻氧（STRIVE Hi）的自主呼吸仅为

0.15 kPa/min[36]。这是一种新技术，它描述了在静脉麻醉下行自主呼吸的患者中以 50 L/min 的速度使用高流量鼻氧合。Booth 等人在接受显微喉镜手术的患者中已经描述了这一点。生理上，它确保更高的 FiO_2、保持气道通畅的气道正压、有利的呼吸力学和降低的上气道阻力。这显著减少了低氧饱和度发生，同时确保可以在不需要插管的情况下进行手术。

9.11.4 全身麻醉

充分禁食后，将患者推入手术室。通过适当的监护，根据气道计划开始诱导麻醉。在这种情况下，计划是确保麻醉诱导后气道的安全，应使用适当剂量的阿片类药物、异丙酚和去极化或非去极化肌肉松弛剂。患者充分肌肉松弛是重要的，以获得喉镜检查中的最佳的声门视野。如果气道计划允许清醒插管，则应在插管固定后开始麻醉诱导。麻醉维持通常是阿片类药物和吸入麻醉剂联合使用的平衡方法。因为这是体表手术，不需要深度肌松，麻醉主要是基于阿片类药物的方案，较少使用神经肌肉阻滞剂。

9.11.5 确保气道安全

图 9.4 描述了头颈癌手术的不同气道管理方法。气道管理计划应针对个体患者量身定制，应在仔细考虑前面提到的因素后决定在清醒或麻醉下确保气道安全。随着较新型视频喉镜（VLs）的出现，气道管理经历了较广泛转变。然而，它们在头颈部癌症手术中的作用可能受到限制，由于存在牙关紧闭，喉镜片插入本身可能很困难或不可能，使用可弯曲支气管镜进行插管可能是一个更好的选择。口腔内或口咽部病变的存在可能会由于机械阻塞而在直接喉镜检查期间阻碍声门视野，在这种情况下，视频喉镜检查可能有用。然而，如果在操作过程中存在出血风险，则应首选使用清醒插管技术来保护气道，最好使用可弯曲的光纤支气管镜。

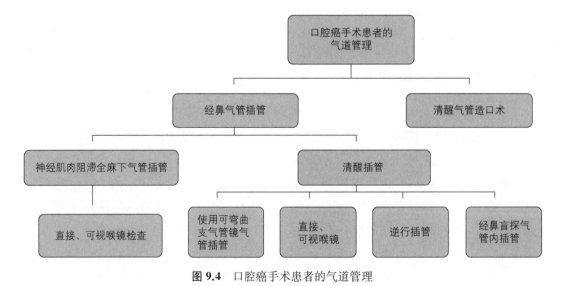

图 9.4 口腔癌手术患者的气道管理

9.11.6　清醒插管

清醒插管需要合理的计划、合适的设备以及必要的专业知识及操作[21]。

9.11.6.1　清醒插管术前用药

羟甲唑啉溶液用于血管收缩。它引起鼻黏膜的血管收缩，从而减少在鼻插管时发生鼻出血的机会。抗唾液药物如静脉注射格隆溴铵至少应在手术前 15 min 给予。这形成了一个干燥的区域，提高了插管过程的可见度[37]。此外，它还促进了局部麻醉药的作用，因为在麻醉医师进行纤支镜插管时，局麻药不会被稀释或在冲洗时被抽出。

9.11.6.2　清醒气管插管的麻醉方法

1. 在插入气管内导管之前，用 2% 利多卡因胶浆表面麻醉两侧鼻孔。

2. 利多卡因漱口液。麻醉医师可以要求患者用 2% 利多卡因含漱 5～10 min。也可以用 10% 利多卡因喷剂（装在加压瓶中，每次释放 10 mg 利多卡因）麻醉口腔。

3. 雾化器——使用喷雾技术局部麻醉呼吸道黏膜的方法之一。雾化器的优点是将药物还原成微粒（喷雾/气雾剂），有助于将药物输送到鼻腔和咽喉。

4. 经喉注射——在这项技术中，麻醉医师 22G 静脉套管刺穿环甲膜。一旦通过抽吸空气确定了套管针在气管中的位置，麻醉医师就移除针芯，将套管留在原位。然后操作者在患者深吸气结束时注射 4% 利多卡因。这导致剧烈咳嗽，使局部麻醉药从下方扩散到声带上，并麻醉气道的声门下部分。

5. "SprAY as you GO"技术（SAYGO）——在这项技术中，操作者通过纤支镜的吸引通道，使用注射器或通过硬膜外导管注入局部麻醉剂。从而在接近内镜的远端部分麻醉。

6. 舌咽神经阻滞——舌咽神经供血于舌的后 1/3 和口咽部，包括会厌前表面。可经口内阻断，在两侧扁桃体皱襞底部注射局部麻醉药。

7. 喉上神经（SLN）阻滞——SLN 支配会厌和喉的后表面直至声带水平。喉上神经在舌骨水平被阻断。将 24/25G 针从舌骨大角下方穿过，使其位于甲状软骨上方。此时，操作者向两侧注射 2～3 mL 的局部麻醉剂。目前很少进行舌咽和 SLN 阻滞，因为使用局部麻醉剂的局部准备技术的组合通常就足够了，并且避免了多次针刺给患者带来的不便。

9.11.6.3　清醒气管插管的分类

虽然在大多数情况下，纤维支气管镜引导下的插管通常被认为是金标准，但人们应该熟悉所有 3 种确保气道安全的清醒插管技术，并能够根据有效的基础设备应用它们。

使用可弯曲支气管镜（FB）

润滑纤支镜后，将气管导管安装在支气管镜上。支气管镜通过下鼻道引入。在识别鼻中隔、上鼻底和侧鼻甲后，将支气管镜引导至鼻咽部和口咽部。一旦进入口咽，会厌被确定为第一个标志。然后将支气管镜在会厌下推进，观看声门开口和气管，这是第二个标志。然后需要将纤支镜向气管内推进以识别作为第三标志的隆突。看到隆突后,通过鼻、鼻/口咽、咽部和喉部轻轻旋转,将气管内导管(ETT)轻轻推过镜面。

逆行气管插管

逆行插管的主要优点之一是不需要视觉识别喉部入口。逆行插管的主要指征是舌、下颌骨、口底、喉和咽部肿瘤、颌面部创伤、烧伤、小口、颈椎损伤。在咽后脓肿、急性会厌炎的病例中,逆行插管也是非常有用的。在完全牙关紧闭的情况下,取出气管导管可能比较困难。因此,也可以行经鼻气管插管。然而,逆行插管只需要一个较小的区域来操纵引导,因此它仍然可以用于张口受限及喉镜片插入困难的患者。

硬膜外导管穿过环甲膜,经硬膜外穿刺针或静脉穿刺套管,沿头侧方向,直至从鼻腔或口腔穿出。在某些情况下,可能需要用插管钳抓住口腔内的导管,然后用另一根导线将其固定,同时将其从鼻腔中拔出进行鼻插管。然后经鼻或口途径将ETT穿过导管插入气管。另一种方法是将硬膜外导管捆绑或环绕在气管导管管尖开口或管侧开口周围。在颈端轻柔的牵拉导管,将导管头端引导至气管(牵引技术)。这通常比前一种技术更成功。

也可以进行逆行导管插管,在逆行导管上使用顺行引导。逆行导管更加坚硬,便于气管导管通过。这些顺行导管可以是吸引导管、导丝鞘、多腔导管等。这有助于使气管导管通过逆行导管,并有助于克服由于ETT和硬膜外导管直径的差异而导致的导管缠绕问题和ETT推进困难。

逆行插管的并发症[38]包括环甲膜处穿刺损伤声带、甲状腺上动脉异常血管出血[39],穿刺接近环甲膜软骨损伤甲状腺。

其他并发症包括咽喉肿痛、穿刺部位轻微出血、局部手术气肿、无法在气道内引导气管导管、气道内留下断裂导丝。使用静脉穿刺套管而不是硬膜外针进行环甲膜穿刺可以避免对声带的伤害。

虽然在大多数情况下纤支镜插管比逆行插管优先,但少数情况下,如肿瘤出血、分泌物过多会使FOB插管非常困难,这里逆行插管可能更可取。然而,这种技术需要患者的合作,以便将硬膜外导管带出,并且至少要有0.5 cm的口腔开口才能将导管带出[38]。

经鼻盲探气管插管

该技术可由呼吸音或EtCO$_2$引导。鼻气管导管通过鼻腔朝向喉部。然后通过移动患者的头部直到进入喉部,将导管沿最大呼吸音的方向通过。该技术适用于牙关紧闭但口咽部和喉部解剖结构正常但无法使用纤支镜的患者。然而,这种技术可能会对口腔和喉结构造成损伤。尽管人们应该熟悉经鼻盲探气管插管和逆行插管,但这些技术是非可视下进行的,与FOB引导插管相比,这些技术的成功率低且并发症更高,因此在FOB可用时不鼓励使用。

清醒视频喉镜检查(VL)

与具有更快学习曲线的纤支镜检查相比,视频喉镜检查是一个更简单的程序。然而,一项比较FOB和清醒VL的随机对照试验以评估预期困难气道患者插管的成功率和难易程度,在由经验丰富的麻醉医师执行时没有发现任何差异[40]。另外,Alhomary等人最近的一项荟萃分析,比较清醒气管插管的VL和FOB,发现VL与较短的插管时间相关[41]。他们没有发现这两种技术在首次尝试成功率、并发症发生率和患者满意度方面有任何差异。然而,他们审查中的大多数研究不包括患有牙关紧闭或口腔内肿瘤的患者,因为在这些患者中插入喉镜片会很困难,他们认为 FOB 仍应是安全维护气道的首选方法。

应用连续二氧化碳波形监测确认插管顺利后,可以使用适当的麻醉剂如静脉注射芬太尼(2～6 mcg/kg)、丙泊酚(2 mg/kg)和肌肉松弛剂来进行麻醉诱导。中效肌肉松弛剂,如维库溴铵或罗库溴铵,可在术中使用。

经鼻气管插管

选择气管插管时,主要考虑的是对手术的干扰。最常用的 ETT 是由乳白色聚氯乙烯制成的朝北型预制气管内导管(图 9.5)。它特别设计成弯曲部位远离手术部位[42]。

它比普通聚氯乙烯导管软得多,它的优点是在插入时造成较少的鼻部创伤、可通过装置抽吸等。与标准的聚氯乙烯管相比,自主呼吸时的阻力是其缺点[43]。由于曲度的原因,在纤支镜上插入朝北型预制气管内导管也很困难。如果患者用一根朝北型预制气管导管在原位插管过夜,麻醉医师可以在导管上方的指定标记处切开导管。绕过气管导管的曲度,缩短导管长度,从而降低自主呼吸的阻力。可弯曲金属导管也可通过鼻腔,其优点是在插入时不易扭动和创伤小,但其不透明掩盖了导管堵塞。

9.11.7　常规措施

在原发肿瘤切除过程中,尤其是累及舌或上颌骨时,可出现大出血[10]。这些是长

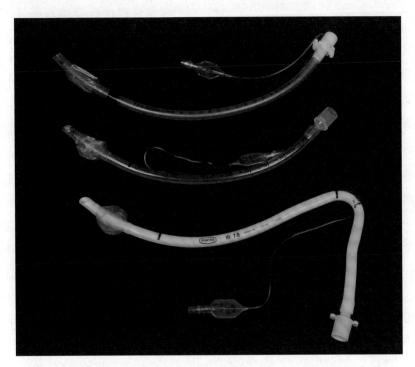

图 9.5　用于经鼻气管插管的气管内导管;可弯曲加强型金属气管导管、标准聚氯乙烯导管和朝北型预制气管导管

时程的手术。因此，温度监测及液体和空气加热装置对避免这些患者低温是必不可少的[9]。术中疼痛通常是躯体性的，因此对非甾体抗炎药如双氯芬酸反应良好。阿片类药物除了提供对高强度手术疼痛的有效镇痛外，还有助于更好的耐受气管导管。

9.11.8　液体管理

这些患者在术前由于口腔内病变疼痛和牙关紧闭，以及营养不良和癌症恶病质而导致循环容量不足。一旦诱导麻醉，他们的血压可能会急剧下降。因此，术前应仔细评估循环状态，这些患者甚至可能需要在麻醉诱导前进行液体输注以避免低血压。随着头颈部癌症手术患者加速康复外科（ERAS）方案的出现，现在的重点是使用目标导向的液体治疗（GDFT）[32]。据 Chalmers 等人[44]报道，使用心输出量监视仪 LIDCO™ 和脉搏轮廓心输出量监视仪（PiCCO）减少了头颈癌手术期间的补液量。它可以缩短住院时间并降低与体液平衡相关症状的发病率[44]。乳酸林格氏液和生理盐水通常用作首选的平衡盐溶液。在急性失血期间，偶尔可以使用胶体来维持容量状态。术中血液置换和血液制品应视术前血红蛋白和失血程度而定。在评估是否需要血液置换时，必须到考虑手术区域的隐性失血。

9.11.9　术中镇痛

应采用多模式镇痛技术。阿片类药物如吗啡和芬太尼应在术中用于维持镇痛。除非禁忌，非阿片类镇痛药如对乙酰氨基酚和双氯芬酸可用于术中和术后镇痛。

9.11.9.1　神经阻滞

下牙槽神经阻滞[45,46]可在下颌手术中进行。这包括在进入下颌孔之前，在下牙槽神经区域注射局部麻醉药。

9.11.10　术中气道管理

气管切开造口术通常为根治性头颈癌切除术后提供安全气道而进行。常规气管切开术的支持者认为，由于 HNC 切除和（或）重建后存在气道水肿和气道结构通畅丧失的风险，气管切开术是术后维持气道的一种更安全的方式。然而，最近的研究强调[47-52]延迟拔管策略包括术后保留气管插管并在 12 h 后或第二天早上进行气管拔管，是一种同样安全且侵入性较小的围术期气道管理方法。与气管切开术相比，延迟拔管策略与更少的并发症和更快地恢复相关。

尽管延迟拔管策略有好处，但由于水肿、广泛切除后的解剖结构改变以及体积庞大的皮瓣侵入气道，拔管后仍有可能危及气道。此外，在气道阻塞的情况下快速进入气道可能非常困难。因此，在制定术后气道管理计划时，仔细选择患者非常重要。Gupta 等人发现"如果之前在同一手术区域接受放射治疗，切除口腔或口咽两个亚部位，双侧颈部清扫、扩大半下颌骨切除或下颌中央弓切除术、大皮瓣重建：双岛胸大肌皮瓣和完整的下颌缘带蒂皮瓣；使用伴随重建钢板"[53]。在所有这些情况下，他们建议气管切开术优于过夜保留插管过夜策略[53]。

仍然没有足够的数据来指导围术期气道的最佳管理。比较这 2 种方法（选择性气管切开术和延迟拔管策略）的研究要么是回顾性的，要么是前瞻性的，样本量较小，不足以得出明确的结论并指导围术期气道管理。在这些情况下进行气管切开术的决定通常基于外科医师的经验，并取决于手术和麻醉团队的培训和舒适度以及可用的基础设施，而不是手术或重建的类型[54]。然而，延迟拔管并不是气管切开术的通用替代品。因此，确定延迟拔管策略是安全的特定患者亚群或需要气管切开术的患者非常重要。在决定术后气道管理计划之前，应考虑到是否存在体积庞大的皮瓣和广泛切除。

9.11.10.1 术中气道阻碍

手术操作、头部位置的改变、术中使用牵开器等都可能是引发 ETT 移位或导管错位的主要原因。持续监测 $EtCO_2$ 至关重要。此外，术中继发于鼻内骨刺的气管内导管套囊破裂，或气管造口术中使用麦氏插管钳，或由于手术操作所致等都会导致气道安全丧失及严重并发症。因此，麻醉医师需要在整个手术过程中保持警惕，并做好准备。在导管意外拔脱的情况下，特别是当麻醉医师在手术中无法通过传统方法维护气道或面罩通气时，应随时进行紧急环甲软骨切开术。在这种情况下，插入声门上气道进行抢救性通气通常是不可能的。术中进行 FOB 可能极具挑战性，有时是不可能的，因为手术野的血液可能会阻碍视野。然而，在导管套囊破裂和轻微漏气的情况下，可以进行喉部填塞，最好的选择是使用换管设备更换 ETT，因为手术期间由于出血、无法面罩通气或进行喉镜检查（取决于手术的切除范围），重新插管通常是困难的或不可能的。

9.12 术后管理

9.12.1 术后气道管理

在手术结束时，重要的是由外科、麻醉医师和护士分别独立确认喉部填塞物取出，并将其记录下来。注意确保患者从神经肌肉阻滞中得到充分的逆转，气道通畅，并且在手术结束时没有疼痛。患者将在手术结束时进行气管切开造口术或鼻 ETT 通气。在手术台上，由于担心气道水肿、出血以及术后患者不能立即保持气道通畅，所以很少拔管。这些患者通常在术后第二天或术后至少 8～12 h 拔管，直到预计气道通畅不再是一个问题。在离开手术室前，确保 ETT/气管造口术是通畅的，无分泌物，定位正确，安全可靠。根据现有的基础设施和机构协议，这些患者可以在术后使用三通管或压力支持通气维持氧合。无论采用哪种通气方法，所有患者术后都必须进行常规的心电图、脉搏血氧测定和血压监测。当对这些患者进行镇静时，因为镇静时存在通气不足和呼吸暂停的潜在风险，警惕的监测是至关重要的，尤其是在不通气时。使用压力支持通气是有利的，因为它在使用镇静时提供了更大的安全性；然而，由于 ICU 的患者数量、人员配备、成本和基础设施的限制，这可能不是在所有情况下都可行的。应密切监测所有患者的气道通畅、管位不当、出血、心肺稳定性和疼痛等情况。

9.12.1.1 镇静

术后留置气管导管或气切造口导管过夜的患者可能需要镇静以耐受导管。采用延迟拔管策略的患者需要更多的镇静。吗啡等阿片类药物的使用以及利多卡因雾化可用于镇静和耐受导管。然而,应谨慎使用阿片类药物,并密切监测患者,尤其是在不通气的情况下,以避免相关并发症。

9.12.1.2 加湿

气切造口患者或整夜插管的患者应接受湿化氧疗。给予干燥氧气可能会刺激气道,导致咳嗽、黏膜脱落、分泌物滞留,损害黏膜纤毛清除,增加管道堵塞的风险[55]。加湿可以使用热湿交换(HME)过滤器被动提供,或者通过使用喷雾器主动提供[56]。

9.12.1.3 拔管

由于手术处理导致喉咽水肿和较大皮瓣侵入口腔,既往存在的困难气道可能会进一步加重,这两者都可能使气管拔管后重新维护气道极其困难。口腔癌手术后患者拔管应视为高危拔管[57]。尽管有许多关于困难气道拔管的指南,但这些指南可能需要根据临床判断和麻醉医师的专业知识为个别患者进行修改和量身定制。

大多数脱机标准没有考虑到患者在拔管后维持气道通畅的能力。气道水肿、大皮瓣阻塞气道或血肿可能导致气道通畅性丧失,从而拔管失败。这些患者先前已经存在困难气道,术后再插管或面罩通气可能具有挑战性,并可能导致严重的发病率。此外,气道处理与出血、血肿和水肿有关,这可能导致术后气道恶化的增加。

9.12.1.4 气道水肿的评估和治疗

口腔手术可能与继发于手术本身的气道水肿、皮瓣重建以及术前放疗的附加作用有关。气道水肿可以通过在拔管前进行直接喉镜检查来评估[58]。该检查的目的是检查气道的通畅性/重新插管的难易程度,以及抽吸口咽气道分泌物。另一种方法是套囊泄漏测试。然而,套囊泄漏测试在口腔手术中的作用是有限的。如果气道水肿是由于手术或皮瓣重建引起的,将患者保持在头部抬高位,气管导管在原位,可能会降低气道肿胀的强度。已经提倡使用皮质类固醇来预防和治疗气道水肿,但结果是相互矛盾的[59,60]。一些研究主张,在拔管前 4 h 使用皮质类固醇可改善预后。这应至少持续到拔管后 12 h[61]。然而,并非所有患者都需要常规使用类固醇,并且可以在特定病例中使用。肾上腺素雾化可用于特定患者。

9.12.1.5 拔管

这些患者的拔管是极具挑战性的,应做好使用 FOB 或环甲膜切开术或气管切开术的方式再插管的准备。通常只有在确认手术部位令人满意且患者完全清醒且反射完好后,患者才在第二天早上拔管。如果手术部位出血,面部周围严重水肿,或患者不可能维持气道,拔管可能会推迟。在高危患者中,拔管失败的可能性很高,最好在耳鼻喉科或头颈外科医师在场的情况下为患者拔管,这样,如果拔管后出现气道阻塞,就可以进行外科气管切开术[57]。拔管应通过管道交换器/支气管镜进行,如果需要,甚至可以考虑选择性气管切开术。如果需要抢救这些患者的气道,应准备一套柔软的纤维支气管镜或环甲膜切开术器械。拔管应在麻醉医师的监督下进行,并有完整的监护,包括连续心电图监测、连续脉搏血氧饱和度监测和无创血压监测。全印度困难气道协会（AIDAA）关于困难气道拔管的指南强调需要一个备用计划，其中包括在困难气道拔管后，如果需要随时可用的气道通路[57]。

拔管前，应先彻底吸引气管，然后是口咽部，以清除分泌物，确认喉部填塞物已清除，并对口腔进行可视下检查。然后，麻醉医师应该将气管内导管的套囊放气，并在患者深呼吸时，在吸气峰值取出导管。在吸气峰值时移除 ETT 会增加咳嗽效果，让患者咳嗽以排出分泌物。由于水肿而出现喘鸣时，应进行肾上腺素溶液雾化。这减少了声门水肿和由导管及其移除引起的肿胀。如果拔管后水肿持续，可继续静脉注射类固醇。听诊患者是否有任何上呼吸道噪声或任何异常声音。拔管后患者应接受氧疗，并监测气道受损情况。应该鼓励患者深呼吸和咳嗽。

9.12.1.6 使用气道交换导管

气道交换导管（AEC）的插入不应超过 25 cm 标记，位于门牙水平。拔管后 4 h 内，应将其固定并保留在原位，以防需要 2 次插管。麻醉医师应使用利多卡因凝胶，以提高患者对导管的耐受性。分阶段拔管装置使用导丝代替空心导管，患者更容易耐受。常用的 AEC 是 Cook 气道交换导管，尺寸为 11Fr 和 14Fr[62-64]。这些分别与 ETT ＞ 4 mm 和＞5 mm 兼容。AEC 被制成半刚性的，以最大限度地减少创伤[62-64]。同时，它们是中空的，可用于给患者输氧（高达 4 L/min）。由于气压伤的风险，不应尝试通过 AEC 进行喷射通气[65,66]。在气道交换导管

上再次引入气管内导管时，应进行喉镜检查以牵开软组织[67]。

9.12.2 营养

Ryles 鼻导管（RT）通常在手术开始时插入。由于广泛切除肿瘤组织和可能需要重建，这些患者的咀嚼和吞咽功能受到严重损害[68]。因此，非常有必要在手术前放置鼻导管，因为手术后解剖结构的改变以及破坏手术缝合的风险可能会使以后插入鼻导管变得困难。术后，在开始经鼻导管给药前，应进行胸片检查，以确认鼻导管的尖端位于膈肌下方。这些患者应在手术后 24 h 内开始管饲[68]。在开始经鼻导管喂养之前，这些患者应在麻醉后监护病房接受含有葡萄糖的等渗维持液。

9.12.3 康复

这些患者术后需要进行发声和吞咽训练，以提高生活质量。这些康复项目的重点，取决于手术类型和切除组织的范围。治疗师将评估吞咽能力，可在第 8 天左右开始进饮[49]，尽管这因人而异。重点是要尽早重新开始进食，而且必须尽可能正常地进食。它有助于伤口愈合，减少感染的风险，并促使早期恢复。这些方案也集中在术前或术后牙关紧闭患者使用颌支架进行张口练习。一般来说，与气管切开相比，延迟拔管的患者恢复日常活动的速度更快[49,69]。

9.12.4 术后疼痛管理

尽管头颈癌手术患者的术后疼痛发生率非常高，但治疗通常不理想[70]。最大疼痛评分通常在手术当天报告，之后会显著降

低[71]。疼痛的强度取决于多种因素,如手术时间、手术范围和存在术前疼痛[72]。术后镇痛的方法应该是多模式的。最近的法国关于头颈部癌症手术患者术后疼痛管理的指南强调了术中体位和使用多模式镇痛以及静脉注射吗啡、患者自控镇痛(PCA)对于术后疼痛管理的重要性。他们特别强调与护理相关的疼痛管理,在执行气管切开、导管更换和鼻胃管插入[73]等操作时,使用适当剂量镇痛和镇静药物。

9.12.5　加速康复外科(ERAS)

这是一种涉及多学科的策略,包括外科、麻醉医师、病房团队、理疗医师、言语和语言治疗师以及营养师,以制定标准化的路径[32]。它包括术前、术中和术后部分。术前应加强营养,它能改善伤口愈合并降低感染的风险。禁食期应限于术前。术中,标准麻醉技术应用特别强调目标导向液体治疗、血糖和温度控制。术后必须强调个人化疼痛管理方案、早期进食和早期活动。

Dort 等[4]给出了采用游离皮瓣进行头颈部肿瘤重建术的患者围术期护理的最佳实践指南。这些指南需要进一步的临床评估。这些建议包括:术前碳水化合物治疗、药物预防血栓、围术期抗生素应用、皮质类固醇和止吐药、短效抗焦虑药、目标导向液体管理、保留阿片类药物的多模式镇痛、频繁监测皮瓣、早期活动、避免术前禁食[4]。

9.13　气切造口术患者的护理

确保术后气管造口的通畅和正确的位置是至关重要的。气切套管的意外移位或拔脱可能导致呼吸道和气道损伤,导致严重的并发症。敏锐的观察、常规护理、及时处理术后并发症,以及在紧急情况下快速使用适当的设备,可以显著降低发病率。

9.13.1　护理人员日常检查

通过对护理人员进行有关气管切开术护理的培训和[75]相关问题的识别,可以较容易地预防气管切开术相关的并发症。气切造口患者需要在每天护理人员换班期间认真观察交接,特别注意以下细节,如为什么和何时进行气管造口。气管切开术的技术,无论是经皮的还是手术切开的,都可能影响到气切套管的置入。在紧急情况下,同样和较小尺寸的气切套管以及手术器械应随时准备在患者附近[75]。床旁装置必须能让患者发出任何痛苦的信号。护理人员在每次换班时应强调患者的吞咽能力、痰液数量、颜色和气味,以便早期识别感染。气切造口部位应保持清洁卫生。每次轮班开始时,应将该评估记录在护理计划中。

9.13.2　湿化

需要氧疗的气管切开术患者应接受某种形式的湿化。干性氧疗可能导致黏性和顽固分泌物滞留,黏液纤毛运动受损[56]。此外,上皮也可表现为炎性和坏死性改变、溃疡和出血。它也增加了细菌感染的风险。

9.13.3　吸引

必要时气管内导管内吸引是恢复室和病房气切护理的重要组成部分,因为导管堵塞可能导致灾难性的后果。痰液在人体气道中不断产生,在感染或患者不能有效咳嗽时加重。这可能导致气道阻塞、低氧血症和肺实变。

9.13.4 气切造口患者的评估

继发于浓稠分泌物的气切套管堵塞可导致呼吸窘迫甚至呼吸衰竭。这种情况可以通过定期吸痰、加湿、套管护理和患者定期评估来预防。早期识别报警信号防止意外堵塞导管[75]。患者评估应包括吸痰和（或）清洁气切套管的频率、气道分泌物的黏稠度、气切造口的气流证据、呼吸窘迫的体征（如呼吸频率）、辅助肌肉的使用、补充氧气的需求以及咳嗽强度，无论无效还是过度，均应在查房时进行常规检查。

9.13.5 放置在气切造口患者床边的设备

- 同样尺寸及较小尺寸的气切套管。
- 手术器械：气管扩张器、环状拉钩、直角气管切开牵开器、11 号刀片、普通钳子、蚊式钳和带针头的注射器。
- 气管导管和插管设备
- 带有氧气源的手动复苏袋
- 监护仪
- 吸痰管（通常为 12F 或 14F）
- 杨克氏吸引管
- 功能性抽吸系统，滤罐
- 气切造口清洁套件
- 气管导管套囊充气注射器
- 气切套管支架或系带

9.13.6 气切套管阻塞

这是一种可能出现严重并发症的急症。如果在病房发现气切患者气喘吁吁或呼吸窘迫，护理人员应立即发出警报，并首先呼救求助。第一步，给予患者 100% 氧气，必须立即拆除任何阀盖或内置管。同时，一名工作人员必须准备好吸引管，以防导管堵塞。如果窘迫持续存在，可以尝试给导管套囊放气，这样可以让患者从气切套管周围呼吸。如果呼吸窘迫持续存在，必须拔除导管，彻底抽吸气管造口，并放置另一根造口管。在紧急情况下，也可以尝试将气管导管穿过造口，以确保气道通畅。

9.14 总结

口腔癌患者对麻醉医师的围术期护理具有挑战性。需要一个彻底的评估和细致的计划来达到顺利的恢复。这类患者的气道管理不仅需要各种气道管理工具的知识，还需要气道管理相关技能的专业知识。这些患者可能在手术干预前接受了放疗，因此应记住其对气道管理的影响。

（刘毅 译，王昕 校）

参考文献

1. Bray F，Ferlay J，Soeijomataram I，Siegel RL，Torre LA，Jemal A. Global cancer statistics 2018：GLOB OCAN estimates of incidence and mortality worldwide for 36 cancers in 185 countries. CA Cancer J Clin，2018，68(6)：394 - 424.
2. Mishra A，Meherotra R. Head and neck cancer：global burden and regional trends in India. Asian Pac J Cancer Prev，2014，15(2)：537 - 550.
3. C，Pelucchi S，Pastore A，Feo CV，Ciorba A. Enhanced recovery after surgery（ERAS）strategies：possible advantages also for head and neck surgery patients? Eur Arch Otorhinolaryngol，2014，271(3)：439 - 443.
4. Dort JC，Farwell DG，Findlay M，Huber GF，

Kerr P, Shea-Budgell MA, et al. Optimal perioperative care in major head and neck cancer surgery with free flap reconstruction: a consensus review and recommendations from the enhanced recovery after surgery society. JAMA Otolaryngol Head Neck Surg, 2017, 143(3): 292-303.

5. Wiegand DA, Latz B, Zwillich CW, Wiegand L. Upper airway resistance and geniohyoid muscle activity in normal men during wakefulness and sleep. J Appl Physiol, 1990, 69(4): 1252-1261.

6. Cunningham DP, Basmajian TV. Electromyography of genioglossus and geniohyoid muscles during deglutition. Anat Rec, 1969, 165(3): 401-409.

7. Homer J. Surgery in head and neck cancer: United Kingdom National Multidisciplinary Guidelines- Erratum. J Laryngol OtoL 2016, 130(8): 792.

8. Dougherty TB, Clayman GL. Airway management of surgical patients with head and neck malignancies. Anesthesiol Clin North Am, 1998, 16(3): 547-562.

9. Supkis JD, Dougherty TB, Nguyen DT, Cagle CK. Anesthetic management of the patient undergoing head and neck cancer surgery. Int Anesthesiol Clin, 1998, 36(3): 21-29.

10. Dulguerov P, Quinodoz D, Allal AS, Tassonyi E, Bens P. Blood transfusion requirements in otolaryngologyhead and neck surgery. Acta Otolaryngol, 1998, 118(5): 744-747.

11. Dhanrajani P, Jonaidel O. Trismus: aetiology, differential diagnosis and treatment. Dent Update Lond, 2002, 29(2): 88-94.

12. More CB, Das S, Patel H, Adalja C, Kamatchi V, Venkatesh R. Proposed clinical classification for oral submucous fibrosis. Oral Oncol, 2012, 48(3): 200-202.

13. Bhatia KS, King AD, Paunipagar BK, Abrigo J, Vlantis AC, Leung SF, et al. MRI findings in patients with severe trismus following radiotherapy for nasopharyngeal carcinoma. Eur Radiol, 2009, 19(11): 2586-2593.

14. Chaubal TV, Dixit MB. Ankyloglossia and its management. J Indian Soci Periodontol, 2011, 15(3): 270.

15. Jensen NF, Benumof JL. The difficult airway in head and neck tumor surgery. Anesthesiol Clin North Am, 1993, 11: 475.

16. Smith J, Reid A. Identifying the more patent nostril before nasotracheal intubation. Anaesthesia, 2001, 56(3): 258-262.

17. Sroussi H% Epstein JB, Bensadoun RJ, Saunders DP, Lalla RY Migliorati CA, et al. Common oral complications of head and neck cancer radiation therapy: mucositis, infections, saliva change, fibrosis, sensory dysfunctions, dental caries, periodontal disease, and osteoradionecrosis. Cancer Med, 2017, 6(12): 2918-2931.

18. Becker M, Schroth G, Zbaren P, Delavelle J, Greiner R, Vbck P, et al. Long-term changes induced by high-dose irradiation of the head and neck region: imaging findings. Radiographics, 1997, 17(1): 5-26.

19. Kheterpal S, Martin L, Shanks AM, Tremper KK. Prediction and outcomes of impossible mask ventilationa review of 50, 000 anesthetics. J Am Soc Anesthesiol, 2009, 110(4): 891-897.

20. Thota RS, Doctor JR. Evaluation of paranasal sinuses on available computed tomography in head and neck cancer patients: An assessment tool for nasotracheal intubation. Indian J Anaesth, 2016, 60(12): 960.

21. Prasanna D, Bhat S. Nasotracheal intubation: an overview. J Maxillofac Oral Surg, 2014, 13(4): 366-372.

22. Shiga T, Wajima Z, Inoue T, Sakamoto A. Predicting difficult intubation in apparently normal patients — a meta-analysis of bedside screening test performance. Anesthesiol J Am Soc Anesthesiol, 2005, 103(2): 429-437.

23. Lundstr0m L, Vester-Andersen M, M0ller A, Charuluxananan S, Uhermite J, Wetterslev J. Poor prognostic value of the modified Mallampati score: a meta-analysis involving 177 088 patients. Br J Anaesth, 2011, 107(5): 659-667.

24. Ahmad I, Keane O, Muldoon S. Enhancing airway assessment of patients with head and neck pathology using virtual endoscopy. Indian J Anaesth, 2017, 61(10): 782.

25. Talwar B, Donnelly R, Skelly R, Donaldson M. Nutritional management in head and neck cancer: United Kingdom National Multidisciplinary Guidelines. J Laryngol Otol, 2016, 130 (S2): S32-40.

26. Fielding JE. Smoking: health effects and control. N Engl J Med, 1985, 313(8): 491-498.

27. Iqbal MS, Chaw C, Kovarik J, Aslam S, Jackson A, Kelly J, et al. Primary concurrent chemoradiation in head and neck cancers with weekly cisplatin chemotherapy: analysis of compliance, toxicity and survival. Int Arch Otorhinolaryngol, 2017, 21(2): 171-177.

28. Miller RP, Tadagavadi RK, Ramesh G, Reeves WB. Mechanisms of cisplatin nephrotoxicity. Toxins, 2010, 2(11): 2490-2518.

29. Rostad M, editor. Management of myelosuppression in the patient with cancer. Oncology Nursing Forum, 1990.

30. Potter J, Higginson U, Scadding JW, Quigley C. Identifying neuropathic pain in patients with head and neck cancer: use of the Leeds Assessment of Neuropathic Symptoms and Signs Scale. J R Soc Med, 2003, 96(8): 379-383.

31. Moulin D, Clark A, Gilron I, Ware M, Watson C, Sessle B, et al. Pharmacological management of chronic neuropathic pain-consensus statement and guidelines from the Canadian Pain Society. Pain Res Manag, 2007, 12(1): 13-21.

32. Coyle M, Main B, Hughes C, Craven R, Alexander R, Porter G, et al. Enhanced recovery after surgery (ERAS) for head and neck oncology patients. Clin Otolaryngol, 2016, 41(2): 118-126.

33. Weingart SD, Levitan RM. Preoxygenation and prevention of desaturation during emergency airway management. Aim Emerg Med, 2012, 59 (3): 165-175. el.

34. Levitan R. No Desat! Nasal oxygen during efforts securing a tube. Emerg Physicians Mon, 2010.

35. Patel A, Nouraei S. Transnasal Humidified Rapid-Insufflation Ventilatory Exchange (THRIVE): a physiological method of increasing apnoea time in patients with difficult airways. Anaesthesia, 2015, 70(3): 323-329.

36. Booth A, Vidhani K, Lee P, Thomsett C-M. SponTaneous Respiration using IntraVEnous anaesthesia and Hi-flow nasal oxygen (STRIVE Hi) maintains oxygenation and airway patency during management of the obstructed airway: an observational study. BJA Br J Anaesth, 2017, 118 (3): 444-451.

37. Ramkumar V. Preparation of the patient and the airway for awake intubation. Indian J Anaesth, 2011, 55(5): 442.

38. Dhara SS. Retrograde tracheal intubation. Anaesthesia, 2009, 64(10): 1094-1104.

39. Bennett J, Guha S, Sankar A. Cricothyrotomy: the anatomical basis. J R Coll Surg Edinb, 1996, 41(1): 57-60.

40. Rosenstock CV Thøgersen B, Afshari A, Christensen A-L, Eriksen C, Gatke MR. Awake fiberoptic or awake video laryngoscopic tracheal intubation in patients with anticipated difficult airway managementa randomized clinical trial. J Am Soc Anesthesiol, 2012, 116(6): 1210-1216.

41. Alhomary M, Ramadan E, Curran E, Walsh S. Videolaryngoscopy vs. fibreoptic bronchoscopy for awake tracheal intubation: a systematic review and meta-analysis. Anaesthesia, 2018, 73 (9): 1151-1161.

42. Chauhan V, Acharya G. Nasal intubation: A comprehensive review. Indian J Crit Care Med, 2016, 20(11): 662.

43. Hall C, Shutt L. Nasotracheal intubation for head and neck surgery. Anaesthesia, 2003, 58 (3): 249-256.

44. Chalmers A, Turner MW, Anand R, Puxeddu R, Brennan PA. Cardiac output monitoring to guide fluid replacement in head and neck microvascular free flap surgery — what is current practice in the UK? Br J Oral Maxillofac Surg, 2012, 50 (6): 500-503.

45. Kanakaraj M, Shanmugasundaram N, Chandramohan M, Kannan R, Perumal SM, Nagendran J. Regional anesthesia in faciomaxillary and oral surgery. J Pharm Bioallied Sci, 2012, 4(Suppl 2): S264.

46. Takasugi Y, Furuya H, Moriya K, Okamoto Y. Clinical evaluation of inferior alveolar nerve block by injection into the pterygomandibular space anterior to the mandibular foramen. Anesth Prog, 2000, 47(4): 125.

47. Brickman DS, Reh DD, Schneider DS, Bush B, Rosenthal EL, Wax MK. Airway management after maxillectomy with free flap reconstruction. Head Neck, 2013, 35(8): 1061-1065.

48. Agnew J, Hains D, Rounsfell B. Management of the airway in oral and oropharyngeal resections. Aust N Z J Surg, 1992, 62(8): 652-653.

49. Coyle MJ, Tyrrell R, Godden A, Hughes CW, Perkins C, Thomas S, et al. Replacing tracheostomy with overnight intubation to manage the airway in head and neck oncology patients:

towards an improved recovery. Br J Oral Maxillofac Surg, 2013, 51(6): 493 - 496.

50. Halfpenny W, McGurk M. Analysis of tracheostomy-associated morbidity after operations for head and neck cancer. Br J Oral Maxillofac Surg, 2000, 38(5): 509 - 512.

51. Kazanjian VH. Mandibular retrusion with ankylosis of the temporomandibular joint, report of two cases. Plast Reconstr Surg, 1956, 17(2): 91 - 104.

52. Meerwein C, Pezier TF, Beck-Schimmer B, Schmid S, Huber GF. Airway management in head and neck cancer patients undergoing microvascular free tissue transfer: delayed extubation as an alternative to routine tracheotomy. Swiss Med Wkly, 2014, 144: w13941.

53. Gupta K, Mandlik D, Patel D, Patel P, Shah B, Vijay DG, et al. Clinical assessment scoring system for tracheostomy (CASST) criterion: Objective criteria to predict pre-operatively the need for a tracheostomy in head and neck malignancies. J Cranio Maxillofac Surg, 2016, 44 (9): 1310 - 1313.

54. Marsh M, Elliott S, Anand R, Brennan PA. Early postoperative care for free flap head & neck reconstructive surgery — a national survey of practice. Br J Oral Maxillofac Surg, 2009, 47(3): 182 - 185.

55. Chalon J. Low humidity and damage to tracheal mucosa. Bull NY Acad Med, 1980, 56(3): 314.

56. Restrepo RD, Walsh BK. Humidification during invasive and noninvasive mechanical ventilation: 2012. Respir Care, 2012, 57(5): 782 - 788.

57. Kundra P, Garg R, Patwa A, Ahmed SM, Ramkumar V, Shah A, et al. All India Difficult Airway Association 2016 guidelines for the management of anticipated difficult extubation. Indian J Anaesth, 2016, 60(12): 915.

58. Finucane BT, Tsui BC, Santora AH. Complications of airway management. Principles of airway management. Heidelberg: Springer, 2010, p.683 - 730.

59. Hartley M, Vaughan R. Problems associated with tracheal extubation. Br J Anaesth, 1993, 71(4): 561 - 568.

60. Kriner EJ, Shafazand S, Colice GL. The endotracheal tube cuff-leak test as a predictor for postextubation stridor. Respir Care, 2005, 50 (12): 1632 - 1638.

61. Jaber S, Jung B, Chanques G, Bonnet F, Marret E. Effects of steroids on reintubation and postextubation stridor in adults: meta-analysis of randomised controlled trials. Crit Care, 2009, 13 (2): 1.

62. Mort TC. Continuous airway access for the difficult extubation: the efficacy of the airway exchange catheter. Anesth Analg, 2007, 105(5): 1357 - 1362.

63. Dosemeci L, Yilmaz M, Yegin A, Cengiz M, Ramazanoglu A. The routine use of pediatric airway exchange catheter after extubation of adult patients who have undergone maxillofacial or major neck surgery: a clinical observational study. Crit Care, 2004, 8(6): 1.

64. Jubb A, Ford R Extubation after anaesthesia: a systematic review. Update Anaesth, 2009, 25(1): 30 - 36.

65. Mitchell V, Dravid R, Patel A, Swampillai C, Higgs A. Difficult Airway Society Guidelines for the management of tracheal extubation. Anaesthesia, 2012, 67(3): 318 - 340.

66. Duggan LV, Law JA, Murphy ME. Brief review: Supplementing oxygen through an airway exchange catheter: efficacy, complications, and recommendations. Can J Anesth/Journal canadien d'anesthesie, 2011, 58(6): 560 - 568.

67. Mort TC. Tracheal tube exchange: feasibility of continuous glottic viewing with advanced laryngoscopy assistance. Anesth Analg, 2009, 108 (4): 1228 - 1231.

68. De Luis D, Aller R, Izaola O, Cuellar L, Terroba M. Postsurgery enteral nutrition in head and neck cancer patients. Eur J Clin Nutr, 2002, 56(11): 1126.

69. Moore MG, Bhrany AD, Francis DO, Yiieh B, Futran ND. Use of nasotracheal intubation in patients receiving oral cavity free flap reconstruction. Head Neck, 2010, 32(8): 1056 - 1061.

70. Sommer M, Geurts JW, Stessel B, Kessels AG, Peters ML, Patijn J, et al. Prevalence and predictors of postoperative pain after ear, nose, and throat surgery. Arch Otolaryngol Head Neck Surg, 2009, 135(2): 124 - 130.

71. Bianchini C, Malago M, Crema L, Aimoni C,

Matarazzo T, Bortolazzi S, et al. Post-operative pain management in head and neck cancer patients: predictive factors and efficacy of therapy. Acta Otorhinolaryngol Ital, 2016, 36 (2): 91.

72. Inhestem J, Schuerer J, Illge C, Thanos I, Meissner W, Vblk GF, et al. Pain on the first postoperative day after head and neck cancer surgery. Eur Arch Otorhinolaryngol, 2015, 272(11): 3401 - 3409.

73. Espitalier F, Testelin S, Blanchard D, Binczak M, Bollet M, Calmels P, et al. Management of somatic pain induced by treatment of head and neck cancer: Postoperative pain. Guidelines of the French Oto-Rhino-Laryngology-Head and Neck Surgery Society (SFORL). Eur Ann Otorhinolaryngol Head Neck Dis, 2014, 131(4): 249 - 252.

74. Anehosur VS, Karadiguddi P, Joshi VK, Lakkundi BC, Ghosh R, Krishnan G. Elective tracheostomy in head and neck surgery: our experience. J Clin Diagn Res, 2017, 11 (5): ZC36.

75. McGrath B, Bates L, Atkinson D, Moore J. Multidisciplinary guidelines for the management of tracheostomy and laryngectomy airway emergencies. Anaesthesia, 2012, 67(9): 1025 - 1041.

头颈部肿瘤手术的麻醉

10

南拉塔·兰加纳特、卡维塔·拉克什曼

10.1 引言

头颈部肿瘤发生在气管消化道上部的不同部位,最常见的是喉部、咽部、唾液腺和甲状腺。由于肿瘤本身的影响、其对局部和全身的影响、既往治疗史(放疗或手术),或伴有副肿瘤综合征的同时又夹杂多种合并症的老年患者,头颈部肿瘤给麻醉医师带来了巨大的挑战。根据手术的特点量身定做麻醉方案,头颈部手术范围从全内窥镜和气管切开术等小手术到更广泛的喉切除术、广泛的切除、解剖剥离和重建。

10.2 术前评估

评估患者的合并症,以确定潜在的困难气道和分层风险,并在接受手术前优化患者。患者可能有相关的心脏和呼吸系统合并症及营养不良。他们是围术期心脏和肺部并发症的高危人群。围术期的风险随着高龄和相关合并症的增加而增加。术前评估有助于制订系统的麻醉计划,以达到最佳的术中麻醉效果,加速术后康复。

10.2.1 气道评估

评估内容包括采集详细的病史、进行临床检查以及审阅相关影像学和内镜检查结果(表 10.1 和表 10.2)。与外科医师一起评估,使麻醉医师能够制定个体化的围术期计划,并确定那些预计困难气道风险极高可能需要清醒插管或外科医师局部麻醉下行气管切开术的患者。

患者有喘鸣史、声音变化、呼吸困难(尤其是平躺时)、打鼾、吞咽困难时,麻醉医师

表 10.1 放疗后遗症

组 织	后 遗 症
腭	张口度下降
颈部	颈部伸展困难或强迫屈曲
喉	喉头固定不动
肺尖	限制性通气功能障碍
头部和颈部区域	● 气道扭曲 ● 甲状腺功能减退 ● 化学感受器和压力感受器损伤 ● 颈动脉狭窄 ● 伤口愈合不良

表 10.2　既往组织手术后遗症

手术史	• 面罩封闭困难 • 进入鼻腔困难 • 颞肌挛缩 • 颞下颌关节假性强直（TMJ）
喉部手术	• 喉部狭窄 • 吞咽反射受损 • 误吸风险
口底和舌体手术	• 牙关紧闭 • 舌体固定 • 下颌间隙狭窄
颈清扫	• 第 9，第 10 和第 11 对脑神经损伤 • 吞咽反射受损 • 脊髓麻痹 • 误吸风险

应警惕其存在困难气道的潜在风险。在长期进展的癌症中，特别是在声门下和气管受压时，气道变窄可能使呼吸肌得到了适应，因此患者可能很少有气道阻塞的体征和症状，尤其是在声门下和气管受压时。

在声门上和舌根肿瘤中，床边筛查试验和提示喉镜暴露困难的体貌特征都无法预测麻醉诱导后可能出现的气道阻塞。

颈部软组织 X 线正位和侧位的放射成像、对比增强计算机断层扫描（CECT）和（或）磁共振成像有助于描绘肿瘤大小、部位、范围和潜在的气道阻塞。麻醉医师应与外科医师一起探讨评估所有可用的影像资料，同时牢记头颈肿瘤治疗的后遗症（表 10.1 和表 10.2）。麻醉医师应研究影像学和内窥镜检查的结果，以确定这些肿瘤的部位和范围以及气道阻塞的程度。

术前评估应评估面罩通气的可能性，喉镜检查或气管插管是否困难以及应采用哪种气道管理技术——清醒插管或镇静插管或建立外科有创气道。印度和国际气道管理指南强调了预先设定插管方案的同时还要备好补救气道管理的替代方案的重要性，并着重强调保证患者氧合的重要性。

10.3　合并症的风险分层和优化

人们越来越关注接受大手术的患者的风险预测和风险分层。POSSUM 评分（用于计算死亡率和发病率的生理和手术严重程度评分）和修订后的 Lee 心脏风险指数分别有助于预测与非心脏外科手术相关的主要心脏事件的发病率和概率。这 2 种工具在常规血管手术中都得到了广泛的证明，但它们的有效性尚未在头颈部手术中得到证实。

相关的诊断测试应包含在术前检查中。基础检查包括血常规、肾/肝功能、血糖、12 导联心电图和胸片。根据病史、临床检查和常规测试的结果，进行额外的检查，如凝血酶原时间（PT）、超声心动图、心肺运动测试（CPET）。

术前需要优化患者的临床状态和功能能力。术前营养缺乏与感染、伤口愈合不良和术后并发症的高风险单独相关。营养不良可能是由于不良的饮食习惯、吞咽困难、癌症恶病质、化疗的全身不良反应和放疗引起的黏膜炎导致。应根据指南提供营养支持，范围从口服营养物到经 Ryle 管将营养液注射到空肠造瘘管或胃造瘘管。

10.4　手术喉镜检查和显微喉镜手术

手术喉镜提供高质量、宽敞的喉部视

图,有助于对咽部和喉部的结构进行诊断评估、活检和手术,而不会造成太大的变形(图10.1)[1,2]。通过使用支撑喉镜加望远镜(斜角、直角)来完成对咽部和喉部的评估(图10.2)[3,4]。这提供了一个粗略的评估结构。如果发现需要进一步评估,则使用手术显微镜进行显微喉镜检查以进行更精细的评估、活检或激光手术[2]。

喉显微手术(MLS)后获得最佳手术效果的基本原则是在介入期间提供清晰且静

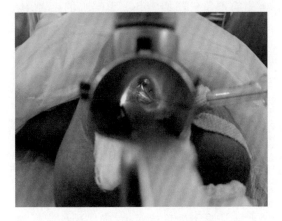

图 10.1 手术喉镜下的 Gottic 肿瘤

止的手术区域。手术干预的持续时间是可变的,需要一直维持患者无体动状态[5-8]。术中可能需要在手术部位用液体冲洗组织块和(或)血液。因此,需要很好地保护气道免受这些外来物质的影响。此外,手术可能要求在手术过程中改变气道管理策略。因此,手术团队和麻醉医师之间的良好沟通至关重要[6,7,9]。由于喉部操作需要充分消除局部刺激反应,该过程会引起全身性变化,如心血管系统反应,导致心动过速、心律失常、高血压(主动脉和肺动脉)[9-11]。尽管这些反应是短暂的,但可能会导致心血管事件的发病率增加,尤其是在患有冠状动脉疾病等合并症的高危患者中[12-14]。

由于在身体周围使用大型的手术设备,还需要采取预防措施来保护眼睛、牙齿、手臂和面部损伤或受压[4]。必须确保使用适当的填充物、护齿器和正确闭合眼睛[15]。麻醉护理的目标包括在手术干预期间保证充分的神经肌肉阻滞,以及快速复苏患者时

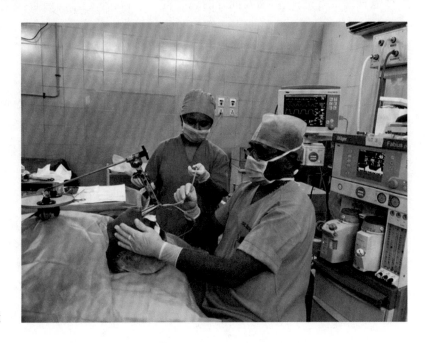

图 10.2 支撑喉镜

保证气道保护反射的完全恢复[7,8]。

10.4.1 用于喉显微手术（MLS）的气道问题

10.4.2 气道管理

气道管理的选择主要取决于患者的评估和计划的手术类型。在各种可用的气道管理技术中进行选择，个人选择取决于麻醉医师的专长、设备类型和机构的规章制度。然而，了解各种相关问题并因此选择适当的气道管理策略变得至关重要。

基于气道评估，应特别关注是否存在明显和潜在的困难面罩通气、喉镜暴露、气管插管的预测因素，基于此做出在麻醉下或清醒下实施气道管理的决定。由于是预测的困难气道，因此需要根据各地气道协会制定的结构化困难气道算法来进行规划[16]。与手术团队的良好沟通有助于更好地协调和成功的气道管理。对于预测的困难气道，清醒气道管理策略是首选，需要充分的患者沟通和气道表面麻醉。如果计划采用镇静下气道管理技术，则应制定各种计划，并在实施前准备好所需的备选策略和设备。使用视频喉镜可以在大多数情况下成功地进行气道管理，因为它始终会将喉部视野提高至少一个等级，提供更好的病理视野，并且成功插管而不会对病变造成创伤[1,16-18]。在所有情况下，应准备好与紧急手术通路相关的设备和专业方案[1,14,17,19,20]。具有广泛气道病变和（或）严重气道损害的患者是最具挑战性的[17]。此类患者的气道管理将取决于病变的范围（大小、邻近结构的受累）、部位（声门上、声门、气管、支气管）和

性质（血管性、囊性、带蒂）。对于这些患者的气道管理没有具体和明确的计划，可使用清醒软式视频内镜、静脉诱导、吸入诱导（加或不加神经肌肉阻滞）等插管方案[17,21]，这些患者需要制定多种计划（初选方案、抢救方案和失败后补救方案），有时在局部麻醉下进行术前清醒气管切开术也可能是选项之一[16,22]。

根据文献报道，关于严重阻塞气道患者气道管理的各种选择和要点包括[16,17]：

- 患有严重气道损害和严重喘鸣的患者，考虑在局部麻醉下进行清醒手术，如气管切开术。避免使用镇静药物。

- 经鼻内镜检查或柔性内窥镜检查评估存在一定程度的气道病变和有中度喘鸣的患者，可考虑在清醒或吸入诱导下进行气道管理。这将取决于麻醉医师的气道评估和专业知识储备。如果担心气道受损，应首选清醒的柔性内镜气管插管。对于吸入诱导下的气道管理，确保最佳麻醉深度以防止呛咳、喉痉挛，并能保证气道开放。为确保气道安全需要避免使用神经肌肉阻滞剂，以防止气道突然塌陷和气道完全阻塞。一旦确认气管插管的正确放置，就可以给肌肉松弛药。

气道设备和气管导管应小心插入，以防止对病理组织造成创伤。这可能导致出血或病变碎裂并移至气道远端，从而导致气道受损。由于这些顾虑，柔性内镜或视频喉镜已逐渐兴起成为可接受的气道管理小工具。气管内导管的大小应合理选择，一般选用较小的气管内导管或喉显微手术用的导管。应采取预防措施以避免多次插管尝试，因为这可能导致出血和水肿以致气道完全阻塞。

需要强调的是,在气道管理期间的任何时候都可能需要建立手术气道。因此,谨慎的做法是预先准备好相关设备并让相关人员(如外科手术医师)做好准备,以便在需要时立即行外科手术建立有创气道。硬性支气管镜也是一种有用的工具,特别适用于存在气道周围的肿块病变甚至气道中存在肿块病变的患者的插管。有时,硬性支气管镜能穿透病变的肿块以使气道通畅,尤其是存在气管病变时。

当采用清醒纤支镜插管作为气道管理的方式时,应谨慎行事。由于以下原因,在清醒的纤支镜气管插管过程中气道可能会发生突然的完全阻塞:

- 局部麻醉药的作用:
  - 抑制舌头和上呼吸道肌肉组织的功能
  - 突发喉痉挛
  - 局部麻醉药对中枢神经系统的抑制作用
- 由于内镜或气管导管的撞击,易碎的肿瘤可能会出血。
- 光纤内镜本身可以在严重狭窄的气道中阻塞气道,就像"将软木塞压入瓶子"的效应。
- 气道操作过程中的肿瘤碎片及其远端阻塞导致气道阻塞。
- 在气道管理过程中患者"吸入"移动的有蒂病变,尤其易发生于恐惧和激动的患者。

还需要确保额外的气道管理救援计划。使用经气管喷射通气(TTJV)或使用声门上气道装置和通过它的高频喷射通气(HFJV)作为备选方案。然而,在喷射通气时需要注意确保上呼吸道畅通,以保证呼气通畅,避免空气滞留和气压伤。

拔管也仍然具有挑战性,需要与手术团队协商妥善规划。虽然在手术后,预计气道会更通畅,但手术本身可能导致气道水肿的加重和出血的可能。因此,基于预先存在的病理和已完成的外科手术,需要执行拔管策略。在某些情况下,如预计术后会出现气道水肿和炎症,可能需要进行 24～48 h 的选择性通气。可以使用气道交换导管(AEC)进行拔管,以备在需要时重新插管。拔管应在可控的环境中进行,同时有困难气道设备和专业人员在场。

10.5　MLS 的术中通气策略

需要计划好在 MLS 期间维持氧合的通气策略。各种选择包括清醒镇静下的MLS、插管或不插管的全身麻醉。建议在MLS 期间使用具有微型套囊和较小外径的MLS 气管插管。MLS 的非插管技术包括使用吸入麻醉、保留自主通气的全静脉麻醉或使用喷射通气技术。有时,在短小的手术中也会采用呼吸暂停间歇通气技术。

10.5.1　清醒镇静下 MLS

某些择期喉镜手术可以在门诊安全有效地进行,包括激光手术、诊断性内窥镜检查、用于癌症筛查和活检的内镜检查以及治疗性声带注射[2-5,16]。接受这些手术的患者通常在清醒镇静下进行,并使用局部麻醉剂进行最佳局部麻醉。对于气道受损的患者,应根据这些患者的需要谨慎使用镇静剂。

10.5.2　全身麻醉下 MLS

一些择期接受 MLS 的患者需要使用静

脉诱导或吸入诱导的全身麻醉。这些患者必须在没有任何明显的困难气道体征和症状的情况下再次确认气道。然而，由于病理原因，这些患者应被视为困难气道患者，应对其气道管理采取一切谨慎措施。麻醉选择插管全身麻醉和非插管全身麻醉。

- 气管导管：MLS 管口径较小，套囊较小，是 MLS 的首选气管导管。增加呼吸做功并因此导致二氧化碳潴留仍然是一个固有问题，当使用这种方式进行气道管理时，优选控制通气。大多数声门肿瘤位于前部，因此 MLS 管可以很容易地定位在杓状软骨之间，从而提供宽阔的喉部视野[4,13,16,20]。由于外径小，它可以定位在前面，有助于对后面病变的手术。由于是共用气道，所以要确保气管导管固定好，以免其意外脱落。

众所周知，非插管技术有多种方式：

- 自主通气：在这种技术中，当麻醉气体通过支气管镜的侧端口、放置在鼻咽部的气管导管或手术喉镜输送时，可维持自主通气。保持麻醉深度的另一种选择是使用丙泊酚进行全凭静脉麻醉。这些技术提供了对动态气道功能、喉部和相邻结构的完整视图的评估。然而，这种技术无法在手术期间保护气道免受血液和组织碎片的影响。需要更深的麻醉深度来减弱喉部反应，否则会导致呼吸功能受损和心血管不稳定。

- 呼吸暂停间歇通气：它涉及使用面罩通气进行诱导，然后插入悬挂喉镜。一个小直径的气管导管可通过支撑喉镜插入气管中。气管内导管被间歇性地移除以提供一个通畅的手术区域。该技术存在二氧

化碳滞留的可能性。缺点包括由于反复拔除和插入气管导管可能造成的创伤、手术创伤、喉痉挛和未保护的气道。

- 喷射通风：喷射通气（声门上或声门下）的使用通过提供清晰、通畅的喉部视野来帮助 MLS。该技术通过输送间歇性高压氧气或氧气-空气混合物以及夹带大气气体来提供通气。由于使用在高驱动压力下输送氧气的喷射器，气压伤的风险仍然存在，并可能导致手术性肺气肿、纵隔气肿和气胸。

10.5.3   MLS 的全身麻醉管理

- 术前用药：术前用药具有选择性、个体化的特征。可能需要使用格隆溴铵等止涎药，通过其对口腔分泌物的干燥作用来改善手术区域的视野[3,10]，皮质类固醇也用于预防或减少术后组织水肿。

- 监护：使用标准手术室（OR）监护仪。患有冠状动脉疾病等合并症的患者可能需要额外的监测，例如，有创血压监测。长时间的外科手术或长时间使用喷射通气也可能需要使用血气分析监测氧合情况[1,20]。建议在喉显微手术期间最好对眼轮匝肌进行神经肌肉监测，因为它与喉内收肌相关。

10.5.4   麻醉诱导和维持

在大多数气道安全的患者中，可以安全地进行静脉诱导。可在特定患者中进行吸入诱导，例如患有气道肉芽肿、囊肿、带蒂病变等的患者[14]。七氟烷仍然是吸入诱导的首选药物[20]。需要达到目标最低肺泡浓度（MAC）才能达到插管条件[19,22]。困难气道

患者达到 MAC 的时间可能存在差异。持续气道压力（CPAP）的使用有助于维持气道通畅，并可专门用于术后管理。使用丙泊酚和阿片类药物的全凭静脉麻醉（TIVA）是气道安全患者的另一种选择[20,21]。吸入麻醉不适用于接受喷射通气气道管理策略的患者，而 TIVA 可对其提供稳定的麻醉深度。TIVA 还可用于需要控制性降压的手术麻醉，以利于为 MLS 提供无血视野。它提供了良好的复苏，包括保护性反射的恢复、更快的苏醒、减少恶心、呕吐，并且仍然是此类手术的理想选择[23-27]。

对于喉显微手术，建议维持适当的神经肌肉松弛，以提供良好的手术区域静止需求，并防止突然咳嗽或弹跳反应的发生[1,20,22]。合适的肌肉松弛状态还可通过改善肺顺应性来促进喷射通气的有效性[20]。

使用直接喉镜或支撑喉镜可诱发各种心血管反应的发生。反射性心动过缓和心脏停搏可能发生在插入喉镜时。应对策略包括停止手术，以及静脉使用抗胆碱能药物，如阿托品、格隆溴铵[28,29]。也可选择使用局部麻醉剂或增加麻醉深度的方法来抑制这种不良反应。在血流动力学严重受损的心血管反应中，需要进行心肺复苏，偶尔可能需要输注异丙肾上腺素或进行体外心脏起搏[28,29]。喉部操作的各种诱发反应引起的交感肾上腺反应可能导致心肌缺血，据报道，发生率为 10%～17%[30,31]。及时的评估和适当的管理可以避免任何严重的后遗症。已提倡使用短效阻滞剂来预防此类不良事件。艾司洛尔以 1.5～2 mg/kg 的负荷剂量静脉推注后，再以 100～300 μg/(kg·min) 的速度静脉维持可发挥有效作用[1,32]。

10.5.5 麻醉拔管和复苏

患者气管插管后从麻醉中顺利、无刺激地苏醒是最具挑战性的目标之一[1,26]。如果患者在气管插管带管时用力、反抗或咳嗽，则会出现额外的声带创伤[1,28,32]。拔管的时机和决定应取决于所进行的手术干预和气道的状态（手术前和手术后）。复苏时出现的反应，如躁动、过度的体动、喉痉挛可能会影响手术及其预后[7,33]。

需要遵循多种策略来保证气管导管的顺利拔除。深麻醉下拔管与清醒拔管决策需要根据患者需求进行平衡。深麻醉下拔管避免了许多苏醒期的反应，但可能会使气道处于危险境地。因此，可使用适当的辅助手段，如口咽通气道或面罩通气来维持气道，直到患者恢复完全意识。其他混合拔管技术（如 Bailey 操作）也可用于拔管。在另一种气道装置中，声门上气道装置或者与气管插管一起放置，或者在移除气管内插管之后放置。一旦患者恢复自主通气且苏醒，声门上气道装置就会被移除[1,34]。在气道水肿的情况下，可以使用加湿氧气和雾化肾上腺素。随着最近的研究进展，经鼻高流量快速吸气通气交换技术（THRIVE）已成为维持氧合的有用工具[12]。

气道交换导管（AEC）的使用已用于困难气道管理[15]。AEC 是长的空心探条，可以通过气管导管插入气管，随后可移出气管导管。AEC 可以根据需要保留不同的时间，并在气道保持通畅和干净后移除[16,17]。确保 AEC 的尖端保持在隆突上方，并且应在鼻孔处很好地固定，以防止其被意外拔除。避免通过它吹入氧气，因为它会导致气压伤、气胸等。

有时，也可以采用计划性延迟拔管，以防气道水肿或有出血风险。应在重症监护室等可控环境中监测患者，并在处理完气道相关问题后拔管。应为患者提供足够的镇静和镇痛水平以耐受气管插管。确保拔管时有困难气道相关设备和专业人员在场。

是否需要气管切开取决于气道病变，可以在气道管理的安全模式不可行的情况下进行。此外，在手术干预之后气道仍然没有通畅的情况下，也可以进行气管切开术。

10.6 术后气道问题

术后手术相关的气道问题仍然是一个挑战。这些担忧不仅与疾病原发性病理学有关，而且与所进行的外科手术有关。包括：

- 拔管后喘鸣：拔管后喘鸣的常见病因是手术干预引起的气道水肿[1]。另一种可能性可能是一个血块或手术喉部的包扎导致，应在拔管时加以注意。有时，需要在麻醉下检查气道。
- 喉痉挛：由于在较浅的麻醉深度中进行手术刺激，气道手术发生喉痉挛的可能性更高，并且可能会因血块或组织碎块的存在而进一步加重。
- 因血栓或黏液栓堵塞气管导管或气管造口管。确保对气管导管进行适当的抽吸和加湿，以防止这种堵塞。有时，气道阻塞也可导致阻塞后负压性肺水肿。
- 功能失调的声门可能导致喉部受损，需要立即进行气道管理，因为它是即将发生气

道阻塞的原因之一[14]。

- 需要评估手术因素：如导致气道受压的出血、颈动脉破裂形成的血肿、声带病变活检后的水肿、根治性颈清扫结扎回流静脉、残留肿瘤等。

谨慎的做法是在所有团队成员之间进行充分且清晰的沟通，并且所有建议都需要记录在案。关键策略和任何特殊考虑都需要进行沟通和记录。此类患者的术后护理应在监控区域进行。

10.7 气道激光手术的麻醉管理

激光在靶向病变方面的精确度已经彻底改变了气道手术。除了精确度之外，激光还可以减少出血和水肿，保护相邻组织结构，有助于快速愈合，从而减少住院时间[30]。在切除过程中，不可见的光束有助于清晰的手术视野。最常用的激光是二氧化碳（CO_2）激光。血液和组织中所含的水会吸收 CO_2 激光发出的能量，导致温度迅速升高，导致蛋白质变性和靶组织汽化，从而减少出血和术后水肿。激光治疗广泛用于喉乳头状瘤、喉蹼和血管瘤。

虽然激光手术可以使用各种麻醉技术进行，但特定技术的选择取决于原发病变、拟定手术干预类型、激光类型、干预持续时间、专业知识、设备的可用性以及气道保护的需要（图 10.3 和图 10.4）。从广义上讲，这些技术被描述为封闭系统与开放系统技术。封闭系统技术包括使用袖套式激光气管导管，而开放式技术则在自主通气或使用喷射通气下进行。有时，根据手术需要，在同一次手术中这些技术可能会间歇性地更换。

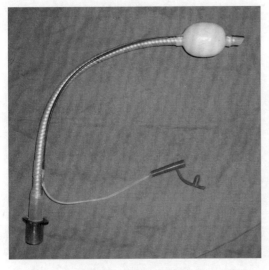

图 10.3 激光气管导管

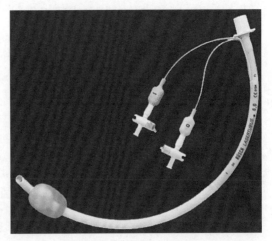

图 10.5 激光气管导管

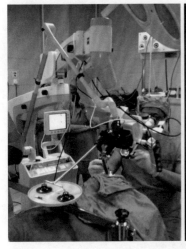

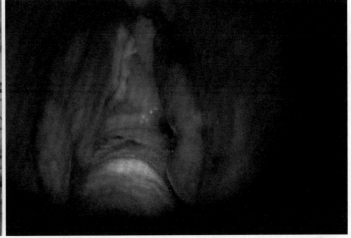

图 10.4 连接 CO_2 的手术显微镜

激光手术需要抗激光气管导管,因为激光会损坏传统的气管导管,导致气道烧伤。所需的气管导管可以是防激光(Norton管)。即使在 100% 氧气中使用直接激光,抗激光管也不会着火。抗激光气管导管根据其保护涂层、材料和套囊类型提供一定程度的保护。使用的各种导管包括 Norton 激光气管导管、Xomed 激光防护 Ⅰ/Ⅱ 气管导管、Bivona 激光气管导管、Mallinckrodt 激光柔性气管导管、Sheridan 激光气管导管和 Lasertubus 气管导管(图 10.5)。

10.8 激光危害

用于气道手术的激光治疗导致的不良反应不仅与原发灶有关,而且与激光本身有关。各种与激光相关的危害包括:

• 眼睛和皮肤损伤:激光束可能对其他器官

造成伤害,包括皮肤角膜和眼睛的视网膜。它可能与直接激光照射或间接作用有关。在激光治疗期间,应采取所有保护眼睛的预防措施,如适当闭眼、贴眼贴和使用盐水浸泡的护目镜。同样,用湿毛巾和被单盖住暴露的皮肤,包括面部。此外,需要确保防止因其他设备(如支撑喉镜)直接压在面部结构上而造成的损坏。

- 激光引起的肺损伤:由激光破坏细胞产生的微碎片组成的羽状物可以被吸入并沉积在肺泡中[34]。这会影响患者和手术室人员。因此,应使用防护性激光面罩和高效排烟装置。

- 激光定向错误和伤害:设备故障或非专业的人员使用激光设备可能会导致激光定向错误。错误定向的激光束可能会对打击面造成损害,打击面可能是手术区域周围的结构或在激光附近工作的手术室人员[35-39]。在使用激光的区域使用标志牌应防止未经授权或未受保护的人员进入。

- 气道损伤和着火:高能激光具有气道导热的潜力。激光会损坏气管导管,在富氧环境中可能会发生气道着火。这种类似喷灯一样的火焰可产生令人恐惧的并发症[3]。如果不遵守注意事项,激光手术干预具有着火所需的所有成分。气管导管、海绵、被单等燃料来源;氧化剂,如氧气、一氧化二氮;点火源,如激光本身。

10.9 预防气道着火

可以通过以下与使用气管导管相关的预防策略来预防激光手术期间的气道着火:

- 在气管导管上使用金属箔胶带。

- 带有激光防护涂层的激光管。

- 气管插管套囊填充生理盐水或亚甲蓝:由于激光打击的深度浅、面积大大,在激光手术期间,套囊仍然是最脆弱的、容易着火的部分。在套囊中使用生理盐水可以起到保护作用,因为生理盐水一旦破裂就会淹没着火区域并扑灭任何气道火源。使用有色溶液有助于及早发现其破裂并因此起到进一步的保护作用。在套囊上方使用湿润的纱布也有助于防止套囊破裂。

- 使用专用激光管。

其他预防策略包括适当谨慎使用各种麻醉气体,包括氧气。使用氦气和氮气等惰性气体将减少气道着火的发生率。激光手术期间应保持低吸入氧浓度。七氟烷等较新的挥发性麻醉剂可燃性较低。应谨慎使用手术铺巾并确保麻醉气体从手术部位流出。在整个手术过程中,外科医师和麻醉医师之间应保持密切沟通。外科医师需要在启动激光之前通知麻醉医师,以引起注意并降低吸入的氧气浓度。

10.9.1 激光手术期间的气道着火管理

激光手术期间气道着火的预防措施至关重要。准备工作包括提供额外的激光和聚氯乙烯(PVC)气管插管、无菌等渗盐水或水,以及气管再插管计划和潜在困难气道所需的设备(光纤视频内镜、喉镜,最好是视频喉镜、气道交换导管等)。

万一发生气道着火,应立即停止手术,关闭所有麻醉气体,拔除气管导管。确保从

患者身上清除所有易燃和燃烧物质。将生
理盐水或水注入患者气道。一旦火势得到
控制,建立面罩通风。检查气道是否有任何
碎屑或碎片并轻柔取出。同时检查气道的
损伤程度。根据评估,计划进一步的气道管
理和患者遭受的其他伤害。再次拔管计划
应根据火灾引起的气道损伤程度。大面积
烧伤需要在气道安全的情况下进行选择性
机械通气,因为在这种情况下仍有可能出现
水肿和渗血。应根据患者评估考虑使用抗
生素、镇痛剂和类固醇。

10.10 喉切除术的麻醉管理

喉切除术是喉癌的外科手术,无论作为
主要治疗或在某些情况下作为同步放化疗
或放疗后的补救手术。手术切除喉部结构,
包括会厌、舌骨和部分喉部。喉切除术还可
能涉及颈部清扫以去除淋巴结和皮瓣重建。
随后是咽部修复和永久性气管造口术(图
10.6)。

术前咨询非常重要,因为患者需要学
习一种新的沟通方式并习惯颈部呼吸。应
进行术前评估和优化,特别关注心血管和
呼吸系统相关合并症的患者。喉切除术属
于主要不良心脏事件的中等风险手术,因
此在术前考虑优化心血管和呼吸系统合并
症以及营养水平以获得更好的患者预后。
气道评估应包括放射治疗史、临床评估、放
射成像和鼻内镜检查结果。这些患者通常
由外科医师团队进行 CECT 和鼻内镜检
查,应进行复审。围术期团队之间就气道
管理策略进行协作讨论至关重要。

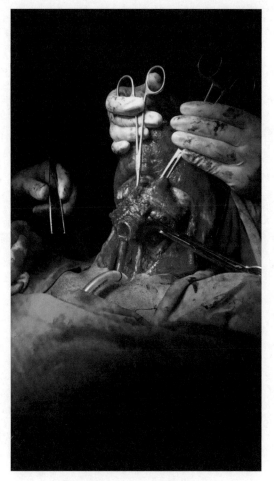

图 10.6 广泛全喉切除术

10.10.1 术中管理

应按照指南使用标准监护仪。由于手
术时间长,因此可使用有创血压监测,这也
有助于血气分析。很少需要中心静脉导管。
需要进行温度监测,适当注意体位的摆放,
并且必须充分填充压力点。

应该准备好困难气道的设备和气道管
理的替代和救援计划。气道管理期间的氧
合策略包括使用高流量鼻氧[16]。面罩通气
也可能很困难,并且取决于疾病的程度,因
此在清醒与镇静气道管理之间的决定应考

虑整体气道评估。近来视频喉镜的使用为此类患者提供了一种安全的气道管理工具。在气道管理期间还应考虑手术通路的需要及其准备工作。气道策略计划需要个性化，最常用的技术包括：

1. 清醒纤维支气管镜、视频内镜插管。
2. 吸入诱导维持自主通气并使用纤维支气管镜、视频内镜或视频喉镜。
3. 静脉诱导并使用纤维支气管镜、视频内镜或视频喉镜。
4. 清醒视频喉镜检查[12]。
5. 清醒气管切开术，在插管失败风险高的患者中进行。

选择合适尺寸的气管导管至关重要，这仍然基于对气道的成像评估。加强管的使用是首选，但也可以使用标准气管导管。一旦进行了手术切除，就需要更换气管导管。一旦气管造口在皮肤上形成，最初插入的气管导管将被拔出，通过气管造口插入喉切除管(J管、Montando管)或金属软管。此时，需要确认正确放置在气管中，然后正确固定导管。对于在手术前进行气管切开术的患者，需要将气管切开管更换为喉切除管或金属软管。

外科颈清扫会导致颈动脉窦和星状神经节受到刺激，从而导致血流动力学紊乱，如血压、心率波动、Q—T间期延长，甚至窦性停搏。这种情况需停止手术，保证麻醉深度，颈动脉鞘的局部麻醉浸润也可以控制这些事件。这些患者可能有手术相关的并发症，如出血、颈内静脉结扎相关的颅内压升高和各种神经麻痹。神经损伤包括舌下神经、面神经下颌缘支或副神经。胸导管损伤也有可能导致乳糜漏。

拔管策略需要根据患者状态进行规划。在监测区域内转移这些患者。如果皮瓣已经形成，则患者需要进行12～24 h的择期通气，并应保持足够的镇静。如果气道没有任何预期的水肿或出血，并且符合拔管标准，则可以拔除气管导管。

10.11　青少年鼻咽血管纤维瘤(JNA)

青少年鼻咽血管纤维瘤(JNA)是一种罕见的良性纤维血管性局部侵袭性肿瘤，起源于鼻腔后外侧壁并向前延伸至鼻腔，下方通过蝶腭孔延伸至颞下窝，上方延伸至眼眶[8]。好发于青春期的男性，手术切除仍然是首选的治疗方法。供血血管的术前栓塞和术中控制性低血压可用于减少失血来改善预后。

10.11.1　临床表现

鼻咽血管纤维瘤常见的表现为反复性鼻出血和鼻塞[1,2]。随着肿瘤的扩大，复视、嗅觉丧失等其他特征也表现出来。诊断基于临床表现以及MRI、CT血管造影和内镜检查。

10.11.2　麻醉关注点

JNA患者通常在计划手术前24～72小时接受供血血管的术前肿瘤栓塞，特别是对于通过影像学评估的血管过多的JNA。常用的材料包括聚乙烯醇颗粒、微纤维胶原蛋白、凝胶泡沫、明胶微球和氰基丙烯酸正丁酯[40]。这提供了肿瘤块的选择性去血管化，并有助于手术切除，减少失血并改善手术结果。有时，由于微导管无法进入供血血管,栓塞可能不完全。或者在某些情况下,由于其他分支的存在,栓塞材料无法安全放置在特定的供血血管中。通过栓塞后对比CT 或 MRI 评估肿瘤内缺血的百分比。与术前栓塞相关的并发症,如因意外栓塞其中一根颈动脉导致的脑血管意外、因眼动脉栓塞导致的失明、颅神经麻痹需要术前评估。放射治疗可能导致并发症,如黏膜炎、颞骨放射性坏死和因纤维化导致的喉镜检查困难。

10.11.3 术前血液保护策略

自体输血:术前献血应与服用铁剂和促红细胞生成素相结合。如果患者因严重鼻出血而贫血,自体输血是不可行的。

10.11.3.1 麻醉管理

除了心电图、血压、呼气末二氧化碳、脉搏血氧饱和度等标准监测;在这种情况下,还需要有创血流动力学监测。考虑到预期的大量失血,有创血流动力学监测是必不可少的,并且通过逐搏血压测量实施控制性低血压。由于有失血的可能,术前必须确保两个大口径静脉通路。对于有活动性出血或有出血风险的患者,建议使用快速顺序诱导和环状软骨按压插管。保持麻醉平衡,以提供良好的手术视野。气管插管后植入咽部填塞物以防止误吸。

JNA 切除术中的大出血是由于病变固有的血管分布、意外的血管损伤和凝血功能障碍所致。凝血障碍是多因素的,最常见的原因是凝血因子的消耗和稀释。由于伴发低温和酸中毒,情况会进一步恶化。可通过适当的手术止血、血液保存策略、维持正常

体温和输血制品来管理。

10.11.4 用于减少术中血液丢失的各种策略

1. 术前行供血血管的选择性动脉栓塞,以减少术中失血和充分的可切除性。
2. 内窥镜方法[3,14,15]。
3. 反向 Trendelenburg 体位(15°~30°)也有利于更好的手术暴露。
4. 使用各种药理学措施的控制性降压[1,14]。
5. 抗纤维蛋白溶解剂,如氨甲环酸或 σ-氨基己酸。

10.11.5 JNA 颅内延伸

由于局部侵袭性特征,肿瘤可以通过上眶裂或下眶裂延伸到颅骨中颅窝。在可疑情况下,需要评估颅内压升高的体征和症状。随后应进行彻底的神经系统检查,以评估意识、神经功能缺损,然后与神经外科医师详细讨论手术过程[41]。

应注意麻醉诱导、喉镜检查和插管的顺利进行,确保颅内压(ICP)不升高,维持脑灌注压,术中考虑使用甘露醇和地塞米松等抗水肿措施,避免使用氯胺酮等可能增加ICP 和脑代谢率的药物。

10.11.6 气管拔管

气管拔管应根据手术干预的程度、手术渗出的风险、由于无法接近而存在的残留肿瘤。拔管时应考虑确保充分止血和泄漏测试阳性。内镜下 JNA 切除的病例可以更安全地拔管[41-43]。

应密切监测患者,因为患者在术后期间可能出现出血,需要选择性通气和延迟

拔管。

　　最好在全身麻醉下取出填塞物,并在手术室固定气道,因为可能会出血。复苏设备应随时可用,以防大出血。

10.12　总结

　　随着医学的进步,越来越多被认为是不可切除的头颈肿瘤现在获得了手术机会。与此同时,麻醉医师必须努力应对头颈肿瘤手术带来的挑战。术前评估患者的气道困难、风险分层和合并症的优化。所有气道影像学检查应与手术外科医师联系。麻醉计划应根据病变、手术性质、个人擅长技能和科室规定进行定制。麻醉医师必须善于在需要时处理困难气道和各种通气策略。无论首选气道策略如何,都应准备好预先制定的后备方案,并且外科医师应随时准备好进行手术建立气道。视频喉镜、喷射通气极大地影响了头颈肿瘤手术过程中的麻醉技术。必须谨慎进行纤支镜插管,因为当用于气道严重狭窄的患者时,它会导致"瓶塞"效应。气道管理策略应持续到术后,因为术后可发生的一些严重的并发症。麻醉医师应警惕激光手术中气道着火的预防和管理。青少年鼻咽血管纤维瘤因其潜在的大出血而臭名昭著。术前栓塞和血液保护策略彻底改变了 JNA 的管理。

（张祥　译,任瑜　校）

参考文献

1. Benjamin B, Lindholm CE. Systematic direct laryngoscopy: The Lindholm laryngoscopes. Ann Otol Rhinol Laryngol, 2003, 112(Pt 1): 787-797.
2. Thompson JP, Hall AP, Russell J, et al. Effect of remifentanil on the hemodynamic response to orotracheal intubation. Br J Anaesth, 1998, 80: 467-469.
3. Kaplan MB, Ward DS, Berci G. A new video laryngoscope — An aid to intubation and teaching. J Clin Anesth, 2002, 14: 620-626.
4. Kaplan MB, Hagberg CA, Ward DS, et al. Comparison of direct and video-assisted views of the larynx during routine intubation. Clin Anesth, 2006, 18: 357-362.
5. Sun DA, Warriner CB, Parsons DG, et al. The GlideScope Video Laryngoscope: Randomized clinical trial in 200 patients. Br J Anaesth, 2005, 94: 381T.
6. Cooper RM, Pacey JA, Bishop MJ, et al. Early clinical experience with a new videolaryngoscope (GlideScope) in 728 patients. Can J Anaesth, 2005, 52: 191-198.
7. Rosen CA, Simpson CB. Operative techniques in laryngology. Berlin: Springer, 2008.
8. Zeitels SM, Bums JA, Dailey SH. Suspension laryngoscopy revisited. Ann Otol Rhinol Laryngol, 2004, 113: 16-22.
9. Crockett DM, Scamman FL, McCabe BF, et al. Venturi jet ventilation for microlaryngoscopy: Technique, complications, pitfalls. Laryngoscope, 1987, 97: 1326-1330.
10. Jeffrey L. Apfelbaum, MD. Practice Guidelines for Management of the Difficult airway: An Updated Report by the American Society of Anesthesiologists Task Force on Management of the Difficult Airway. Anesthesiology, 2013, 118: 1-18.
11. Anesthesiologists Task Force on Management of the Difficult Airway. Anesthesiology, 2003, 98: 1269-1277.
12. Kim MK, Deschler DG, Hayden RE. Flexible esopha-goscopy as part of routine panendoscopy in ENT resident and fellowship training. Ear Nose Throat J, 2001, 80: 49-50.
13. Xiao P, Zhang XS. Adult laryngotracheal surgery. Anesthesiol Clin, 2010, 28: 529-540.
14. Sofferman RA, Johnson DL, Spencer RF. Lost airway during anesthesia induction: Alternatives

for management. Laryngoscope, 1997, 107: 1476 – 1482.

15. Abernathy JH 3rd, Reeves ST. Airway catastrophes. Curr Opin Anaesthesiol, 2010, 23: 41 – 46.

16. Mason RA, Fielder CP. The obstructed airway in head and neck surgery. Anaesthesia, 1999, 54: 625 – 628.

17. Rees L, Mason RA. Advanced upper airway obstruction in ENT surgery. Br J Anaesth CEPD Rev, 2002, 2: 1348.

18. Liess BD, Scheidt TD, Templer JW. The difficult airway. Otolaryngol Clin North Am, 2008, 41: 567 – 580.

19. Theodore PR. Emergent management of malignancy-related acute airway obstruction. Emerg Med Clin North Am, 2009, 27: 231Tl.

20. Williams A, Patel A, Ferguson C. High frequency jet ventilation through the laryngeal mask airway in a critically obstructed airway. Anaesthesia, 2008, 63: 1369 – 1371.

21. Moorthy SS, Gupta S, Laurent B, Weisberger EC. Management of airway in patients with laryngeal tumors. J Clin Anesth, 2005, 17: 604 – 609.

22. Ross-Anderson DJ, Ferguson C, Patel A. Transtracheal jet ventilation in 50 patients with severe airway compromise and stridor. Br J Anaesth, 2011, 106: 140 – 144.

23. Shaw IC, Welchew EA, Harrison BJ, Michael S. Complete airway obstruction during awake fibreoptic intubation. Anaesthesia, 1997, 52: 582 – 585.

24. Ho AM, Chung DC, To EW, Karmakar MK. Total airway obstruction during local anesthesia in a nonsedated patient with a compromised airway. Can J Anaesth, 2004, 51: 838Tl.

25. Chao YK, Liu YH, Hsieh MJ, et al. Controlling difficult airway by rigid bronchoscope — An old but effective method. Interact Cardiovasc Thorac Surg, 2005, 4: 175 – 179.

26. Gerig HJ, Schnider T, Heidegger T. Prophylactic percutaneous transtracheal catheterisation in the management of patients with anticipated difficult airways: A case series. Anaesthesia, 2005, 60: 801 – 805.

27. Rosen CA, Amin MR, SuHca L, et al. Advances in office-based diagnosis and treatment in laryngology. Laryngoscope, 2009, 119(Suppl 2): S 185 – 212.

28. Atkins JH, Mirza N. Anesthetic considerations and surgical caveats for awake airway surgery. Anesthesiol Clin, 2010, 28: 555 – 575.

29. Sataloff RT. Laryngology: state of the art. Laryngoscope, 2003, 113: 1477 – 1478.

30. Kouftnan JA. Introduction to office-based surgery in laryngology. Curr Opin Otolaryngol Head Neck Surg, 2007, 15: 383 – 386.

31. Sataloff RT, Hawkshaw MJ, Divi V, Heman-Ackah YD. Vbice surgery. Otolaryngol Clin North Am, 2007, 40: 1151 – 1183.

32. Lyon ST, Holinger LD. Endoscopic evaluation of the patient with head and neck cancer. Clin Plast Surg, 1985, 12: 33H.

33. Welty R Anesthetic concerns and complications during suspension microlaryngoscopy procedures. CRNA, 1992, 3: 113 – 118.

34. McRae K. Anesthesia for airway surgery. Anesthesiol Clin North Am, 2001, 19: 497 – 541.

35. Hemmerling TM, Le N. Brief review: Neuromuscular monitoring: An update for the clinician. Can J Anaesth, 2007, 54: 58 – 72.

36. Kimura T, Watanabe S, Asakura N, et al. Determination of endtidal sevoflurane concentration for tracheal intubation and minimum alveolar anesthetic concentration in adults. Anesth Analg, 1994, 79: 378 – 381.

37. Muzi M, Robinson BJ, Ebert TJ, et al. Induction of anesthesia and tracheal intubation with sevoflurane in adults. Anesthesiology, 1996, 8: 536 – 543.

38. Vuyk J. Clinical interpretation of pharmacokinetic and pharmacodynamic propofol-opioid interactions. Acta Anaesth Belg, 2001, 52: 445 – 451.

39. Twersky RS, Jamerson B, Warner DS, et al. Hemodynamics and emergence profile of remifentanil versus fentanyl prospectively compared in a large population of surgical patients. J Clin Anesth, 2001, 13: 407 – 416.

40. Beham A, Beham-Schmid C, Regauer S, et al. Nasopharyngeal angiofibroma: True neoplasm or vascular malformation? Adv Anat Pathol, 2000, 7: 36 – 46.

41. Moulin G, Chagnaud C, Gras R, et al. Juvenile nasopharyngeal angiofibroma: Comparison of blood loss during removal in embolized group versus nonembolized group. Cardiovasc Intervent

Radiol, 1995, 18: 158 - 161.

42. Woods AW, Allam S. Tracheal intubation without the use of neuromuscular blocking agents. Br J Anaesth, 2005, 94: 150 - 158.

43. Wanamaker JR, Lavertu P, Levine HL. Juvenile angiofibroma. In: Kraus DH, Levine HL, editors. Nasal neoplasia. New York: Thieme, 1997, p.61.

肺部肿瘤的麻醉

布伦特·麦克莱伦、彼得·斯林格尔

11.1 引言

在全球范围内,肺癌仍然是最常见的癌症,也是癌症相关死亡的最常见原因[1,2]。吸烟是 90% 肺癌患者的病因。其他致癌物包括石棉和氡气。戒烟会随着时间的推移降低患肺癌的风险,但其风险绝不等同于不吸烟者。未来 10 年随着癌症发病率的增加,在北美,癌症导致的死亡将超过心脏相关死亡[2]。

大多数胸外科手术都是针对恶性肿瘤进行的[3]。鉴于每种肺癌生理学和解剖学的多样性,麻醉医师必须了解通过支气管镜检查、纵隔镜检查或经胸壁穿刺肺活检获得的患者病理诊断。肺癌大致分为小细胞肺癌和非小细胞肺癌,其麻醉管理策略和临床预后不同。

11.2 非小细胞肺癌(NSCLC)

非小细胞肺癌(NSCLC)是肺癌的主要类型(约占 80%),其余 20% 属于小细胞肺癌(SCLC)。非小细胞肺癌包括腺癌(最常见)、鳞状细胞癌和大细胞癌。手术患者的总体 5 年生存率接近 40%,而未手术患者的总体 5 年生存率仅为 10%[2]。

腺癌局部扩散并倾向于侵入胸壁、膈肌和心包,同时可早期转移至脑、骨、肝和肾上腺。大多数 Pancoast 肿瘤是腺癌。腺癌相关的副肿瘤综合征包括异位生长激素分泌、异位促肾上腺皮质激素分泌和肥厚性肺骨关节病(HPOE)。细支气管肺泡癌(BAC)是腺癌的一种亚型。BAC 的病因与吸烟无关,转移扩散有限,因此可以通过肺移植治疗[4]。

鳞状细胞癌是一种与吸烟密切相关的大肿瘤,具有延迟转移的特点。肺鳞状细胞癌的表现特征主要与病灶占位有关,表现为咯血、阻塞性肺炎、上腔静脉(SVC)综合征、空洞形成和大气道或血管受累。高钙血症由甲状旁腺样因子引起。

罕见的大细胞未分化癌以周围型病变多见,具有快速生长和早期转移的特点。

11.3 小细胞肺癌(SCLC)

这种神经内分泌肿瘤在出现时被认为是转移性的,通常需要药物治疗而不是手术治疗。与 NSCLC 不同,它只是简单地分期为局限或广泛。多达 80% 的局限性 SCLC

患者可能对化疗药物,如依托泊苷/顺铂或环磷酰胺/多柔比星/长春新碱,有反应。其他治疗包括对肺部肿块进行放射治疗,和预防性的全脑放疗。尽管如此,复发很常见,总体生存率通常低于 10%。晚期疾病患者通常接受化疗和姑息性放疗[2]。

已发现 SCLC 具有副肿瘤综合征的特征。其特征包括抗利尿激素(SIADH)失调综合征引起的低钠血症和异位促肾上腺皮质激素(ACTH)分泌引起的库欣综合征。Lambert - Eaton 或肌无力综合征是一种罕见的相关副肿瘤综合征,由这些 SCLC 患者的神经末梢乙酰胆碱释放受损引起[2]。通常的表现是典型的近端肢体无力,并且这种无力随着身体活动而改善。肌电图(EMG)证实了这种综合征的存在[5]。与重症肌无力一样,应谨慎使用非去极化神经肌肉阻滞剂,因为这些患者对其作用非常敏感。而且他们对抗胆碱酯酶逆转剂的反应也很差[6]。为这类患者的手术制定麻醉方案时需要考虑这些因素。

11.4　类癌

类癌形成一系列神经内分泌肿瘤,从恶性 SCLC 到更良性的典型类癌。支气管类癌通常无症状,在胸片筛查时发现[7]。典型类癌切除术后的 5 年生存率超过 90%,很少发生转移,可能与血管活性介质的异位合成有关,这种现象被称为类癌综合征。与伴有肝转移的肠源性肿瘤相比,SCLC 中类癌综合征的发生较少见。支气管类癌切除术很少导致术中血流动力学不稳定或冠状动脉痉挛[8]。然而,麻醉医师应考虑使用特定

的拮抗剂(如奥曲肽)来控制术中顽固性低血压[9]。

11.5　胸膜肿瘤

原发性胸膜肿瘤并不常见,包括胸膜纤维瘤(良性间皮瘤)和恶性胸膜间皮瘤(MPM)。纤维瘤可以是良性的或恶性的。局部大纤维瘤侵犯脏层或壁层胸膜。

多达 80% 的 MPM 病例有石棉接触史。从接触石棉到肿瘤显现的窗口期通常很长,因此可能会漏掉该致病因素的病史采集。据报道,在过去的 20 年中,MPM 的发病率翻了一倍[2]。MPM 侵入脏层和壁层胸膜,通常导致血性积液和劳力性呼吸困难。采用胸膜活检和电视辅助胸腔镜引导活检进行诊断仍然是可接受的方式。胸腔穿刺不能确诊。症状管理包括胸水引流和同时进行滑石粉胸膜固定术,以尽量减少积液的复发。

MPM 通常对治疗无效,预期生存期低于 1 年。疾病早期采用胸膜外全肺切除术可能会降低死亡率。管理策略包括多学科方法,包括放疗、化疗和手术。手术干预包括胸膜外肺切除术,这是一项可导致围术期并发症的大手术。除了肺切除术的标准风险外,患者还面临切开的胸壁和主要血管大出血的风险,以及心包和膈肌切开的风险[10]。

11.6　术前评估

肺癌手术的术前评估需要了解肿瘤及其对机体生理学的影响以及熟悉已有的评

估工具。随着观念和工具的不断发展，全面的知识更新至关重要[2]。随着外科技术的进步，越来越多的患者计划进行肿瘤的手术切除。肺癌的各种外科手术包括"保肺"切除术，如袖状肺叶切除术或肺段切除术，以及微创技术，如视频或机器人辅助胸腔镜手术（VATS/RATS）。麻醉医师需要通过全面的多模式评估来识别围术期风险较高的患者，不仅要为术前优化制定一个整体计划，还要制定围术期护理策略。对于肺切除术，麻醉医师必须考虑患者的内科合并症和围术期并发症[3]。

11.6.1　肺癌的评估

在肿瘤患者中使用的"4-Ms"基本评估工具也适用于肺癌。它需要通过有针对性的病史、体格检查和调查来评估（框11.1）。

框11.1　肺癌患者的麻醉注意事项（4个"Ms"）[2]

1. 占位效应：阻塞性肺炎、肺脓肿、上腔静脉（SVC）综合征、气管支气管扭曲、Pancoast综合征、喉返神经或膈神经麻痹、胸壁或纵隔延伸
2. 代谢作用：Lambert-Eaton综合征、高钙血症、低钠血症、库欣综合征
3. 转移灶：脑、骨、肝、肾上腺
4. 化疗药物：肺毒性（博来霉素，丝裂霉素），心脏毒性（阿霉素），肾毒性（顺铂）

在药物方面，博来霉素是生殖细胞肿瘤常用的化疗药物，这些患者可能会被安排进行肺部手术以切除肺部转移灶。博来霉素具有肺毒性，高浓度吸氧会加重这种毒性。风险因素包括年龄增加、肾功能不全、吸入氧分数高、体液超负荷和肺纤维化[11]。对于接受博来霉素化疗的患者，最安全的策略是在围术期管理中给予最低的吸入氧浓度，并进行适当的监测。接受顺铂的患者需要避免使用非甾体抗炎药（NSAID）以避免肾毒性。

11.6.2　肺切除术前呼吸功能评估

因为近15%～20%的肺癌患者术后出现肺不张、肺炎和呼吸衰竭等主要呼吸系统并发症，所以对其进行全面的评估和优化、制定合适的麻醉方案非常重要。这些并发症占肺癌切除术后死亡率的3%～4%[12]。评估应包括患者生活质量的详细病史和肺功能的客观指标来指导麻醉管理。目前尚未找到一个单一测试可以预测肺癌手术后的围术期预后。所以，综合评价策略需要用于风险评估。包括呼吸动力学、肺实质功能和心肺相互作用的"三足鼎立"方法是肺癌手术前评估的有效策略之一[3]。

11.6.2.1　肺机械功能

各种呼吸力学参数，如一秒用力呼气量（FEV1）、用力肺活量（FVC）、最大自主通气量（MW）和残气量/总肺活量比（RV/TLC）可用于预测肺部手术的预后。术后预计值FEV1（ppoFEV1%）仍然是术后发病率和死亡率的独立预测因子[13,14]，其计算公式如下：

- 对于肺叶切除术：ppoFEV1% = 术前FEV1%×（1－被切除的功能肺段数/功能肺段的总数）。（通常肺段数分为：右上叶6个，右中叶4个，右下叶12个，左上叶10个，左下叶10个）。

- 对于全肺切除术，ppo FEV 1% ＝ 术前 FEV1×（1－切除肺占总灌注的分数）。

美国胸科医师学会（ACCP）指南认为，ppo FEV1＜30%的患者需要进行正规的心肺运动测试（CPET）以进一步对风险进行分层（图 11.1）[14]。ppo FEV1 为 30%～60%的患者应接受低成本技术的运动测试（爬楼梯、穿梭行走）。那些能行走超过 400 m 或爬升超过 22 m 的人被认为是低风险的。未达到这些阈值的患者则应接受正规的 CPET[14]。ppo FEV1＞60%的患者不需要进一步检测[14]。以前被认为风险过高的患者可以在可接受的发病率和死亡率下进行手术，理想情况下在高体量胸外科中心使用硬膜外镇痛和 VATS 方法[15-17]。对于肺气肿患者，如果切除过度膨胀的肺组织

则对残余肺叶有肺减容作用，其术后的 FEV1 可能会超过他们的 ppoFEV1[18]。

11.6.2.2 肺实质功能

通常通过测量一氧化碳弥散量（DLCO）来评估肺的气体交换能力。DLCO 反映了肺泡-毛细血管界面的总功能表面积。使用与 FEV1 相同的公式计算预测的术后（ppo）值。大量研究表明，与 ppo FEV1 相比，ppo DLCO 对围术期发病率和死亡率的预测效果相同或更强，包括在 FEV1 正常的患者中[14,19]。2013 年 ACCP 指南使用与 FEV1 相同的 DLCO 阈值来对患者的围术期风险进行分层并进行额外的调查（图 11.1）[14]。当 ppo FEV1 和 ppo DLCO 之间存在差异时，应采用两个值中的较低值来

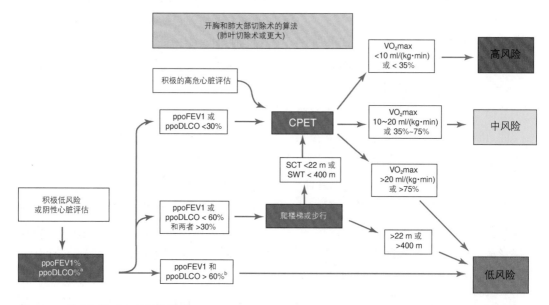

图 11.1 手术切除后生理评估算法。风险定义：低风险：预期的死亡风险低于 1%。对这组患者可以安全地进行主要的解剖切除。中度风险：发病率和死亡率可能因肺功能检查、运动耐量和切除范围的值而异。应与患者彻底讨论手术的风险和收益。高风险：标准主要解剖切除术后的死亡风险可能高于 10%。预计严重心肺疾病和残余功能丧失的风险相当大。应就侵入性较小的手术或非手术选择向患者提供咨询。ppoDLCO%，预测术后一氧化碳弥散能力的百分比；ppoFEV1%，预测术后 1 秒用力呼气量的百分比；SCT，爬楼梯测试；SWT，穿梭步行测试；VO₂max，最大耗氧量。经 Brunelli 等人许可转载。正在考虑进行切除手术的肺癌患者的生理学评估。CHEST 2013；143（5）（Suppl）：e166S－e190S。

确定风险等级[13]。

11.6.2.3 心肺相互作用

心肺相互作用的评估仍然是肺癌手术前的关键评估之一。此功能的"金标准"评估工具是实验室锻炼[20]。根据患者的年龄、性别和身高估算的最大耗氧量($VO_2 max$)并不比绝对值有用[21]。

$VO_2 max$ 是预测患者肺切除术后发病和死亡风险的绝佳工具，独立于 FEV 1 和 DLCO[14,22,23]。ACCP 指南指出，最大摄氧量低于 $10 mL/(kg \cdot min)$ 的患者具有不可接受的高风险、$10\sim20 mL/(kg \cdot min)$ 为中等风险、$>20 mL/(kg \cdot min)$ 为低风险且无需额外测试[14]，欧洲指南建议对所有 FEV 1 或 DLCO<80% 的患者进行 CPET，然后对值低于 $20 mL/(kg \cdot min)$ 的患者进行 ppo FEV1 和 DLCO 的评估[24]。

若用作肺切除前的常规使用，正规的 CPET 显然过于耗时和昂贵。6 分钟步行测试(6MWT)是一种对运动能力的低成本技术的评估，与最大摄氧量具有极好的相关性和相似的预测价值[25,26]。6MWT 距离评估是一种有价值的工具，可通过除以 30 来估算 $VO_2 max$[即 600 m 距离相当于 $600/30 = 20 mL/(kg \cdot min)$ 的 $VO_2 max$][27]。爬 5 层楼梯与 $VO_2 max > 20 mL/(kg \cdot min)$ 相关，而爬 2 层楼梯对应于 $12 mL/(kg \cdot min)$ 的最大 VO。患者无法爬 2 层楼梯表明心肺功能受限，手术治疗仍然存在极高风险[28,29]。

11.6.2.4 通气灌注显像

通气-灌注(V/Q)肺扫描是计划进行肺切除手术的肺癌患者的重要评估方式，有助于预测切除后的肺功能。有时，与癌症相关的肺叶或区域可能已经没有功能，因此根据灌注而不是肺段计算 ppo 值可能更准确[13,14]。与肺叶切除术患者相比，全肺切除术患者的 V/Q 扫描可能更有价值[30]。

11.7 术中监测

一般来说，肺癌切除术是中等持续时间(2~4 小时)的主要手术。患者侧卧，侧胸开口。麻醉诱导和气道管理最初是在仰卧位进行的，因此在将患者侧翻时，需要重新检查监护仪和气道。此外，应在改变体位后立即检查生命体征和呼吸参数。有创性监测的选择通常基于对患者的评估，但在患者摆放好手术体位后再放置这些有创性监测是困难的。因此对于心肺功能受损的患者，建议放置像动脉导管这样的有创监测装置。

11.7.1 氧合

即使 FiO_2 为 1.0[2]，在单肺通气期间接受肺部手术的患者中也有近 1%～10% 的患者出现明显的饱和度下降($SpO_2 < 90\%$)。在这些情况下，与使用脉搏血氧仪(SpO_2)相比，通过动脉血气(ABG)提供的动脉 PaO_2 可更好的反应氧合状态。考虑到氧合血红蛋白解离曲线的 S 形形状，PaO_2 可以更好地提示在患者快速去饱和到危险水平之前存在多少缓冲。

11.7.2 二氧化碳测定法

在 OLV 期间，动脉($PaCO_2$)与呼气末($P_{ET}CO_2$)的梯度增加。$P_{ET}CO_2$ 表示 OLV 期间的肺灌注，尽管它与肺泡分钟通气量的相关性并不好[31]。由于通气侧肺的通气/灌注比较高,因此在 OLV 开始时 $P_{ET}CO_2$ 会短暂降低。随后,随着缺氧性肺血管收缩(HPV)将血液从非通气侧肺分流到通气侧肺,$P_{ET}CO_2$ 往往会增加。$P_{ET}CO_2$ 的严重(>5 mmHg)或长时间下降是两肺之间灌注分布不均的良好指标,因此可以预测饱和度下降[2]。

11.7.3　动脉管路

主要血管结构的手术压迫可能导致心输出量突然下降,表现为低血压。这强调了在接受大型肺部手术的患者中,需要为 ABG 采样放置动脉管路。在依赖侧(下方)手臂置管,术中保持导管位置可能更容易,但使用任一侧手臂置管都是可行的。

11.7.4　中央静脉管路

由于在侧卧位下开胸,中心静脉通路用于压力监测以指导液体状态的效用仍然受到严重限制。它确实不是一个令人满意的指导液体管理的工具。然而,在限制补液的患者中(如肺切除术)或预计失血过多(重新进行开胸手术、胸膜纤维板剥脱术)的情况下,它可以用来给予血管加压药和正性肌力药。

11.7.5　肺动脉导管

术中肺动脉(PA)压力也可能无法准确反映左心前负荷。鉴于肺灌注的可变分布,在 OLV 期间使用热稀释心输出量测量是有争议的[32]。

11.7.6　纤维支气管镜检查

肺部手术需要 OLV,因此需要用于肺隔离的气道装置,如双腔管或支气管封堵器。这些装置的放置需要灵活的支气管镜引导,并且由于这些装置的频繁移动,应在侧位后重新确认,仅听诊可能会有失误[33,34]。

11.7.7　连续通气监测法

旁气流通气监测法在 OLV 期间可提供有价值的数据,包括吸气量和呼气量、气道压力和气流相互作用。吸气潮气量和呼气潮气量之间突然出现差异可能是肺隔离装置移位的早期信号,也可能提示肺切除后的空气泄漏。内源性 PEEP 表现为 OLV 期间持续存在的呼气末气流,伴随着因非通气侧肺分流增加而可能出现的低氧和由于静脉回流减少导致的低血压。

11.7.8　经食道超声心动图(TEE)

TEE 提供心肌功能和心脏前负荷的动态监测,可能比其他血流动力学监测更可靠[35]。肺癌手术期间 TEE 的潜在适应证包括血流动力学不稳定、心包积液、肿瘤累及心脏、空气栓塞以及在难治性低氧血症期间检测卵圆孔未闭。

11.8　肺隔离

肺部手术需要 OLV 的原因有多种,包括更好的手术暴露、防止对侧肺被血液、感染物质、全肺灌洗液污染,以及在支气管胸膜瘘、气管支气管外伤和严重大疱病的情况下进行隔离通气[36]。有时,在肺移植或肺血栓内膜切除术等情况下,肺隔离有助于为肺部提供差异通气,以避免术侧再灌注损伤。肺隔离的方法包括双腔管(DLTs)、支气管封堵器或单腔支气管内管(SLTs)(表 11.1)。

表 11.1 肺隔离选项[2]

选　项	优　点	缺　点
双腔管 1. 直接喉镜插管 2. 通过导管更换器插管 3. 支气管镜插管	易于放置成功 很少需要重新定位 支气管镜检查到隔离肺 可对隔离肺进行吸引 易于使用 CPAP 可以轻松地对任一侧肺实施单肺通气 如果无法进行支气管镜检查，仍可放置 绝对肺隔离的最佳设备	较难选择合适的导管型号 在困难气道或气管变异的患者中难以放置 不是术后通气的最佳选择 潜在的喉损伤 潜在的支气管损伤
支气管封堵器（BB） 1. 阿恩特 2. 科恩 3. 富士 4. EZ 封堵器	尺寸选择很少成为问题 轻松添加到常规 ETT 放置期间允许通气 在困难气道的患者和儿童中更容易放置 撤出封堵器可实施术后双肺通气 可以进行选择性肺叶隔离 可对隔离肺使用 CPAP	需要更多时间定位 需要更频繁地重新定位 支气管镜对于定位至关重要 由于右肺上叶解剖结构变异，右肺隔离受限 不能对隔离肺进行支气管镜检查 对隔离肺很难进行吸引 难以对任一侧肺进行单肺通气的随意切换
Univent 管	与 BBs 相同 与 BBs 相比，重新定位较少 很少使用	与 BBs 相同 ETT 部分比普通 ETT 具有更高的气流阻力 ETT 部分的直径比常规部分大
支气管导管	与常规 ETTs 一样，在困难气道中更容易放置 比普通 ETT 长 用于肺隔离的气囊较短	放置时需要支气管镜检查 不能对隔离肺进行支气管镜检查、吸引或 CPAP 对右肺实施单肺通气困难
气管导管进入支气管	在有困难气道的患者中更容易放置	不允许对隔离肺进行支气管镜检查、吸引或 CPAP 气囊的设计不适用于肺隔离 极难对右肺实施单肺通气

11.8.1 双腔气管导管

最常见的肺隔离技术是使用 DLT，它包含气管内和支气管内腔，带有相应的气囊，能隔离右肺或左肺。表 11.2 列出了 DLT 的不同尺寸、相应的纤维支气管镜尺寸和类似的单腔管直径。

11.8.1.1 尺寸选择

理想情况下，左侧 DLT 的支气管管腔直径应比患者的左主支气管（LMSB）小 1~2 mm，以容纳支气管套囊。除了检查胸部影像以检测异常气道解剖结构外，简化指南可以帮助确定合适的 DLT 大小（表 11.3）[37]。

表 11.2 单腔管和双腔管的比较直径[2]

单 腔 管		双 腔 管			
ID(mm)	ED(mm)	法国型号（Fr）	双腔 ED（mm）	支气管管腔 ID（mm）	纤支镜尺寸（mm）
6.5	8.9	26	8.7	3.2	2.4
7	9.5	28	*9.3*	3.4	2.4
8	10.8	32	10.7	3.5	2.4
8.5	11.4	35	11.7	4.3	≥3.5
9	12.1	37	12.3	4.5	≥3.5
9.5	12.8	39	13.0	4.9	≥3.5
10	13.5	41	13.7	5.4	

ED，外径；FOB，纤维支气管镜；ID，内径。双腔管 ED 等于管的双腔部分的近似外径。FOB 尺寸等于纤维支气管镜的最大直径，它将通过双腔管的给定尺寸的两个管腔

表 11.3 根据成年患者性别和身高选择双腔管尺寸[2]

性别	高度(cm)	双腔管型号(Fr)
女性	＜160(63 英寸)[a]	35
女性	＞160	37
男性	＜170(67 英寸)[b]	39
男性	＞170	41

[a]女性身材矮小(＜152 cm 或 60 英寸)，在 CT 上检查支气管直径，考虑一个 32‑Fr 双腔管；[b]对于身材矮小的男性(＜160 cm)，考虑使用 37‑Fr 双腔管

11.8.1.2 DLT 放置方法

文献中已经描述了用于 DLT 放置的各种方法。DLT 放置的传统盲法包括使用直接喉镜方法放置，当支气管内套囊穿过声带时，将 DLT 逆时针旋转 $90°\sim180°$（用于左侧 DLT 放置）并进一步推进以放置它位于左主支气管（LMSB）的支气管腔中。由于环状软骨水平的直径不小于 LMSB，因此如果选择合适尺寸的 DLT，DLT 应无障碍通过该部位[38]。在直视技术中，一旦初始放置穿过声门，DLT 在相应支气管腔中的放置由纤支镜引导。任何一种放置方法都需要支气管镜检查最终确认。

11.8.1.3 右侧双腔管

左侧 DLT 主要用于肺部手术。但是，在某些特定情况下，需要右侧 DLT[39]（框 11.2）。由于右支气管的解剖结构，右侧 DLT 套囊与左侧 DLT 套囊不同。右主支气管较短，右上叶距隆突仅 1.5～2 cm。鉴于这种解剖变化，为了保持右肺上叶通

气畅通，右侧 DLT 的套囊上有一个侧孔[40]（图 11.2）。

> **框 11.2 右侧双腔管的适应证[2]**
>
> - 左主支气管入口解剖变形
>   - 外部或腔内肿瘤压迫
>   - 降主动脉瘤
> - 涉及左主支气管的手术部位
>   - 左肺移植
>   - 左侧气管支气管破裂
>   - 一左侧全肺切除术[a]
>
> [a] 可以使用左侧 DLT 或支气管封堵器处理左侧全肺切除术。然而，在缝合主支气管之前必须撤出 DLT 或支气管封堵器

11.8.2 支气管封堵器

支气管封堵器封堵手术肺的主支气管，使远端肺塌陷。更远端放置可以实现选择性肺叶塌陷。目前，可用的设备要么在改进的 SLT（扭矩控制封堵器 Univent®；Vitaid，Lewiston，NY）内，要么在（腔内/同轴）传统 SLT 内独立使用：Amdt® 线引导支气管内封堵器（Cook Critical Care，Bloomington，IN）、Cohen® 尖端偏转支气管内封堵器（Cook Critical Care，Bloomington，IN）、Fuji Uniblocker®（Vitaid，Lewiston，NY）和带有左右主干气球的 EZ 封堵器®（Teleflex，Dresden，Germany）（图 11.3）。

在困难气道、对侧肺切除或预期需要术

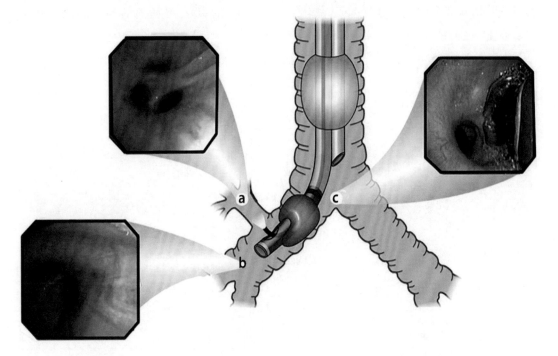

图 11.2 使用纤维支气管镜从支气管内或气管内切面看到的右侧 DLT 的最佳位置，(a)显示当纤维支气管镜从位于支气管内腔的开口中出现时，看到的右肺上叶支气管的三段（尖段、前段和后段）的开口(b)显示当纤维镜通过支气管内腔时，看到的右肺中叶和右肺下叶支气管入口的通畅视图(c)显示当纤支镜推进通过气管腔，看到的完全充气的蓝色球囊右侧边缘的气管隆嵴视图。经 Slinger P 许可转载：Principles and practice of anesthesia for thoracic surgery，New York，Springer，2011

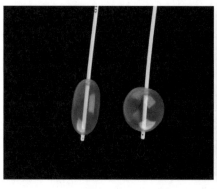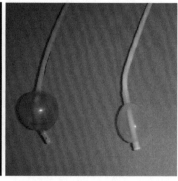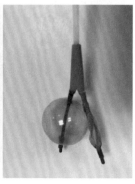

图 11.3 目前可用的支气管封堵器。最左边：最初的椭圆形和较新的球形 Amdt® 线引导支气管内封堵器（Cook Critical Care，Bloomington，IN）。中间：Cohen® 尖端偏转支气管内封堵器（Cook Critical Care，Bloomington，IN）、Fuji Uniblocker®（Vitaid，Lewiston，NY）。右侧：Rusch EZ 封堵器®（Teleflex，Dresden，Germany）。经 Slinger P 和 Campos J 同意转载：Anesthesia for Thoracic Surgery. In：Miller's anesthesia. Eighth ed. Philadelphia，PA，2015

后机械通气的情况下，支气管封堵器是 DLT 的良好替代品。Cohen 和 Fuji Uniblocker 封堵器也可以放置在气道尺寸较小的患者（儿科或气管切开部位）的腔外。

表 11.4 描述了当前支气管封堵器的特

性。对于标准 9 - Fr 封堵器，大于或等于 7.0 mm ID 的 ETT 可用于直径小于 4.0 mm 的支气管镜。更大的支气管镜需要大于 7.5 mm 的 ID。封堵器的预先润滑是必不可少的。

表 11.4 Cohen、Arndt、Fuji 和 EZ 支气管封堵器的特性[2]

	Cohen 封堵器	Arndt 封堵器	Fuji uniblocker	EZ 封堵器
尺寸	9Fr	5 Fr、7 Fr、9 Fr	5 Fr、9 Fr	7 Fr
套囊形状	球形	球形或椭圆形	球形	球形
引导机制	轮装置偏转尖端	尼龙线环与光纤支气管镜耦合	无，预成型尖端	没有
同轴使用的最小推荐 ETT	9 Fr（8.0 ETT）	5 Fr（4.5 ETT） 7 Fr（7.0 ETT） 9 Fr（8.0 ETT）	9 Fr（8.0 ETT）	7.5
墨菲氏孔	存在	出现在 9 Fr	不存在	不存在
内径	1.6 mm	1.4 mm	2.0 mm	1.4 mm

目前的证据表明，与双腔管相比，支气管封堵器需要稍长的插入时间，提供相当的肺隔离时间和质量，降低喉咙痛和气道损伤

的风险，但需要更频繁的重新定位，这可能会影响手术暴露[41-43]。充气的套囊可能会卡在气管中，导致气道完全阻塞和潜在的心

肺骤停,除非立即放气[44]。据报道,气道解剖异常或支气管内密封不足导致该装置失效[45]。应确保与外科医师就封堵器的放置进行清晰的沟通,以避开肺切除期间的封堵器被手术缝合[46]。

11.8.3 支气管导管

对 OLV 使用单腔管(SLT)需要在软性支气管镜引导下将导管推进相应的支气管。这种技术通常用于困难气道、隆突切除术、肺切除术后或幼儿的无套囊 SLT。

11.8.4 困难气道和肺隔离

需要 OLV 的患者可能会出现预期或未预期的困难气道。既往放疗或手术切除的头颈部肿瘤可能会使肺隔离变得非常复杂。由于胸主动脉瘤或气管支气管分叉附近的阻塞性肿瘤的压迫,远端气道的解剖结构可能会变形。

困难气道应采用清醒纤支镜引导单腔气管插管,若采用镇静插管则需要保证气道辅助设备都触手可及。在全身麻醉下,随后可以通过使用支气管封堵器、将单腔管推进到主支气管,或通过视频喉镜进行可视化辅助,使用气道交换导管(通过支气管腔)将单腔管更换为双腔管,从而实现肺隔离。41 Fr 和 39 Fr DLT 应使用 14 Fr 交换导管;对于 37 Fr 或 35 Fr DLT,需要 11 Fr 交换导管。软头交换导管的创伤性可能较小(例 Cook 交换导管,Cook Critical Care,Bloomington,IN)。

11.8.5 总结

肺隔离的"ABC"是指:

- 解剖学(Anatomy):了解气管支气管气道解剖结构对于确保准确放置气道装置以实现 OLV 至关重要[47]。
- 支气管镜检查(Bronchoscopy):使用纤维支气管镜检查定位和正确识别肺隔离装置的正确位置的基本知识和技能是必须的。虚拟在线支气管镜模拟器可用于熟悉肺隔离装置(www.thoracicanesthesia.com)。
- 胸部影像学(Chest imaging):参与实施 OLV 的麻醉医师也应该清楚气道影像学的基础知识。识别已知的气道异常可以指导选择肺隔离的最佳方法。

11.9 单肺通气

11.9.1 缺氧性肺血管收缩(HPV)

为了应对低肺泡氧分压(PAO_2),低氧肺血管收缩(HPV)将肺血转移到通气良好的肺组织,以优化通气/灌注比例[48]。HPV 使非通气侧肺的灌注减少约 50%[49]。HPV 对肺泡缺氧具有双相时间反应,在 20~30 分钟达到平台期,然后在大约 2 小时后再次出现[50]。HPV 的双相偏移意味着在进行双侧胸外科手术并且需要对侧肺塌陷时,也能发挥作用。预处理可致对第二次缺氧刺激产生更大反应[51]。

所有挥发性麻醉药,尤其是较老的麻醉剂,都以剂量依赖性方式抑制 HPV(氟烷>恩氟烷>异氟烷)[52]。在低于 1 MAC 的剂量下,当前使用的挥发性麻醉药(异氟烷、七氟烷和地氟烷)是弱且等效的 HPV 抑制剂[53-55]。理论上,挥发性麻醉药在通过混合静脉血回流期间只能进入缺氧的肺毛细血管。如果剂量低于 1 个 MAC,则全凭静脉麻醉不能提供比现用挥发性麻醉药更好的氧合[56,57]。在胸科麻醉中通常要避免使用氧化亚氮,因为它会增加术后肺不张的发生和增加肺的压力(抑制 HPV)[2]。

11.9.2　急性肺损伤

急性呼吸窘迫综合征(ARDS),也称为急性肺损伤(ALI),是胸外科手术后发病率和死亡率的主要原因[2,58]。其开胸术后发生率为 4%~15%,相关死亡率高达 40%[58,59]。"柏林定义"共识适用于肺切除术后,将 ARDS 分为轻度、中度和重度[60]。肺切除术后 ALI 的危险因素包括气道峰值压力>40 mmHg、气道峰压>29 mmHg、全肺切除术、静脉输液过多和术前酗酒[61]。

OLV 后 ALI 的病理生理学与 ARDS 类似[62]。可改变的触发因素,包括气压伤、容积伤、肺不张、高氧、手术操作和缺血再灌注,有助于导致多器官衰竭的炎症反应[58]。因此,越来越多的文献指导麻醉干预,以减轻术后 ALI 风险,其中最显著的是"肺保护性通气"。

11.9.3　潮气量

与传统的高潮气量通气(10~12 mL/kg 理想体重)相比,OLV 期间的低潮气量通气(4~6 mL/kg 理想体重)降低了肺癌切除术后 ALI 的发生率,尤其是全肺切除术[59,61-66]。为降低气压伤和容积伤的风险,OLV 期间的潮气量应为 4~6 mL/kg 理想体重(IBW),双肺通气期应为 6~8 mL/kg 理想体重[62]。

11.9.4　呼气末正压(PEEP)

由于患者肺泡顺应性曲线不同,因此对于 OLV 期间的最佳 PEEP 没有达成共识。然而,在大多数患者中,PEEP 是肺保护性通气的重要组成部分。PEEP 不足会使通气侧肺塌陷并导致术中缺氧和肺不张。过高的 PEEP 会使血液转移到手术侧肺并增加分流率。内源性 PEEP 在肺癌患者中平均为 4~6 cmH$_2$O,在肺气肿患者中可能更高[2]。它的测量涉及呼气末屏气,通常使用 ICU 呼吸机。建议以 3~10 cmH$_2$O 的 PEEP 开始 OLV,滴定至最佳氧合并监测呼气不足。COPD 患者通常需要较低或为零的 PEEP[62]。

11.9.5　气道压力

虽然没有明确的安全阈值,但在 OLV 期间尽量减少气道峰压和平台压是降低肺应力风险的关键策略。最近的一篇综述建议将气道峰压保持在 30 cmH$_2$O 以下,将平台压保持在 20 cmH$_2$O 以下[62]。

11.9.6　肺泡复张策略(ARM)

为了减少肺不张和分流,建议在 OLV 开始时在 30 cmH$_2$O 的压力下进行 ARM 至少 10 s[67]。应根据需要进行额外的 ARM 以改善氧合和优化 PEEP。

11.9.7　吸入氧分数(FiO$_2$)

活性氧是导致急性肺损伤前炎症级联反应的已知因素[58]。虽然建议在肺隔离前将 FiO$_2$ 设为 1.0,但为了减少肺萎陷,此后应使用维持 92%~96% 饱和度所需的

最低 FiO_2。作为缺血再灌注损伤的一个组成部分，高氧的危害特别大。因此，手术侧肺的初始再复张应以尽可能低的 FiO_2 进行[62]。

11.9.8 通气模式

尽管与较低的气道峰压相关，但与容量控制通气（VCV）相比，压力控制通气（PCV）并未改善氧合[2]，使用任何一种通气模式都是合理的，因为 PCV 的潮气量可能发生剧烈波动。

11.9.9 麻醉维持

研究表明，与丙泊酚输注相比，挥发性麻醉剂（地氟烷和七氟烷）可增强 OLV 的缺血预处理并减轻肺损伤[58]。因此，除非存在禁忌证，否则应在 OLV 期间使用挥发性麻醉剂维持麻醉。

11.9.10 术后护理

胸部理疗、激励性肺活量测定和早期活动对于减少术后肺部并发症至关重要。早期拔管可最大限度地降低呼吸机获得性肺炎（VAP）的风险。对急性呼吸衰竭进行支持性管理（氧合、通气、如有指征时使用抗生素）以保护重要器官，同时最大限度地减少进一步的肺损伤[2]。

11.9.11 单肺通气期间的低氧血症

在大多数情况下，OLV 期间的低氧血症是快速发生且可预测的（框 11.3）[68]。长期单肺肿瘤患者对 OLV 的耐受性相对较好，分流减少。右侧手术在 OLV 期间通常有较大的分流和低氧血症，因为右肺通常比

左肺多接受 10% 的血流灌注[69]。由于内源性 PEEP 的存在，阻塞性气道疾病患者对 OLV 的耐受性优于限制性肺疾病[2]，对于转移性切除术等双侧肺部手术，建议先在通气较好的肺（通常是右侧）进行手术，因为手术创伤会暂时损害气体交换[70]。

框 11.3   单肺通气期间氧饱和度降低的危险因素[2]

1. 术前肺通气灌注（VQ）扫描发现术侧肺的通气或灌注相对较高
2. 双肺通气期间 PaO_2 低，包括侧卧位
3. 右侧手术
4. 术前 FEV1 或 FVC 正常
5. 单肺通气时仰卧位

OLV 期间低氧血症的管理应遵循针对个体患者、手术操作和灵敏度定制的一系列步骤（框 11.4）。这些措施可用于高危患者的预防性治疗。

框 11.4   单肺通气氧饱和度降低的治疗[2]

- 严重低氧：
  - 将 FiO_2 调整为 1.0 并恢复双肺通气（如果可能）
- 逐渐低氧：
  - 将 FiO_2 增加到 1.0
  - 纤维支气管镜检查肺隔离装置的位置
  - 优化心输出量：正性肌力药/升压药，确保挥发性麻醉药＜1 MAC，最大限度地减少外科医师对 IVC 的压迫

- 通气侧肺采取肺复张手法(可能短暂增加非通气侧肺的分流)
- 对通气侧肺应用 $>5\ cmH_2O$ 的 PEEP(肺复张后;肺气肿患者除外)
- 将 CPAP $1\sim2\ cmH_2O$ 和 FiO_2 1.0 应用于非通气侧肺(肺复张后)
- 非通气侧肺的间歇性再充气
- 非通气侧肺的部分通气技术
    被动氧合
    肺叶吹气(图 11.4)
- 肺叶萎陷(使用支气管封堵器)
- 手术阻塞血流至术侧肺

IVC,下腔静脉;PEEP,呼气末正压;CPAP,持续气道正压通气

在 OLV 期间,对通气侧肺使用 PEEP 与对非通气侧肺使用 CPAP 一样有效,都可以增加 PaO_2 水平[71]。CPAP 可通过 DLT 或支气管封堵器应用,并且与胸腔镜手术相比,对开放式手术的干扰更少[72]。

在难治性低氧血症中,可通过 DLT 或封堵器管腔对术侧肺的非手术肺段进行间歇性部分通气。通过将支气管镜尖端引导到这些肺段并间歇性地将吸引端压缩连接到 5 L/min 流量的氧气管,可以对术侧肺的非手术部分肺段进行选择性充气(图 11.4)[73]。这种技术在胸腔镜手术中特别有用,因为手术暴露受肺复张的影响更大。第三种技术是通过 SLT 或 DLT 将支气管封堵器放置到该肺叶支气管中,从而选择性

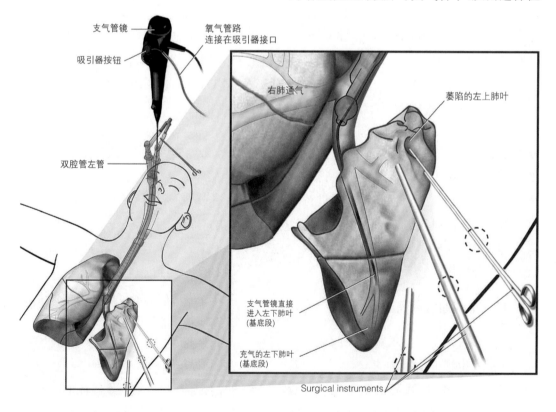

支气管镜
氧气管路连接在吸引器接口
吸引器按钮
双腔管左管
右肺通气
萎陷的左上肺叶
支气管镜直接进入左下肺叶(基底段)
充气的左下肺叶(基底段)
Surgical instruments

图 11.4 胸腔镜手术期间使用纤维支气管镜对术侧、非通气侧肺的肺段间歇性给氧。经 Slinger P 同意转载,Principles and practice of anesthesia for thoracic surgery. New York,Springer,2011

地塌陷要手术的肺叶[74]。为了限制分流,外科医师可以在紧急情况下暂时或在全肺切除术或肺移植时阻塞血液流向不通气侧肺[75]。

避免使用强效血管扩张剂,如硝酸甘油、氟烷和大剂量吸入麻醉药将改善 OLV 期间的氧合[2]。当使用丙泊酚维持麻醉时,静脉注射阿米特林可增强 HPV,预防和治疗 OLV 期间的低氧血症[76-78]。吸入一氧化氮(NO)联合静脉注射去氧肾上腺素可改善重症监护病房接受机械通气的 ARDS 患者的氧合,这可能也适用于 OLV[79]。

11.10 静脉输液管理

由于静水压作用、内皮和淋巴功能障碍,肺癌切除期间的静脉输液可能导致分流增加和通气侧肺的肺水肿。过量的静脉输液是术后急性肺损伤的公认危险因素,尤其是在全肺切除术中(框 11.5)[59,61,80-82]。

框 11.5　肺切除术的液体管理[2]

- 术后前 24 h 的体液平衡小于 +20 mL/kg
- 一般的成年患者术后 24 h 内给予 3 L 以下的晶体液
- 不要替换理论上的第三空间损失
- 不要争取尿量超过 0.5 mL/(kg·h)
- 术后考虑用正性肌力药而不是静脉输液治疗低血压或低灌注

11.11 外科手术

11.11.1 纤维支气管镜检查

围术期进行纤维支气管镜检查以确认

癌症诊断,确定肿瘤对气道的侵袭,并在术中检查术侧支气管夹闭期间的气道解剖结构。可选用清醒与全身麻醉,经口腔与鼻腔的方法进行纤支镜检查。有效的局部麻醉对于清醒纤支镜检查至关重要,无论是否使用镇静剂或抗腺体分泌药物。在全身麻醉下,使用声门上气道(SGA)技术的优势包括声带和声门下结构的可视化、比气管插管更低的气道阻力,以及在困难气道患者中可维持自主通气[83]。

11.11.2 硬质支气管镜检查

采用激光、气管支气管扩张或支架置入的介入性硬质支气管镜检查是气道恶性肿瘤的常见治疗方法[84]。硬质支气管镜检查有 5 种基本的通气方法:

1. 自主通气——在这种深度麻醉下,成人比儿童有效呼吸的可能性要小得多。
2. 窒息氧合(高流量鼻导管吸氧)——需要彻底的预氧合;仍然需要频繁的手术暂停以进行通气去清除二氧化碳并保持氧饱和度。
3. 通过通气支气管镜进行正压通气——将麻醉回路连接到硬质支气管镜的侧端口;外科医师通常必须中断手术并遮挡目镜;考虑使用喉罩来限制空气泄漏。
4. 喷射通气——通过手持注射器或高频呼吸机;有造成气压伤和气胸的风险。
5. 间歇性移除硬质支气管镜——通过面罩通气、SGA 或 ETT 通气。

这些技术最适用于全凭静脉麻醉(通常是丙泊酚和瑞芬太尼),因为挥发性麻醉药涉及不可预测的剂量和环境污染。保持深度麻醉非常重要,通常合并使用肌松药,以降低术中知晓、喉痉挛、支气管痉挛、出血和脆弱、无保护气道穿孔的风险。在使用掺钕钇铝石榴石（Nd，使用 YAG）激光时，应限制吸入的氧气浓度以减轻气道着火的风险。在麻醉诱导时，外科医师必须在场并准备好使用硬质支气管镜建立气道控制。有效的团队沟通至关重要。可考虑使用连续动脉血气监测氧合和通气情况。高度水肿的气道可能需要使用全身性类固醇、氦气、消旋肾上腺素或在手术结束时插管[2]。

11.11.3　纵隔镜检查

经颈纵隔镜检查是 NSCLC 纵隔淋巴结分期的传统方法。术前应仔细检查胸部影像以评估气道受累情况。鉴于在这种检查操作的刺激过程中存在咳嗽的风险，通常对患者进行单腔插管、合并使用肌松药的深度全身麻醉管理。为了监测无名动脉受压情况和脑灌注不足，脉搏血氧计通常放在右手上，血压袖带放在左臂上。

纵隔镜检查最可怕的并发症是出血。轻度出血时，通常对外科医师的填塞治疗、头高位和控制高血压有反应；重度出血则需要紧急处理，包括有创血流动力学监测、扩容和可能的输血（考虑建立下半身静脉通路）以及开胸或胸骨切开术。使用支气管封堵器或双腔管可以实现肺隔离[2]，其他潜在并发症包括气道阻塞、气胸、喉返神经或膈神经损伤、食管损伤、乳糜胸和空气栓塞[85]。

11.11.4　支气管超声引导下活检

支气管超声引导下活检（EBUS）已取代纵隔镜检查用于肺癌术前分期[2,86]。EBUS 通过纤维支气管镜的通道采用径向探头，以允许在直视下进行细针穿刺活检[87]。一般来说，麻醉医师根据病例的复杂性，对支气管镜检查患者分别采用局部麻醉、静脉镇静或其他麻醉方法。

11.11.5　胸腔镜微创手术

与开胸手术相比，电视胸腔镜手术（VATS）肺切除术的优势包括：① 降低高危患者的肺部并发症的发生率和死亡率；② 缩短住院时间；③ 减少失血和输血；④ 减轻疼痛（减少肋骨撑开）；⑤ 改善肺功能；⑥ 减少房颤的发生；⑦ 降低炎症反应[17,88-91]。使用有限数量的切口进行 VATS 肺叶切除术，最大的切口长度约为 5 cm[92]。双侧 VATS 转移肿瘤切除术可在仰卧位进行。麻醉医师必须与外科医师讨论转为开胸手术的可能性。虽然大多数 VATS 手术是在肺隔离的全身麻醉下进行的，但少数的手术可以在肋间阻滞或胸部硬膜外阻滞的双肺通气下进行[93,94]。

11.11.6　机器人辅助胸外科手术

由于改善 3D 视觉和胸部器械移动性，机器人胸外科手术已成为 VATS 的合乎逻辑的进步[95]。框 11.6 概述了麻醉注意事项。

框 11.6　机器人胸外科手术的麻醉注意事项[2]

- 在术中紧急情况下建立立即（<60 s）移出机器人的方案
- 鉴于操作不便，在对接机器人之前应再次确认肺隔离装置的位置

- 各种线路和麻醉回路的延长和固定
- 胸腔内 CO_2 注入增加导致高碳酸血症和血流动力学损害
- 采取措施防止手术台在机器人手术过程中移动
- 侧卧位时间的延长会导致神经病变的风险
- 审慎的静脉输液

11.11.7 肺叶切除术

肺叶切除术是肺癌切除术以减少局部复发的标准方法。与开胸手术相比,肺叶切除术越来越多地通过 VATS 方法进行。由于肿瘤的局部侵犯,在术中有将选择性肺叶切除术扩大为双肺叶切除术(右肺)或全肺切除术(左肺)的可能。外科医师可能会要求使用不同程度的气道正压来评估支气管残端的完整性。无并发症的患者通常可以在手术室拔管[2]。

袖状肺叶切除术是一种保留肺实质的主干支气管切除术,通常用于支气管肿瘤。与肺癌患者的全肺切除术相比,该技术的发病率和死亡率较低[96,97]。气道管理需要放置对侧 DLT 或支气管内导管。对于隆突切除术,可选择使用带有无菌回路和支气管内管的跨术野通气或高频喷射通气。对于大血管的切除,可能需要肝素化。因此,需要在 24 h 左右避免硬膜外导管操作。在肺动脉成形术期间,可能发生大出血。

11.11.8 全肺切除术

肺癌的全肺切除需要采用后外侧开胸

术。切除肺后,在重建支气管残端之前测试肺部是否漏气至关重要,支气管残端应保留较短,以尽量减少分泌物的积聚。肺切除术后的空胸腔仍然是并发症的潜在来源,如纵隔移位伴血流动力学波动。手术引流和吸引可能导致纵隔移位加重。肺切除术后胸腔的管理尚不清楚。预防与空胸腔相关并发症的管理策略包括不放置胸管或放置专用的肺切除术后胸腔引流系统。这是一种特殊设计的排水管,具有高压和低压水下泄压阀,因此可以防止纵隔移位[2]。全肺切除术后应进行术后胸部 X 线检查。

与肺叶切除术相比,全肺切除术的风险要大得多。非小细胞型肺癌全肺切除术后的围术期死亡率约为 5%～8%[98,99]。并发症的风险随着手术患者肺容积的减少和患者年龄超过 65 岁而增加[100]。65 岁以上患者的并发症风险增加了 5 倍。肺切除术后发病率最高的是 ALI,发病率为 4%～18%,死亡率超过 50%[58,66]。由于右肺动脉结扎后肺血管阻力增加和右心室衰竭,右侧全肺切除术后的风险更大[101]。

气道管理策略包括在对侧使用 DLT。如果需要同侧 DLT,则应在支气管吻合时将其退出支气管。术后应拔管,避免术后机械通气,防止支气管残端裂开。减轻围术期急性肺损伤(ALI)风险的麻醉策略对全肺切除术患者尤其重要(参见第 11.9 和第 11.10 章节)。预防策略包括降低潮气量、气道压力及选择最佳 PEEP 和 FiO_2。液体管理应谨慎使用限制性液体管理(防止液体超负荷)和合理使用血管加压药/正性肌力药,以在需要时维持血流动力学稳定。

胸膜外全肺切除术通常用于恶性胸膜

间皮瘤，但也可能在其他癌症发生胸膜扩散时实施[102]。这是一个需要清除淋巴结、心包、隔膜、壁层胸膜和胸壁的涉及广泛部位的手术操作。麻醉管理的关键点包括针对潜在大出血、凝血障碍的应对和适当使用血液制品。术后心脏疝可导致严重的血流动力学不稳定。在因大范围手术而导致术后机械通气的情况下，应在手术结束时用单腔气管导管代替 DLT。

11.11.9 局限性肺切除：肺段切除术和楔形切除术

肺癌患者的肺段切除术是指切除肺叶的一段及其动脉、静脉和支气管。适用于心肺储备有限的原发性肺癌患者。另一种肺切除术包括楔形切除术，它是对具有肿瘤病变的肺实质部分进行非解剖性切除术。这些类型的切除术通常适用于有相关合并症和周围型肺癌的患者[2]。周围型肺癌最好进行有限切除，尤其是对既往进行过对侧肺切除术的患者[2]。包括麻醉管理在内的围术期护理原则与其他主要肺切除术相同，并增加了相关合并症的管理策略。对于心肺储备功能较差的患者，可以考虑使用支气管封堵器进行选择性肺叶塌陷[103]。

11.12 术后镇痛

开胸术后各种感觉传入神经传递痛觉。肺癌开胸手术中的疼痛源包括手术切口涉及的 T4～T6 肋间神经、胸膜手术处理涉及的迷走神经、处理膈胸膜涉及的膈神经和臂丛神经[104]。因此，应该选用多模式镇痛。与开胸手术相比，VATS 手术的镇痛技术几乎没有共识[105,106]。有效的围术期镇痛对于预防肺部并发症和开胸术后慢性疼痛至关重要，并且首选多模式的镇痛方法[107]。

11.12.1 全身用药

11.12.1.1 阿片类药物

癌症患者可能有基础疼痛，可以根据疼痛评估及其严重程度使用药物进行管理。手术干预需要额外的镇痛剂。需要谨慎使用阿片类药物以避免肺癌患者肺切除术后的呼吸抑制。需要使用适当的措施来管理由呼吸运动引起的疼痛[108]。

11.12.1.2 非甾体抗炎药(NSAIDs)

非甾体抗炎药和对乙酰氨基酚仍然是肺癌患者围术期镇痛的重要组成部分。它具有节省阿片类药物的效应，且没有呼吸抑制的不良反应。这些药物经常对硬膜外镇痛不能管控的同侧肩痛有效。在患者使用 NSAIDs 进行疼痛管理时，需要关注该类药物导致的血小板功能障碍、胃糜烂、支气管反应性增加和肾功能障碍的不良反应[2]。对乙酰氨基酚对 COX 的抑制作用较弱，并且在镇痛方面具有良好的安全性[109]。

11.12.1.3 氯胺酮

氯胺酮是一种 NMDA 拮抗剂，通过静脉内和硬膜外途径给药在开胸术后多模式镇痛中发挥作用。然而，关于其预防开胸术后慢性疼痛能力的证据好坏参半[110]。通过使用亚麻醉剂量和复合苯二氮䓬类药物，可以最大限度地减少其潜在的精神症状（幻觉）的发生。

11.12.2 局部麻醉药和区域神经阻滞

11.12.2.1 肋间神经阻滞

肋间神经阻滞仍然是开胸手术或 VATS 的一种简单有效的镇痛技术。可以经皮给药阻滞，也可以在手术暴露期间在直视下给药。超声已成为该神经阻滞重要的引导方式。肋间神经阻滞对急性疼痛有好处，但可能会受到持续时间短的限制。有报道使用导管放置的连续给药方法，但导管放置很困难[111]。此外，局部麻醉药的全身吸收仍然是一个问题，因此应合理计算用药剂量。

11.12.2.2 硬膜外镇痛

胸段硬膜外镇痛（TEA）技术是研究最多、经过充分验证的技术之一，被认为是开胸手术疼痛管理的金标准技术[12,112]。虽然旁正中入路可能有助于置入，但超声引导尚未确立其在中胸段硬膜外的作用[113]。局部麻醉药和阿片类药物（如舒芬太尼或芬太尼）协同改善围术期镇痛[114]。对于跨越大量皮区的手术，应考虑使用更亲水的阿片类药物，如吗啡，发挥其更大的脑脊液扩散效应。幸运的是，通过 TEA 使用 0.25% 的丁哌卡因不会损害患者的呼吸力学，包括重度 COPD 患者[115]。

关于 TEA 用于 VATS 手术的优势一直存在争议。尽管切口较小，但患者报告的慢性术后疼痛发生率与开胸手术相似。这可能与肋间神经损伤有关[116]。目前的证据不支持针对 VATS 手术实施单一局部镇痛策略[106]。肺储备低、存在慢性疼痛问题或转为开胸手术可能性高的患者，可能从 TEA 中获益最多。

11.12.2.3 椎旁阻滞

椎旁阻滞（PVB）将局麻药注入楔形潜在空间，前部为壁胸膜，中部为椎体和椎间孔，后部为上肋横韧带。局部麻醉药会导致同侧躯体和交感神经在多个脊髓水平阻滞[117]，添加右美托咪定可增强局部麻醉药的镇痛作用[107]。椎旁阻滞可由外科医师在直视下和（或）从患者身后经皮入路进行，通常放置导管以延长镇痛时间。经皮入路的超声引导有可能提高疗效并减少气胸等并发症的发生[118,119]。

对于开胸手术，多项研究声称 PVB 可提供与 TEA 相当的镇痛效果，并且并发症更少，包括低血压、尿潴留、恶心、呕吐、阻滞失败、心律失常、转入 ICU 和椎管内血肿[120-122]，然而，最近的 Cochrane 综述表明 PVB 相关的围术期死亡率和主要并发症的发生率与 TEA 相当[123]。但对术后呼吸功能和慢性疼痛的影响尚不清楚[120,121,123,124]。对于 VATS 手术，单次椎旁阻滞注射局部麻醉药可发挥长达 6 h 减轻疼痛的效应[125]。

11.12.2.4 竖脊肌平面(ESP)阻滞

近年来，ESP 阻滞已成为一种有效的筋膜平面阻滞，可用于开胸手术和 VATS 手术的急性疼痛管理（图 11.5）[126]。它涉及在超声引导下将局部麻醉药注射到位于横突表面的竖脊肌深部的组织平面，以覆盖胸椎神经的背侧和腹侧支[127]。

11.12.3 术后疼痛管理问题

11.12.3.1 肩部疼痛

术后同侧肩部疼痛在 VATS 和开胸术后很常见，即使是在硬膜外持续镇痛下也是

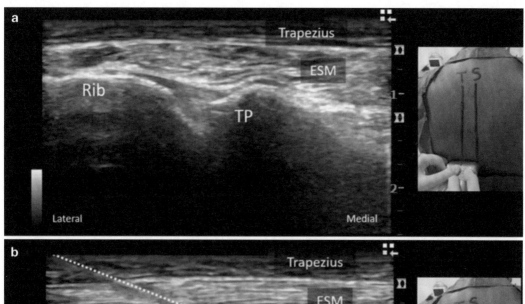

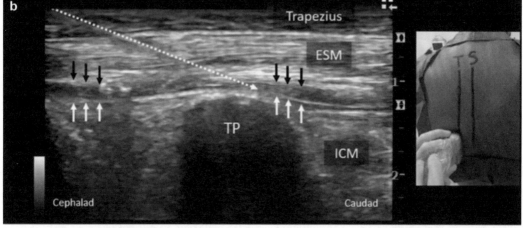

图 11.5 竖脊肌平面（ESP）阻滞的超声波解剖结构和操作技术，(a) 探头放置在棘突外侧（S 线）以获得横突尖端（TP）和肋骨上覆有斜方肌和竖脊肌（ESM）的横断面视图。(b) 将探头旋转到纵向以获得 TP 尖端的旁矢状视图（T 线），并且阻滞针（虚线箭头）沿头尾方向推进以接触 TP。正确的针尖位置可见局部麻醉药（实线箭头）线性扩散到 ESM 深处和 TP 和肋间肌（ICM）浅层。经 Forero M、Rajarathinam M、Adhikary S、Chin KJ 许可转载。Erector spinae plane（ESP）block in the management of post-thoractomy pain syndrome：A case series. Scand J Pain. 2017

如此。它被认为主要是由膈神经传入引起的膈肌刺激引起的[109]。应考虑引起肩痛的其他原因，包括胸腔引流管放置过深、TEA 对开胸后切口的覆盖不足、慢性疼痛和心肌缺血引起的牵涉痛[2]，预防性地使用对乙酰氨基酚可降低术后肩痛评分[109]。通常增加硬膜外药物无效，低容量肌间沟阻滞和膈神经注射局麻药有效，但会带来显著的呼吸抑制风险[104,128]。否则应考虑使用全身性阿片类药物和（或）非甾体抗炎药。

11.12.3.2 阿片类药物耐受患者

阿片类药物耐受患者在肺癌手术中面临重大挑战。患者可能正在使用阿片类处方药物治疗胸部病变、其他慢性疼痛综合征、本身是麻醉剂滥用者，或接受每日美沙酮的康复治疗。患者应在围术期服用常规镇痛药，否则必须提供阿片类替代药物。围术期阿片类药物的需求量有所增加。

多模式镇痛是最佳选择。通常，增加硬膜外和全身性阿片类药物以减轻戒断。固定剂量镇痛可能优于患者自控镇痛，后者可能导致药物剂量的增加并延长患者出院时间。给患者设定可接受的期望值至关重要，即疼痛评分将受到基线疼痛水平的限制。补充镇痛方案包括在硬膜外溶液中加入 5 μg/mL 肾上腺素和低剂量静脉注射氯胺酮[129]。

11.12.4　术后并发症

11.12.4.1　脓胸

脓胸是肺部手术后的术后并发症之一，发生在 2%～16% 的肺癌切除患者。它也与大约 40% 的死亡率增加有关，在发生支气管胸膜瘘的患者中更为常见[2]。脓胸的治疗包括开放或 VATS 胸膜剥脱术、胸廓造口开窗引流术，以及在不太严重的情况下，引流管引流和使用全身性抗生素[130]。

侵入性手术的麻醉管理包括在仰卧位进行早期肺隔离，以防止对侧污染。DLT 更适合于促进双肺排除分泌物和脓液等。若存在大出血的风险，要求建立大口径的静脉通路、动脉通路和中心静脉通路以使用升压药。患者经常出现脓毒症。因此，必须仔细权衡胸段硬膜外麻醉的风险和益处。

11.12.4.2　支气管胸膜瘘

支气管胸膜瘘（BPF）可能由以下原因引起：① 肺脓肿或气道破裂进入胸膜腔；② 癌症或炎症侵蚀；③ 支气管残端缝合线裂开。BPF 发生在 4%～20% 的全肺切除术患者中，而肺叶切除术的患者发生率不到 1%，死亡率高达 70%[131,132]。BPF 是一种

临床诊断，包括急性呼吸困难、皮下气肿、持续漏气、气管向对侧偏斜和排脓。一般通过支气管镜检查确诊，较少使用支气管造影、正弦图、向胸膜腔注射指示剂或吸入气体来检测瘘管[133]。

肺切除术后早期 BPF 可能危及生命，需要重新缝合支气管残端。肺切除术后晚期 BPF 通过胸管引流或 Clagett 手术进行管理，其中还包括用肌肉瓣以加强残端。在非全肺切除的情况下，如果肺完全扩张，胸管吸引通常可以解决漏气问题。然而，对于伴有持续性气胸的大瘘管，通常需要手术切除。非手术治疗包括 OLV 和分肺机械通气，包括高频通气、胸膜腔 PEEP 等于胸腔内 PEEP、单向胸管活瓣和支气管内单向活瓣技术（适用于不适合手术的患者）[134]。

术前，通过胸腔引流管的连续气泡或插管患者的肺活量测定法检测到吸入和呼出潮气量的差异，可以检测到较大的 BPF。泄漏越大，建立早期有效的肺隔离就越重要。

麻醉诱导前必须进行胸腔引流。主要麻醉目标是在正压通气前实现肺隔离，以尽量减少张力性气胸和对侧肺污染的风险。通常选择保留自主呼吸的麻醉诱导，使用吸入麻醉诱导、静脉滴定诱导或清醒纤支镜插管和气道局部麻醉。另一种普遍的选择是"快速序贯肺隔离"，其中包括充分的预给氧、快速给予预先计算剂量的诱导药物和肌肉松弛剂，然后立即插管而不使用面罩加压通气。由于氧气通过瘘管而不是对侧肺，患者可能会迅速去饱和，随后的面罩通气可能无效。因此，"快速序贯"方法应该在气道辅助设备（例如视频喉镜）下由有经验的麻醉

医师操作。

DLT 是实施肺隔离、气道冲洗和使受影响支气管可视化的理想选择，但对于清醒的纤支镜插管来说可能创伤太大。有困难气道的患者行单腔清醒插管可以更好地进行管理，将对侧支气管内导管或支气管封堵器推入受累的支气管。气道放置应始终由纤维支气管镜引导，以确保准确性并最大限度地减少创伤。支气管封堵器通常与全肺切除术后的支气管残端不兼容。早期拔管可避免对残端长时间的施加正压。

胸段硬膜外麻醉和静脉镇静已被用于全肺切除术后的微创 BPF 修复[135]。缺陷包括硬膜外不能完全覆盖内脏刺激，以及对侧气道的潜在污染。另一种方法是允许高碳酸血症的高频振荡通气，它可以最大限度地减少非手术侧肺的气压伤，减少支气管胸膜瘘漏气，并优化手术结局[136]。

11.12.4.3　心房颤动

心房颤动（AF）是常见的心脏并发症之一，见于近 46% 的全肺切除术后患者[137]。病理机制包括手术炎症、儿茶酚胺激增、心肌缺血和自主神经失调[138]。术后 AF 与住院时间/成本增加、发病率、死亡率和中风风险相关[139,140]。

最近的一项系统评价和荟萃分析确定，最有效的预防 AF 的药物按降序排列是：β受体阻滞剂＞ACE 抑制剂＞胺碘酮＞镁＞他汀类药物＞钙通道阻滞剂＞地高辛[137]。AF 的术中预防可能因血流动力学不稳定而变得复杂，包括硬膜外的使用和肌肉松弛残余的风险，因此应根据具体情况进行管理。

11.12.4.4　心脏疝

急性心脏疝是肺部手术后罕见的并发症之一，尤其是全肺切除术或心包受累患者[141]；通常在术后 24 小时内表现为心包闭合性裂开，使死亡率增加近 50%[142]。它通常由胸部闭合后两侧胸腔的压力差引起。右肺切除后的心脏疝可能会出现上腔静脉综合征和深度休克[143]。左肺切除术后的心脏疝可能表现为心律失常和提示心室流出道梗阻的特征。

心脏疝是一种外科急症。此外，需要与术后出现急性症状的患者进行鉴别诊断，如大量胸腔内出血、张力性气胸和肺栓塞。在患者到手术室进行开胸和彻底修复时，麻醉管理包括用单腔管控制气道（一旦手术控制建立，即可解决肺隔离问题），将患者侧卧位，手术侧朝上，用正性肌力药支持血流动力学和有创性监测，并尽量减少对受累胸腔的吸力。术中 TEE 有助于在手术修复时防止心腔过度受压[2]。这些患者应保留气管导管以在重症监护室继续康复治疗。

11.13　总结

可切除的肺癌因其肿瘤的位置不同、副肿瘤综合征和新辅助疗法的差异而极大地影响了麻醉管理。肺癌手术的麻醉管理涉及许多挑战，包括如何对肺储备有限患者实施单肺通气、复杂的气道管理和关键的镇痛管理，以促进术后恢复。术前评估患者的肺机械功能和肺实质功能，以及心肺相互作用，对围术期并发症的风险进行分层。胸科手术麻醉医师需要对支气管镜解剖有深入的了解，才能进行有效的肺隔离和手术暴露。在胸腔镜和开胸手术期间,有组织地管理单肺通气期间的低氧血症至关重要。

(张祥 译,任瑜 校)

参考文献

1. Feinstein MB, Bach PB. Epidemiology of lung cancer. Chest Surg Clin N Am, 2000, 10 (4): 653 – 661.

2. Slinger PC. Anesthesia for thoracic surgery. In: Miller's anesthesia, 8th edn. Philadelphia, PA: Elsevier/Saunders, 2015, 2 volumes (xxx, 3270, 1 – 122 pages).

3. Slinger R Darling G. Pre-anesthetic assessment for thoracic surgery. In: Principles and practice of anesthesia for thoracic surgery. New York: Springer, 2011, 732.

4. de Perrot M, Chernenko S, Waddell TK, Shargall Y, Pierre AF, Hutcheon M, et al. Role of lung transplantation in the treatment of bronchogenic carcinomas for patients with end-stage pulmonary disease. J Clin Oncol, 2004, 22 (21): 4351 – 4356.

5. Naguib M, Flood P, McArdle JJ, Brenner HR. Advances in neurobiology of the neuromuscular junction: implications fbr the anesthesiologist. Anesthesiology, 2002, 96(1): 202 – 231.

6. Levin KH. Paraneoplastic neuromuscular syndromes. Neurol Clin, 1997, 15(3): 597 – 614.

7. Dierdorf SF. Carcinoid tumor and carcinoid syndrome. Curr Opin Anaesthesiol, 2003, 16(3): 343 – 347.

8. Mehta AC, Rafanan AL, Bulkley R, Walsh M, DeBoer GE. Coronary spasm and cardiac arrest from carcinoid crisis during laser bronchoscopy. Chest, 1999, 115(2): 598 – 600.

9. Vaughan DJ, Brunner MD. Anesthesia for patients with carcinoid syndrome. Int Anesthesiol Clin, 1997, 35(4): 129 – 142.

10. Hartigan PM, Ng JM. Anesthetic strategies for patients undergoing extrapleural pneumonectomy. Thorac Surg Clin, 2004, 14(4): 575 – 583. xi

11. Donat SM. Peri-operative care in patients treated for testicular cancer. Semin Surg Oncol, 1999, 17 (4): 282 – 288.

12. Licker MJ, Widikker I, Robert J, Frey JG, Spiliopoulos A, Ellenberger C, et al. Operative mortality and respiratory complications after lung resection for cancer: impact of chronic obstructive pulmonary disease and time trends. Ann Thorac Surg, 2006, 81(5): 1830 – 1837.

13. Lim E, Baldwin D, Beckles M, Duffy J, Entwisle J, Faivre-Finn C, et al. Guidelines on the radical management of patients with lung cancer. Thorax, 2010, 65(Suppl 3): iii, 1 – 27.

14. Brunelli A, Kim AW, Berger KI, Addrizzo-Harris DJ. Physiologic evaluation of the patient with lung cancer being considered for resectional surgery: diagnosis and management of lung cancer, 3rd ed: American College of Chest Physicians evidencebased clinical practice guidelines. Chest, 2013, 143 (5 Suppl): e166S – e190S.

15. Linden PA, Bueno R, Colson YL, Jaklitsch MT, Lukanich J, Mentzer S, et al. Lung resection in patients with preoperative FEV1<35% predicted. Chest, 2005, 127(6): 1984 – 1990.

16. Bach PB, Cramer LD, Schrag D, Downey RJ, Gelfand SE, Begg CB. The influence of hospital volume on survival after resection for lung cancer. N Engl J Med, 2001, 345(3): 181 – 188.

17. Donahoe LL, de Valence M, Atenafu EG, Hanna WC, Waddell TK, Pierre AF, et al. High risk for thoracotomy but not thoracoscopic lobectomy. Ann Thorac Surg, 2017, 103 (6): 1730 – 1735.

18. Brunelli A, Rocco G. Spirometry: predicting risk and outcome. Thorac Surg Clin, 2008, 18(1): 1 – 8.

19. Ferguson MK, Vigneswaran WT. Diffusing capacity predicts morbidity after lung resection in patients without obstructive lung disease. Ann Thorac Surg, 2008, 85 (4): 1158 – 1164. Discussion 64 – 65.

20. Weisman IM. Cardiopulmonary exercise testing in the preoperative assessment for lung resection surgery. Semin Thorac Cardiovasc Surg, 2001, 13 (2): 116 – 125.

21. Brunelli A, Pompili C, Salati M, Refai M, Berardi R, Mazzanti P, et al. Preoperative maximum oxygen consumption is associated with prognosis after pulmonary resection in stage I non-small cell lung cancer. Ann Thorac Surg, 2014, 98(1): 238 – 242.

22. Licker M, Schnyder JM, Frey JG, Diaper J, Cartier V, Inan C, et al. Impact of aerobic exercise capacity and procedure-related factors in lung cancer surgery. Eur Respir J, 2011, 37(5): 1189 - 1198.

23. BolHger CT, Wyser C, Roser H, Soler M, Perruchoud AP. Lung scanning and exercise testing for the prediction of postoperative performance in lung resection candidates at increased risk for complications. Chest, 1995, 108 (2): 341 - 348.

24. Brunelli A, Charloux A, Bolliger CT, Rocco G, Sculier JP, Varela G, et al. ERS/ESTS clinical guidelines on fitness for radical therapy in lung cancer patients (surgery and chemo-radiotherapy). Eur Respir J, 2009, 34(1): 174.

25. Lee L, Schwartzman K, Carli F, Zavorsky GS, Li C, Charlebois P, et al. The association of the distance walked in 6 min with pre-operative peak oxygen consumption and complications 1 month after colorectal resection. Anaesthesia, 2013, 68 (8): 811 - 816.

26. Marjanski T, Wnuk D, Bosakowski D, Szmuda T, Sawicka W, Rzyman W. Patients who do not reach a distance of 500 m during the 6-min walk test have an increased risk of postoperative complications and prolonged hospital stay after lobectomy. Eur J Cardiothorac Surg, 2015, 47 (5): e213 - 219.

27. Carter R, Holiday DB, Stocks J, Grothues C, Tiep B. Predicting oxygen uptake for men and women with moderate to severe chronic obstructive pulmonary disease. Arch Phys Med Rehabil, 2003, 84(8): 1158 - 1164.

28. Kinasewitz GT, Welch MH. Asimple method to assess postoperative risk. Chest, 2001, 120(4): 1057 - 1058.

29. Olsen GN, Bolton JW, Weiman DS, Hornung CA. Stair climbing as an exercise test to predict the postoperative complications of lung resection. Two years' experience. Chest, 1991, 99 (3): 587 - 590.

30. Win T, Laroche CM, Groves AM, White C, Wells FC, Ritchie AJ, et al. Use of quantitative lung scintigraphy to predict postoperative pulmonary function in lung cancer patients undergoing lobectomy. Ann Thorac Surg, 2004, 78(4): 1215 - 1218.

31. Fujii S, Kikura M, Takada T, Katoh S, Aoyama N, Sato S. A noninvasive partial carbon dioxide rebreathing technique for measurement of pulmonary capillary blood flow is also a useful oxygenation monitor during one-lung ventilation. J Clin Anesth, 2004, 16(5): 347 - 352.

32. Hasan FM, Malanga A, Corrao WM, Braman SS. Effect of catheter position on thermodilution cardiac output during continuous positive-pressure ventilation. Crit Care Med, 1984, 12(4): 387 - 390.

33. Bussieres JS, Slinger P. Correct positioning of doublelumen tubes. Can J Anaesth, 2012, 59(5): 431 - 436.

34. Klein U, Karzai W, Bloos F, Wohlfarth M, Gottschall R, Fritz H, et al. Role of fiberoptic bronchoscopy in conjunction with the use of double-lumen tubes for thoracic anesthesia: a prospective study. Anesthesiology, 1998, 88(2): 346 - 350.

35. American Society of Anesthesiologists, Society of Cardiovascular Anesthesiologists Task Force on Transesophageal Echocardiography. Practice guidelines for perioperative transesophageal echocardiography. An updated report by the American Society of Anesthesiologists and the Society of Cardiovascular Anesthesiologists Task Force on Transesophageal Echocardiography. Anesthesiology, 2010, 112(5): 1084 - 1096.

36. Campos JH. Progress in lung separation. Thorac Surg CHn, 2005, 15(1): 71 - 83.

37. Eberle B, Weiler N, Vbgel N, Kauczor HU, Heinrichs W. Computed tomography-based tracheobronchial image reconstruction allows selection of the individually appropriate double-lumen tube size. J Cardiothorac Vase Anesth, 1999, 13(5): 532 - 537.

38. Seymour AH. The relationship between the diameters of the adult cricoid ring and main tracheobronchial tree: a cadaver study to investigate the basis for double-lumen tube selection. J Cardiothorac Vase Anesth, 2003, 17 (3): 299 - 301.

39. Brodsky JB, Lemmens HJ. Left double-lumen tubes: clinical experience with 1, 170 patients. J Cardiothorac Vase Anesth, 2003, 17(3): 289 - 298.

40. Campos JH, Gomez MN. Pro: Right-sided

doublelumen endotracheal tubes should be routinely used in thoracic surgery. J Cardiothorac Vase Anesth, 2002, 16(2): 246 - 248.

41. Narayanaswamy M, McRae K, Slinger P, Dugas G, Kanellakos GW, Roscoe A, et al. Choosing a lung isolation device for thoracic surgery: a randomized trial of three bronchial blockers versus double-lumen tubes. Anesth Analg, 2009, 108(4): 1097 - 1101.

42. Bussieres JS, Somma J, Del Castillo JL, Lemieux J, Conti M, Ugalde PA, et al. Bronchial blocker versus left double-lumen endotracheal tube in video-assisted thoracoscopic surgery: a randomized-controlled trial examining time and quality of lung deflation. Can J Anaesth, 2016, 63 (7): 818 - 827.

43. Clayton-Smith A, Bennett K, Alston RP, Adams G, Brown G, Hawthorne T, et al. A comparison of the efficacy and adverse effects of double-lumen endobronchial tubes and bronchial blockers in thoracic surgery: a systematic review and meta-analysis of randomized controlled trials. J Cardiothorac Vase Anesth, 2015, 29(4): 955 - 966.

44. Sandberg WS. Endobronchial blocker dislodgement leading to pulseless electrical activity. Anesth Analg, 2005, 100(6): 1728 - 1730.

45. Peragallo RA, Swenson JD. Congenital tracheal bronchus: the inability to isolate the right lung with a univent bronchial blocker tube. Anesth Analg, 2000, 91(2): 300 - 301.

46. Soto RG, Oleszak SP. Resection of the Arndt bronchial blocker during stapler resection of the left lower lobe. J Cardiothorac Vase Anesth, 2006, 20(1): 131 - 132.

47. Campos JH, Hallam EA, Van Natta T, Kemstine KH. Devices for lung isolation used by anesthesiologists with limited thoracic experience: comparison of double-lumen endotracheal tube, Univent torque control blocker, and Arndt wire-guided endobronchial blocker. Anesthesiology, 2006, 104(2): 261 - 266, Discussion 5A.

48. Moudgil R, Michelakis ED, Archer SL. Hypoxic pulmonary vasoconstriction. J Appl Physiol (1985), 2005, 98(1): 390 - 403.

49. Eisenkraft JB. Effects of anaesthetics on the pulmonary circulation. Br J Anaesth, 1990, 65 (1): 63 - 78.

50. Talbot NP, Balanos GM, Dorrington KL, Robbins PA. Two temporal components within the human pulmonary vascular response to approximately 2 h of isocapnic hypoxia. J Appl Physiol (1985), 2005, 98(3): 1125 - 1139.

51. Dorrington KL, Clar C, Young ID, Jonas M, Tansley JG, Robbins PA. Time course of the human pulmonary vascular response to 8 hours of isocapnic hypoxia. Am J Physiol, 1997, 273(3 Pt 2): H1126 - 1134.

52. Marshall C, Lindgren L, Marshall BE. Effects of halothane, enflurane, and isoflurane on hypoxic pulmonary vasoconstriction in rat lungs in vitro. Anesthesiology, 1984, 60(4): 304 - 308.

53. Benumof JL. Isoflurane anesthesia and arterial oxygenation during one-lung ventilation. Anesthesiology, 1986, 64(4): 419 - 422.

54. Wang JY, Russell GN, Page RD, Jackson M, Pennefather SH. Comparison of the effects of sevoflurane and isoflurane on arterial oxygenation during one lung ventilation. Br J Anaesth, 1998, 81(6): 850 - 853.

55. Wang JY, Russell GN, Page RD, Oo A, Pennefather SH. A comparison of the effects of desflurane and isoflurane on arterial oxygenation during one-lung ventilation. Anaesthesia, 2000, 55(2): 167 - 173.

56. Reid CW, Slinger PD, Lenis S. A comparison of the effects of propofol-alfentanil versus isoflurane anesthesia on arterial oxygenation during one-lung ventilation. J Cardiothorac Vase Anesth, 1996, 10(7): 860 - 863.

57. Modolo NS, Modolo MP, Marton MA, Vblpato E, Monteiro Arantes V, do Nascimento Junior P, et al. Intravenous versus inhalation anaesthesia for one-lung ventilation. Cochrane Database Syst Rev, 2013, (7): CD006313.

58. Lohser J, Slinger P. Lung injury after one-lung ventilation: a review of the pathophysiologic mechanisms affecting the ventilated and the collapsed lung. Anesth Analg, 2015, 121 (2): 302 - 318.

59. Alam N, Park BJ, Wilton A, Seshan VE, Bains MS, Downey RJ, et al. Incidence and risk factors for lung injury after lung cancer resection. Ann Thorac Surg, 2007, 84 (4): 1085 - 1091. Discussion 91.

60. Force ADT, Ranieri VM, Rubenfeld GD,

Thompson BT, Ferguson ND, Caldwell E, et al. Acute respiratory distress syndrome: the Berlin Definition. JAMA, 2012, 307(23): 2526 – 2533.

61. Licker M, de Perrot M, SpiHopoulos A, Robert J, Diaper J, Chevalley C, et al. Risk factors for acute lung injury after thoracic surgery for lung cancer. Anesth Analg, 2003, 97(6): 1558 – 1565.

62. Brassard CL, Lohser J, Donati F, Bussieres JS. Step-by-step clinical management of one-lung ventilation: continuing professional development. Can J Anaesth, 2014, 61(12): 1103 – 1121.

63. Licker M, Diaper J, Villiger Y, Spiliopoulos A, Licker V, Robert J, et al. Impact of intraoperative lung-protective interventions in patients undergoing lung cancer surgery. Crit Care, 2009, 13(2): R41.

64. Lohser J. Evidence-based management of one-lung ventilation. Anesthesiol Clin, 2008, 26(2): 241 – 72. v.

65. Slinger P, Kilpatrick B. Perioperative lung protection strategies in cardiothoracic anesthesia: are they useful? Anesthesiol Clin, 2012, 30(4): 607 – 628.

66. Jeon K, Ybon JW, Suh GY, Kim J, Kim K, Yang M, et al. Risk factors for post-pneumonectomy acute lung injury/acute respiratory distress syndrome in primary lung cancer patients. Anaesth Intensive Care, 2009, 37(1): 14 – 19.

67. Tusman G, Bohm SH, Sipmann FS, Maisch S. Lung recruitment improves the efficiency of ventilation and gas exchange during one-lung ventilation anesthesia. Anesth Analg, 2004, 98 (6): 1604 – 1609, table of contents.

68. Slinger P, Suissa S, Triolet W. Predicting arterial oxygenation during one-lung anaesthesia. Can J Anaesth, 1992, 39(10): 1030 – 1035.

69. Ribas J, Jimenez MJ, Barbera JA, Roca J, Gomar C, Canalis E, et al. Gas exchange and pulmonary hemodynamics during lung resection in patients at increased risk: relationship with preoperative exercise testing. Chest, 2001, 120 (3): 852 – 859.

70. Antognini JF, Hanowell LH. Intraoperative hypoxemia complicating sequential resection of bilateral pulmonary metastases. Anesthesiology, 1991, 74(6): 1137 – 1139.

71. Fujiwara M, Abe K, Mashimo T. The effect of positive end-expiratory pressure and continuous positive airway pressure on the oxygenation and shunt fraction during one-lung ventilation with propofol anesthesia. J Clin Anesth, 2001, 13(7): 473 – 477.

72. Bailey J, Mikhail M, Haddy S, Thangathurai D. Problems with CPAP during one-lung ventilation in thoracoscopic surgery. J Cardiothorac Vase Anesth, 1998, 12(2): 239.

73. Ku CM, Slinger P, Waddell TK. A novel method of treating hypoxemia during one-lung ventilation for thoracoscopic surgery. J Cardiothorac Vase Anesth, 2009, 23(6): 850 – 852.

74. Campos JH. Effects of oxygenation during selective lobar versus total lung collapse with or without continuous positive airway pressure. Anesth Analg, 1997, 85(3): 583 – 586.

75. Ishikawa S, Nakazawa K, Makita K. Progressive changes in arterial oxygenation during one-lung anaesthesia are related to the response to compression of the non-dependent lung. Br J Anaesth, 2003, 90(1): 21 – 26.

76. Dalibon N, Moutafis M, Liu N, Law-Koune JD, Monsel S, Fischler M. Treatment of hypoxemia during one-lung ventilation using intravenous almitrine. Anesth Analg, 2004, 98(3): 590 – 594, table of contents.

77. Moutafis M, Dalibon N, Liu N, Kuhlman G, Fischler M. The effects of intravenous almitrine on oxygenation and hemodynamics during one-lung ventilation. Anesth Analg, 2002, 94 (4): 830 – 834, table of contents.

78. Silva-Costa-Gomes T, Gallart L, Valles J, Trillo L, Minguella J, Puig MM. Low- vs high-dose almitrine combined with nitric oxide to prevent hypoxia during open-chest one-lung ventilation. Br J Anaesth, 2005, 95(3): 410 – 416.

79. Doering EB, Hanson CW 3rd, Reily DJ, Marshall C, Marshall BE. Improvement in oxygenation by phenylephrine and nitric oxide in patients with adult respiratory distress syndrome. Anesthesiology, 1997, 87(1): 18 – 25.

80. Chau EH, Slinger P. Perioperative fluid management for pulmonary resection surgery and esophagectomy. Semin Cardiothorac Vase Anesth, 2014, 18(1): 36 – 44.

81. Marret E, Miled F, Bazelly B, El Metaoua S, de Montblanc J, Quesnel C, et al. Risk and protective factors for major complications after

pneumonectomy for lung cancer. Interact Cardiovasc Thorac Surg, 2010, 10(6): 936 - 939.

82. Searl CR Perrino A. Fluid management in thoracic surgery. Anesthesiol Clin, 2012, 30(4): 641 - 655.

83. Slinger P, Robinson R, Shennib H, Benumof JL, Eisenkraft JB. Case 6 - 1992. Alternative technique for laser resection of a carinal obstruction. J Cardiothorac Vase Anesth, 1992, 6 (6): 749 - 755.

84. Herth F, Becker HD, LoCicero J 3rd, Thurer R, Ernst A. Successful bronchoscopic placement of tracheobronchial stents without fluoroscopy. Chest, 2001, 119(6): 1910 - 1912.

85. Lohser J, Donington JS, Mitchell ID, Brodsky JB, Raman J, Slinger P. Case 5 - 2005: anesthetic management of major hemorrhage during mediastinoscopy. [clin conf]. J Cardiothorac Vase Anesth, 2005, 19(5): 678 - 683.

86. Wahidi MM, Herth F, Yasufuku K, Shepherd RW, Yarmus L, Chawla M, et al. Technical aspects of endobronchial ultrasound-guided transbronchial needle aspiration: CHEST Guideline and Expert Panel Report. Chest, 2016, 149(3): 816 - 835.

87. Rintoul RC, Skwarski KM, Murchison JT, Wallace WA, Walker WS, Penman ID. Endobronchial and endoscopic ultrasound-guided real-time fine-needle aspiration for mediastinal staging. Eur Respir J, 2005, 25(3): 416 - 421.

88. Kaseda S, Aoki T, Hangai N, Shimizu K. Better pulmonary function and prognosis with video-assisted thoracic surgery than with thoracotomy. Ann Thorac Surg, 2000, 70(5): 1644 - 1646.

89. Yim AP, Wan S, Lee TW, Arifi AA. VATS lobectomy reduces cytokine responses compared with conventional surgery. Ann Thorac Surg, 2000, 70(1): 243 - 247.

90. Gaudet MA, D'Amico TA. Thoracoscopic lobectomy for non-small cell lung cancer. Surg Oncol Clin N Am, 2016, 25(3): 503 - 513.

91. Scott WJ, Allen MS, Darling G, Meyers B, Decker PA, Putnam JB, et al. Video-assisted thoracic surgery versus open lobectomy for lung cancer: a secondary analysis of data from the American College of Surgeons Oncology Group Z0030 randomized cHnical trial. J Thorac Cardiovasc Surg, 2010, 139 (4): 976 - 981.

Discussion 81 - 83.

92. D'Amico TA. Thoracoscopic lobectomy: evolving and improving. J Thorac Cardiovasc Surg, 2006, 132(3): 464 - 465.

93. Cerfolio RJ, Bryant AS, Sheils TM, Bass CS, Bartolucci AA. Video-assisted thoracoscopic surgery using single-lumen endotracheal tube anesthesia. Chest, 2004, 126(1): 281 - 285.

94. Pompeo E, Mineo TC. Awake operative videothoracoscopic pulmonary resections. Thorac Surg Clin, 2008, 18(3): 311 - 320.

95. Steenwyk B, Lyerly R 3rd. Advancements in robotic-assisted thoracic surgery. Anesthesiol Clin, 2012, 30(4): 699 - 708.

96. Bagan P, Bema P, Pereira JC, Le Pimpec Barthes F, Foucault C, Dujon A, et al. Sleeve lobectomy versus pneumonectomy: tumor characteristics and comparative analysis of feasibility and results. Ann Thorac Surg, 2005, 80(6): 2046 - 2050.

97. D'Andrilli A, Venuta F, Maurizi G, Rendina EA. Bronchial and arterial sleeve resection after induction therapy for lung cancer. Thorac Surg Clin, 2014, 24(4): 411 - 421.

98. Pricopi C, Mordant P, Rivera C, Arame A, Foucault C, Dujon A, et al. Postoperative morbidity and mortality after pneumonectomy: a 30-year experience of 2064 consecutive patients. Interact Cardiovasc Thorac Surg, 2015, 20(3): 316 - 321.

99. Ramnath N, Demmy TL, Antun A, Natarajan N, Nwogu CE, Loewen GM, et al. Pneumonectomy for bronchogenic carcinoma: analysis of factors predicting survival. Ann Thorac Surg, 2007, 83 (5): 1831 - 1836.

100. Powell ES, Pearce AC, Cook D, Davies R, Bishay E, Bowler GM, et al. UK pneumonectomy outcome study (UKPOS): a prospective observational study of pneumonectomy outcome. J Cardiothorac Surg, 2009, 4: 41.

101. Foroulis CN, Kotoulas CS, Kakouros S, Evangelatos G, Chassapis C, Konstantinou M, et al. Study on the late effect of pneumonectomy on right heart pressures using Doppler echocardiography. Eur J Cardiothorac Surg, 2004, 26(3): 508 - 514.

102. Wolf AS, Flores RM. Extrapleural pneumonectomy for pleural malignancies. Thorac Surg Clin, 2014, 24(4): 471 - 475.

103. McGlade DP, Slinger PD. The elective combined use of a double lumen tube and endobronchial blocker to provide selective lobar isolation for lung resection following contralateral lobectomy. Anesthesiology, 2003, 99(4): 1021-1022.

104. Scawn ND, Pennefather SH, Soorae A, Wang JY, Russell GN. Ipsilateral shoulder pain after thoracotomy with epidural analgesia: the influence of phrenic nerve infiltration with lidocaine. Anesth Analg, 2001, 93(2): 260-264, 1st contents page.

105. Savage C, McQuitty C, Wang D, Zwischenberger JB. Postthoracotomy pain management. Chest Surg Clin N Am, 2002, 12(2): 251-263.

106. Steinthorsdottir KJ, Wildgaard L, Hansen HJ, Petersen RH, Wildgaard K. Regional analgesia for video-assisted thoracic surgery: a systematic review. Eur J Cardiothorac Surg, 2014, 45(6): 959-966.

107. Dutta V, Kumar B, Jayant A, Mishra AK. Effect of continuous paravertebral dexmedetomidine administration on intraoperative anesthetic drug requirement and post-thoracotomy pain syndrome after thoracotomy: a randomized controlled trial. J Cardiothorac Vase Anesth, 2017, 31(1): 159-165.

108. Kavanagh BP, Katz J, Sandler AN. Pain control after thoracic surgery. A review of current techniques. Anesthesiology, 1994, 81(3): 737-759.

109. Mac TB, Girard F, Chouinard P, Boudreault D, Lafontaine ER, Ruel M, et al. Acetaminophen decreases early post-thoracotomy ipsilateral shoulder pain in patients with thoracic epidural analgesia: a double-blind placebo-controlled study. J Cardiothorac Vase Anesth, 2005, 19(4): 475-478.

110. Moyse DW, Kaye AD, Diaz JH, Qadri MY, Lindsay D, Pyati S. Perioperative ketamine administration for thoracotomy pain. Pain Physician, 2017, 20(3): 173-184.

111. Hotta K, Endo T, TairaK, Sata N, Inoue S, Takeuchi M, et al. Comparison of the analgesic effects of continuous extrapleural block and continuous epidural block after video-assisted thoracoscopic surgery. J Cardiothorac Vase Anesth, 2011, 25(6): 1009-1013.

112. Reddi D. Preventing chronic postoperative pain. Anaesthesia, 2016, 71 (Suppl 1): 64-71.

113. Chin KJ, Karmakar MK, Peng P. Ultrasonography of the adult thoracic and lumbar spine for central neuraxial blockade. Anesthesiology, 2011, 114(6): 1459-1485.

114. Hansdottir V, Woestenborghs R, Nordberg G. The pharmacokinetics of continuous epidural sufentanil and bupivacaine infusion after thoracotomy. Anesth Analg, 1996, 83(2): 401-406.

115. Gruber EM, Tschemko EM, Kritzinger M, Deviatko E, Wisser W, Zurakowski D, et al. The effects of thoracic epidural analgesia with bupivacaine 0.25% on ventilatory mechanics in patients with severe chronic obstructive pulmonary disease. Anesth Analg, 2001, 92(4): 1015-1019.

116. Gottschalk A, Cohen SP, Yang S, Ochroch EA. Preventing and treating pain after thoracic surgery. Anesthesiology, 2006, 104(3): 594-600.

117. Karmakar MK. Thoracic paravertebral block. Anesthesiology, 2001, 95(3): 771-780.

118. Krediet AC, Moayeri N, van Geffen GJ, Bruhn J, Renes S, Bigeleisen PE, et al. Different approaches to ultrasound-guided thoracic paravertebral block: an illustrated review. Anesthesiology, 2015, 123(2): 459-474.

119. Luyet C, Eichenberger U, Greif R, Vbgt A, Szucs Farkas Z, Moriggl B. Ultrasound-guided paravertebral puncture and placement of catheters in human cadavers: an imaging study. Br J Anaesth, 2009, 102(4): 534-539.

120. Davies RG, Myles PS, Graham JM. A comparison of the analgesic efficacy and side-effects of paravertebral vs epidural blockade for thoracotomy — a systematic review and meta-analysis of randomized trials. Br J Anaesth, 2006, 96(4): 418-426.

121. Powell ES, Cook D, Pearce AC, Davies P, Bowler GM, Naidu B, et al. A prospective, multicentre, observational cohort study of analgesia and outcome after pneumonectomy. Br J Anaesth, 2011, 106(3): 364-370.

122. Casati A, Alessandrini R Nuzzi M, Tosi M, lotti E, Ampollini L, et al. A prospective, randomized, blinded comparison between continuous thoracic paravertebral and epidural

infusion of 0. 2% ropiva-caine after lung resection surgery. Eur J Anaesthesiol, 2006, 23 (12): 999 - 1004.

123. Yeung JH, Gates S, Naidu BY, Wilson MJ, Gao Smith F. Paravertebral block versus thoracic epidural for patients undergoing thoracotomy. Cochrane Database Syst Rev, 2016, (2): CD009121.

124. Joshi GP, Bonnet F, Shah R, Wilkinson RC, Camu F, Fischer B, et al. A systematic review of randomized trials evaluating regional techniques for postthoracotomy analgesia. Anesth Analg, 2008, 107(3): 1026 - 1040.

125. Hill SE, Keller RA, Stafford-Smith M, Grichnik K, White WD, D'Amico TA, et al. Efficacy of single-dose, multilevel paravertebral nerve blockade for analgesia after thoracoscopic procedures. Anesthesiology, 2006, 104 (5): 1047 - 1053.

126. Forero M, Adhikary SD, Lopez H, Tsui C, Chin KJ. The erector spinae plane block: a novel analgesic technique in thoracic neuropathic pain. Reg Anesth Pain Med, 2016, 41(5): 621 - 627.

127. Forero M, Rajarathinam M, Adhikary S, Chin KJ. Erector spinae plane (ESP) block in the management of post thoracotomy pain syndrome: a case series. Scand J Pain, 2017, 17: 325 - 329.

128. Barak M, Iaroshevski D, Poppa E, Ben-Nun A, Katz Y. Low-volume interscalene brachial plexus block for post-thoracotomy shoulder pain. J Cardiothorac Vase Anesth, 2007, 21(4): 554 - 557.

129. Schmid RL, Sandler AN, Katz J. Use and efficacy of low-dose ketamine in the management of acute postoperative pain: a review of current techniques and outcomes. Pain, 1999, 82(2): 111 - 125.

130. Chan DT, Sihoe AD, Chan S, Tsang DS, Fang B, Lee TW, et al. Surgical treatment for empyema thoracis: is video-assisted thoracic surgery "better" than thoracotomy? Ann Thorac Surg, 2007, 84(1): 225 - 231.

131. Fuso L, Varone F, Nachira D, Leli I, Salimbene I, Congedo MT, et al. Incidence and management of post-lobectomy and pneumonectomy bronchopleural fistula. Lung, 2016, 194 (2): 299 - 305.

132. Wright CD, Wain JC, Mathisen DJ, Grillo HC. Postpneumonectomy bronchopleural fistula after sutured bronchial closure: incidence, risk factors, and management. J Thorac Cardiovasc Surg, 1996, 112(5): 1367 - 1371.

133. Mulct A, Sepulveda S, Haberer JP, Alifano M. Diagnosis of postpneumonectomy bronchopleural fistula using inhalation of oxygen or nitrous oxide. Anesth Analg, 2002, 95(4): 1122 - 1123.

134. Travaline JM, RJ MK Jr, De Giacomo T, Venuta F, Hazelrigg SR, Boomer M, et al. Treatment of persistent pulmonary air leaks using endobronchial valves. Chest, 2009, 136 (2): 355 - 360.

135. Williams A, Kay J. Thoracic epidural anesthesia for thoracoscopy, rib resection, and thoracotomy in a patient with a bronchopleural fistula postpneumonectomy. Anesthesiology, 2000, 92(5): 1482 - 1484.

136. Tietjen CS, Simon BA, Helfaer MA. Permissive hypercapnia with high-frequency oscillatory ventilation and one-lung isolation for intraoperative management of lung resection in a patient with multiple bronchopleural fistulae. J Clin Anesth, 1997, 9(1): 69 - 73.

137. Zhao BC, Huang TY, Deng QW, Liu WF, Liu J, Deng WT, et al. Prophylaxis against atrial fibrillation after general thoracic surgery: trial sequential analysis and network meta-analysis. Chest, 2017, 151(1): 149 - 159.

138. Dixit S. Atrial fibrillation after major thoracic surgery: new insights into underlying mechanisms. J Am Coll Cardiol, 2009, 54(22): 2049 - 2051.

139. Gialdini G, Nearing K, Bhave PD, Bonuccelli U, Iadecola C, Healey JS, et al. Perioperative atrial fibrillation and the long-term risk of ischemic stroke. JAMA, 2014, 312 (6): 616 - 622.

140. Roselli EE, Murthy SC, Rice TW, Houghtaling PL, Pierce CD, Karchmer DP, et al. Atrial fibrillation complicating lung cancer resection. J Thorac Cardiovasc Surg, 2005, 130 (2): 438 - 444.

141. Sugarbaker DJ, Jaklitsch MT, Bueno R, Richards W, Lukanich J, Mentzer SJ, et al. Prevention, early detection, and management of complications after 328 consecutive extrapleural

pneumonectomies. J Thorac Cardiovasc Surg, 2004, 128(1): 138 - 146.

142. Baisi A, Cioffi U, Nosotti M, De Simone M, Rosso L, Santambrogio L. Intrapericardial left pneumonectomy after induction chemotherapy: the risk of cardiac herniation. J Thorac Cardiovasc Surg, 2002, 123(6): 1206 - 1207.

143. Mehanna MJ, Israel GM, Katigbak M, Rubinowitz AN. Cardiac herniation after right pneumonectomy: case report and review of the Hterature. J Thorac Imaging, 2007, 22 (3): 280 - 282.

食管肿瘤手术的麻醉 12

维米·里瓦里、阿帕尔纳·潘德、拉什米·拉马钱德兰

12.1 引言

食管肿瘤是一种侵袭性疾病，需要手术干预来治疗。通常手术范围广，因此会导致严重的围手术期内外科并发症。患者经常在病程晚期被诊断出来，约 50% 的患者就诊时即发生远处转移。食管切除术或食管癌切除术仍是根治性治疗和新辅助治疗后姑息治疗的主要治疗方式。食管癌切除术是一项复杂的手术，对外科医师、麻醉医师以及患者都构成重大挑战。麻醉医师在围术期的管理可能对食管切除术患者的临床结局产生重大影响。

12.2 流行病学

据报道，2012 年食管癌新发病例约 455 800 例，死于食道癌患者约 40 400 例[1-3]。据观察，Barrett 食管患者的食管腺癌发病率上升[1]。此外，超重和肥胖是食管腺癌的已知危险因素[1]。

按照组织学分类，食管恶性肿瘤通常被分为腺癌或鳞状细胞癌，这 2 种食管癌的全球发病趋势不同。小细胞癌和肉瘤在临床实践中少见。由于意识的提高和烟酒消费的减少，鳞状细胞癌亚型的发生率正在减少。根据解剖位置，大多数增加的发病率涉及胃食管交界处（GEJ）和胃贲门处的肿瘤[4]。

12.3 风险因素与病理生理学

组织学不同的食管癌的危险因素和病理生理学存在差异。

鳞状细胞癌

鳞状细胞癌的主要危险因素包括吸烟和饮酒。营养不良、蔬菜水果摄入不足及食用非常热的液体被确定为是伊朗和亚洲地区食管癌的危险因素[1]。鳞状细胞癌（SCC）最常见的位置是食管中段[5]。SCC始于小的息肉样赘生物、裸露的上皮或斑块[5]。这些癌前病变由于不起眼的外观，内镜检查可能会错过早期发现。由于糖原的存在，用卢戈碘溶液染色可能有助于内窥镜检查的早期检测；但是这种技术很少使用。黏膜下层的侵袭发生较早，并沿着食管壁的方向延伸[6]。胃肠道淋巴管位于黏膜肌层下方。然而，食管中的淋巴管位于固有层下方。这是食管恶性肿瘤早期淋巴结受累的原因。区域淋巴结转移发生在食管旁、主动脉旁区域和腹腔区域。近 1/3 的患者在就

诊时可能发现远处转移[4]。

腺癌

由于对 Barrett 食管患者早期癌症的认识，对食管腺癌的病理更加清楚[7]。胃食管交界处是大多数腺癌最常见的部位。食管腺癌常与 Barrett 食管有关，在 Barrett 食管可表现为溃疡、结节、黏膜形态改变或在内镜下无明显异常[8]。在没有 Barrett 食管的情况下，胃食管交界处附近的溃疡、斑块或结节的内镜证据可能指向早期腺癌[9]。与鳞状细胞癌一样，区域淋巴结转移发生较早。由于胃食管交界处受累，腹腔和肝周淋巴结受累在腺癌中更为常见[10]。

12.4 术前评估

食管切除术是一项大手术，患者通常营养不良伴虚弱。此外，手术涉及解剖范围广泛，如腹部、胸部和颈部，增加了围术期风险。大多数患者术前通常会接受新辅助放化疗（放射治疗和 5-氟尿嘧啶、顺铂和表柔比星的化疗方案）。它的作用主要是在缩小肿瘤大小和最佳清除微型和大型肿瘤细胞后，允许完全切除。然而，持续的炎症或慢性纤维化的发展可能会破坏组织平面，从而使手术切除复杂化。

随着全球接受大手术的患者的变化，食管切除术的患者年龄越来越大，同时，缺血性心脏病、糖尿病和肥胖等并存疾病也比以往任何时候都多。麻醉前评估中需要考虑吸烟史、饮酒史和胃食管反流疾病的存在。由于疾病的性质，患者通常因营养摄入不足而虚弱无力。检查常发现贫血和低白蛋白血症。

预测主要发病率的危险因素并不容易；

然而，某些风险因素一直与不良预后有关。包括一般健康状况差、心功能和肝功能不全、年龄、肿瘤分期、糖尿病、心肺储备差等[11-13]。

评估多学科治疗对术前高危患者优化的疗效是很重要的。通常的评估工具，如爬两层楼梯来评估运动耐力，是一种被广泛接受的筛查工具。各种模型如死亡率和发病率统计的生理和手术严重程度评分（operative severity score for the enumeration of mortality and morbidity，POSSUM）和急性生理学和慢性健康评价 II（acute physiology and chronic health evaluation，APACHE II）可用于预测发病率和死亡率的风险[14]。针对特定的手术相关结果，可用的工具已经进行了多次调整。O-POSSUM 就是这样一种改良方法，它被用于食管和上消化道手术患者的风险预测[15]。尽管运动耐受性和手术风险评分系统为患者提供了方便的分类和风险划分，但术后需要对每位患者进行详细客观的评估。通过心肺运动试验客观评估患者的心肺储备功能，有助于识别围术期风险增加的患者。在无氧阈值 $<$ 9 mL/（min·kg）的患者中，约 42% 发生心肺并发症，在无氧阈值 $>$ 11 mL/（min·kg）的患者中，约 20% 发生心肺并发症[16]。Snowden 等人认为最大耗氧量（VO_2 max）$<$ 800 mL/min·m^2 与较少的并发症相关，这些患者可安全接受食管切除术[17,18]。

决定患者是否适合食管切除术的最佳方法是结合临床评估、发病率预测评分和心肺运动测试。多学科评估和治疗可能会改善的患者结局，尽管在这个方向上需要进一步的研究。

由于病变相关的异常，包括狭窄或贲门失弛缓症，有食管病理的患者仍有发生误吸的风险。由于食道可能会有食物残留,尽管充分禁食,仍可能存在饱胃情况。快速序贯诱导插管(RSII)技术或清醒气管插管可能是一种谨慎的选择。

吸烟与较高的术后发病率有关,应建议戒烟,并应给予尼古丁替代治疗。术前强化物理治疗和呼吸肌锻炼可改善肺功能和功能容量[19]。

吸烟患者患有慢性阻塞性肺病(COPD)并不罕见。在术前肺功能检查中发现 1 秒用力呼气量(FEVl)<预计正常值的 65%且呼吸峰值流速降低的患者,术后发生肺部并发症的风险仍在增加。围术期,吸入 β 受体激动剂和(或)类固醇结合胸部理疗仍是治疗的主要方法,应在围术期实施。

食管切除术后出现的其他肺部相关并发症包括急性呼吸窘迫综合征(ARDS),约1/3 的患者出现这种并发症[20]。食道切除术后过多的液体输注是 ARDS 最常见的原因之一。毛细血管过度扩张导致内皮细胞糖萼受损,导致血管通透性增加。此外,局部和全身炎症介质的释放以及细胞浸润都可能导致肺损伤。已有多项研究评估了某些药物在降低食管切除术后 ARDS 发生率方面的疗效。β 受体激动剂肺损伤预防试验(baltip)和 VINDALOO(维生素 D 预防食管切除术后急性肺损伤)确定了食管切除术后发生 ARDS 的危险因素和处理策略[21-23]。他汀类药物预处理也被建议用于减少广泛手术引起的全身炎症[24]。

12.5　麻醉技术

对于大多数涉及食道的外科手术,气管插管全身麻醉,复合或不复合硬膜外麻醉是主要的麻醉方法。推荐使用吸入麻醉药或静脉麻醉药的平衡麻醉技术。有证据表明,吸入麻醉药通过产生抗炎症和抗氧化作用,对接受胸腔手术单肺通气的患者具有肺保护作用,从而改善术后预后[25,26]。

合理的气道评估和困难气道管理的所有措施都应该到位,特别是当需要肺隔离时。如果计划行胸腔入路食管切除术,气道管理设备的大小应适当,并确保其可用性。制定气道评估和气道管理计划。双腔气管导管、支气管封堵器和单肺通气管是单肺通气(OLV)的多种选择。与开放性手术相比,微创手术的肺隔离不充分是非常具有挑战性的,因为开胸手术可以手动将肺拉离手术野[27,28]。放置左侧或右侧肺隔离管不影响低氧血症、高碳酸血症和气道压过高的发生率或持续时间[28]。应使用纤维支气管镜确认正确的放置位置,并应在患者摆放体位后复查[29]。俯卧位手术甚至可以使用气管插管(单腔气管插管)。OLV 期间应采用低潮气量或压力控制通气,以限制炎症损伤引起的肺泡损伤[30]。肺保护通气也可促进早期拔管[31]。

胸段硬膜外镇痛(TEA)用于食管开放和微创手术的围术期镇痛被各中心广泛接受。它的有益作用不仅包括充分的镇痛,还包括减少呼吸相关并发症,早期拔管,缩短住院时间,以及减少手术并发症,如吻合口漏发生率[32-35]。在胸腔和上腹部的广泛手术导致促炎介质的上调和随后的免疫抑制。严重的组织损伤也与先天免疫功能障碍有关[36]。硬膜外镇痛可能通过引起交感神经阻滞来抑制神经内分泌-免疫轴的活动,从而限制炎症反应,改善免疫功能[37]。胸段硬膜外镇痛通过抑制交感神经活性引起吻合口手术部位灌注增加,从而对手术结果产生有益的影响。其他正在使用的区域镇痛技术包括用于食管切除术的胸椎旁阻滞,其效果与 TEA 相当[38,39]。对于有脊柱异常的患者,当硬膜外穿刺非常困难时,它可能特别有用[40]。

患者体位的摆放需要一个团队共同完成,需要最大限度的护理,因为手术时间往往较长。经食管裂孔入路时,患者保持仰卧,手臂放在一侧,肩部下放置肩枕,颈部后仰伸直,以便于颈部食管吻合(图 12.1)。

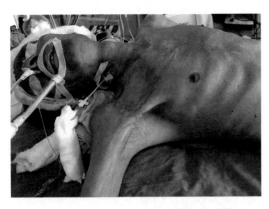

图 12.1 患者经食管入路行食管切除术体位

在开胸手术入路中,患者在腹部手术时先取仰卧位,随后在右侧开胸时取左侧卧位,而在胸腹联合入路中,用小枕头将左侧胸部抬高。微创胸腔镜手术的目的在于术后快速康复、减少围术期并发症,实现"快通道"。通常要求患者保持左侧卧位,但有些外科医师更喜欢患者俯卧位。Cuschieri 等人首次描述了胸腔镜手术的俯卧位,并认为俯卧位与更好的术后预后相关[41]。这主要与更好的手术空间有关,因为重力作用使肺远离手术野,减少了单肺通气的使用。俯卧

位有利于减少通气灌注失调,防止肺不张增加功能残气量,能更好地引流肺分泌物。所有这些因素都有助于减少肺损伤。这可能是 Cuschieri 所描述的俯卧位减少肺部并发症的原因。各种并发症的发生,如肺炎和成人呼吸窘迫综合征(ARDS),因食管手术的不同部位和技术而有不同的报道[42,43]。

食管切除术需要谨慎的术中液体治疗,因为自由和限制的输液治疗在极端情况下可能是有害的。大量输液可导致组织水肿,导致灌注受损以及肺间质水肿。这仍然是术后肺部并发症的常见原因之一[44]。另一方面,严格实施限制性液体治疗可导致低血容量,可引起组织灌注减少、终末器官功能障碍,甚至吻合口瘘[45]。因此,食管切除术时应根据目标导向液体治疗(GDT)指导输液。基于 GDT 的液体输注与更好的术中血流动力学参数和减少重症监护病房入院人数相关,从而降低发病率和死亡率[46]。GDT 的目的是通过使用静态或动态参数,给予液体和正性肌力药物以优化心输出量,维持组织灌注。

常规的输液指南是使用静态参数,如脉率、血压和尿量。中心静脉压的使用仍然不能有效监测液体状态。最近,其他动态参数正受到青睐。脉压和每搏量变异等参数正被越来越多地使用,特别是在有相关合并症的患者中。对于高危手术患者,使用这些工具进行液体复苏预防输液过量或不足,可以获得更好的结果[47]。然而,在接受开放和腹腔镜-胸腔镜食管切除术的患者中缺乏足够的数据,大多数数据来自血管或腹腔手术。采用脉冲轮廓分析的微创监测技术是评估 GDT 的常用技术。基于脉冲轮廓分

析的参数使用每搏变异率（SVV）、脉压变异率（PPV）和每搏量指数（SVI）来评估输液状态和对输液治疗的反应[48-50]。然而，这些参数在开放的胸腔中受到影响[45]。因此，在这类患者中使用这些参数仍存在争议。血管外肺水（EVLW）已被用作预测食管切除术后发生肺水肿的指标[51]。判断这些指标在微创食管切除术中的可靠性仍然是一个两难的问题，因为缺乏大型的前瞻性研究来评估这一点。

12.6 监测

对食管手术的监测包括标准的美国麻醉医师协会（ASA）监测。根据患者评估和相关合并症可能需要额外的监测，包括有创性监测，如动脉血压和导尿管监测尿量。预期需要使用血管活性药可放置中心静脉导管（CVC）。中心静脉压（CVP）的监测是一个静态参数，是评估液体反应性的不可靠指标，无论何时，只要 CVP 导管在位，中心静脉压的变化趋势就可被监测，以提供额外的血流动力学数据。

监测微循环灌注在食道手术中也有描述。局部微循环灌注受损是术后吻合口瘘的原因之一[52]。检测这种受损灌注的监测工具包括侧流暗视野显微镜（SDF）、激光多普勒血流仪、近红外光谱（NIRS）、激光散斑成像（LSI）、荧光成像（FI）和光学相干断层扫描（OCT）[53-59]。这些新工具的临床效用还有待证实，难以解释，但似乎很有希望，这些技术是否对临床结果有影响还有待确定。LSI 在吻合前识别缺血组织和灌注组织的效用可以改善预后。此时，麻醉医师可以通

过使用血管升压药物或滴定液体来指导血流动力学管理。术后，监测氧合或血流情况的微循环技术可能更有优势。

有报道称，术中需要补液或使用血管加压药物的低血压事件与术后吻合口瘘的发生率较高相关[60,61]。此外，这种低血压事件在俯卧位手术和以局部麻醉药为基础的硬膜外镇痛技术中更常见。Sugasawa 等人研究了每搏量指数（stroke volume index，SVI）的监测及其对手术结局的影响，发现SVI 降低与急性肾损伤的发生有关[50]。虽然有足够的证据证实低血压会导致胃血流减少[52,54,56,58,62]，但将平均动脉压升高到正常值以上也不可能获益。此外，静脉淤血可能进一步减少流经胃的血流。局部应用硝酸甘油已在某些研究中得到推广，以解决同样的问题[52,55]。

心律失常、手术牵拉肺血管时的低血压以及纵隔清扫时，预期会出现明显的血流动力学紊乱。这应该告知外科医师停止纵隔操作，直到血流动力学恢复。出血很少发生，输血也很少见。从麻醉诱导开始，尤其在开放性手术中，应注意防止体温过低。

既往，一些争论和观察导致了对食管切除术患者采用延迟拔管策略。长时间的手术，过度的液体治疗和全身炎症有时可能导致气道水肿和气道阻塞的风险。由于广泛清扫和大切口导致的术后疼痛损害了呼吸力学。术后胆汁反流可能使患者易发生吸入性肺炎。因此，患者在术后选择性接受机械通气。在目前的实践中，由于没有证据表明高危患者择期手术后机械通气可减少肺部并发症，所以在手术结束时，会尝试拔管[63]。精心规划的围术期护理可改善食管

手术后的整体预后（表 12.1）。需要重视围术期精心的液体管理，最佳的镇痛管理，使用适当的镇痛技术和尽量减少出血量[64-67]。

表 12.1 食管切除术麻醉技术总结

食管切除术的麻醉注意事项
● ASA 标准监测
● 有创监测——有创动脉压、中心静脉压的变化趋势
● 降低误吸风险
● 胸段硬膜外镇痛
● 单肺通气——保护性肺通气策略
● 目标导向液体治疗
● 维持足够的灌注以优化吻合口血流
● 快速拔管

12.7 术后

这些患者的术后病程需要在一个高度依赖的单元进行监测。重点包括充分的镇痛、呼吸治疗、避免呼吸并发症、早期活动和适当的营养治疗。

大约 10%～15% 的食管手术患者发生吻合口瘘。需要监测败血症的临床体征，以确定是否发生了这种不良事件[68]。早期吻合口裂开是由于不适当的手术技术，而晚期破裂可能是由于胃血供不良。通常表现为由纵隔炎引起的败血症。吻合口破裂通常采用保守的处理措施，如静脉注射抗生素、鼻胃管抽吸和感染灶引流，但有些可能需要手术再次探查。

肺并发症是食管手术后的主要问题之一。有 20%～40% 的患者出现这种情况，并对临床预后产生负面影响[69]。包括术前肺功能、患者年龄、合并症、麻醉技术、充分镇痛、积极的呼吸治疗和手术入路在内的因素的复杂相互作用影响肺部并发症的发生率[70]。需要一种跨学科的方法来预防和管理同样的疾病[71,72]。

大约 15%～25% 的病例发生心血管并发症。这些症状包括低血压、急性冠脉综合征和心律失常。最常见的心律失常是房颤，房颤的发生是一种不祥之兆[73]。它应促使人们寻找潜在的原因和诱发因素，如低血压和电解质紊乱，酸碱紊乱应得到纠正[74]。应该进行败血症筛查。以获得良好的心肌氧供需比为目标可以预防围术期心肌缺血。如果有缺血的迹象，应在心脏病专家评估后开始抗血小板和抗凝治疗。

由于多个手术切口的广泛分布，食管切除术后的疼痛很难得到充分缓解。颈部切口疼痛无法被胸段硬膜外阻滞覆盖。良好的镇痛对于改善肺功能和身体康复的依从性以及术后早期活动至关重要。持续的术后疼痛，特别是开胸术后疼痛是一个令人担忧的问题，因此需要使用多模式镇痛来优化围术期急性疼痛管理[75]。区域技术和（或）使用各种药物的患者自控镇痛（PCA）的使用需要个体化。最近，亚麻醉剂量氯胺酮的重新使用已显示出良好的效果。其他药物如加巴喷丁、右美托咪定和利多卡因作为辅助镇痛药也被用于围术期镇痛[75-77]。吗啡PCA联合硬膜外局麻药有时可能需要用来缓解由于切口扩大或切口不在神经阻滞平面而造成的镇痛不足。

术后谵妄是一个重要的问题，尤其是在接受重大手术的老年患者中，已有不同的报道[78]。术后谵妄发生的危险因素（包括高龄、吸烟和酗酒）与食管恶性肿瘤的既定因素重叠[79]。活动抑制型谵妄的检测尤其具有挑战性,经常被误诊为"平静舒适"的患者。谵妄使患者不合作,并破坏物理治疗和动员目标。神志不清的患者对旨在促进他们康复的活动依从性很差。此外,患者可能需要持续的约束或持续的监督,特别是如果患者的行为有自残趋势。活动亢进型谵妄患者可能会出现其他并发症,如过早或意外地拔除各种引流管和管道(如外科引流管、肋间引流管、静脉导管等)[80]。所有这些都增加了发病率和住院时间。

术后营养方案通常是基于普遍的机构实践。通常从全肠外营养(TPN)开始,然后发展到肠内空肠造口喂养。然而,随着ERAS的普及,大多数大型中心已发展纳入食管切除术后的早期肠内营养(EN)方案。研究发现,与肠外营养相比,肠内营养发生感染等相关并发症的风险更低,住院时间也更短[81-84]。TPN只能在被禁止使用EN的患者中考虑使用。食管手术后EN的方式包括空肠造口和鼻空肠喂养。其中,空肠造口喂养是一种常用的方法,其安全性已得到广泛报道,但可能存在渗漏、闭塞或感染的风险[85]。另一方面,鼻空肠喂养的侵入性较小,但其意外移除较为常见[86,87]。这两种路径没有优劣之分,因此需要对这2种EN方式进行个性化选择[87]。

12.8 术后加速恢复

术后加速恢复(enhanced recovery after surgery,ERAS)和快速通道手术(fast-track surgery,FTS)是包括食管手术在内的许多手术干预中新兴的概念[88,89]。虽然在许多胃肠道手术中都取得了成功,但

由于复杂的大手术干预,在食管切除术中被接受的时间相对较晚。这种方法以患者为中心,不仅包括术中,而且包括术前和术后的各个方面。这些方案仍然是多层面和多学科的。它在减少围术期并发症、缩短住院时间和提高患者满意度方面有许多好处。然而,由于ERAS方案各组成部分的引入和实施存在困难,这些优势在临床实践中可能并不容易体现出来[90-94]。

食管切除术后,根据患者的情况(血流动力学不稳定/机械通气)和床位情况,患者可能被转移到麻醉后护理病房或高度依赖病房。这也可能受到医院既定规程的影响。对高度依赖病房的患者进行护理,尽早发现吻合口破裂、镇痛不足、持续的血流动力学不稳定和感染迹象,似乎是合乎逻辑的。这种手术所特有的并发症的经验对于这些患者的术后护理是至关重要的。

12.9 外科技术的演变

食管切除术的手术方法是经食管、经胸、两者结合,以及最近的微创技术。Ivor Lewis方法结合了开腹手术(用于游离胃—制作管状胃)和右进胸(用于食管切除和吻合)[95]。开腹手术可以使用腹正中切口或双侧肋下切口(顶部切口)。顶部切口相对于腹正中切口的优势在于胸段硬膜外能够为胸部和腹部切口提供有效的镇痛。McKeown三切口技术包括右胸、腹部和左颈部三切口以建立颈部吻合[96]。在食管内翻拔脱术中,通过膈裂孔切除食管肿瘤,然后在左侧颈部行食管-胃吻合,从而避免开胸手术[97]。混合技术也得到了发展,其中

开放和微创技术的结合使用。这种方法可用于无气管支气管或主动脉受累的胸、颈胸段食管恶性肿瘤的切除。微创食管切除术（MIE）包括腹腔镜下食管内翻拔脱术或胸腔镜切除术，或两者结合的混合技术。微创手术限制了手术创伤，减少了围术期并发症，促进了早期康复[98]。目前，它已被纳入大多数食管切除术的 ERAS 项目。据报道，MIE 可减少围术期并发症，包括缩短住院时间、减少失血量和肺部并发症[99]。然而，患者在肿瘤分期结局或吻合口漏发生率方面没有差异。机器人手术也已被报道，并正在成功地开展[100]。

12.10 总结

食管手术是一项复杂的重大外科手术，常与各种围术期疾病有关。尽管新辅助治疗和手术技术有所改进，它对麻醉医师和重症监护医师仍然是一个挑战。围术期护理的重点应放在患者的预优化、预防和早期处理已知的手术并发症。ERAS 方案将大大有助于降低患者发病率和降低相关的医疗费用。未来的方针应旨在进一步减少术后并发症和改善患者预后。

（侯文婷　译，任瑜　校）

参考文献

1. Pohl H, Sirovich B, Welch HG. Esophageal adenocarcinoma incidence: are we reaching the peak? Cancer Epidemiol Biomarkers Prev, 2010, 19(6): 1468.

2. Torre LA, Bray F, Siegel RL, Ferlay J, Lortet-Tieulent J, Jemal A. Global cancer statistics, 2012. CA Cancer J Clin, 2015, 65(2): 87.

3. Jemal A, Bray F, Center MM, Ferlay J, Ward E, Forman D. Global cancer statistics. CA Cancer J Clin, 2011, 61(2): 69.

4. Thrift AP. The epidemic of oesophageal carcinoma: where are we now? Cancer Epidemiol, 2016, 41: 88. Epub 2016 Feb 3.

5. Acosta MM, Boyce HW Jr. Chromoendoscopy-where is it useful? J Clin Gastroenterol, 1998, 27(1): 13.

6. Meltzer SJ. The molecular biology of esophageal carcinoma. Recent Results Cancer Res, 1996, 142: 1.

7. Cameron AJ, Lomboy CT, Pera M, Carpenter HA. Adenocarcinoma of the esophagogastric junction and Barrett's esophagus. Gastroenterology, 1995, 109(5): 1541.

8. Paraf F, Flejou JF, Pignon JP, Fekete F, Potet F. Surgical pathology of adenocarcinoma arising in Barrett's esophagus. Analysis of 67 cases. Am J Surg Pathol, 1995, 19(2): 183.

9. Johansson J, Johnsson F, Walther B, Willen R, Staëlvon Holstein C, Zilling T. Adenocarcinoma in the distal esophagus with and without Barrett esophagus. Differences in symptoms and survival rates. Arch Surg, 1996, 131(7): 708.

10. Lieberman MD, Shriver CD, Bleckner S, Bmt M. Carcinoma of the esophagus. Prognostic significance of histologic type. J Thorac Cardiovasc Surg, 1995, 109(1): 130.

11. Bartels H, Stein HJ, Siewert JR. Risk analysis in esophageal surgery. Recent Results Cancer Res, 2000, 155: 89 - 96.

12. Congedo E, Aceto P, Petrucci R, Mascia A, Gualtieri E, De Cosmo G. Preoperative anesthetic evaluation and preparation in patients requiring esophageal surgery for cancer. Rays, 2005, 30(4): 341 - 345.

13. Law S, Wong KH, Kwok KF, et al. Predictive factors for postoperative pulmonary complications and mortality after esophagectomy for cancer. Ann Surg, 2004, 240: 791 - 800.

14. Copeland GP, Jones D, Walters M. POSSUM: a scoring system for surgical audit. Br J Surg, 1991, 78(3): 355 - 360.

15. Dutta S, Horgan PG, McMillan DC. POSSUM and its related models as predictors of postoperative mortality and morbidity in patients undergoing surgery for gastrooesophageal cancer:

a systematic review. World J Surg, 2010, 34(9): 2076 - 2082.

16. Moyes LH, McCaffer CJ, Carter RC, Fullarton GM, Mackay CK, Forshaw MJ. Cardiopulmonary exercise testing as a predictor of complications in oesophagogasttic cancer surgery. Ann R Coll Surg Engl, 2013, 95(2): 125 - 130.

17. Snowden CP, Prentis JM, Anderson HL, Roberts DR, Randles D, Renton M, Manas DM. Submaximal cardiopulmonary exercise testing predicts complications and hospital length of stay in patients undergoing major elective surgery. Ann Surg, 2010, 251(3): 535 - 541.

18. Sinclair RCF, Philips AW, Navidi M, Griffin SM, Snowden CP. Preoperative vaiiables including fitness associated with complications after oesophagectomy. Anesthesia, 2017, 72(12): 1501 - 1507.

19. Dettling DS, van der Schaaf M, Blom RL, Nollet F, Busch OR, van Berge Henegouwen MI. Feasibility and effectiveness of preoperative inspiratory muscle training in patients undergoing oesophagectomy: a pilot study. Physiother Res Int, 2013, 18(1): 16 - 26.

20. Park D, Goureveith D, Perkins GD. Lung injury after oesophagectomy. In: Vincent JL, editor. Yearbook of intensive care and emergency medicine, vol.29. Berlin: Springer, 2008, 155 - 160.

21. Perkins GD, Park D, Alderson D, Cooke MW, Gao F, Gates S, et al. The Beta Agonist Lung Injury Trial (BALTI) — prevention trial protocol. Trials, 2011, 12: 79.

22. Parekh D, Dancer RC, Lax S, Cooper MS, Maitineau AR, Fraser WD, et al. Vitamin D to prevent acute lung injury following oesophagectomy (VINDALOO): study protocol for a randomised placebo-controlled trial. Trials, 2013, 14: 100.

23. Howells PA, Aldridge KA, Parekh D, Park D, Tucker O, Dancer RCA, et al. ARDS following oesophagectomy: a comparison of two trials. BMJ Open Respir Res, 2017, 4(1): e000207.

24. Shyamsundar M, McAuley DF, Shields MO, MacSweeney R, Duffy MJ, Johnston JR, et al. Effect of simvastatin on physiological and biological outcomes in patients undergoing esophagectomy: a randomized placebo-controlled

trial. Ann Surg, 2014, 259(1): 26 - 31.

25. De Conno E, Steurer MP, Wittlinger M, et al. Anaesthetic induced improvement of the inftammatory response to one-lung ventilation. Anesthesiology, 2009, 110: 1316 - 1326.

26. Schilling T, Kozian A, Kretzschmar M, et al. Effects of propofol and desflurane anesthesia on the alveolar inflairunatory response to one-lung ventilation. Br J Anesth, 2007, 99: 368 - 375.

27. Sherry K. Management of patients undergoing oesophagectomy. In: Gray AJG, Hoile RW, Ingram GS, Sherry KM, editors. The report of the national confidential enquiry into perioperative deaths 1996/1997. London: NCEPOD, 1998, 57 - 61.

28. Ehrenfeld JM, Walsh JL, Sandberg WS. Right and left-sided Mallinckrodt double-lumen tubes have identical clinical performance. Anesth Analg, 2008, 106: 1847 - 1852.

29. Pennefather SH, Russel GN. Placement of double lumen tubes Time to shed light on an old problem. Br J Anesth, 2000, 84: 308 - 310.

30. Michelet P, D'Joumo XB, Roch A, Doddoli C, Marin V, Papazian L, et al. Protective ventilation influences systemic inflammation after esophagectomy: a randomized controlled study. Anesthesiology, 2006, 105(5): 911 - 919.

31. Futier E, Constantin JM, Paugam-Bmtz C, Pascal J, Eurin M, Neuschwander A, et al. IMPROVE Study Group. A trial of intraoperative low-tidal-volume ventilation in abdominal surgery. N Engl J Med, 2013, 369(5): 428 - 437.

32. Saeki H, Ishimura H, Higashi H, Kitagawa D, Tanaka J, Maruyama R, et al. Postoperative management using intensive patient-controlled epidural analgesia and early rehabilitation after an esophagectomy. Surg Today, 2009, 39: 476 - 480.

33. Buise M, Van Bommel J, Mehra M, Tilanus HW, Van Zundert A, Gommers D. Pulmonary morbidity following esophagectomy is decreased after introduction of a multimodal anesthetic regimen. Acta Anaesthesiol Belg, 2008, 59: 257 - 261.

34. Cense HA, Lagarde SM, de Jong K, Omloo JM, Busch OR, Henny CP, et al. Association of no epidural analgesia with postoperative morbidity and mortality after transthoracic esophageal cancer resection. J Arn Coll Surg, 2006, 202:

395 - 400.

35. Michelet P, D'Joumo XB, Roch A, Papazian L, Ragni J, Thomas P, et al. Perioperative risk factors for anastomotic leakage after esophagectorny; influence of thoracic epidural analgesia. Chest, 2005, 128; 3461 - 3466.

36. Ahlers O, Nachtigall I, Lenze J, Goldmann A, Schulte E, Hohne C, et al. Intraoperative thoracic epidural anesthesia attenuates stress-induced immunosuppression in patients undergoing major abdominal surgery. Br J Anaesth, 2008, 101(6); 781 - 787.

37. Gu CY, Zhang J, Qian YN, Tang QF. Effects of epidural anesthesia and postoperative epidural analgesia on immune function in esophageal carcinoma patients undergoing thoracic surgery. Mol Clin Oncol, 2015, 3(1); 190 - 196.

38. Hida K, Murata H, Sakai A, Ogami K, Maekawa T, Hara T. Perioperative pain management of minimally invasive esophagectomy with bilateral continuous thoracic paravertebral block. Masui, 2016, 65(2); 119 - 124.

39. Scarci M, Joshi A, Attia R. In patients undergoing thoracic surgery is paravertebral block as effective as epidural analgesia for pain management. Interact Cardiovasc Thorac Surg, 2010, 10(1); 92 - 96.

40. Richardson J, Lonnqvist PA, Naja Z. Bilateral thoracic paravertebral block; potential and practice. Br J Anaesth, 2011, 106(2); 164 - 171.

41. Cuschieri A. Thoracoscopic subtotal oesophagectomy. Endosc Surg Allied Technol, 1994, 2(1); 21 - 25.

42. Luketich JD, Alvelo-Rivera M, Percival O, Christie NA, Mccaughan JS, Litle VR, et al. Minimally invasive esophagectomy. Outcomes in 222 patients. Ann Surg, 2003, 238(4); 486 - 494.

43. Palanivelu C, Prakash A, Senthilkumar R, Senthilnathan PR, Parthasarathi R, Rajan PS, et al. Minimally invasive esophagectomy; thoracoscopic mobilization of the esophagus and mediastinal lyrnphadenectomy in prone position experience of 130 patients. J Am Coll Surg, 2006, 203; 7 - 16.

44. Bellamy MC. Wet, dry or something else? Br J Anaesth, 2006, 97; 755 - 757.

45. Chau EH, Slinger P. Perioperative fluid management for pulmonary resection surgery and esophagectomy. Sernin Cardiothorac Vase Anesth, 2014, 18; 36 - 44.

46. Mayer J, Boldt J, Mengistu AM, Rohm KD, Suttner S. Goal-directed intraoperative therapy based on autocalibrated arterial pressure waveform analysis reduces hospital stay in high-risk surgical patients; a randomized, controlled trial. Crit Care, 2010, 14; R18.

47. Grocott MP, Dushianthan A, Hamilton MA, Mythen MG, Harrison D, Rowan K. Perioperative increase in global blood flow to explicit defined goals and out-comes following surgery. Cochrane Database Syst Rev, 2012, 11; CD004082.

48. Haas S, Eichhorn V, Hasbach T, et al. Goal-directed fluid therapy using stroke volume variation does not result in pulmonary fluid overload in thoracic surgery requiring one-lung ventilation. Crit Care Res Pract, 2012, 2012; 687018.

49. Kobayashi M, Koh M, Irinoda T, et al. Stroke volume variation as a predictor of intravascular volume depression and possible hypotension during the early postoperative period after esophagectomy. Ann Surg Oncol, 2009, 16; 1371 - 1377.

50. Sugasawa Y, Hayashida M, Yamaguchi K, et al. Usefulness of stroke volume index obtained with the FloTrac/Vigileo system for the prediction of acute kidney injury after radical esophagectomy. Ann Surg Oncol, 2013, 20; 3992 - 3998.

51. Sato Y, Motoyama S, Maruyama K, Okuyama M, Hayashi K, Nakae H. Extravascular lung water rneasured using single transpulmonary thermodilution reflects perioperative pulmonary edema induced by esophagectomy. Eur Surg Res, 2007, 39(1); 7 - 13.

52. Miyazaki T, Kuwano H, Kato H, et al. Predictive value of blood flow in the gastric tube in anastomotic insufficiency after thoracic esophagectomy. World J Surg, 2002, 26; 1319 - 1323.

53. Van Bommel J, De Jonge J, Buise MP, et al. The effects of intravenous nitroglycerine and norepinephrine on gastric rnicrovascular perfusion in an experimental model of gastric tube reconstruction. Surgery, 2010, 148; 71 - 77.

54. Pathak D, Pennefather SH, Russell GN, et al. Phenylephrine infusion improves blood flow to the stomach during oesophagectorny in the

presence of a thoracic epidural analgesia. Eur J Cardiothorac Surg, 2013, 44: 130 - 133.

55. Buise MP, Ince C, Tilanus HW, et al. The effect of nitroglycerin on microvascular perfusion and oxygenation during gastric tube reconstruction. Anesth Analg, 2005, 100: 1107 - 1111.

56. Ikeda Y, Niimi M, Kan S, et al. Clinical significance of tissue blood flow during esophagectomy by laser Doppler flowrnetry. J Thorac Cardiovasc Surg, 2001, 122: 1101 - 1106.

57. Pierie JP, De Graaf PW, Poen H, et al. Impaired healing of cervical oesophagogastrostomies can be predicted by estimation of gastric serosal blood perfusion by laser Doppler flowmetry. Eur J Surg, 1994, 160: 599 - 603.

58. Klijn E, Niehof S, de Jonge J, et al. The effect of perfusion pressure on gastric tissue blood flow in an experimental gastric tube model. Anesth Analg, 2010, 110: 541 - 546.

59. Milstein DM, Ince C, Gisbertz SS, et al. Laser speckle contrast imaging identifies ischemic areas on gastric tube reconstructions following esophagectomy. Medicine (Baltimore), 2016, e3875: 95.

60. Fumagalli U, Melis A, Balazova J, et al. Intraoperative hypotensive episodes may be associated with post-operative esophageal anastomotic leak. Updates Surg, 2016, 68: 185 - 190.

61. Salmasi V, Maheshwari K, Yang D, et al. Relationship between intraoperative hypotension, defined by either reduction from baseline or absolute thresholds, and acute kidney and myocardial injury after noncardiac surgery: a retrospective cohort analysis. Anesthesiology, 2017, 126: 47 - 65.

62. Al-Rawi OY, Pennefather SH, Page RD, et al. The effect of thoracic epidural bupivacaine and an intravenous adrenaline infusion on gastric tube blood flow during esophagectomy. Anesth Analg, 2008, 106: 884 - 887.

63. Shackford SR, Virgilio RW, Peters RM. Early extubation versus prophylactic ventilation in the high-risk patient: a comparison of postoperative management in the prevention of respiratory complications. Anesth Analg, 1981, 60(2): 76 - 80.

64. Caldwell MT, Murphy PG, Page R, Walsh TN,

Hennessy TP. Timing of extubation after oesophagectomy. Br J Surg, 1993, 80: 1537 - 1539.

65. Chanclrashekar MV, Irving M, Wayman J, Raimes SA, Linsley A. Immediate extubation and epidural analgesia allow safe management in a high dependency unit after two-stage oesophagectomy. Results of eight years of experience in a specialized upper gastrointestinal unit in a district general hospital. Br J Anaesth, 2003, 90(4): 474 - 479.

66. Desiderio D, Downey R. Critical issues in early extubation and hospital discharge in thoracic oncology surgery. J Cardiothorac Vasc Anesth, 1998, 12(2): 3 - 6.

67. Lanuti M, de Delva PE, Maher A, Wright CD, Gaissert HA, Wain JC, et al. Feasibility and outcomes of an early extubation policy after esophagectomy. Ann Thorac Surg, 2006, 82(6): 2037 - 2041.

68. Atkins BZ, Shah AS, Hutcheson KA, Mangum JH, Pappas TN, Harpole DH Jr, et al. Reducing hospital morbidity and mortality following esophagectomy. Ann Thorac Surg, 2004, 78(4): 1170 - 1176.

69. Atkins BZ, D'Amico TA. Respiratory complications after esophagectomy. Thorac Surg Clin, 2006, 16(1): 35 - 48.

70. Molena D, Mungo B, Stem M, Lidor AO. Incidence and risk factors for respiratory complications in patients undergoing esophagectomy for malignancy: a NSQIP analysis. Semin Thorac Cardiovasc Surg, 2014, 26(4): 287 - 294.

71. Weijs TJ, Ruurda JP, Nieuwenhuijzen GA, van Hillegersberg R, Luyer MD. Strategies to reduce pulmonary complications after esophagectomy. World J Gastroenterol, 2013, 19(39): 6509 - 6514.

72. Zingg U, Stnithers BM, Gotley DC, Smith G, Aly A, Clough A, et al. Factors associated with postoperative pulmonary morbidity after esophagectomy for cancer. Ann Surg Oncol, 2011, 18(5): 1460 - 1468.

73. Murthy SC, Law S, Whooley BP, Alexandrou A, Chu KM, Wong J. Atrial fibrillation after esophagectomy is a marker for postoperative morbidity and mortality. J Thorac Cardiovasc

Surg, 2003, 126(4): 1162 - 1167.

74. Carney A, Dickinson M. Anesthesia for esophagectomy. Anesthesiol Clin, 2015, 33: 143 - 163.

75. Hetmann F, Kongsgaard UE, Sandvik L, SchouBredal I. Post-thoracotomy pain syndrome and sensory disturbances following thoracotomy at 6- and 12-month follow-ups. J Pain Res, 2017, 21 (10): 663 - 668.

76. Maitinez S, Alexander S. The effect of low-dose ketamine via patient-controlled analgesic pump on morphine consumption in the postoperative peliod in thoracotomies: a systematic review protocol. JBI Database Syst Rev Implement Rep, 2016, 14(8): 34 - 42.

77. Solak O, Metin M, Esme H, Solak O, Yaman M, Pekcolaklar A, et al. Effectiveness of gabapentin in the treatment of chronic post-thoracotomy pain. Eur J Cardiothorac Surg, 2007, 32(1): 9 - 12.

78. Whitlock EL, Yannucci A, Avidan MS. Postoperative delirium. Minerva Anestesiol, 2011, 77(4): 448 - 456.

79. Takeuchi M, Takeuchi H, Fujisawa D, Miyajima K, Yoshimura K, Hashiguchi S, et al. Incidence and risk factors of postoperative delirium in patients with esophageal cancer. Ann Surg Oncol, 2012, 19(12): 3963 - 3670.

80. Markar SR, Smith IA, Katthikesalingam A, Low DE. The clinical and economic costs of delirium after surgical resection for esophageal malignancy. Ann Surg, 2013, 258(1): 77 - 81.

81. Casaer MP, Mesotten D, Hermans G, Wouters PJ, Schetz M, Meyfroidt G, et al. Early versus late parenteral nutrition in critically ill adults. N Engl J Med, 2011, 365(6): 506 - 517.

82. Baigrie RJ, Devitt PG, Watkin DS. Enteral versus parenteral nutrition after oesophagogastric surgery: a prospective randomized comparison. Aust N Z J Surg, 1996, 66(10): 668 - 670.

83. Gabor S, Renner H, Matzi V, Ratzenhofer B, Lindenmann J, Sankin O, et al. Early enteral feeding compared with parenteral nutrition after oesophageal or oesophagogastric resection and reconstruc- tion. Br J Nutr, 2005, 93(4): 509 - 513.

84. Fujita T, Daiko H, Nishimura M. Early enteral nutrition reduces the rate of life-threatening complications after thoracic esophagectomy in patients with esophageal cancer. Eur Surg Res, 2012, 48(2): 79 - 84.

85. Han-Geurts IJ, Hop WC, Verhoef C, Tran KT, Tilanus HW. Randomized clinical tiial comparing feeding jejunostomy with nasoduodenal tube placement in patients undergoing oesophagectomy. Br J Surg, 2007, 94(1): 31 - 35.

86. Weijs TJ, Berkelmans GH, Nieuwenhuijzen GA, Ruurda JP, van Hillegersberg R, Soeters PB, et al. Routes for early enteral nutrition after esophagectomy. A systematic review. Clin Nutr, 2015, 34(1): 1 - 6.

87. Berkelmans GH, van Workum F, Weijs TJ, Nieuwenhuijzen GA, Ruurda JP, Kouwenhoven EA, et al. The feeding route after esophagectomy: a review ofliterature. J Thorac Dis, 2017, 9(8): 785 - 791.

88. Bardram L, Punch-Jensen P, Jensen P, Crawford ME, Kehlet H. Recovery after laparoscopic colonic surgery with epidural analgesia, and early oral nutrition and mobilisation. Lancet, 1995, 345: 763 - 764.

89. Kehlet H. Multirnodal approach to control postoperative pathophysiology and rehabilitation. Br J Anaesth, 1997, 78(5): 606 - 617.

90. Gemmill EH, Humes DJ, Catton JA. Systematic review of enhanced recovery after gastrooesophageal cancer surgery. Ann R Coll Surg Engl, 2015, 97(3): 173 - 179.

91. Schmidt HM, El Lakis MA, Markar SR, Hubka M, Low DE. Accelerated recovery within standardized recovery pathways after esophagectorny: a prospective cohort study assessing the effects of early discharge on outcomes, readmissions, patient satisfaction, and costs. Ann Thorac Surg, 2016, 102(3): 931 - 939.

92. Markar SR, Kaithikesalingam A, Low DE. Enhanced recovery pathways lead to an improvement in postoperative outcomes following esophagectomy: systematic review and pooled analysis. Dis Esophagus, 2015, 28(5): 468 - 475.

93. Lee L, Li C, Robert N, Latimer E, Carli F, Mulder DS, et al. Economic impact of an enhanced recovery pathway for oesophagectomy. Br J Surg, 2013, 100(10): 1326 - 1334.

94. Halliday LJ, Markar SR, Doran SLF, Moorthy K. Enhanced recovery protocols after oesophagectomy. J Thorac Dis, 2017, 9(8): 781 - 784.

95. Lewis I. The surgical treatment of carcinoma of the oesophagus; with special reference to a new operation for growths of the middle third. Br J Surg, 1946, 34: 18 - 31.

96. McKeown KC. Total three-stage oesophagectomy for cancer of the oesophagus. Br J Surg, 1976, 63 (4): 259 - 262.

97. Oninger MB, Marshall B, Iannettoni MD. Transhiatal esophagectomy: clinical experience and refinements. Ann Surg, 1999, 230(3): 392 - 400.

98. Biere SS, Maas KW, Bonavina L, Garcia JR, van Berge Henegouwen MI, Rosman C et al. Traditional invasive vs. minimally invasive esophagectomy: a multi-center, randomized trial (TIME-trial). BMC Surg, 2011, 11: 2.

99. Yibulayin W, Abulizi S, Lv H, Sun W. Minimally invasive oesophagectomy versus open esophagectomy for resectable esophageal cancer: a meta-analysis. World Surg Oncol, 2016, 14(1): 304.

100. Campos JH. An update on robotic thoracic surgery and anesthesia. Curr Opin Anaesthesiol, 2010, 23(1): 1 - 6.

肿瘤术后自体游离皮瓣重建术

克里斯特尔·博塔、贝恩哈德尔、施洪申

13.1 引言

肿瘤切除可能会引起令人难以接受的外形美观方面和功能方面的缺陷。同样,辅助治疗也可能会留下组织功能性损伤或伤口长期愈合不良,因此需要切除和重建。重建手术旨在消除组织切除产生的空间,为剩余组织提供结构支撑,填充组织间隙并确保伤口充分闭合和愈合,并保持可接受的外观。在过去的几十年里,皮瓣手术有着飞跃发展,据报道成功率超过 95%。这是强化显微技术和提高围术期优化认知的结果。然而,游离皮瓣手术的围术期麻醉管理各不相同[1],这反映了指导最佳实践的高水平证据的缺乏。对当前的皮瓣手术文献进行持续的批判性审查并从其他外科领域进行借鉴,这对于优化结果至关重要。

13.2 手术概念

自体皮瓣重建可分为"带蒂"和"无蒂"。带蒂皮瓣通过完整的血管蒂与供区相连。血管蒂最长 5 cm,因此限制了局部缺损的重建。用于乳房再造的背阔肌皮瓣是一个常见的范例。游离皮瓣是完全脱离供体部位,由皮肤、脂肪、筋膜、肌肉、骨、神经、肠或网膜组成,这些皮瓣用于更远部位的重建。

游离皮瓣手术有几个不同的阶段。在初始阶段,供体组织及其血管蒂(动脉和静脉)被剥离或提起。蒂的夹闭和分离导致供体组织血流的中断。初步缺血阶段时间范围变化较大,通常波动于 60~90 min。然后,利用显微外科技术将供体血管与远端受体血管吻合。血流的恢复和厌氧代谢作用的逆转则发生在再灌注阶段,该阶段也称为继发性缺血期,组织容易发生缺血-再灌注损伤。

每个血管蒂只有一次手术吻合,使得游离皮瓣极易受到低灌注和静脉充血的影响。血流受损的常见原因包括吻合口处的动脉或静脉血栓形成、动脉血管痉挛和静脉引流不足。吻合口破裂伴有血肿形成,敷料紧绷,器械位置不佳,均可引起血管蒂受到外部压迫。随着患者体位的改变,部分血管蒂容易发生扭结或拉伸。缺血时间延长和皮瓣灌注不足可加重继发性缺血损伤。

13.3 游离皮瓣相关并发症的病理概念

内皮糖萼(endothelial glycocalyx, EG)

是一种凝胶状结构,位于所有血管和器官的内皮细胞的腔内表面。它具有一些特定的功能,在血管壁完整性中起着不可或缺的作用。它是一种脆弱的结构,在某些代谢和炎症状态下会发生迅速变化,生活方式方面的危险因素(如肥胖和吸烟)、新辅助/辅助治疗(如放疗)和慢性病理状态(如高血糖、肾脏和心血管疾病)使这种脆弱的结构更易发生病理损害[2,3]。

皮瓣手术在术后有可能引起严重的全身炎症反应。在皮瓣微血管结构中,多部位大范围组织的破坏和缺血-再灌注损伤(ischemic-reperfusion injury,IRI),破坏脆弱的内皮糖萼(EG)的组成和结构,内皮糖萼的降解进一步导致血液成分和基底血管壁之间屏障功能的丧失。循环免疫细胞的黏附和多个促炎途径的激活导致这一层结构的进一步破坏和功能障碍。这些病理过程可能进一步发展并导致局部的（如:皮瓣并发症和器官功能障碍）或全身的（如:全身性炎症反应综合征和凝血功能障碍）不良反应[2,4]。

缺血-再灌注损伤(IRI)之后,内皮糖萼(EG)内一些保护性抗氧化酶的失活会引起氧化应激。这里包括超氧化物的失活(EG内的一种天然抗氧化活性),可使活性氧(reactive oxygen species,ROS)和自由基在生理条件下保持平衡。它还在其他抗氧化剂的功能和释放中发挥作用,如一氧化氮(nitric oxide,NO)。NO会对剪切应力的增加(如血流增加)发生反应从而引起局部血管扩张。NO水平的降低将导致微血管自我调节功能的丧失,从而影响再灌注。此外,降解和暴露的内皮细胞易受血小板黏附

和凝血级联活化的影响,从而导致随后的血栓形成。如前所述,静脉和动脉血栓形成可能不利于皮瓣存活,静脉血栓形成比动脉血栓形成更为普遍。皮瓣重建后,任何局部间质组织压力的增加都会影响重建组织的血流和氧气输送。有一些因素使游离皮瓣组织易于发生这种病理变化。

在其生理状态下,内皮糖萼(EG)富含蛋白质,对血管内渗透压有显著作用。根据改良Starling方程[4],这种渗透压是阻止液体通过内皮层进入间质的重要因素。随着EG中蛋白质含量的降解和损失,随着液体和其他血管内分子进入间质的过滤增加,该层变得更具渗透性。这在炎症状态中很常见,并有助于缩短静脉内晶体和胶体的半衰期[3,5,6]。间质液的重吸收完全依赖于完整的淋巴循环,而不是像先前由原始Starling方程所述的静脉毛细血管的重吸收。移植的游离皮瓣组织缺乏完整的淋巴系统,因此容易受到积液增加的影响。

急性高容量血液稀释通过血管壁上的机械应力和心房利钠肽(atrial natriuretic peptide,ANP)的分泌引起内皮糖萼(EG)的损伤。快速静脉输液引起的心房牵拉导致ANP分泌。ANP也增加微血管的通透性,允许液体和胶体外渗到间质[3]。研究表明,当将5%的人血白蛋白或6%的羟乙基淀粉输入血容量正常的患者体内时,60%的胶体将迅速外渗到间质中[4]。

上述病理过程的综合起来可能是多项针对皮瓣手术的研究将大量静脉输液与内外科方面的不良结局(如伤口愈合、皮瓣失败、肺充血)联系起来的原因[7-10]。

在肿瘤手术中,EG层还作为屏障阻止

循环肿瘤细胞（circulating tumor cells，CTC）上的配体与内皮细胞上的黏附受体之间的相互作用。手术组织损伤后，促凝和促血栓途径的炎症激活会导致微血管中血栓形成和血小板黏附在 CTC 上。这个病理过程将导致 2 个后果。黏附在 CTC 上的血小板外膜可减少被宿主防御机制（如自然杀伤细胞）的发现。此外，微血管闭塞促进CTC 与降解的内皮细胞的黏附，使其能够迁移穿透这层内皮。在效应方面，炎症介质会有助于 CTC 的定植和淋巴扩散，促进肿瘤转移[6,11]。

高浓度氧吸入导致 IRI 后 ROS 水平增加，进而引起组织破坏的增加。对脑血管意外和心肌梗死等缺血性事件后结局的研究表明，高浓度氧吸入与梗死面积扩大和更差的结局相关[12,13]。因此，术中吸入氧浓度应仔细滴定至适合临床环境的动脉氧分压（arterial partial pressure of oxygen，PaO$_2$），应采取改善肺功能的围术期措施来减少患者氧疗的使用和持续时间。

总之，看似安全的常规围术期治疗措施，如静脉输液和氧疗，可能会加剧手术期间 EG 的退化，从而造成伤害。第 13.5 章节讨论了减少 EG 降解的可能策略。

13.4　皮瓣灌注生理及相关的围术期因素

游离皮瓣组织的血供和引流是复杂的。我们不能认为对支配血液流动的生理规律有了孤立理解就足够了。相反，病理和其他生理过程之间存在一个动态和复杂的相互作用，因此需要我们做出更加综合全面的考虑。

Hagen‐Poiseuille 定律经常用于描述皮瓣灌注/流量的决定因素：

$$Q = \Delta P \times \pi \times r^4 / 8 \times \eta \times l$$

其中 Q（流量）与 ΔP（灌注压力）、r（半径）的四次方成正比，与 η（黏度）和 l（血管长度）成反比。

血管的半径是血流的重要决定因素，但皮瓣内的血管半径并不是固定和均匀的，这归因于几个独立因素。靠近手术吻合口的内皮层的不规则变化将不可避免地引起血流的紊乱和血管半径的减小；再灌注损伤引起局部血管痉挛，内皮细胞和糖萼脱落，从而导致微血栓的形成和蔓延；手术操作和血管蒂暴露于冷环境也可能引起血管痉挛。此外，带蒂血管的急性去神经使其对全身儿茶酚胺的血管收缩反应减弱。因此，正常的生理规律不存在，旨在改变血管半径的医疗干预可能无法可靠地改善血管内血流。

Hagen‐Poiseuille 定律指出，心输出量与穿过血管床的压差直接相关。这就是为什么常规术中血压（大血管）监测被用作组织灌注（微血管）的替代指标的原因之一。在这里还有几个局限性：

心输出量或血流量也取决于全身血管阻力，如以下公式所示：

心输出量＝（平均动脉压－右心房压）/
全身血管阻力

给予血管加压剂后外周阻力增加可能导致血压升高，但流量或心输出量减少。这可能会损伤游离皮瓣组织。此外，对低血容量状态的生理反应是以牺牲非重要器官（游离皮瓣中的皮肤和脂肪）的灌注为代价来维持重要器官的灌注压力。因此,预定的目标血压可能无法反映足够的皮瓣灌注,并且可能会错误地让人放松警惕而遭到忽视。

在生理条件下,微血管灌注有望与大血管优化同步改善,这被称为血流动力学一致性[14]。在感染、炎症和再灌注损伤的状态下则丧失血流动力学的一致性。尽管对大血管参数进行了校正,但由此产生的内皮和内皮糖萼功能损伤会导致微血管阻塞、血管收缩和间质水肿。无论如何,在目标改善微循环之前首先应优化大血管参数。

无创术中光学技术可用于实时评估游离皮瓣组织的微循环。正在研究的新技术包括光学相干断层扫描(血管密度和去相关)、侧流暗场显微镜(速度、微血管流动指数、总血管密度和灌注血管密度)、激光散斑对比成像(灌注单位)和荧光成像(时间常数和测量达到峰值的时间)[15]。一旦整合到标准实践中,这些床边测量可以允许对医疗干预进行动态评估,以优化大血管参数和皮瓣组织灌注。

13.5 血流动力学优化策略

手术干预导致氧气消耗和代谢需求增加。血流动力学优化旨在减少组织灌注不足并满足组织代谢需求的增加。这些优化措施应在术前早期实施,并可在术后继续进行,以克服潜在的氧债。

13.5.1 术前碳水化合物饮料

充分的术前水化始于尽量减少禁食时间。术前2h饮用复合碳水化合物是安全的,可以改善新陈代谢,降低胰岛素抵抗和

术后恶心和呕吐[16]。术后,应鼓励早期过渡到口服补液,一旦患者血流动力学稳定,应停止静脉输液。

13.5.2 目标导向治疗(goal-directed therapy, GDT)

围术期静脉输液在患者管理中起着关键作用,并直接影响预后。静脉(intravenous, IV)液体补液的原则是维持中枢血容量正常以实现最佳细胞灌注,并避免因盐和水过多引起的间质水肿[17]。GDT主要通过特定的静脉输液、正性肌力药物和血管活性药物使用来实现。目前,微创设备通过脉搏功率分析、脉搏轮廓分析和食管多普勒监测[18]得出心脏指数、每搏输出量或每搏量变异等测量值。根据这些反映终末器官血流的明确目标来进行药物治疗的滴定。最近的一项关于95项比较GDT与标准血流动力学治疗的随机对照试验的荟萃分析显示:GDT可降低患者死亡率和并发症(伤口感染、肺炎、呼吸衰竭和延长通气)的发生率。此外,住院时间(length of hospital Stay, LOHS)也因此减少了约1天[19]。一项针对自体乳房皮瓣手术的研究将标准护理与GDT结合术后加速康复(enhanced recovery after surgery, ERAS)方案进行比较,结果表明住院时间有缩短但并发症的发生无差异[20-23]。术中使用的液体量在GDT组平均为3.85 L,而在预处理组平均为5.50 L。

目前没有充分的证据来优先指导皮瓣手术中液体的选择。液体治疗的数量、时机和持续时间更有可能对结局产生影响。

游离皮瓣手术一般无放置中心静脉导

管的指征,除非预期需要长时间的血管活性药物的输注。中心静脉压监测也不能优化血流动力学,且与不良结局和放置血管的并发症相关[22,24]。

术中少尿[尿量<0.5 mL/(kg·h)]与非心脏手术中急性肾损伤无相关性。少尿不应被孤立的解释,综合对患者的合并症、临床情况和其他血流动力学参数综合考虑才是液体复苏治疗的指南。

13.5.3 血管活性药物和正性肌力药物

在皮瓣手术期间使用血管活性药物和正性肌力药物仍然存在争议。有人担心这些药物可能导致吻合口和皮瓣微血管收缩,限制皮瓣组织灌注。多项研究表明,围术期血管活性药物/正性肌力药物的使用与皮瓣并发症(包括皮瓣失败)之间没有联系[9,26-30]。急性去神经支配血管改变其对血管收缩剂的反应。具体来说,它们的反应减弱。因此,即使使用血管收缩剂如去甲肾上腺素,这些部位也不会发生血管收缩。这与受神经支配的皮肤血管的血管收缩形成对比[31]。另一个有意义的解释是,在正常血容量的患者中,适当的正性肌力药物可按所期望的那样增加心脏指数,因此这可能引起皮瓣灌注增加。

在药物选择方面,去甲肾上腺素以剂量依赖性的方式增加了低血压患者皮瓣重建的血流。多巴酚丁胺在不提高平均动脉血压的情况下,小幅度增加了游离皮瓣血流。多巴酚丁胺可能会因为出现心动过速而受到限制使用,特别是在有缺血性心脏病的患者[31]。肾上腺素和多巴胺均可降低游离皮瓣的血流量,因此不适合皮瓣手术。米力农

是一种血管扩张剂,不能改善游离皮瓣的预后,这与术中使用升压药物有关[32]。

13.5.4 针对内皮糖萼的疗法

旨在保护或恢复 EG 免受损伤的治疗方法是临床医学的一个有前景的发展方向。减少氧化应激和炎症的策略可能包括围术期使用糖皮质激素、人血浆、白蛋白强化的血浆[2]和静脉注射利多卡因[33]。目前还没有足够的证据支持将这些管理模式常规地纳入临床实践。

13.6 微血管游离皮瓣移植手术的围术期注意事项

患者结局大致由 3 个主要变量的相互作用决定:手术损伤的程度、由急性和慢性内科疾病确定的患者风险因素,以及他们接受的围术期护理质量。

皮瓣重建过程中可能存在相当大的组织损伤。可能存在多个手术部位,包括癌症切除部位以及一个或多个皮瓣供体部位。这可能导致代谢和生理显著紊乱。预测这些干扰对于麻醉计划和潜在的患者优化很重要。

应尽可能识别和优化由其合并症和生活方式导致的疾病来确定患者方面的风险因素。越来越多的证据表明,吸烟和高血糖等危险因素会影响内皮糖萼,并使患者在围手术期易发生炎症反应[2]。此外,肿瘤负荷和新辅助治疗可能会进一步加剧不良后果的发生。在有时间压力的限期癌症手术,有时可能无法进行充分的优化。

围术期护理最好由多学科团队提供。

围术期护理规范的实施可减少实践中的差异,旨在控制可调整因素,渐进性和累加性的改善结局[23,34](参见"自体乳房重建"和"自体乳房重建手术后加速恢复"部分)。

13.6.1 术前思考:识别和优化不良皮瓣结局的危险因素

13.6.1.1 吸烟和尼古丁替代疗法

据报道,吸烟是发生与重建手术相关的各种并发症的独立预测因素。它与深部手术部位感染、切口裂开和较高的手术返回率有关[8,35-37]。吸烟通过多种途径造成伤害,一氧化碳会改变血红蛋白的携氧能力;尼古丁分别通过儿茶酚胺和血栓素 A_2 的释放引起血管收缩并促进微血栓的形成;氰化氢会损害与细胞代谢有关的酶的功能。综合起来,这些因素会导致伤口愈合受损。戒烟的每个星期可以逆转其中一些过程,在大约4 周时显示可呈现出显著的益处[38]。临床前动物研究将尼古丁替代疗法与伤口愈合并发症联系起来。然而,尚不清楚这是否导致重建手术更糟糕的结果。虽然尼古丁替代疗法优于主动吸烟,但在围术期完全戒烟更值得推荐。

13.6.1.2 糖尿病和HBA1C

目前很少有研究专门评估糖尿病对接受重建手术的患者的影响。在乳房再造手术领域,有研究表明,在接受自体乳房再造的糖尿病患者中不良结局的发生率更高,这尚未在基于置入物的乳房重建术中得到证实[39]。针对糖尿病和重建手术后结局的具体建议目前没有相关报道。然而,根据目前其他大手术的指南可以推断,糖尿病患者的发病率和死亡率都有明显的增加。总之,对于任何重建手术,最佳血糖水平都会减少围术期并发症,同时降低死亡率和缩短住院时间[40]。

13.6.1.3 放射治疗

对受体部位的术前放射会导致脉管系统和周围组织纤维化。鉴于血管分布减少,皮瓣的营养摄取受到损害,从而引起相关并发症,主要并发症包括伤口愈合不良、脂肪坏死和皮瓣移植失败[36,41]。

13.6.1.4 贫血

贫血定义为血红蛋白男性 <130 g/L、女性 <120 g/L。几乎 50% 的癌症患者在患病期间发生贫血[42],它是接受大型非心脏手术的患者 30 天发病率和死亡率增加的独立危险因素[43]。在肿瘤外科手术中,贫血发生的原因包括红细胞生成减少(全身性炎症反应、化疗相关的骨髓抑制和肾小管毒性相关的促红细胞生成素生成减少)和缺铁性贫血(隐匿性出血和铁吸收减少)[42]。

特异评估术前贫血在自体皮瓣重建手术中的研究表明:贫血并未与手术并发症有关,包括皮瓣血栓形成或皮瓣坏死。术后血红蛋白水平低于 10 g/dL 会增加 LOHS 和内科并发症,但不会增加皮瓣相关并发症[37,44]。术中输血与术后内科并发症(主要与呼吸系统相关性)有相关性,但与手术并发症无相关性。

与桡侧前臂游离皮瓣和腓骨游离皮瓣相比,大腿前外侧游离皮瓣与更多失血相关,并且术中输血率更高[45]。

关于术前贫血患者的具体管理措施涉

及多学科干预途径,主要针对引起贫血的可能原因。经证明成功的治疗干预包括饮食调整和静脉铁剂治疗。口服铁剂降低了治疗效率,并且不足以满足计划手术的时间限制[43]。在癌症患者的慢性炎症状态下,用重组促红细胞生成素治疗贫血与有症状的静脉血栓形成有关[46]。目前尚不清楚这是否会转化为皮瓣血栓形成的风险。促红细胞生成素有利于短期内治疗贫血,但是可能无法证明其是皮瓣血栓形成的风险,因此有待于专家的进一步研究探讨。

总之,应优化术前贫血,以尽量减少输血相关医疗并发症的风险。贫血和围术期输血与皮瓣并发症并不独立相关,因此不应影响输血的考虑。

13.6.1.5 营养不良

据报道,癌症手术中营养不良的发生率高达 47%。原因可能是多因素的:继发于炎症或肿瘤疾病、代谢状态改变、营养吸收不良或胃肠道功能障碍。营养风险筛查工具 2002(the nutrition risk screening tool 2002,NRS‐2002)和主观全球评估工具(the subjective global assessment tool,SGA)是目前外科人群中最有效的营养筛查工具。NRS‐2002 是术后并发症的良好预测指标,可用于预测死亡率、发病率和住院时间。

营养优化的关键要素包括提供蛋白质和微量营养素补充剂以增加肌肉质量和支持代谢功能。目前对营养支持的持续时间没有达成共识。然而,据报道,术前营养治疗持续 5～7 天可降低 50% 的术后并发症的发病率[43]。欧洲临床营养与代谢学会指南提倡对严重营养不良的患者进行营养补充 7～14 天。

13.6.1.6 特定手术需要注意的事项

自体乳房重建

概要

乳腺癌是目前世界范围内最常被诊断出的癌症,占全球癌症病例的 23%[47]。大多数患者接受乳房肿瘤切除术或乳房切除术作为治疗的一部分。乳房重建时机和类型(植入物与自体)因地域而异。

用于乳房再造的常用游离皮瓣包括:腹壁下动脉穿支皮瓣(deep inferior epigastric perforator,DIEP)和横形腹直肌皮瓣(transverse rectus abdominis musculocutaneous,TRAM)。这些方法的供体部位来自下腹部区域,血管蒂从腹壁深下血管分离获得,内乳血管则形成受体血管蒂。

重建后发生并发症的风险在很大程度上取决于患者的合并症、重建类型和其他辅助治疗。风险因素的任何叠加组合似乎都会显著增加不良结局的风险[36]。

合并症

从 ACS‐NSQIP 数据库(美国)提取的数据表明,大多数乳房切除术后立即重建的患者 ASA 分级为 Ⅱ 级,23% 的患者患有高血压,近 5% 的患者患有糖尿病,13% 的是主动吸烟者。在这项研究中,与手术并发症增加相关的因素有吸烟、高血压、糖尿病和肥胖[37]。

肥胖

接受乳房重建手术的肥胖患者的伤口相关并发症和重建失败率较高[36,37,48]。体重指数(BMI)＞30 kg/m² 的患者并发症发生率显著增加，BMI 超过 40 kg/m² 的增加更加明显。值得注意的是，进行基于植入物的重建的肥胖患者比自体乳房重建的失败率更高，特别是 BMI＞35 kg/m²。应鼓励接受延迟乳房再造的肥胖患者减肥，直到他们的 BMI 在可接受的范围内。

重建类型

与基于植入物的重建相比，自体重建涉及的手术创伤更大，恢复时间更长。它与短期内手术并发症的增加有关，但与基于植入物的重建相比，这种风险会随着时间的推移而降低[37]。

辅助疗法

放射治疗

淋巴结阳性乳腺癌的乳房切除术后放疗（postmastectomy radiotherapy，PMRT）可降低局部复发的风险并提高总体生存率[49]。不幸的是，无论采用何种重建方法，它都会增加重建失败率和并发症。与基于植入物的重建相比，自体重建与伤口相关的术后并发症显著减少。在一项比较双侧自体重建的研究中，照射侧的并发症有所增加。与受体部位放疗相关的常见并发症包括皮瓣纤维化、脂肪坏死和伤口裂开[49]。

放射引起的心脏损伤

胸部区域的放射治疗会导致心脏、血管和肺组织的病理变化。它会导致活性氧和氮种类的急剧增加，并可能导致急性内皮功能障碍和长期组织纤维化。接受乳腺癌术后放疗的患者与缺血性心脏病相关的死亡率更高，并且可能有充血性心力衰竭的体征和症状[50]。可能需要进一步检查和转诊。

激素抑制剂

雌激素受体阳性乳腺癌的辅助治疗包括激素抑制剂（hormone inhibitor，HI），如他莫昔芬（选择性雌激素受体调节剂）和来曲唑（芳香酶抑制剂）。这些药物可降低雌激素在皮肤中的组成作用，影响伤口愈合并增加高级别假体包膜挛缩的发生率[51]。HI 还与微血管血栓事件有关，导致血栓性皮瓣并发症和总皮瓣坏死。关于全身性血栓栓塞现象存在相互矛盾的证据。然而，很可能有一个重要的作用。建议暂时停用这些药物，但目前尚未就停用时机达成共识。考虑到这些药物的药效学特性和术后并发症的发生时间，建议在术前 2～4 周停药，术后 2 周重新开始用药。没有研究表明暂时停止 HI 会降低癌症存活率[52]。

化疗引起的心脏毒性

使用蒽环类药物（阿霉素）和曲妥珠单抗（靶向人类表皮生长因子受体 2 或 HER2）治疗的乳腺癌，患者可能会出现心脏收缩功能障碍[53]，需要进一步检查和转诊。

自体乳房重建术后加速康复

在多个外科领域，越来越多的证据证明实施 ERAS 的益处。目前，只有少数高质量研究评估在自体乳房重建中实施 ERAS 的结局[20,21,23]。这些研究有几个共同的发现，总结如下：

• 禁食期限制在术前 2 h，术后早期恢复饮食。无反流误吸发生的相关报道。

• 多模式镇痛包括常规对乙酰氨基酚和非甾体抗炎药；使用区域麻醉技术，如腹横肌平面（transverse abdominis plane，TAP）阻滞。对肠外阿片类药物的依赖减少和更早过渡到口服镇痛药导致阿片类药物和止吐药的总剂量减少。这些研究中的一个共同发现是阿片类药物的总剂量与 LOHS 之间呈正相关。

- GDT 导致术中输液量减少。GDT 组术中使用的液体量平均为 3.85 L，而非 GDT 组为 5.5 L。
- 术后早期预防血栓形成，血肿形成无显著差异。

组间主要并发症无明显差异，提示上述措施安全有效，住院时间平均减少了 1 天。

ERAS 协会已经发布了关于重建流程的共识建议，分别包括头颈部[54]和乳房手术[55]。

头颈癌切除及即刻皮瓣重建

概要

头颈部（head and neck，HN）肿瘤是全球第五大常见癌症，最常见于上呼吸道和消化道（口腔、咽、鼻腔、鼻窦）的黏膜。少数肿瘤起源于唾液腺、甲状腺、软组织、骨骼和皮肤。鳞状细胞癌和甲状腺乳头状癌很常见[56]。

病因学

头颈部癌的病因是宿主和环境因素之间的相互作用。

宿主因素

- 免疫抑制（人类免疫缺陷病毒感染、器官移植后的慢性免疫抑制）

环境暴露

- 滥用酒精
- 烟草
- 感染人类乳头瘤病毒和爱泼斯坦-巴尔病毒（Epstein-Barr virus）
- 电离辐射

人口统计数据

文献回顾发现，HN 重建患者的平均年龄为 64 岁，平均总体并发症发生率为 48%，皮瓣成功率接近 95%，死亡率为 1%～2%。

并发症的发生率与患者的合并症直接相关，而不是与年龄有关。几种合并症评分可以帮助预测皮瓣存活率和并发症。Kaplan-Feinstein 指数（KFI）、成人合并症评估-27（ACE-27）、美国麻醉医师协会（ASA）评分和合并症指数（the index of coexistent diseases，ICED）评分与皮瓣存活率和并发症发生率密切相关[57]。与皮瓣失败率密切相关的相关合并症包括糖尿病和慢性阻塞性肺病。高血压在 64% 的患者中普遍存在，但与较差的结局无相关性。术后心肺并发症则多见[8,58,59]。

头颈部重建中常用的游离皮瓣

切除 HN 区域的复杂肿瘤可能会产生重大的功能和美观方面的不良后果。皮瓣重建在形态和生理功能的恢复中起着重要作用。常用的游离皮瓣是桡侧前臂游离皮瓣（radial forearm free flap，RFFF）和大腿前外侧（anterolateral thigh，ALT）皮瓣。游离腓骨皮瓣用于修复下颌骨缺损。

气道规划和术后去向

接受 HN 肿瘤手术的患者应进行彻底完善的气道评估[54]。

术前手术、放疗及肿瘤引起的上气道扭曲可能会在麻醉诱导后造成气道方面的危害。HN 患者也可能存在术后气道阻塞的风险。风险最大的外科手术包括双侧颈部剥离和下颌骨、舌头和口腔底的切除。游离皮瓣水肿可引起气道进一步狭窄。

桡侧前臂游离皮瓣（RFFF）比其他单独使用的皮瓣更小、更柔韧，风险更小。Cameron 气管切开术评分系统考虑了阈值评分超过 5 分的手术风险因素，提示考虑选择性气管切开置管[60]。它不考虑患者的心肺储备,应结合手术风险因素进行评估,以规划适当的术后目标和通气。有足够心肺储备的患者在进行单侧颈清扫的游离皮瓣重建时,可以考虑镇静过夜和延迟拔管,而不是选择性气管切开术[61]。

应该注意的是,并非所有 HN 重建患者都需要在重症监护室(ICU)进行术后通气。精心挑选的患者可以在病房中康复,由受过专门培训的护理人员来识别皮瓣和气道损伤,并在适当的时候进行应急处理。与常规重症监护室(ICU)住院和专科病房护理相比,病房队列显示呼吸相关并发症较少,皮瓣相关并发症没有增加[62]。

术后谵妄

术后谵妄(postoperative delirium,POD)常见于 HN 重建后,它被定义为可逆的神经功能缺损,其特征是意识水平的波动和认知的变化。已经确定了几个风险因素,包括年龄超过 70 岁、男性、手术时间延长、术中输血、放置气管切开导管以及美国麻醉医师协会(ASA)超过Ⅲ级[63],常见于术前 3 天内。POD 所见的术后躁动和定向障碍可能导致手术吻合口破裂和皮瓣受损。早期识别和专门干预势在必行,可能包括在 ICU 环境中进行短时间的插管和机械通气。

患有 HN 肿瘤的患者可能有酗酒史,术后急性酒精戒断可表现为意识模糊、激动和全身性癫痫发作,使患者面临手术吻合口撕裂的风险,应适当筛查和管理患者。

13.6.2 术中注意事项

13.6.2.1 患者体位和褥疮的照护

游离皮瓣手术的时间可能很长,可能超过 8 h。这给体位放置、接触患者和压疮的

照护带来了独特的挑战[64]。为避免臂丛神经和尺神经周围神经损伤,肩外展应小于 90°,手臂分别处于中立位。患者需要充分固定,以便术中评估对称性。应注意避免因连接线、衣服结或缓冲不足造成的集中的压迫区域。易受伤害的区域包括脚跟、骶骨和枕骨[65]。大手术应考虑被动活动关节,以避免关节僵硬和组织压迫。

游离皮瓣乳房重建

对于延迟重建,患者将在手术期间仰卧,双臂内收。对于同时进行乳房切除术和立即重建的患者,手臂位置可以从外展位置开始,以便接触腋窝,然后将手臂内收以进行手术的重建部分。

远端静脉和动脉通路穿刺部位在手术过程中不易暴露;因此将需要延长线和/近端穿刺。出于同样的原因,建议使用 2 个外周静脉通路。应注意避免继发于线路和穿刺位点压迫引起的损伤。除非预期长期使用血管活性药物,否则不常规使用中心静脉通路。当使用全凭静脉麻醉时,应注意在此情况下外周静脉通路将不可见且不易接触。对于这种方法是否可以接受,以及存在潜在并发症的中心静脉导管置管是否合理,目前仍存在争议。

髂前上棘应与手术床活动段位置一致,以便手术床屈曲协助供区闭合。为使供区伤口张力最小化,术后 24~48 h 患者髋部保持屈曲状态。因此,从手术台上转移到病床前,病床的位置应适当。

头颈部重建

手术室布局将取决于皮瓣供区、备用供区和肿瘤切除区域的位置。通常,患者的头部和颈部区域将远离麻醉机,皮瓣供体部位

暴露并可供手术团队使用。眼睛应该用防水敷料适当遮挡。通常需要使用枕圈和肩圈来充分暴露头、颈部。气管导管和气道连接管在操作期间不易接触，应牢固固定。通常使用长呼吸回路并安排在头侧或尾侧。应避免由气管导管、回路、连接管和热湿过滤器造成的压迫。头部可略微抬高以避免手术部位的静脉充血和静脉出血。

中心静脉通路不常规用于头颈部手术。如果预计长期使用血管活性药物，建议在手术对侧建立股静脉通路。如果考虑 RFFF，则应在对侧手臂上进行血管通路和有创动脉血压监测。

13.6.2.2 手术设备

显微外科手术的关键手术设备可能包括低倍放大镜和手术显微镜。考虑到手术的持续时间，外科医师需要按照正确的人体工程学进行操作，以尽量减少疲劳。通常，外科医师会在坐位行手术操作，肘部呈大约 90°，手和前臂受到支撑，以尽量减少震颤。

13.6.2.3 监测

在游离皮瓣重建过程中应使用常规术中监测。此外，有创动脉血压监测可进行动脉血气分析。动脉氧分压及二氧化碳分压应保持在生理范围内。应导尿监测尿量。核心体温的测量可以通过留置导管或置于食管的温度探头来测量。选择性监测包括麻醉深度监测、周围神经刺激、脉搏轮廓分析系统或食管多普勒监测。

13.6.2.4 麻醉维持

关于游离皮瓣的预后，使用异丙酚作为全静脉麻醉（total intravenous anesthesia，TIVA）维持麻醉并没有被证明优于吸入麻醉。然而，使用丙泊酚进行麻醉维持可降低术后恶心和呕吐（postoperative nausea and vomiting，PONV）的发生率[55,66]，因此可能会降低因干呕和呕吐导致吻合口撕裂的风险。在肿瘤外科手术中，异丙酚可能通过抑制癌细胞迁移和保留自然杀伤细胞和 T 细胞的功能而对提高癌症生存有益[11]。在一项对 7 000 多名癌症手术患者进行的单中心回顾性研究发现，与基于丙泊酚的麻醉剂相比，接受吸入麻醉剂的患者死亡风险增加[67]。

13.6.2.5 多模式镇痛

良好的镇痛可以减轻应激激素的分泌增加以及由疼痛引起的血管收缩反应。多模式镇痛目前被大力提倡并广泛用于术后疼痛[68]。该概念涉及使用具有不同作用机制的镇痛剂的组合来改善镇痛效果和减少阿片类药物的需求，这包括使用除阿片类药物之外的抗炎药、区域阻滞技术和其他佐剂。超前镇痛的概念是指通过在组织损伤前应用镇痛技术来减少术后疼痛的强度和持续时间。虽然没有明确的证据表明术后疼痛控制有所改善，但可能在减少进展为慢性术后疼痛方面发挥作用[69]。

利多卡因输注

乳房手术中慢性术后疼痛的发生率高达 65%[70,71]。即使是较小的乳房手术，如乳房肿瘤切除术和前哨淋巴结清扫术，发生率也有 40%，其中大部分是神经损伤引起的[72]。围术期输注利多卡因与乳房切除术术后慢性疼痛的发生率适度降低有关[73]。

假定的机制包括其钠通道阻断作用机制，以及抗炎和抗痛觉过敏特性。术中静脉输注利多卡因联合术后皮下输注利多卡因可减少结直肠癌、泌尿系统和神经病理性癌痛情况下的静息痛、累积吗啡消耗量和住院时间[74-76]。

非甾体类消炎镇痛药和环氧化酶-2抑制剂

在一项比较围术期布洛芬与塞来昔布的自体乳房重建的回顾性队列研究中发现，塞来昔布与皮瓣失败率的增加无关。布洛芬组术后血肿形成增加了3倍。值得注意的是，两组患者都接受了阿司匹林作为抗血小板治疗[77]。另一项自体乳房重建研究显示，未发现围术期使用酮咯酸与术后血肿形成之间存在相关性[21]。

加巴喷丁类

术前给予加巴喷丁类药物（如加巴喷丁和普瑞巴林）可改善术后急性疼痛，同时减少阿片类药物，但没有证据表明可预防术后慢性疼痛[78]。

自体乳房再造的局部麻醉技术

腹部供区是自体乳房重建疼痛的主要原因[79]。

硬膜外阻滞

一项包含99名患者的小型研究描述了术中使用硬膜外麻醉[80]。在这项研究中，与单独使用全身麻醉相比，术中硬膜外复合全身麻醉组的疼痛评分有所改善，阿片类药物消耗减少，PONV减少。硬膜外组对血管加压药支持的需求略高，可能是为了纠正硬膜外相关的血管舒张和低血压。不幸的是，这项研究没有比较围术期使用的静脉输液总量。术后并发症无显著差异。硬膜外

阻滞相关的术后低血压和下床活动推迟不利于该技术易于让人接受。

腹横肌平面阻滞和腹直肌鞘阻滞

腹横肌平面（transverse abdominis plane，TAP）和腹直肌鞘阻滞，无论是否放置导管，均可减少术后阿片类药物的消耗、更好的PONV评分和缩短住院时间[20,21,23,79,81]。

13.6.2.6 术后恶心呕吐（PONV）

PONV仍然很常见，发生率25%～60%[82]。呕吐会对皮瓣结局产生多种不利影响。并发症包括伤口裂开、血肿形成和降低患者满意度。Apfel风险评分是一个有用的工具，它可以根据患者危险因素的数量预测PONV风险的发生率。这些风险因素包括术后阿片类药物的使用、非吸烟状态、女性、PONV病史或晕动病[83]。根据评分，患者将被分类为低（0～1个风险因素）、中（2个风险因素）和高风险（3个风险因素）。澳大利亚和新西兰麻醉师学院的建议是监测低风险，中风险进行1～2项干预措施，高风险进行2项以上干预措施[84]。

13.6.2.7 体温管理

虽然有理论证据表明低体温可减少血管蒂血栓形成[85,86]，但这尚未在临床实践中得到证实。据观察，术中体温过低与皮瓣感染风险增加有关，同时没有观察到对移植物吻合口血管通畅产生益处[87]。术前应积极给患者保暖。手术团队对手术部位的暴露应保持在最低限度，或应在手术前一天完成。术中应积极给予患者加温，并应使用静脉输液加温器。

13.6.2.8 静脉血栓栓塞预防

2005 Caprini 风险评估模型已用于重建手术中关于 60 天静脉血栓栓塞(venous thromboembolism，VTE)风险发生的风险分层[88]。根据风险类别推荐预防 VTE 的个体化措施，包括机械(弹力袜)和化学(依诺肝素/肝素)预防。在确定适当的预防方法之前，应评估禁忌证和潜在的出血风险。大多数在恶性肿瘤背景下接受游离皮瓣重建手术的患者将属于发展为高风险类别。

在文献综述分析时，注意到在预防 VTE 的给药剂量、持续时间和给药时机方面临床实践中存在差异。依诺肝素的剂量范围为每天 30～60 mg，根据体重和肾功能进行调整。给药时机从术前 1 h 到术后 12 h[89]。给药的持续时间根据风险分层评分而变化。对这些方案的分析没有提供足够的证据来规定确切的给药方案。

在皮瓣重建的情况下，观察到的显著的二次手术血肿发生率并没有随着围术期使用依诺肝素或未分离肝素而在临床上增加[89-91]；葡聚糖与血肿形成增加、心脏和呼吸系统并发症、过敏反应和皮瓣失败有关[92]；阿司匹林与血肿形成增加有关[92]。值得注意的是，术后给予阿司匹林、葡聚糖、肝素和低分子肝素对血管蒂血栓形成的发展没有保护作用，对皮瓣的总体存活率没有显著影响[92]。

13.6.2.9 抗生素使用

对于乳房手术和头颈部的清洁-污染手术，建议在切皮前 1 h 进行抗生素预防，并在术后持续 24 h。整形手术中最常见的分离出的微生物是金黄色葡萄球菌和链球菌。在清洁-污染的头颈部手术中，微生物包括厌氧和革兰阳性需氧微生物。伤口感染患者可能有革兰阴性需氧菌和厌氧菌的多种微生物菌落。头孢唑啉已成为大多数医疗机构的首选药物，涵盖革兰阳性需氧菌。克林霉素加庆大霉素涵盖革兰阳性和革兰阴性需氧菌。然而，庆大霉素的毒性可能是导致其受限制使用的因素。静脉注射阿莫西林-克拉维酸和克林霉素加庆大霉素与头孢唑林一样有效。在延长手术过程中应考虑重复静脉注射抗生素。抗生素治疗的总持续时间应限制在 24 h 以内，因为超出此时间的益处尚未得到证实[93,94]。

13.6.3 术后注意事项

最优化的术后皮瓣护理的关键因素包括：

- 平静的麻醉苏醒
- 皮瓣灌注的优化
- 术后皮瓣的监测
- 安全舒适的康复

13.6.3.1 麻醉苏醒

胸膜腔内压因任何因素导致的突然增加都可能破坏手术部位的吻合，并可能形成血肿。应采取措施尽量减少咳嗽、呕吐、寒战和过多的活动。在患者仍处于麻醉状态时，应清除气道中的任何血液或分泌物。建议将患者转移到病房床后缓慢苏醒。湿化的空气和氧气可能会减少气道刺激和拔管后的咳嗽。

13.6.3.2 皮瓣灌注的优化

不当的术后静脉输液管理可以抹杀术

中为优化患者血流动力学状态而采取的精准过程。一旦患者稳定并可耐受口服液体，就可以停止静脉输液。术后早期可出现一定程度的少尿，这是对手术应激的正常神经内分泌反应，是整体液体状态不良的预示指标。单纯少尿不应引发不必要的静脉输液。心血管并发症常见于术后 HN 重建患者[95]，应在血流动力学不稳定的患者中排查。临床评估包括对生命体征趋势、伤口部位、引流量和液体平衡的紧急检查。被动抬腿（passive leg raise，PLR）试验是评估液体反应性的一种有用的床边操作[96]，它已在有或无心律失常的非通气患者中得到验证。对液体有反应的患者被定义为在 PLR 测试后心输出量（或其替代指标）增加超过 15%。这些患者可能受益于液体复苏以改善血流动力学状态。尽管进行了液体复苏，但持续的低血压或低心输出量需要专业的检查和治疗。

需要特别注意确保皮瓣蒂不被设备或敷料挤压。如果颈部血管被相邻结构或引流管扭结、拉伸或压缩，则可能会影响头颈部重建。因此，术后头部应保持在中立位。

13.6.3.3 术后皮瓣监测

术后，患者需要专业的有经验的护理人员来诊断早期皮瓣受损。微血管血栓形成最常发生在最初的 72 h 内，这反映了在此期间需要更频繁和密集的皮瓣观察[55]。对皮瓣健康的主观评估包括观察颜色、温度、肿胀程度和外观变化。更客观的监测方法包括使用多普勒设备、近红外光谱和吲哚菁绿荧光视频血管造影[54,97-99]。应及时诊断动脉流入不足和静脉充血，并可能需要紧急手术探查。

13.6.3.4 肺功能和早期活动

实施多学科围术期呼吸护理规范可减少术后肺部并发症[100]。该规范的组成包括围术期激励性肺活量测定、咳嗽和深呼吸练习、口腔护理（包括围术期氯己定漱口水）、患者教育、早期活动和床头抬高。充分地疼痛管理、预防 PONV，以及及时拔除导管和引流管，可能会促进早期活动。

13.7 总结

自体游离皮瓣重建后的结局取决于多种因素的相互作用。围术期护理规范的实施通过解决已知可改变结局的可变因素，这可能会引起护理方面的巨大改进。围术期对皮瓣灌注的病理生理决定因素和治疗干预的结局的评估，将允许更加深思熟虑的方法出现。

（侯文婷 译，任瑜 校）

参考文献

1. Gooneratne H, et al. Perioperative anaesthetic practice for head and neck free tissue transfer — a UK national survey. Acta Anaesthesiol Scand, 2013, 57(10): 1293 - 1300.
2. Cerny Vladimir AD. Brettner Florian, Targeting the endothelial glycocalyx in the acute critical illness as a challenge for clinical and laboratory medicine. Crit Rev Clin Lab Sci, 2017, 54(5): 343 - 357.
3. Myers Gerard J, Wegner J. Endothelial glycocalyx and cardiopulmonary bypass. J Extra Corpor Technol, 2017, 49: 174 - 181.
4. Pillinger NL, Kam PCA. Endothelial glycocalyx: basic science and clinical implication. Anaesth

Intensive Care, 2017, 45(3): 295 – 307.

5. MacDonald N, Pearse RM. Are we close to the ideal intravenous fluid? Br J Anaesth, 2017, 119 (suppl_l): i63 – 71.

6. Bashandy GMN. Implications of recent accumulating knowledge about endothelial glycocalyx on anesthetic management. J Anesth, 2015, 29: 269 – 278, 269.

7. Booi DI. Perioperative fluid overload increases anastomosis thrombosis in the free TRAM flap used for breast reconstruction. Eur J Plast Surg, 2011, 34(2): 81 – 86.

8. Clark JR, et al. Predictors of morbidity following free flap reconstruction for cancer of the head and neck. Head Neck, 2007, 29(12): 1090 – 1101.

9. Ettinger KS, et al. Application of the surgical apgar score to microvascular head and neck reconstruction. J Oral Maxillofac Surg, 2016, 74 (8): 1668 – 1677.

10. Zhong T, et al. Intravenous fluid infusion rate in microsurgical breast reconstruction: important lessons learned from 354 free flaps. Plast Reconstr Surg, 2011, 128(6): 1153 – 1160.

11. Hiller JG, et al. Perioperative events influence cancer recurrence risk after surgery. Nat Rev Clin Oncol, 2017, 15(4): 205 – 218.

12. Wenk M, Van Aken H, Zarbock A. The new World Health Organization recommendations on perioperative administration of oxygen to prevent surgical site infections: a dangerous reductionist approach? Anesth Analg, 2017, 125(2): 682 – 687.

13. Shaefi S, et al. Intraoperative oxygen concentration and neurocognition after cardiac surgery: study protocol for a randomized controlled trial. Trials, 2017, 18(1): 600.

14. Ince C, Ertrner C. Hernodynamic coherence: its meaning in perioperative and intensive care medicine. Best Pract Res Clin Anaesthesiol, 2016, 30(4): 395 – 397.

15. Jansen SM, et al. Can we predict necrosis intraoperatively? Real-time optical quantitative perfusion imaging in surgery: study protocol for a prospective, observational, in vivo pilot study. Pilot Feasibility Stud, 2017, 3: 65.

16. Makaryus R, Miller TE, Gan TJ. Current concepts of fluid management in enhanced recovery pathways. Br J Anaesth, 2018, 120(2): 376 – 383.

17. Myles PS, et al. Contemporary approaches to perioperative IV fluid therapy. World J Surg, 2017, 41(10): 2457 – 2463.

18. Bellamy MC. Wet, dry or something else? Br J Anaesth, 2006, 97(6): 755 – 757.

19. Chong MA, et al. Does goal-directed haemodynamic and fluid therapy improve perioperative out-comes?: a systematic review and meta-analysis. Eur J Anaesthesiol, 2018, 35(7): 469 – 483.

20. Kaoutzanis C, et al. Enhanced recovery pathway in microvascular autologous tissue-based breast reconstruction: should it become the standard of care? Plast Reconstr Surg, 2018, 141: 841 – 851.

21. Afonso A, et al. Is enhanced recovery the new standard of care in microsurgical breast reconstruction? Plast Reconstr Surg, 2017, 139 (5): 1053 – 1061.

22. Figus A, et al. Intraoperative esophageal Doppler hemodynamic monitoring in free perforator flap surgery. Ann Plast Surg, 2013, 70(3): 301 – 307.

23. Astanehe A, et al. An enhanced recovery after surgery pathway for microvascular breast reconstruction is safe and effective. Plast Reconstr Surg Glob Open, 2018, 6(1): e1634.

24. Chalmers A, et al. Cardiac output monitoring to guide fluid replacement in head and neck microvascular free flap surgery-what is current practice in the UK? Br J Oral Maxillofac Surg, 2012, 50(6): 500 – 503.

25. Kunst G, Ostermann M. Intraoperative permissive oliguria — how much is too much? Br J Anaesth, 2017, 119(6): 1075 – 1077.

26. Hand WR, et al. Characteristics and intraoperative treatments associated with head and neck free tissue transfer complications and failures. Otolaryngol Head Neck Surg, 2014, 152 (3): 480 – 487.

27. Chen C, et al. Effects of vasopressor administration on the outcomes of microsurgical breast reconstruction. Ann Plast Surg, 2010, 65 (1): 28 – 31.

28. Monroe MM, et al. Safety of vasopressor use in head and neck microvascular reconstruction: a prospective observational study. Otolaryngol Head Neck Surg, 2011, 144(6): 877 – 882.

29. Swanson EW, et al. Intraoperative use of vasopressors is safe in head and neck free tissue transfer. J Reconstr Microsurg, 2016, 32(2): 87 - 93.

30. Kelly DA, et al. Impact of intraoperative vasopressor use in free tissue transfer for head, neck, and extremity reconstruction. Ann Plast Surg, 2014, 72(6): S135 - 138.

31. Eley KA, Young JD, Watt-Smith SR. Epinephrine, norepinephrine, dobutamine, and dopexamine effects on free flap skin blood flow. Plast Reconstr Surg, 2012, 130(3): 564 - 570.

32. Jones SJ, Scott DA, Watson R, Morrison WA. Milrinone does not improve free flap survival in microvascular surgery. Anaesth Intensive Care, 2007, 35: 720 - 725.

33. Dunn LK, Durieux ME. Perioperative use of intravenous lidocaine. Anesthesiology, 2017, 126(4): 729 - 737.

34. Cook DA, et al. Practice variation and practice guidelines: attitudes of generalist and specialist phy-sicians, nurse practitioners, and physician assistants. PLoS One, 2018, 13(1): e0191943.

35. Toyoda Y, et al. Smoking as an independent risk factor for postoperative complications in plastic surgical procedures: a propensity score-matched analysis of 36, 454 patients from the NSQIP database from 2005 to 2014. Plast Reconstr Surg, 2018, 141(1): 226 - 236.

36. Thorarinsson A, et al. Patient determinants as independent risk factors for postoperative complications of breast reconstruction. Gland Surg, 2017, 6(4): 355 - 367.

37. Fischer JP, et al. Risk analysis and stratification of surgical morbidity after immediate breast reconstruction. J Am Coll Surg, 2013, 217(5): 780 - 787.

38. Mills E, et al. Smoking cessation reduces postoperative complications: a systematic review and meta-analysis. Am J Med, 2011, 124(2): 144 - 154. e8.

39. Qin C, et al. Differential impact of non-insulin-dependent diabetes mellitus and insulin-dependent diabetes mellitus on breast reconstruction outcomes. Breast Cancer Res Treat, 2014, 146(2): 429 - 438.

40. Aldam P, Levy N, Hall GM. Perioperative management of diabetic patients: new controversies. Br J Anaesth, 2014, 113(6): 906 - 909.

41. Loupatatzi A, et al. Are females predisposed to complications in head and neck cancer free flap reconstruction? J Oral Maxillofac Surg, 2014, 72(1): 178 - 185.

42. Tzounakas VL, et al. Red blood cell transfusion in surgical cancer patients: targets, risks, mechanistic understanding and further therapeutic opportunities. Transfus Apher Sci, 2017, 56(3): 291 - 304.

43. Ripolles-Melchor J, et al. Committed to be fit. The value of preoperative care in the perioperative medi-cine era. Minerva Anestesiol, 2018, 84(5): 615 - 625.

44. Nelson JA, et al. Intraoperative perfusion management impacts postoperative outcomes: an analysis of 682 autologous breast reconstruction patients. J Plast Reconstr Aesthet Surg, 2015, 68(2): 175 - 183.

45. Puram SV, et al. Transfusion in head and neck free flap patients: practice patterns and a comparative analysis by flap type. Otolaryngol Head Neck Surg, 2015, 152(3): 449 - 457.

46. Tobu M, Iqbal O, Fareed D, et al. Erythropoietin-induced thrombosis as a result of increased inflammation and thrombin activatable fibrinolytic inhibitor. Clin Appl Thromb Hemost, 2004, 10(3): 225 - 232.

47. Jemal A, et al. Global cancer statistics. CA Cancer J Clin, 2011, 61(2): 69 - 90.

48. Mark V, Schaverien SJM. Effect of obesity on out-comes of free autologous breast reconstruction: a meta-analysis. Microsurgery, 2014, 34: 484 - 497.

49. Sekiguchi K, Kawamori J, Yamauchi H. Breast reconstruction and postmastectomy radiotherapy: complications by type and timing and other problems in radiation oncology. Breast Cancer, 2017, 24(4): 511 - 520.

50. Slezak J, et al. Potential markers and metabolic processes involved in the mechanism of radiation-induced heart injury. Can J Physiol Pharmacol, 2017, 95(10): 1190 - 1203.

51. Billon R, et al. Impact of adjuvant anti-estrogen therapies (tamoxifen and aromatase inhibitors) on perioperative outcomes of breast reconstruction. J Plast Reconstr Aesthet Surg, 2017, 70(11):

1495 - 1504.

52. Parikh RP, et al. Complications and thromboembolic events associated with tamoxifen therapy in patients with breast cancer undergoing microvascular breast reconstruction: a systematic review and meta-analysis. Breast Cancer Res Treat, 2017, 163(1): 1 - 10.

53. Glass CK, Mitchell RN. Winning the battle, but losing the war: mechanisms and morphology of cancer-therapy-associated cardiovascular toxicity. Cardiovasc Pathol, 2017, 30: 55 - 63.

54. Dort JC, Farwell DG, Findlay M, et al. Optimal perioperative care in major head and neck cancer surgery with free flap reconstruction. A consensus review of recommendations from the enhanced recovery after surgery society. JAMA Otolaryngol Head Neck Surg, 2017, 143(3): 292 - 303.

55. Temple-Oberle C, Shea-Budgell MA, Tan M. Consensus review of optimal perioperative care in breast reconstruction: enhanced Recovery after Surgery (ERAS) Society recommendations. Plast Reconstr Surg, 2017, 139(5): 1056e - 1071e.

56. Shah JP, Patel SG, Singh B. Jatin Shah's head and neck surgery and oncology, 4th edn. Philadelphia, PA: Elsevier/Mosby, 2012, 1 - 3.

57. Hwang K, Lee JP, Yoo SY, Kim H. Relationship of comorbidities and old age with postoperative complications of head and neck free flaps: a review. J Plast Reconstr Aesthet Surg, 2016, 69 (2016): 1627 - 1635.

58. McMahon JD, et al. Postoperative complications after major head and neck surgery with free flap repair — prevalence, patterns, and determinants: a prospective cohort study. Br J Oral Maxillofac Surg, 2013, 51(8): 689 - 695.

59. Patel RS, et al. Clinicopathologic and therapeutic risk factors for perioperative complications and pro-longed hospital stay in free flap reconstruction of the head and neck. Head Neck, 2010, 32(10): 1345 - 1353.

60. Cameron M, et al. Development of a tracheostomy scoring system to guide airway management after major head and neck surgery. Int J Oral Maxillofac Surg, 2009, 38(8): 846 - 849.

61. Singh T, Sankla P, Smith G. Tracheostomy or delayed extubation after maxillofacial free-flap reconstruction? Br J Oral Maxillofac Surg, 2016,

54(8): 878 - 882.

62. Nkenke E, et al. No reduction in complication rate by stay in the intensive care unit for patients undergoing surgery for head and neck cancer and microvascular reconstruction. Head Neck, 2009, 31(11): 1461 - 1469.

63. Zhu Y, et al. Risk factors for postoperative delirium in patients undergoing major head and neck cancer surgery: a meta-analysis. Jpn J Clin Oncol, 2017, 47(6): 505 - 511.

64. Nimalan N, Branford OA, Stocks G. Anaesthesia for free flap breast reconstruction. BJA Educ, 2016, 16(5): 162 - 166.

65. Cassorla L, Lee JW. Patient positioning and anaesthesia. In: Miller RD, editor, Miller's anaesthesia, 7th edn. Philadelphia, PA: Churchill Livingstone Elsevier, 2010, 1151 - 1170.

66. Matsuura H, Inoue S, Kawaguchi M. The risk of postoperative nausea and vomiting between surgical patients received propofol and sevoflurane anesthesia: a matched study. Acta Anaesthesiol Taiwan, 2016, 54(4): 114 - 120.

67. Wigmore TJ, Mohammed K, Jhanji S. Long-term survival for patients undergoing volatile versus IV anesthesia for cancer surgery: a retrospective analysis. Anesthesiology, 2016, 124(1): 69 - 79.

68. Kehlet H, Dahl JB. The value of "multimodal" or "balanced analgesia" in postoperative pain treatment. Anesth Analg, 1993, 77(5): 1048 - 1056.

69. Moiniche S, Kehlet H, Dahl JB. A qualitative and quantitative systematic review of preemptive analgesia for postoperative pain relief: the role of timing of analgesia. Anesthesiology, 2002, 96 (3): 725 - 741.

70. Hayes C, et al. Neuropathic pain in the acute pain service: a prospective survey. Acute Pain, 2002, 4 (2): 45 - 48.

71. Kehlet H, Jensen TS, Woolf CJ. Persistent post-surgical pain: risk factors and prevention. Lancet, 2006, 367(9522): 1618 - 1625.

72. Fuzier R, et al. Prospective cohort study assessing chronic pain in patients following minor surgery for breast cancer. J Anesth, 2017, 31(2): 246 - 254.

73. Terkawi AS, et al. Perioperative lidocaine infusion reduces the incidence of post-mastectomy chronic pain: a double-blind, placebo-controlled randomized trial. Pain Physician, 2015, 18(2):

E139 - 146.

74. Weinberg L, et al. A randomised controlled trial of peri-operative lidocaine infusions for open radical prostatectomy. Anaesthesia, 2016, 71(4): 405 - 410.

75. Marret E, et al. Meta-analysis of intravenous lidocaine and postoperative recovery after abdominal surgery. Br J Surg, 2008, 95(11): 1331 - 1338.

76. Brose WO, Cousins MJ. Subcutaneous lidocaine for treatment of neuropathic cancer pain. Pain, 1991, 45(2): 145 - 148.

77. Bonde C, et al. Cyclooxygenase-2 inhibitors and free flap complications after autologous breast reconstruction: a retrospective cohort study. J Plast Reconstr Aesthet Surg, 2017, 70(11): 1543 - 1546.

78. Rai AS, et al. Preoperative pregabalin or gabapen-tin for acute and chronic postoperative pain among patients undergoing breast cancer surgery: a systematic review and meta-analysis of randomized controlled trials. J Plast Reconstr Aesthet Surg, 2017, 70(10): 1317 - 1328.

79. Zhong T, et al. Transversus abdominis plane (TAP) catheters inserted under direct vision in the donor site following free DIEP and MS-TRAM breast reconstruction: a prospective cohort study of 45 patients. J Plast Reconstr Aesthet Surg, 2013, 66(3): 329 - 336.

80. Lou F, et al. Epidural combined with general anesthesia versus general anesthesia alone in patients undergoing free flap breast reconstruction. Plast Reconstr Surg, 2016, 137(3): 502e - 509e.

81. Shih M-L, et al. Bilateral superficial cervical plexus block combined with general anesthesia administered in thyroid operations. World J Surg, 2010, 34(10): 2338 - 2343.

82. Eryilmaz T, Sencan A, Camgoz N, Ak B, Yavuzer R. A challenging problem that concerns the aesthetic surgeon. Ann Plast Surg, 2008, 61: 489 - 491.

83. Apfel CC, et al. Evidence-based analysis of risk factors for postoperative nausea and vomiting. Br J Anaesth, 2012, 109(5): 742 - 753.

84. Gan TJ, et al. Consensus guidelines for the manage-ment of postoperative nausea and vomiting. Anesth Analg, 2014, 118(1): 85 - 113.

85. Liu YJ, et al. Mild intraoperative hypothermia reduces free tissue transfer thrombosis. J Reconstr Microsurg, 2011, 27(2): 121 - 126.

86. Thomson JG, et al. The effect of core temperature on the success of free tissue transfer. J Reconstr Microsurg, 2009, 25(7): 411 - 416.

87. Hill JB, et al. The clinical role of intraoperative core temperature in free tissue transfer. Ann Plast Surg, 2015, 75(6): 620 - 624.

88. Pannucci CJ, et al. Validation of the Caprini risk assessment model in plastic and reconstructive surgery patients. J Am Coll Surg, 2011, 212(1): 105 - 112.

89. Murphy RX Jr, et al. Evidence-based practices for thromboembolism prevention: summary of the ASPS Venous Thromboembolism Task Force Report. Plast Reconstr Surg, 2012, 130 (1): 168e - 175e.

90. Liao EC, et al. Incidence of hematoma complication with heparin venous thrombosis prophylaxis after TRAM flap breast reconstruction. Plast Reconstr Surg, 2008, 121 (4): 1101 - 1107.

91. Pannucci CJ, et al. The effect of postoperative enoxaparin on risk for reoperative hematoma. Plast Reconstr Surg, 2012, 129(1): 160 - 168.

92. Lee KT, Mun GH. The efficacy of postoperative antithrombotics in free flap surgery: a systematic review and meta-analysis. Plast Reconstr Surg, 2015, 135(4): 1124 - 1139.

93. Busch CJ, et al. Postoperative antibiotic prophylaxis in clean-contaminated head and neck oncologic surgery: a retrospective cohort study. Eur Arch Otorhinolaryngol, 2016, 273 (9): 2805 - 2811.

94. Ariyan S, et al. Antibiotic prophylaxis for preventing surgical-site infection in plastic surgery: an evidence-based consensus conference statement from the American Association of Plastic Surgeons. Plast Reconstr Surg, 2015, 135 (6): 1723 - 1739.

95. Haapio E, et al. Incidence and predictors of 30-day cardiovascular complications in patients under-going head and neck cancer surgery. Eur Arch Otorhinolaryngol, 2016, 273(12): 4601 - 4606.

96. Cavallaro F, et al. Diagnostic accuracy of passive leg raising for prediction of fluid responsiveness in adults: systematic review and meta-analysis of clinical studies. Intensive Care Med, 2010, 36

(9): 1475 - 1483.

97. Hosein RC, Cornejo A, Wang HT. Postoperative monitoring of free flap reconstruction: a comparison of external Doppler ultrasonography and the implantable Doppler probe. Plast Surg, 2016, 24(1): 1 - 19.

98. Mucke T, et al. Indocyanine green videoangiography-assisted prediction of flap necrosis in the rat epigastric flap using the flow ((R)) 800 tool. Microsurgery, 2017, 37(3):

235 - 242.

99. Kagaya Y, Miyamoto S. A systematic review of near-infrared spectroscopy in flap monitoring: current basic and clinical evidence and prospects. J Plast Reconstr Aesthet Surg, 2018, 71(2): 246 - 257.

100. Moore JA, et al. Impact of a perioperative quality improvement programme on postoperative pulmonary complications. Anaesthesia, 2017, 72(3): 317 - 327.

胃肠道肿瘤手术的麻醉

14

乌马·哈里哈尔安、拉克什·加格

14.1 引言

胃肠道肿瘤的发病率在全球范围内逐年上升。对于这类癌症患者来说，围术期管理仍然具有很大的挑战。外科医师需要对肠道解剖和生理学基础有充分认识以确保手术患者的良好转归。同时要求麻醉医师术前充分了解患者的解剖学特点、临床症状以及目前治疗方案，以便为该类复杂手术规划最佳的围术期麻醉管理方案。围术期管理包括术前优化，其涉及方方面面，如指导患者术前戒烟等[1]。同时围术期镇痛和液体管理也决定了肿瘤患者术后的转归。本章重点介绍了胃肿瘤、小肠肿瘤和大肠肿瘤手术的围术期麻醉管理。

14.2 胃肠道手术的术前评估、麻醉以及疼痛管理的概述

胃肠道肿瘤手术通常需要较长时间的全身麻醉和机械通气。除了常规的术前检查外（Pre-Anesthetic Check-up，PAC），术前评估还应关注患者其他相关指标，包括吸烟、营养状况（低蛋白血症）、合并症、电解质失衡、心肺功能评估和系统检查（图 14.1）。

同时需要考虑手术相关因素：包括切口位置、手术范围、肿瘤是否有转移、失血情况、是否需行回/结肠造口术，以及手术是否能达到切缘阴性。另外需要考虑新辅助化疗和放疗可导致肺、骨髓、肾和心脏的器官毒性[2]，同时引起的组织粘连和纤维化加大了手术过程中分离的难度。营养和维生素缺乏术前也需要优化。推荐使用心肺运动试验（cardiopulmonary exercise testing，CPET）对患者的心肺功能储备进行全面客观的评估，并可用于预测术后的结局。麻醉医师可能会遇到的这些患者：需要二次手术的、根治性手术的或者姑息性手术的。所有根治性手术都有必要在术前备血。肿瘤易引起的隐匿性或非隐匿性的胃肠道出血，同时癌症化疗也同样会引起贫血。最近有几个关于癌症手术中输血的担忧，如输血会引起免疫抑制/免疫调节，导致癌症复发或癌症转移[3]。合理使用限制性输血的方法，如等容性血液稀释和血液回收装置，这些正应用于各大癌症中心。另外，围手术期疼痛管理计划应在术前讨论完成。围术期疼痛管理的讨论和规划、优点和技术必须在术前访视的时候让患者也参与其中。目前大多采用多模式镇痛，全身用药与区域阻滞技术相结

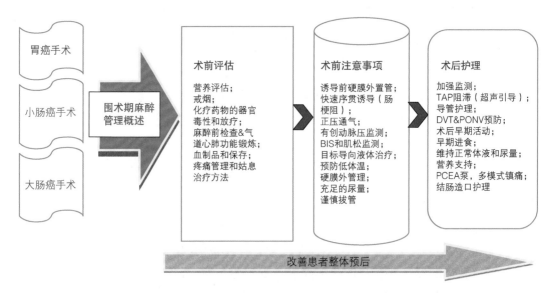

图 14.1　胃肠道肿瘤手术围术期管理的关键概念

合,以提高患者的满意度和总体预后。患者自控镇痛（patient-controlled analgesia, PCA）泵是临床广泛使用的术后镇痛方式,目前多为静脉泵或硬膜外泵,以获得最佳术后镇痛效果。椎管内阻滞在此类手术患者中同样是有益的,它可以维持肠道血流同时降低肠道耗氧量。此外,随着超声技术的广泛应用[4],像腹直肌鞘、腹横肌平面（transversus abdominis plane, TAP）阻滞和腰方肌（quadratus lumborum, QL）阻滞这样的躯干阻滞可以准确给药,这不仅可以降低局麻药的用量,还可以留置导管提供长时间镇痛。

14.3　胃癌手术的麻醉

在全球癌症相关死亡原因排名中,胃癌排第四位。随着大众对戒烟和治疗幽门螺杆菌的认识逐步加深,近年来胃癌的发病率有所下降,由于近端胃癌的发病率高于远端

胃癌,因此,在术式选择中,全胃切除术多于胃大部切除术。胃起于贲门止于幽门。了解胃的功能对于理解胃切除术的围术期意义至关重要[5]。胃的功能包括食物储存、食物与胃液混合并分解成食糜、控制食糜释放到小肠中进行消化、抵抗细菌（酸性的 pH）、胃蛋白酶原和内因子（对维生素 B_{12} 的吸收重要因子）的分泌。因此,胃切除术会导致对病原体的第一道防御降低,术后患者易消化不良,将内容物"倾倒"入小肠[6]易引起营养缺乏症（维生素 B_{12} 缺乏症）。

胃肿瘤分为良性和恶性,大多数是上皮来源的,间质和神经内分泌来源较少见。在易感人群中[7],胃癌的主要"警报症状"包括原因不明的体重减轻、慢性消化道出血、吞咽困难、呕吐、上腹部包块、持续性上腹痛、老年性缺铁性贫血和梗阻性黄疸。胃腺癌占胃恶性肿瘤的 95% 以上。第二常见的胃恶性肿瘤是原发性胃淋巴瘤,其次是更罕见的肿瘤,如胃肠道间质瘤（gastrointestinal stromal tumors，GIST）和类癌瘤。胃癌的危险因素包括幽门螺旋杆菌感染[8]（最常见病因）、吸烟、宿主遗传学（促炎症基因多态性）因素、饮食因素（烟熏或加工食品）、萎缩性胃炎和家族性综合征。包含黏膜或包含黏膜和黏膜下的胃癌，无论是否累及淋巴结，均被归类为早期胃癌。那些累及固有肌层或超过固有肌层的肿瘤属于进展期胃癌。TNM 分期（肿瘤、淋巴结、转移）决定了治疗方案和围术期化疗方案[9]（顺铂、表柔比星、氟尿嘧啶等），在胃癌治疗中起着重要作用。一些特殊情况下，在进行确定性手术前可能需要分期性的剖腹手术或腹腔镜探查。标准胃切除术是可切除的胃癌的治疗选择。晚期癌症的广泛胃切除术包括切除邻近的受累器官和广泛淋巴结切除术。转移性胃癌考虑采用非根治性手术以缓解症状，如：出血和梗阻症状，包括姑息性胃切除术、胃空肠吻合术和减瘤术。胃切除术的切除范围取决于肿瘤的扩散程度[10]。全胃切除术包括切除整个胃，含贲门和幽门。远端胃切除术切除了幽门，保留了贲门。保留幽门的胃切除术保留了胃的上 1/3。近端胃切除术切除食管胃交界处，保留了幽门。节段性胃切除术包括胃部环切，保留幽门和贲门。目前，脾切除术和胰体尾切除术已不作为为了降低复发率和死亡率的标准根治性胃切除术的一部分。

胃癌手术的麻醉取决于对患者良好的术前评估，包括其营养状况、心肺功能评估、全身检查、器官系统评估、气道检查、化疗毒性评估、疼痛管理策略的解释和转移的病情检查。如果患者接受过术前化疗，则须排除中性粒细胞减少症（以及骨髓抑制的其他标志物）。还须评估患者是否存在化疗后肝肾毒性以及心血管功能状况（患者可能患有心肌病）。此类患者还必须进行基线超声心动图检查和床旁功能性心肺评估。营养不良和肥胖都可能影响预后[11]。对于营养不良的患者，在根治性手术前进行营养性空肠造口术，以实现早期肠内营养。大多数患者是吸烟的，因此可能同时合并呼吸系统疾病。在肺功能检测中，1 秒用力呼气量（FEV1）减少或 FEV1/FVC 比值（Tiffeneau-Pinelli index）异常可能意味着术后肺部并发症发生率增高。因此戒烟至关重要，必须在首次术前访视时告知患者。在制定麻醉计划的时候，还必须考虑患者的合并症。深静脉血栓（deep vein thrombosis，DVT）的预防（包括机械性和药理学）和术后早期下床活动对患者的预后至关重要[12]。抗生素的使用和术后恶心、呕吐（PONV）的预防应该作为每家医疗机构的诊疗常规。幽门螺杆菌感染的治疗应该在术前进行。

包括监测在内的麻醉管理策略需要根据患者评估和手术范围进行个体化制定。根据患者的合并症和手术切除范围，除了标准的美国麻醉医师协会（ASA）监护外，还可以使用有创的动脉和中心静脉通路进行监测。手术全程中都必须遵循无菌原则，因为患者可能由于癌症和化疗而免疫功能低下。诱导前，局麻下行胸段硬膜外麻醉操作（TEA）是围术期疼痛管理的金标准[13]。此外，TEA 对胃肠功能早期恢复、预防深静脉血栓、减少麻醉药用量和预防肿瘤复发（减少了麻醉和手术的应激反应）均有积极作用。充分预充氧后，通常采取快速序贯诱导（预防误吸）以保护气道，使用带套囊的气管导管和正压通气行全身麻醉(GA)。不推荐使用氧化亚氮[14],因其可能引起肠道扩张和术后恶心、呕吐(PONV)。血液和血制品应该在术前准备,因为有的切除术可能会难度大和时间长。保证肠充分灌注是通过维持正常平均动脉压与避免黏膜水肿或液体超负荷之间的良好平衡实现的。及早发现并纠正电解质紊乱。手术时间和麻醉暴露时间长的特点,必须牢记在心。拔管需谨慎,尤其是对于患有心肺疾病或手术期间出现血流动力学紊乱的患者。多数患者术后需入重症监护室或高度依赖性监护病房(ICU/HDU)加强监护,以观察心肺并发症(如心律失常、液体超负荷、血栓栓塞、肾功能不全)和手术并发症(感染、吻合口漏、出血和腹膜炎)。适当补充营养素(甲基钴胺素和铁制剂)预防营养缺乏[15]。大多数中心提倡术后第 5 天早期肠道喂食,或在术后第 1 天通过营养性空肠造口进食,以增强患者免疫力并帮助患者早期恢复肠道功能[16]。

14.4 小肠肿瘤的麻醉

小肠包括十二指肠、空肠和回肠。小肠肿瘤的主要类型包括腺癌[17](最常见)、肉瘤(平滑肌肉瘤)、类癌、肠道间质瘤和淋巴瘤。患者可能会突然出现急性或亚急性肠梗阻或慢性症状,如原因不明的体重减轻、恶心、呕吐、排便习惯改变、黑便、便秘或腹泻、腹痛和全身乏力。其危险因素包括吸烟、家族性腺瘤性息肉病、克罗恩病、乳糜泻和高脂饮食[18]。

十二指肠恶性肿瘤比较罕见,但发病率占小肠肿瘤的 50%。十二指肠恶性肿瘤大多为腺癌,常见于十二指肠的第二部分,表现为腹痛、体重减轻、黄疸、恶心、呕吐和出血(按症状出现顺序排列)[19]。外科手术仍然是可切除的肿瘤首选治疗方法。晚期肿瘤建议放疗、化疗和姑息性治疗。手术方式包括胰十二指肠切除术伴淋巴结清扫或节段性切除(用于远端生长的肿瘤)。麻醉方式建议与胰腺肿瘤的"Whipple 手术"相同。术前胸段硬膜外置管、带套囊气管导管插管和控制性机械通气的标准全身麻醉是常用麻醉方式。需遵循梗阻性黄疸的所有麻醉注意事项。建议使用顺式阿曲库铵,外周肌松监测值得推荐。维持术中平均动脉压稳定,以保证整个围术期允足的尿量和肾功能正常。对所有病例可使用胸段硬膜外阻滞(TEA)和躯干阻滞(超声引导的双侧腹横肌平面阻滞)进行疼痛管理[20]。所有病例都需要预防下肢深静脉血栓(DVT)以及 PONV 和合理使用抗生素。对于转移性肿瘤,可行姑息性激光光凝治疗病变部位和胃空肠吻合术。

空肠腺癌非常罕见,往往诊断发现较晚,临床表现与引起肠梗阻的肠腔狭窄类似[21],需要与肠结核和 Peutz‐Jeghers 综合征进行筛查鉴别。外科手术是治疗的选择,化疗的作用是有限的,对于晚期或者残癌的可以考虑。根治性切除术范围包括空肠、肠系膜和所属淋巴结。麻醉诱导前进行胸段硬膜外穿刺,由于患者可能存在肠梗阻,推荐应用改良的快速序贯诱导以及包含带套囊气管导管插管和正压通气的标准全身麻醉。

回肠是小肠的最后一部分,连接盲肠(大肠的第一部分)。它不仅有助于进一步消化食物颗粒,还有助于从食物中吸收维生素、矿物质和水等营养元素。回肠腺癌是一种罕见的疾病,具有非特异性症状,因此诊断较困难,需要与结核性回肠狭窄相鉴别。对于近端回肠肿瘤,应行回肠切除术,确保切缘阴性,并进行局部淋巴结清扫术;对于远端回肠肿瘤,应行右半结肠切除术和清扫淋巴结,并进行结肠造口术[22]。尤其对于营养不良的患者,需要纠正营养缺乏和对症支持治疗。术前需要准备血液和血制品。此类患者化疗效果不佳。对于接受广泛小肠切除的患者,在排除复发或者转移以及其他禁忌证后,有条件情况下可考虑小肠移植。

14.5　大肠癌

大肠是连接小肠和肛门的长通道,它有4个部分:盲肠、结肠、直肠和肛管。由于大肠癌症状出现较晚,往往确诊即是晚期,可能导致不能完整切除肿瘤。这类癌症最常见的临床表现是胃肠道出血。右侧结肠癌通常表现为由缺铁性贫血引起的疲劳和虚弱。左侧结肠癌可引起隐匿性出血或排便习惯改变。晚期特征表现为体重减轻、厌食和肠梗阻[23]。结肠癌的危险因素包括腺瘤病史、癌症家族史、低纤维或高脂饮食、精加工食品或红肉摄入过多、吸烟、酗酒、高龄和家族综合征[24]如:遗传性非息肉性结直肠癌或家族性腺瘤性息肉病(familial adenomatous polyposis,FAP)、MYH 相关息肉病(MYH - associated polyposis,MAP)、炎症性肠病。

这类癌症的筛查方式包括粪便隐血试验(fecal occult blood tests,FOBT)、乙状结肠镜检查、阴道镜检查(最有用)、内镜引导活检、钡灌肠、癌胚抗原(CEA)检查和高分辨率增强 CT 扫描。

14.6　结肠癌

结肠癌通常表现为不明原因的腹部不适、肠道排空不全的感觉、腹泻或便秘交替、直肠出血、恶心、呕吐、原因不明的体重减轻和疲劳。危险因素包括非裔美洲人种族、饮食习惯、久坐的生活方式、基因或家族因素(遗传性非息肉病性结直肠癌和家族性腺瘤性息肉病)、既往癌症史、放射治疗史、炎症性肠病、吸烟史和酗酒史。手术类型取决于结肠癌的分期和范围。结肠镜下息肉切除加活检和局部切除可用于早期肿瘤。一般来说,结肠癌需进行部分结肠切除术加淋巴结清扫术。在这种情况下,至少 1/3～1/4 的结肠连同附近的淋巴结被切除。广泛性肿瘤或多发性息肉综合征一般选择全结肠切除术,整个结肠连同淋巴结一起被切除[25]。结肠切除术可选择开放性手术或腹腔镜手术。

根治性结肠肿瘤手术的麻醉从完善的术前评估开始,包括评估患者营养状况、基础心肺功能、化疗药物的不良反应(如果同时化疗的话)、器官系统评估和常规 PAC 检查。麻醉的主要目标[26]聚焦于减少分解代谢的应激反应、维持全身和结肠灌注以及氧合、优化液体-电解质的应用,充分的疼痛管理、预防和早期管理术后肠道功能障碍。诱导前低胸段或腰段硬膜外穿刺置管,实施标准的全身麻醉和控制通气。对于高危病例建议进行有创监测,监测血管内容量状态。在手术的各个阶段都必须维持终末器官的充分灌注,预防肠道缺血。长期暴露肠袢和使用肠道冲洗液可能会增加术中低体温的发生率[27]。建议进行体温监测并且应用强有效的外源性保温设备。由无创心输出量监测仪(Vigileo™)指导的目标导向液体治疗可有助于预防液体超负荷和肠黏膜水肿,并维持足够的每小时尿量[28]。这些患者中有许多可能存在电解质紊乱(呕吐、腹泻、营养不良),术中会表现出来或者加重,从而导致严重的围术期并发症。动脉血气分析(arterial blood gas,ABG)有助于纠正酸碱失衡和电解质紊乱。

目前,许多评分系统用于结直肠手术的风险分层评估。这些评分主要基于患者相关病史、功能评估、体格检查、血液检查(包括血清标记物)和手术特异性参数。常用的评分系统之一为POSSUM[29]评分系统(the physiological and operative severity score for the enumeration of mortality and morbidity),用于评估和预测围手术期并发症和预后。在一段时间内,这些评分系统经历了一系列改进和变化,最近的一次包括P - POSSUM(Portsmouth - POSSUM)和特定专业的CR - POSSUM。目前研究主要质疑术前行机械系肠道准备和留置胃管的必要性,因为它们被证实增加了术后并发症的发生。手术前须尽力纠正低蛋白血症和贫血。术前口服糖类(碳水化合物)和术后咀嚼口香糖[30]已被证明有诸多益处。最近,术后加速康复(the enhanced recovery after surgery,ERAS)方案已经实施并且

可改善术后结局。这种早期康复的快通道途径要求多学科团队合作提高有效性。血栓栓塞的预防、营养支持、早期下床活动、结肠造口护理、严格的无菌预防措施,以及心理和家庭支持在确保良好预后方面有很多工作要做。最近提倡早期肠内营养,以加快肠道愈合,降低感染等并发症的发生[31]。

疼痛管理通常通过硬膜外导管输注低浓度局麻药(0.125%丁哌卡因或0.3%罗哌卡因)进行,并使用患者自控硬膜外镇痛(patient-controlled epidural analgesia,PCEA)泵[32]。术后谨慎使用阿片类药物,以免延迟肠功能恢复,引起PONV或瘙痒。同时,超声引导的双侧TAP阻滞以及置管持续输注技术可用于椎管内阻滞禁忌的患者。此外,鞘内镇痛、伤口浸润和全身利多卡因输注也可用于镇痛。提倡多模式镇痛,全身应用对乙酰氨基酚和非甾体抗炎药(nonsteroidal anti-inflammatory drugs,NSAID,谨慎使用)需继续进行。

14.7 直肠癌

直肠癌的危险因素和表现特征与结肠癌类似。常见临床表现为直肠出血、排便不畅、稀便、原因不明的体重减轻、排便习惯改变和老年性贫血。直肠癌肿瘤分期[33]有助于治疗方案的选择(0~4期),其治疗方法包括手术、化疗和(或)放疗。良性肿瘤可拟行结肠镜检查、息肉切除和局部切除。早期较小的Ⅰ期直肠肿瘤提倡经肛门局部切除术。经肛内镜显微外科手术适用于直肠高位Ⅰ期癌症。低位前切除术[34](lower anterior resection,LAR)适用于大多数的

直肠上部Ⅱ期和Ⅲ期肿瘤。若结肠与剩余的直肠相连,则无需行永久性结肠造口。如果给予新辅助化疗,则需行暂时性回肠造口术便于直肠痊愈。直肠切除术联合结肠肛管吻合术适用于直肠中1/3和下1/3的Ⅱ和Ⅲ期癌症。其手术范围较广,需要行全直肠系膜切除术并清扫直肠旁淋巴结则是一个大手术了。进行结肠J型贮袋或结肠成形术可满足直肠的粪便储存功能。一般可能需要短期回肠造口术,然后在术后8周进行回肠造口闭合术。经腹会阴直肠切除术(abdominoperineal resection,APR)[35]适用于肛周(直肠末端)附近的局部进展的Ⅰ期、Ⅱ期和Ⅲ期肿瘤,在这种情况下需要进行永久性结肠造口术。晚期直肠肿瘤转移到邻近组织时,需行盆腔组织切除术,包括切除膀胱和前列腺(男性)或子宫(女性)。这是一种并发症和死亡率较高的根治性大手术,一般需要做结肠造口术和尿路造口术。对于不能切除的晚期患者,可行姑息性转流结肠造口术来解决排便通道,随后行化疗。对于孤立的远处直肠癌转移病灶,可在权衡风险-效益比和切除原发肿瘤后,进行肺或肝结节转移灶切除术。结肠肛门吻合术和低位前切术(LAR)保留了肛门括约肌。如今,这类手术可通过腹腔镜完成,大大实现了患者早日康复,明显减少术后疼痛。麻醉注意事项与结肠癌手术相同。重点是加强患者早期康复,减少围术期应激反应,控制感染,疼痛管理,结肠造口护理和预防肠道功能紊乱。

对于Ⅱ期和Ⅲ期直肠肿瘤,术前可先行放化疗。对于Ⅳ期直肠肿瘤,在权衡风险-效益比后,可进行广泛性根治性手术。除放化疗外,还可使用FDA批准的生物制剂[36](如贝伐单抗、西妥单抗、帕尼珠单抗)进行更先进的"靶向治疗"。有些患者需要麻醉医师进行化疗输液港的植入或者在监护麻醉下进行放射治疗[37]和其他各类治疗,或者需要重症护理人员处理多模式化疗引起的并发症。专业的结肠造口护理和早期姑息治疗至关重要。围术期医师必须做好准备,迎接各种肿瘤治疗发展带来的挑战,努力确保患者安全,提高康复率并最大限度地减少这些患者的肿瘤复发率。

14.8 总结

胃肠道肿瘤有一些共同的危险因素和不同的临床表现。由于这些因素被忽视或缺乏认知,常常导致延迟诊断(表14.1)。在所有病种中,都要求我们戒烟、适度饮酒并摄入高纤维饮食。麻醉医师可能会参与这些肿瘤的各个分期治疗过程中,包括姑息治疗。疼痛管理对于加速康复至关重要。围术期医师可通过降低肿瘤围术期应激和免疫反应预防肿瘤复发。麻醉医师、重症医学科医师和疼痛科医师、姑息治疗科医师、护士、营养科医师、物理治疗师和结肠造口护理人员之间应密切协调合作。未来的发展须针对所有胃肠道肿瘤手术制定经过验证的快速康复方案。

表 14.1　胃肠道肿瘤手术的要点

序号	肿瘤部位	手 术 类 型	麻 醉
1	胃	根治性胃切除术：远端、近端、次全切或全胃切除术伴淋巴结清扫和吻合术伴化疗	快速序贯诱导、胸段硬膜外穿刺置管、正压通气的全身麻醉
2	小肠	十二指肠：胰十二指肠切除术伴淋巴结清扫 空肠：广泛性空肠切除术伴肠系膜切除和淋巴结清扫术 回肠：对于近端肿瘤，行广泛性回肠切除术加局部淋巴结清扫术；对于远端肿瘤，行根治性右半结肠切除术伴淋巴结清扫和结肠造口术	低胸段硬膜外穿刺置管、标准的全身麻醉或者快速序贯诱导（肠梗阻）、正压通气；回肠造口护理
3	大肠	盲肠、结肠：部分或全结肠切除术伴淋巴结清扫和结肠造口术 直肠：低位直肠前切术（保留肛门括约肌）；直肠切除术伴结肠肛管吻合术伴直肠旁淋巴结清扫术伴或不伴结肠成形术；经腹会阴直肠切除术（不保留肛门括约肌）伴结肠造口术；盆腔切除术（适用于晚期直肠癌）；姑息性手术；化疗	腰段硬膜外穿刺置管、正压通气的标准的全身麻醉；结肠造口护理

（陆丽虹　译，朱序勤　校）

参考文献

1. Wong J, Chung F. Peri-operative cessation of smoking: time for anaesthetists to act. Anaesthesia, 2015, 70(8): 893-906.

2. Allan N, Siller C, Breen A. Anaesthetic implications of chemotherapy. Contin EducAnaesth Critic Care Pain, 2012, 12(2): 52-56.

3. Tzounakas VL, Seghatchian J, Grouzi E, Kokoris S, Antonelou MH. Red blood cell transfusion in surgical cancer patients: targets, risks, mechanistic understanding and further therapeutic opportunities. TransfusApher Sci, 2017, 56(3): 291-304.

4. Li K, Li L, Gao M, Zhu Z, Chen P, Li Y, Zhao G. Application of ultrasound-guided subcostal transversus abdominis plane block in gastric cancer patients undergoing open gastrectomy. Int J Clin Exp Med, 2015, 8(8): 13976-13982.

5. Jollife DM. Practical gastric physiology. Contin EducAnaesth Critic Care Pain, 2009, 9(6): 173-177.

6. Budisin N, Budisin E, Golubovic A. Early complications following total gastrectomy for gastric cancer. J Surg Oncol, 2001, 77(1): 35YI.

7. Maconi G, Manes G, Porro GB. Role of symptoms in diagnosis and outcome of gastric cancer. World J Gastroenterol, 2008, 14(8): 1149-1155.

8. Ishaq S, Nunn L. Helicobacter pylori and gastric cancer: a state of the art review. Gastroenterol Hepatol Bed Bench, 2015, 8(Suppl 1): S6-S14.

9. Wagner AD, Syn NLX, Moehler M, Grothe W, Yong W, Tai B, Ho J, Unverzagt S. Chemotherapy for advanced gastric cancers. Cochrane Database Syst Rev, 2017, 8: CD004064.

10. Nomura E, Okajima K. Function-preserving gastrectomy for gastric cancer in Japan. World J Gastroenterol, 2016, 22(26): 5888-5895.

11. Son YG, Kwon IG, Ryu SW. Assessment of

nutritional status in laparoscopic gastrectomy for gastric cancer. Transl Gastroenterol Hepatol, 2017, 2: 85.

12. Yanagita T. Safety and effectiveness of enoxaparin as venous thromboembolism prophylaxis after gastric Cancer surgery in Japanese patients. Am Surg, 2016, 82(12): 1232 - 1237.

13. Nimmo SM, Harrington LS. What is the role of epidural analgesia in abdominal surgery? Contin EducAnaesth Critic Care Pain, 2014, 14 (5): 224 - 229.

14. Feldheiser A, Aziz O, Baldini G, Cox BPBW, Fearon KCH, Feldman LS, Gan TJ, et al. Enhanced recovery after surgery (ERAS) for gastrointestinal surgery, part 2: consensus statement for anaesthesia practice. Acta Anaesthesiol Scand, 2016, 60(3): 289 - 334.

15. Hillman HS. Postgastrectomy malnutrition. Gut, 1968, 9(5): 576 - 584.

16. Liu X, Da W, Zheng L, Mou T, Liu H, Li G. Is early oral feeding after gastric cancer surgery feasible? A systemic review and meta-analysis of randomised controlled trials. PLoS One, 2014, 9 (1 1): e1 12062.

17. Pan SY, Morrison H. Epidemiology of cancer of the small intestine. World J Gastrointest Oncol, 2011, 3(3): 33 - 42.

18. Chow WH, Linet MS, JK ML, Hsing AW, Chien HT, Blot WJ. Risk factors for small intestine cancer. Cancer Causes Control, 1993, 4(2): 163 - 169.

19. Mima HF, Shamseddine AL, Barada KA. Small bowel tumors: clinical presentation, prognosis, and outcome in 33 patients in a tertiary care center. J Oncol, 2008, 2008: 212067.

20. Hariharan U, Natarajan V. Tap the potential of TAP block: a schematic representation. Indian J Anesth Analg, 2018, 5(1): 5 - 7.

21. Li J, Wang Z, Liu N, Hao J, Xu X. Small bowel adenocarcinoma of the jejunum: a case report and literature review. World J Surg Oncol, 2016, 14: 177.

22. Nabais C, Salustio R. Adenocarcinoma of the ileum: a rare and challenging entity. Ann Med Surg (Lond), 2015, 4(2): 116 - 118.

23. Richman S, Adlard J. Left and right sided large bowel cancer. BMJ, 2002, 324(7343): 931 - 932.

24. Johnson CM, Wei C, Ensor JE, Smolenski DJ, Amos CI, Levin B, Berry DA. Meta-analyses of colorectal cancer risk factors. Cancer Causes Control, 2013, 24(6): 1207 - 1222.

25. Carlomagno N, Santangelo ML, Amato B, Calogero A, Saracco M, Cremone C, et al. Total colectomy for cancer: analysis of factors linked to patients' age. Int J Surg, 2014, 12(Suppl 2): S135 - 139.

26. Patel S, Lutz JM, Panchagnula U, Bansal S. Anesthesia and perioperative management of colorectal surgical patients — a clinical review (part 1). J Anaesthesiol Clin Pharmacol, 2012, 28(2): 162 - 171.

27. Mehta OH, Barclay KL. Perioperative hypothermia in patients undergoing major colorectal surgery. ANZ J Surg, 2014, 84(7 - 8): 550 - 555.

28. Sun Y, Chai F, Pan C, Romeiser JL, Gan TJ. Effect of perioperative goal-directed hemodynamic therapy on postoperative recovery following major abdominal surgery — a systematic review and meta-analysis of randomised controlled trials. Crit Care, 2017, 21: 141.

29. Cengiz F, Kamer E, Zengel B, Uyar B, Tavusbay C, Unalp HR. Comparison of different scoring systems in patients undergoing colorectal cancer surgery for predicting mortality and morbidity. Indian J Cance, 2014, 51 (4): 543 - 548.

30. Melnyk M, Casey RG, Black P, Koupparis AJ. Enhanced recovery after surgery (ERAS) protocols: time to change practice? Can Urol Assoc J, 2011, 5(5): 342 - 348.

31. Bendavid Y, Martel K, Sideris L, Drolet P, Dube P. Impact of early postoperative enteral feeding on hospital length of stay in patients undergoing colon surgery: Results of a prospective randomised trial. Surg Sci, 2012, 3: 537 - 541.

32. Zgaia AO, Lisencu CL, Rogobete A, Vlad C, et al. Improvement of recovery parameters using patient-controlled epidural analgesia after oncological surgery. A prospective, randomised single center study. Rom J Anaesth Intensive Care, 2017, 24(1): 29 - 36.

33. Wu JS. Rectal Cancer staging. Clin Colon Rectal Surg, 2007, 20(3): 148 - 157.

34. Inoue Y, Kusunoki M. Resection of rectal cancer: a historical review. Surg Today, 2010, 40 (6): 501 - 506.

35. Perry WB, Connaughton CJ. Abdominoperineal resection: how is it done and what are the results? Clin Colon Rectal Surg, 2007, 20(3): 213 - 220.

36. Mahipal A, Grothey A. Role of biologies in first-line treatment of colorectal cancer. J Oncol Pract, 2016, 12(12): 1219 - 1228.

37. Nonaka S, Kawaguchi Y, Oda I, Nakamura J, Sato C, Kinjo Y, et al. Safety and effectiveness of propofol-based monitored anesthesia care without intubation during endoscopic submucosal dissection for early gastric and esophageal cancers. Dig Endosc, 2015, 27(6): 665 - 673.

肝胆肿瘤的麻醉

帕斯卡尔·奥乌苏·阿吉曼格

15.1 引言

　　肝胆肿瘤往往是高度恶性肿瘤,包括肝细胞肝癌(hepatocellular carcinoma, HCC)、胆管癌和胆囊癌[1]。慢性炎症是胆囊癌和胆管癌最重要的危险因素。慢性乙肝病毒感染是肝细胞肝癌(HCC)最常见的病因之一。肝胆肿瘤的治疗方式主要依据肿瘤的部位和侵犯的范围。部分肝切除术仍然是治愈早期肝癌的主要方法[1]。对于3 cm及小于3 cm的病灶,射频消融手术是另一种较推荐的治疗选择[2]。对于肝外胆管癌的选择性病例,可选择肝移植[3]。

15.2 术前评估

　　对肝切除术患者的术前评估不仅需要常规评估,而且需要根据患者个体的状态进行着重评估[4]。轻度或无器质性疾病的患者无需像严重肝功能损伤患者那样进行深入评估。尽管目前临床肝功能检查手段较多,但并非所有检查都能预测患者心血管、呼吸及肝功能的围术期变化[4]。

　　肝胆外科手术患者的术前评估包括详细的既往史和临床检查,重点关注与肝功能相关的异常发现,如腹水、黄疸或肝大。术前检查怀疑患者可能存在肝功能或心肺功能损害,则提示有进一步检查的必要性,需做好围术期麻醉管理。例如,患者有严重腹水或肝大可能与功能残气量(functional residual capacity, FRC)降低和血容量不足相关;这些情况增加了麻醉诱导期因回心血量减少导致的血流动力学不稳定的风险,同时也增加反流误吸的风险。在这种情况下,使用对循环影响较小的麻醉药物进行快速序贯诱导(rapid sequence induction, RSI)更合适。

　　呼吸急促以及呼吸空气时的氧饱和度降低提示患者通气血流比例失调[5]。这一发现有诸多意义,它关系到围术期管理的方方面面。例如,在麻醉诱导之前充分的给氧去氮以防低氧血症的发生,精准的液体管理以避免液体超负荷。这些情况也会影响手术方式,术前存在低氧血症的患者可能无法耐受气腹的心肺效应,同时术中可能无法耐受腹腔镜操作的体位变化[6]。

　　术前需要对肝功能进行血液学方面的评估,包括血常规、血清生化、凝血功能和肝功能检查。然而,由于这些检查结果大多为非特异性的,有时很难真实的评价肝功能,因此需要谨慎解读[7]。胆红素和肝转氨酶升高通常表明存在一定程度的肝损伤。慢性肝病也可能与大多数促凝因子水平降低有关[8]。基本的凝血功能检测包括凝血酶原时间和活化部分凝血酶原时间是常规需要做的。然而，它们与出血倾向的相关性并不强[9]。最近引入的血栓弹力图能识别不同类型的凝血功能异常，使得管理更具有针对性。因此，它已成为一种更好的识别凝血异常的检测方法[10]。凝血酶原时间延长的发生可能独立于肝功能。在肝脏切除术前可考虑应用维生素 K。不推荐使用新鲜冰冻血浆对凝血酶原时间进行常规校正[7]。

术前可根据患者评估结果（包括功能状态、相关的合并症和手术切除范围）确定是否需要进行额外的实验室检查。此外，对于无严重肺部疾病的患者，肺功能检查并非常规。然而，考虑到肝脏手术中机体应激可导致血管栓塞，一些作者推荐术前进行药物干预和运动应激试验[5]。

在术前评估中，术后预期可保留功能性肝的百分比是一个重要的考虑因素。肝脏切除手术术后需要允许保留至少 20% 的健康肝脏残留组织，当存在其他相关疾病导致肝功能损伤时，需要保留更多肝脏组织[6]。当预估潜在的健康肝脏残留组织低于 20% 时，应考虑门静脉栓塞等策略，以诱导肝脏增生[8]。

15.3　术前准备

在无严重肝功能损伤的情况下，术前可考虑应用抗焦虑药如咪达唑仑。当有严重肝功能损害存在时，可影响一些苯二氮䓬类药物的代谢，包括咪达唑仑和地西泮[9]。然而，另外一些苯二氮䓬类药物（如奥沙西泮和替马西泮）的代谢无需经过肝脏，此类药物可用于肝功能不全的患者。最近，快速康复外科理念提倡术前忽略抗焦虑药，并在术前 2 h 可饮用碳水化合物饮料[11]。

15.4　术中管理

多种麻醉方式被推荐用于管理肝脏切除术的患者。然而，术中管理比麻醉药以及麻醉方法的选择更为重要。此类手术术中很可能会发生急性大失血，建议术前至少开放两路大口径外周静脉通路（intravenous，IV）[12]。中心静脉通路无需常规使用，但在复杂肝脏切除手术时可考虑使用。术中有创动脉监测不仅可以用来更密切关注血流动力学变化，而且可以方便术中频繁血气分析抽血。

术中管理的主要原则是：在肝实质切除时将下腔静脉扩张最小化，从而达到出血量最小化，术中谨慎补液，利尿剂以及血管扩张剂的使用可实现最低程度的下腔静脉扩张[6]。目前尚无肝切除术中液体管理的确切标准。在一项对 125 名接受肝脏切除术的患者进行的随机双盲前瞻性研究中指出，术中补液较少的患者术后并发症发生率较低[13]。他们的研究指出，按照每搏量变异指导的目标导向液体治疗（goal-directed fluid therapy，GDT）的患者术中静脉输入量较少。术中输注胶体对肝硬化和严重腹水的患者尤其有益[14]，同时可以通过中心静脉压力或每搏变异度监测来粗略评估腔静脉压力[15,16]。通常在肝脏肿瘤切除后，进行适度补夜,恢复血容量。术中失血量增加会对肝切除患者的预后和生存期产生不利影响[13,14]。

麻醉药物的选择取决于肝功能状态。肝功能处于代偿期的肝脏疾病患者可以耐受吸入性麻醉药和麻醉性镇痛药,但晚期肝病患者往往处于高动力循环状态。这类患者的心输出量增加,血管阻力降低,机体变时性和变力性心血管代偿机制减弱[9]。由于肝病患者的生理特征改变,要求麻醉医师在麻醉诱导、麻醉维持尤其是患者体位改变时格外小心。同时对于吸入麻醉药的使用,异氟烷、地氟烷和七氟烷比氟烷对肝脏的损害更小[17,18]。失代偿性肝病患者的药物代谢(主要在肝脏代谢的药物)和药物分布容积会发生改变。随着药物代谢的减少和分布容积的增加,药物的作用时间会延长。不经过肝脏代谢的顺式阿曲库铵等药物被认为是这类患者的首选肌肉松弛药[14]。

15.5 疼痛管理

多模式镇痛管理仍然是肝科手术术后可接受的镇痛方案。开放性肝切除术通常联合胸段硬膜外阻滞,它可以提供最佳的镇痛效果,并可以实现阿片类药物节俭效应[15]。虽然硬膜外镇痛的安全性和有效性值得关注[16],但是硬膜外导管置管引起的并发症相当罕见[19]。但硬膜外阻滞引起的低血压最常通过增加补液量来缓解。然而,过量补液可能会导致液体超负荷,如果初始液体复苏不能有效缓解低血压,则应考虑使用血管升压药。注意在行硬膜外穿刺置管或拔除导管之前检查患者的凝血功

能,以避免与凝血功能异常相关的并发症的发生[20]。

在我们医院,一般选择第5～10胸椎间隙进行硬膜外穿刺置管。在给予试验剂量阴性结果后,固定导管前,硬膜外给予 10 μg/kg 氢吗啡酮(最大 1 mg)。切皮前,硬膜外导管间断给予 3～10 mL 2% 利多卡因以扩散阻滞平面。随后,开始持续硬膜外输注 0.075% 丁哌卡因和 5 μg/mL 氢吗啡酮(或者芬太尼),速率为 5～8 mL/h。之后在外科病房进行硬膜外自控镇痛,背景剂量 5～8 mL/h,患者根据需要的按压加量剂量为 3 mL,锁时 10 min,每小时按压不超过 6 mL[15]。

虽然硬膜外镇痛效果众所周知,但不得不承认其阻滞失败的情况,在这种情况下应立即采取弥补措施来提供镇痛。一项前瞻性双盲随机对照试验中,在 83 例接受开放性肝切除术患者中,硬膜外镇痛失败率为 20%,而接受切口置管镇痛的失败率为 4%[21]。作者报道,在接受切口留置导管镇痛的患者中,虽然术后早期疼痛评分相对较高,但疼痛评分整体较低。此外,与切口置管镇痛的患者相比,术后硬膜外镇痛患者需要更多的升压药。这两种镇痛方式在住院时间、补液量、术后呕心、镇静评分或术后并发症等方面无统计学差异。作者得出结论,术后腹部切口置管镇痛可简化管理,同时该作者不建议在开放性肝切除术中常规使用硬膜外镇痛。

患者静脉自控镇痛(patient-controlled analgesia, PCA)被认为是提供术后镇痛的可选择方案。在硬膜外穿刺有禁忌证的情况下,它可以取代硬膜外镇痛。在接受肝脏

切除术的患者中,通常可以采用吗啡、芬太尼和氢吗啡酮进行术后静脉自控镇痛[15,22]。典型的模式是:无背景剂量并设置一个较低的负荷剂量,例如临床常用的氢吗啡酮静脉自控镇痛方案设置为:无背景剂量,按需剂量给予 0.2 mg,锁定 10 min,根据需要,护理人员可每小时加量给予0.5 mg[15]。

筋膜平面阻滞,如四点法腹横肌平面阻滞(TAP 阻滞),也被证明能够对开腹手术提供有效的术后镇痛。TAP 阻滞的优点包括规避了因凝功能异常和引起交感神经阻滞的顾虑。条件许可的情况下,联合使用脂质体丁哌卡因(266 mg)和 0.25%丁哌卡因可提供持续时间长达 30 h 的镇痛[23]。另外,还有学者认为在四点法中,每个点注射10 mL 0.5%罗哌卡因同样可以[24]。很多学者将切口置管镇痛与硬膜外镇痛和患者静脉自控镇痛效果进行了比较,但不同的临床研究结果各不相同[25,26]。

15.5.1 对乙酰氨基酚

对乙酰氨基酚是多模式镇痛中可使用的最安全的药物之一。但是,肝病患者尽量避免使用,由于其代谢物 N-乙酰对苯醌亚胺(N-acetyl-p-benzoquinone imine,NAPQD)具有肝毒性,其与谷胱甘肽结合后变得没有毒性,然而,肝病患者的谷胱甘肽水平较低,因此 NAPQI 水平升高[27]。

关于肝手术患者围术期对乙酰氨基酚的使用安全性,尚存争议。据报道,对非酒精性肝硬化患者短期使用是安全的[27]。但是,对于肝损伤的患者推荐最大剂量为 2～3 mg/d[28]。

15.5.2 非甾体类抗炎药

非甾体类抗炎药(NSAIDS)仍然是多模式镇痛的重要组成部分。在轻度至中度肝功能障碍患者中,包括布洛芬、依托多酸和双氯芬酸在内的非甾体抗炎药的药代动力学没有改变。然而,其他非甾体抗炎药,如萘普生、舒林酸和塞来昔布,需要在轻度至中度肝功能障碍患者中减少剂量。严重肝功能不全患者不推荐使用非甾体抗炎药,因为其有显著的不良反应[27]。

15.5.3 阿片类药物

阿片类药物的安全使用对肝病患者至关重要,这取决于肝功能不全的程度。代偿性肝病患者可以安全使用阿片类药物,由于一些阿片类药物经肝脏代谢,因此在肝病患者中,阿片类药物的清除功能受到损害,导致生物利用率增加。首过药物代谢降低与肝功能不全的严重程度成正比。肝切除术后,肝功能可能受损,导致阿片类药物代谢受损,受损的严重程度取决于肝脏切除的范围[22]。

吗啡在肝脏中代谢为吗啡-6-葡萄糖醛酸(活性代谢物)和吗啡-3-葡萄糖醛酸(非活性代谢物)。在肝切除术后,随着肝血流量和肝功能的降低,吗啡在肝脏代谢发生改变,肝清除率降低。已报道的文献对各种阿片类药物在肝病患者中的临床效果尚存在争议。已发表的部分文献报道肝硬化患者的吗啡清除率降低[29],然而其他部分文献认为肝硬化对吗啡代谢没有明显影响[30]。研究结果的差异可能与两项研究中受试者之间肝脏损伤程度不同有关。据报道,肝硬化患者的吗啡代谢受到影响,这些患者的吗啡生物利用度是无肝硬化患者的两倍[31]。因此,建议肝功能不全患者的吗啡使用减量,给药间隔时间适当延长[27]。

芬太尼和舒芬太尼的肝摄取率较高,分别约 80% 和接近 100%。两者主要在肝脏代谢,肝血流量减少会降低这些阿片类药物的药物清除率[27]。单次剂量的芬太尼和舒芬太尼药代动力学似乎不受肝功能的影响。然而,在持续输注的患者中观察到半衰期显著延长[32]。与吗啡类似,建议肝功能受损的患者降低阿片类药物的首次剂量,同时延长给药间隔时间,增加评估的频次。

阿芬太尼几乎完全在肝脏代谢,因此肝功能不全会直接影响其代谢过程,导致其血浆清除率降低和游离分数增加。这种延迟清除现象增加了单次或多次给药后延长作用的可能性。严重肝功能障碍的患者有必要减少药物剂量[33]。

瑞芬太尼是合成的 μ 阿片受体激动剂[33],是一种酯基分子结构,它由血液和组织非特异性酯酶代谢。其代谢产物不具有活性且通过肾脏排泄。因此,即使是严重肝功能损伤的并不会影响瑞芬太尼的代谢或排泄[34,35]。然而,有证据表明,在严重肝病的患者输注瑞芬太尼也会发生呼吸抑制。往往监护麻醉期间使用瑞芬太尼需要注意呼吸抑制情况,在麻醉苏醒期由于瑞芬太尼代谢迅速,呼吸抑制往往被忽略。肝功能严重损伤患者需要调整瑞芬太尼用量。

氢吗啡酮通过肝脏代谢,因此肝功能损伤患者其代谢降低,则导致作用时间延长。中度至重度肝功能不全患者建议将氢吗啡酮初始剂量减少 25%～50%,并密切监测

呼吸抑制的发生[27]。

哌替啶在肝脏中代谢为去甲哌替啶(6‐N‐去甲基哌替啶),而后进一步水解为哌替啶酸。去甲哌替啶具有神经毒性作用,其累积可能导致神经肌肉易激症和癫痫发作[36]。此外,去甲哌替啶排泄的降低可能会增加中枢神经系统并发症的风险。据报道,肝硬化患者的其血浆清除率降低,从而延长了哌替啶的半衰期[27]。因此,建议肝病患者使用哌替啶时应减少剂量并延长给药间隔时间。

15.6 总结

全身麻醉可安全用于因肝胆肿瘤行肝切除术的患者,麻醉医师需要谨慎选择围术期使用的各种麻醉药物,并进行谨慎输液管理。

(陆丽虹 译,朱序勤 校)

参考文献

1. Benson AB, 3rd, Abrams IA, Ben-Josef E, Bloomston PM, Botha JF, Clary BM, et al. NCCN clinical practice guidelines in oncology: hepatobiliary cancers. J Natl Compr Cane Netw, 2009, 7(4): 350‐391. PubMed PMID: 19406039. PMCID: PMC4461147. Epub 2009/05/02. eng.

2. Pompili M, Mirante VG, Rondinara G, Fassati LR, Piscaglia F, Agnes S, et al. Percutaneous ablation procedures in cirrhotic patients with hepatocellular carcinoma submitted to liver transplantation: assessment of efficacy at explant analysis and of safety for tumor recurrence. Liver Transpl, 2005, 11(9): 1117‐1126. PubMed PMID: 16123960. Epub 2005/08/27. eng.

3. Sudan D, DeRoover A, Chinnakotla S, Fox I, Shaw B, Jr., McCashland T, et al. Radiochemotherapy and transplantation allow long-term survival for

nonresectable hilar cholangiocarcinoma. Am J Transplant, 2002, 2 (8): 774 - 779. PubMed PMID: 12243499. Epub 2002/09/24. eng.

4. Redai I, Emond J, Brentjens T. Anesthetic considerations during liver surgery. Surg Clin North Am, 2004, 84 (2): 401 - 411. PubMed PMID: 15062652. Epub 2004/04/06. eng.

5. Herve P, Lebrec D, Brenot F, Simonneau G, Humbert M, Sitbon O, et al. Pulmonary vascular disorders in portal hypertension. Eur Respir J, 1998, 11 (5): 1153 - 1166. PubMed PMID: 9648972. Epub 1998/07/02. eng.

6. Egger ME, Gottumukkala V, Wilks JA, Soliz J, Ilmer M, Vauthey JN, et al. Anesthetic and operative considerations for laparoscopic liver resection. Surgery, 2017, 161(5): 1191 - 1202. PubMed PMID: 27545995. Epub 2016/10/25. eng.

7. Gasteiger L, Eschertzhuber S, Tiefenthaler W. Perioperative management of liver surgery-review on pathophysiology of liver disease and liver failure. Eur Surg, 2018, 50(3): 81 - 86. PubMed PMID: 29875796. PMCID: PMC5968074. Epub 2018/06/08 eng.

8. Shindoh J, Truty MJ, Aloia TA, Curley SA, Zimmitti G, Huang SY, et al. Kinetic growth rate after portal vein embolization predicts posthepatectomy outcomes: toward zero liver-related mortality in patients with colorectal liver metastases and small future liver remnant. J Am Coll Surg, 2013, 216 (2): 201 - 209. PubMed PMID: 23219349. PMCID: PMC3632508. Epub 2012/12/07. eng.

9. Hanje AJ, Patel T. Preoperative evaluation of patients with liver disease. Nat Clin Pract Gastroenterol Hepatol, 2007, 4 (5): 266 - 276. PubMed PMID: 17476209. Epub 2007/05/04. eng.

10. Stravitz RT. Potential applications of thromboelastography in patients with acute and chronic liver disease. Gastroenterol Hepatol (NY), 2012, 8(8): 513 - 520. PubMed PMID: 23293564. PMCID: PMC3533209. Epub 2013/01/08. eng.

11. Ni CY, Yang Y, Chang YQ, Cai H, Xu B, Yang F, et al. Fast-track surgery improves postoperative recovery in patients undergoing partial hepatectomy for primary liver cancer: A prospective randomized controlled trial. Euro J Surg Oncol (EJSO), 2013, 39(6): 542 - 547.

12. Rahimzadeh R, Safari S, Faiz SH, Alavian SM. Anesthesia for patients with liver disease. Hepat Mon, 2014, 14 (7): e19881. PubMed PMID: 25031586. PMCID: PMC4080095. Epub 2014/07/18. eng.

13. Khalil M, D'Honneur G, Duvaldestin P, Slavov V, De Hys C, Gomeni R. Pharmacokinetics and pharmacodynamics of rocuronium in patients with cirrhosis. Anesthesiology, 1994, 80(6): 1241 - 1247. PubMed PMID: 8010470. Epub 1994/06/01. eng.

14. De Wolf AM, Freeman JA, Scott VL, Tullock W, Smith DA, Kisor DF, et al. Phaimacokinetics and pharmacodynamics of cisatracurium in patients with end-stage liver disease undergoing liver transplantation. Br J Anaesth, 1996, 76(5): 624 - 628. PubMed PMID: 8688259. Epub 1996/05/01. eng.

15. Aloia TA, Kim BJ, Segraves-Chun YS, Cata JP, Truty MJ, Shi Q, et al. A randomized controlled trial of postoperative thoracic epidural analgesia versus intravenous patient-controlled analgesia after major hepatopancreatobiliary surgery. Ann Surg, 2017, 266(3): 545 - 554. PubMed PMID: 28746153. PMCID: PMC5784834. Epub 2017/07/27. eng.

16. Tzimas P, Prout J, Papadopoulos G, Mallett SV Epidural anaesthesia and analgesia for liver resection. Anaesthesia, 2013, 68(6): 628 - 635. PubMed PMID: 23662750. Epub 2013/05/15. eng.

17. Safari S, Motavaf M, Seyed Siamdoust SA, Alavian SM. Hepatotoxicity of halogenated inhalational anesthetics. Iran Red Crescent Med J, 2014, 16(9): e20153. PubMed PMID: 25593732. PMCID: PMC4270648. Epub 2015/01/17. eng.

18. Zaleski L, Abello D, Gold MI. Desflurane versus isoflurane in patients with chronic hepatic and renal disease. Anesth Analg, 1993, 76(2): 353 - 356. PubMed PMID: 8424515. Epub 1993/02/01. eng.

19. Kelliher L, Jones C, Dickinson M, Scott M, Quiney N. Epidural anaesthesia and analgesia for liver resection. Anaesthesia, 2013, 68(9): 975 - 976. PubMed PMID: 24047358. Epub 2013/09/21. eng.

20. Shontz R, Karuparthy Y, Temple R, Brennan TJ. Prevalence and risk factors predisposing to coagulopathy in patients receiving epidural

analgesia for hepatic surgery. Reg Anesth Pain Med, 2009, 34(4): 308 – 311. PubMed PMID: 19574863. Epub 2009/07/04. eng.

21. Bell R, Ward D, Jeffery J, Toogood GJ, Lodge JA, Rao K, et al. A randomized controlled trial comparing epidural analgesia versus continuous local anesthetic infiltration via abdominal wound catheter in open liver resection. Ann Surg, 2018, PubMed PMID: 30080727. Epub 2018/08/07. eng.

22. Rudin A, Lundberg JF, Hammarlund-Udenaes M, Flisberg P, Werner MU. Morphine metabolism after major liver surgery. Anesth Analg, 2007, 104(6): 1409 – 1414. table of contents. PubMed PMID: 17513633. Epub 2007/05/22. eng.

23. Soliz JM, Lipski I, Hancher-Hodges S, Speer BB, Popat K. Subcostal transverse abdominis plane block for acute pain management: a review. Anesth Pain Med, 2017, 7(5): e12923. PubMed PMID: 29696110. PMCID: PMC5903215. Epub 2018/04/27. eng.

24. Siddiqui S, Anandan S. The use of four-point transversus abdominis plane block for liver resection. Indian J Anaesth, 2016, 60(5): 369 – 370. PubMed PMID: 27212732. PMCID: PMC4870958. Epub 2016/05/24. eng.

25. Basu S, Tamijmarane A, Bulters D, Wells JK, John TG, Rees M. An alternative method of wound pain control following hepatic resection: a preliminary study. HPB(Oxford), 2004, 6(3): 186 – 189. PubMed PMID: 18333074. PMCID: PMC2020673. Epub 2008/03/12. eng.

26. Soliz JM, Gebhardt R, Feng L, Dong W, Reich M, Curley S. Comparing epidural analgesia and ON-Q infiltrating catheters for pain management after hepatic resection. Open J Anesthesiol, 2013, 3(1): 3 – 7. PubMed PMID: 25580374. PMCID: PMC4286355. Epub 2013/01/01. eng.

27. Bosilkovska M, Walder B, Besson M, Daali Y, Desmeules J. Analgesics in patients with hepatic impairment: pharmacology and clinical implications. Drugs, 2012, 72(12): 1645 – 1669. PubMed PMID: 22867045. Epub 2012/08/08. eng.

28. Chandok N, Watt KD. Pain management in the cirrhotic patient: the clinical challenge. Mayo Clin Proc, 2010, 85(5): 451 – 458. PubMed PMID: 20357277. PMCID: PMC2861975. Epub 2010/04/02. eng.

29. Chen JP, Jawan B, Chen CL, Wang CH, Cheng KW, Wang CC, et al. Comparison of postoperative morphine requirements in healthy living liver donors, patients with hepatocellular carcinoma undergoing partial hepatectomy, and liver transplant recipients. Transplant Proc, 2010, 42(3): 701 – 702. PubMed PMID: 20430150. Epub 2010/05/01. eng.

30. Patwardhan RY Johnson RF, HoyumpaA, Jr., Sheehan JJ, Desmond PV, Wilkinson GR, et al. Normal metabolism of morphine in cirrhosis. Gastroenterology, 1981, 81(6): 1006 – 1011. PubMed PMID: 7286578. Epub 1981/12/01. eng.

31. Hasselstrom J, Eriksson S, Persson A, Rane A, Svensson JO, Sawe J. The metabolism and bioavailability of morphine in patients with severe liver cirrhosis. Br J Clin Pharmacol, 1990, 29(3): 289 – 297. PubMed PMID: 2310653. PMCID: PMC1380128. Epub 1990/03/01. eng.

32. Scholz J, Steinfath M, Schulz M. Clinical pharmacokinetics of alfentanil, fentanyl and sufentanil. An update Clin Pharmacokinet, 1996, 31(4): 275 – 292. PubMed PMID: 8896944. Epub 1996/10/01. eng.

33. Tegeder I, Lotsch J, Geisslinger G. Pharmacokinetics of opioids in liver disease. Clin Pharmacokinet, 1999, 37(1): 17 – 40. PubMed PMID: 10451781. Epub 1999/08/19. eng.

34. Dershwitz M, Hoke JF, Rosow CE, Michalowski P, Connors PM, Muir KT, et al. Pharmacokinetics and pharmacodynamics of remifentanil in volunteer subjects with severe liver disease. Anesthesiology, 1996, 84(4): 812 – 820. PubMed PMID: 8638835. Epub 1996/04/01. eng.

35. Dumont L, Picard V, Marti RA, Tassonyi E. Use of remifentanil in a patient with chronic hepatic failure. Br J Anaesth, 1998, 81(2): 265 – 267. PubMed PMID: 9813539. Epub 1998/11/14. eng.

36. Marinella MA. Meperidine-induced generalized seizures with normal renal function. South Med J, 1997, 90(5): 556 – 558. PubMed PMID: 9160082. Epub 1997/05/01. eng.

乳腺癌和乳房重建手术的麻醉

16

詹姆斯·弗里曼、艾斯林·舍温、多纳尔·巴吉

16.1 引言

乳腺癌是女性最常见的癌症[1]。自 20 世纪 90 年代以来,乳腺癌生存率稳步上升,其 5 年生存率目前已接近 90%[2],但乳腺癌仍然是女性癌症死亡的主要原因[3],而且与此相关的财政支出也十分巨大。就 2009 年而言,整个欧盟用于乳腺癌的费用为 150 亿欧元,仅次于肺癌[4]。

与乳腺恶性肿瘤相关的潜在危险因素很多[5,6],其中,女性是最强的风险因素,纵观整个女性群体,一生中罹患乳腺癌的概率是 12%,而某些特定人群的风险正在逐步增加。例如,乳腺癌的风险与年龄增长密切相关[7];与 30 岁的女性相比,70 岁的女性在 10 年内患乳腺癌的风险几乎增加了 10 倍(0.43% 和 3.74%)[8]。大约 5% 的乳腺癌患者被认为与基因相关[9],特别是乳腺癌基因 1(*BRCA*1)和乳腺癌基因 2(*BRCA*2),是遗传性乳腺癌的主要发病原因。受 *BRCA* 突变影响的女性一生中患乳腺癌的风险将会大大增加[9]。其他相关因素包括雌激素暴露[10]、吸烟[11]、肥胖[12-14]和饮酒[15]。

16.2 解剖结构

成年女性的乳房位于前胸壁的胸大肌表面,其血液供应来源于胸廓内动脉、腋动脉和后肋间动脉的分支。

乳房的静脉引流主要依赖于 3 组主要静脉,即胸内静脉分支、腋静脉和后肋间静脉。

乳房的淋巴引流,从乳腺小叶出发,汇入乳晕下丛(萨佩式丛),再分为 3 条主要的通路,即乳腺内侧通路,腋窝通路和乳腺后侧通路。一般来说,腋窝淋巴结收集了 75% 的淋巴液。

乳房的神经支配有以下几个来源:胸内侧和外侧神经分别来源于臂丛的内侧束和外侧束的分支,胸内侧神经穿过胸小肌支配部分的胸大肌和胸小肌,而胸外侧神经在胸小肌上方进入胸大肌并支配胸大肌的其余部分。胸长神经(LTN)起源于 C5～C7 的腹侧支,分布于前锯肌的表面。在乳房手术过程中,LTN 可能会发生损伤,导致"翼状肩"。上述这些神经正是布兰科所描述的,我们进行胸大肌神经阻滞的目标[16]。乳房的皮神经是通过肋间神经的外侧支和前侧支来支配的,它们是 T1 到 T6 的感觉分支。

16.3 乳腺癌手术类型

乳腺癌患者生存率提高和死亡率降低，可能是受益于更有效、更合理的治疗策略[2]，尤其是辅助治疗方案的发展[17]。然而，乳腺癌本身就是重要的手术指征，相较于其他治疗手段，手术切除仍然是最主要的方法，其他可能还包括内分泌治疗、化疗、放疗和免疫治疗[18]。超过80%的乳腺癌患者将接受某种形式的手术作为治疗的一部分[18]，而手术切除方式大致可分为2种：乳房切除术，即将整个乳房切除，以及创伤性更小的保乳手术，如部分乳房切除术或乳房肿瘤切除术[3]。

乳腺癌的外科治疗在过去的40年里有了长足的发展，逐渐从创伤更大，更彻底的手术方式转向更加保守的治疗方法[19]。对于早期乳腺癌患者，目前保乳手术结合放疗被认为是治疗的"金标准"[20]。因此，就现代乳腺癌的治疗而言，外科医师不仅要重视疾病的根治，同时也要兼顾美观的需求[19]。

16.3.1 乳房切除术

乳房切除术的起源可以追溯到中世纪以前[21]，直到近代，自19世纪末从霍尔斯特德开始逐渐发展。根治性乳房切除术的切除范围包括整个乳房、胸肌和腋窝淋巴结，这种创伤大、痛苦多的手术，已经很大程度上被更少损伤和更保守的方法所取代。改良根治性乳房切除术则保留了胸肌，而单纯的乳房切除术只切除乳房组织。接下来讨论乳房肿瘤切除术。虽然越来越倾向于保乳手术的开展，但在现代乳腺癌外科治疗中，乳房切除术仍在某些病例中占据重要地位。有趣的是，在21世纪前10年，美国的乳房切除术率呈上升趋势，尤其对单侧乳腺癌患者而言，即使并没有显示出任何的生存获益，但"预防性"双侧乳房切除率仍显著提高[24]。个中原因难以确定，但可能反映了患者对复发的恐惧。

16.3.2 局部广泛切除及乳房肿瘤切除术

乳腺病变切除通常是为了获得组织病理学诊断。尽管开放式活检技术在某些情况下可能是有效的，但微创技术，如经皮穿刺活检仍是目前的金标准[25,26]。更小的细针穿刺通常可以在门诊局部麻醉下进行。而对于不能扪及的病灶，通常需要在放射影像指导下置入钩状钢丝，以指导手术医师。

16.3.3 前哨淋巴结活检

在切除乳腺癌病灶时，会同时切除明显病变的淋巴结。如果临床上没有发现明显病变的淋巴结，则行前哨淋巴结切除。前哨淋巴结，是从乳腺癌病灶处引流汇入淋巴管后的第一站淋巴结，可以用有色的或放射性染料标记。许多有色染料（如亚甲基蓝）会干扰脉搏血氧饱和度的测定[27]，因此麻醉医师应注意到围术期可能的氧饱和度探头读数不准确的问题。在注射染料之前，外科医师也应口头告知。另外，染料也会导致术中过敏反应的发生，一旦发生急性心血管事件，应该考虑到染料反应的可能。

16.3.4 腋窝的解剖

腋窝区域主要有3组淋巴结"区域"（表16.1)。在乳腺癌腋窝清扫术中，需要切除Ⅰ组和Ⅱ组淋巴结，而切除较浅表三级淋巴结似乎没有任何生存优势。理想情况下,外科医师的目标应该是识别和保留胸背神经、胸长神经和肋间臂神经,以避免术后慢性感觉障碍。

表16.1 腋窝淋巴结手术分组

分　组	定　　位
Ⅰ	在胸小肌的下缘下方
Ⅱ	在胸小肌深面
Ⅲ	在胸小肌上方

16.4　乳房重建手术类型

如果没有禁忌证,所有接受乳房切除术的患者都应该享有进行乳房重建手术的机会。重建乳房有多种选择,基本可分为两大类:基于植入物的重建手术或使用自体皮瓣再造乳房[29](图16.1)。乳房重建可以在肿瘤切除手术后即时施行,也可以先行辅助治疗后远期实施。

16.4.1　植入物重建术

以植入物为基础的重建术通常包括盐水组织扩张器植入。一旦扩张到足够尺寸,就取出扩张器,改用特定的硅胶假体代替。与皮瓣重建相比,基于植入物的手术具有简单和创伤小的优点。虽然植入物的植入过程并不长,但整个重建过程可能需要分为多个步骤,而且随后5年内,1/3的植入物患者将由于瘢痕反应或挛缩等并发症需要再次手术[30]。

16.4.2　皮瓣重建

自体皮瓣重建手术是利用患者自身的皮肤、脂肪,偶尔也使用肌肉,游离转移后形成一个新的乳房。皮瓣的来源取决于手术的类型,常用的部位包括腹部、大腿、背部和臀部。尽管皮瓣重建术会导致手术的时间

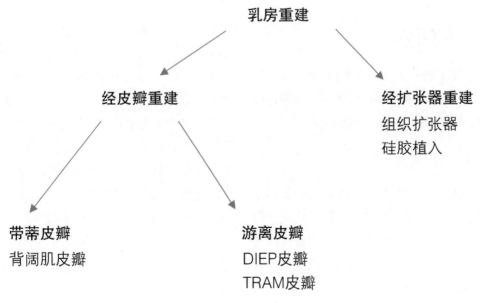

图16.1 乳房重建方式

较长,但总体而言可能减少手术的数量和并发症的发生率,而且也能使乳房外形更为自然美观。

自体皮瓣本身可分为 2 种类型(图 16.1)。使用带蒂皮瓣时,供体组织通过完整的血管蒂与原始供体部位保持连接。因此,不会导致血液供应的中断。最常见的带蒂皮瓣是背阔肌皮瓣,其经过腋窝转移至乳房位置。

相较而言,游离皮瓣则是随着血管蒂的离断而完全呈离体状态,随后利用显微外科技术重建皮瓣的血液供应。

乳房重建术中最常见的两种游离皮瓣是腹壁下动脉穿支皮瓣(DIEP)和横行腹直肌肌皮瓣(TRAM)。手术中,需要从下腹部分离一块椭圆形的组织,然后转移到前胸壁。与 TRAM 皮瓣不同,DIEP 手术保留了腹直肌,从而有助于维持腹部力量,减少了疝的可能性,缩短了恢复时间[31]。目前,DIEP 皮瓣被认为是行游离皮瓣乳房再造术的"金标准"。

16.5 术前评估

除了明确和优化并存疾病,制定围术期管理的计划,术前麻醉评估还要与患者进行谈话,并对麻醉的具体实施做出解释。

16.5.1 一般建议

当无需行实体肿瘤切除时,乳房重建术是择期手术,因此有充分的时间来优化任何潜在风险。相对而言,对于癌症患者任何延迟治疗都是不恰当的。延迟 12 周或更长时间就诊或接受治疗的患者,其长期生存结果明显较差[32],应尽一切努力在 3 个月内进行干预。

接受乳腺癌手术的女性没有必要进行一些特殊的或强制性的检查,而是要结合患者的既往病史和治疗方案。任何并发疾病都应充分了解并适当优化。应明确询问过敏史,尤其是那些更常见的过敏源,如乳胶、抗生素、神经肌肉阻滞剂和其他麻醉药物。患者常规药物的使用应遵循指导。对于那些接受更广泛手术干预的患者,还要进行血型鉴定和交叉配型。

16.5.2 焦虑和术前用药

一旦确诊了癌症,患者可能会承受巨大的压力。虽然从确诊到手术期间,患者可能会渐渐有些心理准备,但围术期的焦虑情绪还是会增加[33]。除了对接受手术和麻醉的普遍恐惧外,例如"无法苏醒"或者"术后疼痛",乳腺癌手术患者还可能对术后的外貌形象和女性角色感到担忧[34,35]。

术前焦虑造成的心理上的困扰并不局限于术前阶段,焦虑程度越高的患者往往术后的疼痛评分越高[36],也更容易出现伤口愈合不良[33]。因此,消除患者的担忧和减轻焦虑可能会产生有益的影响并延续至术后[34,37]。除了简单的安慰外,术前合理使用苯二氮䓬类药物也可以促使焦虑的缓解。既往曾有人提出长期使用苯二氮䓬类药物的潜在致癌性[38],但并没有明确证据证明围术期使用此类药物的危害性。相反,苯二氮䓬类药物可以减轻焦虑、降低血压和心率,并易于喉罩置入。术前使用的抗焦虑药物包括替马西泮、劳拉西泮或地西泮,应该结合患者的年龄、体重和症状而给予适宜的口服剂量。

16.5.3 新辅助治疗：化疗

术后通常需要进行适当的化疗。有时，术前（新辅助）化疗被用来"缩小"大的或局部进展的肿瘤，以减少需要手术切除的范围[39]。新辅助使用的化疗方案与术后的化疗方案相似，在手术干预的情况下，化疗的时机对长期结局没有明显影响[40]。原发性乳腺癌的化疗通常为 4～8 个周期（12～24周），大多数方案都要使用蒽环类和（或）紫杉类药物[41]。

许多化疗药物的一个常见不良反应是骨髓抑制。这种情况通常（至少部分）在停止化疗的 6 周内逆转，但也可能持续更长时间。中性粒细胞减少的患者可表现为暴发性脓毒症，临床症状迅速恶化，但感染的症状却不典型。全血细胞减少也会影响围术期氧供和止血效果。因此，化疗后接受手术的患者必须进行全血细胞计数的检查。

自 20 世纪 70 年代问世后不久，蒽环类药物的心脏相关不良反应就变得明显起来，其"心脏毒性"似乎没有标准的定义，表现各不相同：临床症状危重需要紧急入院，亚临床结构改变，新发心律失常，以及无症状的心脏生物标志物升高[42]。这些变化往往不会立即发生，有证据表明，蒽环类药物引发的围术期问题其实相当罕见[43]。如果时间允许，心电图和超声心动图还是十分必要，重点评估左心室功能和收缩力。根据临床表现和检查结果，患者在术前可能需要心内科专家会诊。当曲妥珠单抗（赫赛汀）与蒽环类药物联合使用时，心肌病的风险会显著增高[44]。

许多化疗药物作为细胞毒素，具有潜在的致癌性，尤其是继发恶性肿瘤的风险，如 AML 和骨髓增生异常综合征[45]，其他潜在并发症包括胃肠道不适、脱发、光过敏、膀胱炎和周围神经病变[46]。

16.5.4 新辅助治疗：放疗

作为多模式治疗方案的一部分，乳腺癌患者通常会在肿瘤切除后进行放疗[47]。因此，对于接受原发性肿瘤切除术的乳腺癌患者，不太需要考虑放疗对胸壁的影响。然而，对于后期需要乳房重建的患者，放疗可能会有所影响。

麻醉医师最关心的是，胸壁放疗后引起的放疗相关肺损伤（RILI）的情况。2003 年的一项综述表明，接受放疗的乳腺癌患者，RILI 的发生率为 5%～15%[48]。

传统上，RILI 分为 2 个不同的临床阶段：急性肺炎和晚期纤维化。典型的放射性肺炎通常出现在放疗结束后 1～6 个月，症状包括呼吸困难、无痰干咳、胸膜炎性胸痛和低热。对于有潜在胸部疾病的患者，很难区分是肺炎或是原发疾病的加重，影像学检查可能也难以鉴别。急性肺炎通常对类固醇反应良好，采用逐渐减量法治疗，可以完全治愈，只有较少情况下发展为纤维化。

典型的纤维化出现在放疗结束后数月至数年，其进行性呼吸困难与高剂量辐射造成的肺部"瘢痕"有关。对于这些患者，治疗的目的是缓解症状，而非治愈。影像学上会显示瘢痕形成，但影像学异常程度与临床症状之间没有相关性，而肺功能检查可能有助于发现限制性通气相关的弥散功能的下降程度[48,49]。

16.6　术中麻醉

乳腺癌手术的麻醉方式可以采用静脉、吸入或者局部麻醉。为了达到最佳的手术条件和患者舒适度，经常采用联合麻醉，其中较常规的方法是使用局部麻醉进行镇痛，然后使用吸入或静脉药物维持全身麻醉。在我们医院，全身麻醉联合胸肌平面阻滞是乳腺癌手术最常采用的麻醉方式，其他常用的方法包括胸肌平面阻滞联合 TIVA，以及全身麻醉联合椎旁阻滞。

16.7　全身麻醉

全身麻醉可以用挥发性药物或全静脉麻醉（TIVA）技术维持，常用药物有七氟烷、异氟烷、丙泊酚和瑞芬太尼。尽管早期关于肿瘤麻醉的研究表明，在乳腺癌手术中，TIVA 可能提供一个长期的生存优势，但到目前为止，并无临床证据[50,51]。

丙泊酚静脉诱导在我们医院很常见，但根据临床情况，吸入剂如七氟烷也可用于诱导。丙泊酚静脉诱导有几个优点，它可以在一个臂-脑循环时间提供快速的麻醉诱导；丙泊酚可以降低气道反射，是喉罩（LMA）置入时理想的麻醉药物；丙泊酚还具有快速苏醒的优点[52]。行皮瓣重建手术时，所有吸入麻醉药均可降低血管阻力。

七氟烷和地氟烷通常用于时间较长的手术，因为这两种药物都能维持术中心血管反应的稳定性，并能在长时间手术后更快速的苏醒。术中应尽可能避免使用氧化亚氮，因为它与术后胃胀、恶心和呕吐有关，并可能增加术后心脏缺血的风险[54,55]。不同吸

入麻醉药对游离皮瓣血流的影响尚不完全清楚[56]，而麻醉药与血流分布有关的微血管参数之间的相互作用也知之甚少[57]。

七氟烷可能对微循环有益，因为它可以减少血浆渗漏到细胞间隙，因此可以减少皮瓣水肿[58]，同时可能对缺血-再灌注损伤也有保护作用[59,60]。然而，麻醉医师应该认识到，没有具体的证据表明一种吸入麻醉药优于另一种，每个麻醉医师都有自己的偏好。对于微血管手术中，吸入麻醉和静脉麻醉的优劣仍需要进一步的研究[61]，但联合丙泊酚和瑞芬太尼靶控输注（TCI）是目前比较流行的方法[62]。

如果没有其他禁忌证，喉罩（LMA）是一种适合于短小手术的选择。关于 LMA 可保留的最长持续时间始终存在一些争议[63-65]，但对于长时间手术，尤其是术中需要改变体位时，气管插管可能是最合适的气道管理策略。插管和机械通气的其他指征包括有误吸风险和肥胖的患者。

16.7.1　体位

手术时的不同体位对生理学的影响和护理要求的不同，可以在大多数麻醉教科书中找到，我们在这里只讨论与乳腺癌手术相关的一些常见的体位。对于乳腺肿瘤的切除或减容术，患者通常采用仰卧位，肿瘤侧的手臂可以被固定，以便于腋窝区域的操作。

在重建手术中，仰卧位是最常见的。然而，根据手术的不同，可能需要侧卧位或俯卧位，以创造最佳的手术条件。如果要进行双侧重建手术，双臂可能会被固定（十字架位），并需要不同程度的头低脚高位和髋部

的屈曲，以确保良好的美容效果和减少出血。还有一些皮瓣重建可能需要侧卧位，而俯卧位更为罕见，主要为了便于提取脂肪组织，进行乳房脂肪填充移植的美容手术。如果患者需要采用俯卧位，建议使用加强型气管导管。

16.8 镇痛

乳房手术后通常会产生轻至中度的即刻疼痛，这并不意味着可以忽视有效的术前镇痛。围术期疼痛控制不良可能会产生伦理和人道主义方面的问题，而有效的围术期镇痛措施可能会降低肿瘤转移进展的风险[66]，以及皮瓣重建过程中由于儿茶酚胺释放而发生血管痉挛的风险。

16.9 区域麻醉与镇痛

从简单的局部浸润麻醉到更复杂的技术，局部麻醉药已被用于手术期间提供有效的镇痛和麻醉。下面讨论一些常用的技术方法。

16.9.1 局部浸润

局部浸润也许是最简便、最快捷和技术要求最低的局部镇痛方法，而且气胸和误入血管的风险极小。然而，局部浸润提供的镇痛作用十分复杂[67-69]。

在大多数情况下，乳房手术后的疼痛是轻到中度的，并没有强有力的证据表明局麻浸润可以减少术后阿片类药物的使用或不良反应的发生[67,70]。一项 Meta 分析发现，乳腺癌手术中使用丁哌卡因和罗哌卡因局

部浸润，术后 2 h 有明显的镇痛作用，但这种效果并不持久，术后 12～24 h 可能无法提供任何的镇痛作用[71]。与这种短期效应相一致的是，局部浸润不会影响慢性疼痛的长期发生率[72]，浸润的时机（术前的或是术后的）似乎也不会对术后疼痛产生任何影响[73]。

在手术部位放置导管可以重复给药或持续输注局部麻醉药。2010 年的一项荟萃分析显示，术后安慰剂和酰胺类局麻浸润之间没有显著差异[74]，但作者建议开展一项设计良好的随机对照试验，以更好地评估伤口浸润的镇痛效果。相反，2014 年一项针对 73 名接受根治性乳房切除术的女性的研究显示，术后 48 h 内的每个点的镇痛都得到了改善[75]。本单位最近的一项随机对照试验[76]比较了通过伤口输注泵输注局麻药与单次胸肌平面阻滞以及 2 种技术的结合，结果发现，当这 2 种技术联合使用时，接受乳腺癌手术的女性在术后 24 h 内的镇痛效果优于单独使用 2 种技术。疼痛的 VAS 评分表明，胸肌平面阻滞在术后早期（前 6 h）提供了更好的镇痛，而局部麻醉药输注在 12～24 h 期间提供了更好的镇痛。

16.9.2 胸肌平面阻滞

越来越多的乳房手术都是日间手术，而椎管内、椎旁和肋间阻滞技术的侵入性操作（它们产生严重并发症的可能性较高）表明它们不适合在日间手术中使用。胸部神经阻滞创伤小、并发症少、操作简便。2011 年首次提出[16]，其最终目的是在胸肌间浸润局麻药。胸部神经或胸肌平面阻滞被一些人比作腹部的 TAP 阻滞，由于超声设备的

日益普及,得到了麻醉医师快速运用。与胸段椎旁阻滞相比,胸肌平面阻滞没有交感神经阻滞的风险,注入静脉的风险更低,可能为乳房切除术的患者提供更好的早期镇痛效果[77]。

目前主要有 2 种类型的胸肌平面阻滞,命名为胸肌 Ⅰ 型和胸肌 Ⅱ 型。胸肌 Ⅰ 型更浅表,局部麻醉药进入胸大肌和胸小肌之间的筋膜平面,阻滞胸外侧神经和胸内侧神经。它可用于胸部假体或组织扩张器置入,并在乳房切除术中作为椎旁阻滞(PVB)的辅助。

改良的胸肌平面阻滞(或胸肌 Ⅱ 型平面阻滞)包括双针入路。首先,进行胸肌 Ⅰ 型阻滞,在胸肌间进行局麻药的浸润,然后,穿过胸小肌后将局部麻醉药注入胸小肌和前锯肌之间,阻滞包括胸长神经,胸背神经和不同数量的胸肋间神经。一般来说,胸肌平面阻滞是在患者麻醉后进行的,这可以增加患者和麻醉医师的舒适感。

16.9.3　胸肌平面阻滞补充

16.9.3.1　前锯肌阻滞

前锯肌阻滞主要用于侧胸部的镇痛,在外科医师的直视或者超声引导下,在前锯肌和背阔肌之间注射局部麻醉药,以阻断胸外侧肋间神经、胸长神经和胸背神经。这可以作为胸肌平面阻滞的有效补充,在腋窝清扫和重建手术中尤其有用。

16.9.3.2　胸横平面阻滞

仅靠胸肌平面阻滞并不能满足乳腺区域手术的镇痛要求。在这种情况下,辅以胸横肌平面阻滞是切实有效的[78]。通过超声引导,在胸横肌与第 4 和第 5 肋骨连接胸骨的肋间肌之间的平面上注入局部麻醉药,以达到阻滞 T2～T6 肋间神经的分皮支的目的。

16.9.4　椎旁神经阻滞

椎旁阻滞(PVB)在一个多世纪前由 Hugo Sellheim 首次提出[79]。虽然最初流行过一阵子,但在 20 世纪中期,这种技术的使用逐渐减少,直到 Eason 和 Wyatt 重新推广普及[80]。椎旁阻滞用于单侧胸部或者腹部手术的患者,学习和操作起来相对简单,目前仍可能被视为乳腺手术镇痛的金标准。然而,由于潜在的低血压风险,因此并不适用于日间手术的患者。

椎旁阻滞时,将局部麻醉药注入相关胸脊神经周围的间隙,能够有效地阻滞同侧的脊神经。由于椎旁间隙内的脊神经没有筋膜鞘,因此对于局麻药特别敏感。还要引起注意的是,前胸壁并非由胸段神经单独支配,其感觉还受到来源于臂丛的胸内侧神经和胸外侧神经的支配。

胸椎旁间隙(PVS)始于 Tl,向尾部延伸至 T12,在所有节段 3 个维度都是“楔形”[79]。内侧壁由中轴骨、椎体、椎间孔和椎间盘组成;后壁也由骨结构构成:脊椎横突,肋骨头和上肋横突韧带;前外侧壁由壁层胸膜和肋间外膜构成。椎旁间隙内含脊神经、肋间血管、脂肪组织、交感链和白、灰质交通支,其中脊神经根被分为腹支和背支。

无论清醒还是麻醉状态下的患者,都可以进行椎旁阻滞。通过超声引导[81]和解剖定位来确认穿刺针的进针位置和深度,并确保进入间隙内,然后采用单次注药,多次注药或者留置导管都是可行的。

不同于腰椎或颈椎间隙,胸段的椎旁阻滞时,局部麻醉药可同时向头侧和尾侧方向扩散。对于单纯的乳房切除术,在 T3/4 水平进行单次注药通常就足够了,而对于那些可能涉及 4 个以上皮区分布的手术,就可能需要多次注药,如果能够置入导管(通常是标准的硬膜外导管)可能会使药液扩散得更好。例如,全乳切除并行腋窝清扫术时,覆盖的范围包括 T1～T6 皮区。如果要留置导管,在尝试置管之前,最好用局部麻醉药"扩大"空间。与硬膜外相比,椎旁阻滞置管会更加困难。导管置入长度也不应超过 2 cm,以减少刺破硬膜或胸膜的风险。双侧椎旁阻滞用于手术镇痛已经有报道,但没有证据表明其效果优于胸段硬膜外阻滞[82]。

左旋丁哌卡因和罗哌卡因可能是最常用的局部麻醉药。不过,注入椎旁间隙内药量和扩散程度之间似乎并没有直接关系。进入椎旁的局部麻醉药可以向尾侧和头侧方向扩散,也可以向硬膜外和肋间隙以及椎体前扩散。

与其他区域阻滞相一致,PVB 的禁忌证包括:患者拒绝,局部感染,椎旁肿瘤,对局部麻醉药过敏和凝血功能障碍。对于依赖肋间功能进行足够气体交换的患者(如严重呼吸系统疾病)、拟手术部位对侧膈肌麻痹的患者,以及有严重脊柱畸形的患者,应谨慎使用。解剖异常也可能增加失败和并发症的风险。

与胸段硬膜外相比,椎旁阻滞被认为更易于掌握,安全性更高,且神经并发症、低血压和尿潴留的风险更小[79]。与使用阿片类药物镇痛相比,椎旁阻滞后恶心、呕吐、镇静和便秘的发生率更低,并能降低乳腺手术后慢性疼痛的发生率[77]。

16.9.5　胸段硬膜外

合适的胸段硬膜外阻滞可提供双侧胸壁镇痛,但随着椎旁阻滞的再次兴起和胸肌平面阻滞开展的日益频繁,硬膜外阻滞在乳房手术中的使用已呈下降之势。而且胸段硬膜外阻滞也不适合日间手术,或者术后仅仅留观一晚也是不够的。虽然有人认为,与其他方式相比,胸段硬膜外阻滞的镇痛效果更好[67],但我们认为,对于范围更大的单侧手术,胸肌平面阻滞效果有限,椎旁阻滞可能仍是首选。胸段硬膜外阻滞的劣势是众所周知的,包括穿刺难度高、低血压、尿潴留,以及更少见的硬膜外血肿和神经损伤。

16.10　全身性镇痛

16.10.1　阿片类药物

传统上,阿片类药物的全身应用一直是治疗术后急性疼痛的主要方法,短效口服药物通常于术后立即使用。剂量往往通过患者的疼痛程度来进行滴定,有时可能还需要使用患者自控装置来提供足够的静脉镇痛。

最近,有一种方法是在术后给患者开预定剂量的阿片类药物,而不考虑给药时的疼痛评分,但这种方法有其局限性。阿片类药物不是无害的药物,并非百利无一害,而是可能引发一些不良反应。定期给药可能并没有显著的镇痛效果,却增加了不良反应发生的概率。所谓的定期给药就是:术前给予第一次阿片类药物,术后给予第二次,并在第一次给药后 12 h 再次给予阿片类药物,但镇痛效果并不尽如人意[67,83,84]。

对围术期阿片类药物使用的关注源于 Exadaktvlos 等人在 2006 年发表的一篇具有里程碑意义的论文[85],文章中提出,在围术期使用椎旁阻滞并给予最小剂量阿片类药物,可以减少肿瘤的复发。随后的体外研究表明,阿片类药物在细胞水平上兼有促肿瘤和抗肿瘤作用[86]。然而,随后的临床研究表明,阿片类药物的使用与肿瘤复发之间并没有明确的联系[86-88]。

瑞芬太尼是一种由组织和血浆酯酶代谢的短效合成阿片类药物,可提供足够的手术镇痛、快速控制血压和舒张血管,尤其为微血管手术提供了良好的条件[61]。

16.10.2　对乙酰氨基酚、非甾体抗炎药

除非有禁忌证,否则对乙酰氨基酚应在围术期常规使用。它在消化性溃疡病和哮喘患者中已被证明是安全的,而且不影响血小板功能。静脉注射对乙酰氨基酚已被证明具有阿片类药物的"节约效应"[89],与单独使用任意一种药物相比,对乙酰氨基酚和非甾体抗炎药(NSAIDs)联合使用可能产生更好的镇痛效果[90]。

虽然非甾体抗炎药在多模式镇痛方案中的作用已经明确,但它并非许多随机对照研究所关注的重点,尤其是与乳腺手术相关的镇痛研究。有证据表明双氯芬酸可减少术后疼痛和阿片类药物的使用[91],但可能会增加术后出血的风险。在乳腺癌手术中,有建议认为围术期使用非甾体抗炎药与长期无病生存的改善息息相关[92]。

传统观点以为,在皮瓣重建手术中应避免使用非甾体抗炎药,这是出于对围术期出血和血肿形成的担忧[93]。然而事实上,在皮瓣手术中给予非甾体抗炎药似乎是安全的,并不会增加出血相关并发症[94,95],还可能减少微血管血栓[96]。尽管如此,给药前还是要与外科医师讨论决定非甾体抗炎药的使用与否。

16.10.3　全身镇痛辅助用药

利多卡因是典型的酰胺类局麻药,主要作用机制是阻滞神经组织内的钠通道。静脉给药后产生的全身镇痛作用的确切机制尚不清楚,但至少部分可能与钠通道抑制有关[97],其常用镇痛方案为初始静脉注射 $1\sim2$ mg/kg,随后以 $0.5\sim3$ mg/(kg·h)持续输注,一般最多使用的是 $1\sim2$ mg/(kg·h)[98]。

文献已经充分证明,静脉注射利多卡因对胸腹部手术的镇痛效果确切[99,100],但对乳腺手术的镇痛似乎没有显著作用[101],但迄今为止,对于不同手术部位之间镇痛效果的差异仍难以解释。

氯胺酮是一种 N-甲基-D-天门冬氨酸受体抑制剂和分离性麻醉药,自 20 世纪 60 年代以来一直被用于镇痛[102],它还可增强围术期阿片类药物的镇痛作用,并减少阿片类药物使用[103-105]。

然而,没有足够的基础证据支持在乳房手术中静脉使用氯胺酮。举个例子,一项随机对照研究发现缝皮时给予氯胺酮与预先给予氯胺酮对比,结果没有明显差异[106],表明氯胺酮术后镇痛作用并不持久。考虑到氯胺酮在非乳房的手术中的良好镇痛作用[107],行乳房手术的患者似乎也能从中获

益。然而,这一点尚未得到临床证实,静脉注射氯胺酮很可能类似于利多卡因,其镇痛效果取决于手术部位。

乳腺癌手术患者静脉注射可乐定可降低术后恶心呕吐(PONV)发生率,但似乎对疼痛没有显著影响[108]。如果采用椎旁阻滞进行围术期镇痛,在局部麻醉药中加入可乐定(75 μg)可改善镇痛,并减少术后阿片类药物的用量[109]。

16.11 术后监护

术后早期监护应放在恢复室,特别注意观察血流动力学的稳定性和明显出血的征象。现代乳房外科手术非常注重美观性,手术切口往往较小,有时给止血造成困难。手术范围较大时,极短的时间内就可能出现大量失血。

吸氧、静脉输液、镇痛和止吐等措施可以酌情使用,而对于一些有严重的基础疾病,手术范围广或造成并发症患者,则需要住院治疗。

早期运动和肠内营养很重要。对于乳腺癌手术的患者而言,物理治疗不仅利于术后活动,而且在预防手术相关的潜在并发症方面也有积极作用,如肩部活动障碍和上肢水肿。

建议采用均衡的、多模式的镇痛方法,包括全身使用阿片类药物、非甾体抗炎药和持续输注局部麻醉药。

进行椎旁或硬膜外阻滞时,应定期监测阻滞平面。任何输注局部麻醉药的导管都应标示清楚,以避免通过同一根导管错误地给予其他药物。理想情况下,急性疼痛的患者经过充分地评估后,应留置导尿管或自控镇痛装置。

（王惠惠　译,吴歆　校）

参考文献

1. World Cancer Research Fund International Breast cancer statistics（Internet）. World Cancer Research Fund International（UK）.（cited 2018 Feb 2）.

2. National Cancer Institute. Cancer stat facts: female breast cancer（Internet）. National Institutes of Health（US）.（cited 2018 Jan 30）.

3. American Cancer Society. How common is breast cancer?（Internet）. American Cancer Society（US）, 2018.（cited 2018 Jan 18）.

4. Luengo-Fernandez R, Leal J, Gray A, Sullivan R. Economic burden of cancer across the European Union: a population-based cost analysis. Lancet Oncol, 2013, 30: 14(12): 1165 - 1174.

5. Centers for Disease Control and Prevention. What are the risk factors for breast cancer?（Internet）CDC（US）, 2017.（cited 2018 Feb 11）.

6. Anothaisintawee T. Wiratkapun C. Lerdsitthichai P, Kasamesup V, Wongwaisayawan S, Srinakarin J, Hirunpat S, Woodicharpreecha P, Boonlikit S. Tcerawattananon Y, Thakkinstian A. Risk factors of breast cancer: a systematic review and meta-analysis. Asia Pacific J Public Health, 2013, 25(5): 368 - 387.

7. DeSantis CE, Fedewa SA, Goding Sauer A, Kramer JL, Smith RA. Jemal A. Breast cancer statistics, 2015: convergence of incidence rates between black and white women. CA Cancer J Clin, 2016, 66(1): 31 - 42.

8. Toriola AT, Colditz GA. Trends in breast cancer incidence and mortality in the United States: implications for prevention. Breast Cancer Res Treat, 2013, 138(3): 665 - 673.

9. Malone KE, Daling JR, Thompson JD, O'Brien CA, Francisco LV, Ostrander EA. BRCA1 mutations and breast cancer in the general population: analyses in women before age 35 years and in women before age 45 years with first-degree family history. JAMA, 1998, 279(12): 922 - 929.

10. Collaborative Group on Hormonal Factors in Breast Cancer. Breast cancer and breastfeeding: collaborative reanalysis of individual data from 47 epidemiological studies in 30 countries, including 50302 women with breast cancer and 96973 women without the disease. Lancet, 2002, 20: 360(9328): 187 - 195.

11. Johnson KC, Miller AB, Collishaw NE, Palmer JR, Hammond SK, Salmon AG, Cantor KP, Miller MD. Boyd NF, Millar J, Turcotte F. Active smoking and secondhand smoke increase breast cancer risk: the report of the Canadian expert panel on tobacco smoke and breast cancer risk (2009). Tob Control, 2010, 20(1): e2.

12. Biswas A. Oh PI, Faulkner GE. Baiai RR, Silver MA. Mitchell MS. Alter DA. Sedentary time and its association with risk for disease incidence, mortality, and hospitalization in adults: a systematic review and meta-analysis. Ann Intern Med, 2015, 162(2): 123 - 132.

13. Lee IM. Shiroma EJ, Lobelo E Puska P. Blair SN. Katzmarzyk PT. Lancet physical activity series working group. Effect of physical inactivity on major non-communicable diseases worldwide: an analysis of burden of disease and life expectancy. Lancet, 2012, 380(9838): 219 - 229.

14. Ligibel J. Obesity and breast cancer. Oncology, 2011, 25(11): 994.

15. Boffetta P, Hashibe M, La Vecchia C, Zatonski W, Rehm J. The burden of cancer attributable to alcohol drinking. Int J Cancer, 2006, 119(4): 884 - 887.

16. Blanco R. The 'pecs block': a novel technique for providing analgesia after breast surzerv. Anaesthesia, 2011, 66(9): 847 - 848.

17. Narod SA. Iabal J, Miller AB. Why have breast cancer mortality rates declined? J Cancer Policy, 2015, 5: 8 - 17.

18. National Cancer Registry Ireland. Cancer Trends Breast Cancer. (Internet). NCRI (IE), 2016. (cited 2018 Feb 2).

19. Franceschini G, Sanchez AM, Di Leone A, Magno S. Moschella F, Accetta C. Masetti R. New trends in breast cancer surgery: a therapeutic approach increasingly efficacy and respectful of the patient. G Chir, 2015, 36(4): 145.

20. Early Breast Cancer Trialists' Collaborative Group. Effect of radiotherapy after breast-conserving surgery on 10-vear recurrence and 15-year breast cancer death: meta-analysis of individual patient data for 10801 women in 17 randomised trials. Lancet, 2011, 378 (9804): 1707 - 1716.

21. Malliou S, Ajnantis N, Pavlidis N, Kappas A, Kriaras J, Geroulanos S. History of mastectomy. Arch Hellenic Med, 2006, 23(3): 260 - 278.

22. Halsted WS. The results of operations for the cure of cancer of the breast performed at the Johns Hopkins Hospital from June, 1889, to January, 1894. Ann Surg, 1894, 20(5): 497.

23. Kummerow KL, Du L, Penson DF, Shyr Y, Hooks MA. Nationwide trends in mastectomy for early-stage breast cancer. JAMA Surg, 2015, 150 (1): 9 - 16.

24. Wong SM, Freedman RA, Sagara Y, Aydogan F, Barry WT, Golshan M. Growing use of contralateral prophylactic mastectomy despite no improvement in long-term survival for invasive breast cancer. Ann Surg, 2017, 265(3): 581 - 589.

25. Bevers TB, Anderson BO, Bonaccio E, Buys S, Daly MB. Dempsey PJ, Farrar WB, Fleming I. Garber JE, Harris RE, Heerdt AS. Breast cancer screening and diagnosis. J Natl Compr Cancer Netw, 2009, 7(10): 1060 - 1096.

26. Silverstein MJ, Recht A, Lagios MD. Special report: consensus conference III Image-detected breast cancer: state-of-the-art diagnosis and treatment. J Am JColl Surg, 2009, 209: 504 - 520.

27. Koivusalo AM, Von Smitten K, Lindgren L. Sentinel node mapping affects intraoperative pulse oximetric recordings during breast cancer surgery. Acta Anaesthesiol Scand, 2002, 46(4): 411 - 414.

28. National Collaboratine Centre for Cancer. Early and locally advanced breast cancer: diagnosis and treatment. NICE clinical guideline 80. London: National Institute for Health and Clinical Excellence: 2009.

29. Nimalan N, Branford OA. Stocks G. Anaesthesia for free flap breast reconstruction. BJA Education, 2015, 16(5): 162 - 166.

30. Gabriel SE, Woods JE, O'Fallon WM, Beard CM, Kurland LT, Melton LJ. Complications leading to surgery after breast implantation. N Engl J Med, 1997, 336(10): 677 - 682.

31. Garvey PB, Buchel EW, Pockaj BA, Casey WJ

II, Gray RJ, Hernández JL, Samson TD. DIEP and pedicled TRAM faps: a comparison of outcomes. Plast Reconstr Surg, 2006, 117 (6): 1711 - 1719.

32. Richards MA, Smith P, Ramirez AJ, Fentiman IS, Rubens RD. The influence on survival of delay in the presentation and treatment of symptomatic breast cancer. Br J Cancer, 1999, 79 (5 - 6): 858.

33. Kiccolt-Glaser JK. Page GG. Marucha PT. MacCallum RC, Glaser R. Psychological influences on surgical recovery: perspectives from psychoneuroimmunology. Am Psvchol, 1998, 53 (11): 1209.

34. Özalp G, Sarioglu R, Tuncel G, Aslan K, Kadiogullari N. Preoperative emotional states in patients with breast cancer and postoperative pain. Acta Anaesthesiol Scand, 2003, 47(1): 26 - 29.

35. Schnur JB, Montgomery GH, Hallquist MN, et al. Anticipatory psychological distress in women scheduled for diagnostic and curative breast cancer surgery. Int J Behav Med, 2008, 15(1): 21 - 28.

36. Bradshaw P, Hariharan S, Chen D. Does preoperative psychological status of patients affect postoperative pain? A prospective study from the Caribbean. Br J Pain, 2016, 10(2): 108 - 115.

37. Ben-Eliyahu S, Page GG, Yirmiya R, Shakhar G. Evidence that stress and surgical interventions promote tumor development by suppressing natural killer cell activity. Int J Cancer, 1999, 80 (6): 880 - 888.

38. Igbal U, Nguyen PA, Syed-Abdul S, Yang HC, Huang CW, Jian WS, Hsu MH, Yen Y, Li YC. Is long-term use of benzodiazepine a risk for cancer? Medicine, 2015, 94(6): 483.

39. Senkus E. Kvriakides S. Penault-Llorca F, Poortmans, Thompson A, Zackrisson S. Cardoso F, ESMO Guidelines Working Group. Primary breast cancer: ESMO Clinical Practice Guidelines for diagnosis, treatment and follow-up. Ann Oncol, 2013, 24(Suppl 6): vi7 - 23.

40. Gianni L, Baselga J, Eiermann W, Porta VG. Semiglazov V, Lluch A. Zambetti M, Sabadell D, Raab G, Cussac AL, Bozhok A. Phase III trial evaluating the addition of paclitaxel to doxorubicin followed by cyclophosphamide, methotrexate, and fluorouracil, as adjuvant or primary systemic therapy: European cooperative trial in operable breast Cancer. J Clin Oncol, 2009, 30: 27(15): 2474 - 2481.

41. Giordano SH, Lin YL, Kuo YF, Hortobagyi GN, Goodwin JS. Decline in the use of anthracyclines for breast cancer. J Clin Oncol, 2012, 2232 - 2239.

42. McGowan JV, Chung R, Maulik A, Piotrowska 1, Walker JM. Yellon DM. Anthracycline chemotherapy and cardiotoxicity. Cardiovasc Drues Ther, 2017, 9: 1 - 3.

43. Shapiro R, Barsuk D, Segev L, Shimon-Paluch S, Berkenstadt H, Zippel DB, Papa MZ. Pre-operative cardiac workup after anthracycline-based neoadjuvant chemotherapy. Is it really necessary? Ann R Coll Surg Engl, 2010, 18: 93 (2): 127 - 129.

44. Chen J, Long JB, Hurria A, Owusu C, Steingart RM, Gross CP. Incidence of heart failure or cardiomyopathy after adjuvant trastuzumab therapy for breast cancer. J Am Coll Cardiol, 2012, 8: 60(24): 2504 - 2512.

45. Praga C, Berch J, Bliss J, Bonneterre J, Cesana B, Coombes RC, Fargeot P, Folin A, Fumoleau P, Giuliani R, Kerbrat P. Risk of acute myeloid leukemia and myelodysplastic svndrome in trials of adjuvant epirubicin for early breast cancer: correlation with doses of epirubicin and cyclophosphamide. Clin Oncol, 2005, 20: 23 (18): 4179 - 4191.

46. Partridge AH, Burstein HJ, Winer EP. Side effects of chemotherapy and combined chemohormonal therapy in women with early-stage breast cancer. JNCI Monographs, 2001, 2001(3): 135 - 142.

47. Jobsen JJ, Van der Palen J, Baum M, Brinkhuis M, Struikmans H. Timing of radiotherapy in breast-conserving therapy: a large prospective cohort study of node-negative breast cancer patients without adjuvant systemic therapy. Br J Cancer, 2013, 108(4): 820 - 825.

48. Marks LB, Yu X, Vujaskovic Z, Small W, Folz R, Anscher MS. Radiation-induced lung injury. Semin Radiat Oncol, 2003, 3 (3): 333 - 345. Elsevier.

49. Ooi GC, Kwong DL, Ho JC, Lock DT, Chan

FL, Lam WK, et al. Pulmonary sequelae of treatment for breast cancer: a prospective study. Int J Radiat Oncol Biol Phys, 2001, 50(2): 411 - 419.

50. Kim MH, Kim DW, Kim JH, Lee KY, Park S, Yoo YC. Does the type of anesthesia really affect the recurrence-free survival after breast cancer surgery? Oncotarget, 2017, 27: 8(52): 90477.

51. Lee JH, Kang SH, Kim Y, Kim HA, Kim BS. Effects of propofol-based total intravenous anesthesia on recurrence and overall survival in patients after modified radical mastectomy: a retrospective study. Korean J Anesthesiol, 2016, 69(2): 126 - 132.

52. De Grood PM, Coenen LG, Van Egmond J, et al. Propofol emulsion for induction and maintenance of anaesthesia. A combined technique of general and regional anaesthesia. Acta Anaesthesiol Scand, 987, 31: 219 - 223.

53. Pereira CM, Figueiredo ME, Carvalho R, Catre D, Assuncāo JP. Anesthesia and surgical microvascular flaps. Braz J Anesthesiol, 2012, 62 (4): 563 - 579.

54. Myles PS, Leslie K, Chan MT, Forbes A, Paech MJ, Peyton P, Silbert BS, Pascoe E. Avoidance of nitrous oxide for patients undergoing major surgery: a randomized controlled trial. Anesthesiology, 2007, 107(2): 221 - 231.

55. Myles PS, Chan MT, Leslie K, Peyton P, Paech M, Forbes A. Effect of nitrous oxide on plasma homocysteine and folate in patients undergoing major surgery. Br J Anaesth, 2008, 100(6): 780 - 786.

56. Sigurdsson GH, Thomson D. Anaesthesia and microvascular surgery: clinical practice and research. Fur J Anaesthesiol, 1995, 12(2): 101.

57. Hahn RG. Microvascular changes and anesthesia. Acta Anaesthesiol Scand, 2002, 46(5): 479 - 480.

58. Bruegger D, Bauer A, Finsterer U, Bernasconi P, reimeier U. Christ F. Microvascular changes during anesthesia: sevoflurane compared with propofol. Acta Anaesthesiol Scand, 2002, 46(5): 481 - 487.

59. Lucchinetti E, Ambrosio S, Aguirre J, Herrmann P, Härter L, Keel M. Meier T. Zaugg M. Sevoflurane inhalation at sedative concentrations provides endothelial protection against ischemia-reperfusion injury in humans. Anesthesiology, 2007, 10(2): 262 - 268.

60. Annecke T, Chappell D, Chen C, Jacob M, Welsch U. Sommerhoff CP, Becker BF. Sevoflurane preserves the endothelial glycocalyx against ischaemia-reperfusion injury. Brit Anaesth, 2010, 104(4): 414 - 421.

61. Hagau N, Longrois D. Anesthesia for free vascularized tissue transfer. Microsurgery, 2009, 29 (2): 161 - 167.

62. Shetty PS, Boyce H, Chisholm D. Anaesthesia for onco-plastic reconstructive surgery. Curr Anaesth Crit Care, 2009, 20(1): 18 - 21.

63. Moser B, et al. Prolonged use of the laryngeal mask airway proseal: a report of seven cases lasting 5 - 11 h. J Anesth Clin Res, 2017, 8: 4.

64. Asai T, Morris S. The laryngeal mask airway: its features, effects and role. Can J Anaesth, 1994, 41(10): 930 - 960.

65. Blitt CD, Gutman HL, Cohen DD, Weisman H, Dillon JB. "Silent" regurgitation and aspiration during general anesthesia. Anesthesia Analgesia, 1970, 49(5): 707 - 713.

66. Page GG, Blakely WP, Ben-Eliyahu S. Evidence that postoperative pain is a mediator of the tumor-promoting effects of surgery in rats. Pain, 2001, 191 - 199.

67. Cheng GS, Ifeld BM. An evidence-based review of the efficacy of perioperative analgesic techniques for breast cancer-related surgery, Pain Med, 2016, 18(7): 1344 - 1365.

68. Lu TJ, Chen JH, Hsu HM, Wu CT, Yu JC. Efficiency of infiltration with bupivacaine after modified radical mastectomy. Acta ChirurgicaBelgica, 2011, 111(6): 360 - 363.

69. Baudry G, Steghens A, Laplaza D, Koeberle P, Bachour K, Bettinger G, Combier F, Samain E. Ropivacaine infiltration during breast cancer surgery: postoperative acute and chronic pain effect. Ann Fr Anesth Reanim, 2008, 27(12): 979 - 986.

70. Byager N, Hansen MS, Mathiesen o, Dahl JB. The analgesic effect of wound infiltration with local anaesthetics after breast surgery: a qualitative systematic review. Acta Anaesthesiologica Scandinavica, 2014, 58(4): 402 - 410.

71. Tam KW, Chen SY, Huane TW, Lin CC, Su CM, Li CL, Ho YS, Wang WY, Wu CH. Effect of wound infiltration with ropivacaine or bupivacaine analgesia in breast cancer surgery: a

meta-analysis of randomized controlled trials. Int J Surg, 2015, 22: 79-85.

72. Albi-Feldzer A, Hamouda S, Motamed C, Dubois PY, Jouanneau L, Jayr C. A double-blind randomized trial of wound and intercostal space infiltration with Ropivacaine during breast Cancer surgery: effects on chronic postoperative pain. Anesthesiol: J Am Soc Anesthesiol, 2013, 118 (2): 318-326.

73. Vallejo MC, Phelps AL, Sah N, et al. Pre-emptive analgesia with bupivacaine for segmental mastectomy. Reg Anesth Pain Med, 2006, 31(3): 227-232.

74. Raghavendra G, Sreenivasa R, Ashok K, et al. Surgically placed wound catheters (SPWC) and local anaesthetic infusion in breast surgery: efficacy and safety analysis. Breast Dis, 2010, 33 (1): 1-8.

75. Laso LF, Lopez-Picado A. Lamata L, et al. Postoperative analgesia by infusion of local anesthetic into the surgical wound after modified radical mastectomy: A randomized clinical trial. Plast Reconstr Surg, 2014, 134(6): 862e-870.

76. O'Scanaill P, Keane S, Wall V, Flood G, Buggy DJ. Single-shot pectoral plane block vs continuous local anaesthetic infusion analgesia or both pectoral plane block and local anaesthetic infusion after breast surgery: a randomised, double blind, non-inferiority rial. Br JAnaesth, 2018. [in press]: 120: 846.

77. Kairaluoma PM, Bachmann MS, Rosenberg PH, Pere PJ. Preincisional paravertebral block reduces the prevalence of chronic pain after breast surgery. AnesthAnalg, 2006, 103: 703-708.

78. Ueshima H, Otake H. Addition of transversus thoracic muscle plane block to pectoral nerves block provides more effective perioperative pain relief than pectoral nerves block alone for breast cancer surgery. Br J Anaesth, 2017, 118 (3): 439-443.

79. Tighe SQ, Greene MD, Rajadurai N. Paravertebral block. Contin Educ Anaesth Crit Care Pain, 2010, 10(5): 133-137.

80. Eason MJ, Wyatt R. Paravertebral thoracic block — a reappraisal. Anaesthesia, 1979, 34 (7): 638-642.

81. Riain SC. Donnell BO. Cuffe T, et al. Thoracic paravertebral block using real-time ultrasound guidance. Anesth Analg, 2010, 110(1): 248-251.

82. Richardson J, Lönngvist PA, Naja Z. Bilateral thoracic paravertebral block: potential and practice. Br J Anaesth, 2011, 106(2): 164-171.

83. Kampe S. Warm M, Kaufmann J, et al. Clinical efficacy of controlled-release oxycodone 20 mg administered on a 12-h dosing schedule on the management of postoperative pain after breast surgery for cancer. Curr Med Res Opin, 2004, 20 (2): 199-202.

84. Thienthong S, Krisanaprakornkit W, Taesiri W, et al. Two doses of oral sustained-release tramadol do not reduce pain or morphine consumption after modified radical mastectomy: a randomized, double. blind, placebo-controlled trial. J Med Assoc Thail, 2004, 87(1): 24-32.

85. Exadaktylos AK. Buggy DJ, Moriarty DC, Mascha E. Sessler DI Can anesthetic technique for primary breast cancer surgery affect recurrence or metastasis? Anesthesiology, 2006, 105: 660-664.

86. Cata JP, Bugada D, Marchesini M, De Gregori M, Allegri M. Opioids and cancer recurrence: a brief review of the literature. Cancer Cell Microenvironment, 2016, 3(1): e1159.

87. Cronin-Fenton DP, Heide-Jorgensen U, Ahern TP, Lash TL. Christiansen PM, Eilertsen B, et al. Opioids and breast cancer recurrence: a Danish population-based cohort study. Cancer, 2015, 121: 3507-3514.

88. Forget P, Vandenhende J, Berliere M, Machiels JP, Nussbaum B, Legrand C. Do intraoperative analgesics influence breast cancer recurrence after mastectomy? A retrospective analysis. Anesth Analg, 2010, 110: 1630-1635.

89. Maund E, McDaid C, Rice S, Wright K, Jenkins B, Voolacott N. Paracctamol and sclective and non-selective non-steroidal anti-inflammatory drugs for the reduction in morphine-related side-effects after major surgery: a systematic review. Br J Anaesth, 2011, 106(3): 292-297.

90. Ong CK, Seymour RA, Lirk P, Merry AF. Combining paracetamol (acetaminophen) with nonsteroidal anti-inflammatory drugs: a qualitative systematic review of analgesic efficacy for acute postoperative pain. Anesth Analg, 2010, 110(4): 1170-1179.

91. Legeby M, Sandelin K, Wickman M, Olofsson C. Analgesic efficacy of diclofenac in combination

with morphine and paracetamol after mastectomy and immediate breast reconstruction. Acta Anaesthesiol Scand, 2005, 49(9): 1360 - 1366.

92. Forget P, Bentin C, Machiels JP, Berlière M, Coulie PG, De Kock M. Intraoperative use of ketorolac or diclofenac is associated with improved disease-free survival and overall survival in conservative breast cancer surgery. Br J Anaesth, 2014, 23: 113(Suppl_1): i82 - 87.

93. Stepanovs J, Ozolina A, Rovite V, Mamaja B, Vanags I. Factors affecting the risk of free flap failure in microvascular surgery. Proc Latv Acad Sci Sect B. 016 Dec 1, 70(6): 356 - 364.

94. Schleiffarth JR, Pagedar NA, Van Daele DJ, Bayon R, Chang KE. Effects of ketorolac after free tissue transfer. Otolaryngology-Head Neck Sure, 2012, 147(2_Suppl): 154 - 155.

95. Gobble RM, Hoang HL, Kachniarz B, Orgill DP. Ketorolac does not increase perioperative bleeding: a meta-analysis of randomized controlled trials. Plast Reconstr Surg, 2014, 133 (3): 741 - 755.

96. Lee KT Jeon B-J Lim S-y. Pyon J-K. Bane S-L Oh X-S, Mun G-H. The effects of ketorolac on microvascular thrombosis in lower extremity reconstruction. Plastic Reconstr Surg, 2012, 129 (6): 1322 - 1327.

97. de Oliveira CM, Issy AM, Sakata RK. Intraoperative intravenous lidocaine. Braz J Anesthesiol, 2010, 60(3): 325 - 333.

98. Eipe N, Gupta S, Penning J. Intravenous lidocaine for acute pain: an evidence-based clinical update. Bja Education, 2016, 16(9): 292 - 298.

99. Cui W, Li Y, Li S, Wang R, Li J. Systemic administration of lidocaine reduces morphine requirements and postoperative pain of patients undergoing thoracic surgery after propofol-remifentanil-based anaesthesia. Eur J Anaesthesiol, 2010, 27(1): 41 - 46.

100. Sun Y, Li T, Wang N, Yun Y, Gan TJ. Perioperative systemic lidocaine for postoperative analgesia and recovery after abdominal surgery: a meta-analysis randomized controlled trials. Dis

Colon Rectum, 2012, 55(1): 1183 - 1194.

101. Chang YC. Liu CL, Liu TP, Yang PS. Chen MJ. Cheng SP. Effect of perioperative intravenous lidocaine infusion on acute and chronic pain after breast surgery: a meta-analysis of randomized controlled trials. Pain Pract, 2017, 17(3): 336 - 343.

102. Domino EF. Taming the ketamine tiger. Anesthesiology: J Am Soc Anesthesiologists, 2010, 113(3): 678 - 684.

103. Carstensen M. Moller AM, Adding ketamine to morphine for intravenous patient-controlled analgesia or acute postoperative pain: a qualitative review of randomized trials. Br J Anaesth, 2010, 104: 401 - 406.

104. Bell RF, Dahl JB, Moore RA, Kalso E. Perioperative ketamine for acute post-operative pain: a quantitative and qualitative systematic review (Cochrane review). Acta Anaesthesiol Scand, 2005, 49: 1405 - 1428.

105. Dahmani S, Michelet D, Abback PS, Wood C, Brasher C. Novoche Y, et al. Ketamine for perioperative pain management in children: a meta-analysis of published studies. Pediatr Anaesth, 2011, 21, 636 - 652.

106. Adan F, Libier M, Oszustowicz T, et al. Preoperative small-dose ketamine has no preemptive analgesic effect in patients undergoing total mastectomy. Anesth Analg, 1999, 89(2): 444 - 447.

107. Himmelseher S, Durieux ME. Ketamine for perioperative pain management. Anesthesiology, 2005, 102(1): 211 - 220.

108. Oddby-Muhrbeck E, Eksborg S, Bergendahl HT, Muhrbeck O, Lónngvist PA. Effects of clonidine on postoperative nausea and vomiting in breast cancer surgery. Anesthesiology, 2002, 96(5): 1109 - 1114.

109. Naja ZM, Ziade FM, El-Rajab MA, Naccash N, Avoubi JM. Guided paravertebral blocks with versus without clonidine for women undergoing breast surgery: a prospective double-blinded randomized study. Anesth Analg, 2013, 117(1): 252 - 258.

内分泌肿瘤的麻醉

17

拉杰什瓦里·苏布拉马尼亚姆

17.1 引言

与接受非肿瘤手术的患者相比,接受肿瘤手术的患者在围术期会给麻醉医师制造许多额外的问题。患者和家属对预后、术后生活质量等会更加紧张、焦虑。不仅要提供强有力的镇痛,还要积极预防恶心、呕吐的发生,有时还需要准备好输液港。如果是功能性内分泌肿瘤,围术期管理就变得更复杂,麻醉医师需要全面了解疾病对全身各系统的影响,以便优化患者管理,降低内分泌紊乱所致相关并发症的发生率。

17.2 颅咽管瘤

颅咽管瘤是一种罕见的颅内非神经胶质瘤,占所有儿童颅内肿瘤的 2%～6%[1]。据推测,它们起源于小儿拉克囊(造釉细胞型),而成人乳头状颅咽管瘤则来源于现有鳞状细胞的化生。

文献中提出的分类方法有很多种,主要依据肿瘤的起源部位、肿瘤与脑膜的关系或其组织病理学。颅咽管瘤的发病率为每年 0.13～2/10 万[2],发病年龄有 2 个高峰,常见于 5～14 岁儿童和 65～74 岁的老年人[3]。

虽然在组织学上是良性肿瘤,但其较强的局部侵袭性和复发倾向使其成为最难处理的肿瘤之一,需要包括内分泌科医师,麻醉科医师和外科医师在内的多学科协作处理。

发病隐匿,生长缓慢,往往直到出现严重症状,才能明确诊断,而其表现因肿瘤的位置、大小、生长潜能和局部侵袭而异,包括:

- 肿块占位效应——由于颅内压增高导致恶心、呕吐、抽搐和颅神经麻痹等临床症状。[2]
- 内分泌紊乱——垂体功能减退、甲状腺功能减退、肾上腺功能减退的症状,包括生长发育迟缓、身材矮小、嗜睡、肥胖、性早熟、闭经、阳痿、尿崩症、低血压、脑性耗盐综合征。
- 下丘脑受损所致的行为和精神障碍。[4]
- 视神经受压引起视野缺损——盲点、双颞侧偏盲、同向性失明、视盘水肿和视神经萎缩。
- 丘脑和额叶受累,表现为短期记忆缺陷、贪食、精神运动迟缓和情绪障碍。[2]

内分泌功能障碍的治疗管理包括激素

补充和类固醇替代,应从术前开始,持续至术后,后续的治疗主要包括手术切除肿瘤,以及术后对残留病灶进行放疗(RT)[5]。

历来认为手术切除是首选,手术方法取决于肿瘤的位置、大小和患者的年龄[6]。

对于延伸至蝶鞍外体积较大的肿瘤,无论年龄均应开颅手术。对于巨大的肿瘤,手术可分为2个阶段,首先减小肿瘤体积,然后在几周后开颅完全切除。如果肿瘤较小且经鼻内镜检查发现位于蝶鞍内,成人首选经蝶窦入路[7],以减少与开颅手术一样的大出血和视神经损伤的风险(儿童避免此入路,因为有损伤鼻窦和小鼻孔的风险)。该术式可能导致较高的脑脊液漏发生率,而微创眶上小切口术可降低脑脊液漏的风险并具有更好的美观性。

肿瘤的全切除会造成神经认知障碍和下丘脑损伤,这也导致了治疗方式的转变[5],更常见的是采用保守的次全切除方法来降低手术并发症。

次全切除后或肿瘤复发后往往需要外照射放疗(EBRT),这可能会产生严重的迟发性不良反应,尤其是儿童,如下丘脑损伤引起的认知功能障碍、行为改变、贪食、肥胖、全垂体功能减退、糖尿病尿崩症、视神经病变、继发性恶性肿瘤和罕见报道的脑动脉狭窄,以及病症的进一步恶化,这些使长期管理变得十分困难。

对于囊性部分较大导致肿块明显的肿瘤,可直接行囊腔内放疗,并抽吸囊性内容物以缓解脑脊液阻塞,几周后再行完全切除[9]。囊肿意外破裂可能引起化学性脑膜炎。此外,也可在脑室内置入一个Ommaya储液器,不仅可以引流囊液,还能灌注抗肿瘤药物。尽管没有随机对照试验或系统综述支持,但博莱霉素囊内化疗已经被尝试,鉴于其中枢神经系统毒性,目前已在很大程度上被干扰素-α所替代[5]。

患者一旦出现脑积水和颅内压升高,则可能需要紧急行脑室分流术,引流脑脊液并缓解症状。

由于复发率高,这些患者往往需要多次手术,从而会出现大量神经和内分泌症状。

术前检查应包括:

- 详尽的病史记录。
- 一般体格检查。
- 神经系统评估,以确定神经功能缺损情况,包括颅神经受累和提示颅内压增高的迹象。
- 气道评估,尤其是儿童和肥胖患者。
- 患者及家属术前谈话。
- 实验室检查,包括全套血常规检查、肾功能检查、肝功能检查、血清电解质、凝血功能、血型和交叉配型。尿常规/镜检和渗透压(如果症状提示尿崩症)。
- 内分泌功能评估包括甲状腺功能测试、生长激素、血清皮质醇水平、性激素、促肾上腺皮质激素,必要时,应测定并优化催乳素水平。
- 眼科检查确定是否有视野缺损和视盘水肿。
- 根据症状进行详细的内分泌功能评估。
- 无论用不用造影剂(诊断方法的选择),都要进行MRI检查,以帮助肿瘤的筛查和分期,并明确手术入路。如果没有MRI,可以选择CECT,它有助于显示伴有90%的钙化的异质肿瘤。
- 评估容量情况,纠正电解质紊乱。

17.2.1 麻醉管理

麻醉管理需要根据患者情况进行个体化评估，主要包括：

- 焦虑的患者如果由于没有因为颅内压升高或困难气道而导致感知改变，则应预先用药。
- 优化容量，电解质和内分泌功能。术前静脉注射氢化可的松 0.5～1 mg/kg，接受激素治疗和抗癫痫药物治疗的患者应按照原先计划继续服药。
- 这类患者术后大多出现尿崩症（DI）（70%～90%），但也有部分患者在术前就出现（8%～35%）[10]，它会导致大量稀释的尿液排出，从而引起脱水，应积极补充晶体液。如果病情严重且对液体治疗无效，可以每日 2 次口服去氨加压素（DDAVP）0.05 mg。鼻内或皮下注射赖氨酸加压素（2.5～10 单位，每日 2～3 次）也是治疗方法之一，其效力是口服的 20 倍。
- 虽然颅咽管瘤是一种无血管肿瘤，但它们可能包裹或侵袭颅内主要血管。因此，仍需要备足够的血液制品以预防出血的风险。此外，术前应确保开放两条大直径外周静脉通路。
- 术中除常规监测[脉搏血氧饱和度（SpO_2）、无创血压（NIBP）、心电图（ECG）、呼气末二氧化碳（$ETCO_2$）、体温、尿量]外，还应行有创血压监测以对血压实时监测。如有需要，可以开放中心静脉通路，从而便于液体管理和给予血管活性药物。
- 麻醉目标：
  ——维持脑的氧合和灌注
  ——大脑松弛提供最佳手术视野
  ——快速评估神经系统状态
- 麻醉实施一般采用静脉或吸入诱导，辅以短效阿片类药物和非去极化肌松药。有阻塞性睡眠呼吸暂停病史的肥胖患者可能需要使用困难气道车，并使用可视喉镜或纤维支气管镜等气道辅助设备。气管插管后采用机械通气，并确保内 $ETCO_2$ 维持在 32～35 mmHg 水平。麻醉维持，避免使用高 MAC 值的吸入麻醉药，因为可能会引起脑血管扩张，导致颅内压升高。丙泊酚联合芬太尼的全凭静脉麻醉可能是一个理想选择。
- 为了提供良好的手术视野，应采取一系列措施降低颅内压，包括维持足够的麻醉深度和肌松，在手术入路允许的情况下保持颈部中立位，20°～30° 反向 Trendelenburg 倾斜，轻度过度通气以维持 $ETCO_2$ 在 30～35 mmHg，使用丙泊酚代替吸入麻醉药进行全凭静脉麻醉，在打开硬脑膜前缓慢静脉滴注甘露醇 0.25～1 g/kg。
- 患者的体位取决于所选择的手术入路。对于开颅手术，根据肿瘤的位置和大小，可采取额下、翼点、经胼胝体、经皮质、终板和双额叶入路[9]。对于较小的鞍内肿瘤，可以采用仰卧位并使头部偏向一侧固定或者反向 Trendelenburg 位的内镜入路。梅菲尔德头架可用于稳定头部，但可能导致颅内出血，硬膜撕裂，或儿童颅骨骨折。因此，使用时应该慎之又慎！事先可以给予局部浸润或头皮神经阻滞。体位摆放合适后，眼睛和所有受压点必须垫衬保护好。
- 术中出血应通过输液、输血和血液制品进行处理。充分复苏后，若出现持续低血压应考虑肾上腺功能不全可能,需要类固醇替代治疗。氢化可的松 $0.5\sim1$ mg/kg 静脉滴注,术后持续至少 72 小时。

- 由于病变靠近重要的神经结构,手术可损伤视交叉、丘脑、丘脑束和前脑,导致术后神经功能缺损。
- 下丘脑损伤可能会扰乱体温的调控,因此,应密切监测体温,预防低体温或高体温的发生。
- 经蝶窦入路可能导致脑脊液漏,术后应注意观察。

17.2.2 术后管理

术后管理依然至关重要,主要包括以下方面:

- 尿崩症术后发生率最高($70\%\sim90\%$),如果尿量>4 mL/(kg·h),应怀疑尿崩症,并给予补液和去氨加压素治疗。
- 使用多模式技术进行充分镇痛,包括阿片类药物、非甾体抗炎药和头皮阻滞。
- 类固醇和激素替代治疗按需至少持续72 h 或更长时间。
- 在预防癫痫发作的同时,尽可能地减少脑水肿。
- 垂体功能减退和下丘脑功能障碍应引起注意并及时处理。
- 某些高危患者,包括术中大量失血、怀疑颅内压升高、肿瘤切除范围较广,术后应送入重症监护室,并可能需要机械通气。
- 术后行 MRI 检查,以发现残余病灶,并做好辅助放疗计划。
- 做好长期的随访工作,控制调节内分泌紊乱。

综上所述,多学科协作对颅咽管瘤的管理是手术成功的关键,这需要深入了解围手术期内分泌功能与不同大脑分区之间的相关情况。术前优化调整内分泌失调和电解质紊乱,术后高度警惕尿崩症的发生,是成功治疗的关键。

17.3 肾上腺皮质肿瘤

肾上腺皮质癌(ACC)常见于 40 岁以下的女性,可分为分泌激素性的和非分泌激素性的,其中分泌激素性的[产生皮质醇和(或)盐皮质激素和(或)雄激素],导致皮质醇增多症(库欣综合征)或原发性醛固酮增多症(康恩综合征)。由肾上腺激素分泌过多引起的明显临床症状是最常见的表现(近 60% 的病例)。ACC 分泌过多激素是库欣综合征的病因,占 $10\%\sim15\%$[11]。约 30% ACC 患者相关的症状是肿块引起的,而没有与激素分泌相关的临床表现。大多数导致库欣综合征(80%)的 ACC 是 ACTH 依赖性的,其来源为垂体。垂体 ACTH 过量分泌引起的肾上腺增生被称为库欣病。约 10% ACTH 是异位来源,通常是肺的小细胞肺癌;剩下的 10% 与 ACTH 无关。

原发性醛固酮增多症通常表现为单个腺瘤。垂体产生过多的 ACTH 可导致肾上腺增生,这种情况被称为库欣病。

肾上腺皮质癌(ACC):这是促肾上腺皮质激素非依赖性库欣综合征最常见的病因,大多数(80%)继发于垂体肿瘤引起的 ACTH 升高。剩下的小部分是继发于异位 ACTH 产生部位(10%)。ACC 表现为"代谢综合征"和血糖水平受损,高血压、高脂血症、高凝和向心性肥胖是常见的表现[12];其他重要的临床表现包括多毛、女性闭经、皮肤紫纹和瘀斑[11]。血清皮质醇水平升高导致继发于高同型半胱氨酸血症的高凝状态，凝血因子增加，纤维蛋白溶解受损，血管性血友病因子（vWF）异常。这些需要进行全面的术前评估，进行风险分级，以制定最佳的围术期方案[12]。此外，术前还需要进行全面的心脏评估，包括心脏危险因素的评估、心电图和超声心动图。

高皮质醇症也会导致心理和认知异常，使患者产生情绪波动、抑郁和自杀倾向，因此术前可能需要进行精神评估。大约 50% 的患者患有骨质疏松，因此必须询问所有患者是否有骨痛或背痛，从而排除脊椎压缩或者骨折，避免影响围术期护理[13]。

临床症状很少在几周内恶化，导致"皮质醇危象"，一旦发生，就需要紧急行肾上腺切除术来挽救生命[14]。

近一半的 ACC 都是功能性的，最常见的激素是皮质醇，其次是雄激素、醛固酮和雌激素。几乎 15% 的 ACC 患者可能不止一个激素水平升高，因此需要生化检测血清皮质醇、血浆 ACTH、24 小时尿游离皮质醇水平，并进行 1 mg 地塞米松抑制试验[15]，而性激素和（或）其前体以及盐皮质激素升高往往预示着恶性肿瘤。

随后要进行 MRI-CT 成像检查，这有助于明确肿瘤的位置、大小、转移、均匀性、造影强化对比和洗脱[16]，而典型的恶性病变往往洗脱时间较慢。

17.3.1 术前优化

这些患者需要在手术前紧急调整血压和血糖，使用血管紧张素转换酶（ACE）抑制剂和血管紧张素受体阻断（ARB）药可有效控制症状。在手术当天停用 ARB 是很重要的，以避免这些患者在诱导、神经轴阻断或肾上腺切除后出现严重且难以控制的低血压，并因高皮质醇血症而抑制 HPA 轴[17]，同时还要纠正电解质异常。严重的代谢性碱中毒（由于细胞内酸中毒和 HCO_3^- 重吸收）可能导致代偿性呼吸抑制、肺不张和低氧血症[14]。低钾血症可增加心肌的兴奋性，易发生心律失常。很多患者术前就存在贫血，而且术中还可能出现大量失血。因此，术前应准备血液和血液制品，并进行分型和交叉配型。术前还应考虑预防深静脉血栓形成。如果计划进行神经轴阻断，可在手术后开始药物预防血栓。由于外周性水肿和皮肤易擦伤，开放静脉通路可能比较困难。真菌感染常见于颈部或腋窝，中心静脉置管前应考虑到。肾上腺皮质醇增多症患者围术期应静脉给予应激剂量类固醇，以减少术后肾上腺功能不全。

17.3.2 麻醉诱导与维持

对于皮质醇过多的患者，应避免静脉注射依托咪酯，而丙泊酚和硫喷妥钠都适用，非去极化或去极化肌松药可以视情况酌情使用。严重皮质醇过量的患者，其向心性肥胖和"水牛背"可能会导致喉镜暴露困难，可以通过将患者置于肥胖患者常采用的"斜坡"体位来改善。

17.3.3 监测和呼吸机管理

标准的监测（SpO_2，ECG，无创血压和 $ETCO_2$）通常足以用于腹腔镜肾上腺切除术。诱导后可行动脉和中心静脉穿刺置管，便于对病情较重的患者进行血流动力学监测、准确的血管加压素滴定和血气分析[18]。有创血流动力学和无创心排血量监测对于术前心脏储备不足、肿瘤大、手术时间长、失血量大的患者进行目标导向液体治疗是有用的。术中高血压（肾上腺分离和移动）和低血压（失血、皮质醇分泌阻断）都有可能出现。鉴于低钾血症可延长肌松药的阻滞时间，肌松监测是有指导意义的。

术前低通气（继发于代谢性碱中毒和通气功能减弱）和由此引起的肺不张可加重气腹后低氧血症和（或）肺顺应性，可通过提高吸入氧浓度和加用 PEEP 在一定程度上得以改善。所有吸入麻醉药都是适用的。要持续监测血糖水平[18]。对于血管广泛受累的复杂肿瘤，可能需要准备血管阻断手术和体外膜肺氧合。

17.3.4　手术方式

开放或腹腔镜手术都适用于肿瘤的切除。开放性手术仍然是治疗这些肿瘤的标准方法，特别是肿瘤有浸润或可疑淋巴结转移（可能为Ⅲ期）时。考虑到尊重患者的意愿，对于一些择期手术腹腔镜可能是首选。无论采用哪种术式，术后初期疼痛强度都很大，需要频繁使用阿片类药物，但腔镜手术具有更加美观、疼痛更少、镇痛需求更低的优点。然而，气腹加重了全身麻醉对肺动力的影响，如功能残气量降低、肺内分流和无效腔增加，这可能进一步增加低氧血症发生率[18]。

17.3.5　镇痛

充分镇痛的必要性不言而喻。开放性

手术后，切口较大、体型肥胖、术前肺功能不全、水肿都是导致术后肺炎的原因[19]。诱导前置入硬膜外导管或单次鞘内注射吗啡（150~200 μg）可提供高质量的镇痛，而不抑制呼吸。非甾体抗炎药联合对乙酰氨基酚的多模式镇痛是有用的，但效果也有限。早期下床活动和术后预防血栓形成至关重要[12,19]。类固醇注射给药直到 72 h，逐渐减少到最低，然后维持口服剂量。

17.4　恶性肾上腺髓质瘤：恶性嗜铬细胞瘤

嗜铬细胞瘤患者中，3%～13% 为恶性嗜铬细胞瘤[20]，这些患者可能转移到肺、淋巴结、肌肉或肝脏，其预后差，5 年生存率为 44%。

17.4.1　特征

恶性嗜铬细胞瘤具有恶性肿瘤的所有特征，而且它们体积明显较大（超过 10 厘米），每单位肿瘤 24 h 尿香草扁豆酸（VMA）通常较低。这些患者经常发生高血糖，可能需要胰岛素治疗，其糖代谢改变可能与 α 受体介导的胰岛素抑制有关，而不是 β 胰岛素释放作用影响。

17.4.2　术前检查

术前检查必须包括心电图、血压（BP）和心率（HR），以及超声心动图[21]。实验室检查应包括血细胞比容、肝肾功能和电解质以及血糖状况。

17.4.3　术前优化

手术前需要对分泌过量的儿茶酚胺进

行药物干预。长期暴露于儿茶酚胺可导致心肌缺血、心律失常或充血性心力衰竭（儿茶酚胺心肌病）。由于儿茶酚胺导致血管收缩，这些患者面色苍白，血细胞比容增加。绝大多数恶性嗜铬细胞瘤患者存在严重的高血压，需要评估和控制。α 受体阻滞剂仍然是控制血压的首选药物。与传统的酚苄明相比，近年来多沙唑嗪、特拉唑嗪和哌唑嗪的使用更受青睐。这些新的药物作用时效短，滴定到目标血流动力学相对容易，同时低血压发作的风险较小。乌拉地尔，一种外周突触后 α_1 受体拮抗剂，已成功用于嗜铬细胞瘤患者术前能够快速优化血压[22]。钙通道阻滞剂和/或可乐定也可用于控制血压，以防单独使用 α 受体阻滞剂时作用强度不够。一旦达到适当的 α 受体阻断，可加入 β-阻断剂以控制心律失常[21]。转移性嗜铬细胞瘤患者也可能需要 α-甲基-对酪氨酸（MPT，抑制儿茶酚胺合成）。术前选择性 α 受体和随后的 β 受体阻滞有一些优点（图 17.1）。

MPT 抑制儿茶酚胺的合成。预处理 3 天后，肿瘤内儿茶酚胺储量减少 50%。肿瘤释放的儿茶酚胺与围术期心血管的不稳定息息相关。少数患者可能患有 α 受体阻滞剂无法控制的难治性高血压。冠心病患者对 α 受体阻滞剂（特别是苯氧苄胺和酚妥拉明）引起的心动过速和血压骤降或 Q—T 间期延长可能难以耐受。同样，儿茶酚胺心肌病患者由于左室功能障碍，可能无法耐受 β 受体阻滞剂。在这些患者中，MPT 可能有助于控制血压，其口服剂量为 250 mg，每天可增加 250～500 mg，直至总量达到 1.5～2.0 g/d，持续 1～3 周。MPT 联合 α 受体阻滞剂可使血流动力学更趋稳定[23]。MPT 也会产生一系列不良反应：腹泻、尿结晶、溢乳、焦虑和抑郁，这些往往会导致依从性变差；锥体外系不良反应较为少见，可能需要卡比多巴治疗。接受 α 受体阻滞剂的患者需要适当补充生理盐水（2～3 L），以防止肿瘤切除后出现低血压。鉴于术中良好的血流动力学监测和血压急剧变化时药物的可控性，术前 α 受体阻断剂的有效性受到了质疑[24]。

17.4.4 麻醉诱导与维持

就药物的选择和麻醉管理的危险性而

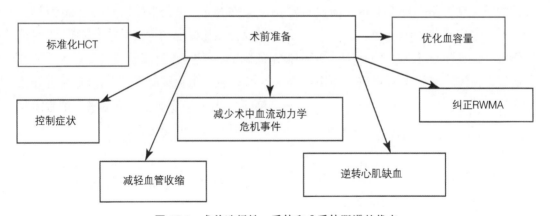

图 17.1 术前选择性 α 受体和 β 受体阻滞的优点

言,可能没有任何一种外科疾病能够和嗜铬细胞瘤相提并论。然而,事实上,随着对其病理生理学的深刻理解,监测的先进化、药物选择的多样性,麻醉管理变得相对简单了。

异丙酚和硫喷妥钠都可用于麻醉诱导。诱导时给予 30 mg/kg 硫酸镁可以有效防止血压骤升;维库溴铵,由于其心血管稳定性,是首选的肌肉松弛药;静脉给予芬太尼 3~5 μg/kg,可减轻插管的应激反应。

17.4.5　术中高血压

高血压可发生在术中不同的时间点,如喉镜置入、气管插管以及经口或鼻胃管插入时引起的交感刺激。此外,某些药物主要包括氯胺酮、大剂量吗啡、阿托品、泮库溴铵、氟哌啶醇、甲氧氯普胺和包括氟烷和地氟烷在内吸入麻醉药,其去迷走作用,儿茶酚胺的分泌、组胺的释放或多巴胺受体的阻断均可诱发高血压。患者的体位变动或腹部的受压都可能导致肿瘤释放儿茶酚胺,从而导致血压骤升。α 受体阻断后严重的体位性低血压(下降>10 mmHg)、平均动脉压(MAP)高于 100 mmHg、症状性高血压、血浆 NE 浓度高、肿瘤体积大都被认为与术中严重的血流动力学不稳定有关。高血压发作多见于家族性嗜铬细胞瘤。这些高血压发作可导致各种心脏不良事件,因此需要保持警惕。横纹肌溶解也有报道。周期性高血压发作可导致瞳孔放大。

17.4.6　高血压危象的处理

主要是输注硝普钠(SNP),用 5% 葡萄糖溶液配制成的 0.01% 溶液,并连接到中心静脉导管处以随时备用状态。一旦术中发生高血压危象(如肿瘤处理、气腹等),能够快速给予[21,25],它能迅速降低血压,但会导致心动过速。轻度的血压升高可通过微量泵注拉贝洛尔或 200~500 μg 的硝酸甘油来控制。室上性心动过速可予艾司洛尔 0.5 mg/kg,室性心律失常予利多卡因 1~1.5 mg/kg。当常规药物使用无效时,尼卡地平(5~10 mg/h)和非诺多泮[0.2 mg/(kg·min)]是首选。有报道称,腹腔镜嗜铬细胞瘤切除术期间输注乌拉地尔(10~15 mg/h)有利于血流动力学的控制,最近报道认为右美托咪定[0.3~0.7 μg/(kg·min)]也是有益的[26]。

17.4.7　术后管理

嗜铬细胞瘤切除后通常会产生显著的低血压,这是由于儿茶酚胺分泌的突然急性中断所致,而长效 α 受体阻滞剂的残留作用、体积减小和替代不足、儿茶酚胺停药导致的血管舒张引起的相对低血容量以及外周肾上腺素受体的"下调",都参与其中。术后低血压需要血管升压药物长时间维持,其独立预测因子包括:肿瘤大小>60 mm,尿去甲肾上腺素水平>600 μg/d,尿肾上腺素水平>200 μg/d[26,27]。

在补充足够的液体以纠正低血容量后,建议开始输注低剂量去甲肾上腺素,以纠正低血压,并使肾上腺素受体恢复对儿茶酚胺的反应性。低血糖时有发生,严重时可导致脑梗死,这在分泌肾上腺素的嗜铬细胞瘤和手术时间较长时更为常见[28]。

17.5　恶性类癌和类癌综合征

类癌是一种罕见的生长缓慢的多为无

症状的肠嗜铬细胞神经内分泌肿瘤。尽管本质上是良性的，但它们与癌症的相似之处使其得名，他们的发生率约为 $3.8\sim5.2/10$ 万。类癌分泌血清素、组胺、缓激肽和其他血管活性肽，释放到门静脉循环后被肝脏迅速代谢。因此，通过肝脏转移，以及血管活性肽进入体循环后并没有流经肝脏（支气管类癌），都会产生症状，导致围术期血流动力学不稳定，危及生命[29]。

2000 年，WHO 制定了一个经典的分类系统，推荐使用"神经内分泌（NE）肿瘤"而不是"类癌"这一名称。在这一分类系统中，根据组织学评估的恶性潜能，这些肿瘤可以分为以下 3 类：

- 分化良好型神经内分泌（NE）肿瘤。
- 分化良好型神经内分泌（NE）癌。
- 低分化神经内分泌（NE）癌。

类癌的常见部位是胃肠道（67.5%）和支气管肺系统（25.3%）。在胃肠道中，小肠（40%）最常见，其次是直肠（27%）和胃（10%）。类癌综合征的症状是小肠 NE 型肿瘤发生肝转移所致。30%～50%患者表现为类癌综合征，其原因是转移性肿瘤细胞在循环中释放的血管活性物质所致[30]。

17.5.1 临床特征

类癌综合征的症状表现为潮红、肠道运动亢进伴腹泻、气喘和呼吸短促等，还包括腹痛（35%）和类癌性心脏病（30%）。严重腹泻可导致水、电解质紊乱和低蛋白血症。典型的类癌综合征表现为躯干上部、头部和颈部的间歇性潮红，仅 10%的患者会出现腹泻和喘息。少数患者有腹痛和心脏疾病表现[29]。因此，一些患者可能需要在大手术前进行肠外营养。血管活性肽进入门静脉循环通常不会导致类癌综合征的典型症状，因为它们被肝脏代谢。没有进入门静脉的肿瘤或肝转移瘤分泌的激素进入肝静脉，使其逃避肝脏代谢，直接释放到体循环，从而导致类癌综合征的症状。类癌综合征长期存在会有一些特征性的表现：腹泻、流泪、流涕，最终出现右侧瓣膜性心脏病。

由于肺能够代谢血管活性肽，通常右侧类癌多见，表现为心内膜纤维增厚引起的三尖瓣瓣叶的收缩和固定，其症状的严重程度与暴露于高浓度 5-羟色胺（5-HT）的时间有关。高浓度的 5-HIAA（$\geqslant300\ \mu mol/24\ h$）和 3 次以上的潮红表明心脏病有进展，典型表现为右侧瓣膜病变（通常有反流，偶尔有狭窄），也可能出现肺动脉瓣关闭不全和狭窄，这些变化最终导致右侧心力衰竭症状（疲劳、水肿、肝肿大和低心排血量）。纤维组织的生长可能会破坏和中断电传导通路，从而导致心律失常。如果肿瘤分泌的这些肽超出了肺的代谢能力，大的支气管类癌可能会导致左心疾病。然而，只有不到 10%的类癌心脏病患者会发展成主动脉瓣或二尖瓣关闭不全。

在麻醉、肿瘤切除、化疗、肝动脉栓塞或放射性核素治疗过程中，可能会出现类癌危象，这与体循环中激素的突然大量释放有关。多发生在肿瘤体积较大的患者中，甚至自发性发生。血清素、缓激肽、组胺、激肽释放素和儿茶酚胺被认为是类癌危象的主要中介因子。这是非常紧急的医疗情况，需要尽早采取纠正措施。

17.5.2 术前检查

出现潮红和喘息的患者应检测 24 h 尿

5-羟色胺代谢物 5-HIAA(5-羟吲哚乙酸),它既可用于诊断,也可作为监测肿瘤活性的辅助手段。该检测对类癌的敏感性为73%,特异性为100%。血清嗜铬蛋白 A 是神经内分泌肿瘤分泌的一种糖蛋白,其水平也提示类癌发生[30,31]。

17.5.3　术前评估

由于激素过量可能导致肺动脉狭窄或心力衰竭,因此必须详细了解心血管病史。运动耐量降低、端坐呼吸、阵发性呼吸困难和外周性水肿都提示类癌性心脏病,尤其当有潮红发作时,由于冠状动脉痉挛还会出现胸部的症状。这些患者的评估应考虑以下因素:① 症状的严重程度(通常与肿瘤转移和疾病程度成正比);② 医疗优化的充分性;③ 已知或潜在触发因素的记录;④ 基于心血管损害的风险评估。类癌心脏受累的发生率可高达 50%。心脏检查应包括NT-proBNP 测定、超声心动图或心脏磁共振成像。

超声心动图是描述右心室功能和瓣膜形态以及瓣膜异常的必要手段[30-32]。肺动脉高压、右心房扩张、中心静脉压升高、三尖瓣病变的严重程度和右心室功能不全是这些患者的重要危险因素。右心压力升高伴三尖瓣反流和肝脏搏动可能使肝脏切除术延期,而需要首先进行三尖瓣修复[30]。

17.5.4　术前优化

其目的是拮抗或阻断产生类癌综合征的介质,缓解症状。严重腹泻可导致脱水、低钾血症、低钠血症、低氯血症、腹痛和恶心[31]。

治疗主要是运用生长抑素类似物,在所有手术中都可以随时使用。对于有类癌危象风险的患者,术前给予奥曲肽(100~200 μg,8 h 或 12 h)。最近研究发现,类癌综合征患者如果没有使用生长抑素类似物进行充分优化,通过口服色氨酸羟化酶抑制剂也可显著减轻症状和减少尿 5-HIAA[32]。

理想情况下,患者应至少在术前 48 h 入院,并优化水、电解质状态。奥曲肽的起始剂量为 50~100 μg/h,诱导时追加 50~100 μg,术中再给予 20~100 μg,持续输注300 μg/h 用于控制症状的反复。为了避免类癌危象的发生,抗焦虑药是必不可少的。

17.5.5　术中类癌危象的麻醉管理与治疗

首选平衡麻醉技术,注意避免光线照射。丙泊酚可引起低血压;依托咪酯可能无法充分抑制咽喉反射。大剂量阿片类药物/全身静脉麻醉都是可行的。高 5-HT 水平与复苏延迟有关,因此,应选用能够快速消除的药物,如地氟烷[31]。

这些患者需要建立有创的血流动力学监测[30,31]。对于心脏手术和其他大手术,TEE 有助于分析低血压的原因。

术中避免使用组胺释放药(阿曲库铵)、长效阿片类药物、缩血管药、正性肌力药和地塞米松;高碳酸血症、高血压、低血压和低体温也可引发危象。鉴别类癌危象引起的低血压与右心室功能障碍或 CPB 诱导的血管麻痹(心脏手术期间)是非常重要的,可通过 TEE 检查和类癌综合征的面部肿胀和潮红加以鉴别。因此,观察患者的面部情况十分必要。颜面潮红和支气管痉挛往往预示着是危象的来临[32]。术中一旦出现危象时,应迅速优化容量和电解质情况;液体复苏时加用血浆和奥曲肽（500 μg IV/h），避免使用儿茶酚胺类缩血管药物[31]。钙和儿茶酚胺类缩血管药物可以诱导肿瘤释放介质，从而使症状进一步恶化。

如果对奥曲肽无反应，可以考虑使用血管加压素、去氧肾上腺素、亚甲蓝或钙剂，右心室功能障碍的患者可能需要多巴胺或肾上腺素[32]。

17.6 胰岛素瘤

胰岛素瘤是一种神经内分泌肿瘤，是胰腺最常见的功能性神经内分泌肿瘤，以胰岛素分泌过多为特征。胰岛素瘤的发病率为每年 1～4/100 万。肿瘤通常较小（<2 cm），单发，位于胰腺内，呈良性（90%的病例）[34]。10%的病例与遗传性多发性内分泌瘤（MEN-1）相关[35]，肿瘤往往是多发的，并有较高的复发率。十二指肠壁是胰外胰岛素瘤最常见的部位。发病年龄中位数为 47岁，女性略多见（1.4：1）[33,35]。

Whipple 三联征（由 Whipple 和 Frantz在 1938 年提出）是重要的诊断依据[34]：
- 周期性发作低糖血症。
- 低糖血症时血糖水平<50 mg/dL。
- 给予葡萄糖后，症状立即缓解。

患者可出现低血糖症状或神经性低血糖症状。低血糖导致儿茶酚胺释放，引起出汗、心悸、颤抖、恶心、呕吐和焦虑；而神经性低血糖症状包括头痛、头晕、视力模糊、复视、意识混乱和感觉改变，严重情况下，还会导致癫痫发作和昏迷。

为了避免低血糖，患者经常会过度进食，从而常常引致体重的增加。临床症状大

多由禁食或运动引起，但也可能与食物无关。由于缺乏特异性的症状，常常致使诊断被延误。因此，为了确认诊断，必须要行 72 h禁食试验，这是胰岛素瘤确诊的金标准[33]。在 72 h 禁食期间，患者被允许饮用无热量液体，并鼓励进行体力活动。在此期间，每6 h 检测一次血糖、胰岛素、胰岛素原和 C肽水平，直到血糖水平为 60 mg/dL。当血糖水平为 45～60 mg/dL 时，测试间隔减少到 2 h；当血糖水平低于 45 mg/dL 或出现低血糖的体征和症状时则停止禁食。对于非胰岛素瘤的患者，空腹时血清胰岛素、C肽和胰岛素原水平受到抑制。磺脲类药物可引起低血糖，因此应测量其水平以排除其干扰。由于目前胰岛素和胰岛素原检测的可用性更好，48 h 禁食检测试验也普遍可行[35,36]。

一旦确诊，可通过 USG、CT、MRI 等无创影像学检查对肿瘤定位，但敏感性较低，分别为 9%～67%、16%～73% 和 7%～45%[34]。因此，小肿瘤漏诊的概率通常很高。虽然生长抑素受体对诊断许多胰腺肿瘤很有用，但它对检测胰岛素瘤的敏感性较差，只有 30% 的胰岛素瘤表达生长抑素受体并与奥曲肽结合[37]。由经验丰富的外科医师进行术中超声定位是肿瘤定位的最佳技术，其敏感性为 75%～100%[34,35,38]。

治疗方法包括饮食调整，以少食多餐的形式避免长时间禁食。药物使用包括生长抑素类似物奥曲肽和苯并噻二嗪衍生物二氮嗪等。奥曲肽与胰岛素瘤上的 2 型生长抑素受体结合，减少胰岛素分泌，剂量为50 μg 皮下注射，每天 2～3 次，24 h 内不超过 100 μg，其不良反应包括腹部绞痛，胃肠

胀气,吸收不良,胆石症[33]。

二氮嗪通过 α-肾上腺素能介导的朗格汉斯胰岛 β 细胞抑制减少胰岛素分泌,并通过抑制环磷酸腺苷磷酸二酯酶促进糖原分解,剂量为 150～200 mg,分为 2～3 次剂量使用,24 h 内最多 400 mg,其相关不良反应包括恶心、呕吐、水肿(由于水钠潴留)和多毛[33]。其他药物如西罗莫司、依维莫司、苯妥英、泼尼龙、钙通道阻滞剂和 β 受体阻滞剂已被用于控制低血糖症状[39]。

对于小的、良性的、散发的肿瘤,手术切除是行之有效的方法,通常可以行胰腺部分切除术,这有助于保留部分胰腺功能。对于多病灶、恶性、大肿瘤和与 MEN-1 综合征相关的肿瘤,需要范围更大的手术治疗。大的(>4 cm),边缘弥漫的无法切除的恶性肿瘤和转移到肝脏或淋巴结的肿瘤通常需要联合其他的治疗手段。对于不适合手术的患者还可以采取:化疗(链霉素、阿霉素或 5-氟尿嘧啶),肝转移灶射频消融术,超声内镜引导下的酒精消融术,以及胰腺肿瘤栓塞[39]。通过诱导肝脏和外周胰岛素抵抗以及 β 胰岛细胞毒性,西罗莫司(雷帕霉素)和依维莫司会引起高血糖[40],其他不良反应包括口腔炎和口腔溃疡。何时可以作为一线药物用于治疗,尚需要更多的临床试验支持。

17.6.1 麻醉注意事项

除了常规麻醉前检查外,还必须进行完整的神经系统检查,任何先前因严重低血糖引起的神经损伤都必须记录在案。整个围术期血糖应维持在 50 mg/dL 以上,这可能需要持续输注葡萄糖,特别是在术前禁食期间。

除非患者看起来非常焦虑,否则不考虑术前用药,因为低血糖症状可能被掩盖。在手术当天上午给予二氮嗪和奥曲肽,以减少剥离肿瘤时胰岛素的分泌。胰岛素瘤患者可能存在肥胖、困难气道和静脉通路开放困难,要做好适当的准备。

肿瘤切除可以选择开腹或腹腔镜手术,取决于肿瘤的大小,位置和外科医师的专业水平。全身麻醉复合硬膜外镇痛可以提供充分的术后镇痛。诱导时应优先选择降低脑代谢和脑氧耗的药物(丙泊酚、硫喷妥钠),其中丙泊酚更是首选,因为硫喷妥钠可导致服用二氮嗪的患者产生严重低血压,这两者都是强效的外周血管扩张剂[41]。在全身麻醉下,低血糖症状可能被掩盖,很容易与疼痛和低血容量相混淆。因此,临床症状可能并不可靠。

血糖水平在术中可能出现大范围波动,应每隔 15～30 min 即时监测血糖,葡萄糖必须持续输注,以维持血糖水平为 50～150 mg/dL。可以采用动脉置管,以便反复采集血液监测葡萄糖水平。术中严重的低血糖引起的神经损伤可能会被漏诊,导致术后发病率显著增加。有文献提到了人工胰腺的使用,通过滴注胰岛素和葡萄糖维持预定的血糖范围[42]。

与气腹相关的血流动力学变化可导致显著的儿茶酚胺释放,引起血糖水平升高。而在肿瘤切除过程中,胰岛素水平突然升高,又会导致低血糖。

胰岛素水平在肿瘤切除后 20 min 内开始下降,可达数小时至数天,这时可能会出现反弹性高血糖,可能需要输注胰岛素对抗反弹的高血糖。因此，血糖监测应持续到术后期间，直到水平稳定。肿瘤可能是多发的，但由于体积小，容易在手术中被漏诊，这也会导致术后持续低血糖。

胰岛素瘤是罕见的胰腺神经内分泌肿瘤，表现为难治性低血糖。奥曲肽和二氮嗪类药物可以减少胰岛素分泌，并预防与低血糖相关的严重并发症，从而缓解胰岛素瘤的临床症状。术中超声和手部触诊有助于更好地定位肿瘤。经过精心计划的手术切除，非恶性腺瘤的复发率非常小。围术期必须定期监测血糖，以维持血糖在安全范围内。

17.7 甲状旁腺肿瘤

位于甲状腺附近的两对甲状旁腺分泌甲状旁腺激素（PTH），其主要作用是与降钙素（由甲状腺滤泡旁细胞产生）和维生素 D 密切配合，维持人体钙的稳态。过量的甲状旁腺激素会增加破骨细胞介导的钙和骨磷酸盐的吸收。人体中高达 99% 的钙都存在于骨骼中，剩余 1% 的钙（电离型）游离在细胞外，负责正常的生理活动。正常血钙水平在 2.1 mmol/L（8.8 mg/dL）和 2.6 mmol/L（10.4 mg/dL）之间，当高于 10.4 mg/dL 时被定义为高钙血症。低白蛋白血症和酸碱失衡会影响血清钙总水平，可能产生错误的数值。在这种情况下，游离钙是一个更好的指标，其正常水平为 1.1~1.3 mmol/L[43]。

甲状旁腺功能亢进可以是原发性的，也可以是继发性的，取决于甲状旁腺激素过量的原因。原发性甲状旁腺功能亢进症是由于腺瘤导致的腺体内过度产生甲状旁腺素，而继发性病因包括肾脏疾病、维生素 D 缺乏或钙摄入不足引起的低钙血症，反馈性刺激甲状旁腺素的产生。长期的低钙血症（通常由肾脏疾病引起）导致甲状旁腺增生，引起甲状旁腺激素过量产生，造成甲状旁腺功能亢进[44]。

原发性甲状旁腺功能亢进（过量甲状旁腺激素）是第三常见的内分泌疾病[45]，绝经后妇女发病率最高，平均诊断年龄为 55 岁，这是门诊高钙血症最常见的病因[46]。

原发性甲状旁腺功能亢进症大多无症状（80%），往往是常规电解质检测时才发现[45]。有症状的患者可能表现各异，包括肾结石、多尿、肾病性尿崩症、疼痛性骨质疏松症伴病理性骨折、纤维囊性骨炎（一种罕见的表现，骨纤维化导致囊性棕色肿瘤的形成）、近端骨骼肌无力、腹痛、便秘、感觉异常、抑郁、认知障碍和嗜睡[47]。由于钙在心肌传导中的重要作用，患者可能出现系统性高血压、心绞痛、晕厥、心悸，心电图显示由于 ST 段缩短导致 Q—T 间期缩短。严重高钙血症可出现奥斯本波（J 波），心电图上可能类似于 ST 段抬高型心肌梗死。

单发的甲状旁腺腺瘤最为常见（80%～85%），10%～20% 的患者可能有多个腺体增生，甲状旁腺癌则罕见（<1%）[46]。家族性综合征，如多发性内分泌瘤（MEN）I 型和 IIa 型也有甲状旁腺增生，应注意相关异常。

原发性甲状旁腺功能亢进的诊断依据，是持续性高钙血症，其 PTH 水平升高或不适当地正常，并且 Ca 的尿排泄分数>0.02。超声可显示甲状旁腺肿大。锝-99 核素扫描显示甲状旁腺内示踪剂摄取增加（敏感性 80%～90%）[43,46]。应排除药物引起的高钙血症(锂、噻嗪类、维生素 D 中毒、乳碱综合征)。其他引起高钙血症的原因,如恶性肿瘤、内分泌疾病如甲状腺毒症、Addison病、肉芽肿性疾病如结节病以及长时间制动,都应该加以鉴别[47,48]。

治疗方式取决于症状的严重程度、血钙的水平和相关的合并症。轻到中度高钙血症通常通过生理盐水利尿、纠正容量状态和双磷酸盐治疗很容易得到控制。为了防止容量超负荷,尤其存在心脏受损的可能时,可以使用袢利尿剂(呋塞米),它能抑制钙在近端小管的重吸收,增加尿钙排泄 200～250 mEq/d[46],但仅在患者血容量正常时使用。应避免使用噻嗪类利尿剂,因为它们会促进肾小管钙的重吸收,同时还要严密监测钾和镁的水平。长期治疗的目标是维持骨密度和防止破骨细胞诱导的骨吸收,使用的药物包括口服双磷酸盐、雷洛昔芬(一种选择性雌激素受体调节剂)和拟钙剂(一种增加钙肌浆网对细胞外钙敏感性的钙化剂,从而减少 PTH 的产生和分泌)[45]。

甲状旁腺功能亢进患者,尤其是老年患者,即使无症状,也有持续骨质流失、反复高钙危象、肾脏损害和心血管死亡率长期增加的风险,而全甲状旁腺切除术是唯一有效的治疗方法。

17.7.1　甲状旁腺切除术的麻醉管理

围术期最佳麻醉管理的要点包括[46]:

(1) 详细地记录症状和体征。

(2) 血液检查应包括血清钙水平(总钙和游离钙)、人血白蛋白、血清镁、甲状旁腺激素和降钙素,以及维生素 D 水平的变化。纠正电解质失调。

(3) 术前,所有的治疗药物都应进行复核并继续使用,而降钙剂不应立即使用,因为可能导致术后严重的低钙血症。口服双磷酸盐尤其如此,需要 2～3 天才能起效[45]。

(4) 应做胸部、颈部 X 线及相关放射检查。

(5) 术前必须在间接喉镜(IDL)下检查声带运动情况。

(6) 由于骨骼脆弱,术中必须小心体位摆放和填充受压点。

(7) 手术需要采用甲状腺切除术式(颈部伸展)的体位,双手保持在患者两侧。静脉通路连接延长管并确保通畅。

(8) 常规监测 ECG、NIBP、SpO_2 和体温。

(9) 骨骼肌无力患者在使用肌肉松弛药时需要使用神经肌肉监测(4 个成串计数)。

(10) 双侧颈浅丛阻滞可作为阿片类镇痛的补充,非甾体抗炎药仅用于排除肾功能不全患者。

(11) 术中可进行快速甲状旁腺激素检查,以发现任何剩余的异常腺体。甲状旁腺激素水平下降 50% 以上表明甲状旁腺被完全切除;甲状旁腺激素水平下降低于 50%,则需要双侧颈部探查,以寻找其他过度活跃的腺体[43]。

(12) 拔管时,通过喉镜检查双侧声带运动来排除术中喉返神经损伤。

(13) 术后并发症包括出血和血肿形成,可能会导致呼吸困难,应仔细观察。低钙血症最早在术后 6～24 h,或延迟到术后第 3 天或第 4 天出现。应定期监测血清钙,并根据严重程度开始静脉或口服补钙[45]。

随着新技术的出现,使用伽马探针定位和视频辅助内窥镜进行微创甲状旁腺切除术,可以使创伤最少,产生的瘢痕更小,并提高手术成功率,缩短住院时间。麻醉方法与常规手术类似。

高钙血症危象表现为水钠流失(钙增加引起的尿钠流失)、恶心、呕吐、脱水、血流动力学不稳定、心动过缓、心脏传导阻滞、躁动和癫痫发作[47-49]。当血钙水平>3.5 mmol/L(>14 mg/dL)会危及生命,需要立即处理,包括[47-49]:

(1)评估气道、呼吸和循环,并妥善处置。

(2)0.9%生理盐水75～150 mL/h进行液体复苏,使尿量达到200 mL/h。在最初的1 h内应给予500～1 000 mL,在第一个24 h内给予2～6 L液体。血清钙可能会减少1.6～2.4 mg/dL。

(3)双磷酸盐促进破骨细胞凋亡,对恶性肿瘤非常有效。高钙血症患者由于明显的恶心、呕吐和厌食致使这些药物的口服生物利用度低,可改用静脉注射帕米磷酸90 mg或唑来磷酸4 mg。

(4)降钙素是一种破骨细胞抑制剂,可通过皮下(SC)或肌内注射(IM)每6 h 100 U,或在紧急情况下静脉输注(6 h以上10 U/kg)。由于过敏反应常见,必须在全剂量前给予试验剂量。与类固醇联合用药可以减少快速耐药的情况。

(5)类固醇(口服泼尼松40～60 mg,每日1次或静脉注射氢化可的松100～300 mg/d)抑制肠道内钙吸收。

(6)注射磷酸盐可在几分钟内有效降低钙水平,但致使磷酸钙沉积在组织中,因此,这只能在危及生命的情况下使用。

(7)在有心脏损害的情况下,有容量超负荷风险的患者可给予袢利尿剂(每2～6 h静脉注射呋塞米20～40 mg),直到容量正常。监测血清钠、钾、镁。

(8)其他抗破骨细胞治疗包括硝酸镓(每天200 mg/m^2,缓慢静脉滴注5天)。米特霉素是一种窄谱抗肿瘤抗生素,目前仍在研究中。

(9)难治性病例应进行血液透析。

甲状旁腺腺瘤,单独发生或作为多发性内分泌腺肿瘤综合征一部分,与甲状旁腺功能亢进相关,其症状多种多样,涉及多个器官系统。成功治疗的关键在于术前仔细纠正严重的高钙血症和其他电解质紊乱,并开始降钙治疗。术中密切监测高钙或低钙的体征和症状,同时还要监测电解质、酸碱平衡和心电图。术后可能出现低钙血症,应及时补钙。

17.8 总结

总之,专门的多学科协作对内分泌恶性肿瘤的成功治疗至关重要,这需要深入了解内分泌相关疾病和围术期涉及的各种器官系统。术前优化激素水平紊乱、高血压、儿茶酚胺过量和电解质失调,鉴别肿瘤特有的术中危象,以及加强术后恢复监测,这些都是成功的关键要素。

(王惠惠　译,吴歆　校)

参考文献

1. Moningi S. Anaesthetic management of children with craniopharyngioma. J Neuroanaesth Crit Care,2017,4(4):30.
2. Muller HL. Craniopharyngioma. Endocr Rev,2014,35(3):513 - 543.

3. Bunin GR，Surawicz TS. Witman PA. Preston-Martin S，Davis F，Bruner JM. The descriptive epidemiology of craniopharyngioma. J Neurosurg，1998，89(4)：547－551.

4. Halac I，Zimmerman D. Endocrine manifestations of craniopharyngioma. Childs Nerv Syst，2005，21(8－9)：640－648.

5. Reddy GD，Hansen D，Patel A，Lin Y，Jea A，Lam S. Treatment options for pediatric craniopharyngioma. Surg Neurol Int，2016，7 (Suppl 6)：S174－178.

6. Gleeson H，Amin R，Maghnie M. "Do no harm"：management of craniopharyngioma. Eur J Endocrinol，2008，159(Suppl_1)：S95－99.

7. Kenning TJ，Beahm DD，Farrell CJ，Schaberg MR，Rosen MR，Evans JJ. Endoscopic endonasal craniopharyngioma resection. J Neurosurg，2012，32 Suppl：E5.

8. Ormond DR. Hadipanayis CG. The supraorbital keyhole craniotomy through an eyebrow incision：its origins and evolution. Minim Invasive Surg，2013，2013：1－11.

9. Karavitaki N，Cudlip S，Adams CBT，Wass JAH. Craniopharyngiomas. Endocr Rev，2006，27(4)：371－397.

10. Chandrashekhar S. Mishra G. Management of diabetes insipidus in children. Indian J Endocrinol Metab，2011，15(7)：180.

11. Adkins KM，Lee JT. Bress AL，Spires SE，Lee CY. Ayoob AR. Classic Cushing's syndrome in a patient with adrenocortical carcinoma. Radiol Case Rep，2013，8(3)：826.

12. Phitayakorn R，McHenry CR. Perioperative considerations in patients with adrenal tumors. J Sure Oncol，2012，106(5)：604－610.

13. Ammini A，Barua M，Bhattacarya S，Chittawar S，Sivaprakash BM，et al. Etiology and clinical profile of patients with Cushing's syndrome：a single center experience. Indian J Endocrinol Metab，2014，18(1)：99.

14. Sharma A. Subramaniam R. Misra M. Joshirai B. Krishnan G，Varma P，et al. Anesthetic management of emergent laparoscopic bilateral adrenalectomy in a patient with a life-threatening cortisol crisis. Case Rep，2015，4(2)：15－18.

15. Libé R. Adrenocortical carcinoma (ACC)：diagnosis, prognosis, and treatment. Front Cell Dev Biol (Internet)，2015，(cited 2019 Jan 19)：3.

16. Nieman LK. Approach to the patient with an adrenal incidentaloma. J Clin Endocrinol Metab，2010，95(9)：4106－4113.

17. Nabbi R，Woehlck HJ，Riess ML. Refractory hypotension during general anesthesia despite preoperative liscontinuation of an angiotensin receptor blocker. F1000Res，2013，2：12.

18. Domi R. Cushing's surgery：role of the anesthesiologist. Indian J Endocrinol Metab，2011，15(8)：322.

19. Tavares Bello C. van der Poest Clement E，Feelders R. Severe Cushing's syndrome and bilateral pulmonary nodules：beyond ectopic ACTH. Endocrinol Diabetes Metab Case Rep (Internet)，2017，(cited 2019 Jan 19)：2017.

20. Tato A. Orte L，Diz P. Ouereda C，Ortun J. Malignant heochromocytoma, still a therapeutic challenge. Am Hypertens，1997，10(4，Part 1)：479－481.

21. Subramaniam R. Pheochromocytoma-current concepts in diagnosis and management. Trends Anaesth Crit Care，2011，1(2)：104－110.

22. Goldstein DP. Voigt MR，Ruan D. Current preoperative preparation of pheochromocytoma/paraganglioma syndrome. Clin Surg，2017，2：1517.

23. Pacak K. Preoperative Management of the Pheochromocytoma Patient. J Clin Endocrinol Metab，2007，92(11)：4069－4079.

24. Groeben H，Nottebaum BJ，Alesina PF，Traut A，Neumann HP，Walz MK. Perioperative α-receptor blockade in phaeochromocytoma surgery：an observational case series. Br J Anaesth，2017，118(2)：182－189.

25. Keegan MT. Preoperative a-blockade in catecholamine-secreting tumours：fight for it or take light? Br J Anaesth，2017，118(2)：145－148.

26. Subramaniam R. Complications of adrenal surgery. In：Fleisher LA. Rosenbaum SH. editors. Complications in anesthesia. 3rd ed. Philadelphia：Elsevier，2018.

27. Namekawa T，Utsumi T，Kawamura K，Kamiya N，Imamoto T，Takiguchi T，et al. Clinical predictors of prolonged postresection hypotension after laparoscopic adrenalectomy for pheochromocytoma. Surgery，2016，159(3)：763－770.

28. Chen Y，Hodin RA，Pandolf C，Ruan DT，

McKenzie TJ. Hypoglycemia after resection of pheochromocytoma. Surgery, 2014, 156(6): 1404 - 1409.

29. Mancuso K, Kaye AD, Boudreaux JP, Fox CJ, Lang P, Kalarickal PL. et al. Carcinoid syndrome and perioperative anesthetic considerations. J Clin Anesth, 2011, 23(4): 329 - 341.

30. Powell B. Al Mukhtar A, Mills GH. Carcinoid: the disease and its implications for anaesthesia. Contin Educ Anaesth Crit Care Pain, 2011, 11 (1): 9 - 13.

31. Maroun J, Kocha W, Kvols L, Bjarnason G, Chen E. Germond C. et al. Guidelines for the diagnosis and management of carcinoid tumours. Part 1: the gastrointestinal tract. A statement from a Canadian National Carcinoid Expert Group. Curr Oncol, 2006, 13(2): 67.

32. Castillo J, Silvay G, Weiner M. Anesthetic Management of Patients with Carcinoid Syndrome and Carcinoid Heart Disease: the Mount Sinai algorithm. J Cardiothorac Vasc Anesth, 2018, 32 (2): 1023 - 1031.

33. Goswami J, Naik Y, Somkuwar P. Insulinoma and anaesthetic implications. Indian J Anaesth, 2012, 56(2): 117.

34. Shin JJ, Gorden P, Libutti SK. Insulinoma: pathophysiology, localization and management. Future Oncol, 2010, 6(2): 229 - 237.

35. Libutti S, Tave A. Diagnosis and management of insulinoma: current best practice and ongoing developments. Res Rep Endocr Disord, 2015, 5: 125 - 133.

36. Hirshberg B. Livi A, Bartlett DL. Libutti SK, Alexander HR, Doppman JL, et al. Forty-eight-hour fast: the diagnostic test for insulinoma. J Clin Endocrinol Metab, 2000, 85 (9): 3222 - 3226.

37. Finlayson E, Clark OH. Surgical treatment of insuinomas. Surg Clin North Am, 2004, 84(3): 775 - 785.

38. Okabayashi T. Diagnosis and management of insuli oma. World J Gastroenterol, 2013, 19(6): 829.

39. Ong GSY, Henley DE, Hurley D, Turner JH, laringbold PG, Fegan PG. Therapies for the medi-cal management of persistent hypoglycaemia in two cases of inoperable malignant insulinoma. Eur J Endocrinol, 2010, 162(5): 1001 - 1008.

40. Shivaswamy V, Boerner B, Larsen J. Post-transplant diabetes mellitus: causes, treatment. and impact on outcomes. Endocr Rev, 2016, 37 (1): 37 - 61.

41. Burch PG. McLeskey CH. Anesthesia for patients with Insulinoma treatment with Oral Diazoxide. Anesthesiol J Am Soc Anesthesiol, 1981, 55(4): 472 - 475.

42. Hirose K. Kawahito S. Mita N. Takaishi K, Kawahara T, Soga T, et al. Usefulness of artificial endocrine pancreas during resection of insulinoma. J Med Investig MI, 2014, 61(3 - 4): 421 - 425.

43. Taniegra ED. Hyperparathyroidism. Am Fam hysician, 2004, 69(2): 333 - 339.

44. Blackburn M, Diamond T. Primary hyperparathyroidism and familial hyperparathyroid syndromes. Aust am Physician, 2007, 36 (12): 1029 - 1033.

45. Klevenstuber T. The parathyroid glands and anaesthesia. South Afr J Anaesth Analg, 2018, 24 (3 Supplement 1): 94.

46. Chopra P. Mitra S. Patients with symptomatic primary hyperparathyroidism: an anaesthetic challenge. ndian JAnaesth, 2009, 53(4): 492 - 495.

47. Michels TC. Kelly KM. Parathyroid disorders. Am Fam Physician, 2013, 88(4): 249 - 257.

48. Carroll R, Matin G. Endocrine and metabolic emergencies: hypercalcaemia. Ther Adv Endocrinol Metab, 2010, 1(5): 225 - 234.

49. Ahmad S. Kuraganti G, Steenkamp D. Hypercalcemic crisis: a clinical review. Aln J Med, 2015, 128(3): 239 - 245.

妇科和泌尿外科肿瘤手术的麻醉　18

乌马·哈里哈尔安、拉克什·加格

18.1　引言

妇科和泌尿系肿瘤在全球范围内呈上升趋势。无论是择期手术还是急诊手术，麻醉医师将会遇到越来越多的此类病例。在许多此类癌症中，新辅助化疗可能会影响这些患者的围术期干预。放射治疗所致的纤维化和粘连并伴有出血可能给气道管理和手术带来困难。长时间的手术和麻醉会增加应激反应和围术期并发症的发生率。本章主要介绍开放式妇科和泌尿外科肿瘤手术的麻醉和围术期管理。腹腔镜和机器人手术将在本书的其他章节讨论。

18.2　妇科泌尿外科肿瘤围麻醉期管理概述

临床工作中，麻醉医师经常遇到辅助化疗和(或)放疗之前或之后的妇科和泌尿外科肿瘤患者。这些治疗所导致的器官功能障碍、纤维化、免疫抑制和其他毒性症状是围术期麻醉医师需要考虑的重要因素。全面的麻醉前评估、完善的全身检查、气道评估、器官功能测试和相关辅助检查的记录至关重要。有时根据患者的合并症和手术因素，需要进行特殊检查。同时，对这些癌症所涉及的器官系统进行转移性检查也是非常重要的。由于癌症本身、肥胖、化疗药物、活动减少、失血和手术时间延长，这些肿瘤患者围术期容易发生深静脉血栓形成（DVT）。对于腹水患者，可能会出现严重的体液转移。为了准确评估血管内容量状态和实现靶向液体治疗的目标，可能需要先进的监测设备。术前必须与血库确认血液与相关血制品充足。由于这些手术切口较大，术中和术后必须确保足够的镇痛，可以使用硬膜外置管（PCEA，患者控制的硬膜外镇痛）或区域/节段阻滞（TAP，横腹平面阻滞）或全身药物（PCIA，患者控制的静脉镇痛）进行镇痛。对于这类外科手术，推荐采用多模式镇痛管理。

18.3　泌尿系统肿瘤

全世界泌尿系统肿瘤的发病率不断增加，尤其与烟草使用量的增加有关[1]。泌尿系统肿瘤主要包括前列腺癌、肾癌、膀胱癌、尿道癌和阴茎癌。常见的主要临床症状包括无痛性血尿、排尿困难、尿潴留、反复尿路感染、体重减轻和疲劳[2]。由于非特异性症状造成的诊断延误容易导致癌症的晚期表现和与晚期疾病相关的问题。泌尿系肿瘤患者的麻醉前评估应全面,主要集中于重要器官系统功能、转移检查、基线功能评估、气道评估、血液和相关制品的准备以及常规术前检查。同时应注意当出现淋巴管侵犯时,可导致手术切除困难和出血。

18.3.1 前列腺癌根治术的麻醉

根治性前列腺切除术是最常见的泌尿外科肿瘤手术[3]。现如今,机器人根治性前列腺切除术日新月异,使得其围术期的预后有所改善。前列腺癌的治疗方案取决于其分期表现。除根治性切除外,晚期肿瘤还可进行化疗(紫杉醇、多西他赛、米托蒽醌、环磷酰胺)和放疗。在转移性前列腺癌中,也可使用双磷酸盐和激素治疗[促黄体生成素释放激素(LHRH)拮抗剂和雌激素][4]。此外,可以对前列腺和盆腔淋巴结病灶进行外照射放射治疗。麻醉方面应从全面的术前合并症检查、基线功能评估、局部或远处转移评估和器官系统功能进行评估。开放性前列腺癌根治术通常在标准气管插管全身麻醉下进行,并在术前置入硬膜外导管[5]。硬膜外镇痛可减少麻醉药物剂量,改善围术期镇痛,降低血栓栓塞的发生率,减少慢性疼痛的发生。对于有骨转移的患者,应避免此项操作。近年来,有研究强调吗啡有促进癌症复发的作用[6]。根治性前列腺切除术可能导致失血量难以准确评估,造成血流动力学紊乱。需要准备充足的血液和血液制品以随时用于输血。术中前列腺窦的开放可增加空气栓塞和肿瘤细胞向体循环扩散的可能。麻醉管理的主要目标是维持全身灌注压、足够的氧合、正常的二氧化碳分压和氧分压。在开放性根治性前列腺切除术中,低体温和深静脉血栓形成是围术期严重的并发症,可导致患者并发症发病率和死亡率的增加[7]。术后建议早期下床活动和围术期机械性预防 DVT。

18.3.2 根治性膀胱切除术的麻醉

根治性膀胱切除及淋巴结清扫和膀胱重建是可切除膀胱癌的治疗方法[8]。患者可能由于非特异性症状导致病情延误。晚期膀胱癌患者可以通过姑息性治疗和卡介苗(BCG)膀胱灌注治疗。根治性膀胱切除术是一类复杂的手术,为了达到切缘阴性和膀胱重建的目的,术中可能会出现出血和手术时间延长。标准的麻醉方法采用诱导前置入腰段硬膜外导管联合气管插管的全身麻醉。对于伴有心血管疾病的患者,可以通过动脉和中心静脉导管置入的方式进行有创监测。有创动脉压监测可以帮助监测心率和评估血气状态。在伴有大量失血的长时间手术中,可以用无创心输出量监测来评估血容量状态[9]。如今,这些手术都可通过机器人来辅助完成,从而改善手术预后。膀胱重建或新膀胱形成可以通过开腹或机器人来建立回肠导管或人工膀胱。此类手术术中每小时排尿量的测定极其困难,给术中液体治疗造成一定的困难。疼痛管理是通过硬膜外和静脉镇痛来实现的。淋巴结清扫可减少淋巴管内液体的流动,增加了术后淋巴水肿和 DVT 的发生率[10]。在开放性根治性膀胱切除术中,推荐应用机械性手段和药物来预防深静脉血栓形成。现如今,机器人根治性膀胱切除术已被广泛实施,从而降低了这些并发症的发生率。

18.3.3 根治性肾切除术的麻醉

肾细胞癌（RCC）的手术方式取决于其临床表现和有无转移。手术切除可联合同侧肾上腺切除术和扩大淋巴结切除术。根治性肾切除术是主要的手术方法，可以通过开放式、腹腔镜或机器人手术来完成[11]。对于 T1 期肿瘤（肿瘤小于 7 cm）合并孤立肾或肾功能不全或遗传性肿瘤的患者，可建议采用保留肾单位手术代替根治性手术。保留肾单位手术（NSS）可以通过开放式、腹腔镜手术或机器人手术完成[12]。机器人 NSS 已经得到广泛的应用，围术期结局有所改善，特别是存在合并症的患者。在一些局部的 RCCs 中，有时可采用微创治疗，如冷冻疗法、射频消融术和高强度聚焦超声（HIFU）治疗[13]。对于晚期肾脏肿瘤或切缘阳性肿瘤，建议根治性手术与辅助放疗、化疗和积极监测相结合。所有这些治疗对麻醉医师都有重要的意义。放射治疗可能导致解剖结构变化，手术入路困难，失血增加，手术时间延长，以及输血风险增加等相关风险[14]。可切除的转移性肿瘤可接受细胞减瘤性肾切除术、针对孤立性转移的微创治疗，以及针对远处转移（骨）的姑息性治疗。麻醉医师可能需要参与这些患者任何阶段的治疗：诊疗过程、最终切除、瘤体减灭、化疗泵的植入、麻醉监测过程、疼痛管理和姑息治疗。

开放性肾癌根治术（RN）是一类复杂的外科手术，可能出现失血、麻醉药物暴露时间过长、体温过低和肾功能不全。诱导前预先置入硬膜外导管可用于围术期疼痛管理

及减少术中麻醉药物的使用[15]。PCEA 可有效缓解术后疼痛，对患者早期康复至关重要。术中尽量使用不依赖肾脏排泄的麻醉药物或已知不会引起肾毒性的麻醉药物。阿曲库铵或顺式阿曲库铵（非去极化肌肉松弛药，Hofmann 消除）通常是这类患者的首选。应避免使用非甾体抗炎药（NSAIDs）和氨基糖苷类抗生素等肾毒性药物[16]。对于合并心肺疾病的患者，需要监测有创的动脉血压。超声引导的中心静脉导管置入不仅可用于监测中心静脉压，还可用于输液和用药。多种无创心排血量监测仪可用于有高危心脏病的病例，以用于指导液体治疗和血流动力学管理。如果 RN 合并肾上腺切除术，术中可能出现大幅度血压波动，围术期需要按照标准方案给予应激剂量的激素（包括盐皮质激素和糖皮质激素）[17]。为防止医院感染的发生，所有操作程序都必须遵循无菌化原则。同时应注意，全身使用阿片类药物、补充类固醇、延长麻醉时间和输血可导致免疫抑制，这对肾癌患者可能是有害的。

18.3.4 尿道癌的麻醉

尿路上皮肿瘤很少见，症状可能出现较晚。早期尿道远端癌性病变的处理可采用内窥镜或微创手术，同时辅以放射治疗和化疗。术前放疗可能导致肿瘤剥离困难，增加手术时间和出血量。化疗药物可对多种器官系统造成影响，包括免疫抑制、心肌病、肾毒性、肝功能障碍和神经毒性。全面的术前评估和对手术范围的了解是围术期成功的必要条件。尿道癌的手术可以是局部切除、阴茎部分或全部切除、前路切除（女性浸润

性癌)、盆腔淋巴结清扫术和根治膀胱尿道切除术[18]。文献描述了男性尿道癌的四种手术治疗方式：保守治疗或局部切除术[1]，阴茎部分切除术[2]，阴茎根治术[3]，盆腔淋巴结切除术[4]和整体切除术，包括阴茎切除术和膀胱至前列腺切除术及耻骨前壁切除术。早期肿瘤可行内镜下激光切除术[Nd：Yag激光，CO_2激光或钬激光(Holmium：YAG激光)]，可在区域麻醉(蛛网膜下隙阻滞麻醉或腰硬联合阻滞麻醉)或标准全身麻醉下进行。激光手术麻醉前，必须做好所有的预防措施，特别要加强手术室的准备工作，以应对由于激光可能引起的气道火灾或气管导管损伤[19]。激光手术容易导致尿道狭窄，这些患者可能需要反复尿道扩张。他们也可以在手术切除前后在麻醉下进行膀胱镜检查和活检。如果后续接受根治性手术，则需要继续进行重建手术，包括尿道切除和尿道重建。尿道重建手术复杂，手术时间可能较长，保留重建吻合处血管微循环对手术成功是有益的。在此种情况下，术中很难准确地测量每小时的尿量，因此液体管理必须遵循目标导向液体治疗[20]。因为手术时间长，术中容易发生低体温，所以术中必须特别注意保温，防止不良反应的发生。疼痛管理通常是采用多模式镇痛策略，可通过采用硬膜外镇痛(局部麻醉剂和阿片类药物的PCEA输注)持续缓解术后疼痛。

18.3.5 睾丸癌手术的麻醉

根治性腹股沟睾丸切除术(切除睾丸和精索)是睾丸癌的外科治疗方法[21]，手术方式取决于癌症的类型和分期。肿瘤标志物包括高 AFP(甲胎蛋白)和血清 β-HCG(人

绒毛膜促性腺激素)水平。对于局部晚期精原细胞瘤(生殖细胞瘤)，可以在手术后进行腹主动脉旁淋巴结放疗和(或)化疗(卡铂类似物)。对于非精原瘤性睾丸癌，除了根治性腹股沟睾丸切除术(RPLND)外，还需要进行腹膜后淋巴结清扫(RIO)[22]。生殖细胞肿瘤对化疗[最常见的是 BEP(博莱霉素、依托泊苷、顺铂)或 VIP(依托泊苷、异环磷酰胺、顺铂)方案]高度敏感。RPLND 是一项复杂的手术，需要相当高的技术清扫相关转移淋巴结，并将手术的并发症(如勃起功能障碍、不孕、肠梗阻、感染、乳糜性腹水和淋巴水肿)降至最低。现如今，这种手术也可以通过腹腔镜或者机器人来完成。外照射可用于淋巴结的照射，特别是纯精原细胞瘤。化疗是治疗转移性睾丸癌的首选，放疗是治疗脑转移的首选。大剂量化疗结合干细胞移植可用于治疗复发性睾丸癌。在治疗睾丸癌之前，须提醒有生育意愿的患者考虑将精子储存于精子库中[23]。

根治性腹股沟睾丸切除术的麻醉注意事项包括麻醉前的全面检查；诱导前腰椎硬膜外置管；对有指征的高危病例进行有创监测；术前准备血液和相关血制品；对各种器官系统化疗相关不良反应的考虑；转移性检查；DVT 预防，特别是淋巴结清扫的病例；以及严密的术后监测。RPLND 的麻醉可采用标准的气管插管机械通气的全身麻醉。对于既往有放射治疗的病例，可能会导致失血增加和麻醉时间延长。目前，保留神经的RPLND 是为了保护神经，保护性功能[24]。机器人 RPLND 已在几个医疗中心开展并得到了很好的结果。疼痛管理可以采用超声引导的 TAP 阻滞(双侧)，硬膜外阻滞或

患者控制的硬膜外镇痛（PCEA）。

18.3.6 阴茎/外阴癌的麻醉

约95%的阴茎癌和外阴癌为鳞状细胞癌，此类肿瘤在发达国家并不常见。阴茎癌和外阴癌均与人乳头瘤病毒（HPV）感染有关[25]，两者在感染 HIV（人类免疫缺陷病毒）的患者中更常见。这类肿瘤是淋巴细胞性肿瘤，淋巴结是否受累是其预后最重要的预测因素。阴茎/外阴切除术加淋巴结清扫是浸润性癌症的标准治疗方法，有些还可能需要辅助放疗和（或）化疗。这些手术可能会对患者情绪造成严重的影响，因此术前可能需要心理干预。尿道重建有助于排尿，因手术复杂，常需要多期耗时较长的手术才能完成。如今，机器人 VEIL（腹腔镜下腹股沟淋巴结清扫术）也已用于浸润性阴茎/外阴癌的治疗[26]。这类患者术后易发生淋巴水肿、静脉血栓形成/血栓性静脉炎及肢体蜂窝组织炎等并发症。阴茎/外阴癌开放手术的麻醉可采用腰麻-硬膜外联合麻醉，也可采用气管插管机械通气的标准全身麻醉。全面的麻醉前评估、围术期标准监测或有创监测、体温调节、维持血容量以及充分的术后疼痛管理和预防深静脉血栓形成对患者的治疗成功至关重要。在这类患者所有的检查中，病毒标记物的检测都是必须的。

18.4 妇科肿瘤

女性生殖道的恶性肿瘤发病率正在增加，可能与吸烟、饮酒、遗传易感性、人乳头瘤病毒（HPV）感染或激素治疗有关[27]。妇科癌症的主要问题包括难以手术治疗的盆腔恶性肿瘤；由于非特异性临床特征导致的晚期肿瘤；有可能累及相邻的腹部/盆腔器官；以及神经、血管和淋巴结的浸润。主要的妇科肿瘤包括子宫颈癌、子宫内膜癌、卵巢癌、输卵管癌和外阴/阴道癌。由于多因素的影响，比如肿瘤细胞中释放促凝组织因子，肿瘤压迫盆腔血管；制动；反复静脉插管，特别是置入中心静脉导管；化疗和放疗；促红细胞生成素治疗；手术时间长，尤其是淋巴结清扫使得这些患者发生 DVT 的倾向增加[28]。因此，从术前到术后，必须鼓励所有患者早期佩戴机械血栓预防装置和早期活动，以预防血栓的发生。充分的疼痛管理，尤其是局部阻滞，以及采用微创手术技术对患者特别有益。肥胖是妇科恶性肿瘤的主要危险因素之一[29]。除了面临困难气道的问题，肥胖患者还需要特殊的床垫、手术台、扶手、转移床单和血压袖带等特殊设备。在这类手术中，体温保护也是一个重要的注意事项，通常需要外部加热设备、输液加温器和连续的温度监测设备。

18.4.1 宫颈癌手术的麻醉

宫颈癌是世界上第二常见的癌症，大多数为鳞状细胞癌[30]。术前评估必须重点关注患者的基线状态、器官功能评估、气道和脊柱评估以及肿瘤转移情况的评估。癌细胞可局部扩散到阴道黏膜、肌肉层、宫颈旁淋巴结、膀胱和直肠。癌细胞还可以通过血行扩散到达肝脏、肺部和骨骼。疾病早期治疗可选择单纯子宫切除术。大多数患者需要行根治性子宫切除术，包括切除子宫、阴道、子宫骶韧带和子宫骨盆韧带、子宫旁组织和盆腔淋巴结。随着微创手术的出现，大多数根治性子宫切除手术都可由机器人辅助完成。开放性根治性子宫切除术一般需要标准的气管插管式全身麻醉[31]。诱导前置入腰段硬膜外导管进行围术期镇痛,这在降低术中麻醉用药和预防慢性疼痛综合征等方面大有裨益。术前如果子宫颈接受了放射治疗,则有可能出现剥离困难和出血,因此应准备充分的血液及其他血液制品。部分宫颈癌前病变患者可在区域麻醉下完成手术。在晚期癌症中,由于肿瘤生长导致宫颈阻塞,患者可能会表现为疼痛性子宫积脓或积血。宫颈癌患者术前必须使用广谱厌氧抗生素,术中需进行液体复苏、维持尿量,术后应在 HDU(高度依赖病房)进行密切监测。

18.4.2　子宫内膜癌的麻醉

子宫内膜癌是发达国家女性生殖道最常见的癌症。患者可能需要接受多种手术治疗[32],包括诊断性宫腔镜检查和活检,分期手术,或规范的切除术,或姑息性手术。子宫内膜癌最常见的病理类型是腺癌,其转移途径包括局部转移、输卵管(腹膜)、淋巴管和血流(肺、肝、脑和骨)。规范的手术方案包括经腹式子宫切除术、双侧输卵管切除术和盆腔淋巴结清扫术。在有设备的医疗中心,采用机器人进行这些手术可以改善手术预后。子宫内膜癌开放性根治术是一项复杂的手术,在肿瘤切除/盆腔淋巴结清扫过程中可能会造成出血、手术时间延长和周围组织结构的破坏。对于存在心脏高危风险的患者,术中需进行有创监测,诱导前置入硬膜外导管可充分的缓解疼痛。辅助放化疗的相关并发症也是麻醉医师需要考虑

的内容。对于转移和不能手术的病例,可以采用姑息治疗。区域或全身麻醉或监测麻醉护理(MAC)前必须进行完善的麻醉前评估,包括转移灶的筛查。

18.4.3　卵巢癌的麻醉

卵巢癌是欧洲女性的第五大常见癌症。由于通常较晚出现症状及容易腹腔内广泛转移,所以卵巢癌在妇科肿瘤中预后最差。卵巢癌起源的 4 种主要细胞类型包括表皮(癌)、生殖细胞肿瘤、间质肿瘤和原发性腹膜癌[33]。治疗方式取决于肿瘤的分期,尽可能采用积极治疗方法而不是姑息疗法。手术切除是主要的治疗手段,包括开腹分期手术,子宫切除术加双侧输卵管切除术,腹膜/盆腔活检和清扫转移灶,淋巴结清扫术,腹膜切除术,大网膜切除术,瘤体减灭术。对于已广泛扩散到腹部和盆腔其他器官的情况,可能需要更大范围的肿瘤细胞减灭手术。这些手术包括脾切除、阑尾切除、胆囊切除、肠切除肠吻合、结肠切除伴造口或肝部分切除。此类手术的最终目的是在患者可接受范围内,尽可能多地切除肿瘤和癌变病灶。部分患者可能需要间断性的减瘤手术治疗[34],定义为短疗程诱导化疗(2～3 个周期)后进行的瘤体减灭术。随着育龄妇女卵巢癌发病率的增加,术前必须与患者讨论生育问题和保存卵子以备将来使用的可能。放疗虽然很少用于卵巢癌,但可能有助于已转移的卵巢癌的治疗。

卵巢癌开腹手术比较复杂,需要进行广泛的切除,可能伴随失血、手术和麻醉时间延长、大量液体转移和多器官功能受损等情况。围术期主要关注的问题包括新辅助化

疗对麻醉的影响；恶性肿瘤或转移灶对器官功能损害的评估；腹水的处理；深静脉血栓形成的预防；适当的镇痛方案[35]。对伴有腹水的晚期卵巢癌患者行瘤体减灭术时，要求在使用心输出量监测设备的指导下，进行目标导向液体治疗，并实施个性化围术期液体管理策略。保护终末器官灌注并优化每搏量对改善整体预后大有裨益。在这类手术中，有创监测，特别是有创动脉压监测，有利于血流动力学的监测和反复的动脉血气分析。建议在诱导前置入胸段硬膜外导管，这可以减少麻醉和手术的应激反应，并能提供完善的术后镇痛。术中需要进行适当的液体治疗，缓慢的引流或抽吸腹水，以免发生突然的血流动力学失代偿。对于大量腹水的患者，反流误吸和氧饱和度降低（功能性残气量降低）的概率增加，需要在充分的预吸氧后，使用 Sellick 手法压迫环状软骨快速序贯诱导插管。接受过博莱霉素[36]类似物化疗的患者，可能需要限制吸入氧浓度。对于合并胸腔积液的患者，必要时需要术前胸腔穿刺引流，以改善围术期呼吸力学。术前使用利尿剂治疗腹水的患者可能存在电解质紊乱，需要在诱导前纠正。术前肝脏淤积或严重腹水可能导致肝功能障碍。术前必须在局部麻醉下置入胸段硬膜外导管，以减轻围术期应激和疼痛。卵巢癌开腹手术过程中会发生体液丢失和失血，所以需要开放两条大口径静脉通路和中心静脉通路，可用超声引导确保中心静脉穿刺置管的安全性。术中必须采取积极的外部和内部保温措施。术中应保持每小时尿量至少 $0.5 \sim 1\ mL/(kg \cdot h)$。由于腹水和血液混在一起，可能导致术中失血量难以估计。代谢和电解质紊乱在这类手术中很常见，应确保定期进行动脉血气分析并及时制定纠正措施。近年来，血清乳酸水平已被用作评估组织灌注和代谢性酸中毒的指标。由于肿瘤和化疗会导致患者免疫系统受到抑制，因此所有手术操作过程中必须特别注意无菌原则。合并糖尿病的患者可能发生血糖控制紊乱，需要静脉注射胰岛素并每小时监测血糖。

腹腔热灌注化疗（HIPEC）[37]正在多家癌症中心实施，我们在其他章节进行了详细讨论。HIPEC 需要用高剂量加热的化疗溶液填充腹腔，使大量恶性肿瘤细胞直接暴露于化疗药物中。当 HIPEC 与减瘤手术联合使用时，其效果优于单纯静脉化疗。麻醉需要考虑的因素主要有体温调节的改变、凝血障碍、血流动力学异常和呼吸气体交换障碍等。由于热应力作用，HIPEC 可能导致高动力循环状态。术中大量输液稀释了血小板和凝血因子可导致凝血功能障碍。此外，还应考虑到下列因素：蛋白质丢失（导致蛋白质结合游离分数增加的药物）、腹内压增加[导致气道压力增加、肾灌注减少、功能残气量减少（FRC）、更容易引起腹膜室综合征]，基础代谢率增加，身体暴露在极端温度下等。呼气末二氧化碳的增加可导致全身血管阻力下降和外周血管舒张。建议在开始热灌注化疗前将中心温度控制在 $35 \sim 36\,℃$，并保证化疗过程中心温度低于 $38\,℃$。在开始 HIPEC 前，应关闭所有对患者和液体加温的装置。最终目标是维持正常体温、正常氧合、正常血管张力和正常酸碱平衡。在手术过程中，必须确保足够的静脉补液以及良好的尿量。

卵巢癌开腹手术患者的术后护理是相

当具有挑战性的。有些患者可能需要输注血管升压药以维持血流动力学稳定。术后血流动力学不稳定和呼吸气体交换障碍的患者可能需要持续机械通气，直至病情稳定后方可脱机。疼痛管理、血栓预防、加强监测和 PONV（术后恶心、呕吐）预防是改善预后的基石。PCEA（患者控制的硬膜外镇痛）是术后镇痛的首选，具有诸多益处。对

于有凝血障碍或正在进行全身抗凝治疗的患者，可以使用 PCIA（患者自控静脉镇痛与阿片类药物）或超声引导的双侧 TAP（腹横肌平面）阻滞等多模式镇痛方案。围术期硬膜外麻醉和镇痛已被证明可以减少卵巢癌手术后肿瘤的复发。基于手术部位和相关的合并症，与泌尿外科和妇科肿瘤手术相关的主要问题总结见表 18.1。

表 18.1　围术期泌尿外科和妇科肿瘤手术的麻醉相关问题

	手术名称	体位	麻醉方法	特殊监测	特殊关注	围术期特殊观察
1	根治性前列腺切除术	截石位和仰卧位	标准全身麻醉（GA）联合诱导前置管腰段硬膜外麻醉	失血；电解质紊乱；体温监测	静脉栓塞；血栓预防	手术时间延长；高龄；脊柱转移
2	根治性膀胱切除术伴膀胱重建	仰卧位；Trendelenburg体位	标准 GA 联合诱导前置管腰段硬膜外麻醉	失血；估计尿量困难	解剖困难和新膀胱重建的肠道处理；深静脉血栓	手术扩大和时间延长；失血风险和输血风险
3	根治性阴茎切除术、外阴切除术	仰卧位	区域阻滞麻醉（CSEA）或标准 GA	失血；性功能丧失；尿道重建	尿流改道；延长的操作时间；预先放射治疗	充分的疼痛管理；获得切缘阴性困难
4	根治性子宫切除术	仰卧位和截石位	标准 GA 联合诱导前置管腰段硬膜外麻醉	失血；深静脉血栓形成	预先放射治疗导致的解剖困难和转移引起的手术时间延长	输血风险；定位问题
5	根治性淋巴结清扫术	仰卧位，肢体外展位	CSEA 或标准 GA	多期手术；解剖困难	神经血管损伤的风险；性功能丧失	淋巴水肿及其并发症
6	根治性睾丸切除术	仰卧位	标准 GA 联合诱导前置管腰段硬膜外麻醉	失血；生育问题；预先放化疗造成的改变	失血；迷走神经刺激	可能结合腹膜后淋巴结清扫
7	根治性肾脏切除术	侧卧位	标准 GA 联合诱导前置管胸段硬膜外麻醉	失血；肾功能障碍；联合放射治疗的影响	定位问题；早期血管肿瘤浸润	避免使用肾毒性的药物

18.5　未来展望

随着世界范围内对癌症的大量研究,为肿瘤手术患者保驾护航的麻醉医师对全球癌症控制计划也做出了巨大贡献。泌尿系肿瘤和妇科肿瘤的开放手术仍被认为是完整切除肿瘤的方法,尤其是在发展中国家。随着微创癌症手术的出现,开放性根治性手术正在逐渐减少。未来将是机器人肿瘤手术的时代,达芬奇机器人系统将推动这一时代的发展。然而,开放性肿瘤手术并没有失去其重要性,在一些疑难病例中可能仍需要开放肿瘤切除术。麻醉医师、泌尿科医师、妇科医师、整形外科医师、重症监护医师、营养学家、肿瘤学家、心理学家和物理治疗师之间应该加强合作,以便在这些手术中取得成功的围术期预后。在肿瘤手术中,血液保护和如何减少输血需要进一步研究[39]。适当的疼痛管理(多模式镇痛、神经阻滞和患者自控镇痛)是减少麻醉药的应用和预防慢性疼痛的基石。近年来,全身性阿片类药物使用导致癌症复发或进展引起关注[40],这部分影响需要进一步的研究。肿瘤麻醉中的疼痛管理需要制定相关的共识指南。

18.6　总结

开放式泌尿外科和妇科手术的麻醉是相当具有挑战性的,特别是晚期癌症和有合并症及转移的患者。麻醉前全面评估所有器官系统是至关重要的。同时进行化疗和放疗的患者在麻醉实施时应警惕这些治疗产生的影响。根治性手术术中可能出血,因此必须事先准备血液或血液制品。所有患者必须术前使用抗生素、预防深静脉血栓形成和预防 PONV。在长时间的手术中,必须特别注意预防由于固定体位引起的压疮和外周神经病变。癌症患者可能有术前放化疗导致的肌肉或神经病变。癌症患者的疼痛治疗必须给予极大的重视,尤其是在超声引导区域阻滞的时代。麻醉医师需要准备好应对各种根治性癌症手术和重建手术带来的挑战,无论是开放式手术还是微创手术。

（董静　译,吴歆　校）

参考文献

1. Gottlieb J. Smoking-related genitourinary cancers: a global call to action in smoking cessation. Rev Urol, 2016, 18(4): 194 - 204.
2. Yaxley JP. Urinary tract cancers: an overview of general practice. J Family Med Prim Care, 2016, 5(3): 533 - 538.
3. Lepor H. A review of surgical techniques for radical prostatectomy. Rev Urol, 2005, 7(Suppl 2): S11 - 17.
4. Rosenthal MA. Management of metastatic prostate cancer. Med J Aust, 1998, 169(1): 46 - 50.
5. Filimonovic J. Gvozdic B. Krivic B. Acimovic M, Tulic C, Hadzi DJ. Anesthesia for radical prostatectomy. Acta Chirlugosl, 2005, 52(4): 113 - 117.
6. Juneja R. Opioids and cancer recurrence. Curr Opin Support Palliat Care, 2014, 8(2): 91 - 101.
7. Rice KR, Brassell SA, McLeod DG. Venous thrombombolism in urologic surgery: prophvlaxis, diagnosis, and treatment. Rev Urol, 2010, 12(2 - 3): e111 - 124.
8. Kukreja JB, Shah JB. Advances in surgical management of muscle invasive bladder cancer, Indian J Urol, 2017, 33(2): 106 - 110.
9. Saugel B, Cecconi M, Wagner JY, Reuter DA. Noninvasive continuous cardiac output monitoring in perioperative and intensive care medicine. Br J

Anaesth, 2015, 114(4): 562 – 575.

10. Stanley A, Young A. Primary prevention of venous thromboembolism in medical and surgical oncology patients. Br J Cancer, 2010, 102(Suppl 1): S10 – 16.

11. Liu G, Ma Y, Wang S, Han X, Gao D. Laparoscopic versus open radical nephrectomy for renal cell carcinoma: a systematic review and meta-analysis. Transl Dncol, 2017, 10(4): 501 – 510.

12. Maroni P. Nephron-sparing surgery. Semin Intervent Radiol, 2014, 3(1): 104 – 106.

13. Shah SB, Hariharan U, Bhargava AK. High intensity Focused ultrasound therapy for prostatic tumors: Anesthesiologists perspective. J Anest Inten Care Med, 2016, 1(2): 5555559.

14. Baskar R, Lee KA, Yeo R, Yeoh K-W. Cancer and adiation therapy: current advances and future directions. Int J Med Sci, 2012, 9(3): 193 – 199.

15. Chapman E, Pichel AC. Anaesthesia for nephrectomy. BJA Education, 2016, 16(3): 98 – 101.

16. Naithani BK. Hariharan U. Shah SB. Four kidneys and a tumor: laparoscopic radical nephrectomy in a renal transplant recipient. Ain-Shams J Anaesthesiol, 2016, 9: 311 – 313.

17. Shen WT, Lee J, Kebebew E, Clark OH, Duh DY. Selective use of steroid replacement after adrenalectomy: lessons after 331 consecutive cases. Arch Surg, 2006, 141(8): 771 – 774.

18. PDQAdult Treatment Editorial Board. Urethral Cancer Treatment (PDOR): Health Professional Version. 2015 Oct 2. In: PDQ Cancer Information Summaries [Internet]. Bethesda (MD): National Cancer Institute (US), 2002.

19. Hanson RA, Zornow MH, Conlin MJ, Brambrink AM. Laser resection of the prostate: implications for anesthesia. Anesth Analg, 2007, 105(2): 475 – 479.

20. Whalley DG, Berrigan MJ. Anesthesia for radical prostatectomy, cystectomy, nephrectomy, pheochromocytoma, and laparoscopic procedures. Anesth Clin North Am, 2000, 18(4): 899 – 917.

21. Pizzocaro G, Guarneri A. Inguinal orchidectomy for testicular cancer. BJU Int, 2009, 103(5): 704 – 716.

22. Wells H, Hayes MC. O'Brien T, Fowler S. contemporary retroperitoneal lymph node dissection (RPLND) for testis cancer in the UK — a national study. BJU Int, 2017, 119(1): 91 – 99.

23. Bahadur G. Fertility issues for cancer patients. Mo Cell Endocrinol, 2000, 169(1 – 2): 117 – 122.

24. Hariharan U, Choudhary I, Bhargava AK. Anesthetic and critical care challenges in massive chyle leak following robotic surgery: a special case report. JSAN, 2015, 2: 73 – 76.

25. Bansal A. Singh MP, Rai B. Human papillomavirus-associated cancers: a growing global problem. Int Appl Basic Med Res, 2016, 6(2): 84 – 89.

26. Chaudhari R. Khant SR. Patel D. Video endoscopic inguinal lymphadenectomy for radical management of inguinal nodes in patients with penile squamous cell carcinoma. Urol Ann, 2016, 8(3): 281 – 285.

27. Sankaranarayanan R, Ferlay J. Worldwide burden of gynaecological cancer: the size of the problem. Best Pract Res Clin Obstet Gynaecol, 2006, 20: 207 – 225.

28. Hariharan U, Shah SB. Venous thromboembolism and. robotic surgery: need for prophylaxis and review of literature. J Hematol Thrombo Dis, 2015, 3(6): 1000227.

29. Morsan M. Popham P. Anesthesia for gynaecological oncological surgery. Contin Educ Anaeath Crit Care pain, 2013: 1 – 6.

30. Sreedevi A, Javed R, Dinesh A. Epidemiology of cervical cancer with special focus on India. In Women's Health, 2015, 7: 405 – 414.

31. Marin F, Plesca M, Bordea CL, Moga MA, Blidaru A. Types of radical hysterectomies. J Med Life, 2014, 7(2): 172 – 176.

32. Lachance JA, Darus CJ, Rice LW. Surgical management and postoperative treatment of endometrial carcinoma. Rev Obstet Gynecol, 2008, 1(3): 97 – 105.

33. Koshiyama M, Matsumura N, Konishi I. Subtypes of ovarian Cancer and ovarian Cancer screening Diagnostics (Basel), 2017, 7(1): 12.

34. Vergote I, Amant F, Kristensen G, Ehlen T, Reed NS, Casado A. Primary surgery or neoadjuvant chemotherapy followed by interval debulking sur gery in advanced ovarian cancer. Eur J Cancer, 2011, 47(3): S88 – 92.

35. Hariharan U, Shah SB. Anesthetic considerations in ovarian Cancer patients: a comprehensive review. Jol Aneth Criti Cre, 2016, 2: 10460.

36. Mathes DD. Bleomycin and hyperoxia exposure in the operating room. Anesth Analg, 1995, 81(3): 624 - 629.

37. Mendonca FT, Guimaraes MM, de Matos SH, Dusi RG. Anesthetic management of Cytoreductive surgery and Hyperthermic Intraperitoneal chemotherapy(CRS/HIPEC): the importance of hydro-electrolytic and acidbasic control.Int J Surg Case Rep, 2017, 38: 1 - 4.

38. Oh TK, Lim MC, Lee Y, Yun JY, Yeon S, Park S-Y. Improved postoperative pain control for Cytoreductive surgery in women with ovarian Cancer using patient-controlled epidural analgesia. Int J Gynecol Cancer, 2016, 26(3): 588 - 593.

39. Mei K, Du L, Yan M, Zhang Z, Zhang F, Gong L, et al. Modified leukocyte filter removes tumor cells from the salvaged blood. PLoS One, 2015, 10(6): e0130864.

40. Shah SB, Hariharan U, Bhargava AK. Recent trends in anaesthesia and analgesia for breast cancer surgery Trends Anaesth Crit Care, 2018, 20: 11 - 20.

纵隔肿瘤的麻醉

19

拉万德尔·库马尔·潘迪、达利姆·库马尔·贝德亚、
安库尔·夏尔马

19.1 引言

随着对纵隔肿瘤认识的增加,纵隔肿瘤的手术量也与日俱增。这些患者的围术期诊疗给麻醉医师带来了诸多挑战,主要包括纵隔肿瘤的位置、与毗邻结构的关系、气道管理、围术期镇痛等。

纵隔由许多重要器官组成。其上边界是胸廓入口,下边界是胸廓横切面,侧边界由胸膜形成,前界由胸骨柄的后表面形成,后界由T1~T4胸椎构成[1]。从胸骨前角到T4胸椎下缘构成的假想平面将纵隔分为上纵隔和下纵隔。下纵隔分为三部分(表19.1)[2]:

前纵隔:从胸骨下段的后表面延伸到心包和大血管的前表面,位于胸膜腔之间,从胸腔入口延伸到横膈膜。

中纵隔:位于前纵隔和椎体前边缘之间。

后纵隔:位于中纵隔后方。

19.2 纵隔肿瘤重点概述

纵隔肿瘤的围术期管理尤为重要[3]。由于纵隔肿瘤多靠近重要器官组织,手术切除时可能导致相当高的并发症发生率和死

表 19.1 纵隔的划分、边界和内容

纵隔划分		边界	内容
上纵隔		从胸腔入口向上延伸,下面是胸横平面,侧面是胸膜,前面是胸骨柄后表面,后面是T1~T4胸椎	胸腺、气管、食管动脉:主动脉弓、头臂干、左颈总动脉、左锁骨下动脉、上腔静脉、头臂静脉、奇静脉弓、胸导管
下纵隔	前纵隔	从胸骨下段的后表面到心包和大血管的前表面,位于胸膜腔之间,从胸腔入口延伸到横膈膜	胸腺、气管、食管、大静脉、大动脉、胸导管、交感干、淋巴结、异位甲状腺和甲状旁腺组织
	中纵隔	在前纵隔和椎体前边缘之间	心脏和心包、大血管、迷走神经和膈神经
	后纵隔	中纵隔后方	肋间神经、胸脊神经节和交感神经链

亡率[4]。纵隔肿瘤对气管、心脏、肺静脉或上腔静脉的压迫可能会导致严重的心血管和肺部并发症[5]。纵隔肿瘤治疗的重点在于预防上述并发症，因此术前做出相应的手术计划非常重要。纵隔肿瘤的早期诊断和治疗同样重要，这就需要了解纵隔肿瘤的解剖关系并制定相应的围术期诊疗计划。气管塌陷是最可怕的并发症，特别是当气管支气管受压或塌陷点位于气管导管远端时更为严重[6]。因此，充分的术前准备可降低围术期并发症和术后并发症发生的风险[7]。

19.3　患者术前评估

术前应对患者进行全面评估，包括病史、体征、症状、临床检查、生化参数和相关影像学检查。根据初步评估结果来决定是否需要进行特殊检查。

症状和体征　纵隔肿瘤相关的症状和体征因病变的大小和性质而异。可能是被偶然发现而表现为无症状[8]。前、上纵隔肿瘤可引起以下症状：无症状吞咽困难，胸部沉重且疼痛，出汗，头痛，颈部和面部肿胀，颈部、手臂和上胸部静脉扩张，体位改变引起的相关症状。与患者转归相关的高风险严重症状包括休息时呼吸困难、喘鸣、端坐呼吸、晕厥和仰卧时咳嗽[9]。

症状的严重程度是根据仰卧位对患者的影响程度来分级的[10]。由前、上纵隔肿瘤引起的症状可分级为：

- 无症状：患者没有任何症状。
- 轻度：患者可以仰卧，但由于纵隔病变有轻微的咳嗽和（或）压迫症状。
- 中度：因症状加重，患者只能短时间仰卧。

- 重度：患者不能仰卧。

如患者不能仰卧，应询问是否使用枕头（枕号、枕高）以缓解症状。应询问并记录患者症状最轻且最舒适的体位（抬头及其程度、坐直、前屈、侧卧）。这些信息对麻醉诱导和气道管理，防止气道塌陷或心血管衰竭的发生有重要意义[11]。

患者可能会因肿瘤而出现全身症状。这些全身症状可能与其他治疗的结果相关。被诊断为胸腺瘤的纵隔肿瘤患者中约30%伴有重症肌无力[12]。纵隔肿瘤的患者可能接受过放疗和（或）化疗，这些治疗引起的胸部水肿、纤维化会导致气道扭曲、血管扭曲等各种变化[13]。上述情况可能会使全身麻醉的实施变得更加复杂。

临床检查　纵隔肿瘤患者不仅需要全身检查，还需要重点评估肿瘤对周围器官的影响。检查结果与任何气道，呼吸，心血管相关的信息都需重点评估。心血管检查应重点评估血流动力学的稳定性，并关注是否存在心包积液。除了肺部检查外，呼吸评估还应评估患者无症状或症状最轻时的最舒适体位。

19.4　检查

术前检查有助于肿瘤的诊断和病情严重程度的评估。纵隔病变根据部位分为前、中、后纵隔肿瘤[13]。前纵隔常见的良性病变有胸腺囊肿、增生、胸腺瘤和囊性水瘤。该部位的恶性病变有淋巴瘤、生殖细胞肿瘤、甲状腺癌和胸腺癌。中纵隔常见的病变包括良性（腺病、囊肿、疝等）及恶性（淋巴瘤、甲状腺癌、食管癌等）病变。后纵隔病变通常为神经系统病变,包括良性(神经纤维瘤、神经鞘瘤等)和恶性(神经母细胞瘤)病变。

影像学检查 术前影像学检查可以评估肿瘤的位置及其与邻近结构的关系,也可以评估肿瘤的可切除性。麻醉医师应在术前回顾这些影像资料,制定围术期麻醉计划。胸部 X 线仍然是一种筛查成像方式,但是计算机断层扫描(CT)可为围术期治疗评估提供更重要的帮助[14]。

CT 扫描有助于识别肿瘤对气道或血管结构(包括大血管和心脏)挤压情况。如果存在心包积液,会增加围术期并发症的发生率[15]。主支气管受压,特别是合并气管受压,可显著增加围术期风险。气管支气管受压的程度不仅关系到气道阻塞引起的症状,还关系到麻醉时气道完全阻塞的风险[16]。有文献报道,CT 扫描评估气管受压的严重程度并不能作为呼吸并发症的良好预测指标,气管直径大于 50% 的患者在全麻时也有 8% 的患者发生呼吸并发症。气管截面积是预测气道损伤的重要参数,有报道称,气管截面积减少 50% 以上预示着可能发生气道相关的严重麻醉风险。

另一个被用作围术期麻醉规划评估工具的参数为纵隔胸廓比(MTR)[17]。这个参数主要通过比较纵隔肿瘤的大小和胸腔的直径。MTR>50% 的患者围术期呼吸系统并发症增加[18]。King 等人将 CT 测量的"纵隔肿块比"(MMR)描述为相对于最大纵隔宽度的最大纵隔肿块宽度[19]。他们将纵隔肿块分为小肿块(MMR<30%)、中肿块(MMR 31%~41%)和大肿块(MMR>45%)。据报道,MMR>56% 与围术期呼吸并发症增加相关。

肺功能检查(PFT) PFT 检查在直立和仰卧的姿势下进行。可以为识别高危患者提供更客观的数据。使用峰值呼气流速(PEFR)和气管面积这两个参数的 Shamberger 风险评估方法已被用来识别有呼吸功能损伤风险的患者[20]。该风险评估工具有助于围术期诊疗计划包括气道管理的实施(表 19.2)[20]。Shamberger 风险评估表分为四个部分(A、B、C 和 D)。部分患者"A"(气管面积小于 50%,患者超过预测值的 50%)和"D"(气管面积超过 50%,患者只有不到 50% 的预测值)中等风险,如果可以的话,应该采用局部麻醉(LA)[20]。若需全身麻醉,可采用保留自主呼吸的吸入麻醉,避免使用肌肉松弛剂。而"B 区"(气管面积及 PEFR 超过预测的 50%)的患者"风险低",可接受全身麻醉(GA)且无任何并发症。但是,C 区(气管面积和 PEFR,均小于预测的 50%)的患者具有"高风险",只能接受 LA[20]。

表 19.2 Shamberger 风险评估表

	气管面积<50%	气管面积>50%
呼气峰流速(PEFR)>50%	A(中风险)	B(低风险)
呼气峰流速(PEFR)<50%	C(高风险)	D(中风险)

流量容积环 该检查被认为有助于诊断胸腔内和胸腔外肿瘤(图 19.1)。胸腔内气道梗阻患者会出现呼气流量降低,表现为呼气流量截断(呼气延伸平台)。由于纵隔

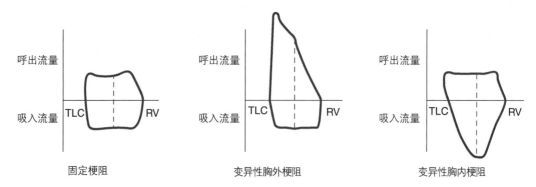

图 19.1 胸廓气道阻塞的流量-容积环。引自：J. T. DiPiro，R. L. Talbert，G. C. Yee，G. R. Matzke，B. G. Wells，L. M. Posey；Pharmacotherapy：A Pathophysiologic Approach，10th Edition，www. accesspharmacy.con

肿物导致的胸外气道阻塞的患者在吸气期（吸气平台期）气流减少[22]。但有多项研究表明，流量容积环与气道阻塞程度之间的相关性较差，该测试可能并不益于患者的管理[23,24]。

经胸超声心动图（TTE） 可以帮助检测心包积液和心血管压迫[25]。任何有心脏症状的患者在手术前都应该进行 TTE 检查。术前确定心包积液对患者有重要影响[26]。

组织取样 许多方法被用来诊断纵隔肿物的性质。对于确定的管理策略，有时需要取组织样本进行检测，应尝试在 CT 扫描的协助下进行活检。如果在技术上不允许或者患者不能忍受这个过程，或者没有足够的样本，应该尝试手术取组织进行活检。

19.5 麻醉管理

基于医学和放射学特征，需要为每一位患纵隔肿瘤的患者制定个体化麻醉方案（表 19.3）[27]。方案还需要根据既定手术方法和手术范围来制定。

表 19.3 纵隔肿瘤的麻醉目标

策　　略	附　　注
多学科优化规则	术前优化（类固醇，放疗，化疗）尽可能在局部麻醉下进行手术/活检 CT 表现（>50%气管支气管梗阻）和体位症状（仰卧呼吸困难、晕厥先兆）指导
如有必要，应谨慎行全身麻醉	梗阻远端放置气管插管时，应在保留自主呼吸和清醒的情况下进行
为术中可能发生的风险做足准备	术前心肺旁路 有创监测和导管，下肢静脉通路 麻醉诱导过程中确保硬支气管镜可用和胸外科医师在场 手术床可立即重新复位：俯卧，卧位
并发症	完全性气道阻塞伴动态肺充气过度，阻塞性休克引起的心脏骤停，上腔静脉出血综合征，心包填塞

各种围术期麻醉策略包括：

区域或局部麻醉 活检等微创手术可以在区域麻醉技术下进行[28]。麻醉前应评估与体位相关的呼吸功能损伤，在手术过程中应注意体位对呼吸的影响。各种镇痛和麻醉技术包括局部阻滞的使用,如肋间阻滞、椎旁阻滞和硬膜外阻滞可用于此类手术。局部麻醉也可以加以补充。镇静药物应谨慎或者避免使用。如有需要,右美托咪定和氯胺酮也可用于某些特定的患者[29]。

全身麻醉 在全身麻醉下,对于较大的纵隔肿瘤引起的动态气道塌陷,可能会导致风险很大的完全性或近完全性气道阻塞[30,31]。气道损伤可能与全身麻醉相关的肺容积减小,从而导致气管-支气管直径减小有关。此外,全身麻醉降低了包括气道平滑肌在内的肌肉张力,从而导致气道损伤。全麻使膈肌尾部运动受限是影响膈肌运动的另外一个原因。这些因素导致经胸膜压力梯度的降低[30]。全身麻醉下,保持自主呼吸可以维持正常的跨肺压梯度,有助于保持气道的伸展,从而防止气道塌陷。

对于纵隔肿瘤患者,可根据其症状及气管直径将围术期风险分为"安全、不安全、不确定"三个等级[10]。此类风险分层有助于制定适当的围术期诊疗计划,特别是在麻醉诱导期间。无症状气管直径为>50%的成人患者可被认为是"安全"的。有严重症状(不论气管直径如何)者称为"不安全"。有轻度或中度症状(气管直径<50%)者或气管直径病史不确定者称为"不确定"。

鉴于存在诱导后血管塌陷或术中因肿瘤侵犯而出血的风险,纵隔肿瘤患者诱导前应预先建立宽径静脉通路。在麻醉诱导前确保两个大口径外周静脉通路通畅。建立有创动脉导管用于血压监测。麻醉诱导首选使用依托咪酯等循环稳定的药物。在异丙酚静脉注射和七氟烷吸入诱导技术之间的选择需要根据患者的个体化评估。短效的神经肌肉阻断药物是理想的选择,但用药前需要与外科医师就手术方案进行沟通。如果患者仰卧时存在呼吸困难,麻醉诱导和气道管理时应采用半卧位或侧卧位,以缓解患者的症状。有时,如果在麻醉诱导过程中出现气道损伤,需要将患者侧卧或使用硬支气管镜。对于有气管压迫的患者,应计划局部麻醉下清醒气管插管。气管插管应插入至压迫位置之后[32]。喉显微手术管(MLS)在这种情况下可以作为选择,因为它有更长的长度、狭窄的管径和成人大小套囊。硬质支气管镜可以用于氧合低时的抢救,它可以穿过一个主支气管来通过被压缩阻塞的气管。在这种情况下,气管导管可以通过硬支气管镜插入气道交换导管,也可以在移除硬支气管镜后将气管导管横置在上面。双腔管是远端气管受压的另一种选择[33]。

对于具有上腔静脉综合征(SVC)特征的患者,应确保开放下肢外周静脉通路。对于心血管严重受损的患者,建议采用体外循环(CPB)或体外膜肺氧合(ECMO)[35,36]。如果由于肿瘤的位置而无法放置气管导管(ET)或在清醒状态下做气管切开术,那么体外循环可能是一个有用的选择。对于低位纵隔肿瘤患者,ECMO治疗应被认为是气道管理策略的一个重要组成部分[35]。

术后需关注的问题,包括肺不张、感染和伴有相关气道损伤的气道水肿。如果切除时间长、过程复杂、技术难度大,或者患者发生了严重的液体转移或失血,最好在重症监护病房继续进行术后机械通气和护理。

19.6　胸部机器人手术的麻醉问题

纵隔肿瘤的机器人手术有些特殊的围术期麻醉问题需要关注。通常要求患者摆放特殊体位,使机器人可以停靠,其手臂能最佳对齐,并可自由移动(图 19.2)。这种体位可能导致气道和上肢神经血管受压。因此压力点位置需要适当填充,以防止此类神经血管损伤。机器人胸腺切除术的手术过程需要解剖胸腔的主要血管和神经结构[37],此过程中可能导致血流动力学损害和心律失常。从主动脉肺窗切除异位胸腺后,可能出现复发性神经麻痹的情况[38]。

另一个问题是机器人从一侧对接,从另一侧越过患者的躯干和面部,会阻挡麻醉医师接触患者气道的通路(图 19.3)。因此,双

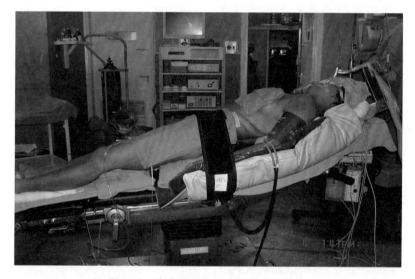

图 19.2　胸腹机器人手术中患者的体位

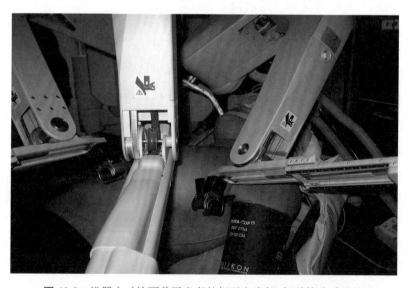

图 19.3　机器人对接覆盖了患者的躯干和头部,气道管路受阻挡

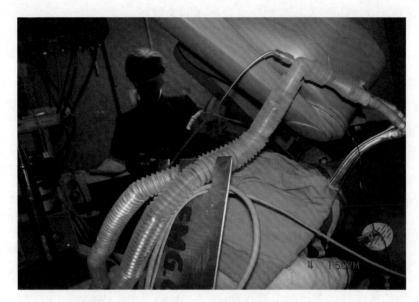

图 19.4 DLT 头侧固定以避免机械臂区域的任何阻碍

腔管（DLT）应适当固定，并朝向头侧方向，因为有报道称 DLT 手术过程中可能会发生移位（图 19.4）。手术损伤可引起对侧胸膜破裂，有张力性气胸的风险，主要表现为呼气末二氧化碳（EtCO$_2$）的突然增加和气道压力（Paw）的升高。一旦发生张力性气胸，可以通过增加破裂口的大小来排出积聚的气体。神经肌肉阻滞是充分通气和维持正常心脏功能所必需的。除了对重症肌无力患者重点关注外，还需对失血量及术后神经损伤情况进行充分观察。

术后疼痛管理　术后镇痛不仅可以提高患者的满意度，而且对减少肺部并发症、使患者能够深呼吸、有效咳嗽和走动也很重要。麻醉恢复时可滴定阿片类药物，以达到充分的镇痛效果的同时避免呼吸抑制。阿片类药物滴定可以在术后通过患者自控镇痛（PCA）继续进行，并且通常与非甾体抗炎药（NSAIDs）联合使用。对于胸腔镜手术或机器人辅助胸腔镜手术，术后 PCA 联合非甾体抗炎药或对乙酰氨基酚镇痛能够提供充分的镇痛。然而，对于胸骨切开术或胸廓切开术，适当的胸段硬膜外或椎旁输注局部麻醉药将是术后镇痛的最佳选择。其他疼痛处理技术有鞘内阿片类药物、肋间神经阻滞、冷冻镇痛和胸膜内局部镇痛。由于机器人手术是微创的，应避免使用硬膜外镇痛。使用包括短效阿片类药物和非甾体抗炎药在内的多模态镇痛技术足以控制疼痛。

19.7　小儿纵隔肿瘤的麻醉问题

由于儿童具有可压缩的气道软骨结构[39]，并且很难获得体位性症状史，因此麻醉诱导期间纵隔肿瘤患儿的死亡时有报道。由于存在麻醉诱导后气道和大血管受压的风险，此类患儿的麻醉管理具有很大的挑战性[40]。此外，由于儿童不能准确表达，体征/症状可能与肿瘤的大小无关且很难从病史中发现。对于无胸外淋巴结病或胸腔积液的高危儿童,活检前进行类固醇治疗是合理的。

在这些情况下,与肿瘤学、外科和麻醉团队协调活检的时机至关重要。术前除了类固醇治疗,另一种选择是放疗。放疗时应在铅覆盖基础上留下一个小区域,以便这类高危患儿进行后续活检。

由于儿童可能无法配合局部/表面麻醉,建议采用保留自主呼吸的吸入麻醉诱导。对于儿童的胸腔镜手术,使用合适大小的 DLT 或支气管封堵器可以实现单肺通气肺隔离。最小尺寸的 DLT 是 26Fr,只能用于>8 岁的儿童。对于 8 岁以下的儿童,可以选择使用带有支气管封堵器的 Univent 导管。最小的 Univent 导管内径为 3.5 mm,可用于 6 岁以上儿童。然而,光纤支气管镜检查需要将支气管阻滞剂放置在适当的位置,由于 Univent 导管内径小,对气流具有很高的阻力。其他支气管封堵器,如 Arndt、Cohen 和 EZ 封堵器,如果尺寸合适,也可用于儿童。Fogarty 取栓导管已用于儿童和婴儿的肺隔离[41],这也需要光纤支气管镜检查以正确放置 Fogarty 导管。此外,高压、低容量套囊可导致支气管黏膜损伤,术中还存在 Fogarty 导管移位的风险。

适当的镇痛对开胸或胸骨切开术至关重要。在已麻醉的儿童体内置入胸段硬膜外导管可能不安全。硬膜外导管可经腰或骶尾部置入,并在超声引导下推进至胸部皮肤节段[42]。另一种镇痛方式是椎旁阻滞或静脉应用阿片类镇痛药,辅以对乙酰氨基酚、非甾体抗炎药。

（董静 译，殷日昊 审）

参考文献

1. Pokorny WJ. Mediastinal tumors. In：Holder TM Ashcraft KW, editors. Pediatric surgery. 2nd ed. Philadelphia：WB Saunders，1993，218 - 227.

2. Biondi A，Rausei S. Cananzi FC. Zoccali M，D'Ugo S，Persiani R. Surgical anatomy of the anterior mediastinum. Ann Ital Chir，2007，78 (5)：351 - 353.

3. Pulleritis J，Holzman R. Anesthesia for patient with mediastinal masses. Can J Anaesth，1989，36：681 - 688.

4. Robie DK，Gursoy MH，Pokorny WJ. Mediastinal tumors-airway obstruction and management. Semin Pedia Surg，1994，3：259 - 266.

5. Tonneson AS. Davis FG. Superior vena cava and bronchial obstruction during anaesthesia. Anaesthesiology，1976，45：91 - 92.

6. Mackie AM. Watson CB. Anesthesia and mediastial masses，a case report and review of the literature. Anesthesia，1984，39；899 - 903.

7. Ferrari LR，Bedford RF. General anaesthesia prior to treatment of anterior mediastinal masses in pediatric cancer patients. Anaesthesiology，1990，72：991 - 995.

8. Kusajima K，Ishihara S，Yokoyama T，Katayama K. Anesthetic management of cesarean section in a patient with a large anterior mediastinal mass；a case report. JA Clin Rep，2017，3(1)：28.

9. Tütüncü AC，Kendigelen P，Kaya G. Anaesthetic mar magement of a child with a massive mediastinal mass. Turk J Anaesthesiol Reanim，2017，45(6)：374 - 376.

10. Frawley G. Low J. Brown TCK. Anaesthesia for an anterior mediastinal mass with ketamine and midazolam infusion. Anaesth Intensive Care，1995，23：610 - 612.

11. Shamberger RC. Preanesthetic evaluation of children with anterior mediastinal masses. Semin Pediatr Surg，1998，61 - 68.

12. Congedo E，Aceto P，Cardone A，Petrucci R，Dottarelli A. De Cosmo G. Perioperative management of thymectomy. Ann Ital Chir，2007，78(5)：367 - 370.

13. Glick RD，LA Quaglia MP. Lymphomas of the anterior mediastinum. Semin Pediatr Sure，1999，8：69 - 77.

14. Sibert KS. Biondi JW，Hirsh NP，et al. Spontaneous respiration during thoracotomy in a

patient with a mediastinal mass. Anesth Analg, 1987, 66: 904 - 907.

15. Mandell GA, Lantieri R, Goodman R. Tracheobronchial compression in Hodekin's lymphoma in children. Am J Radiol, 1982, 139: 1167 - 1170.

16. Azizkhan RG, Dudgeon DL, Buck JR. Colombani PM, et al. Life threatening airway obstruction as a complication to the management of mediastinal masses in children. J Ped Surg, 1985, 20: 816 - 822.

17. Turoff RD. Gomez GA. Berjian R. et al. Postoperative respiratory complications in patients with Hodgkin's disease: relationship to the size of the mediastinal tumor. J Cancer Clin Oncol, 1985, 21: 1043 - 1046.

18. Piro AJ, Weiss DR, Hellman S. Mediastinal Hodgkins disease. A possible danger for intubation anesthesia. Int J Radiat Oncol Biol Phys, 1976, 1: 415 - 419.

19. King DR, Patrick LE, Ginn-pease ME, et al. Pulmonary function is compromised in children with mediastinal lymphoma. J Pediatr Surg, 1997, 32: 294 - 300.

20. Shamberger RC, Holzman RS, Griscom NT, et al. CT quantitation o tracheal cross-sectional area as a guide to the surgical and anesthetic management of children with anterior mediastinal masses. J Pediat Sur, 1991, 26: 138 - 142.

21. Prakash UB, Abel MD, Hubmayr RD. Mediastinal mass and trachea obstruction during the general anesthesia. Mayo Clin Pro, 1988, 63: 1004 - 1011.

22. Neuman GG, Weingarten AE, Abramowitz RM, et al. The anaesthetic management of the patient with an anterior mediastinal mass. Anesthesiology, 1984, 60: 144 - 147.

23. Abermson AL, Goldstein M, Skenzler A, Steele A. The use of the tidal breathing flow volume loop in laryngotracheal disease of neonates an infants. Laryngoscope, 1982, 92: 922 - 926.

24. Miller RD, Hyatt RE. Evaluation of obstructing lesions of the trachea and larynx by flow-volume oops. Am Rev of Respir Dis, 1973, 108: 475 - 481.

25. Goh MH, Liu XY, Goh Ys. Anterior mediastinal masses: an anaesthetic challenge. Anaesthesia, 1999, 54: 670 - 682.

26. Tempe DK. Arya R. Dubey s. Khanna S. et al.

Mediastinal mass resection: Femoro-femoral cardiopulmonary bypass before induction of anesthesia in the management of airway obstruction. J Cardiothorac Vasc Anesth, 2001, 15: 233 - 236.

27. Robie DK, Gursoy MH, Pokorny WJ. Mediastinal tumors-airway obstruction and management. Semin Pedia. Surg, 1994, 3: 259 - 266.

28. Benumof JL. Respiratory physiology and respiratory function during anesthesia. In: Miller RD, editor. Anesthesia. 4th ed. New York: Churchill Livingstone, 1981, 712 - 713.

29. Frawley G, Low J. Brown T. Anesthesia for an anterior mediastinal mass with ketamine and midazolam infusion. Anaesth Intensive Care, 1995, 23: 610 - 612.

30. Bergman NA. Reduction in resting and expiratory position of the respiratory system with induction of anesthesia and neuromuscular paralysis. Anesthesiology, 1982, 57: 14 - 17.

31. Degraff AC, Bouhays A. Mechanism of airflow in air-way obstruction. Ann Rev Med, 1973, 24: 111 - 134.

32. McMahon CC, Rainey L. Fulton B, Conacher I. Central airway compression. Anaesthesia, 1997, 52: 150.

33. Pelton JJ, Ratner IA. A technique of airway management in children with obstructed airway due to tumor. Ann Thorac Surg, 1989, 48: 301.

34. Northrip DN, Bohman BK. Tsueda K. Total air-way occlusion and SVC syndrome in a child with an anterior mediastinal tumor. Anesth Analg, 1986, 65: 1079 - 1082.

35. Woods FM, Neptune WB, Palatchi A. Resection of the carina and mainstem bronchi with the use of extracorporeal circulation. N Engl J Med, 1961, 264: 492 - 494.

36. Jensen V, Milne B, Salerno T. Femoral-femoral cardiopulmonary bypass prior to induction of anaesthesia in the management of upper airway obstruction. Can Anaesth Soc J, 1983, 30: 270 - 272.

37. Jellish WS, Blakemann B, Warf P, Slogoff S. Hands up positioning during asymmetric sternal retraction for internal mammary artery harvest: a possible method to reduce brachial plexus injury. Anesth Analg, 1997, 84: 260 - 265.

38. Loscertales J, Jarne JA, Congregado M, et al.

Video assisted thoracoscopic thymectomy for the treatment of myasthenia gravis. Arch Bronconeumol, 2004, 40: 409 - 413.

39. Levin H, Rursztein S. Heifetz M. Cardiac arrest in a child with an anterior mediastinal mass. Anesth Analg, 1985, 64: 1129 - 1130.

40. Lam JC, Chui CH, Jacobsen AS, Tan AM, Joseph T. When is a mediastinal mass critical in a child? An analysis of 29 patients. Pediatr Surg Int, 2004, 20: 180 - 184.

41. Baidva DK. Pawar DK. Maitra S. Baipai M, Panda, SS. Novel manoeuvre for endobronchial Fogarty embolectomy catheter placement lung isolation in infants: an experience of four cases. Eur J Paediatr Surg, 2015, 25: 541 - 543.

42. Baidya DK, Pawar DK, Dehran M, Gupta AK. Advancement of epidural catheter from lumbar to thoracic space in children: comparison between 18G and 23G catheters. J Anaesthesiol Clin Pharmacol, 2012, 28: 21 - 27.

妇科及泌尿外科肿瘤机器人辅助手术的麻醉

乌马·哈里哈尔安、拉克什·加格、拉万德尔·潘迪、
万拉尔·达隆

20.1 引言

机器人手术现在越来越多地应用在不同的医学领域。泌尿外科及妇科手术应用机器人辅助能减少复发率及死亡率。机器人辅助泌尿外科手术可以应用于包括肾脏、肾上腺、膀胱、输尿管、前列腺及盆壁等部位。一些使用达芬奇机器人系统完成的手术有肾盂成形术、部分肾切除术、根治性肾切除术或保留肾单位手术(NSS)、阴道-骶骨固定术、根治性前列腺切除术、根治性膀胱切除术、新膀胱成形术、腹膜后淋巴结清扫术(RPLND)、机器人单孔腹腔镜技术(LESS)和经自然孔道内镜技术(NOTES)[1,2]。常见的应用机器人辅助妇科手术包括：子宫切除术、子宫内膜癌及宫颈癌相关的根治性子宫切除术、机器人辅助阴式子宫切除术、盆腔及腹股沟淋巴结清扫术和阴道-骶骨固定术,其手术清单还在不断增加。此类手术的麻醉评估除了关注患者相关因素之外,还应包括所有的机器人手术常规及特定手术的注意点。本章内容将主要关注机器人辅助妇科及泌尿科肿瘤手术的麻醉,腹腔镜及机器人手术的概览将在本书的其他章节详述。

20.1.1 泌尿外科机器人辅助手术的进展

由于围术期预后较好,适应证不断增加,机器人手术在泌尿外科中的应用越来越普遍。泌尿外科机器人手术的主要进展包括设备的更新、重建技术如骨盆修补术的更新、系统性机器人手术技术训练的发展。有如腕关节般灵活的机器人手臂增加了敏捷度,尤其在盆腔这一有限的空间中更有优势[3]。机器人手术也有一些自身的缺陷,比如价格因素、手术时缺乏组织的触觉反馈及依赖患者端的助手协助操作设备[4]。这些缺陷随着时间的流逝已经得到了部分弥补,比如引进第四个机器臂、降低价格(降低设备价格及增加机器人使用率)。泌尿外科机器人辅助手术的主要进展包括根治性泌尿肿瘤中微创机器人的使用及引进新机器臂增加操作性。麻醉医师需要根据手术要求进行相应的技术调整,同时不能降低患者的安全性。

20.1.2 泌尿外科及妇科肿瘤机器人辅助手术的常规麻醉注意点

麻醉医师需要知道一台常规机器人手

术的重要及特定的注意点。这些注意点主要与机器人手术中的设备及患者体位相关，从而需要对麻醉及围术期管理进行一定的调整。全面的术前评估对于一台成功的机器人手术患者的预后至关重要。

达芬奇系统是一个常规使用的机器人系统，主要包括三个部分[5]：

• 带有机械臂的手术操作车
• 三维成像吊塔
• 主刀医师操作台

这些机械臂有七个方向的活动度及"内手腕"技术[6]。这些机械臂不会出现手颤并且活动范围具有一定的优势。机器人系统一般比较庞大，所以在建造机器人手术室的时候，需要比较充足的空间规划(图 20.1)。然而，机器人系统在患者旁固定后，不仅靠近患者的通道受到限制，在移动机械臂时一些不经意的伤害也时有发生。移动这些机械臂可能会对呼吸管路、静脉和动脉管路及其他监测设备造成移位或缠绕从而产生干扰。监测设备、电缆、呼吸回路小配件、环路、血管通路及气管导管在机器操作车固定前均需妥善保护，在手术开始前需重新检查一遍。这些注意事项在手术车重新固定时还需重复确认。患者的体位也需尽职检查，给患者适当的垫板及支撑(肩垫、悬带及绷带等)，因为患者在极端头低脚高位的情况下会出现打滑，在移动机器臂时也有可能对患者造成损伤。

术中基本的准则是维持适当的体温、正常的氧分压及二氧化碳分压。术后拔管也需谨慎，拔管前需排除气道水肿及残余肌松的作用。术后患者也应得到完善的监护，以便及时发现和处理迟发的并发症。机器人手术围术期有一些特殊的注意事项，这些将在本章的后续内容中详述。

20.1.3　极端头低脚高位的影响

大部分下腹部机器人手术需要极端的

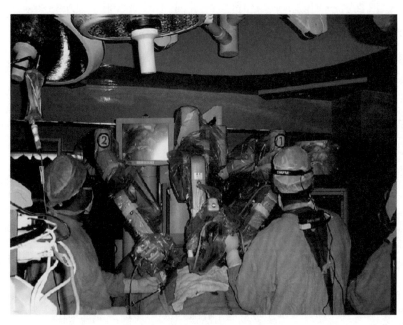

图 20.1　机器人手术的空间布局

头低脚高位，因为这样有利于更好的术野暴露。头低脚高位根据角度不同分为轻度（10°～15°）、中度（20°～30°）及重度（45°）。角度越大，头低脚高位对心血管、中枢神经及呼吸系统造成的影响越大。可将航海测斜仪安装在手术床上，以便于准确定位。为防止患者在头低脚高位时发生滑动，可以采取如下的限制措施：

（1）Bandito体位：用胶带及海绵在患者胸前十字固定，这可能会限制患者的呼吸。

（2）沙包限制：取一些中空的沙包根据患者体型进行适当的塑形，并将这些沙包与扶手及手支具连接在一起。

（3）完整的胶垫：这些胶垫能在患者及手术床之间提供很好的接触。

（4）一面粗糙一面松软的软垫：这些通常是一次性的软垫可以系于手术床的扶手，而且还防滑。

（5）蛋箱泡沫：可以防止患者发生侧滑。

推荐给每位患者预先给予抗酸剂，从而降低胃酸反流的风险。轻度及中度的头低脚高位使心排量降低 10%～30%，且使肺毛细血管楔压增加＞18 mmHg[7]。在进行泌尿外科机器人手术时，极端的头低位加上气腹可以造成中心静脉压、平均肺动脉及肺毛细血管楔压成倍增加[8]，也能造成血压增高 25% 及心输出量增加 65% 左右，术后也会呈现高动力循环特征。这些改变对心脏收缩功能受损的患者带来不利影响，可能造成急性心力衰竭。伴有冠心病的患者也会出现供血不足。中心静脉压的增高将会影响头部的静脉回流，静水压的增高将会使得

细胞外液增加及脑部的血管外水肿。静脉淤积也会造成脸部、嘴唇、舌头及眼睑的水肿[9]，最终导致颅内压及脑血管阻力的增高、脑部血流量的降低及脑水肿。极端的头低脚高位也能引起眼内压的增高，给一些本就存在眼部疾病的患者带来不利影响[10]。眼内压增高还与血压、中心静脉压、颅内压及气道阻力增加有关。另一个并发症是气道水肿及术后拔管延迟，这会增加患者的并发症发病率，延长住院时间[11]。压力控制通气常被用来缓和极端头低脚高位对呼吸造成的不利影响。

20.1.4　气腹的影响

机器人腹部手术需要不断充气的气腹来提供一个好的手术视野。12 mmHg 的气腹压能使平均动脉压增加 25% 左右、全身血管阻力（LVR）增加 20% 左右，同时肠系膜、肝脏及肾脏血流会减少[12]中心静脉压、肺毛细血管楔压及心排量保持不变。15 mmHg 的气腹压将造成胸膜腔内压增高 9 mmHg 左右。气腹也会造成横膈向头侧偏移，从而降低功能残气量 50% 左右。这些机械性的改变会导致肺不张、分流增加及氧饱和度的下降[13]。需增加分钟通气量来抵消高碳酸血症的影响。压力控制通气模式将产生更好的肺顺应性及更低的气道压力。在头低脚高位应用呼气末正压（PEEP）预防肺不张时应当谨慎，气腹加上 PEEP 效应将造成心排量的突然降低。另一方面，增加的气腹压将造成腹部器官中的血液被挤出至循环中，从而导致前负荷的急速增加。肠系膜动脉中血流的降低将造成黏膜 pH 的增加及肠道缺血。肾脏及肝脏血流灌注

下降同时伴有下腔静脉回流的降低，激活肾素-血管紧张素系统会造成血管加压素及去甲肾上腺素水平的增加。高碳酸血症及头低位会导致颅内压的增高，腰椎静脉引流不畅也会导致脑脊液的吸收降低从而增加颅内压[14]。

20.1.5　长时间手术及体位放置的影响

每一个特定的机器人手术需要将患者置于一种特定的体位，从而有利于机器人设备的放置及机械臂的布局以利于手术操作（表20.1）。各种泌尿外科机器人手术的极端体位可能造成术中侧滑、摔倒及神经血管损伤。因不恰当体位及覆盖造成的身体长时间受压也会导致横纹肌溶解。长时间的机器人手术也会给手术室的安排及手术室内医务人员增加负担。长时间深肌松的全身麻醉增加了麻醉并发症的发生，在极端头低脚高位时并发症的发生率更高[15]。苏醒延迟、机械通气延长、气道水肿、失明、低体温、气管内导管移位及血流动力学不稳定是主要的并发症。其他还有一些眼部并发症，如角膜损伤、眼睑损伤及缺血性视神经疾病也可能发生[16]。慎重放置体位对于预防挤压伤及神经疾病至关重要。特定的布垫及胶垫可以用来预防挤压伤，所有的骨突出部位均应有所覆盖。大部分泌尿外科机器人手术在不同角度的截石位下进行，这也容易引起术后神经系统疾病。手臂放置不当会造成臂丛的牵拉伤。对于一些术前伴有类风湿关节炎及骨关节炎存在关节畸形的患者来说，放置体位时更需当心[17]。一项关于泌尿外科机器人手术的最新研究表明，由于体位放置不当造成机体损伤的发生率在

6.6%左右[18]。我们还需认识到长时间气腹造成的并发症，比如皮下气肿、气胸、纵隔气肿、空气栓塞等。

表20.1　不同机器人手术的体位要求

机器人手术类型	体　　位
根治性前列腺切除术	头低脚高位30°～40°加截石位，手臂收拢于身体两侧
根治性及部分肾切除术	45°侧卧位，伴肋腹部增高，15°头低脚高位
肾上腺切除术	与肾切除术相同
膀胱切除术	与前列腺切除术相同
根治性子宫切除术	极端头低脚高位加截石位

20.1.6　术中监测

对于泌尿外科机器人手术来说，术中监测包括心电图（ECG）、血压、指脉氧饱和度、呼气末二氧化碳波形及体温监测。另外，除了前列腺切除术外，其他泌尿外科手术还应监测尿量。长时间极端头低脚高位加上气腹增加了心脏负担，因此心功能受损的患者不仅需要评估及优化，还需在围术期进行严密的监测。根据患者的术前评估、手术范围及相关并发症，可能还需增加一些额外的高级监测[19]。对于一些有适应证的患者，可以增加动脉及中心静脉压的有创监测。基于患者的评估及手术的需要，对于一些患者可以增加心排量的无创监测[20]（如FloTrac/Vigileo）及有创监测（如经食管超声心动图）。因为机器人手术往往需要深度的肌肉松弛，肌肉松弛监测应当常规应用以指导神经肌肉松弛药的输注及拮抗[21]。

BIS监测能用来监测麻醉深度从而帮助我们滴定吸入麻醉药及静脉麻醉药的使用[22]。最近,围术期胸部超声扫描研究被用来指导液体输注及机械通气参数的设定。通过中心静脉压(CVP)来指导液体治疗现已不常规使用,因为在极度的头低位下用CVP反映血管内液体状态并不可靠。

20.1.7 液体平衡

机器人手术中的液体管理常常比较复杂。限制性液体治疗可以减少术中出血量、气道水肿及头颈部的肿胀,是机器人手术中的主流策略[23]。在泌尿外科手术中,尿量过多可能会模糊手术视野,因此适当减少尿量是有益的。在大多数泌尿外科手术中,平均液体需求量为 800～1 500 mL。在大部分成人机器人手术中,每小时 100～200 mL的平衡液灌注量常常是充足的,除非术中出现大出血等复杂情况。无创心排监测的指标如每搏变异量(SVV)常被用来管理此类手术中的液体平衡。因此,对于高风险患者,常常需要高级的心脏监测来管理液体平衡。所有的平衡晶体溶液均需定量,从而减少软组织的水肿,比如眼眶部位、气道黏膜、舌头、嘴唇、颈部及相关部位。长时间极端头低脚高位容易引起这些部位的液体集聚,从而引起水肿。在前列腺、膀胱、子宫、子宫颈及其他盆腔部位手术中常常需要极端的头低脚高位。当有专业人员及设备在手时,高级心脏监测如肺动脉导管及 TEE 也可应用。如前所述的监测血管内液体状态的手段也可在伴有心肺及肾脏疾病的患者中使用,从而指导目标导向液体治疗。

20.1.8 疼痛管理

与常规手术相比,机器人手术具有术后疼痛小的明显优势。常规的全身性镇痛药就能提供充足的镇痛。全身麻醉联合硬膜外麻醉在一些根治性的肿瘤手术中更显优势[24],因为这些手术既包括机器人操作,也包括开腹操作,硬膜外麻醉不仅可以有效地镇痛,而且对患者的呼吸及肠道功能也更为有益。联合麻醉还可以降低气道峰压,使得氧合更好,减少血中乳酸的含量及肌松药的使用。应该避免在头低位时硬膜外注射局麻药。鞘内注射阿片类药物如芬太尼及吗啡也曾被认为是主流的镇痛方案之一。但考虑到术后患者的早期出院,中枢神经轴麻醉在机器人手术中通常不太受欢迎。在多数情况下,机器人手术提倡多模式全身性镇痛管理,而不需要硬膜外置管镇痛[25]。全身性镇痛药包括对乙酰氨基酚、非甾体抗炎药(NSAIDs)及阿片类药物。患者自控镇痛技术(PCA),不管是硬膜外的还是静脉的,均可以在膀胱切除术及腹膜后清扫术中使用[26]。在术后 24～48 小时内使用 PCA泵可以提高患者的舒适度及维持血流动力学的稳定。随着超声在局部麻醉中的使用,多种局部阻滞及浸润麻醉被越来越多地使用,这些技术包括腹横筋膜阻滞(TAP)、腹直肌鞘阻滞、腰方肌及阴部神经阻滞[27]。对于一些特定的患者,在腹横筋膜阻滞后可以置管进行持续阻滞镇痛。在切口部位或置管部位进行局麻药浸润及腹膜内滴注局麻药也可减少术后阿片类药物的需求量。

20.1.9 机器人前列腺癌根治术的麻醉管理

前列腺切除术大部分操作可以借助于机器人完成,机器人辅助根治性前列腺切除术是应用机器人完成的最初的几种手术之一[28,29]。机器人辅助前列腺切除术的预后在诸多方面显著优于开放及腹腔镜前列腺手术,包括切缘阳性发生率更低、围术期失血量更少、输血需求更少及吻合口狭窄发生率更低。

在此类手术时,患者被置于一种极端的头低脚高位,机器人操作车置于患者的两腿之间。并且此类手术的二氧化碳气腹分压比其他部位的机器人手术更高,这将会引起心血管及呼吸系统并发症。一项关于机器人前列腺切除术麻醉的综述表明,术中并发症的发生率分别为:角膜擦伤 3%;术后贫血 1.3%;术后输血 1%;二次手术 0.6%;肺栓塞 0.2%;达芬奇手术失败率 0.2% 及延迟拔管 0.06%[30]。

20.1.10 机器人肾癌根治术的麻醉管理

肾切除术也可应用机器人辅助技术,机器人辅助部分肾切除术在失血量、住院时间及相关手术预后方面均优于腹腔镜手术[31]。这类手术也能减少"热缺血时间"从而有利于保护肾功能[32]。机器人辅助部分肾切除术的体位为侧卧位、顶腰桥及轻度的头低脚高位。围术期的关注点应集中于适当的液体灌注维持肾功能。机器人肾癌肾单位保留手术已经在伴有心肌病等合并症的患者身上成功实施[33]。

20.1.11 机器人膀胱癌根治术的麻醉管理

膀胱癌手术现在越来越多地应用机器人完成[34]。对于膀胱癌患者来说,机器人辅助根治性膀胱切除术越来越多地取代了开放性膀胱切除术,因为其具有失血量更少、输血需求更少、术后肠道功能恢复更快及疼痛程度更低等优势。关于机器人辅助根治性膀胱切除术的肿瘤学预后也已得到报告[35]。在部分患者中新膀胱重建术也可利用机器人完成,取代了常规的开放回肠袋重建术,并且预后更好。但这些手术操作会使手术时间延长,从而带来患者麻醉暴露时间延长及体位的相关问题。围术期麻醉关注点及管理与其他机器人手术相同,一个主要关注点是尿量监测困难,需要用其他替代的指标来反映体液情况。

20.1.12 机器人肾上腺肿瘤切除术的麻醉管理

肾上腺肿瘤应用机器人辅助切除的预后也显著优于腹腔镜及开放手术。机器人肾上腺切除术的优势包括失血量更少、手术时间更短及手术预后更好[36]。对于机器人肾上腺切除术,患者需置于 60°侧卧位、手术床屈曲及轻度的头低脚高位。机器人操作车置于患者的手臂上方。血压的波动可能需要在正性肌力药和血管扩张剂的输注之间取得良好的平衡。围术期失血量更少及疼痛程度更低对这些患者更为有益,可以抑制肾上腺肿瘤引起的血流动力学剧烈波动。肾上腺切除术中的血流动力学变化与肾上腺及其周围组织的操作密切相关。除了常规麻醉关注点外,对于此类患者需要密切关注肾上腺皮质功能。

20.1.13 机器人腹膜后淋巴结清扫术 (RPLND)的麻醉管理

机器人辅助 RPLND 是一个技术含量较高的手术操作[37],与腹腔镜淋巴结清扫术优势相当,但是气腹时二氧化碳吸收更多。这类手术经常用于生殖细胞肿瘤等转移性肿瘤的淋巴结清扫。在行 RPLND 时需特别当心,因为腹膜后分布有多种重要的血管(主动脉、下腔静脉)、神经及淋巴管(乳糜池)。保留神经的清扫术常被用于保留射精功能。已经有多例机器人 RPLND 术后发生乳糜漏的病例报道[38]。一旦在术中发现乳糜漏,需要缝合以预防进一步损伤。麻醉关注点与其他所有的机器人手术相同,需特别关注体位、失血量的正确评估、维持充足的尿流量及维持正常的体温等问题。

20.1.14 机器人辅助妇科手术的麻醉管理

妇科手术中输卵管再通术是第一种应用机器人完成的手术[39]。如今妇科机器人手术的适应证包括子宫切除术(全子宫及根治性)、子宫肌瘤切除术、卵巢囊肿剥离术、阴道-骶骨固定术、机器人辅助阴式子宫切除术和盆底肌修复术。与腹腔镜手术相比,机器人妇科手术操作更加灵活,从而更加容易进行一些复杂的手术流程,比如加固子宫脉管系统或者主韧带、精确切开阴道及缝合断端[40]。在一些存在黏连和瘢痕的复杂病例中,机器人手术使得保育成为可能。机器人妇科手术的主要麻醉关注点与机器人泌尿科手术的关注点相同,这些关注点包括极端的头低脚高位、气腹的形成及相关的心血管及肺部并发症。而且由于体位或机器放置原因,接触患者困难仍是麻醉医师监护及进行紧急干预时需关注的问题。在患者进行机器人妇科手术体位固定好之后,应当预防他们从手术床上滑落,因为这会造成灾难性的后果。气腹导致的并发症在极端头低脚高位可能会进一步加剧,一项对 133 名行机器人子宫切除术的患者进行的研究[41]发现,术中高碳酸血症的发生率是 18%,而术中有临床意义的低氧血症的发生率少于4%,这些患者中一部分人术后需要短暂的机械通气,以纠正高碳酸血症、低体温、肌松药的不完全逆转及麻醉药的相对过量。

机器人妇科手术时,长时间的极端头低脚高位会导致面部水肿、嘴唇水肿、舌水肿及声门上气道结构(会厌、杓状软骨和声带)的水肿,从而造成延迟拔管、术后喘鸣及二次插管时的困难气道。眼部并发症包括眼内压增高、后侧缺血性视神经疾病(造成永久失明)、眼结膜水肿、角膜擦伤及胃内容物负向吸引进入眼睛造成眼部损伤[42]。气腹及极端的头低脚高位造成通气血流比失调、肺不张、氧合降低及二氧化碳潴留。

机器人腹腔镜腹股沟淋巴结清扫术 (VEIL)是近年来开展的一种微创手术[43]。这类手术可以用于不同肿瘤的腹股沟淋巴结清扫,比如阴茎癌、尿道癌及阴道癌。双侧腹股沟淋巴结清扫术的手术时间较长,由于股部血管及神经受压,易导致深静脉血栓形成。一般来说,一些机械性预防血栓形成的措施推荐用于所有的机器人手术,尤其是机器人前列腺癌根治术、子宫切除术及腹股沟淋巴结清扫术。

20.2　并发症

机器人肿瘤手术的并发症可以分为几大类，包括手术体位相关的、长时间气腹造成的、手术相关及麻醉相关的并发症（表20.2）。体位相关的并发症包括压疮、神经血管受压、外周神经损伤、器官损伤、肩膀及肢体滑落及相关部位的水肿。气腹可以造成腹内压增高、横隔膜固定、高二氧化碳及血压波动等相关问题。手术因素可能由自身手术操作或者机器人设备造成。麻醉相关因素包括长时间麻醉暴露、气腹造成的机械通气参数调整、极端体位下循环呼吸稳定的维持、高级监测的需要、充分的镇痛管理及持续的术后监护。

表 20.2　机器人肿瘤手术的围术期并发症

并发症	可能的病因	处理措施
角膜擦伤	人为压迫，极端的头低脚高位，机械性	合适的眼贴、垫料、预防分泌物和清洁溶液进入眼睛和避免机器人设备掠过眼周部位
脑水肿	极端的头低脚高位	避免长时间的头低位，液体限制及低剂量的利尿剂
气道水肿及延时拔管	极端的头低脚高位	拔管前进行漏气测试，简单的术后机械通气，肌松监测下的充分拮抗，缩短极端头低脚高位的时间
患者和肢体滑落	机器人设备放置及机器人干预要求的体位	使用适当的支持、肩带、垫料、身体/头部泡沫护具
高碳酸血症	气腹的建立	机械通气参数调整、增加呼吸频率或潮气量
外周神经损伤	机械性损伤、压迫，由于压迫造成的缺血	对已存在的神经障碍及时术前记录，所有受压点贴上垫料，使用软胶材质的支撑物，避免围术期低血压的发生，慎重放置截石位
器官损伤	机器人手术本身造成	确保完全的肌肉松弛以预防机器人放置后轻微的体动，使用肌肉松弛监测及 BIS 监测，避免对机械臂施加额外的力

20.3　未来展望

不仅在泌尿外科和妇科，机器人已经在其他每个手术领域得到应用。使用机器人手术过程中一个重要的顾虑点是达芬奇手术系统设备的故障[44]，包括患者侧操作车、手术者操作台及内镜的故障。另一个顾虑点是需对机器人手术室内的人员进行反复的训练，使得他们可以在紧急情况时对机器人设备进行重新固定[45]。患者的安全至关重要，应对危机事件的常规训练是必需的。充分的肌肉松弛、肌肉松弛监测推荐用于机器人手术的患者以预防体动。未来，大部分微创手术将由机器人完成，使患者的预后更好。虽然现在正处于萌芽期，但机器人手术接受机器人麻醉的时代将不会太远。机器人手术系统安装及维护所需高额的费用,限制了其广泛应用,特别在发展中国家。机器人手术的操作需要一个学习曲线[46],麻醉医师需要注意的是在机器人引进初期,手术时间往往较长。尽管机器人辅助手术对患者有利,在并发症发生时或形势所逼时,应当尽快中转开放手术。儿科机器人手术[47]虽有明确的优势,但其操作也具有挑战性。在儿科泌尿外科领域,一些手术类型已得到开展,比如肾盂成形术、肾切除术和膀胱切除术。儿科手术在放置体位时、机器车的引入及操作机械臂时均需特别当心。

20.4　总结

机器人手术使得微创手术发生了革命性的变化。麻醉医师需要对这类手术的操作及围术期管理的一些特定的注意点及要求有所了解。关于体位、液体平衡、肌肉松弛、机械通气及疼痛管理的注意点均应有所考虑并妥善处理。预防术中知晓及体位相关损伤、术后恶心、呕吐及深静脉血栓形成也同样重要。泌尿外科手术还包括截石位、极端的头低脚高位及长时间的气腹等问题,这些都会对患者的心血管系统及呼吸系统造成显著的影响,因此不仅需要严格的监测,也需要相应的麻醉处理。接触患者受到限制,尤其在紧急或危机事件发生时是另一个重要的考虑点。为复杂的根治性泌尿-妇科机器人手术进行麻醉可能非常具有挑战性。永远保持警惕及团队合作是任何机器人手术成功的基石。

(王飞　译,殷日昊　审)

参考文献

1. Berger JS, Aishaeri T, Lukula D, Dangerfield P. Anesthetic considerations for robot-assisted gynecology and urology surgery. J Anesthe Clinic Res, 2013, 4: 345.

2. Haber GP, Crouzet S, Kamoi K, Berger A, Aron M, Goel R, et al. Robotic NOTES (Natural Orifice Translumenal Endoscopic Surgery) in reconstructive urology: initial laboratory experience. Urology, 2008, 71(6): 996 - 1000.

3. Babbar P, Hemal AK: Robot-assisted urologic surgery in 2010 — Advancements and future outlook. Urol Ann, 2011, 3(1): 1 - 7.

4. Sullivan MJ, Frost EA, Lew MW: Anesthetic care of the patient for robotic surgery. Middle East J Anaesthesiol, 2008, 19(5): 967 - 982.

5. Yates DR, Vaessen C, Roupret M: From Leonardo to da Vinci: the history of robot-assisted surgery in urology. BJU Int, 2011, 108: 1708 - 1713.

6. Hemal AK, Menon M: Robotics in urology. Curr Opin Urol, 2004, 14: 89 - 93.

7. Alain FK, Andre M, Wolf D, Jan FAH. Anesthetic considerations for robotic sugery in the steep trendelenburg position. Adv Anesth, 2012, 30: 75 - 96.

8. Melinda L, Lars G, Lars L, Peter W, Suzanne O-W. Hemodynamic perturbations during robot-asisted Laparoscopic radical prostatectomy in 45 Trendelenburg position. Anesth Analg, 2011, 113(5): 1069 - 1075.

9. Erilic E, Doger C, Ozcan A, Soykut C, Kesimci E. Mask phenomenon following Robot-assisted Prostatectomy: A rare complication due to Trendelenburg position. J Anesth Clin Res, 2014, 5: 431.

10. Awad H, Santilli S, Ohr M, Roth A, Yan W, et al. The effects of steep trendelenburg positioning on intraocular pressure during robotic radical prostatectomy. Anesth Analg, 2009, 109 (2): 473 - 478.

11. Gainsburg DM: Anesthetic concerns for robotic-assisted laparoscopic radical prostatectomy. Minerva Anestesiol, 2012, 78(5): 596 - 604.

12. Phong SV, Koh LK: Anaesthesia for robotic-assisted radical prostatectomy: considerations for laparoscopy in the Trendelenburg position. Anaesth Intensive Care, 2007, 35(2): 281 - 285.

13. Suh MK, Seong KW, Jung SH, Kim SS. The effect of pneumoperitoneum and Trendelenburg position on respiratory mechanics during pelviscopic surgery. Korean J Anesthesiol, 2010, 59(5): 329－334.

14. Kalmar AF, Foubert L, Hendrickx JF, et al. Influence of steep Trendelenburg position and CO(2) pneumoperitoneum on cardiovascular, cerebrovascular, and respiratory homeostasis during robotic prostatectomy. Br J Anaesth, 2010, 104(4): 433－439.

15. Hsu RL, Kaye AD, Urman RD. Anesthetic Challenges in Robotic-assisted Urologic Surgery. Rev Urol, 2013, 15(4): 178－184.

16. Gkegkes ID, Karydis A, Tyritzis SI, Iavazzo C. Ocular complications in robotic surgery. Int J Med Robot, 2015, 11(3): 269－274.

17. Hariharan U, Kulkarni A, Mittal A, Bhargava A. Rheumatoid arthritis and robotic radical surgery: positioning and anesthetic challenges. Sri Lankan J Anaeshesiol, 2015, 23: 69－71.

18. Mills JT, Burris MB, Warburton DJ, Conaway MR, Schenkman NS, et al. Positioning injuries associated with robotic assisted urological surgery. J Urol, 2013, 190(2): 580－584.

19. Irvine M, Patil V. Anaesthesia for robot-assisted laparoscopic surgery. Contin Educ Anaesth Crit Care Pain, 2009, 9: 125－129.

20. Darlong V, Kunhabdulla NP, Pandey R, Chandralekha, et al. Hemodynamic changes during robotic radical prostatectomy. Saudi J Anaesth, 2012, 6(3): 213－218.

21. Goswami S, Nishanian E, Mets B. Anesthesia for robotic surgery. In: Miller RD, editor. Miller's anesthesia. 7th ed. Philadephia, PA: Elsevier, 2010, 2389－2395.

22. Dohayan AA, Abdulkarim A, Alotaibi W. Anesthetic considerations with Telemanipulative robot-assisted Laparoscopic cholecystectomy using the da Vinci system. Internet J Anesthesiol, 2003, 8: 1－5.

23. Piegeler T, Dreessen P, Schlapfer M, et al. Impact of intraoperative fluid management on outcome in patients undergoing robotic-assisted laparoscopic prostatectomy — a retrospective analysis. Eur J Anaesth, 2011, 28: 81.

24. Fant F, Axelsson K, Sandblom D, et al. Thoracic epidural analgesia or patient-controlled local analgesia for radical retropubic prostatectomy: a randomized, double-blind study. Br J Anaesth, 2011, 107(5): 782－789.

25. Trabulsi EJ, Patel J, Viscusi ER, Gomella LG, Lallas CD. Preemptive multimodal pain regimen reduces opioid analgesia for patients undergoing robotic-assisted laparoscopic radical prostatectomy. Urology, 2010, 76(5): 1122－1124.

26. Hachem LE, Acholonu UC, Jr., Nezhat FR. Postoperative pain and recovery after conventional laparoscopy compared with robotically assisted laparoscopy. Obstet Gynecol, 2013, 121(3): 547－553.

27. Jacob H, Vogel RI, Rahel G, McNally A, Downs LS Jr, et al. Ultrasound-guided subcostal Transversus Abdominis plane infiltration with liposomal bupivacaine for patients undergoing robotic-assisted hysterectomy: a retrospective study. Int J Gynecol Cancer, 2015, 25: 937－941.

28. Menon M. Robot-assisted radical prostatectomy: is the dust settling? Eur Urol, 2011, 59(1): 7－9.

29. Menon M, Hcmal AK. Vattikuti Institute prostatectomy: a technique of robotic radical prostatectomy: experience in more than 1000 cases. J Endourol, 2004, 18 (7): 611 － 619, discussion 619.

30. Danic M, Chow M, Brown M, Bhandari A, Menon M, et al. Anesthesia consideration for robotic-assisted laparoscopic prostatectomy: a review of 1500 cases. J Robotic Surg, 2007, 1: 119－123.

31. Elsamra SE, Leone AR, Lasser MS, Thavaseelan S, Golijanin D, et al. Hand-assisted laparoscopic versus robot-assisted laparoscopic partial nephrectomy: comparison of short-term outcomes and cost. J Endourol, 2013, 27(2): 182－188.

32. Gill IS, Eisenberg MS, Aron M, Berger A, Ukimura O, et al. "Zero ischemia" partial nephrectomy: novel laparoscopic and robotic technique. Eur Urol, 2011, 59(1): 128－134.

33. Hariharan U, Shah SB, Naithani BK. Rrobotic surgery, hypertrophic cardiomyopathy and difficult airway — a challenging combination for the anesthesiologist!: a case report. Int J Anesthetic Anesthesiol, 2014, 1: 017.

34. Khan MS, Elhage O, Challacombe B, Murphy D, Coker B, et al. Long-term outcomes of robot-assisted radical cystectomy for bladder cancer. Eur

Urol, 2013, 64(2): 219 - 224.

35. Allaparthi S, Ramanathan R, Balaji KC: Robotic partial cystectomy for bladder cancer: a single-institutional pilot study. J Endourol, 2010, 24(2): 223 - 227.

36. Brandao LF, Autorino R, Zargar H, Krishnan J, Laydner H, et al. Robot-assisted laparoscopic adrenalectomy: step-by-step technique and comparative outcomes. Eur Urol, 2014, 66(5): 898 - 905.

37. Cheney SM, Andrews PE, Leibovich BC, Castle EP: Robot-assisted retroperitoneal lymph node dissection: technique and initial case series of 18 patients. BJU Int, 2015, 115(1): 114 - 120.

38. Hariharan U, Choudhary I, Bhargava AK. Anesthetic and critical care challenges in massive chyle leak following robotic surgery: a special case report. JSAN, 2015, 2: 73 - 76.

39. Degueldre M, Vandromme J, Huong PT, Cadiere GB: Robotically assisted laparoscopic microsurgical tubal reanastomosis: a feasibility study. Fertil Steril, 2000, 74(5): 1020 - 1023.

40. Liu H, Lu D, Wang L, Shi G, Song H, Clarke J: Robotic surgery for benign gynaecological disease. Cochrane Database Syst Rev, 2012, (2): CD008978.

41. Badawy M, Beique F, Al-Halal H, Azar T, Akkour K. Anesthesia considerations for robotic surgery in gynecologic oncology. J Robot Surg, 2011, 5(4): 235 - 239.

42. Awad H, Santilli S, Ohr M, Roth A, Yan W, et al. The effects of steep trendelenburg positioning on intraocular pressure during robotic radical prostatectomy. Anesth Analg, 2009, 109(2): 473 - 478.

43. Iavazzo C, Iavazzo PE, Gkegkes ID: The possible role of the da Vinci robot for patients with vulval carcinoma undergoing inguinal lymph node dissection. J Turk Ger Gynecol Assoc, 2017, 18(2): 96 - 98.

44. Koliakos N, Denaeyer G, Willemsen P, Schatteman P, Mottrie A: Failure of a robotic arm during da Vinci prostatectomy: a case report. J Robot Surg, 2008, 2(2): 95 - 96.

45. Lee JR: Anesthetic considerations for robotic surgery. Korean J Anesthesiol, 2014, 66(1): 3 - 11.

46. Hemmerling TM, Taddei R, Wehbe M, Morse J, Cyr S, Zaouter C: Robotic anesthesia — a vision for the future of anesthesia. Transl Med UniSa, 2011, 1: 1 - 20.

47. Lenihan JP, Jr. Navigating credentialing, privileging, and learning curves in robotics with an evidence and experienced-based approach. Clin Obstet Gynecol, 2011, 54(3): 382 - 390.

心脏肿瘤的麻醉 21

穆库尔·钱德拉·卡博尔

21.1 引言

据报道,第一例成功的心脏肿瘤切除术开展于 1954 年[1]。最初,由于缺乏所需的技术及设备,患有心脏肿瘤的患者往往不会尝试进行手术切除,因此心脏肿瘤的诊断更多是出于学术研究。由于心肺转流技术的发展,心脏肿瘤手术切除成为现实。不断更新的诊断手段如超声心动图、电子计算机断层扫描(CT)和磁共振(MRI)使得心脏肿瘤的诊断及后续处理变得更加容易。

在所有肿瘤中,心脏肿瘤相对比较罕见,但其预后相对较好[2]。心脏肿瘤切除术在所有心脏外科手术中的比例平均约为每年 1 例。原发性心脏肿瘤在所有报道的心脏肿物中占很小的一部分,最常见的心脏肿物是假瘤(脓肿、赘生物、血栓、异物、棘球蚴囊、结核瘤、移植的大隐静脉及冠状动脉瘤)[3,4]。即使手术切除效果不佳,患有心脏肿瘤的患者长期预后往往较好[5,6]。心脏肿物会导致瓣膜功能不全;侵入心脏壁引起心室功能不全;损害冠状动脉血流;限制心输出量及对心腔和肺造成背压效应。大约 15% 的左心房黏液瘤患者由于二尖瓣血流梗阻病变发生猝死。

21.2 流行病学和形态学

从尸检报告数据来看,原发性心脏肿瘤的发生率为 0.001%～0.003%[7]。3/4 的原发性心脏肿瘤是良性的[8],其中,成人 75% 为黏液瘤而儿童为横纹肌瘤(分别是成人及儿童最常见的原发性心脏肿瘤)。这些发生率的数据大多基于尸检报告,并且是在一些先进的诊断手段如 CT、MRI 和超声心动图引入之前被报道的。随着成像技术的革新,生前诊断变得越来越常见。一项意大利的最新研究表明,原发性心脏肿瘤发生率为 1.38/100 000 居民每年,在它们之中,90.5% 为良性而 9.5% 为恶性[9]。

黏液瘤仍是成人最常见的原发性心脏肿瘤,90% 是孤立病灶,大部分起源于左心房,靠近卵圆窝,小部分(占所有心脏黏液瘤病例的 2.5%～4%)起源于左心室[10,11]。黏液瘤在女性多发,并且发病年龄通常在 50～70 岁。年轻时即发生的黏液瘤往往是家族性的,经常伴有面部雀斑及内分泌腺瘤。对于这些病例,应当进行其近亲的筛查。

心脏肉瘤是最常见的恶性心脏肿瘤,通常起源于右心房且为壁内起源。成人最常见的肉瘤是血管源性肉瘤,而儿童最常见的是横纹肌肉瘤,它们倾向于侵犯心包并扩散到体腔。肉瘤的患者往往预后不佳,中位生存时间在 6 个月左右。即使手术切除,其生存时间也只延长至 12 个月左右,仅接受化疗的患者中位生存时间为 1 个月左右[12,13]。

良性心肌肿瘤如心脏横纹肌瘤是胎儿最常见的肿瘤之一[14]。该类患儿常常伴有结节性硬化症且通常在母亲子宫内或婴儿期即被诊断出来[15],此肿瘤最常起源于左心室[16]。有时,横纹肌瘤会自发消退。对于伴有心室流出道梗阻症状和心电图、超声心动图显著变化的婴儿提示需要手术切除,这些婴儿有可能发生猝死。次常见的心脏肿瘤是心脏分泌性肿瘤(具有全身及局部表现)及心脏副神经节瘤(具有嗜铬细胞瘤形态特征的神经内分泌肿瘤)。

卡尼综合征是心脏黏液瘤相关的家族性综合征,此类综合征呈现家族聚集的特征,临床表现为多发性内分泌瘤形成的[17]。17q2 位点的基因缺失被认为是卡尼综合征的病因。伴有这类综合征的患者给麻醉和手术带来了挑战,其复发率较高且常伴有多种相关并发症[18]。70%库欣综合征病例可能与原发性色素结节性肾上腺皮质疾病有关。类癌很少有系统性症状。当全身症状被控制后,类癌导致的心力衰竭可以通过瓣膜置换治疗[6]。

继发性心脏肿瘤发生率是原发性肿瘤的 20~100 倍[19,20],大约 15% 的肿瘤会转移至心脏。如今这些心脏转移灶发病率增加,不仅在于肿瘤发生率增加,也在于肿瘤患者寿命的延长。大约 75% 的继发性心脏肿瘤会累及心包。继发性心脏肿瘤通过四种途径侵犯心脏:直接侵犯(从纵隔)、血源性、淋巴管和腔内扩展(从下腔静脉)[21]。这些肿瘤的原发病灶通常来自乳腺、肺、食管、肾脏、淋巴瘤、白血病和黑色素瘤,50%~70%的黑色素瘤患者有心脏转移。

21.3 基于位置的肿瘤分类

根据解剖位置区域,影响心脏的肿瘤可分为 5 个区域。有些肿瘤会涉及多个区域。大多数心脏肿瘤并不是真正的肿瘤,不起源于心脏而是其他部位的肿瘤延伸而来,如肾细胞癌经下腔静脉侵犯右心房。所定义的区域包括:

- 1 区——侵犯大动脉的肿瘤:这些是原发性血管肿瘤(肉瘤)或继发于纵隔或肺的肿瘤侵犯心脏。它们表明疾病非常严重并且很罕见。已知有大血管原发性肉瘤。肺动脉肿瘤更常见。

- 2 区——静脉肿瘤:原发性和继发性静脉肿瘤都是众所周知的;然而,继发性静脉肿瘤更为常见。据报道,肺部肿瘤最常累及上腔静脉,而肾细胞癌常累及下腔静脉。

- 3 区——心房肿瘤:这类肿瘤起源于心房或者从其他部位突破至心房。良性肿瘤比恶性肿瘤更常见。心房黏液瘤为良性肿瘤,最常见于左心房,通常起源于房间隔,也可见于心房其他部位、瓣膜和心室。心房黏液瘤通常起源于左心房的卵圆窝,也可见于心房后壁、前壁及心耳。黏液瘤形态上呈圆形、椭圆形及息肉状,具有光滑或分叶状表面,质地黏稠。黏液瘤往往具有可移动性,活动度取决于与房间隔相连的蒂及蒂的长短。

- 4区——心室肿瘤：手术切除心室肿瘤比较困难，除非它们有类似弹性纤维瘤的茎。广泛的心室组织切除可引起心力衰竭甚至死亡。最好的预后见于良性病变（黏液瘤、纤维瘤、错构瘤及弹性纤维瘤），有明确的最小切除范围并且生长部位可切除干净。不幸的是，大多数心室肿瘤是恶性的，其边缘弥散浸润，侵袭性较小的心室肿瘤比较罕见。对于这些不能切除的肿瘤可进行心脏移植，但是容易复发。

- 5区——心脏瓣膜肿瘤：心脏瓣膜肿瘤通常是良性的，但需要手术切除以降低栓塞风险。大多数是肝脏肿瘤患者，可能需要多次手术干预。置换机械瓣所需抗凝治疗也给此类手术干预带来一定影响。左心瓣膜病变的发生率是右心瓣膜病变的1/10。

21.4　常见临床特征

　　心脏肿瘤常根据病变的起源、位置及组织学类型进行临床分类[22]。根据心脏肿瘤的起源分为原发性或继发性；根据位置分为壁内或腔内；根据组织学类型分为良性或恶性。

　　心脏肿瘤的临床表现多种多样，这取决于肿瘤的位置以及肿瘤的组织学是良性还是恶性。心脏肿瘤患者常常没有临床症状，而是在进行心血管检查如超声心动图或MRI检查时被偶然发现。心房黏液瘤的系统性症状可能与胶原血管病、恶性肿瘤或感染性心内膜炎等疾病的症状相似。充血性心力衰竭是心脏肿瘤的主要症状之一，这些肿瘤通常起源于心室并向壁内生长。左室

黏液瘤常表现为昏厥、心绞痛或栓塞，患者因为突然的肿瘤栓塞，有发生猝死的危险，需要及早手术切除[23]。

　　心脏肿瘤的症状可大致分为：

- 全身症状：关节疼痛、发热、体重降低、萎靡、乏力，以贫血性红细胞增多症、白细胞增多症和血小板增多症为特征。
- 梗阻性症状：与心脏梗阻相关的症状比如充血性心力衰竭、肺水肿、头晕、胸痛、晕厥及心源性猝死。
- 其他相关症状：咳嗽、咯血、快速性心律失常（房性、室性）、呼吸困难、端坐呼吸、心电传导异常、心包积液和心脏压塞。
- 心脏病变全身梗死引起的症状：短暂性脑缺血发作、卒中、心肌梗死及栓塞（肾动脉、上下肢动脉、肺动脉）。
- 心脏肿瘤转移引起的症状：取决于心脏肿瘤发生系统转移的位置，如肺、脑和骨骼引发的相关症状。

　　不同心脏肿瘤的显著症状详述如下：

　　充血性心力衰竭：当右心室受累或被肿瘤阻塞时，患者出现右心衰竭的临床症状，具体表现为水肿、腹水、肝大及颈静脉压增高。肉瘤患者往往右心衰竭进展较快。当左心室血液流入受阻时会发生左心室衰竭，患者表现为呼吸困难、端坐呼吸、阵发性夜间呼吸困难及胸片中肺充血的征象。一系列证据表明，呼吸困难是黏液瘤患者最常见的症状[24]。由于肿瘤造成的机械性梗阻引起肺部血流量减少，患者常会出现低氧血症，从而加重呼吸做功。肺栓塞时心内血液可通过卵圆孔发生分流。

　　左房黏液瘤常有蒂与左房壁相连，所以此肿瘤具有可移动性，可以在二尖瓣部位弹

进弹出,造成左室回流受阻及二尖瓣关闭不全。左房黏液瘤的症状可与二尖瓣疾病相似[25]。与二尖瓣疾病不同的是,房颤在此类疾病中并不常见,因为左房黏液瘤患者的心房并不增大。阵发性心力衰竭或者呼吸困难可能存在,并且可能只在一个特定的体位时才会发作。

血栓栓塞:黏液瘤可能没有症状,仅在它们引起组织栓塞症状时才被诊断。黏液瘤往往呈凝胶样结构,肿瘤容易破裂进而引起栓塞。肿瘤表面也容易形成血栓,栓塞位置取决于肿瘤在心脏内的位置。肺栓塞常见于右心肿瘤,而左心肿瘤常栓塞动脉系统引起卒中、外周和内脏梗死、缺血和周围血管动脉瘤。根据阻塞部位的不同,患者常常表现出器官梗死或缺血的症状和体征[25,26]。栓塞现象也取决于肿瘤的形态,与圆形肿瘤相比,息肉状肿瘤更易出现栓塞现象,有 30%～40% 的息肉状肿瘤患者可看到栓塞现象。

若窦性节律的年轻患者出现栓塞性卒中,应高度怀疑其有心脏内肿瘤。多发性小的系统性栓子类似于感染性心内膜炎或血管炎的表现,较大的栓子通常会栓塞及阻断脑动脉。其他常被阻断的动脉有肾动脉及股腘动脉[27]。肾下动脉可能被动脉分叉处大的黏液瘤梗阻。心脏肿瘤还可能栓塞及阻断主动脉及其分支,包括腹腔干到肾动脉,从而造成肾脏、脾脏、升结肠及小肠的缺血损伤[28]。

心脏杂音:由于梗阻造成血液湍流,常可听到收缩期或舒张期心脏杂音,尤其见于腔内病变。在心房黏液瘤患者,可听到第一心音分裂及肿瘤扑通声。肿瘤还可能造成

瓣膜关闭不全,导致二尖瓣或三尖瓣反流。左房黏液瘤患者的听诊与二尖瓣疾病患者相似。可能存在肺充血征象如响亮宽大分裂的第一心音(常由于左房压增高引起)、第四心音、类似二尖瓣反流杂音的全收缩期杂音(心尖部最明显)、二尖瓣部位梗阻引起的舒张期杂音[29]。在心脏收缩早期,黏液瘤撞击左心房可出现肿瘤扑通声。由于肿瘤在舒张期移向左心室,可以在第二心音后约 100 ms 听到肿瘤扑通声。因为肿瘤移动造成的机械性损伤,可能会发生退行性瓣膜改变[30]。

全身症状:体重减轻、贫血、发热、乏力、关节痛、肌肉痛、盗汗、咳嗽、白细胞增多和急性期反应物升高。当全身症状和瓣膜疾病症状同时出现时,应高度怀疑是心脏肿瘤。恶性肿瘤可能还有出血性心包积液的特征。壁内肿瘤可能会出现肥厚性或限制性心肌病的表现。

心律失常:心脏壁内肿瘤可能会通过浸润传导阻滞或心肌刺激阻碍电信号传导。生长于房室结附近的肿瘤比如血管瘤和间皮瘤等可能会引起完全性的心脏传导阻滞。心房肿瘤可能引发室上性心动过速如房颤/房扑和异位房性心动过速。心室心肌病变可能引发室性早搏、室性心动过速和室颤,甚至导致心脏骤停。

梗阻症状:较大的心房肿瘤可能会阻塞房室瓣的血流。在左心房黏液瘤病例中,体位的改变可能会造成二尖瓣出口处完全梗阻从而导致心跳停止,需要调整体位以缓解梗阻症状。心室肿瘤可能阻塞心室流出道,引起胸痛、呼吸困难或昏厥。一些罕见的原发性心脏肿瘤可导致上腔静脉阻塞从

而造成致命性的头颈部肿胀和气道梗阻[31]。晕厥是一种罕见但凶险的与左房黏液瘤相关的症状,常由脱垂的左房黏液瘤暂时阻断左室流入道所致。大约20%的患者因为左心梗阻经受严重的头晕和晕厥[32]。

肿瘤引起的梗阻可导致各种心血管功能紊乱,包括急性低血压、静脉淤血、肝大、腹水和外周水肿。心房黏液瘤通过限制二尖瓣/三尖瓣处的流出量,会造成固定的心排量,当体循环阻力下降时会引发低血压(图21.1是左房黏液瘤横跨二尖瓣时的经胸超声心动图的图像,图21.2是一个巨大

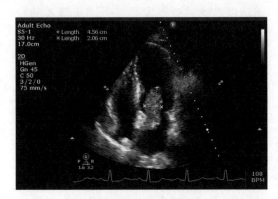

图21.1　左心房黏液瘤舒张期横跨心脏二尖瓣时的二维经胸超声心动图图像

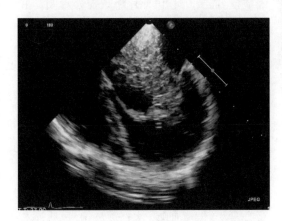

图21.2　一个巨大的左房黏液瘤脱垂至左心室,在舒张期阻断了二尖瓣血流的二维经食管超声图像

的左房黏液瘤脱垂至左心室,从而在舒张期阻断了二尖瓣血流的TEE图像)。如果出现二尖瓣瓣口梗阻伴二尖瓣关闭不全,患者可能会出现劳累性呼吸困难,进而发展为阵发性夜间呼吸困难、端坐呼吸和肺水肿[33]。

21.5　诊断

通常通过超声心动图对心脏肿瘤进行诊断,经胸及经食管超声心动图均能很好的显示出心脏肿瘤的位置及范围,从而更好地关联肿瘤的心血管影响。虽然黏液瘤的超声心动图特征明显,但仍需与瓣膜赘生物及心房血栓相鉴别(图21.3显示了一个原发性左室心尖部肿瘤,在超声心动图上很难与左心室心尖部血栓相鉴别)。

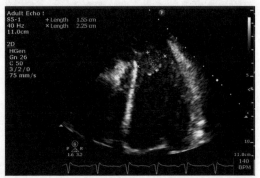

图21.3　原发性左心室心尖部肿瘤的二维经胸超声心动图图像,在超声心动图上很难与左心室心尖部血栓相鉴别

黏液瘤是异质性肿瘤,可能会有小的透光区,而血栓通常外观均匀,常位于左心耳[34]。5%的黏液瘤起源于左心耳,通过超声心动图鉴别诊断具有挑战,有时给予口服抗凝剂有助于区分黏液瘤和血栓。右房黏液瘤通常被诊断为栓塞或原位血栓,如果在

超声心动图无法明确诊断，MRI 可能有助于区分。

心脏肿瘤的外科治疗需要详细的超声心动图评估其体积、位置、活动度、是否有流出道的梗阻、与邻近结构的关系和瓣膜反流情况。3D 食管超声有助于进一步了解动态解剖并准确鉴别出二尖瓣病变[35]。这些发现有助于手术医师确定手术切口的大小及位置、静脉引流管放置的位置及体外循环的策略。

继发性肿瘤可能是病变延伸至心脏部位（图 21.4 描述了肾细胞肿瘤从下腔静脉延伸至右心房的经胸超声心动图图像）。

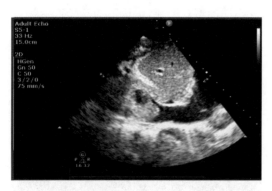

图 21.4 肾细胞肿瘤从下腔静脉延伸至右心房的二维经胸超声心动图图像

CT 和 MRI 具有更好的脂肪分辨率，是诊断脂肪瘤的完美成像方式。MRI 有助于区分多发血栓、纤维瘤、黏液瘤和脂肪组织[36]。CT 有助于软组织识别和判断心肌浸润。然而，这些影像学手段可能无法准确区分血栓和肿瘤。

患者的临床状况及远处转移的风险必须进行评估。冠状动脉造影可以明确冠状动脉阻塞性疾病、观察主要的冠脉血管及冠脉解剖并寻找肿瘤的供血血管。一旦诊断为心脏肿瘤，通常要进行一系列检查，包括

CT、MRI、正电子发射断层扫描、超声心动图、心脏导管检查及冠状动脉造影。

21.6 手术处理

在体外循环基础上行早期手术切除仍是心脏肿瘤治疗的首选方式。对于组织学良性的肿瘤，患者可能会经受梗阻、全身栓塞及心律失常，也应选择手术。建议尽量减少术中心脏的手术操作，尤其在行腔静脉置管建立心肺转流时，以防止肿瘤碎片移位。虽然手术后生存率相对较高，仍推荐细致的随访以监测肿瘤复发。对于体积较大的肿瘤，常规的治疗方法是切除肿瘤并进行广泛的局部组织重建。原位心脏移植[37]和自体移植（将心脏移出体外进行肿瘤切除，重建并重新植入体内）[38,39]推荐用于心脏广泛浸润的肿瘤。

手术中精细的肿瘤处理是关键。黏液瘤的患者更倾向于吸走肿瘤而非切除，避免肿瘤破碎、转移。需要将肿瘤蒂的根部联同房间隔参与组织层一同切除。如果有房间隔缺损，需要用心包补片将缺损处封闭。肿瘤切除后应检查寻找残余病灶。左室黏液瘤可以在心房切开后通过经主动脉途径或经瓣膜途径切除以避免心室切开对血流动力学的潜在不利影响。

21.7 麻醉处理

右心肿瘤患者的麻醉关注点包括急性右心衰竭、低氧血症、低心排量、心包压塞和肺栓塞[40]。左心肿瘤主要有体循环栓塞、低心排量和由于体位改变引起的阵发性头

晕及呼吸困难。

术前评估应侧重于准确诊断、肿瘤大小的评估、肿瘤位置、瓣膜受累情况、肿瘤活动度、血流受阻情况、心功能和并发症。术前应避免低血容量,因为它会加重血流梗阻、加剧低心排量。术前可以给予一定的液体负荷以防止心房壁塌陷,从而进一步限制本就受损的心房容积。

应当避免术前镇静,因为这会使患者的血流动力学恶化,甚至可能导致心血管系统崩溃。患者体位的改变可能会加剧低氧血症及低血压,因为肿瘤梗阻可减少心输出量及促进心内分流。由于房室瓣的血流量减少,肺无效腔也可能增加[41],因此必须提供充足的氧气。由于房间隔受累导致右向左分流,可能会发生远端空气栓塞,因此必须防止静脉管路中出现气泡。

紧急心肺转流:必须准备好紧急的心肺转流,因为术前镇静和全麻诱导均可导致血流动力学的崩溃。麻醉诱导前必须完成手术部位的准备及铺单。如果肿瘤较大、活动度大且可能引起梗阻,则必须做好股动脉置管和体外循环的准备。

全麻诱导必须缓慢而平稳,给予滴定剂量的麻醉药,以预防血管扩张和心肌抑制引起的低血压。患者可能因为机械性梗阻导致心输出量受限,麻醉诱导后,体循环阻力降低及随后静脉回流减少可能会加重机械性梗阻。建议在麻醉诱导期间严密监测患者,包括有创动脉血压,以早期发现血流动力学紊乱。心脏病变可导致破碎球效应,并可能导致瓣膜功能不全。

为监测中心静脉压,麻醉诱导后必须进行中心静脉插管。右房黏液瘤的患者,在导丝置入及中心导管置管时均需特别小心。导管末端应靠近上腔静脉-右心房连接处。在右心肿物的患者中,中心静脉压可能并不能准确反映右心室的充盈情况。

在心肺转流的条件下,手术通过胸骨正中切开完成。启动心肺转流的静脉置管可能很困难,尤其是右心房黏液瘤的患者。上下腔静脉的置管需在 TEE 引导下进行,以避免对肿瘤的损伤。在启动心肺转流的过程中,可能会发生低血压、传导阻滞、心律失常和栓塞等并发症[42]。

右心室突然扩张可能导致急性右心室衰竭,并可能导致室间隔向左移位,使左心室容积严重降低导致左心心输出量严重减少。

术中监测:心排量监测应谨慎选择,尽量避免置入肺动脉导管。心排量监测首选非热稀释法,这样可以避免置入肺动脉导管。TEE 监测可以提供诸多帮助,比如确认疾病诊断、肿瘤位置及与心室壁的关系、心功能情况、心功能及其并发症。TEE 还可以指导手术团队在切除肿瘤过程中避免肿瘤脱落、栓塞[43]。TEE 监测有助于在巨大心脏肿瘤切除患者中识别术中血流动和致命性事件。

在肿瘤切除之前,这些患者应用正性肌力药必须要慎重。正性肌力药可能会使心室内血流通道变得狭窄,从而加重机械性梗阻。因此,在应用正性肌力药增加心肌收缩力以改善血流动力学时,应当保证充足的液体负荷。在病损切除后可能会需要正性肌力药支持,以帮助患者从心肺转流中脱机恢复。

21.8 心脏移植和人工心脏

局部广泛浸润但无转移的心脏肿瘤可以通过自体心脏移植或人工心脏作为最后的治疗手段。但是，由于微转移灶在免疫抑制的情况下可能会出现进一步增殖扩散，因此需要评估复发的风险。手术方案应当是根治性切除联合化疗以提高整体的疗效[44]。

随着更先进的成像技术的出现，心脏肿瘤的诊断越来越多。除了心脏病变的表现外，肿瘤还有一些全身性表现。由于心脏排血的机械性梗阻、肿瘤组织碎片栓塞和血栓栓塞的潜在影响要求尽量早期手术切除肿瘤。准确的术前评估、避免低血容量、及时使用心肺转流和严密的血流动力学监测是管理这些患者的关键。应合理应用麻醉技术以达到全麻诱导平稳。恶性肿瘤患者预后较差。

（王飞　译，郭克芳　校）

参考文献

1. Chitwood WR, Jr.: Clarence Crafoord and the first successful resection of a cardiac myxoma. Ann Thorac Surg, 1992, 54(5): 997 - 998.

2. Cusimano RJ: Surgical management of cardiac tumors. Semin Diagn Pathol, 2008, 25 (1): 76 - 81.

3. Alkhulaifi AM, Carr CS: Right atrial tuberculoma: computed tomography and magnetic resonance imaging. J Thorac Cardiovasc Surg, 2007, 133 (3): 808.

4. Umesan CV, Kurian VM, Verghese S, Sivaraman A, Cherian KM: Hydatid cyst of the left ventricle of the heart. Indian J Med Microbiol, 2003, 21(2): 139 - 140.

5. Cho JM, Danielson GK, Puga FJ, Dearani JA, McGregor CG, Tazelaar HD, Hagler DJ: Surgical resection of ventricular cardiac fibromas: early and late results. Ann Thorac Surg, 2003, 76 (6): 1929 - 1934.

6. Bakaeen FG, Reardon MJ, Coselli JS, Miller CC, Howell JF, Lawrie GM, et al: Surgical outcome in 85 patients with primary cardiac tumors. Am J Surg, 2003, 186(6): 641 - 647; discussion 647.

7. Sutsch G, Jenni R, von Segesser L, Schneider J: [Heart tumors: incidence, distribution, diagnosis. Exemplified by 20, 305 echocardiographies]. Schweiz Med Wochenschr, 1991, 121(17): 621 - 629.

8. Reynen K: Frequency of primary tumors of the heart. Am J Cardiol, 1996, 77(1): 107.

9. Cresti A, Chiavarelli M, Glauber M, Tanganelli P, Scalese M, Cesareo F, Guerrini F, Capati E, Focardi M, Severi S: Incidence rate of primary cardiac tumors: a 14-year population study. J Cardiovasc Med (Hagerstown), 2016, 17 (1): 37 - 43.

10. Reynen K: Cardiac myxomas. N Engl J Med, 1995, 333(24): 1610 - 1617.

11. Hassan M, Smith JM: Robotic assisted excision of a left ventricular myxoma. Interact Cardiovasc Thorac Surg, 2012, 14(1): 113 - 114.

12. Leja M, Reardon MJ: Cardiac sarcomas: therapeutic options? Future Cardiol, 2011, 7(5): 595 - 597.

13. Hamidi M, Moody JS, Weigel TL, Kozak KR: Primary cardiac sarcoma. Ann Thorac Surg, 2010, 90(1): 176 - 181.

14. Ramadani N, Kreshnike KD, Mucaj S, Kabashi S, Hoxhaj A, Jerliu N, Bejici R: MRI Verification of a Case of Huge Infantile Rhabdomyoma. Acta Inform Med, 2016, 24(2): 146 - 148.

15. Miller DV: Cardiac Tumors. Surg Pathol Clin, 2012, 5(2): 453 - 483.

16. Patel J, Patel S, Sheppard MN: Benign cardiac tumours associated with sudden death. Europace, 2014, 16(6): 855 - 860.

17. Bireta C, Popov AF, Schotola H, Trethowan B, Friedrich M, El-Mehsen M, Schoendube FA, Tirilomis T: Carney-Complex: multiple resections of recurrent cardiac myxoma. J Cardiothorac Surg, 2011, 6: 12.

18. Vezzosi D, Vignaux O, Dupin N, Bertherat J: Carney complex: Clinical and genetic 2010 update. Ann Endocrinol (Paris), 2010, 71(6):

486-493.

19. Roberts WC: Primary and secondary neoplasms of the heart. Am J Cardiol, 1997, 80(5): 671-682.

20. Goldberg AD, Blankstein R, Padera RF: Tumors metastatic to the heart. Circulation, 2013, 128 (16): 1790-1794.

21. Butany J, Nair V, Naseemuddin A, Nair GM, Catton C, Yau T: Cardiac tumours: diagnosis and management. Lancet Oncol, 2005, 6(4): 219-228.

22. Lewis CM: Clinical presentation and investigation of cardiac tumors. Semin Diagn Pathol, 2008, 25 (1): 65-68.

23. Keeling IM, Oberwalder P, Anelli-Monti M, Schuchlenz H, Demel U, Tilz GP, Rehak P, Rigler B: Cardiac myxomas: 24 years of experience in 49 patients. Eur J Cardiothorac Surg, 2002, 22(6): 971-977.

24. McCoskey EH, Mehta JB, Krishnan K, Roy TM: Right atrial myxoma with extracardiac manifestations. Chest, 2000, 118(2): 547-549.

25. Tamura K, Nakahara H, Furukawa H, Watanabe M: [Angina pectoris with a left atrial myxoma: report of a case]. Kyobu Geka, 2002, 55(13): 1142-1144.

26. Ha JW, Kang WC, Chung N, Chang BC, Rim SJ, Kwon JW, Jang Y, Shim WH, Cho SY, Kim SS et al: Echocardiographic and morphologic characteristics of left atrial myxoma and their relation to systemic embolism. Am J Cardiol, 1999, 83(11): 1579-1582, A1578.

27. Yadav S, Alvarez JM: Catastrophic presentation of atrial myxoma with total occlusion of abdominal aorta. Interact Cardiovasc Thorac Surg, 2009, 9(5): 913-915.

28. Huang CY, Chang YY, Hsieh MY, Hsu CP: Atrial myxoma presenting as total occlusion of the abdominal aorta and its major four branches. J Chin Med Assoc, 2012, 75(7): 349-352.

29. Kapoor MC, Singh S, Sharma S: Resuscitation of a patient with giant left atrial myxoma after cardiac arrest. J Cardiothorac Vasc Anesth, 2004, 18(6): 769-771.

30. Kamada T, Shiikawa A, Ohkado A, Murata A: [A giant left atrial myxoma with severe mitral valve regurgitation: report of a case]. Kyobu Geka, 2003, 56(2): 152-154.

31. Thakker M, Keteepe-Arachi T, Abbas A, Barker G, Ruparelia N, Kingston GT, Parke TJ: A primary cardiac sarcoma presenting with superior vena cava obstruction. Am J Emerg Med, 2012, 30(1): 264 e263-265.

32. Tiraboschi R, Terzi A, Merlo M, Procopio A: [Left atrial myxoma. Clinical and surgical features in 26 surgically treated cases]. Ital Heart J Suppl, 2000, 1(6): 797-802.

33. Ramasamy KA, Onal F, Pell J, Kumar P, Vassallo M: Left atrial myxoma presenting with acute pulmonary oedema in an elderly woman. Eur J Intern Med, 2002, 13(3): 206-209.

34. Shapiro LM: Cardiac tumours: diagnosis and management. Heart, 2001, 85(2): 218-222.

35. Culp WC, Jr., Ball TR, Armstrong CS, Reiter CG, Johnston WE: Three-dimensional transesophageal echocardiographic imaging and volumetry of giant left atrial myxomas. J Cardiothorac Vasc Anesth, 2009, 23(1): 66-68.

36. Hoffmann U, Globits S, Frank H: Cardiac and paracardiac masses. Current opinion on diagnostic evaluation by magnetic resonance imaging. Eur Heart J, 1998, 19(4): 553-563.

37. Goldstein DJ, Oz MC, Michler RE: Radical excisional therapy and total cardiac transplantation for recurrent atrial myxoma. Ann Thorac Surg, 1995, 60(4): 1105-1107.

38. Gammie JS, Abrishamchian AR, Griffith BP: Cardiac autotransplantation for primary caridiac tumors. Ann Thorac Surg, 2006, 82: 645-650.

39. Reardon MJ, DeFelice CA, Sheinbaum R, Baldwin JC: Cardiac autotransplant for surgical treatment of a malignant neoplasm. Ann Thorac Surg, 1999, 67(6): 1793-1795.

40. Xu J, Zheng Y, Wang L, Feng Q, Yu C, Zhu S: Anesthetic management of the removal of a giant metastatic cardiac liposarcoma occupying right ventricle and pulmonary artery. J Cardiothorac Surg, 2014, 9: 56.

41. Balachander RSH, Badhe A, Chandran B: Anaesthetic Management of a Patient with Right Atrial Myxoma — a case report and anaethetic considerations. Int J Anesthesiol, 2009, 26: 1.

42. Anagnostopoulos LD, Wilson WR, Ehrenhaft JL: Myxoma of the right atrium. Report of a case and review of the literature. Arch Intern Med, 1967, 120(3): 330-336.

43. Gerlach RM, Barrus AB, Ramzy D, Hernandez Conte A, Khoche S, McCartney SL, Swaminathan M:

Perioperative Considerations for a Cardiac Paraganglioma. Not Just Another Cardiac Mass. J Cardiothorac Vasc Anesth，2015，29(4)：1065 - 1070.

44. Hoffmeier A，Sindermann JR，Scheld HH，Martens S：Cardiac tumors — diagnosis and surgical treatment. Dtsch Arztebl Int，2014，111(12)：205 - 211.

脑肿瘤的麻醉 **22**

瓦朗·贾殷、吉里贾·普拉萨德·拉特

22.1 引言

中枢神经系统(Central nervous system, CNS)肿瘤占全身恶性肿瘤的 2%～4%[1]。在所有肿瘤类型中,CNS 肿瘤的表现最为多样。中枢神经系统不同的肿瘤类型好发于不同的解剖部位。约 85% 的脑肿瘤是原发性的,其中 60% 位于天幕上(图 22.1)。肿瘤可以是脑内的,起源于脑实质或脑室内组织,也可以是脑外的。大约 1/6 的癌症患者会出现脑转移,转移瘤约占所有脑肿瘤的 15%。

22.1.1 肿瘤特征

2016 年,世界卫生组织(The World Health Organization,WHO)根据组织学和分子学特性对中枢神经系统肿瘤(表22.1)进行了详细的分类[2]。大多数原发肿瘤起源于星形胶质细胞,少突胶质细胞,或者蛛网膜帽状细胞。分化良好的星形细胞瘤侵袭性最弱但只占所有脑肿瘤的 3% 左右。间变星形细胞瘤占原发性脑肿瘤的 15%～20%,通常可破坏血脑屏障。多形性胶质母细胞瘤是最常见和最具侵袭性的原发性脑肿瘤,占所有脑肿

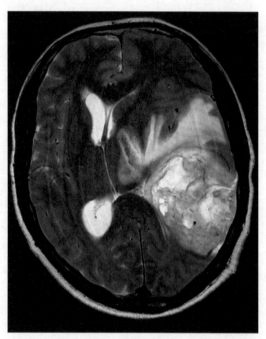

图 22.1 巨大且边界清楚的幕上占位,在左侧顶颞区横断面 T2 加权序列中呈不均匀高信号,病灶周围有明显水肿,左侧侧脑室消失,中线向右侧偏移

瘤的 30%。在放射影像学上,其表现为不规则的环形增强病灶,伴脑水肿和占位效应。尽管接受了放疗、化疗和手术减压治疗,患者的中位生存期只有几个月。毛细胞星形细胞瘤是一种少见(1%)的良性肿瘤,多见于儿童或年轻人,可以通过手术切除治愈。通常发生于小脑,并有一个相邻的囊性结构。

表 22.1　脑肿瘤的特征

肿 瘤 类 型	例 子	特 征
弥漫性星形胶质细胞和少突胶质细胞肿瘤	间变性星形细胞瘤,胶质母细胞瘤	最常见的原发性脑肿瘤,恶性程度最高
室管膜肿瘤	室管膜瘤	通过脑脊液种植播散,儿童常见于后颅窝,成人多见于脊髓内
脉络丛肿瘤	脉络丛乳头状瘤	成人常见于幕下,儿童幕上
神经元肿瘤	节细胞瘤,胚胎发育不良性神经上皮瘤(DNET)	常见于儿童,位置:颞叶、额叶
松果体区肿瘤	松果体母细胞瘤	常见于儿童,对放疗敏感,经脑脊液传播
胚胎性肿瘤	髓母细胞瘤	最常见的小儿脑恶性肿瘤,位置:小脑伴脑干侵犯
脑神经和椎旁神经肿瘤	神经鞘瘤,神经纤维瘤	与神经纤维瘤病相关
脑膜瘤	脑膜瘤	生长缓慢的脑外肿瘤,通常位于大脑镰、颅顶或蝶骨,在大多数病例中可以完全切除
间充质非脑膜肿瘤	血管网状细胞瘤	后颅窝最常见的成人原发性脑内肿瘤,血管丰富
淋巴瘤	弥漫性 B 细胞淋巴瘤	初期对类固醇类激素敏感
组织细胞肿瘤	朗格汉斯细胞增生症	常见于颅骨
生殖细胞肿瘤	生殖细胞瘤	位于中线
鞍区肿瘤	颅咽管瘤	从 Rathke 囊泡进展而来,常见于儿童,有下丘脑损伤的风险
转移性肿瘤		通常数量为多个

注：CSF－脑脊液

少突胶质细胞瘤占原发性脑肿瘤的 6%,癫痫发作是其最常见的症状,在肿瘤诊断之前 5～10 年就可出现。肿瘤往往有明显钙化且对放疗不敏感。脑膜瘤是第二大常见颅内肿瘤,占脑肿瘤的 15%～20%。如果生长位置较好,这些肿瘤可以被完全切除,它们有很高的术中出血可能,因此,对巨大脑膜瘤,建议在术前进行肿瘤血管栓塞。垂体肿瘤主要为腺瘤,占所有颅内肿瘤的 10%～15%。神经胶质瘤和髓母细胞瘤都是儿童常见的肿瘤。

超过 70% 的脑转移瘤来自肺、乳腺或胃肠道。必须根据转移瘤的数量和位置,患者的全身情况以及原发肿瘤的状态进行相应的治疗。某些遗传疾病,如 Von Hippel-Lindau(VHL)综合征、结节性硬化症和 1 型神经纤维瘤病(NF-1)可表现为多发性颅内肿瘤(表 22.2)

表 22.2 脑肿瘤的相关综合征

综 合 征	脑 肿 瘤
Von Hippel - Lindau 综合征	血管网状细胞瘤
结节性硬化症	室管膜下星型细胞瘤
1 型神经纤维瘤病	星型细胞瘤、视神经胶质瘤、视神经纤维瘤
2 型神经纤维瘤病	前庭神经鞘瘤、脑膜瘤、星型细胞瘤
Turcot 综合征	多形性胶质母细胞瘤、髓母细胞瘤

注: CNS-中枢神经系统

22.1.2 脑的自动调节功能

幕上肿瘤可对颅内血流动力学产生影响。正常成人的颅内压(Intracranial pressure, ICP)约为 $10\sim15$ mmHg。当肿瘤较小时,机体可通过减少颅内静脉和脑脊液(cerebrospinal fluid, CSF)的容积来防止颅内压的增加。随着肿瘤体积的增大,这些代偿性储备逐渐被耗竭,颅内压呈指数级增长,伴随脑自身调节机制的丧失和脑疝综合征的风险上升[3]。这一假说基于门罗-凯利(Monro-Kellie)学说,该学说认为大脑是一个被坚硬的头骨包围的不可压缩的结构[4]。

在某些临床情况下,尽管肿瘤很小,也可引起 ICP 显著上升,如血管源性水肿明显的肿瘤,幕上肿瘤的出血性转变,或后颅窝肿瘤所致的梗阻性脑积水。血管源性水肿是由于恶性肿瘤释放某些蛋白产物引起脑血管渗漏而发生[5]。在 T2 成像或磁共振(MRI)液体抑制反转恢复序列(FLAIR)上可见血管源性水肿区域。它也表示该区域自动调节的失调,并可能对类固醇激素治疗有反应。出血性转变发生在迅速增大的肿瘤组织中心,该部位可出现供血不足的情况,这可能导致患者的临床状况突然恶化。

脑灌注压(cerebral perfusion pressure, CPP)是平均动脉压与颅内压的差值。大脑自身调节的目的在于 CPP 变化过程中能够保持足够的大脑血流量。它通过在血压波动时改变脑小动脉的直径来达成。当 CPP 为 $50\sim150$ mmHg 时,脑自身调节是有效的,当脑灌注压超出上述范围时,脑血流与 CPP 的关系呈压力依赖性。ICP 显著的增加会降低 CPP,CPP 通过扩张脑血管来进行代偿,以维持稳定的脑血流(cerebral blood flow, CBF)。这反过来又增加了脑血容量(cerebral blood volume, CBV),进一步降低颅内顺应性并使颅内压增加,从而形成一个恶性循环。

22.1.3 麻醉药物对脑血流(CBF)、脑代谢和脑自身调节机制的影响[6]

(a) 静脉麻醉药物如巴比妥酸盐(硫喷妥钠)、依托咪酯和异丙酚可以产生剂量依赖性的 CBF、脑氧代谢率(cerebral metabolic rate of oxygen, $CMRO_2$)降低,进而降低 ICP。随着药物剂量的增加,CBF 和 $CMRO_2$ 持续下降直至出现脑电图上的等电位线,此时 $CMRO_2$ 下降为 $30\%\sim50\%$。上述这些药物都是脑血管收缩剂。硫喷妥钠和异丙酚在维持全身血压的前提下可能具有一定的神经保护作用。对于有癫痫病史的患者使用依托咪酯时必须谨慎。当长时间大剂量使用异丙酚时[剂量大于 5 mg/(kg·h)，时间超过 48 h]可能出现丙泊酚输注综合征，表现为代谢性酸中毒和心力衰竭。由于作用持续时间短、对诱发电位干扰很小，丙泊酚是神经生理学监测情况下的首选药物。

氯胺酮能增加脑血流、$CMRO_2$，从而增加颅内压。因此，对于 ICP 升高和 CPP 下降的患者，其使用应谨慎。然而，近年来许多研究表明，氯胺酮通过拮抗 N-甲基-D-天冬氨酸(NMDA)受体而具有一定的神经保护作用。

（b）其他静脉麻醉药：苯二氮䓬类可降低 $CMRO_2$ 和 CBF，阿片类药物可降低 $CMRO_2$ 和 CBF，对 ICP 的效应不一。单次给予舒芬太尼和芬太尼与 ICP 的增加有关，而瑞芬太尼和阿芬太尼对 ICP 的作用很小。同样，右美托咪定可导致 CBF 下降，而对 $CMRO_2$ 和 ICP 的影响很小或可导致两者的下降。一般来说，所有的静脉麻醉药物在常用剂量下均可维持大脑的自身调节功能。

（c）吸入麻醉药：氧化亚氮(N_2O)可增加 CBF、$CMRO_2$ 和 ICP。N_2O 增加 ICP 的效应可被同时给予异丙酚、巴比妥酸盐或过度通气而减弱。N_2O 可增加颅内气体容积，增加恶心呕吐的发生率。强效吸入麻醉剂对 ICP 的影响是剂量依赖性的，在较低MAC（≤0.5 MAC）时，主要表现为因 $CMRO_2$ 下降引起的血管收缩，但在更高的MAC（≥1.5 MAC），其净效应表现为血管舒张作用。吸入麻醉药引起脑血流增加的作用，按由大到小的顺序为氟烷＞地氟烷＞异氟烷＞七氟烷。当吸入高浓度时，所有吸入麻醉药都会损害大脑的自身调节，导致颅内压增加，该作用以地氟烷最强，异氟烷次之，七氟烷最弱。

（d）神经肌肉阻断剂：像琥珀胆碱这样的去极化神经肌肉阻断剂会导致颅内压增加，这种 ICP 的增加可以通过保持足够的麻醉深度、预注去纤颤剂量的非去极化肌松药或利多卡因来预防[7]。非去极化神经肌肉阻断剂对 CBF 和 $CMRO_2$ 没有影响。如果未行控制通气并出现高碳酸血症，则会导致颅内压增加。低剂量利多卡因可有效降低 $CMRO_2$ 和 CBF，还能防止颅内压的增加。而在高剂量下，利多卡因有可能引起癫痫。

22.2　术前评估

术前访视有助于麻醉医师熟悉患者。手术区域、术中特殊的需求如神经功能监测、血液保护策略和过度通气都需要在术前进行讨论。

22.2.1　病史和医学检查

（a）神经系统检查，包括评估患者的体征和症状、发病情况和严重程度。精神状态检查(如通过简易精神状态评分)和完整的神经学检查来发现所有的功能不全十分重要，有助于临床医师了解颅内顺应性和颅内压增高的严重程度，判断大脑是否能耐受术中任何程度的血流动力学改变。格拉斯哥昏迷评分（Glasgow coma scale，GCS）被常规用于记录患者的神经系统状态。苏醒期出现任何新的功能下降都提示正常脑实质受到损伤。术前颅内高压（Intracranial hypertension，ICH）的表现有头痛、恶心、呕吐、单侧瞳孔扩张、动眼神经或外展神经麻痹和感觉减退。计算机断层扫描（CT）或MRI可显示中线移位（超过5 mm）和脑池阻塞。

（b）心血管检查，在评估患者手术耐受性上非常重要。器官灌注由心脏决定。如果心血管功能受到损害，手术的体位选择需要重点考虑。化疗药的使用可能导致发生心脏功能受损（如阿霉素引起的心肌病）。

（c）呼吸系统检查，应通过上呼吸道评估和肺实质评估两部分进行，以确定患者的氧合是否充足。气道评估已在本书中的其他章节中详细讨论过。长时间的手术和复杂的手术体位给心肺系统带来了很大的压力。此外，术中可能会使用过度通气来减少脑膨出。40%的脑转移灶起源于肺部，因此原发病的病理改变也可能损害呼吸系统[8]。

（d）多形性胶质母细胞瘤与医源性出血及因促凝物质释放引起血栓形成的风险增高相关[9]。因此，应关注并评估这些患者的出凝血功能检查。肾功能可能因摄入减少、反复使用甘露醇或呋塞米等利尿剂，或因使用造影剂而受损。此外，由于液体摄入量减少、利尿剂的使用或下丘脑-垂体功能紊乱导致的尿崩（diatetes insipidus，DI）、脑盐耗综合征（cerebral salt wasting syndrome，CSWS）或抗利尿激素异常分泌综合征（SIADH），患者常会有电解质紊乱发生。类固醇使用后经常会发生高血糖。

垂体腺瘤可能同多种内分泌系统异常相关，如库欣综合征、肢端肥大症、甲状腺功能减退症等。原发性脑肿瘤对胃肠道的影响不大，但颅内压增高或类固醇激素的使用会导致恶心、呕吐和应激性胃溃疡。

（e）药物：长期使用抗惊厥药物，如苯妥英钠和丙戊酸钠，可导致肝脏和凝血系统紊乱。这些药物可能会改变肝脏对其他药物的代谢。而抗惊厥药物需要在围术期继续使用。类固醇激素常被用于减少血管源性脑水肿，围术期应使用类固醇激素以避免撤药综合征。在大多数情况下，这些患者也可能存在血糖水平紊乱。由于存在增加出血和术后血肿形成的风险，术前应停用抗凝和抗血栓药物。

（f）诊断性检查，如血常规、肾功能检查、肝功能检查、出凝血功能检查、心电图（ECG）和胸部X线（CXR）应在任何重大手术前常规进行。此外，在心功能受损和预计有大量失血的情况下，必须进行二维超声心动图（ECHO）和运动负荷超声心动图（stress ECHO）。对于麻醉医师来说，了解患者术前的CT或MRI扫描是有益的；有助于确认肿瘤的位置、大小和类型；发现ICP升高和血管源性水肿的征象。

22.3 麻醉计划

麻醉医师在计划实施麻醉前应该理解以下几个方面：

- 肿瘤位置及手术入路：以确定体位、颈部屈曲程度等。
- 肿瘤血供及预计失血量：以决定是否需留置中心静脉导管、行术中术野血液回收、使用氨甲环酸以及是否行术前栓塞来减少肿瘤血供。

- 患者是否有颅内压升高的表现?(如血管源性水肿或巨大肿瘤)术中需要采取降低ICP的措施。
- 术中神经生理学监测的需求。

22.4 神经外科手术的体位

长时间的手术需要在受压点处放置垫子以防止压疮和神经损伤,并使用下肢弹力袜以防止深静脉血栓形成(deep vein thrombosis,DVT)。所有脑外科手术都应采取头高位以促进静脉回流,额叶、颞叶或顶叶肿瘤切除术常采用仰卧位,应避免颈部过度屈曲以防止颈静脉受压。半侧卧位(Jannetta位)和侧卧位通常在顶后部、枕部或桥小脑角区肿瘤中使用。在该体位时在腋下放置卷垫有助于防止臂丛神经损伤。枕叶和后颅窝肿瘤需要放置俯卧位。通常将头部固定在三钉(Mayfield架)或四钉(Sujita架)的头架上以防止移动。固定时可能发生颈部屈曲,因此插管时有必要使用钢丝气管内导管(ETT),正确固定ETT并采取抗唾液分泌措施。如果在俯卧位时用马蹄形硅胶头靠来固定头部,则应注意避免眼球受压以防出现术后失明。腹部的支架或支撑板应使腹部不明显受压。坐位常用于后颅窝中线结构的手术,此时膝盖应置于心脏同一水平,该体位的摆放要分步缓慢进行,以防血流动力学不稳定。在颈部屈曲过程中,颏与胸骨之间应保持最少两指宽的距离,以避免因颈静脉受压而影响静脉回流。巨舌、四肢瘫、气颅、血流动力学不稳定和静脉空气栓塞(VAE)是坐位的常见并发症。

22.5 麻醉管理

(a)脑肿瘤患者对术前镇静用药非常敏感,对于术前极度焦虑的患者,术前用药应在监测下使用。短效苯二氮䓬类药物,如咪达唑仑,应按滴定剂量服用,以减轻焦虑。抗癫痫药、类固醇、组胺受体(H$_2$受体)拮抗剂和心脏药物通常在术前应继续服用。所有病例均应进行心电图、脉搏血氧饱和度(SpO$_2$)、无创血压(NIBP)、体温、呼气末二氧化碳(EtCO$_2$)和尿量监测。有创动脉血压监测因能进行实时血压监测并有助于进行动脉血气、电解质和渗透压分析,常常被使用。术中存在大量液体丢失、VAE风险或因反应迟钝而可能行长时间机械通气的患者建议放置CVP导管。如果出于在患者发生VAE后行空气抽吸的目的而放置深静脉导管,CVP导管尖端位置必须通过观察含腔内电极的心电图导联监测中的P波形态或通过经食管超声心动图(TEE)确定其在上腔静脉—右心房(SVC-RA)交界处。使用肌松药时,肌松监测应放置于非瘫痪侧。由于偏瘫患者的乙酰胆碱受体上调,如对患侧肢体进行肌松监测可能会导致肌松药的过量使用。由于星形胶质细胞瘤或纤溶引起的组织因子(TF)表达增加[9]、使用抗癫痫药物导致的骨髓抑制[10]或合并的副瘤综合征,凝血功能的监测也非常重要。上述情况可能加重血液促凝状态。

(b)当因监测皮层脑电图(electrocorticography,ECoG)或诱发电位(evoked potential,EP)的需要,而需用静

脉药物维持较浅的麻醉深度时,可使用基于程序脑电图(EEG)的麻醉深度监测手段如双谱指数(bispectral index,BIS)或熵进行监测。对于 VAE 和高失血风险的患者,可考虑经胸多普勒或 TEE 监测。当患者处于侧卧位或俯卧位时,放置这些探头具有一定挑战性。当手术需要将颈部放置于明显屈曲位时,应避免放置 TEE 探头。

(c)麻醉诱导的目标为避免可能增加 ICP,降低 CPP 的血流动力学的明显波动。在术前存在脱水的患者麻醉诱导过程中,静脉输液的预负荷可能有助于防止低血压。诱导时可先注射阿片类镇痛药(如芬太尼、舒芬太尼或瑞芬太尼),然后用滴定法给予负荷剂量的硫喷妥钠(4～6 mg/kg)或丙泊酚(1～3 mg/kg)。依托咪酯(0.2～0.4 mg/kg)适用于体弱、老年患者或有低血压风险的心功能储备不良患者。确认患者通气良好后,给予非去极化神经肌松药如罗库溴铵、维库溴铵、阿曲库铵或顺式阿曲库按。气管插管前可给予一定剂量的硫喷妥钠、异丙酚、芬太尼或利多卡因以防止喉镜和插管引起的血流动力学反应。ETT 需妥善固定,术中导管意外移位的处理会非常麻烦。

(d)放置头钉的过程疼痛刺激很强,可通过在放置头钉处局部浸润局部麻醉药、进行头皮神经阻滞、额外增加 1 mg/kg 的异丙酚剂量或增加吸入麻醉药的吸入浓度来加深麻醉。也可使用阿片类药物加强镇痛,使用抗高血压药物如拉贝洛尔 0.5 mg/kg、艾司洛尔 1 mg/kg 或联合使用上述药物[11]。

(e)麻醉维持的目标是提供一个松弛的大脑,以帮助神经外科医师充分暴露和切除肿瘤。这需要维持足够的麻醉深度并确保大脑的代谢需求得到满足。对于 ICP 没有升高迹象的患者,由于易于调节麻醉深度和快速苏醒的优点,麻醉维持期可首选吸入麻醉药(特别是七氟烷)。吸入麻醉药的血管舒张作用可以通过轻度的过度通气来预防。尽管目前仍存在争议,氧化亚氮由于可增加 $CMRO_2$ 和 CBF 应予以避免。异丙酚是首选的静脉麻醉维持药物[12],3～8 mg/(kg·h)的维持量可通过降低颅内压和防止脑膨出提供最佳的操作条件,可在患者出现颅内压升高或术中出现脑膨出时使用。

(f)术中应维持正常血压、正常血容量以及正常或轻度高渗透压水平(290～320 mmol/L)。应避免使用含有葡萄糖的液体和低渗溶液,因为它们可引起脑水肿。术中补液一般使用生理盐水和勃脉力等更新的晶体液。羟乙基淀粉(HES130/0.4)是一类扩容剂,在大出血的情况下,可在输血前用于补充血容量。术中应维持血细胞压积高于 24%。缓慢输注 20%甘露醇(0.5～2 g/kg)或 3% NaCl(3～4 mL/kg)有助于在硬脑膜打开前使大脑形成渗透性脱水的状态。

(g)术中应使大脑松弛,帮助外科医师在无需使用牵开器用力牵开脑组织的前提下,就能暴露肿瘤。术中预防颅内压增高的措施包括:恰当的体位放置,无颈部过度屈曲、轻度头高位、使用高渗溶液、当存在血管源性水肿时使用类固醇激素、充足的潮气量使动脉二氧化碳分压($PaCO_2$)维持在 32～36 mmHg,同时气道峰压(Paw)不超过 30 cmH_2O,使用异丙酚维持血压平稳。为防止打开硬脑膜前脑张力高,可考虑在将维持药物切换为异丙酚等静脉麻醉药,同时加深麻醉深度、应用渗透性利尿剂、过度通气

使 $PaCO_2$ 维持在 28～32 mmHg 并保持血压稍高水平(MAP 90～100 mmHg)。如术前已放置脑室外引流管则可在此时进行脑脊液引流。

22.6　麻醉后苏醒

全麻后苏醒和拔管时容易发生交感神经兴奋同时伴有心肺功能变化。高血压反应可能引起颅内出血[13]。目前已证实苏醒期的脑血流速度会较基线增高 60%～80%[14]并伴脑充血。因此,麻醉后苏醒的目标是保持稳定的血压,避免呛咳和寒战的发生。一旦患者完全清醒并有足够的呼吸能力时,可拔除气管导管。可使用不同剂量的 β 受体阻滞剂、拉贝洛尔、利多卡因和右美托咪定来减轻患者的高血压反应。硝酸甘油和硝普钠是脑血管舒张剂,因为有增加颅内压的风险,所以不作为首选。术后的前 6 h 内颅内出血的风险较高[15],可导致神经功能的恶化,此期应密切监测并控制血压。

(a)早期苏醒计划:患者如能清醒非常有利于对其进行神经功能监测[15]。因此,所有术前清醒合作且术中稳定的患者都应使其早期苏醒;一旦符合拔管标准就应拔除气管导管。早期苏醒的计划应在术前就确定,注意维持围术期体温、血压、血糖、动脉血二氧化碳和血红蛋白于正常水平。早期苏醒的优点在于手术团队成员可目击整个苏醒过程,他们了解患者的术前神经功能状态,有助于术后早期发现任何新发的神经功能症状;但另一方面,早期苏醒计划往往会导致血流动力学波动更大,发生呼吸系统并发症的概率也更大。

(b)晚期苏醒计划:如果患者术前存在嗜睡、颅内压升高、自身调节功能受损、手术时间过长(超过 6 h)、大出血、术后脑水肿可能,建议不要早期拔除气管导管,晚期苏醒有助于更好的止血并且颅内自身调节功能的恢复。其缺点是一些新发的神经功能症状可能被忽略。

(c)延迟苏醒:应识别和处理麻醉相关的延迟苏醒的原因。可能包括低体温、麻醉药物过量、电解质紊乱、癫痫发作等。如果患者在术后 20～30 分钟仍未苏醒并排除了常见原因,或者患者出现瞳孔不等大或新发局灶性神经功能缺损,建议行 CT 或 MRI 扫描,排除气颅、脑水肿、颅内出血、脑血管闭塞或缺血。

22.7　术后管理

由于缺氧和高碳酸血症可增加继发性脑损伤的风险,合适的气道控制和呼吸功能恢复十分重要。阿片类镇痛药可以辅以其他非阿片类药物来减少呼吸系统并发症的可能。对乙酰氨基酚和非甾体抗炎药(NSAIDs)通常可用于治疗开颅手术后的疼痛,然而 NSAIDs 可影响血小板聚集,因此不适用于有出血风险的患者。使用长效局麻药行头皮神经阻滞或切口部位浸润可减少阿片类药物的用量并延长术后镇痛时间[16]。开颅手术后 24 h 内的恶心呕吐发生率可高达 50%[17],因此应在苏醒前预防性给予止吐药并使其效应维持至术后 24 h。没有必要在脑肿瘤切除术中常规预防性使用抗癫痫药物,必要时可在术后 1 周内重新开始使用[18,19]。由于不良反应更少,目前左乙拉西坦比苯妥英钠更受青睐。

22.8 特殊部位的手术

22.8.1 后颅窝肿瘤

后颅窝是一个坚硬的骨性小室,包含小脑、中脑、脑桥、延髓和多支脑神经(图22.2)。后颅窝的任何占位性病变均可增加ICP,最常见的原因是由于脑脊液回流通路受阻所致。大约 2/3 的儿童原发性脑肿瘤发生在后颅窝。后颅窝肿瘤包括髓母细胞瘤、小脑星形胶质细胞瘤、脑干胶质瘤和室管膜瘤。血管网状细胞瘤是成人最常见的原发性小脑肿瘤。它可以作为 von Hippel‐Lindau(VHL)综合征表现之一。听神经施旺细胞瘤是一种良性肿瘤,通常发生在 60 岁以后。

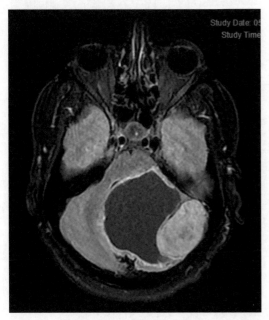

图 22.2 边界清晰的后颅窝圆形脑外病变,均匀增强,紧靠左横窦远端 1/3 处,有大量囊性成分,在左小脑半球造成明显的占位效应,压迫第四脑室

神经纤维瘤病 2 型(neurofibromatosis type‐2,NF‐2)的部分患者可表现为双侧听神经瘤。因此术前有必要进行全面的体格检查,重点应检查心肺系统和低位颅神经功能。心肺评估有助于分析患者在麻醉下能否耐受不同体位。二维超声心动图可排除卵圆孔(patent foramen ovale,PFO)未闭,卵圆孔未闭会增加术中反常空气栓塞(paradoxical air embolism,PAE)的风险。下位脑神经麻痹表明脑干受到侵犯或压迫,对手术结束时制定拔管计划很有帮助。坐位、俯卧位、侧卧位和公园椅位是常用于后颅窝肿瘤切除术的几种体位。

如果需要进行术中神经电生理监测,术中需要调整静脉用药的麻醉计划。如果计划进行运动诱发电位(motor evoked potential,MEP)或面神经功能监测,术中需要停用肌松药。在这种情况下,进行麻醉深度监测可能是有益的。由于对心血管系统的影响更小且能通过俘获肺循环中的微气泡降低VAE 的严重程度[20],术中更建议使用静脉麻醉药而非吸入麻醉药。麻醉苏醒时,如果术中没有因脑干牵拉发生明显的血流动力学不稳,术后脑水肿的风险较低,待患者完全清醒且能遵嘱即可拔管。由于后颅窝空间较小,即使很小的体积的变化也会导致颅内压显著增加。如果计划术后持续机械通气,则需将钢丝气管导管更换为普通气管导管。

静脉空气栓塞(VAE)是行后颅窝坐位手术的并发症,因空气进入位于心脏水平以上的开放静脉窦和板障静脉所致。在坐位中,其发生率高达 80%,侧位和俯卧位其发生率为 15%~25%,颈椎椎板切除术的发生率为 10%[21]。微小气泡进入肺循环可导致交感兴奋性血管收缩、肺动脉高压、通气血流比例失调和二氧化碳潴留。突然的大量空气进入肺循环可导致右心流出道梗阻和心脏骤停。儿童的 VAE 症状较重且更难治疗。预防措施包括神经外科医师大量使用骨蜡封闭静脉窦。麻醉医师应保持患者的正常血容量和血压并使用下肢抗血栓袜。各类监测发现 VAE 的灵敏程度如下：

- TEE（0.02 mL/kg）＞心前区多普勒（0.05 mL/kg）＞肺动脉导管＞$EtCO_2$＝呼气末氮气（EtN_2）＞心电图改变。

常可观察到 $EtCO_2$ 突然下降 2～4 mmHg，这有助于 VAE 的诊断。VAE 的治疗旨在防止空气进一步的进入、清除气泡并处理并发症。告知外科医师 VAE 的发生，令其使用生理盐水冲洗手术野并应用骨蜡、压迫双侧颈静脉以防止空气进一步进入。停用氧化亚氮（N_2O）和通过中心静脉导管（central venous catheter，CVC）抽吸血液可减轻 VAE。使用纯氧并提供血流动力学支持以维持患者生命体征平稳。在极端情况下，需要改变体位使手术部位低于心脏或将患者放至左侧卧位。

22.9　垂体腺瘤

垂体瘤本质上是硬膜外肿瘤。除非肿瘤非常大且向颅内生长，经蝶入路（内窥镜或显微镜下）已逐渐取代开颅切除术。与开颅手术相比，经蝶入路手术对视交叉和额叶的损伤风险较小，并发症也较少。内镜技术具有更宽的视野、更短的切除时间、更少的鼻填塞需求和更短的住院时间[22]。此外，神经导航在外科手术中的使用提高了手术切除的准确性。

有功能的垂体腺瘤可分泌过多激素，而无功能垂体瘤往往因较大而具有占位效应或压迫症状。大多数腺瘤起源于垂体前叶。分泌过多的激素可能是催乳素、生长激素或促肾上腺皮质激素（ACTH），分别引起泌乳症、肢端肥大症或库欣病。较大的肿瘤可压迫视交叉，造成双颞侧偏盲或偶因脑脊液通路阻塞引起脑积水。肿瘤内出血可引起垂体卒中，这种情况很少见，但属急症。

所有患者应在术前进行彻底的内分泌学评估。正常的甲状腺功能对良好的术后预后至关重要。肢端肥大症和库欣病的患者可能存在困难气道、糖尿病、高血压、心功能障碍和睡眠呼吸暂停[23]。术前应对电解质和血糖进行优化。存在困难气道时可能需要纤支镜引导下行清醒插管。

术中 ETT 应固定在口腔的左侧，因为大多数外科医师是右利手。应常规进行口咽部填塞以防止血液渗漏入气道和食管。由于鼻腔填塞浸透肾上腺素的纱布或手术过程中置入鼻镜引起的疼痛可导致严重的高血压。一些神经外科医师更喜欢在术前放置腰穿引流，术中采取措施使肿瘤下移，以获得更好的手术视野。垂体瘤手术的结束往往很突然，因此麻醉医师一定要熟悉相关手术步骤并相应地调整麻醉深度[24]。通常要无需进行过度通气，因为这样会使肿瘤暴露不佳。在极少数情况下，如果外科医师偏离了正确的路径，导致颈内动脉或海绵窦的损伤，可能会发生术中大出血。

术后，在拔管前确认患者完全清醒十分重要。应彻底清除口咽部的血液。双侧鼻腔填塞、睡眠呼吸暂停和麻醉药物的残留作用均会影响气道的通畅。尿崩症（diabetes insipitus，DI）引起的血清钠异常需要补充低渗溶液和去氨加压素。如果手术过程中出现脑脊液鼻漏，可能需要在术后行腰穿持续引流。

22.10　清醒开颅手术

当肿瘤位于皮质语言中枢附近时，需要行清醒开颅手术。大脑皮质功能区的位置是高度可变的，放疗或既往手术都会对其产生影响。对清醒患者进行术中神经功能评估有助于了解肿瘤在重要皮质区域的侵袭程度，从而获得最佳的肿瘤切除效率并避免过度切除正常组织。患者的配合和外科手术团队的丰富经验是手术顺利和安全进行的关键。清醒开颅术的优点包括：病灶总切除率高、并发症少、避免全身麻醉（GA）的不良反应、ICU 时间短、快速康复、医疗资源占用少，从而降低了治疗成本[25,26]。选择适当的患者是麻醉医师的重要任务。术前应与患者对手术的步骤、可能的不良反应和并发症以及必要的术中检查进行沟通和演练以增强他们对手术的信心。手术的相对禁忌证有：可能出现气道管理困难、病态肥胖、阻塞性睡眠呼吸暂停（OSA）病史、焦虑障碍、幽闭恐惧症、10 岁以下儿童、老年人、滥用药物和痛阈低。术前必须准备好紧急气道设备与计划。

如果术中计划进行皮层脑电（ECoG）监测，术前需停用抗癫痫药物和苯二氮䓬类药物。在手术室（OR）内应让患者尽可能舒适；环境温度保持在 22～24℃，噪声应维持在最低水平。

麻醉方案可有多种，包括单纯局部麻醉（LA）、清醒镇静（conscious sedation，CS）和睡眠—觉醒—睡眠（asleep-awake-asleep，AAA）技术。可行头皮神经阻滞及切口处局麻药物浸润；可有效减少术中阿片类药物的需求。CS 可以使用异丙酚[50～150 μg/（kg·min）]或右美托咪定[0.2～1.0 μg/（kg·h）]输注，有助于减轻患者焦虑且不会影响患者的呼吸和气道。瑞芬太尼[0.03～0.09 μg/（kg·min）]由于其镇痛作用强且半衰期短是常用的阿片类药物，然而在保留自主呼吸的患者中使用会有低通气的可能，并在苏醒期存在兴奋和痛觉过敏的风险。AAA 技术会在手术的开始和最后阶段实施 GA。

清醒开颅术中可能会遇到各种术中并发症，包括疼痛、恶心、呕吐、气道失控、脑膨出、癫痫发作（2%～20%）、血流动力学改变和 VAE。由于剥离颞肌或硬脑膜切开引起的疼痛可引起恶心和呕吐，因此，应在这些时间点给予患者足够的镇痛和止吐药。在镇静期间，鼻咽通气道在保持上气道通畅方面非常有用。患者主动过度通气不可行，麻醉医师通常需要依靠渗透性药物来降低ICP。当癫痫发作时，应使用冰盐水冲洗以降低皮层癫痫灶的兴奋性。平稳患者出现咳嗽往往是 VAE 的症状。除了常规体位外，双腿应向腹部弯曲，以增加颈静脉压力。清醒开颅术后恢复过程短，很少有患者在术后出现因使用脑压板而导致的脑水肿，一旦发生应确认其无进展。

22.11　欧亚玛（Omaya）管置入术

欧玛亚储液器是一种脑室通路装置，它

有一个导管一端连接侧脑室,另一端连接到放置于帽状腱膜下的储液器。它可用于中枢神经系统肿瘤如癌性脑膜炎、淋巴瘤、急性淋巴细胞白血病和伯基特淋巴瘤的鞘内化疗药物给药,也可用于给脑膜炎患者鞘内使用抗生素,或用于脑脊液抽吸和分析。这种手术通常在局麻或全麻下进行。它的风险与脑室-腹腔分流术相似。

22.12   术中 MRI(iMRI)引导下的肿瘤切除

由于肿瘤进展和反复麻醉,多次手术可增加并发症发生率。功能性磁共振成像(Functional MRI,fMRI)可以帮助神经外科医师确认语言区附近肿瘤的切除范围,从而实现更完整的肿瘤切除。降颅压药物的使用和打开硬脑膜会导致大脑解剖结构的移位。iMRI 和神经导航有助于提供更实时的肿瘤位置图像。虽然麻醉管理没有本质的改变,但真正的挑战是为患者和手术室人员提供一个安全的环境[27]。

所有用于患者管理的麻醉设备或仪器都必须是在 MR 下安全或兼容的。需要列一份详细的术前检查清单以确认患者体内没有任何磁性植入物(如心脏起搏器、动脉瘤夹、骨科植入物、支架、大型文身等)。检查麻醉机、监视器和输注系统的兼容性。使用的延长管路可增加无效腔量并导致监测的滞后。术中环境温度通常低于常规手术室温度且仪器噪声水平可达 100 dB。由于反复成像和对获得的图像进行注册,麻醉持续时间一般会延长。由于存在肾源性系统纤维化的风险,使用钆造影剂前必须保证肾功能正常。

22.13   肿瘤染色剂

现在越来越多的手术使用肿瘤染色剂来改善切除范围,从而提高脑肿瘤患者的生存率。5-氨基乙酰丙酸(5-ALA)、荧光素钠(FL)和吲哚菁绿(CG)同专用的显微镜滤器一起使用,可在术中对低级别和高级别胶质瘤、脑膜瘤、转移瘤、垂体腺瘤等[28]肿瘤组织进行观察。5-ALA 染色的缺点是会导致严重的卟啉症和光敏皮肤反应,因此给药后患者必须在暗室中待 24 h。有时造影剂还会妨碍临床检查。除此之外,所有类型的染色剂都有潜在的过敏反应风险,麻醉医师必须为此做好准备。

22.14   总结

脑肿瘤手术的麻醉问题因肿瘤在颅腔内的不同位置和临床表现而异。总体麻醉目标是通过维持正常的血容量、血糖、血压和 CPP 来维持大脑内环境的稳定。根据大脑自身调节范围来调节全身血压对预防缺血性损伤或出血很重要,通过恰当使用渗透疗法、过度通气和静脉麻醉药来控制 CBF、脑血容量和 ICP,有助于达成上述目标。择期神经外科手术后尽早使患者苏醒,有助于进行早期神经功能评估。足够的镇痛、血压控制及恶心呕吐的治疗是术后管理的重要方面。除了肿瘤切除外,中枢神经系统肿瘤患者在围术期可能需要实施各种辅助技术,如脑室-腹腔分流术、欧玛亚管置入术或围术期的成像技术。对脑血管生理的恰当理解有助于麻醉医师为脑肿瘤患者提供最佳的围术期管理。

（郭晨跃 译，车薛华 校）

参考文献

1. Dasgupta A, Gupta T, Jalali R. Indian data on central nervous tumors: a summary of published work. South Asian J Cancer, 2016, 5(3): 147 - 153.

2. Louis DN, Perry A, Reifenberger G, von Deimling A, Figarella-Branger D, Cavenee WK, et al. The 2016 World Health Organization classification of tumors of the central nervous system: a summary. Acta Neuropathol, 2016, 131 (6): 803 - 820.

3. Langfitt TW, Weinstein JD, Kassell NF. Cerebral vasomotor paralysis produced by intracranial hypertension. Neurology, 1965, 15: 622 - 641.

4. Mokri B. The Monro-Kellie hypothesis: applications in CSF volume depletion. Neurology, 2001, 56(12): 1746 - 1748.

5. Bruce JN, Criscuolo GR, Merrill MJ, Moquin RR, Blacklock JB, Oldfield EH. Vascular perme ability induced by protein product of malignant brain tumors: inhibition by dexamethasone. J Neurosurg, 1987, 67(6): 880 - 884.

6. Van A ken H. Van Hemelrijck J. Influence of anesthesia on cerebral blood flow and cerebral metabolism: an overview. Agresso logie, 1991, 32 (6 - 7): 303 - 306.

7. Clancy M. Halford S, Walls R, Murphy M. In patients with head injuries who undergo rapid sequence in tubation using succinylcholine, does pretreatment with a competitive neuromuscular blocking agent improve outcome? A literature review. Emerg Med J, 2001, 18(5): 373 - 375.

8. Black PM. Brain tumors. Part 1. NEngl J Med, 1991, 324(21): 1471 - 1476.

9. Magnus N. D'Asti E, Garnier D. Meehan B, Rak J. Brain neoplasms and coagulation. Semin Thromb Hemost [Internet], 2013, 39(8): 881 - 895.

10. Priziola JL, Smythe MA, Dager WE. Drug-induced thrombocytopenia in critically ill patients. Crit Care Med, 2010, 38(Suppl 6): S145 - 154.

11. Bayer-Berger MM, Ravussin P, Fankhauser H, Freeman J. Effect of three pretreatment techniques on hemodynamic and CSFP responses to skull-pin head-holder application during thi open tone/is of lurane or propofol anesthesia. J Neurosurg Anesthesiol, 1989, 1(3): 227 - 232.

12. Petersen KD, Landsfeldt U, Cold GE, Petersen CB, Mau S. Hauerberg J. et al. Intracranial pressure and cerebral hemodynamic in patients with cerebral tumors: a randomized prospective study of patients subjected to craniotomy in propofol-fentanyl, isoflurane-fentanyl or sevoflurane-fentanyl anesthesia. Anesthesiology, 2003, 98(2): 329 - 336.

13. Basali A. Mascha EJ, KalfasI. Schubert A. Relation between perioperative hypertension and intracranial hemorrhage after craniotomy. Anesthesiology, 2000, 93(1): 48 - 54.

14. Bruder N, Pellissier D, Grillot P. Gouin E. Cerebral hyperemia during recovery from general anesthesia in neurosurgical patients. Anesth Analg, 2002, 94(3): 650 - 654: table of contents.

15. Fabregas N, Bruder N. Recovery and neuro logical evaluation. Best Pract Res Clin Anaesthesiol, 2007, 21(4): 431 - 447.

16. Guilfoyle MR. Helmy A. Duane D, Hutchinson PJ A. Regional scalp block for Post craniotomy analgesia. Anesth Analg, 2013, 116(5): 1093 - 1102.

17. Latz B, Mord horst C. Kerz T, Schmidt A, Schneider A. Wisser G, et al. Postoperative nausea and vomiting in patients after craniotomy: incidence and risk factors. J Neurosurg, 2011, 114 (2): 491 - 496.

18. Glantz MJ, Cole BE, Forsyth PA, Recht LD, Wen PY, Chamberlain MC. et al. Practice parameter: anticonvulsant prophylaxis in patients with newly diagnosed brain tumors. Report of the quality standards Subcommittee of the American Academy of neurology. Neurology, 2000: 54 (10): 1886 - 1893.

19. Sayegh ET, Fakume jad S, Oh T, Bloch O. Parsa AT. Anti convuisant prophylaxis for brain tumor surgery: determining the current hest available evidence. J Neurosurg, 2014, 121(5): 1139 - 1147.

20. Marshall WK, Bedford RF, Miller ED. Cardiovascular responses in the seated position-impact of four anesthetic techniques. Anesth

Analg, 1983, 62(7): 648 - 653.

21. Palmon SC, Moore LE, Lundberg J, Toung T. Venous air embolism: a review. JCl in Anesth, 1997, 9(3): 251 - 257.

22. Jain V. Chaturvedi A. Pandia M, Bithal P. Perioperative course of trans sphenoid al pituitary surgery through endoscopic versus microscopic approach: interim concerns for neurosurgical anesthesiology. J Neurosci Rural Pract, 2018, 9 (3): 336 - 343.

23. Smith M, Hirsch NP. Pituitary disease and anaesthesia. Br J Anaesth, 2000, 85(1): 3 - 14.

24. Dunn LK, Nemergut EC. Anesthesia for transsphenoidal pituitary surgery. Curr Opin Anaesthesiol, 2013, 26(5): 549 - 554.

25. Erickson KM, Cole DJ. Anesthetic considerations for awake craniotomy for epilepsy and functional neurosurgery. Anesthesiol Clin, 2012, 30 (2): 241 - 268.

26. De Benedictis A, Moritz-Gasser S. Duffau H. Awake mapping optimizes the extent of resection for low-grade gliomas in eloquent areas. Neurosurgery, 2010, 66 (6): 1074 - 1084. discussion 1084

27. Bergese SD. Puente EG. Anesthesia in the intra operative MRI environment. Neurosurg Clin N Am, 2009, 20(2): 155 - 162.

28. Pogue BW, Gibbs-Strauss S, Valdes PA, Samkoe K, Roberts DW, Paulsen KD. Review of neurosurgical fluorescence imaging methodologies. IEEE JS el Top Quantum Electron, 2010, 16(3): 493 - 505.

脊柱肿瘤的麻醉

23

瓦朗·贾殷、吉里贾·普拉萨德·拉特

23.1 引言

　　脊柱手术的麻醉在过去 20 年里已经有了相当大的进步,特别是对复杂脊柱手术围术期安全性的提升。麻醉器械和设备、麻醉技术、神经监测方法和手术技巧的改进降低了复杂情况下的患者死亡率。了解脊柱和脊髓的解剖和生理以及脊柱病变的病理生理在围术期管理中是至关重要的。

　　患者背部疼痛、进行性脊柱畸形和出现神经功能缺陷提示可能有脊柱病理改变。由于神经根损伤的机械作用可发生持续性疼痛。脊柱畸形是由于病变引起的骨质破坏。肿瘤侵袭或椎体骨折脱位后会进一步造成神经损伤。脊柱肿瘤是影响脊柱功能的各种病因之一,影像学检查对于确认肿瘤大小及损伤邻近组织的程度是必需的。

23.1.1 肿瘤特征

　　按肿瘤类型可以将所有的脊髓肿瘤分为硬膜外、硬膜内髓外(IDEM)或髓内肿瘤(表 23.1)。肿瘤转移可累及脊柱的任何部位,但主要在硬膜外[1]。脊柱转移是继肺和肝后第三常见的转移部位。肺和前列腺肿瘤是男性患者最常见的原发肿瘤,乳腺肿瘤

是女性患者最常见的原发肿瘤。脊柱肿瘤最常见的转移部位是胸段,通常以疼痛为主要症状。脊柱硬膜外转移的治疗方式主要是非手术治疗。只有当病变部位需要诊断性活检时才需要手术,或是出现进行性神经功能缺损、脊柱固定、顽固性背痛和放疗不敏感时对肿瘤进行减压。其他硬膜外肿瘤主要是骨肿瘤,如骨软骨瘤、骨样骨瘤、成管细胞瘤、动脉瘤性骨囊肿、血管瘤、尤文氏肉瘤等。

表 23.1 脊柱和脊髓肿瘤的分类

肿瘤类型	例　　子
硬膜外	转移瘤
	原发肿瘤:脊索瘤、骨样骨瘤、动脉瘤样骨囊肿、巨细胞瘤
	多发性骨髓瘤、浆细胞瘤、嗜酸性肉芽肿
硬膜内髓外	脑膜瘤、神经纤维瘤、脂肪瘤
髓内	星形细胞瘤、室管膜瘤、表皮样瘤、血管母细胞瘤

　　IDEM 肿瘤位于硬脑膜内脊髓外(图23.1)。该肿瘤起源于蛛网膜组织或神经鞘,通常是良性肿瘤,典型的包括脑膜瘤、神

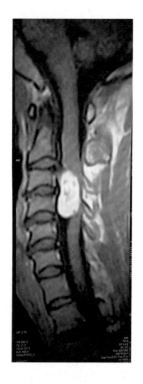

图 23.1 MRI 脊柱矢状面 T1 加权图像显示 C$_2$、C$_3$ 水平压缩处的对比度增强,脊髓向背侧突出,提示硬膜内髓外肿瘤

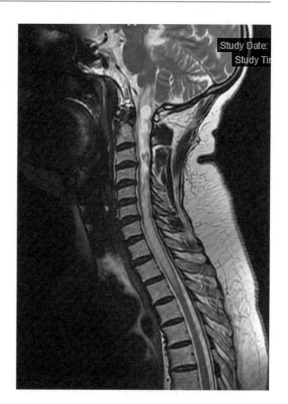

图 23.2 MRI 脊柱矢状面图显示颈髓背侧(C$_3$ 水平)有髓内病变,并伴有从下髓质延伸至 C$_4$ 水平的无强化囊肿,导致颈髓扩张

经纤维瘤、神经鞘瘤和表皮样瘤。表现为神经根病变或脊髓病变,通常可以经手术治愈。髓内肿瘤位于脊髓(图 23.2),通常为星形细胞瘤和室管膜瘤。这些病变由于关键神经元的破坏而出现神经功能缺陷。脊髓圆锥破坏可导致马尾神经综合征。

23.1.2 脊髓血流

与关于脑血流量(CBF)和脑自动调节的研究相比,关于脊髓血流量(SCBF)的文献较少。每个脊髓节段由一条起源于椎动脉的脊髓前动脉(ASA)、两条起源于椎动脉或小脑后下动脉(PICA)的脊髓后动脉(PSA)和根状动脉供应。在 D10 水平,ASA 的主侧支动脉脊髓前根动脉(Adamkiewicz 动脉)有助于脊髓远端灌注。因此,ASA 低于 D10 水平的闭塞可导致截瘫。全身低血压和血管舒张使通过侧枝根动脉的血流减少,从而损害脊髓灌注。与 CBF 类似,SCBF 在白质中较低(每分钟 10～20 mL/100 g),而在灰质中较高(每分钟 41～63 mL/100 g)。此外,SCBF 存在区域差异,颈椎和腰椎区的血流量比胸椎区高 40%。这与胸段灰质较少有关。SCBF 因高碳酸血症而增加,因低碳酸血症而减少。脊髓自动调节的范围为 60～120 mmHg[2]。与 CBF 相同,SCBF 也随着麻醉深度的增加而降低。

23.2 术前评估

脊髓损伤应根据美国脊髓损伤协会(ASIA)评分标准[3]进行神经学检查。测试

10 组肌肉的力量和 28 对区域皮肤的感觉。根据肿瘤的位置和病变程度,可累及至双下肢。例如:病变在 T1 以下时为截瘫,或因颈椎病变累及四肢时为四肢瘫。如果病变位于 C_3～C_5 脊髓水平,隔肌功能可能会受到不同程度的损害,术后可能需要延长机械通气时间。如果病变位置更高,并累及下脑神经形成颈髓损伤,称为五瘫。肠道和膀胱功能需要仔细评估,因为相关的损害可能导致导尿管长期留置。

心血管系统的检查:应作为常规评估的一部分,特别是当脊柱肿瘤是与血管粘连或拟行脊柱稳定术而易导致出血。如果患者卧床不起,则很难评估患者的耐受性,这些患者可能因反复的胸部感染而发展为肺动脉高压。需要使用负荷超声心动图(ECHO)充分评估心脏状态。目前已发现脊髓休克、低血压、心律失常和自主神经功能障碍与急性脊髓损伤有关。但是,这些并发症也可能发生在突发病理性骨折或脊柱不稳定的脊柱肿瘤患者中。

呼吸系统检查:隔肌运动占肺活量的 65%,C_3 水平以上的病变使所有呼吸肌瘫痪,需要终身通气支持。如果病变位于 C_3 和 C_5 脊髓水平之间,部分隔肌麻痹和完全辅助肌麻痹会导致反复肺不张和肺部感染,延长机械通气时间。下段颈椎和高位胸段病变可能由于辅助肌无力而出现咳嗽障碍,因此需要积极的物理治疗。由于肺分泌物的无效清除导致低氧血症和二氧化碳潴留会引起微误吸发生。这些患者中有多达 75% 发生肺部并发症。在颈椎髓内肿瘤中,进行性进展的脊髓水肿可能发生在术后最初 2 天,因此需要在此期间反复进行呼吸检查。如果患者同时存在呼吸系统疾病如慢性阻塞性肺疾病(COPD),应进行肺活量测定和动脉血气(ABG)分析。肺活量小于预测值的 30% 提示严重呼吸衰竭,会增加严重呼吸系统并发症的风险[4]。所有可逆性呼吸系统症状都必须在术前得到纠正或优化,如使用抗生素治疗肺炎、戒烟、使用支气管扩张剂改善哮喘以及进行深呼吸练习。

凝血功能检查:如果患者长期服用非甾体抗炎药物(NSAIDs),凝血功能可能会紊乱。截瘫患者深静脉血栓形成(DVT)发生率较高(40%～60%)。这类患者可能需要接受 DVT 预防性治疗。

如果膀胱排空功能受到损害,则患者极易发生反复尿路感染(UTI)、肾盂肾炎和肾功能不全。如果患者的活动能力受到损害则会发生压疮。定期的敷料更换、填充物、皮肤护理和气垫床是预防压疮发生的有效措施。

某些脊柱肿瘤可能需要化疗、放疗和手术联合治疗。麻醉医师必须意识到化疗药物的潜在不良反应,例如顺铂与肾毒性和电解质紊乱有关,西罗莫司与血小板减少有关。术后放疗是治疗脊索瘤的常用方法。患者可能正在接受大剂量阿片类药物治疗,如口服吗啡或芬太尼贴剂,需要在围术期转换成等效的静脉(IV)镇痛药控制疼痛。

颈椎肿瘤是颈椎病变患者难以使用直接喉镜检查的第二大常见原因,仅次于类风湿关节炎[5]。24% 的患者在直接喉镜检查中表现为 Cormack-Lehane(CL)3 级或 4 级。与 C_3～C_7 相比,枕骨-寰枢复合体病变的患者出现困难气道的发生率更高。喉镜检查困难的最客观预测指标是侧位 X 线显影

上 C_1 和 C_2 后部的分离减少，Mallampati 分级是最佳的临床预测指标[5]。头部和颈部的放射治疗后的纤维化会导致喉镜检查和插管困难。

实验室检查包括血常规、凝血功能、肾功能、尿常规、电解质、胸片、心电图、二维心超、肺活量测定、动脉血气（ABG）分析以及下肢静脉多普勒超声检查。

任何脊柱病理的初步检查都是通过 X 线平片以确定是否存在骨折、脱臼和脊柱不连续。计算机断层扫描（CT）提供了椎管压缩或脊柱不稳定的更高的分辨率。磁共振成像（MRI）对任何脊髓肿瘤的成像都非常有用，它有助于正确识别肿瘤在硬脑膜和脊髓的位置，因此有助于制定手术计划和神经监测范围。

23.3 脊柱外科手术麻醉计划

脊柱介入手术的围术期管理需要多方面的规划。以下是在计划脊柱外科手术麻醉时要涉及的问题：

- 肿瘤位置和病理？涉及颈椎吗？脊柱稳定性受到损害吗？
- 手术方式是什么？——决定手术的体位。
- 肿瘤血管状况及预期出血量——建议进行中心静脉置管，使用红细胞回收装置。
- 是否有神经生理学监测的计划？

23.4 手术体位

脊柱肿瘤患者可采用 3 种基本手术体位：仰卧位、侧卧位和俯卧位。当颈椎需要固定时，可采用仰卧位。在上胸椎手术中，可能需要侧卧位和单肺通气。俯卧位最常用于下胸椎和腰骶区病变以及需要后路固定以稳定脊柱。俯卧位时患者可卧于不同特点的三种框架床上，如 Wilson 架、Relton - Hall 架和 Allen 桌，使用这些框架的主要目的是使腹部不受压，防止椎静脉充血，同时提供更好的手术视野。体位调整后应重新检查气道压力以排除气管导管意外扭曲或胸腹压力异常升高影响通气。头部应垫着头枕或三钉支架支撑以防止对眼球的压力。术中每 2 h 检查眼睛，确保头枕不会移位造成眼部过度受压。新型头枕下放置了一块镜子方便术中检查头部位置。术中用圆形垫使头部和身体保持在一条直线上也非常重要。四肢不应过度伸展，需要充分填塞缓冲垫以防止压疮或周围神经损伤。

23.5 麻醉管理

术前使用镇静药可以减轻焦虑。如果计划使用纤支镜插管或俯卧位插管，可提前给予格隆溴铵。如果需要多模式镇痛，术前可给予加巴喷丁（300～600 mg）或普瑞巴林（75～150 mg）。

所有患者均应采用标准监护，包括 5 导联心电图、血氧饱和度监测和血压监测。若手术为多节段融合手术或预计发生术中大量失血时可置入动脉压力监测管。高位颈椎病变或需要长期呼吸机支持或升压药维持血压时可置入中心静脉导管。

脊柱术后严重神经功能损伤的发生率为 23.8%～65.4%，术中神经电生理监测（IONM）可使其发生率降低至 0.5%[6]。唤醒试验有许多缺点，例如意外拔管的风险和神经功能评估时造成损伤。此外，它不能多次反复尝试，也无法给出实时的反馈。因此，IONM 是目前麻醉管理的标准，它有助于早期检测脊髓功能。

体感诱发电位（SSEP）和运动诱发电位（MEP）联合监测是一种安全、可靠、敏感的方法，可以检测和减少术中脊髓损伤，有助于脊柱肿瘤切除（证据级别 A）[7,8]。SSEP 监测可以检查脊髓后动脉供应的背内侧脊髓束的完整性。对周围神经（通常是胫后神经、腓神经）在手术的远端或手术水平用皮肤电极以 $25\sim40$ mA 电流，$3\sim7$ Hz 的方波模式进行电刺激，记录电极放置于颈棘突或体感皮质区域。由于解剖上的接近，我们认为任何对运动神经束的损伤都会转化为 SSEP 的变化。但由于皮质脊髓束前外侧血供充足，术中 SSEP 正常的患者可在复苏后发生截瘫，因此需要 SSEP 和 MEP 的联合监测[9]。MEP 监测可检查由脊髓前动脉供应的皮质脊髓束的完整性。它包括用磁刺激或电刺激刺激运动皮层，记录从硬膜外间隙穿过棘突的神经源性反应（D 波）或用远端肌肉电极（如胫骨前肌、腓肠肌外侧或内侧、踝前肌或拇短收肌）记录肌源性反应，数值下降幅度超过 50% 或延迟升高 10% 提示有明显反应。MEP 的肌电反应受肌松剂的影响，SSEP 和 MEP 均受吸入麻醉药的影响较大。吸入麻醉药剂量依赖性的降低 MEP 电位。由于没有突触参与电位产生，在硬膜外记录的 D 波受到麻醉药的影响很小。静脉麻醉药对 MEP 的抑制效应比吸入麻醉药少得多，因此以异丙酚-阿片类联合输注为基础的麻醉方式为神经电生理监测提供了稳定的麻醉深度。经过处理的脑电指数有助于指导麻醉深度。

23.5.1 麻醉诱导

颈椎的稳定性和神经功能减退可能影响麻醉诱导方案的制定。如果考虑到保持颈椎稳定性，则首选清醒纤支镜引导插管。如果不考虑颈椎的稳定性，则可以常规静脉诱导。麻醉诱导过程中必须保证血流动力学的稳定。肌营养不良和截瘫患者使用琥珀酰胆碱可能导致严重高钾血症引起心跳骤停，其机制是去神经支配的肌肉群中乙酰胆碱受体的增加，因此在虚弱患者急性期 $24\sim48$ h 内应避免使用[10]。诱导时应使用短效肌松药以便后续测 MEP。

为保证颈椎稳定性，通常患者会使用颈椎固定装置如软颈托、费城颈托、Halo 支具或置入性颈部牵引[11]。其中，Halo 支具刚性最强，能最大限度地限制颈部活动。然而佩戴这些支具使得喉镜暴露困难，此时可使用清醒纤支镜引导插管。手动固定法（MILS）是直接喉镜暴露时限制颈椎活动的有效方法。寰枢关节是颈椎活动范围最大的关节，在此水平的损伤最有可能在喉镜暴露时加重。研究发现，C_4 以下颈椎活动在直接喉镜检查时移动最小，这表明插管时对高节段颈椎不稳定的患者应采取最高级别的预防措施[12]。

可视喉镜（如 Glidescope）与直接喉镜相比可减少约 50% 的颈椎活动度[13]并可使佩戴颈托的患者喉镜下视野上升一个级别。面罩通气时上提与下推下巴相较于其他通气方式更能引起颈椎活动。鼻咽通气道和喉罩通气是辅助通气的有效方式且不会引起颈部过度活动。诱发电位监测对于预防因插管或体位改变而发生严重的脊髓损伤是有用的。

23.5.2 麻醉维持

麻醉维持的目的是提供稳定的麻醉深度和血流动力学，从而保证诱发电位记录稳定可靠[14]。吸入麻醉药在超过 0.5 MAC 时会抑制诱发电位。异丙酚在较高剂量时也能抑制 MEP 但程度较小。因此，当实施 IONM 时，首选异丙酚-阿片类药物为基础的麻醉方案。监测 MEP 时通常避免使用肌松药，尽管四个成串刺激（TOF）显示 1 或 2 时可以提供可靠的读数记录。除麻醉药物外，保持术中生理环境稳定也同样重要，因此，必须避免血压、二氧化碳分压（$PaCO_2$）和温度的变化。为防止脊髓的继发性损伤，建议患者维持较高的平均血压（MBP 在 85 mmHg 或以上）并保证足够的心输出量[15]。

不推荐在急性创伤性脊柱损伤 8 h 内使用甲基泼尼松龙，因为会产生相关的不良反应包括感染风险增加[16]。

平衡等渗晶体液是首选的静脉输注液体。目标导向性液体治疗（goal-directed fluid therapy，GDFT）在改善呼吸功能、预防急性肾损伤和肠梗阻、减少高风险手术病例（如脊柱前后固定术、大血管肿瘤切除术）大量失血后的住院时间方面具有优势[17]。应考虑减少术中失血的策略，如术前对血管丰富肿瘤的栓塞，避免使用非甾体药物以及避免腹内压升高。失血量增加与手术时间延长、伤口感染发生率、伤口愈合程度、异体输血风险相关[18]。当血红蛋白小于 70～80 g/L 时应考虑输血。抗纤溶药物如氨甲环酸在脊柱内固定术中可有效减少术中出血量[19]。术中红细胞收集再输注技术在脊柱固定术中效果很好，但在进行肿瘤切除时不提倡，因为有肿瘤播散的风险。

23.5.3 麻醉苏醒

所有脊柱手术均提倡尽早苏醒，以便进行神经系统评估。对于术前伴有呼吸功能受损的高节段颈胸椎病变，不可能立即拔管。这些病例应选择行持续机械通气直至符合拔管标准，否则应行气管造口术。长时间俯卧位（＞6 小时）、大量失血（＞30 mL/kg）和大量液体输注的患者可能有面部和喉头水肿的风险，最好留置气管插管直到通气实验提示无明显水肿。由于喉返神经损伤引起的声音嘶哑和气道水肿导致的梗阻和缺氧是颈椎手术后最关注的问题。据报道，颈椎前路手术后因气道损伤而再插管的发生率高达 1.9%[20]。

23.6 术后管理

由于皮肤切口大和对骨头的操作导致的疼痛对术后镇痛提出挑战。良好的镇痛有助于术后理疗效果、减少肺部并发症并缩短住院时间。通常颈椎手术后的疼痛较胸椎或腰椎椎体融合术和内固定术后的疼痛小，而胸椎或腰椎融合术和内固定术后会伴有强烈的疼痛。肿瘤患者术前可能已长期服用阿片类药物或其他镇痛药，这导致了术后镇痛药的需求量增加。术后早期应采用多模式镇痛策略包括阿片类药物、非甾体类药物、对乙酰氨基酚和局部镇痛。患者自控的静脉、鞘内或硬膜外镇痛相比持续输注有更好的镇痛效果和患者满意度[21]。由于考虑到血肿形成导致脊髓损伤且存在剂量依赖性和时间依赖性，非甾体类药物术后使用需谨慎。但可以考虑小剂量短疗程（<2周）使用，因为它可以改善镇痛效果并且减少阿片类用量[22]。椎旁或肋间神经阻滞可以很好地缓解开胸手术后的疼痛。

脊柱术后视力下降（POVL）是一种严重的并发症，发生率为 0.2%[23]。缺血性视神经病变（ION）是脊柱手术后 POVL 最常见的原因。长期俯卧位脊柱手术（>6 h）和（或）大量失血（平均失血量为 44.7% 血容量）患者的 ION 风险增加[24]。因此，对需要较长的手术时间和较大出血量的手术应做好充足的手术计划和准备。

脊柱手术后深静脉血栓（DVT）的风险为 2%～15.5%[25]。在恶性肿瘤、长时间手术和瘫痪患者中发生率高，其他危险因素包括控制性低血压、低体温、前后路联合手术和运动迟缓患者。因此，应尽早采用间歇式气动加压袜或气动靴进行机械预防。一旦止血效果可以保证，应在术后 48～72 h 内尽快考虑使用低剂量肝素或低分子肝素进行药物预防。

硬脑膜关闭不全可导致脑脊液漏，导致头痛、术后脑积水和脑膜炎的风险。此类患者可能需要重做硬脑膜关闭或脑脊液分流术。

23.7 总结

脊柱肿瘤手术对外科医师和麻醉医师都提出了挑战。全面的术前评估和术前优化，特别是心肺功能方面，有助于患者的术前准备和预后。制定麻醉计划时应评估影像学检查和手术计划。随着 IONM 和外科技术的进步，围术期的死亡率已显著降低。气道管理是麻醉管理的重要方面，尤其是不稳定颈椎病变。早期苏醒有助于神经系统评估。良好的术后管理包括完善镇痛、预防深静脉血栓并对可能的并发症保持警惕。

（郭晨跃，译 姜辉 审）

参考文献

1. Ratliff JK, Cooper PR. Metastatic spine tumors. South Me dJ, 2004, 97(3): 246-253.

2. Hickey R, Albin MS, Bunegin L, Gelineau J. Autoregulation of spinal cordblood flow: is the cord a microcosm of the brain? Stroke, 1986, 17(6): 1183-1189.

3. Kirshblum SC, Burns SP, Biering-Sorensen F, Donovan W, Graves DE, Jha A, et al. International standards for neurological classification of spinal cord injury (revised 2011). J Spinal Cord Med, 2011, 34(6): 535-546.

4. Jenkins JG, Bohn D, Edmonds JF, Levison H, Barker GA. Evaluation of pulmonary function in muscular dystrophy patients requiring spinal surgery. Crit Care Med, 1982, 10(10): 645-649.

5. Calder I, Calder J, Crockard HA. Difficult direct-laryngoscopy in patients with cervical spine disease. Anaesthesia, 1995, 50(9): 756-763.

6. Raw DA, Beattie JK, Hunter JM. Anaesthesia for spinal surgery in adults. Br J Anaesth, 2003, 91(6): 886-904.

7. Costa P, Bruno A, Bonza nino M, Massaro F, Caruso L, Vincenzo I, et al. Somatosensory- and motor-evoked potential monitoring during spine and spinal cord surgery. Spinal Cord, 2007, 45(1): 86-91.

8. Nuwer MR, Emerson RG, Galloway G, Legatt AD, Lopez J, Minahan R. et al. Evidence-based guideline update: intraoperative spinal monitoring with somatosensory and transcranial electrical motor evoked potentials: report of the therapeutic sand technology assessment Subcommittee of the American Academy of neurology and the Americ. Neurology, 2012, 78(8): 585-589.

9. Pelosi L, Jardine A, Webb JK. Neurological complications of anterior spinal surgery for kyphosis with normal somatosensory evoked potentials (SEPs). J Neurol Neurosurg Psychiatry, 1999, 66(5): 662 - 664.

10. Martyn JAJ, Richtsfeld M. Succinylcholine-induced hyperkalemia in acquired pathologic states: etiologic factors and molecular mechanisms. Anesthesiology, 2006, 104 (1): 158 - 169.

11. Austin N, Krishnamoorthy V, Dagal A. Airway management in cervical spine injury. Int J Crit IlIn Inj Sci, 2014, 4(1): 50 - 56.

12. Horton WA, Fahy L. Charters P. Disposition of cervical vertebrae, atlanto-axial joint, hyoid and mandible during x-ray laryngoscopy. Br J Anaesth, 1989, 63(4): 435 - 438.

13. Turkstra TP, Craen RA, Pelz DM, Gelb AW. Cervical spine motion: a fluoroseopic comparison during intubation with lighted stylet, Glide Scope, and Macintosh laryngoscope. Anesth Analg, 2005, 101 (3): 910 - 915. tablc of contents.

14. Sloan TB. Anesthetic effects on electrophysiologic recordings. J Clin Neurophysiol, 1998, 15 (3): 217 - 226.

15. Levi L, Wolf A, Belzberg H. Hemodynamic parameters in patients with acute cervical cord trauma: deseription, intervention, and prediction of outcome. Neurosurgery, 1993, 33(6): 1007 - 1016. discussion 1016 - 1017.

16. Sayer FT, Kronvall E, NiIsson OG. Methylprednisolone treatment in acute spinal cord injury: the myth challenged through a structured analysis of published literature. Spine J, 2006, 6 (3): 335 - 343.

17. Bacchin MR, Ceria CM, Giannone S. Ghisi D, Stagni G, Greggi T, et al. Goal-directed fluid therapy based on stroke volume variation in patients undergoing major spine surgery in the prone position. Spine (PhilaPa 1976), 2016, 41 (18): E1131 - 1137.

18. Wimmer C, Gluch H, Franzreb M. Ogon M. Predisposing factors for infection in spine surgery: a survey of 850 spinal procedures. J Spinal Disord, 1998, 11(2): 124 - 128.

19. Wong J, EI Beheiry H, Rampersaud YR, Lewis S, Ahn H, De Silva Y, et al. Tranexamic acid reduces perioperative blood Ioss in adult patients having spinal fusion surgery. Anesth Analg, 2008, 107(5): 1479 - 1486.

20. Sagi HC, Beutler W. Carroll E, Connolly PJ. Airway complications associated with surgery on the anterior cervical spine. Spine (Phi aPa 1976), 2002, 27(9): 949 - 953.

21. Fisher CG, Belanger L, Gofton EG, Umedaly HS, Noonan VK, Abramson C, et al. Prospective randomized clinical trial comparing patient-controlled intravenous analgesia with patient-controlled epidural analgesia after lumbar spinal fusion. Spine (PhilaPa 1976), 2003, 28(8): 739 - 743.

22. Sivaganesan A, Chotai S, White-Dzuro G. McGirt MJ, Devin CJ. The effect of NSAIDs on spinal fusion: a cross-disciplinary review of biochemical, animal, and human studies. Eur Spine J, 2017, 26(11): 2719 - 2728.

23. Stevens WR, Glazer PA, Kelley SD, Lietman TM, Bradford DS. Ophthalmic complications after spinal surgery. Spine(Phil aPa 1976), 1997, 22(12): 1319 - 1324.

24. American Society of Anesthesiologists Task Force on Perioperative Visual Loss. Practice advisory for perioperative visual loss associated with spine surgery. Anesthesiology, 2012, 116 (2): 274 - 285.

25. Oda T, Fuji T, Kato Y, Fujita S, Kanemitsu N. Deep venous thrombosis after posterior spinal surgery. Spine (Phil aPa 1976), 2000, 25 (22): 2962 - 2967.

小儿癌症患者的手术麻醉

南迪尼·马来·达夫

24.1 引言

小儿癌症的报道逐渐增加,发病率和死亡率最为关注。对这些小儿患者的围术期管理需要全面了解小儿癌症和癌症对身体各系统的影响。此外,还应充分了解治疗模式和相关的毒性,以便进行恰当的评估和管理。癌症患者的管理是多学科的,在许多方面,包括镇静和麻醉下的诊断和治疗,麻醉医师的参与都是不可或缺的。这些操作并不仅仅局限于手术室内的干预,而且还包括一些手术室外的治疗。小儿和他们的照看者因疾病而承受很大的心理压力。因此,我们需要向患儿和他们的家庭成员提供适当的支持。

各种癌症的发病率在小儿和成年人群中有所不同,且不同年龄组之间也有差异。小儿中最常见的恶性肿瘤是白血病。颅内肿瘤是最常见的非血液系统恶性肿瘤,其次是淋巴瘤和胚胎性肿瘤。其他常见的小儿恶性肿瘤包括肉瘤(骨和软组织)、生殖细胞肿瘤及性腺瘤[1]。

24.2 麻醉医师的作用

作为多学科团队的一员,麻醉医师经常在疾病进展的不同阶段与患者和家属进行沟通。肿瘤患儿接受诊疗操作干预(活检、骨髓抽吸、建立静脉通路包括中心静脉导管置入)、诊断、放射治疗及外科手术时,需要麻醉医师实施镇静和麻醉管理。同时,他们也需要对诊疗操作后、术后或癌症相关的疼痛进行管理。

24.3 诊疗操作前评估

由于原发病和癌症治疗的原因,肿瘤患儿通常存在多种合并症。癌症本身以及化疗、放疗等治疗手段可能会对身体各系统产生影响。这就需要在进行诊疗操作时,或手术干预前,对患儿进行全面评估(临床病史、体格检查以及相关检查),以便进行个体化的围术期管理。化疗和放疗可能存在很多不良反应,这些不良反应将在后文中详细讨论。

诊疗操作前,应根据病史、体格检查及拟进行的诊疗操作,进行个体化检查。各种血液检查和影像学检查,应根据患者的癌症类型、治疗方案及对身体其他系统的影响等临床评估结果，进行个体化检查。这有助于优化患者的诊疗操作前状态，制定合理的围术期护理方案，以及明确风险等级。对于血液系统恶性肿瘤患者、有化疗和放疗病史，或者有出血症状的患者，完整的血常规检查是必要的。贫血非常常见。此外，骨髓抑制、浸润、弥散性血管内凝血（DIC）以及脾肿大引起的血小板"扣押"等均可导致血小板减少症的发生。尽管术中可能需要输注血小板以确保足够的水平，但血小板计数>50 000/μL 通常更为合适[2,3]。当血小板计数比较低时，通常需要放置输液港或开放静脉通路。放疗和化疗白细胞和中性粒细胞减少比较常见。化疗、脓毒血症引起的消耗性凝血功能障碍、肝肿瘤、维生素 K 缺乏或营养不良，均可引起凝血异常。临床怀疑因癌症、治疗相关的不良事件或其他情况导致的出血异常患者和存在大出血风险的手术患儿，需要进行包括凝血酶原时间（PT）、部分凝血活酶时间（aPTT）及国际标准化比值（INR）在内的凝血功能检查。

高白细胞血症[白细胞计数（WBC）>100 000/μL]是白血病患儿的临床表现之一[4]。白细胞增多与血液淤积或出血引起的脑血管和肺部病变的发生率增加有关。术前应进行肿瘤科会诊，对婴儿进行白细胞清除或部分血液置换，以减少白细胞计数[5]。

化疗药物的肾毒性可导致肾功能损伤。体积较大的肿瘤可能导致尿路梗阻。因此，需要通过血尿素氮、血清肌酐及电解质的检查来评估肾功能。导致癌症患者电解质异常的原因包括：肿瘤溶解综合征（TLS）、化疗药物导致的剧烈呕吐、脱水、营养不良、反复输血或大量输血、肠外营养等。骨肿瘤和神经母细胞瘤与高钙血症有关。化疗和放疗可能会影响肝功能。由于化疗药物的反复应用，精神紊乱可出现在疾病治疗的不同阶段。因此，在择期外科干预之前，需要了解这些检查。

胸片仍然是评估咳嗽或呼吸困难等呼吸系统症状的重要筛查工具。前纵隔肿块需要进一步的评估，将在本章的后面进行讨论。

肺纤维化常发生在胸部区域放射治疗之后，或一些化疗药物（如博来霉素）使用后的不良反应。肺功能测试（PFTs）仍然是目前明确呼吸功能是否受损的适合手段，这些患者可能出现限制性功能障碍和一氧化碳（CO）弥散功能降低。

接受具有心脏毒性的化疗药物治疗时，应在化疗前、治疗期间、治疗结束时，甚至缓解期，对患儿进行超声心脏检查。临床评估可能会遗漏心脏毒性的亚临床表现。因此，麻醉前应了解心脏超声报告[6,7]。

24.4　疾病的心理影响

癌症不仅会对患儿产生一定的心理影响，而且也会对家庭成员产生一定的心理影响。患儿的反应取决于年龄和诊断与治疗的初次体验。学龄前儿童会经历分离焦虑，而学龄期儿童可能会害怕毁容并预期治疗过程中的疼痛。青少年可能会害怕失去控制，并可能产生抑郁和焦虑。麻醉医师应该敏感察觉到患者的情感需求，如有必要，全身麻醉诱导时可让父母在场，并轻柔地使用面罩。与年龄较大的孩子进行坦率地讨论，详细说明预期会发生什么，通常有很大帮助。较大的儿童应参与围术期护理计划，向其解释知情同意书的内容，使之有控制感，并鼓励他们积极参与治疗。

麻醉前镇静用药应根据年龄、理解力、性格和是否有留置血管通路，以及儿童和家属的偏好进行个体化选择。

疼痛仍然是癌症治疗患儿最痛苦的症状。鉴于某些诊疗操作需要反复进行，所以疼痛评估和疼痛的最佳优化管理对于获得孩子的信任是非常重要的。大多数患儿报告说，在他们治疗过程中最痛苦的经历是中度到重度疼痛（操作，如骨髓活检或手术）。平衡全身麻醉可有效降低疼痛评分[8]。因此，只要认为合适，而且安全，在进行所有疼痛操作时需要采用全身麻醉。术前提供安静舒适的环境，适当缓解疼痛，控制恶心、呕吐等并发症，有助于减轻围术期应激。围术期采用多模式镇痛，包括必须考虑应用区域神经阻滞。在应用区域镇痛技术时，需要考虑是否存在异常出血。

24.5 癌症患者的一般注意事项

24.5.1 感染控制措施

癌症和治疗方案会影响患者的免疫力，增加感染的风险。白血病、淋巴瘤等恶性肿瘤与免疫功能受损有关，化疗和放疗会引起免疫抑制，骨髓移植后由于免疫排斥导致免疫功能不全，营养不良会进一步损害免疫系统，脾切除术会进一步诱发感染。此外，黏膜炎、侵入性导管及频繁的诊疗操作，均使患者更容易感染[9]。

照顾这些患者的人员必须始终进行细致的无菌操作。必须遵守严格的手卫生和使用个人防护装备，如口罩、手套等。必须避免患者接触其他传染源，如有呼吸道感染的患者或工作人员。避免肌内注射，特别是那些有凝血功能障碍或脓肿形成风险的患者。在气道管理中，应尽量避免黏膜损伤。最好避免直肠给药和使用直肠温度探头。

许多患者有留置的动静脉导管，而这些导管非常容易感染。所以应对患者进行与留置导管相关的一般护理和预防感染措施进行宣教。医师和护理人员在导管置入和使用（给药和输液）过程中应严格遵循无菌操作原则[10]。应及时更换敷料，但不要求每天更换敷料，除非被弄脏。通过留置导管进行镇静或麻醉时，必须用氯己定清洁端口，使用完毕后需用生理盐水冲洗，以清除残留药物。制备和配制药物时，必须遵守无菌原则。

24.5.2 肿瘤溶解综合征

肿瘤溶解综合征是由于恶性肿瘤细胞迅速溶解，细胞内容物释放进入血液循环导致的一系列并发症，常自发出现或由化疗药物、类固醇激素或放疗诱发。常见于肿瘤负荷较大的患者，通常见于急性白血病和高级别淋巴瘤患者[11]。这类高危患者可在应激事件（如使用化疗药物或手术干预）之前开始采取预防性措施[12]，这些预防性措施包括适当补液、使用别嘌醇等药物及碱化尿液。现已发现，某些药物，如重组尿酸氧化酶拉布立酶，有助于预防肿瘤溶解综合征的发生。

肿瘤溶解综合征的生化改变包括：细胞溶解引起的血钾升高和嘌呤分解后高尿酸血症引起的进行性肾功能损害。恶性细胞含有较高的磷酸盐，高磷血症和组织中磷酸钙的沉淀可导致低钙性惊厥。此外，如果不及时处理，有的患者可能进展为急性肾功能衰竭、心律失常、代谢性酸中毒，甚至猝死。

肿瘤溶解综合征是一种急症，需要尽快纠正高钾血症、低钙血症及补液治疗。补液可以保证肾脏灌注和肾脏冲洗，但过量补液对心功能受损患者需要谨慎，过量补液可能导致肺水肿[13]。类固醇激素可诱发肿瘤溶解综合征，在镇静或麻醉期间应避免使用类固醇激素（尽管有一定的止吐作用）[14]。

24.5.3 癌症疼痛的管理

疼痛是癌症患儿最痛苦的症状之一。这可能与癌症本身有关，也可能由癌症相关的治疗所导致的，如黏膜炎症、感染等。此外，在晚期癌症的病例中，患儿可能需要慢性癌症疼痛管理。有计划地进行镇痛是非常必要的，并尽量保持患者的舒适度，同时保证患者安全。

疼痛管理策略一般遵循世界卫生组织的镇痛阶梯原则。尽管如此，由于曲马朵的不可预料不良反应，应避免作为癌症患儿的第二阶梯用药。联合阿片类药物和非阿片类药物（包括辅助药物）的多模式镇痛方案可为患者提供最优化的镇痛效果[15]。镇痛方案应个体化，力求简单，且不良反应最小。术中只能采用静脉注射给药方式，若条件允许，术后可改为口服用药。在大的癌症手术中，应尽量避免肌内注射和经直肠给药。6岁以上的儿童可以很好地接受患者自控镇痛（PCA），该模式可提供较好的镇痛效果。

大的癌症手术需要用阿片类药物作为多模式镇痛的重要部分，这是一种非常重要的模式。有时，有的患者可能会因癌症疼痛而在术前使用阿片类药物。除了术中镇痛用的阿片类药外，还要记录术前的阿片类药物剂量并继续使用。吗啡依然是目前癌症患者最常用的镇痛药。另外，在吗啡禁忌或需要短效药物的情况下，也可以使用芬太尼。阿片类药物可能会有恶心、呕吐、尿潴留、便秘及瘙痒等不良反应，需要进行相应的处理。

非阿片类镇痛药包括对乙酰氨基酚和非甾体抗炎药（NSAIDs）。作为多模式镇痛方案的组成部分，对乙酰氨基酚仍然是一种常规用药，静脉制剂可在围术期使用。由于化疗导致血小板功能障碍，非甾体抗炎药在癌症患者使用中有所顾虑，应避免常规使用。

辅助镇痛药，如抗抑郁药、抗惊厥药、局部麻醉药以及皮质类固醇，也可视为多模式镇痛方案的组成部分。在可行的情况下，也可以将非药物技术，如行为疗法、认知疗法，纳入镇痛方案。

24.6 血液系统恶性肿瘤

像白血病等各种血液系统恶性肿瘤在不同治疗阶段都需要麻醉医师参与。这些恶性肿瘤在诊断和治疗时需要某些侵入性操作，如腰椎穿刺、骨髓抽吸及活检等。有时患者需要开放中心静脉通路来输注化疗药物。这些患者出现颅脑病变时可能需要放射治疗[16,17]。这些干预措施需要镇静、镇痛,有时还需要麻醉。在这些情况下,麻醉医师应当警惕这些恶性肿瘤的全身影响和化疗药物的不良反应,从而制定合适的计划。

24.7 短小诊疗操作的麻醉

癌症患儿需要各种干预措施来进行诊断和治疗。这些干预操作通常持续时间比较短,并伴有强烈的急性疼痛。用于诊断的操作包括腰椎穿刺、骨髓抽吸、骨髓活检/环钻活检等;有时也需要鞘内注射化疗药物。这些操作可能需要重复进行。因此,制定合适的镇痛、镇静及麻醉技术不仅有助于提高干预操作的成功率,而且对于保持患儿对再次手术的信心十分重要。此外,需要考虑重复给药相关的不良反应。这些诊疗操作通常是在没有完善手术室设施的场所完成的。因此,麻醉医师应该非常熟悉适用于癌症干预的手术室外麻醉和镇痛技术。相关工作人员应接受良好的培训,并提供麻醉机和监护仪等基础设施[20]。以丙泊酚为基础的麻醉或镇静治疗技术在短小的诊疗操作过程中被广泛应用[18,19]。

24.7.1 腰椎穿刺/骨髓活检

白血病化疗通常通过腰椎穿刺进行鞘内给药。有时也需要进行腰椎穿刺,寻找肿瘤细胞,以防大脑受到累及。骨髓抽吸和活检可用于诊断和评估治疗效果。骨髓采集常用于骨髓移植。与骨髓采集相比,骨髓活检或抽吸过程相对较短。这些操作的常规部位是髂后上嵴,儿童一般取侧卧位或俯卧位。无论时间长短,这些手术都会引起急性疼痛。因此,这些有创操作不仅需要镇痛,还需要镇静或麻醉,使患儿合作。这些麻醉药应该快速、短效。由于丙泊酚和短效阿片类药物(如瑞芬太尼或芬太尼)的良好特性,他们通常可以作为此类干预操作的首选药物。氯胺酮以其麻醉和镇痛特性而闻名。丙泊酚和氯胺酮联合也广泛用于此类诊疗操作[21]。在没有静脉通路的情况下,面罩吸入麻醉也可用于短时间的诊疗操作(如腰椎穿刺和活检)。吸入笑气也可以作为疼痛管理的一种方法,许多患者术后并不能回忆起所经历的诊疗操作[22]。在进行中心静脉穿刺、腰椎穿刺等操作前使用利丙双卡因乳膏(EMLA)也是一个不错的选择,可以减少镇静的需求或深度。骨髓采集可导致贫血和血容量不足。因此,可能需要液体复苏。诊疗操作前应交叉配血,而输血需要等到手术结束后进行,以防止输入的血细胞污染采集的骨髓。

24.7.2 长期的静脉通路

中心静脉通路不仅可用于需要多次输注化疗药物的癌症患者,而且也可用于其他目的,如在癌症治疗期间进行补液、抽血、给予镇痛药和镇静药。这些长期留置导管可以埋在皮下,也可以留在皮肤外部。某些患者会使用植入式静脉通路或输液港[23]。中心静脉常见的部位是颈内静脉和锁骨下静脉。超声成像使这一操作更安全,已成为操作标准。已知留置导管并发症包括感染、血栓形成、渗漏及移位[24]。

留置的导管需要适当的维护,以避免意外脱落或感染等并发症。麻醉医师在使用这些导管给药和补液时应当小心。根据患儿的喜好,可选择吸入或静脉诱导,全凭静脉(TIVA)或面罩吸入麻醉维持。尽管喉罩(LMA)已广泛使用,但隆起 LMA 气囊可能会扭曲颈部解剖。在一些紧邻气道的手术中,气管插管可作为首选。

24.7.3　放射治疗

放疗用于癌症治疗或姑息治疗。放疗期间要求患者保持静止不动。年龄较大的癌症患儿可以耐受放疗而,无需要镇静或麻醉。而年龄较小的患儿则无法保持静止,这就需要根据放疗操作的类型选择镇静和(或)麻醉。在这种情况下,丙泊酚仍然是能让患儿保持静止状态的首选镇静药[25]。该药物的作用时间短,可根据所需的镇静程度来滴定用药,并且可以快速恢复。最近,右美托咪定正在成为放疗中镇静的替代药物。右美托咪定已用于癌症患儿的放疗镇静,具有良好的镇静作用,且不抑制呼吸的优点[26]。放疗通常是无痛的,一般不需要阿片类药物,但其不良反应如黏膜炎可能引起疼痛,此时就可能需要使用阿片类药物[27]。

LMA 是气道管理的一种选择;在避免重复插管相关的损伤方面优于气管内插管。

为了减少辐射暴露,麻醉医师通常远离放射源,而对患者的监测就非常具有挑战性。患者的监护应至少包括脉搏氧饱和度监护仪和带摄影监视的呼吸监测仪。接受头部或颈椎放疗的患儿通常需要佩戴面部模具,麻醉医师应考虑到气道通路可能受到限制。

24.7.4　影像学：磁共振成像(MRI)、超声检查(USG)及计算机断层扫描(CT)

癌症患者需要影像学检查来进行诊断、制定手术方案、评估治疗效果以及随访。影像学检查选择取决于癌症的类型、部位及下一步的治疗计划。影像学检查是无痛的,但它要求患者保持不动,以便进行图像采集。此外,MRI 成像所需要的时间可能为 30～60 min,需要患者合作。由于检查地点和机器产生的噪声,患儿在检查室可能会感到害怕和不适,尤其是在磁共振成像期间。这就要求在成像过程中实施镇静和麻醉。

MRI 检查的麻醉应考虑是否有 MRI 兼容的麻醉设备和监测设备。此外,患者的评估应排除任何 MRI 禁忌证,如体内有 MRI 不兼容的植入物。由于患者需要接受远距离的监测,所以这些设备的传感器线都应该有足够的长度。此外,像呼吸管路这样的麻醉设备也需要额外加长。

麻醉技术取决于成像的性质、患者年龄、有无静脉通路及气道管理的需要。这些麻醉管理策略包括经口或经鼻镇静到全身麻醉。对于气道管理,应用喉罩依然是首选方式。可以通过监测脉搏血氧饱和度和呼气末二氧化碳来维持自主呼吸。丙泊酚或七氟烷常用于该类检查。右美托咪定可单独应用于小儿 MRI 的检查镇静[28,29]。

癌症患者需要进行活检,影像引导下的活检是目前的首选。USG、CT 以及透视引导下的活检不仅可以更好地取样,而且还可以将并发症降至最低。影像检查方法的选择取决于要活检的肿瘤部位。这不仅需要充分镇痛,而且有时还需要患者配合不动,以避免穿刺针碰到错误或重要的结构。对于年龄较大的患儿,良好的患者沟通,并静脉给药和局部浸润麻醉来镇痛是可以接受的。对于年龄较小的患儿,则需要在全身麻醉才能进行这样的活检操作[30]。

CT检查时间较短,但需要患者保持不动,甚至有时屏住呼吸,以获得更好的图像。正电子发射断层扫描(PET)-计算机断层扫描(CT)是另一种用于癌症患者的检查方法[31]。

24.8　大手术的麻醉

本节概述了一些儿童常见恶性肿瘤手术的麻醉管理所面临的主要挑战和原则。

24.8.1　腹部肿瘤

24.8.1.1　肾母细胞瘤

肾母细胞瘤(Wilms瘤)是最常见的小儿肾脏肿瘤,占所有小儿癌症的6%,且发病年龄较小(<3.5岁)[32]。

临床表现

通常是无症状的腹部肿块。这些患儿中很少会有疼痛、恶心、呕吐及厌食症。10%的患儿与综合征相关联,相关特征——WAGR(Wilms瘤、无虹膜、泌尿生殖系统畸形、智力发育迟钝)、Beckwith‐Wiedemann综合征(巨舌症)、Denys‐Drash综合征(假两性畸形)[33]。超过50%的患者合并高血压。根据肿瘤的范围,患者可能需要术前化疗。

麻醉挑战

主要相关因素有腹部大手术、腹压升高伴随通气受限和胃反流误吸风险增加、可能发生术中大出血和低血压。其他问题包括相关的高血压、凝血功能障碍、肿瘤累及血管(下腔静脉或右心房),以及术前化疗的不良反应。

术前评估

大多数患儿术前无症状。术前评估应重点寻找相关综合征(Beckwith‐Wiedemann和Simpson‐Golabi‐Behmel综合征伴随巨舌症、肌张力减退及高胰岛素血症;Soto综合征伴随先天性心脏病和肌张力减退;18三体综合征伴随小颌畸形)。先天性困难气道需要进行评估和制定相应的插管计划。必须通过测量基础血压来判定是否存在高血压。

必须进行完整的血液和肾功能检查,包括电解质。肾功能通常是正常的。血尿或肿瘤溶解可导致贫血。肿瘤溶解也可引起高钾血症。有些患者(<10%)可能有相关的凝血功能障碍,这需要评估患者是否存在相关的获得性血管性血友病[34]。应获得凝血谱和交叉配血。术前可能需要冷沉淀来纠正凝血障碍。仔细分析影像学检查结果,评估下腔静脉(IVC)是否存在血栓以及血栓的范围。

有些患儿可能在术前已接受化疗。应评估与麻醉相关的不良反应[放线菌素D的肝脏和造血功能损伤、长春新碱导致的抗利尿激素分泌异常综合征(SIADH)、阿奇霉素相关的心律失常和心肌病]。术前心脏检查应包括超声心动图检查,评估心功能和肿瘤扩散是否导致血栓。

围术期管理

这些手术干预需要制定个体化的计划和管理策略[35]。手术入路是通过脐上长大的横向切口。必须进行常规的监测和留置大口径输液管路。在没有任何禁忌证的情况下,低位胸段硬膜外麻醉是围术期镇痛的理想选择,建议进行气管内插管全身麻醉。作者更喜欢采用空气/氧气混合、低流量地氟烷和芬太尼维持术中镇痛。除常规监测外,肾性高血压患者可能还需要进行有创血压监测。术中处理肾脏可引起 IVC 扭转或大出血,导致低血压。第三间隙的液体丢失也可能很大。

有时会发生肿瘤的血管内扩散。相关并发症包括肺栓塞、IVC 阻塞、心房扩张伴三尖瓣梗阻。术前超声或 MRI 均可检测到肿瘤的浸润程度。超声心动图可以评估心室受累程度和心肌功能。

血管内肿瘤扩散对麻醉有另外的影响[36]。肝引流异常的患者可能有充血性肝肿大和腹水。由于心房血栓引起的流出道梗阻,可导致胸腔积液。术中可能需要钳夹 IVC,这就增加了大出血的风险。应与外科医师讨论手术计划和是否需要体外循环(CPB)。IVC 阻塞可导致硬膜外静脉丛充血,增加硬膜外麻醉出血的风险。在计划硬膜外麻醉时,必须考虑 CPB 和肝素化的可能性。非 CPB 下手术,TEE 有助于监测 IVC 处理过程中有无栓子的形成。

24.8.1.2　肝母细胞瘤

患儿年龄通常较小(<3 岁),是最常见的原发性肝肿瘤。大多数病例是散发的,但与基因异常有一定的关系,如 Beckwith - Wiedemann 综合征和家族性腺瘤性息肉病。

临床表现

患儿表现为腹部异常肿块、腹胀(肿块、腹水),有些可能表现为其他症状,如不适、疲劳、食欲下降、体重减轻及胃肠道出血。如果病变导致胆道梗阻,可表现为黄疸和瘙痒。

术前评估

血清甲胎蛋白是用于诊断、评估疗效以及判定复发的关键标志物。腹部超声可显示肝脏肿块和肝脏内是否存在卫星灶或出血区域。CT 和 MRI 成像可以显示肿瘤的位置、范围及其与肝脏血管的关系。在某些患者中,术前化疗是治疗方法的一部分,这取决于风险分层。因此,需要评估化疗相关的全身作用。术前需要了解血常规和肝肾功能。

麻醉挑战

麻醉的挑战主要是由于手术时间长、潜在大出血、空气栓塞风险及手术切除后肝功能不全导致的。通过一个较大的腹部横切口切除肿瘤,保留剩余的健康肝脏。

围术期管理

最佳的麻醉管理需要制定个体化的管理方案[37,38]。肝切除术需要在气管插管全身麻醉和机械通气支持下完成。患者需要大口径的静脉通路和常规监测。根据患者的状态和手术的范围,也可能需要额外的监测,如中心静脉压、有创动脉血压。腹胀患者采用快速顺序诱导气管插管,肌肉松弛药选择不依赖于肝脏代谢的顺阿曲库铵或阿曲库铵。麻醉维持采用空氧混合和卤化吸入麻醉剂。异氟烷已被证实可维持肝血流。地氟烷的优点是肝脏代谢量最低。七氟烷具有缺血预处理作用。在手术过程中,由于出血、肝脏翻转以及血管夹闭的原因,术中可发生明显的血流动力学波动[39]。

必须加强监测,以诊断和处理相关并发症。中心静脉压监测由于其价值有限,不作为液体管理的标准。通过 TEE 和基于动脉波形监测心输出量的技术已在临床上使用。血栓弹力图(TEG)有一定使用价值,可辅助对术中出现的凝血功能障碍进行适当的纠正。术中可能会发生低血糖,尤其是在血管夹闭期间和肿瘤切除后。因此,定期监测血糖是必要的。

几种血管阻断技术可用于减少肿瘤分离过程中的失血[40]。肝门阻断(Pringle 手法)可控制肝动脉和门静脉血流,并保持流入道阻断。在这一阶段维持较低的 CVP 可减少出血,但需注意平衡器官灌注不足和空气栓塞的风险。手术切除过程中的血管夹闭会导致血流动力学波动,心输出量减少。在夹闭 IVC 和门静脉之前,最好保持最佳的液体状态。在试验夹闭过程中有明显血流动力学不稳定的患者以及总阻断时间超过 60 min 的患者需要静脉旁路。肾损伤的发生可能是由于灌注不足或与肾血流量减少相关的交感神经激活而导致。更新的设备和技术如超声波切割和凝血设备、加压水射流、LigaSure™血管密封系统解剖封闭器及内镜吻合器,可在肝脏切除术中减少出血,目前的应用越来越广泛[41]。在大范围切除时,使用术中血液回收和氨甲环酸也是有用的[42]。

硬膜外镇痛采用局部麻醉药加或不加阿片类药物均可提供良好的镇痛效果。必须考虑凝血功能异常患者发生硬膜外血肿的风险,并且要根据凝血功能和预期的围术期情况进行个体化硬膜外给药计划。

肝切除过程中可能发生静脉空气栓塞(VAE)等并发症。危险因素包括肝右叶大肿瘤、靠近 IVC 和低 CVP。TEE 和多普勒超声是检测 VAE 的敏感监测器。治疗包括补液和血管升压药进行支持治疗。中心静脉导管可用于抽吸空气。

由于手术操作损伤,患者可能发生代谢性酸中毒、低血糖及凝血功能障碍,这些都可能加重肝功能损伤,需要进行相应的监测和纠正。

24.8.1.3 嗜铬细胞瘤

嗜铬细胞瘤多为肾上腺髓质肿瘤,但也有肾外肿瘤的报道[43,44]。与成人相比,该类肿瘤在小儿中经常是肾上腺外、双侧以及多灶性的。它们通常是家族性的,与遗传性疾病相关,如多发性内分泌肿瘤、神经纤维瘤病、结节性硬化症及 von Hippel - Lindau 综合征。

临床表现

最典型的特征是患儿持续性高血压。阵发性出汗、心悸及头痛经典三联征并不常见。其他不典型症状包括出汗、视力问题、疲劳、体重减轻及恶心。

血压波动很常见,血压显著升高后可能伴随着低血压和晕厥。由于 α 受体介导的强烈外周血管收缩作用,皮肤苍白,散热减少会导致体温升高和潮红。尽管食欲良好,但高代谢会导致反射性出汗、体重减轻及恶病质。α 受体介导的胰岛素释放抑制导致葡萄糖耐受不良和高血糖,从而导致多尿和多饮。严重高血压控制欠佳可引起急性神经损伤或心脏损害。患儿很少会出现急性肺水肿和休克。

诊断与治疗

通过测定血浆和尿液中的儿茶酚胺分解产物——甲氧基肾上腺素和甲氧基去甲肾上腺素来确诊。肿瘤的位置通过影像学检查来确定,MRI 检查是肾上腺肿瘤的首选方式。I[131]标记的间碘苯甲胍(MIBG)进行放射性同位素检查可用于定位肾上腺外的异常髓质组织。

手术可以治愈嗜铬细胞瘤；术前准备必须使用α-肾上腺素能受体阻滞剂：酚苄明0.2~1 mg/(kg·d)，酚妥拉明1~2 mg/(kg·d)，以阻断儿茶酚胺的作用，控制高血压、心动过速、心律失常，并补充血容量。术前评估应包括12导联心电图，评估左心室劳损、肥厚、束支传导阻滞以及缺血的存在和(或)程度。术前超声心动图对于评估心脏整体收缩功能和舒张功能至关重要。嗜铬细胞瘤长时间释放儿茶酚胺可引起心肌病。

连续监测红细胞压积可判定在α受体阻断后的容量补充是否充分。血清电解质、血尿素氮及肌酐反映了代谢和肾功能状态。高钙血症符合MEN Ⅱ型综合征。患儿可能存在术前高血糖，术前应评估血糖。

麻醉挑战

嗜铬细胞瘤手术给麻醉医师带来了巨大的挑战，儿茶酚胺激增时要维持血流动力学稳定(特别是在置入喉镜、手术刺激和处理肿瘤时)。除了在肿瘤操作过程中会发生高血压危象，在功能性肿瘤切除后也可能发生低血压。

围术期管理

许多中心通过腹腔镜进行手术，开放手术仅用于巨大肿瘤和入路受限的肾上腺外肿瘤。已有多种技术和辅助方法用于小儿嗜铬细胞瘤的麻醉管理[45]。维持合适的麻醉深度至关重要，而不是达到这一目的的药物或技术。全麻联合硬膜外麻醉是首选。除了常规监测外，这些手术过程中还需要进行有创血压监测。

术前用药以减轻与父母分离的焦虑。

使用可乐定类药物抗焦虑，同时可以减轻气道管理中的血流动力学波动[46]。麻醉诱导药包括硫喷妥钠和丙泊酚。芬太尼用于镇痛，减弱喉镜检查和气管插管引起的反应。静脉注射利多卡因、艾司洛尔、硫酸镁及大剂量阿片类药物也用于减轻插管反应[45]。七氟烷和异氟烷通常用于麻醉维持。避免使用地氟烷，因为它能明显刺激交感神经系统。在腹腔镜手术中，应避免使用笑气。维库溴铵由于其稳定的心血管特性，可作为首选的肌肉松弛药。阿曲库铵和罗库溴铵也可以安全使用。硬膜外镇痛可减弱手术应激。术中血流动力学波动时需要使用各种药物来适当控制血流动力学的波动，如硝酸甘油、艾司洛尔、硝普钠等[47]。最近，右美托咪定作为辅助镇痛药，已用于嗜铬细胞瘤患者的手术麻醉管理，可减少麻醉药的用量[48,49]。肿瘤切除后，可能会发生低血压，需要通过合适的液体复苏来进行管理。液体复苏难以纠治的低血压需要注射去氧肾上腺素、肾上腺素或去甲肾上腺素。肿瘤切除后胰岛素水平的升高可导致低血糖。术后需要密切监测生命体征，及时发现血流动力学波动相关的并发症。

24.8.2　胸部肿瘤

前纵隔和上纵隔肿瘤常带来一些危及生命的挑战，本书中其他章节已作讨论。小儿常见的胸部病变通常是血液系统的恶性肿瘤。其他的还包括畸胎瘤、神经母细胞瘤、生殖细胞肿瘤、支气管源性及肠源性囊肿。

最终的治疗方法是抗肿瘤治疗；然而，活检对于明确组织学诊断和制定治疗方案是必不可少的。这类患者的麻醉有一定风险,必须与手术团队讨论,以制定对患者最合适、最安全的麻醉计划。

局部麻醉(LA)下进行淋巴结活检或骨髓活检是确诊方案之一。胸腔积液很常见,胸腔抽吸液可为诊断提供样本。CT 引导下的肿块穿刺活检可为确诊提供可靠的样本。在这些活检操作中,常靠近重要的结构,所以患者的配合至关重要。需要根据患者的年龄、合作程度以及活检部位,实施镇静或全身麻醉。

24.8.2.1 术前评估

包括详细病史和体格检查在内的全面术前评估,往往可以发现有心肺功能损伤风险的患者。喘鸣和端坐呼吸表明气管、支气管或隆突受压。由于胸腔积液、肺流出道梗阻或心室功能障碍可出现啰音。胸片可作为初步检查。若出现纵隔增宽,则应进行进一步的检查,CT 扫描可提供解剖位置、肿瘤大小及其与周围组织结构的关系。肺活量测定和流量-容积环有助于评估气道受压的程度;然而,年幼患儿很难得到准确的结果。超声心动图有助于评估心肌功能以及是否存在胸腔和心包积液等。

24.8.2.2 麻醉挑战

由于小儿呼吸系统的顺应性较高,胸部肿块对气道和血管结构的影响更为突出。对伴有气道隆突直径<正常值 70% 和(或)支气管受压、上腔静脉(SVC)梗阻、心包积液、肺流出道梗阻以及心室功能障碍的患儿,麻醉诱导时有呼吸循环衰竭的风险[50]。

气道受压患者和仰卧位 PEFR 低于预测值50% 的患儿可发生完全气道塌陷[50]。

患儿可能需要术前化疗、类固醇激素和(或)放疗来缩小肿块,然后通过手术尝试切除残留肿块。尽管对预处理后组织学诊断的准确性存在疑虑,但对于心血管功能受损风险较高的患儿,术前药物预处理仍然是一个更安全的选择。

24.8.2.3 围术期管理

小儿胸部肿瘤手术的麻醉应由经验丰富的儿科麻醉医师在设备齐全的环境下实施[51-54]。全身麻醉和神经肌肉阻滞会导致大血管结构和气道张力降低。气管压迫可导致完全性的气道阻塞。病变压迫大血管,可导致心血管系统的功能衰减。

保持自主呼吸,直到确保气道通畅是一种安全的麻醉诱导方法。对于年龄较大且配合良好的患儿可选择在清醒状态下纤维支气管镜辅助气管插管。在其他患者中,通常使用七氟烷吸入诱导;也可滴定注射丙泊酚,联合使用氯胺酮或芬太尼或瑞芬太尼维持。反向特伦德伦伯格体位(头低脚高位)可减少横膈肌的头侧运动和随后 FRC(功能残气量)降低。侧卧位可能有利于气道维护和预防心血管损害。需要仔细定位,因为位置的改变可能导致血管或远端气道受压。出现循环衰减时可通过将患者侧卧/俯卧位、快速输注液体及使用血管活性药物升压治疗。

24.8.3 髓母细胞瘤

髓母细胞瘤是小儿最常见的恶性脑肿瘤,其治疗包括手术切除和辅助放化疗。临床表现随患儿年龄的变化而变化,包括易怒、呕吐等。局灶性神经功能缺损可表现为偏瘫、四肢瘫痪、脑神经麻痹等。有时,颅内压(ICP)升高可危及生命。

24.8.3.1　麻醉挑战

麻醉挑战包括颅内压升高、脑水肿、术中失血、凝血功能障碍、静脉空气栓塞及液体与电解质失衡。围术期管理的主要目标是维持脑灌注和术后快速恢复。

24.8.3.2　围术期管理

包括麻醉方案在内的围术期管理策略基于对患者的个体化评估[55]。术前通常口服咪达唑仑镇静,可减轻与父母分离焦虑和哭闹,从而降低颅内压。无静脉通路的儿童可通过吸入麻醉诱导。虽然所有挥发性麻醉药都有增加 CBF 和 ICP 的风险,但轻度的过度通气可以抵消。对于有静脉通路的患者,注射丙泊酚或硫喷妥钠都可获得较低的 ICP。麻醉维持最好联合使用阿片类药物、吸入麻醉药及神经肌肉阻滞剂。吸入麻醉药可增加 CBF 和 ICP,影响神经监测的诱发电位以及剂量依赖性的减弱大脑自我调节,所以术中仅限于应用低于 1.0 MAC 的吸入麻醉药物。生理盐水可作为围术期补液的首选,因为它轻微高渗,可减少脑水肿的形成。对于 ICP 升高的患者,通常使用甘露醇、高渗盐水及利尿剂。仔细评估患者的容量状态对预防脱水和维持器官灌注至关重要。

24.8.3.3　体位

适当安放神经外科患者的体位对于确保手术路径和保证患者安全至关重要[56]。后颅窝肿瘤可采用侧卧位、俯卧位或坐位进行手术。颈部屈曲可导致气管内插管和静脉引流阻塞,从而导致 ICP 升高。由于灌注不足和对眼球的直接压迫,俯卧位增加了眼睛损伤的风险。适当衬垫和压力点护理是防止损伤所必需的。坐位时静脉空气栓塞风险较高,高度警惕并进行适当的监测(多普勒、经食管超声心动图)十分重要。

24.8.4　骶尾骨畸胎瘤

起源于尾骨的生殖细胞肿瘤称为骶尾骨畸胎瘤(SCT),是小儿常见的先天性肿瘤之一。在新生儿期有 10% 的 SCT 是恶性的,到 1 岁时,50% 的 SCT 变成恶性的,所以须尽早实施包括完全切除病灶和尾骨的手术治疗。围产期死亡率高,相关危险因素有因羊水过多的早产、肿瘤失血导致的贫血、肿瘤相关的高心排心力衰竭和肿瘤破裂。可能发生肿瘤窃血现象,心输出量大部分流向肿瘤而不是胎儿的重要器官。在胎儿期进行手术可能发生显著的继发性疾病[57]。对于较大的肿瘤,必要时可计划剖宫产。

24.8.4.1　麻醉挑战

麻醉关注点包括潜在的大出血、凝血功能障碍、循环波动、体温过低、长时间手术及俯卧位[58,59]。基于这些问题,在肿瘤较大的手术中,大口径静脉通路和有创监测(动脉血压,中心静脉压)是必不可少的。围术期病残率与大量失血和凝血功能障碍有关[60,61]。长期并发症包括泌尿系统问题和尿失禁。

24.9 抗癌治疗及其麻醉意义

　　儿科麻醉医师需要了解肿瘤生物学、治疗方式及相关的不良反应。癌症管理仍然是多学科和多模式的,包括手术治疗、放疗及化疗。主要化疗药物的分类和清单见表24.1。接受癌症治疗的小儿通常病情很重,且容易出现多种并发症。治疗方案还包括干细胞移植。因此,这些单独疗法的毒性可能会重叠,几乎每个器官系统都处于危险之中。常见化疗药物会产生全身毒性,因此不仅需要监测,而且还需要及时管理(表24.2)。放疗破坏细胞脱氧核糖核酸(DNA),导致肿瘤细胞死亡,同时也影响健康组织(表24.3)。为了减轻对健康组织的损害,放疗通常在几天内分次进行。同时给予多种化疗药也会增加不良反应。化疗和放疗的系统毒性及其对麻醉的影响见下文[62]。

24.9.1 口腔和气道

　　头颈部常见的放化疗不良反应之一是口腔黏膜炎,通常在化疗约一周或放疗后2～4周出现,并持续1～2周[62-64]。严重的黏膜炎可由于水肿、出血和误吸风险而导致气道管理困难。这些患者容易感染,所以在气道管理期间需要格外小心。对头颈部的辐射可导致一些慢性变化(表24.3)。口腔和颈部软组织的纤维化会限制张口度和颈部的伸展,从而导致困难气道。

表 24.1 主要化疗药物分类[89]

药物种类	药物名称
烷化剂类	• 氮芥——二氯甲基二乙胺,环磷酰胺,异环磷酰胺,美法仑,苯丁酸氮芥 • 乙烯胺——噻替哌 • 烷基磺酸盐——白消安 • 亚硝基脲——卡莫司汀,洛莫司汀,链佐星 • 铂复合物——异铂,卡铂,奥沙利铂 • 三氮烯——达卡巴嗪
抗代谢药类	• 叶酸类似物——甲氨蝶呤 • 嘧啶类似物——氟尿嘧啶,阿糖腺苷 • 嘌呤类似物——6-巯基嘌呤,6-硫鸟嘌呤,喷司他汀,克拉曲滨,氟达拉滨,氯法拉滨
植物类	• 长春生物碱——长春碱,长春新碱,长春瑞滨,长春地辛 • 表鬼白毒素——依托泊苷,替尼泊苷 • 酶类——L-天冬氨酸酶 • 喜树碱类似物——拓扑替康,伊立替康 • 紫杉烷类——紫杉醇,多西紫杉醇
抗癌抗生素类	放线菌素D,柔红霉素,放线霉素,阿霉素,去柔霉素,博来霉素,丝裂霉素,普卡霉素
激素类	雌激素,黄体酮,GRH类似物,激素拮抗剂——他莫昔芬
杂类	蒽二酮类 • 米托蒽醌 羟基脲 肾上腺皮质抑制剂 甲基肼衍生物 • 丙卡巴肼 雌二醇芥子酯 雌莫司汀
分子靶向治疗	• 抗血管生成治疗 • 基因治疗 • 免疫调节剂 • 单克隆抗体——利妥昔单抗,西妥昔单抗

表 24.2 常见化疗药物的全身毒性[89]

系 统	化 疗 药 物
心脏	蒽环类药物,白消安,顺铂,环磷酰胺,5-氟尿嘧啶
肺	甲氨蝶呤,博来霉素,白消安,环磷酰胺,阿糖胞苷,卡莫司汀
肾	甲氨蝶呤,L-天冬酰胺,卡铂,异环磷酰胺,丝裂霉素-C
肝脏	放线菌素 D,甲氨蝶呤,雄激素,L-天冬酰胺酶,白消安,顺铂,硫唑嘌呤
神经系统	甲氨蝶呤,顺铂,干扰素,羟基脲,丙卡巴肼,长春新碱

表 24.3 放射治疗的不良反应[89]

辐射野	不 良 反 应
头颈部	<ul><li>神经认知缺陷</li><li>白质脑病</li><li>垂体功能减退</li><li>生长激素缺乏</li><li>甲状腺功能减退、甲状腺功能亢进</li><li>甲状腺癌</li><li>牙齿损伤</li><li>白内障</li><li>耳毒性</li></ul>
胸部	<ul><li>心包积液</li><li>传导功能障碍</li><li>心内膜纤维化</li><li>心肌病</li><li>瓣膜性心脏病</li><li>冠状动脉病变</li><li>肺炎</li><li>肺纤维化</li><li>限制性肺部疾病</li></ul>
腹部/骨盆	<ul><li>慢性肠炎、纤维化、肠梗阻</li><li>肝纤维化、肝硬化</li><li>肾炎、肾功能不全</li><li>膀胱炎、纤维化、膀胱肿瘤</li><li>性功能障碍</li></ul>

续 表

辐射野	不 良 反 应
其他部分	<ul><li>皮肤癌</li><li>骨骼生长的影响</li><li>病理性骨折</li><li>骨髓发育不全</li></ul>
气道	<ul><li>纤维化导致张口受限和颈部伸展受限</li><li>声门上和声门下狭窄</li><li>口干症</li><li>颌骨发育不全</li><li>气道软骨坏死</li></ul>

24.9.2 心脏毒性

与心脏毒性相关的化疗药物包括蒽环类抗生素组,如多柔比星、柔红霉素、伊达比星、表柔比星和米托蒽醌[65]。心脏毒性可能急性发生(几天至1周内),也可能出现较晚(接受化疗后数月至数年)。急性毒性表现为心肌病,通常是可逆的。晚期毒性与所接受的化疗药物的累积剂量有关。其他化疗药物也可能表现出心脏毒性症状,如心力衰竭、心律失常、心肌炎、心包炎、心肌缺血和心肌病[66]。幼儿更容易受到感染。蒽环类药物的累积剂量<300 mg/m² 时,风险<1%,累积剂量达 350～450 mg/m² 时,风险为 5%～10%,累积剂量>550 mg/m² 时,风险达 30%[16]。

放射治疗,尤其是胸部区域的放射治疗,可导致心脏毒性,表现为心包炎、心包积液、心内膜纤维化相关的传导障碍、心肌病、冠状动脉疾病以及瓣膜纤维化[67]。

同时进行放疗和化疗时,毒性可以累积,需要保持警惕。应使用适当的监测手段,包括超声心动图(基线和随访)监测患儿是否表现出这些毒性。此外,当患儿需要手术干预时,更应小心谨慎,因为围术期手术应激可能会表现出明显的亚临床毒性[68]。

24.9.3　肺毒性

化疗药物,如博来霉素、白消安、洛莫司汀、卡莫司汀、环磷酰胺、甲氨蝶呤、丝裂霉素、长春生物碱等不仅有急性反应,而且还有迟发性表现。其毒性包括间质性肺炎、过敏性肺炎、肺纤维化或非心源性肺水肿[69-71]。放疗也会引起肺毒性,表现为肺炎,甚至肺纤维化。

在手术干预前,应评估患者是否存在肺毒性和肺脏受损的程度。诊断方式包括胸部 X 线片、CT、肺活量测试、氧饱和度或动脉血气分析。麻醉管理需要根据目前的肺限制程度设定基线,应注意气道管理、机械通气及围术期应激可加重肺部功能受损。在围术期的管理过程中,需要将吸入氧分数保持在最低限度,在机械通气时最大限度地减少气道峰压,并给予最佳呼气末正压(PEEP)。适当的围术期容量管理对于预防水中毒和肺水肿至关重要[62]。

24.9.4　肾毒性

顺铂、卡铂及异环磷酰胺等化疗药物与肾毒性相关。急性肾功能衰竭(ARF)可由洛莫司汀、卡莫司汀、环磷酰胺及大剂量甲氨蝶呤等药物引起[72]。顺铂可引起低镁血症和肾小球功能损害。范可尼综合征(Fanconi Syndrome)和肾小管肾病可在停止治疗后几个月出现。出血性膀胱炎与环磷酰胺治疗有关。亚硝基脲(洛莫司汀、卡

莫司汀)的长期应用可导致范可尼综合征和肾功能衰竭。异环磷酰胺可导致肾小球和肾小管毒性,可能进展为肾功能衰竭。

放射治疗亦可引起肾炎和肾功能损害,继而发展为肾功能不全。伴有血流动力学波动的严重脓毒症和肿瘤溶解综合征可损害肾功能。

术前须评估患者肾功能,尤其是接受过肾毒性药物治疗的患者。特别注意维持前负荷和肾灌注,避免使用具有肾毒性的药物,如 NSAID 类[62]。

24.9.5　肝功能

化疗药物如甲氨蝶呤、放线菌素 D、6-巯基嘌呤及 6-亚鸟嘌呤可导致肝毒性。不过这种影响是可逆的,且很少进展为慢性肝功能衰竭[73]。

急性放疗毒性可表现为肝窦阻塞综合征,可在治疗后数周至数月发生。可进一步发展为门脉高压症和肝功能衰竭。高剂量放疗很少引起肝纤维化[74]。

肝功能受损可影响凝血因子、蛋白质的合成以及麻醉药物的代谢。注意维持肝血流量,对于依赖于肝脏生物转化的麻醉药物需滴定给药[62]。

24.9.6　胃肠道反应

黏膜炎、口腔炎、恶心、呕吐以及腹泻是许多化疗药物的常见不良反应。使用美法仑、氟尿嘧啶、依托泊苷、拓扑替康和伊立替康可发生腹泻[75]。放疗也可引起急性肠黏膜水肿。慢性影响包括慢性肠炎、纤维化及肠梗阻[76]。

黏膜炎、呕吐及腹泻可导致脱水。急性

细胞毒性和肠梗阻的患者必须考虑反流与误吸的风险。用于缓解疼痛的阿片类药物可进一步延迟胃排空。营养不良和随后出现的低蛋白血症和电解质紊乱会影响药物需求量和麻醉后的恢复。

24.9.7　神经系统

包括铂类(顺铂、卡铂、奥沙利铂)、L 型天冬酰胺酶、异环磷酰胺、甲氨蝶呤、阿糖胞苷、依托泊苷、长春新碱和环孢素 A 等药物的化疗方案具有不同类型和不同严重程度的潜在神经毒性[77]。常见的急性表现包括癫痫发作、梗死、脑病、精神状态改变及周围神经病变。也可能发生慢性毒性,尤其是在重复给药时,表现为白质脑病、局灶性坏死、视力丧失、耳毒性以及认知缺陷。

化疗引起的周围神经病变可以时短暂性的,也可能是永久性存在的。症状包括刺痛、虚弱、平衡力受损及神经性疼痛。常见药物包括长春新碱、长春碱等植物生物碱和铂衍生物顺铂。治疗方法包括阿片类药物、非阿片类镇痛药、三环类抗抑郁药以及加巴喷丁。

手术期间必须仔细摆放体位和对受压点进行衬垫保护。接受阿片类药物治疗的患者术中对阿片类药物的需求可能更高。如果计划将周围神经阻滞作为麻醉方案的一部分,建议首先进行神经学检查,记录已存在的神经病变,减少局麻药的剂量[62]。

24.9.8　神经内分泌系统

糖皮质激素是化疗方案的常见组成部分,可抑制下丘脑-垂体-肾上腺(HPA)轴[78]。若以超过 20 mg/d 的泼尼松或等效剂量类固醇给药超过 3 周,会出现肾上腺功能抑制。HPA 轴抑制可持续数周到数月,所以这类患者通常需要类固醇激素替代治疗,即静脉注射 1～2 mg/kg 氢化可的松或(0.05～0.1 mg/kg)地塞米松[62]。

下丘脑-垂体功能障碍也可能源于头颈部区域的放疗,可在治疗后数年内发生。头部、颈部及胸部放疗后也可发生甲状腺功能障碍[79,80]。

24.9.9　血液系统

骨髓抑制是化疗最常见的不良反应。细胞计数通常在治疗开始后 1 周左右出现减少,第 15 天达到最低点,第 28～30 天恢复。化疗和高剂量放疗导致的骨髓抑制很少会持续存在。中性粒细胞减少可明显增加脓毒症的发病率和死亡率。贫血很常见,通常由多种因素引起:肿瘤直接浸润骨髓、治疗导致的骨髓抑制、营养不良、溶血以及反复采血[81]。由于治疗导致骨髓抑制,血小板减少很常见。其他原因包括骨髓浸润、因感染或 DIC 引起的血小板消耗、脾肿大导致血小板隔离以及输血引起的稀释性血小板减少。

对中性粒细胞减少患者进行麻醉时,必须采取措施预防感染的发生[82]。

围术期输注红细胞必须基于对患者的全面评估。输血具有免疫调节作用,可能导致癌症复发,增加感染风险。建议输注少白血液制品,降低感染风险;辐射红细胞和其他成分可减少输血相关的移植物抗宿主病[83,84]。血小板计数在 40 000～50 000/mL 时可进行有创操作,但对于神经系统和眼部手术,血小板计数应超过 100 000/mL[85,86]。

凝血功能障碍可由癌症治疗、肝功能障碍、营养不良导致维生素 K 缺乏以及感染和败血症等多种因素引起。和血栓形成和血栓栓塞一样，易栓症可发生在癌症患儿中，特别是在肉瘤和血液系统恶性肿瘤患儿中，发病率较高。

新鲜冰冻血浆（FFP）、冷沉淀及其他成分的使用应该基于基线检测值或者如果术中发生出血，即使血小板的功能和数量足够。对于有血栓形成风险的患儿，应预防性使用肝素或华法林。必须平衡术中出血与血栓形成的风险。

24.10 总结

面对癌症患儿，麻醉医师应对化疗药物、放疗及其毒性有基本的了解，以便制定安全的麻醉方案。麻醉医师必须关注疾病诊断和治疗过程中的心理问题以及对患儿和家庭成员的影响。中度至重度疼痛是由肿瘤、转移、手术后或抗肿瘤治疗引起的显著症状，须优先考虑多模式镇痛方案。术前检查和评估必须个体化，这通常需要根据癌症类型、对终末器官系统的影响以及同步化疗与放疗方案的不良反应而确定的。

（刘小鸽 译，郑吉健 校）

参考文献

1. U.S. Cancer Statistics Working Group. United States Cancer Statistics：1999 - 2014 Incidence and Mortality Web-based Report. Atlanta：U.S. Department of Health and Human Services, Centers for Disease Control and Prevention and National Cancer Institute，2017，Available at：www.cdc.gov/uscs.

2. Schiffer CA，Anderson KC，Bennett CL，et al.，for the American Society of Clinical Oncology. Platelet transfusion for patients with cancer：clinical practice guidelines of the American Society of Clinical Oncology. J Clin Oncol，2001，19：1519 - 1538.

3. British Committee for Standards in Haematology，Blood Transfusion Task Force. Guidelines for the use of platelet transfusions. Br J Haematol，2003，122：10 - 23.

4. Porcu P，Cripe LD，Ng EW，et al. Hyperleukocytic leukemias and leukostasis：a review of pathophysiology, clinical presentation and management. Leuk Lymphoma，2000，39(1 - 2)：1 - 18.

5. Holig K，Moog R. Leukocyte depletion by therapeutic leukocytapheresis in patients with leukemia. Transfus Med Hemother，2012，39(4)：241 - 245.

6. Simbre VC，Duffy SA，Dadlani GH，et al. Cardiotoxicity of cancer chemotherapy：implications for children. Paediatr Drugs，2005，7：187 - 202.

7. Sorensen K，Levitt GA，Bull C，et al. Late anthracycline cardiotoxicity after childhood cancer：a prospective longitudinal study. Cancer，2003，97：1991 - 1998.

8. Zemikow B，Meyerhoff U，Michel E，et al. Pain in pediatric oncology — children's and parents' perspectives. Eur J Pain，2005，9：395 - 406.

9. McDowall RH. Anesthesia considerations for pediatric cancer. Semin Surg Oncol，1993，9：478 - 488.

10. O' Grady NP. Summary of recommendations：guidelines for the prevention and intravascular catheter related infections. Clin Infect Dis，2011，52：1087 - 1099.

11. Del Toro G，Morris E，Cairo MS. Tumor lysis syndrome：pathophysiology，definition，and alternative treatment approaches. Clin Adv Hematol Oncol，2005，3：54 - 61.

12. Coiffier B，Altman A，Pui CH，et al. Guidelines for the management of pediatric and adult tumor lysis syndrome：an evidence-based review. J Clin Oncol，2008，26：2767 - 2778.

13. Cairo MS，Bishop M. Tumour lysis syndrome：New therapeutic strategies and classification. Br J Haematol，2004，127：3 - 11.

14. McDonnell C, Barlow R, Campisi P, Grant R, Malkin D. Fatal peri-operative acute tumour lysis syndrome precipitated by dexamethasone. Anaesthesia, 2008, 63(6): 652–655.

15. Mercadante S. Cancer pain management in children. Paliat Med, 2004, 18(7): 654–662.

16. Zgleszewski S, Goodwin SR, Sullivan KJ, Cladis FP, Davis PJ. Oncologic disorders. In: Davis PJ, Cladis FP editors. Smith's anesthesia for infants and children, 9th edn. Elsevier, 2017, p.1466.

17. Culshaw V, Yule M, Lawson R. Considerations for anesthesia in children with haematological malignancy undergoing short procedures. Pediatr Anesth, 2003, 13: 375–383.

18. Burkle CM, Harrison BA, Koenig LF, et al. Morbidity and mortality of deep sedation in outpatient bone marrow biopsy. Am J Hematol, 2004, 77: 250–256.

19. Metzner J, Domino KB. Risks of anesthesia or sedation outside the operating room: the role of the anesthesia care provider. Curr Opin Anaesthesiol, 2010, 23: 523–531.

20. Statement on non operating room anesthetizing locations. Committee of origin: standards and practice parameters (approved by the ASA house of delegates on October 19, 1994, and last amended on October 16, 2013).

21. Chiaretti A, Ruggiero A, Barbi E, et al. Comparison of propofol versus propofol-ketamine combination in pediatric oncologic procedures performed by non-anesthesiologists. Pediatr Blood Cancer, 2011, 57: 1163–1167.

22. Gudgin EJ, Besser MW, Craig JI. Entonox as a sedative for bone marrow aspiration and biopsy. Int J Lab Hematol, 2008, 30: 65–67.

23. Adler A, Yaniv I, Steinberg R, Solter E, Samra Z Stein J, et al. Infectious complications of implantable ports and Hickman catheters in paediatric haematology-oncology patients. J Hosp Infect, 2006, 62: 358–365.

24. Darbyshire PJ, Weightman NC, Speller DC. Problems associated with indwelling central venous catheters. Arch Dis Child, 1985, 60(2): 129–134.

25. Punj J, Bhatnagar S, Saxena A, et al. Propofol for pediatric radiotherapy. Indian J Pediatr, 2002, 69: 495–499.

26. Kim EJ, Baek S, Byeon GJ, Woo MN. Dexmedetomidine for repeated sedation in pediatric sedation during consecutive radiation therapy. J Korean Dent Soc Anesthesiol, 2014, 14 (4): 221–225.

27. McFadyen JG, Pelly N, Orr RJ. Sedation and anesthesia for the pediatric patient undergoing radiation therapy. Curr Opin Anaesthesiol, 2011, 24(4): 433–438.

28. Mason KP, Zurakowski D, Zgleszewski SE, Robson CD, Carrier M, Hickey PR, Dinardo JA. High dose dexmedetomidine as the sole sedative for pediatric MRI. Paediatr Anaesth, 2008, 18 (5): 403–411.

29. Mason KP. Sedation trends in the 21st century: the transition to dexmedetomidine for radiological imaging studies. Pediatr Anesth, 2010, 20: 265–272.

30. Interiano RB, Loh AHP, Hinkle N, et al. Safety and diagnostic accuracy of tumor biopsies in children with cancer. Cancer, 2015, 121 (7): 1098–1107.

31. McCarville MB. PET-CT imaging in pediatric oncology. Cancer Imaging, 2009, 9(1): 35–43.

32. Breslow N, Olshan A, Beckwith JB, Green DM. Epidemiology of Wilms tumor. Med Pediatr Oncol, 1993, 21(3): 172–181.

33. Scott RH, Stiller CA, Walker L, Rahman N. Syndromes and constitutional chromosomal abnormalities associated with Wilms tumour. J Med Genet, 2006, 43(9): 705–715.

34. Michiels JJ, et al. Acquired von Willebrand syndromes: clinical features, aetiology, pathophysiology, classification and management. Best Pract Res Clin Haematol, 2001, 14 (2): 401–436.

35. Whyte S, Ansermino M. Anesthetic considerations in the management of Wilms' tumor. Paediatr Anaesth, 2006, 16: 504–513.

36. Przybylo HJ, Stevenson GW, Backer C, et al. Anesthetic management of children with intracardiac extension of abdominal tumors. Anesth Analg, 1994, 78: 172–175.

37. Bromley P, Bennett J. Anaesthesia for children with liver disease. Contin Educ Anaesth Crit Care Pain, 2014, 14(5): 207–212.

38. Mogane P, Motshabi-Chakane P. Anaesthetic considerations for liver resections in paediatric patients. South Afr J Anaesth Analg, 2013, 19

(6)：290 - 294.

39. Loveland J，Krog F，Beale P. A review of paediatric liver resections in Johannesburg：experiences and preferred technique. S Afr Med J，2012，102(11)：881 - 883.

40. Tympa A，Theodoraki K，Tsaroucha A，et al. Anaesthetic considerations in hepatectomies under hepatic vascular control. HBP Surg，2012，720754：2012.

41. Stumpfle R，Riga A，Deshpande A. Anesthesia for metastatic liver resection surgery. Curr Anesth Crit Care，2009，20：3 - 7.

42. Dalmau A，Sabate A，Acosta F，Garcia-Huete L，Koo M，Sansano T，Rafecas A，Figueras J，Jauirieta E，Parrilla P. Tranexamic acid reduces red cell transfusion better than epsilon-aminocaproic acid or placebo in liver transplantation. Anesth Analg，2000，91：29 - 34.

43. Young WF. Pheochromocytoma and primary aldosteronism. Diagnostic approaches. Endo Metab Clin North Am，1997，26：801 - 827.

44. Waguespack SG，Rich T，Grubbs E，Ying AK，Perrier ND，Ayala-Ramirez M，et al. A current review of the etiology，diagnosis，and treatment of pediatric pheochromocytoma and paraganglioma. J Clin Endocrinol Metab，2010，95：2023 - 2037.

45. Hack HA. The perioperative management of children with phaeochromocytoma. Pediatr Anesth，2000，10：463 - 476.

46. Nishina K，Mikawa K，Shiga M，et al. Clonidine in paediatric anaesthesia. Paediatr Anaesth，1999，9：187 - 202.

47. Domi R，Laho H. Management of pheochromocytoma：Old ideas and new drugs. Niger J Clin Pract，2012，15：253 - 257.

48. Bryskin R，Weldon BC. Dexmedetomidine and magnesium sulfate in the perioperative management of a child undergoing laparoscopic resection of bilateral pheochromocytomas. J CHn Anesth，2010，22：126 - 129.

49. Dias R，Dave N，Garasia M. Dexmedetomidine for anaesthetic management of phaeochromocytoma in a child with von Hippel-Lindau type 2 syndrome. Indian J Anaesth，2015，59：319 - 321.

50. Cheung SL，Lerman J. Mediastinal masses and anesthesia in children. Anesthesiol Clin North Am，1998，16：893 - 910.

51. Hack HA，Wright NB，Wynn RF. The anaesthetic management of children with anterior mediastinal masses. Anaesthesia，2008，63：837 - 846.

52. Stricker PA，Gumaney HG，Litman RS. Anesthetic management of children with an anterior mediastinal mass. J Clin Anaesth，2010，22：159 - 163.

53. Oduro-Dominah L，Brennan LJ. Anaesthetic management of the child with haematological malignancy. Contin Educ Anaesth Crit Care Pain，2013，13(5)：158 - 164.

54. Hammer GB. Anaesthetic management for the child with a mediastinal mass. Paediatr Anaesth，2004，14：95 - 97.

55. Soriano SG，Eldredge EA，Rockoff MA. Pediatric neuroanesthesia. Anesthesiol Clin，2002，20(2)：389 - 404.

56. Rath GP，Bithal PK，Chaturvedi A，Dash HH. Complications related to positioning in posterior fossa craniectomy. J Clin Neurosci，2007，14：520 - 525.

57. Hedrick HL，Flake AW，Crombleholme TM，Howell LJ，Johnson MP，Wilson RD，et al. Sacrococcygealteratoma：prenatal assessment，fetal intervention，and outcome. J Pediatr Surg，2004，39(3)：430 - 438.

58. Kim J-W，Gwak M，Park J-Y，Kim H-J，Lee YM. Cardiac arrest during excision of a huge sacrococcygeal teratoma — A report of two cases. Korean J Anesthesiol，2012，63(1)：80 - 84.

59. Robinson S，Laussen PC，Brown TC，Woodward AA. Anesthesia for sacrococcygeal teratoma-a case report and a review of 32 cases. Anaesth Intensive Care，1992，20：354 - 358.

60. Reinoso-Barbero F，Sepulveda I，Perez-Ferrer A，De Andres A. Cardiac arrest secondary to hyperkalemia during surgery for a neonatal giant sacrococcygeal teratoma. Paediatr Anaesth，2009，19：712 - 714.

61. Abraham E，Parray T，Ghafoor A. Complications with massive sacrococcygeal tumor resection on a premature neonate. J Anesth，2010，24：951 - 954.

62. Latham G，Greenberg R. Anaesthetic considerations for the paediatric oncology patient — part 2：systems based approach to anesthesia. Pediatr Anesth，2010，20：396 - 420.

63. Raber-Durlacher JE, Barasch A, Peterson DE, et al. Oral complications and management considerations in patients treated with high-dose chemotherapy. Support Cancer Ther, 2004, 1: 219 - 229.

64. Tartaglino LM, Rao VM, Markiewicz DA. Imaging of radiation changes in the head and neck. Semin Roentgenol, 1994, 29: 81 - 91.

65. Gewirtz DA. A critical evaluation of the mechanisms of action proposed for the antitumor effects of the anthracycline antibiotics adriamycin and daunorubicin. Biochem Pharmacol, 1999, 57: 727 - 741.

66. Simbre VC, Duffy SA, Dadlani GH, et al. Cardiotoxicity of cancer chemotherapy: implications for children. Paediatr Drugs, 2005, 7: 187 - 202.

67. Berry GJ, Jorden M. Pathology of radiation and anthracycline cardiotoxicity. Pediatr Blood Cancer, 2005, 44: 630 - 637.

68. Kipps AK, Ramamoorthy C, Rosenthal DN, et al. Children with cardiomyopathy: complications after noncardiac procedures with general anesthesia. Paediatr Anaesth, 2007, 17: 775 - 781.

69. Mertens AC, Yasui Y, Liu Y et al. Pulmonary complications in survivors of childhood and adolescent cancer. A report from the Childhood Cancer Survivor Study. Cancer, 2002, 95: 2431 - 2441.

70. Abid SH, Malhotra V, Perry MC. Radiation-induced and chemotherapy-induced pulmonary injury. Curr Opin Oncol, 2001, 13: 242 - 248.

71. Meyer S, Reinhard H, Gottschling S, et al. Pulmonary dysfunction in pediatric oncology patients. Pediatr Hematol Oncol, 2004, 21: 175 - 195.

72. Chabner B, Longo DL. Cancer chemotherapy and biotherapy: principles and practice. 4th ed. Philadelphia: Lippincott Williams & Wilkins, 2006.

73. King PD, Perry MC. Hepatotoxicity of chemotherapy. Oncologist, 2001, 6: 162 - 176.

74. Cesaro S, Pillon M, Talenti E, et al. A prospective survey on incidence, risk factors and therapy of hepatic veno-occlusive disease in children after hematopoietic stem cell transplantation. Haematologica, 2005, 90: 1396 - 1404.

75. Boussios S, Pentheroudakis G, Katsanos K, Pavlidis N. Systemic treatment-induced gastrointestinal toxicity: incidence, clinical presentation and management. Ann Gastroenterol, 2012, 25(2): 106 - 118.

76. FitzGerald TJ, Aronowitz J, Giulia Cicchetti M, et al. The effect of radiation therapy on normal tissue function. Hematol Oncol Clin North Am, 2006, 20: 141 - 163.

77. Reddy AT, Witek K. Neurologic complications of chemotherapy for children with cancer. Curr Neurol Neurosci Rep, 2003, 3: 137 - 142.

78. Einaudi S, Bertorello N, Masera N, et al. Adrenal axis function after high-dose steroid therapy for childhood acute lymphoblastic leukemia. Pediatr Blood Cancer, 2008, 50: 537 - 541.

79. Bonato C, Severino RF, Elnecave RH. Reduced thyroid volume and hypothyroidism in survivors of childhood cancer treated with radiotherapy. J Pediatr Endocrinol Metab, 2008, 21: 943 - 949.

80. Laughton SJ, Merchant TE, Sklar CA, et al. Endocrine outcomes for children with embryonal brain tumors after risk-adapted craniospinal and conformal primary-site irradiation and high-dose chemotherapy with stem-cell rescue on the SJMB-96 trial. J Clin Oncol, 2008, 26: 1112 - 1118.

81. Michon J. Incidence of anemia in pediatric cancer patients in Europe: results of a large, international survey. Med Pediatr Oncol, 2002, 39: 448 - 450.

82. Kurosawa S, Kato M. Anesthetics, immune cells, and immune responses. J Anesth, 2008, 22: 263 - 277.

83. Fergusson D, Khanna MR Tinmouth A, et al. Transfusion of leukoreduced red blood cells may decrease postoperative infections: two meta-analyses of randomized controlled trials. Can J Anaesth, 2004, 51: 417 - 424.

84. Parshuram C, Doyle J, Lau W, et al. Transfusionassociated graft versus host disease. Pediatr Crit Care Med, 2002, 3: 57 - 62.

85. Schiffer CA, Anderson KC, Bennett CL, et al. Platelet transfusion for patients with cancer: clinical practice guidelines of the American Society of Clinical Oncology. J Clin Oncol, 2001, 19: 1519 - 1538.

86. Fasano R, Luban NL. Blood component therapy.

Pediatr Clin North Am，2008，55：421‐445.

87. Howard SC，Gajjar A，Ribeiro RC，et al. Safety of lumbar puncture for children with acute lymphoblastic leukemia and thrombocytopenia. JAMA，2000，284：2222‐2224.

88. Lee AC，Lau Y，Li CH，et al. Intraspinal and intracranial hemorrhage after lumbar puncture. Pediatr Blood Cancer，2007，48：233‐237.

89. Latham G，Greenberg R. Anaesthetic considerations for the paediatric oncology patient — part 1：a review of antitumour therapy. Pediatr Anesth，2010，20：295‐304.

视频和机器人辅助肿瘤手术的麻醉   **25**

托比·雷诺、拉马纳坦·卡西维斯瓦纳坦、蒂莫西·威格莫尔

25.1 引言

自 20 世纪 80 年代腹腔镜妇科手术开展以来,微创视频辅助手术技术迅速普及,如今已成为许多癌症手术的首选手术方式。视频辅助手术的目的是在不影响手术视野和操作的前提下最大限度地减少组织创伤,这与加速术后康复的现代麻醉目标密切相关。对于术者而言,机器人辅助的出现进一步改善了手术视野和操作,并进一步减少组织创伤和手术时间[1]。患者越来越倾向于最小的手术伤口,而这正是机器人辅助手术所能达到的效果[2]。

腹腔镜技术已广泛应用于大多数妇科和普外科癌症手术[3],而视频辅助胸腔镜技术在胸部肿瘤手术中也逐渐发展起来,传统进行开放操作的其他领域,如头颈部手术,也正在探索应用视频辅助技术操作。

视频和机器人辅助手术对麻醉有一些重要的影响。对患者的益处主要与术后恢复时间有关。组织损伤减少,手术应激反应减弱,对患者的康复速度有直接影响,并可能在免疫调节和减少癌症复发方面有长期益处[4,5]。同时,该类手术患者术后疼痛更少,患者对镇痛药的需求及其药物相关不良反应也更少。

然而,一台成功的微创手术所需的术中条件,即手术床极度倾斜和向体腔内加压充气,对患者的生理功能提出了要求,这可能让患者术中麻醉难以甚至无法管理。这种选择似乎是可行的。因此,有些术前存在合并症的患者并不适合视频辅助腔镜手术治疗癌症,即使从外科医师的技术角度看来这种选择是可行的。

在本章中,我们阐述了腹部和盆腔视频辅助微创手术(腹腔镜)的生理影响,并总结了目前关于该方法的风险和益处的证据,以及对行此类手术患者术前、术中和术后的护理策略。胸部微创手术或身体其他部位微创手术(如头颈部手术)对麻醉的影响在此不做详细阐述。

本章同时讨论了机器人辅助对微创手术的影响,并总结了接受机器人辅助手术的患者围术期护理的文献。

25.2 微创手术技术及手术应激反应

视频辅助微创手术需要将镜头插入体腔,使操作者可以看到手术区域。对于腹腔镜手术,通过在腹壁上做一个小切口来实

现,通常是在肚脐处。然后往腹膜腔注入气体,一般为二氧化碳,以使术者有足够的空间观察和操作。这个初始阶段很少会出现不慎刺破实质性脏器或空腔脏器、大出血,甚至气体栓塞导致的复杂情况。

由操作者直接控制一种或多种手术器械进行手术,这些手术器械各自通过单独的切口进入体腔内。这些器械的操作并不是直观的,再加上对手术部位缺乏触感,对于任何新手来说,都有一个陡峭的学习曲线。

为了进行腹腔镜手术,外科医师需要能够观察并到达手术部位。这可能需要手术床的极度倾斜,而肥胖患者和既往手术造成的黏连会增加手术难度,甚至难以进行。

手术室的布置取决于这类手术所需的额外设备。操作人员必须站在患者旁边来操作器械,而助手必须站得足够近来操作镜头。必须放置外显示屏以便主刀、助手和任何其他参与手术的医师能够看到手术区域图像。

机器人的使用给腹腔镜手术带来了额外的问题。截止到撰写本章节时,市售的手术机器人是达芬奇®系统(Intuitive Surgery 公司,山景城,加利福尼亚州)。该机器人系统允许主刀医师远程控制镜头和手术器械,该控制台配备有放大双目立体视觉系统。此外,与腹腔镜器械相比,机器人使用的器械是腕式的,相比人手可以更大程度地旋转和弯曲。无菌消毒穿好隔离衣后的助手常规站在患者一侧,通常要实施如下操作如吸引、更换器械和取出标本等任务(请参见图25.1、图25.2 和图25.3 手术室布局示意图和机器人使用示意图)。远程操作的外科医师、助手和其他手术团队成员之间可通过内置在控制台中的麦克风和扬声器进行沟通。一旦机器人手臂到位,它们就会被锁定住而

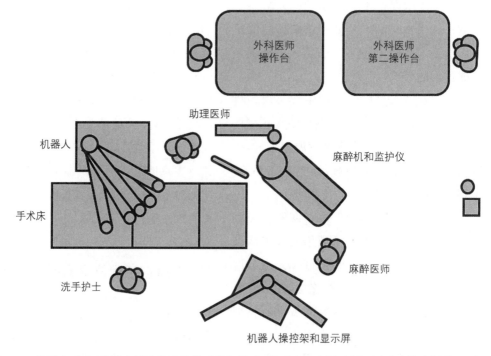

图 25.1 机器人手术(机器人辅助腹腔镜前列腺切除术)的手术室布局示例。图片由作者提供

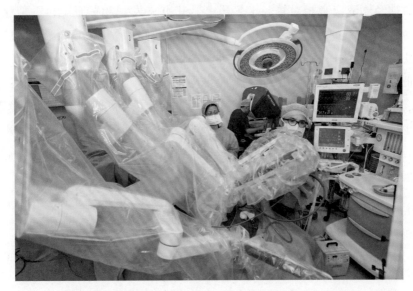

图 25.2　机器人辅助腹腔镜前列腺切除术展示了标准的手术室布局。注意一旦机器完成对接,麻醉团队将很难调整患者管路。图像由皇家马斯登医院医疗摄影服务中心提供

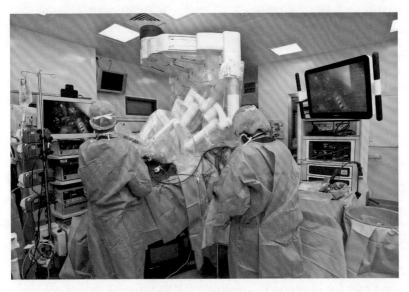

图 25.3　特伦德伦堡体位下的机器人辅助腹腔镜前列腺切除术。图片由皇家马斯登医院医疗摄影服务中心提供

不会随着患者移动。训练有素的团队需要 1～2 min 才能使机器人脱离对接,但必须在改变手术床位置之前完成。机器人的应用可以加快手术进程,并且可能要求患者摆放不同的体位,但从围术期医学角度来看,其原理与传统的微创视频辅助手术大致相似。

与开放手术相比,微创手术所致的组织

创伤相关的神经体液应激相对较轻。尤其值得一提的是,腹腔镜癌症手术术后免疫功能恶化程度较低,产生白细胞介素(IL)-6的峰值降低,能更好地预防人白细胞抗原DR(HLA-DR)的表达[4,5]。组织创伤减少也有助于减少术后疼痛,促进术后早期活动,从而加速康复(表25.1证据总结)。最初人们担心,二氧化碳相关的腹膜免疫损伤可能会导致局部播种,但大型临床试验中并未发现相关证据。一般来说,腹腔镜操作与术后复发率降低和快速康复相关,尽管某些手术的证据比其他手术更强。同样地,尽管证据不足,且该技术仍处于早期发展阶段,机器人辅助腹腔镜手术已被证实在某些手术中可以缩短手术时间,减少组织损伤并加速术后康复,虽然这些证据经常是传闻,且该技术仍处于相对较早的应用阶段。

表 25.1 全部或部分在腹腔镜/机器人辅助下完成的手术及此方法的益处的总结

系　　统	手术方式	益　　处
泌尿外科	机器人、腹腔镜前列腺切除术	缩短住院时间及减少输血[6]
	膀胱切除术	减少失血、住院时间[7]及术后并发症
下消化道(GI)系统	结直肠癌切除术	减少住院时间及术后并发症[8]
肝胆外科	肝切除术	减少住院时间,减少失血及术后并发症[9]
上消化道系统	食管切除术	加速康复[10]
	胃切除术	减少失血及术后并发症,加速康复[11]
妇科	子宫切除术	减少术后并发症,缩短住院时间[12,13]

25.3　腹腔镜手术的生理学注意事项

在视频和机器人辅助的癌症手术中,麻醉期间主要的生理问题来自二氧化碳气腹的建立及过度倾斜的体位。在大多数情况下,这些因素可以通过适当的麻醉技术进行管理。然而,无论手术技术方面如何考虑,有些患者会有一些合并症致使他们并不适合这种手术。

向腹膜腔内注入气体会导致严重的心血管功能不稳定,而这种情况很难从患者已知的合并症中预测到。以4~6 L/min的速度注气至8~12 mmHg的气腹压通常可以为外科医师提供足够的二氧化碳气腹空间,不过在肥胖患者中外科医师可能需要更高的气腹压力才能达到合适操作空间。最初的腹膜牵拉可触发迷走神经反射,导致严重的心动过缓。在最初几秒钟后,腹内压力升高导致心脏充盈和每搏量减少,从而导致心输出量下降,这在低血容量患者中会非常明显。全身血管阻力增加,部分是由于气腹直接压力,主要影响内脏血管,部分是由于交感神经系统活性增加所致。因此,尽管后负荷较高时每搏量和心输出量通常会降低,在一过性低血压后,平均动脉压可能会升高。腹腔充气和特定手术的组织损伤,以及高碳酸症的全身影响,都会引起交感神经张力增加,从而导致心动过速[14-16]。

腹腔内压力的增高也会影响器官的灌注。尤其是在二氧化碳气腹期间,肾灌注下降,尿量减少[17]。虽然对患有严重肾病或预计二氧化碳气腹时间较长患者应考虑围术期肾损伤的风险,但临床证据表明,腹腔镜手术与该风险的增加无相关性[18]。气腹还可减少内脏和门静脉血流[19]。

在呼吸系统中,二氧化碳气腹使膈肌活动度和肺功能残气量(FRC)减少。气腹压力升高,动态肺顺应性下降,随着功能残气量下降开始侵占肺的闭合容量,患者出现肺泡过度膨胀/萎陷及基底肺不张,尽管后一个问题可以通过呼气末正压(PEEP)来改善[20]。因此,患者存在 V/Q(通气/血流)比值失调增加和随之的低氧血症的风险。此外,从腹膜腔吸收的二氧化碳(CO_2)增加了维持正常碳酸血症所需的每分通气量,通常需要更短的吸气时间,从而导致吸气峰压升高。

注入二氧化碳会使腹膜降温并变得干燥。有证据表明,通过对充气气体进行加温加湿,可以减轻术后急性疼痛和术中低体温[21]。

在腹腔镜手术中,通常需要极端倾斜手术床来优化外科医师的手术视野。头低位(20°~35°较常见,有时可达 45°)用于暴露盆腔器官,如妇科、直肠、前列腺和膀胱的手术,而头高脚低位用于肝脏、胃和其他上腹部器官的手术。由于重力影响,头高脚低位会导致下肢静脉回流减少,而头低脚高正好

相反,这虽然有助于维持心输出量,但会导致头颈部静脉压升高,从而导致颅内压(ICP)和眼压(IOP)升高。在特伦德伦伯(Trendelenburg)卧位倾斜 45°时,中心静脉压力(CVP)可升高近 3 倍,而肺动脉压力和肺毛细血管楔压也可翻倍[22]。

在特伦德伦伯卧位(头低脚高位)30°进行腹腔镜手术时,手术开始后 2 h 视神经鞘直径增加,意味着颅内压升高(>20 mmHg)[23,24]。特伦德伦伯卧位 45°时 ICP 升高得更快[25]。大脑自动调节功能也逐渐受损[26]。术前无颅内高压或其他中枢神经系统疾病且维持正常碳酸血症的患者,脑氧合似乎没有受到影响[27]。尽管如此,长时间头低脚高位和二氧化碳气腹被认为是脑水肿、卒中和颅内出血等神经系统并发症的潜在危险因素[28]。

在机器人辅助腹腔镜前列腺切除术中特伦德伦伯卧位 45°时,眼内压从清醒时的略低于 20 mmHg 上升至超过 30 mmHg[25]。较高的吸气峰压和较高的 MAP 与 IOP 的增加相关。

特伦德伦伯卧位还可增加二氧化碳气腹对肺顺应性、肺复张和功能残气量的不良影响。需注意,二氧化碳气腹和特伦德伦伯卧位与肥胖一样,会增加扩张胸壁所需的压力,因此呼吸机测量的吸气峰压并不能完全反应跨肺压(决定了气压伤的倾向),真实值比测量值要小[13]。

极度倾斜的头低脚高位也可导致上呼吸道和下呼吸道水肿的形成。无论患者是否存在慢性阻塞性肺部疾病(COPD),机器人辅助腹腔镜前列腺切除术中极度倾斜的特伦德伦伯卧位可使上呼吸道阻力增加长

达 24 h。非 COPD 患者的 1 秒用力呼气量（FEV1）和肺活量降低可持续 5 天，而 COPD 患者降低会持续更长时间[29]。

极度倾斜的头低位使腿部位置明显高于心脏，从而使腿的灌注压力比水平位下降 30 mmHg。这在心血管系统正常的患者中并不重要，但当患者合并周围血管疾病或术中低血压时，可导致严重缺血[30]。因此，掌握二氧化碳气腹和极度倾斜的特伦德伦伯卧位时人体的各种生理改变和制定相应的术中管理计划非常重要（表 25.2）[22,25,31]。

表 25.2 二氧化碳气腹和极度倾斜的特伦德伦伯（Trendelenburg）卧位的生理改变

系 统 变 量	二氧化碳气腹和特伦德伦伯卧位期间相对于基线的变化
每搏量（SV）	增加 15%
平均动脉压（MAP）	增加 25%
平均肺动脉压	增加 80%
肺毛细血管楔压（PCWP）	增加 80%
中心静脉压（CVP）	增加 100%
肺顺应性	下降 53%
眼内压（IOP）	增加 50%
颅内压（ICP）	升高超过 20 mmHg 或更多

25.4 腹腔镜手术的术前评估及适用性

腹腔镜手术没有绝对的禁忌证。尽管最初的担忧是基于与腹腔镜和过度倾斜体位相关的生理变化，但过去 20 年的临床经验表明，对大多数患者而言视频和机器人辅助手术是安全且可以耐受的，即使是那些有合并症的患者也是如此。曾经被认为不适合腹腔镜手术的老年患者，现在被认为是最适合这种方法的群体[32]。尽管如此，对于某些患者来说，由于一些手术技术方面的问题，开放手术可能会更合适。在其他情况下，尝试腹腔镜方法可能是合适的，但如果手术不耐受，则转为开放手术。

与开放手术相比，腹腔镜似乎并不能降低心脏风险，但对合并有心力衰竭和冠状动脉疾病的患者似乎是安全的[33]。计划进行视频或机器人辅助手术的患者，应该像开放手术一样，进行术前心脏评估和优化治疗[34]。

轻度瓣膜反流在头低位和二氧化碳气腹影响下可发展为中度或重度，肺动脉高压和右向左分流也会更严重。尽管转为开放手术的限制很低，但一些专科中心甚至在前负荷依赖的患者（如单心室的患者）中也开展了腹腔镜手术。

对于严重限制性或阻塞性肺病患者，维持正常碳酸血症是不可能的，而阻塞性睡眠呼吸暂停或其他上呼吸道阻塞的患者在头低脚高位后有症状恶化的风险。

在腹腔镜手术中，病态肥胖对麻醉医师和外科医师都带来了许多问题。尽管如此，减肥中心的经验表明，此人群也可以很好地耐受某些体位下的腹腔镜手术，并且头高位腹腔镜手术已经成为胃旁路或束带减重手术的首选方案。与严重的肺部疾病一样，病态肥胖和过度头低脚高位的结合可能会一定程度上降低肺顺应性，导致必须暂停或放弃腹腔镜，而选择开放手术。体重指数（BMI）经常被用来对肥胖进行分类，但它是术前评估的钝器,因为它掩盖了不同的体型。对于任何给定的 BMI,以中心型肥胖为主的患者,即腰高比大于 0.55,更有可能在静息时出现肺功能受损[35]。这些患者可能需要更高的气腹压力,导致肺泡过度膨胀/萎陷而造成术中通气-血流比(V/Q)失调。在笔者工作单位,我们认为高 BMI 并不是腹腔镜和机器人辅助手术的禁忌证,如果可能的话,这些患者在微创手术中可能获益更多。对于 BMI 超过 40 甚至达到 60 kg/m² 的患者,我们常规在头低位下进行长时间机器人妇科手术。然而,我们也与患者和外科医师讨论了如果患者不能耐受体位和二氧化碳气腹,术中必须放弃微创而改开放的可能性。

围术期急性肾损伤很少源于二氧化碳气腹,但生理学证据表明,病变肾脏可能更容易受到术中缺血的影响,如果有慢性肾病 4~5 期患者拟行长时间腹腔镜手术,需事先请肾病医师会诊[36]。这些患者应停止使用血管紧张素转换酶(ACE)抑制剂和血管紧张素 2 受体阻滞剂,以保护肾血供的自动调节。

虽然几乎没有证据表明 IOP 和 ICP 升高与术后失明和颅内出血之间存在密切关联,但这些并发症可能发生,术前与癌症患者讨论风险和治疗方案时应该考虑。颅内高压的患者不应该进行长时间的头低脚高位的腹腔镜手术。接受过脑室分流术的患者可能可以进行腹腔镜手术,但重要的是要确定分流阀的类型以及其功能是否正常,尤其是对于排空到腹膜的分流[37]。与其他任何手术一样,近期卒中的患者应在术前行颈动脉多普勒超声检查[38],而那些有明显狭

窄的患者可能需要在机器人手术前进行干预。青光眼患者术前应测量眼压并进行优化治疗。对于 IOP>30 mmHg 的患者,尽量避免进行过度头低位手术。

患有周围血管疾病和严重跛行的患者可能不适合长时间的头低位置,特别是那些当腿部与心脏齐平时伴有相对缺血的夜间疼痛患者。在这方面,几乎没有证据可以指导患者的选择,但在这种情况下,血管多普勒检查和血管外科医师的意见至关重要。

腹腔镜手术基本不用于急诊癌症手术,不应该在低血容量或危重患者中进行。

表 25.3 显示了术前讨论中需要强调的内容,以及常规全身麻醉的重要特点和镇痛策略。

表 25.3 术前讨论中需要强调的内容、常规全身麻醉的重要特点和镇痛策略

要　　点	发生率
长时间不动导致压疮和神经失用	罕见
术后失明	非常罕见
术后神经功能缺损	非常罕见
胃酸反流和面部烧伤	非常罕见
术后嗜睡和通气障碍	罕见

25.5 腹腔镜肿瘤手术的麻醉策略

几乎没有证据表明某一种麻醉诱导或维持方式优于其他方式。由于肺顺应性下降,几乎所有病例都需要气管插管并行机械控制通气。患者有合并症或某些特定手术下可能需要高级监测,但视频或机器人辅助

手术本身并不需要额外监测。由于手术时间通常很长，因此可能需要使用导尿管。

胃膨胀会增加外科医师暴露难度，因此需要在手术开始前插入鼻胃管进行减压。而胃管在减压后应当移除，否则它可能会促进胃食管反流。有症状的胃食管反流患者面部和眼睛可能会被胃酸灼伤，因此建议术前用药降低胃液酸度，并使用防水眼贴膜保护眼睛。

患者需要有足够的循环容量才能在二氧化碳气腹期间维持足够的心输出量。然而，在无出血的情况下应避免大量补液，否则会导致气道和脑水肿。

机械通气以维持正常碳酸血症为目标，以避免脑充血。可以选择压力或容量控制模式。压力控制模式通常能达到较高的动态顺应性，但实际上却比较困难，因为在腹腔镜手术过程中，腹内压力的变化会导致潮气量的巨大波动。如果可以，采用压力控制容量保证模式可能是最佳的选择[39]。如果通气困难，可能需要增加吸气时间，但即使采用这种干预措施，吸气峰压仍可能攀升到 $30\ cmH_2O$ 以上。很难设定一个特定的气道压力峰值作为通用限值，在笔者单位，发现患者可以承受高达 $35\ cmH_2O$ 的压力值且偶尔超过这个压力达 $2 \sim 3\ h$，例如在肥胖和腹内压升高的情况下，跨肺压仍保持在正常范围内。呼气末正压（PEEP）应设置得足够高，以防止肺泡过度膨胀或萎陷，通常在 $6 \sim 10\ cmH_2O$ 或者更高[40]。在非常肥胖的患者中，PEEP 的设定既需要考虑到防止肺泡萎陷的理想 PEEP 值，又要防止高 PEEP 值对脑循环的有害影响，要在这两者之间取得一个平衡[41]。可能还需要肺复张和持续

的肌肉松弛来优化通气。

如果手术需要极度的头低位或头高位，则应该牢靠固定患者以免从手术台滑落。在笔者单位，我们在手术台和患者皮肤之间放置一个大的凝胶垫。其他机构使用波纹或"记忆"泡沫垫，或可放气的豆袋，不过后者可能较硬，可能需要额外的填充物。一些机构在倾斜头低位时使用肩垫。应小心放置，避免对臂丛神经造成压迫，以降低神经损伤的风险。一些新式的手术床会显示手术台的倾斜度，但如果没有的话，就需要使用其他方法来测量（比如智能手机应用程序），以确保一致性。一旦手术台倾斜，麻醉医师应检查患者是否滑动，颈部是否过度伸展而影响静脉回流。

特伦德伦伯体位与二氧化碳气腹相结合也会导致隆突移位和支气管内插管，因此应及时再次确认气管插管位置[42]。

视频和机器人辅助的癌症手术时间一般比较长，受压部位的护理需要细致入微。使用大量填充物，将硬质区域、导线或静脉输液管路与邻近皮肤分开。

可联合长效/短效静脉阿片类药物与区域阻滞或椎管内麻醉技术抑制术中交感神经兴奋。对于大型腹腔镜手术，我们的机构和其他机构已经发现鞘注二醋吗啡联合丙泊酚/瑞芬太尼全凭静脉麻醉（TIVA）可提供良好的术中麻醉状态和术后镇痛，但迄今为止还没有很好的证据表明一种技术优于其他技术。

在采用倾斜的特伦德伦伯体位时，可以减少床头端的倾斜度，以促进静脉回流，并减缓 IOP 的上升[43]，这可能对颅内压也有类似的益处。地塞米松有时可用来治疗脑

水肿,尽管目前无相关证据。

在我们中心,当进行极长时间的手术麻醉(>4 h)时,我们考虑术中脱离机器人并将患者放平,以解决升高的 ICP 和 IOP 值,并使患有周围血管疾病的腿部保持正常灌注。术中发生结膜水肿的患者更有可能出现脑水肿和(或)气道水肿。在拔管前将患者头高位放置 30 min 可促进静脉回流并减轻上述生理变化。

25.6 关于机器人手术的其他注意事项

一旦机械臂固定到位,患者就必须保持完全静止不动,否则就有损伤腹壁或内脏的危险。这需要控制通气及使用肌松药或瑞芬太尼输注,以提供良好的手术条件,防止咳嗽、呛咳和自主呼吸。

与传统腹腔镜手术相比,与患者的接触受到限制,因此麻醉医师必须仔细确保静脉管路的通畅性,监测连接的充分性和受压部位的填充和垫靠。体位需要让外科医师满意,因此放体位时术者必须在场。

在微创手术中加入机器人给手术室环境带来了新的复杂程度,这在一定程度上解释了与机器人辅助技术相关的不良事件的数量。美国食品和药物管理局(FDA)的一项研究报告指出,在过去 10 年中,尽管与机器人辅助手术相关的不良事件数有所增加,但随着机器人手术的日益普及,每种手术的不良事件发生率保持相对稳定[44]。令人欣慰的是,在泌尿外科和妇科等专科性强的手术中,不良事件的数量较少,这意味着旨在引入机器人辅助手术的中心承认并规划这种学习曲线。在这项研究中,机器人故障的

总体报告似乎随着时间的推移而下降,但仪器损坏和电弧问题似乎以更恒定的速度发生。仪器的意外操作或电源自动开关约占报告的不良事件的 1/10。对机器人相关伤害风险的更详细的处理超出了本章的范围,但引入机器人辅助手术的机构应确保在采用之前回顾最新的文献。

FDA 数据研究的一个直观发现是,机器人辅助手术过程中关于灾难性事件的报告与团队对紧急情况的准备不足有关。如果外科医师需要快速转为开放手术,或者需要气道干预,机器人将成为阻碍,手术室团队需要熟悉安全、快速脱离对接顺序。确保这一点的最好方法是定期的练习和模拟演练。根据我们的经验,一个训练有素的团队可以在大约 30 秒内将机器人从患者身上脱离出来,从而使外科医师能够顺利打开手术切口控制出血和其他并发症。

如上所述,机器人手术为围术期团队引入了一个学习曲线。一项评估机器人结直肠手术实施情况的研究指出,正如预期的那样,整个团队的培训支持将机器人整合到手术室实践中。另一项发现指出,团队沟通策略需要考虑到外科医师在手术室中相对偏远的位置[45]。

(刘小鸽 译,徐江慧 校)

参考文献

1. Tan A, Ashrafian H, Scott AJ, Mason SE, Harling L, Athanasiou T, Darzi A. Robotic surgery: disruptive innovation or unfulfilled promise? A systematic review and meta-analysis of the first 30 years. Surg Endosc, 2016, 30: 4330-4352.
2. Aggarwal A, Lewis D, Charman SC, Mason M,

Clarke N, Sullivan R, van der Meulen J. Determinants of patient mobility for prostate cancer surgery: a population-based study of choice and competition. Eur Urol, 2017, https://doi. org/10.1016/j. eururo.2017.07.013.

3. Harrell AG, Heniford BT. Minimally invasive abdominal surgery: lux et veritas past, present, and future. Am J Surg, 2005, 190: 239 - 243.

4. Buunen M, Gholghesaei M, Veldkamp R, Meijer DW, Bonjer HJ, Bouvy ND. Stress response to laparoscopic surgery: a review. Surg Endosc, 2004, 18: 1022 - 1028.

5. Veenhof AAFA, Sietses C, von Blomberg BME, van Hoogstraten IMW, vd Pas MHGM, Meijerink WJHJ, vd Peet DL, vd Tol MP, Bonjer HJ, Cuesta MA. The surgical stress response and postoperative immune function after laparoscopic or conventional total mesorectal excision in rectal cancer: a randomized trial. Int J Colorectal Dis, 2011, 26: 53 - 59.

6. Ilic D, Evans SM, Allan CA, Jung JH, Murphy D, Frydenberg M. Laparoscopic and robotic-assisted versus open radical prostatectomy for the treatment of localised prostate cancer. Cochrane Database Syst Rev, 2017, 9: CD009625.

7. Tang K, Li H, Xia D, Hu Z, Zhuang Q, Liu J, Xu H, Ye Z. Laparoscopic versus open radical cystectomy in bladder cancer: a systematic review and meta-analysis of comparative studies. PLoS One, 2014, 9: e95667.

8. Zhang X, Wu Q, Gu C, Hu T, Bi L, Wang Z. Handassisted laparoscopic surgery versus conventional open surgery in intraoperative and postoperative outcomes for colorectal cancer: an updated systematic review and meta-analysis. Medicine, 2017, 96: e7794.

9. Jin B, Chen M-T, Fei Y-T, Du S, Mao Y-L. Safety and efficacy for laparoscopic versus open hepatectomy: a meta-analysis. Surg Oncol, 2017, https://doi. org/10.1016/j.suronc.2017.06.007.

10. Kauppila JH, Xie S, Johar A, Markar SR, Lagergren P. Meta-analysis of health-related quality of life after minimally invasive versus open oesophagectomy for oesophageal cancer. Br J Surg, 2017, 104: 1131 - 1140.

11. Li H-Z, Chen J-X, Zheng Y, Zhu X-N. Laparoscopicassisted versus open radical gastrectomy for resectable gastric cancer: systematic review, meta-analysis, and trial sequential analysis of randomized controlled trials. J Surg Oncol, 2016, 113: 756 - 767.

12. Park DA, Yun JE, Kim SW, Lee SH. Surgical and clinical safety and effectiveness of robot-assisted laparoscopic hysterectomy compared to conventional laparoscopy and laparotomy for cervical cancer: a systematic review and meta-analysis. Eur J Surg Oncol, 2017, 43: 994 - 1002.

13. Gali B, Bakkum-Gamez JN, Plevak DJ, Schroeder D, Wilson TO, Jankowski CJ. Perioperative outcomes of robotic-assisted hysterectomy compared with open hysterectomy. Anesth Analg, 2017, https://doi. org/10.1213/ANE.0000000000001935.

14. Odeberg S, Ljungqvist O, Svenberg T, Gannedahl P, Backdahl M, von Rosen A, Sollevi A (1994) Haemodynamic effects of pneumoperitoneum and the influence of posture during anaesthesia for laparoscopic surgery. Acta Anaesthesiol Scand, 38: 276 - 283.

15. Myre K, Rostrup M, Buanes T, Stokland O. Plasma catecholamines and haemodynamic changes during pneumoperitoneum. Acta Anaesthesiol Scand, 1998, 42: 343 - 347.

16. Safran D, Sgambati S, Orlando R 3rd. Laparoscopy in high-risk cardiac patients. Surg Gynecol Obstet, 1993, 176: 548 - 554.

17. Chiu AW, Azadzoi KM, Hatzichristou DG, Siroky MB, Krane RJ, Babayan RK. Effects of intraabdominal pressure on renal tissue perfusion during laparoscopy. J Endourol, 1994, 8: 99 - 103.

18. Long TE, Helgason D, Helgadottir S, Palsson R, Gudbjartsson T, Sigurdsson GH, Indridason OS, Sigurdsson ML Acute kidney injury after abdominal surgery: incidence, risk factors, and outcome. Anesth Analg, 2016, 122: 1912 - 1920.

19. Windberger UB, Auer R, Keplinger F, Langle F, Heinze G, Schindl M, Losert UM. The role of intraabdominal pressure on splanchnic and pulmonary hemodynamic and metabolic changes during carbon dioxide pneumoperitoneum. Gastrointest Endosc, 1999, 49: 84 - 91.

20. Wirth S, Biesemann A, Spaeth J, Schumann S. Pneumoperitoneum deteriorates intratidal respiratory system mechanics: an observational study in lung-healthy patients. Surg Endosc,

2017，31：753 - 760.

21. Balayssac D，Pereira B，Bazin J-E，Le Roy B，Pezet D，Gagniere J. Warmed and humidified carbon dioxide for abdominal laparoscopic surgery：meta-analysis of the current literature. Surg Endosc，2017，31：1 - 12.

22. Lestar M，Gunnarsson L，Lagerstrand L，Wiklund P，Odeberg-Wemerman S. Hemodynamic perturbations during robot-assisted laparoscopic radical prostatectomy in 45° Trendelenburg position. Anesth Analg，2011，113：1069 - 1075.

23. Kim EJ，Koo B-N，Choi SH，Park K，Kim M-S. Ultrasonographic optic nerve sheath diameter for predicting elevated intracranial pressure during laparoscopic surgery：a systematic review and meta-analysis. Surg Endosc，2017，https://doi.org/10.1007/S00464-017-5653-3.

24. Whiteley JR，Taylor J，Henry M，Epperson TI，Hand WR. Detection of elevated intracranial pressure in robot-assisted laparoscopic radical prostatectomy using ultrasonography of optic nerve sheath diameter. J Neurosurg Anesthesiol，2015，27：155 - 159.

25. Blecha S，Harth M，Schlachetzki F，et al. Changes in intraocular pressure and optic nerve sheath diameter in patients undergoing robotic-assisted laparoscopic prostatectomy in steep 45° Trendelenburg position. BMC Anesthesiol，2017，17：40.

26. Schramm P，Treiber A-H，Berres M，Pestel G，Engelhard K，Wemer C，Closhen D. Time course of cerebrovascular autoregulation during extreme Trendelenburg position for robotic-assisted prostatic surgery. Anaesthesia，2014，69：58 - 63.

27. Park EY，Koo B-N，Min KT，Nam SH. The effect of pneumoperitoneum in the steep Trendelenburg position on cerebral oxygenation. Acta Anaesthesiol Scand，2009，53：895 - 899.

28. Barr C，Madhuri TK，Prabhu P，Butler-Manuel S，Tailor A. Cerebral oedema following robotic surgery：a rare complication. Arch Gynecol Obstet，2014，290：1041 - 1044.

29. Kilic OF，Borgers A，Kbhne W，Musch M，Kropfl D，Groeben H. Effects of steep Trendelenburg position for robotic-assisted prostatectomies on intra- and extrathoracic airways in patients with or without chronic obstructive pulmonary disease. Br J Anaesth，

2015，114：70 - 76.

30. Horgan AF，Geddes S，Finlay IG. Lloyd-Davies position with Trendelenburg — a disaster waiting to happen? Dis Colon Rectum，1999，42：916 - 919. Discussion 919 - 920.

31. Kamine TH，Papavassiliou E，Schneider BE. Effect of abdominal insufflation for laparoscopy on intracranial pressure. JAMA Surg，2014，149：380 - 382.

32. Devoto L，Celentano V，Cohen R，Khan J，Chand M. Colorectal cancer surgery in the very elderly patient：a systematic review of laparoscopic versus open colorectal resection. Int J Colorectal Dis，2017，https://doi.org/10.1007/s00384-017-2848-y.

33. Speicher PJ，Ganapathi AM，Englum BR，Vaslef SN. Laparoscopy is safe among patients with congestive heart failure undergoing general surgery procedures. Surgery，2014，156：371 - 378.

34. Fleisher LA，Fleischmann KE，Auerbach AD，et al. 2014ACC/AHA guideline on perioperative cardiovascular evaluation and management of patients undergoing noncardiac surgery：a report of the American College of Cardiology/American Heart Association Task Force on practice guidelines. J Am Coll Cardiol，2014，64：e77 - 137.

35. Leone N，Courbon D，Thomas F，Bean K，Jego B，Leynaert B，Guize L，Zureik M. Lung function impairment and metabolic syndrome：the critical role of abdominal obesity. Am J Respir Crit Care Med，2009，179：509 - 516.

36. de Seigneux S，Klopfenstein C-E，Iselin C，Martin P-Y The risk of acute kidney injury following laparoscopic surgery in a chronic kidney disease patient. NDT Plus，2011，4：339 - 341.

37. Jackman SV，Weingart JD，Kinsman SL，Docimo SG. Laparoscopic surgery in patients with ventriculoperitoneal shunts：safety and monitoring. J Urol，2000，164：1352 - 1354.

38. Kristensen SD，Knuuti J，Saraste A，et al. 2014 ESC/ESA Guidelines on non-cardiac surgery：cardiovascular assessment and management：The Joint Task Force on non-cardiac surgery：cardiovascular assessment and management of the European Society of Cardiology（ESC）and the European Society of Anaesthesiology（ESA）. Eur

J Anaesthesiol，2014，31：517－573.

39. Assad OM，El Sayed AA，Khalil MA. Comparison of volume-controlled ventilation and pressure-controlled ventilation volume guaranteed during laparoscopic surgery in Trendelenburg position. J Clin Anesth，2016，34：55－61.

40. Pirrone M，Fisher D，Chipman D，Imber DAE，Corona J，Mietto C，Kacmarek RM，Berra L. Recruitment maneuvers and positive end-expiratory pressure titration in morbidly obese ICU patients. Crit Care Med，2016，44：300－307.

41. Jo YY，Lee JY，Lee MG，Kwak HJ. Effects of high positive end-expiratory pressure on haemodynamics and cerebral oxygenation during pneumoperitoneum in the Trendelenburg position. Anaesthesia，2013，68：938－943.

42. Chang CH，Lee HK，Nam SH. The displacement of the tracheal tube during robot-assisted radical prostatectomy. Eur J Anaesthesiol，2010，27：478－480.

43. Raz O，Boesel TW，Arianayagam M，Lau H，Vass J，Huynh CC，Graham SL，Varol C. The effect of the modified Z trendelenburg position on intraocular pressure during robotic assisted laparoscopic radical prostatectomy：a randomized，controlled study. J Urol，2015，193：1213－1219.

44. Alemzadeh H，Raman J，Leveson N，Kalbarczyk Z，Iyer RK. Adverse events in robotic surgery：a retrospective study of 14 years of FDA data. PLoS One，2016，11：e0151470.

45. Randell R，Honey S，Hindmarsh J，et al. A realist process evaluation of robot-assisted surgery：integration into routine practice and impacts on communication，collaboration and decision-making. Health Serv Deliv Res，2017，https://doi.org/10.3310/hsdr05200.

姑息性手术的麻醉   26

维诺克·库马尔、尼什卡什·古普塔、萨奇达南德·吉·巴拉蒂、拉克什·加格

26.1 引言

随着医学的发展,慢性疾病的死亡率逐渐下降,越来越多的患者更容易演变成复杂的慢性进展性疾病,往往只能接受对症治疗。根据患者的症状及疾病状态进行的干预措施即为姑息性治疗。根据世界卫生组织(World Health Organization,WHO)定义,"姑息治疗旨在通过早期识别、综合评估及合理治疗疼痛及其他躯体、心理、精神问题,提高那些正面临危及生命威胁疾病的患者和家人们的生活质量"[1,2]。据文献报道,多达 10%～15% 的肿瘤患者需要接受姑息性手术[3,4]。另外,一些非恶性肿瘤患者如人类免疫缺陷病毒感染和获得性免疫缺陷综合征(HIV/AIDS)、器官移植术后、慢性系统性疾病(心脏、呼吸、肾脏和肝脏系统)患者也需要进行姑息性手术。这些患者大多有剧烈疼痛、恶心、呕吐、呼吸困难和疲劳等症状[5],对于他们来说,最大程度地缓解症状、控制疼痛和减少住院治疗是最优先的诉求。对于疾病晚期患者,姑息治疗是为了缓解顽固性症状,提高生活质量,包括微创治疗到外科手术等一系列创伤程度不同的干预措施[6]。这类患者由于身体状态很

差,发病率和死亡率都很高[7,8],因而筛选合适的患者采取适当的干预手段有助于改善手术结局[9]。

作为手术团队的一员,麻醉医师在减轻患者围术期的痛苦中发挥着重要作用[1]。由于营养不良、恶病质以及放、化疗导致的多器官毒性反应,这些患者往往身体虚弱,围术期处理常较为复杂困难。手术方式的选择取决于患者当前的健康状况、既往史(外科手术史)、预后和护理目标(表 26.1)。

表 26.1 常见姑息性手术

	适应证	手术类型
1	呼吸困难	● 气管造口术 ● 硬质支气管镜下支架置入术 ● 胸腔积液引流术
2	腹部及泌尿生殖道急症	● 缓解梗阻:肠切除术/肠支架置入术,食管扩张术,结肠造口术、回肠造口术 ● 肠内营养:空肠造口术、胃造口术 ● 肾造口术/输尿管支架置入术 ● 腹水引流术 ● 消化道出血治疗

续 表

	适应证	手术类型
3	疼痛	● 减瘤手术 ● 病理性骨折固定术 ● 缓解梗阻 ● 开颅术/硬膜下血肿清除术
4	神经系统症状	● 脑室腹腔分流术 ● 椎管减压术
5	截肢	● 截肢术
6	乳房蕈样肉芽肿	● 单纯乳房切除术

癌症晚期患者接受各种姑息性手术时，其围术期麻醉管理具有一定挑战性，应注意以下特殊问题：

1. 营养不良：这些患者通常营养不良甚至处于恶病质状态[13]。患者的皮肤脆弱，皮肤完整性差，将患者放置体位于手术台上时应谨慎，同时骨突受压部位予以常规衬垫保护。另外，患者合并的低蛋白血症、贫血和电解质紊乱状态，可改变药物的蛋白质结合率、分布容积及消除，因此需要相应地调整用药剂量。严重贫血患者可能需要术前输血，这取决于患者的合并症和拟定的手术切除范围[14]。

2. 体力状况：肿瘤及前期治疗的不良反应可导致患者能量储备和肌肉含量减少，运动耐力差。体能状态不佳与患者较低的生活质量和生存率密切相关。术前较低的体能状态评分预示着围术期并发症风险较高，可作为手术选择的参考因素之一[15-17]。

3. 心理困扰：癌症患者常伴有社会心理困扰问题，社会心理困扰常见原因包括疲劳、疼痛、焦虑和抑郁。心理困扰的影响因素包括女性、高龄、农村背景、社会经济地位低、教育程度低及1个月内接受过治疗。因此，及早发现该类患者的心理困扰并进行适当的干预至关重要[18,19]。

4. 免疫抑制：因恶性肿瘤而接受放疗、化疗、干细胞移植的患者容易出现免疫抑制，增加全身感染的风险。围术期应严格执行手卫生和无菌操作。尽早使用广谱抗生素预防感染。术后转入高度依赖病房（High Dependency Unit，HDU）或隔离病房接受护理，以避免交叉感染[20]。

5. 化疗：术前接受化疗的患者，容易出现多器官毒性反应（表 26.2)[27]。麻醉医师必须了解这些复杂性，在围术期采取相应的预防措施，以保障患者安全。例如，对于博莱霉素导致肺纤维化的患者，围术期低浓度吸氧更有益[21-24]。另外，大多数化疗药物具有刺激性，多疗程输注可造成静脉硬化、炎症和纤维化，导致血栓性静脉炎甚至静脉毁损消失，增加静脉穿刺的难度。因此这些患者需要经中心或外周静脉置入中心静脉导管建立静脉通路[25]。

6. 放疗：放疗通常与化疗联合使用，其通过产生氧自由基杀伤肿瘤组织，同时也会对人体正常组织造成一定损害。放疗可能导致伤口愈合不良、局部皮肤硬化、组织纤维化、血管狭窄、心肌炎、肺炎和肺纤维化，具体取决于接受放疗的器官。例如，头颈部放疗可能会导致颈部伸展受限和口咽组织僵硬，进而造成面罩通气和气管插管困难[26]。

表 26.2 常用化疗药物及围术期关注点[27]

	受损器官系统	常见化疗药物	临床表现	围术期关注点
1	心脏	阿霉素,柔红霉素,白消安,环磷酰胺,5-氟尿嘧啶	心律失常,心肌病,心室功能不全	有相应症状的患者应进行相关的心脏评估,包括术前经胸超声心动图检查,术中经食管超声心动图监测
2	肺	博来霉素,白消安,甲氨蝶呤,环磷酰胺,阿糖胞苷	肺水肿,肺纤维化	完善吸入空气时的动脉血气及肺功能检查,术中吸入氧浓度<40%,使用 PEEP 降低吸入氧浓度
3	肾脏	甲氨蝶呤,L-天冬酰胺酶,卡铂,异环磷酰胺,丝裂霉素 C	急性肾小管坏死,急性肾功能衰竭	化疗期间给予适当的水化和利尿治疗,避免使用具有潜在肾毒性作用的药物
4	肝脏	放线菌素 D,甲氨蝶呤,雄激素,L-天冬酰胺酶,白消安,顺铂,硫唑嘌呤	血清酶升高,脂肪沉积,胆汁淤积	避免使用氟烷和其他导致肝功能损害麻醉药物
5	中枢神经系统	甲氨蝶呤,长春新碱,顺铂,羟基脲,丙卡巴肼	周围神经病变,运动和步态障碍	术前评估神经功能,尽量避免区域麻醉
6	内环境	环磷酰胺,长春新碱	抗利尿激素分泌异常综合征(SIADH),水电解质紊乱	术前纠正水电解质失衡

化疗和放疗可导致广泛的并发症和毒不良反应。对于癌症病史的患者均需要进行术前评估,以制定完善的围术期管理计划。新辅助化疗与手术治疗的间隔主要取决于癌症的类型,对于一些放化疗产生的急性毒不良反应(骨髓抑制、凝血功能障碍及肝肾功能紊乱等),应尽量在得到控制后再进行手术。

7. 放弃心肺复苏(Do not attempt resuscitation,DNAR):患者心搏骤停时需进行心肺复苏,如果选择放弃救治,则需要明确的医嘱。DNAR 是指患者在心肺功能骤停时选择放弃实施心肺复苏术的指令。

在医学伦理层面上,患者具有自主选择的权利,可以拒绝包括心肺复苏在内的任何医疗护理。在法律层面上,该拒绝行为被视为是一种合法的消极权利。但是,患者不能要求医师实施无效的治疗[28,29]。

DNAR 患者进行姑息性手术时,麻醉医师在围术期管理中可能会处于进退两难的境地,主要原因如下。

- 麻醉的实施可能会导致晚期疾病患者出现明显的心血管功能不稳定,而麻醉医师接受过抢救培训并最大限度减少血流动力学的波动。因此,抢救属于标准麻醉实践的一部分。

- 在普通病房,气管插管和使用血管升压药可被视为抢救措施;而在手术室,这可能是麻醉期间的常规和必要措施。
- 对于签署 DNAR 协议的患者,麻醉医师可能并没有进行最佳的麻醉管理使其心脏骤停的风险降到最低。在这种情况下,患者可能得不到最佳护理。

　　麻醉期间,如果在 DNAR 患者没有暂停 DNAR 指令的情况下进行气管插管及给予血管升压药,可能会被视为侵犯其自主权利。因此,外科医师和麻醉医师在拟定手术时须对患者的手术目标和价值进行详细的讨论,以避免上述情况的出现[30]。

　　美国麻醉医师协会(American Society of Anesthesiologists,ASA)指南建议,围术期对于 DNAR 指令的管理可采取以下方案。

- 全面抢救:在整个围术期暂停 DNAR 指令,可实施一切抢救措施。
- 有限抢救:根据事先约定的特定程序决定是否抢救。
- 有限抢救:根据事先约定的特定目标和价值观决定是否抢救。

　　术前,以患者的手术目标和价值观为准则,患者及其家属和麻醉医师应进行详细讨论,以确定心脏骤停时需要或拒绝实施的抢救措施,将其记录在案,并让家属或其他授权委托人知情同意[31-33]。

　　DNAR 在印度是不合法的。2006 年,法院建议成立专家小组来决定医疗决策,如同意 DNR 指令或拒绝或撤回维持生命的治疗[34]。

　　8. 因慢性疼痛接受阿片类药物治疗的患者:对麻醉医师来说,该类患者的围术期管理具有一定挑战性。需要接受急性疼痛治疗的阿片类药物耐受患者逐渐增加。这类患者疼痛评分高,出现严重的术后疼痛的风险也较高[35]。根据 WHO 提出的疼痛阶梯治疗方案,对于阿片类药物耐受患者,需要通过全面的多模式镇痛方法进行有效疼痛管理,包括药物治疗、局部麻醉、区域神经阻滞等[36-38]。其目的是控制疼痛,同时避免阿片类药物戒断反应和过量使用。以下是围术期镇痛管理的几点建议。

- 加大阿片类药物剂量:除了日常服用剂量外,该类患者还需要额外补充剂量以应对手术创伤,可根据疼痛评分滴定增加阿片类药物剂量。
- 阿片类药物节约策略

　Ⅰ.除有禁忌证外,围术期继续服用对乙酰氨基酚、非甾体抗炎药(NSAIDs)、环氧化酶- 2(COX - 2)抑制剂等辅助性止痛药,该类药物可协同镇痛作用。

　Ⅱ.尽可能使用局部麻醉技术(如伤口浸润、区域或神经阻滞等),从而减少阿片类药物用量,改善围术期镇痛效果。

　Ⅲ.已有证据支持氯胺酮可减少阿片类药物的用量。

　Ⅳ.术中静脉输注利多卡因可减轻围术期疼痛。

- 围术期不要限制阿片类药物治疗,不能中断或减量。
- 对于神经病理性疼痛患者,如果术前正在服用三环类抗抑郁药、选择性 5 -羟色胺再摄取抑制剂(SSRI)和选择性去甲肾上腺素再摄取抑制剂,则围术期继续使用,同时警惕 5 -羟色胺综合征的发生。
- 围术期应继续使用卡马西平等抗惊厥

药物。

- 如患者有脊髓刺激器,术中应将其关闭,以避免电凝或电刀的使用可能会对设备和(或)底层组织造成损伤。

- 如患者有鞘内给药系统,围术期应继续给药,并在急性疼痛时补充额外的镇痛剂量。突然停止鞘内用药可能会导致剧烈疼痛和戒断反应。

26.2 术前评估

术前评估有助于评估手术患者的合并症和危险因素,进而优化患者术前状态。术前康复性训练有助于改善手术转归,可采取的干预措施包括改善营养状况、激励性肺活量测定、深呼吸锻炼、使用血管活性药物、戒烟和参加锻炼等。在一些高危外科病例中,术前优化心脏和肺功能状态已被证明是有益的[39-41]。

所有患者应常规进行实验室检查,如血常规、肝肾功能、随机血糖、心电图和 X 线胸片检查。同时根据患者的合并症和手术类型完善相关检查。例如,接受具有心脏毒性化疗药物的患者可通过超声心动图和(或)铊扫描进行心脏评估。值得注意的是,患者接受姑息手术的目的是为了缓解病情,因此只有在可能影响麻醉和围术期管理的情况下,才应进行专项检查,而不应过度检查。

26.3 特定的姑息性手术

麻醉的选择没有金标准,需要根据患者的合并症和手术类型进行个体化管理。介绍一些常见的姑息性手术。

气管造口术:可分为择期或急症手术,适用于即将发生气道阻塞者,尤其是头颈部癌症患者。可在局部麻醉和(或)镇静下进行。困难气道急救车内有不同尺寸的气管导管、气管造口导管、喉镜、视频喉镜、纤维支气管镜、橡胶探条、探针、喉罩,有条件的科室还应准备经鼻湿化快速通气交换装置(transnasal humidified rapid insufflation ventilatory exchange, THRIVE)。如果患者术前已接受气管插管并处于镇静状态,则补充用药以进行全身麻醉的诱导。对于预期困难气道者,则在清醒状态下实施纤维支气管镜引导下气管插管或在局部麻醉下进行气管造口术。

气道支架置入术:适用于严重气道病变导致的中央气道阻塞者,患者常伴有明显的喘鸣音。在气道中放置支架需要在全身麻醉下进行硬质支气管镜检查,通常持续 30~45 min。术中采取全凭静脉麻醉,通过硬质支气管镜的侧端口连接呼吸管路进行通气。因硬质支气管镜属于开放系统,会造成一定的气体泄漏,进而导致二氧化碳潴留,可通过提高新鲜气体流量和进行过度通气清除二氧化碳。术毕拮抗残余肌松,根据恢复情况拔除气管导管[42]。

胃造口术、空肠造口术:适用于食管癌和舌根癌导致严重吞咽功能障碍的患者。通常在全身麻醉下进行,也可选择局部麻醉和监护麻醉(monitored anesthesia care, MAC)[43]。也有文献报道了丙泊酚、右美托咪定镇静复合各种神经阻滞,如腹横肌平面阻滞和腹直肌后鞘阻滞[44]。对于高危患者,在放射科进行经皮内镜下胃造口术,一般选择局部麻醉,同时使用少量阿片类药物、丙泊酚和右美托咪定等辅助镇痛镇静,尽可能减少创伤及并发症。

肠转流手术:包括回肠造口术和结肠造口术,适用于晚期癌症(如胆囊癌、肠癌和卵巢癌)伴有肠系膜或大网膜转移所致肠梗阻的患者。回肠造口术或结肠造口术的肠道转流方式取决于梗阻位置。这类患者需按饱胃处理,充分鼻胃管吸引后进行预吸氧、快速序贯诱导、气管插管并套囊充气。术后镇痛可采用腹横肌平面阻滞。

经皮肾造口术(percutaneous nephrostomy, PCN):适用于宫颈癌所致输尿管梗阻而发生肾积水的患者。通常在局部麻醉和镇静下进行。

病理性骨折固定术:骨肿瘤或骨转移瘤患者通常伴有疼痛和病理性骨折,治疗方案一般包括放疗和(或)外科手术(钢板固定、髓内钉和假体)。手术方式的选择取决于病变部位、骨头受累程度和预期生存期。下肢骨折固定术可选择区域麻醉,而上肢骨折通常需要全身麻醉。椎体成形术和椎体后凸成形术通常用于治疗椎体骨折,可在局部麻醉和镇静下进行。

截肢术:适用于软组织肉瘤或坏疽的患者。这些患者术前通常伴有剧烈疼痛,并服用阿片类药物镇痛治疗。

下肢截肢术通常在区域阻滞麻醉下进行,而上肢截肢术则需要全身麻醉,硬膜外麻醉有助于术后镇痛。全身麻醉采取常规的诱导和维持即可。膝上截肢术可能会出现中度失血,术前预先放置大口径静脉留置导管,术中应使用止血带。一般采取标准监测,根据合并症选择有创血压和中心静脉压

监测。术后应使用硬膜外阿片类药物进行镇痛。根据文献报道,截肢术后幻肢痛(phantom limb pain, PLP)的发生率为49%~88%[45-48]。建议继续使用术前镇痛药物,同时加巴喷丁类药物可降低幻肢痛的程度。

姑息性乳房切除术(Toilet mastectomy):适用于晚期乳腺癌累及胸壁并伴有蕈样肉芽肿的患者。通常在全身麻醉下进行[49],常规诱导和维持即可。手术时间较短,气道管理可采取声门上通气装置。

腹水穿刺引流术:适用于恶性腹水伴有腹胀和呼吸困难的患者。通常在局部麻醉下进行,术中应监测患者的生命体征,包括脉搏、血压和氧饱和度(SpO_2),静脉输注乳酸林格/平衡盐溶液。液体引流量取决于患者的一般情况和血流动力学状态。

胸腔穿刺术:适用于恶性胸腔积液患者,通常出现在恶性肿瘤的晚期,常表现为严重的呼吸困难,需要紧急处理。可选择单次引流或置入胸腔引流管/猪尾巴导管,具体取决于患者的预期生存期和生活质量。一般采取局部麻醉即可。

放弃手术:姑息性手术的目的是缓解症状,患者的生活质量是决定手术的关键因素。如果术后生活质量有所改善,则应该选择手术;否则,应采取保守治疗。例如,对于患有肠梗阻且预期寿命较短的患者,最好进行保守治疗(停止进食、鼻饲管给予类固醇和止痛药),而不是做永久性结肠造口术。如果患者处于疾病的终末期,则应启动临终关怀。向患者和亲属解释疾病过程,仅针对不适症状予以对症护理。

26.4　总结

　　姑息性手术是对晚期慢性疾病和转移性癌症进行的医疗救治。根据手术方式、患者症状和预期生存期的不同,可采取微创治疗到外科手术等一系列不同创伤程度的干预措施。姑息性手术的麻醉具有一定挑战性。由于疾病的进展,该类患者通常营养不良、器官功能受限。此外,作为确定性治疗的一部分,除了手术,患者之前已经接受了化疗和(或)放疗。术前放化疗可导致多器官毒性反应和药物相互作用。因此,麻醉管理应全面评估患者术前状态,掌握围术期注意事项,尽可能避免并发症。如果选择得当,姑息性手术可以缓解患者的痛苦症状,提高患者的生活质量[9]。

（陈亚利　译,徐江慧　校）

参考文献

1. http://www.who.int/cancer/palliative/definition/en/.Last assessed 1 Aug 2018.

2. Sepulveda C, Marlin A, Yoshida T, Ullrich A. Palliative care: the World Health Organization's global perspective. J Pain Symptom Manage, 2002, 24(2): 91-96.

3. Gavrin J. Anesthesiology and palliative care. Anesthesiology Clin North Am, 1999, 17: 467-477.

4. Dunn GP, Weissman DE. Surgical palliative care: a residents guide. American College of Surgeons/Cunniff-Dixon Foundation: Essex, CT, 2009.

5. Hanna J, Blazer DG, Mosca PJ. Overview of palliative surgery: principles and priorities. J Palliative Care Med, 2012, 2: 132. https://doi.org/10.4172/2165-7386.1000132.

6. de Rosa N, Blazer HID. Quality of life assessment in palliative surgery. J Palliative Care Med, 2013, S2: 005. https://doi.org/10.4172/2165-7386.S2-005.

7. Miner TJ, Brennan MF, Jaques DP. A prospective, symptom related, outcomes analysis of 1022 palliative procedures for advanced cancer. Ann Surg, 2004, 240: 719-726.

8. Krouse RS, Nelson RA, Farrell BR, Grube B, Juarez G, et al. Surgical palliation at a cancer center: incidence and outcomes. Arch Surg, 2001, 136: 773-778.

9. McCahill LE, Smith DD, Borneman T, Juarez G, Cullinane C, Chu DZ et al. A prospective evaluation of palliative outcomes for surgery of advanced malignancies. Ann Surg Oncol, 2003, 10(6): 654-663. PMID: 12839850.

10. Blakely AM, McPhillips J, Miner TJ. Surgical palliation for malignant disease requiring locoregional control. Ann Palliat Med, 2015, 4(2): 48-53.

11. Miner TJ, Cohen J, Charpentier K, McPhillips J, Marvell L, Cioffi WG. The palliative triangle: improved patient selection and outcomes associated with palliative operations. Arch Surg, 2011, 146(5): 517-522.

12. McCahill LE, Smith DD, Borneman T, Juarez G, Cullinane C, Chu DZ, Ferrell BR, Wagman LD. A prospective evaluation of palliative outcomes for surgery of advanced malignancies. Ann Surg Oncol, 2003, 10(6): 654-663.

13. Fukuda Y Yamamoto K, Hirao M, et al. Prevalence of malnutrition among gastric cancer patients undergoing gastrectomy and optimal preoperative nutritional support for preventing surgical site Infections. Ann Surg Oncol, 2015, 22 (Suppl 3): 778. https://doi.org/10.1245/sl0434-015-4820-9.

14. Lohsiriwat V, Lohsiriwat D, Boonnuch W, Chinswangwatanakul V, Akaraviputh T, Lert-Akayamanee N. Pre-operative hypoalbuminemia is a major risk factor for postoperative complications following rectal cancer surgery. World J Gastroenterol WJG, 2008, 14(8): 1248-1251. https://doi.org/10.3748/wjg.14.1248.

15. Kelly CM, Shahrokni A. Moving beyond Kamofsky and ECOG performance status assessments with new technologies. J Oncol, 2016, 2016: 6186543. https://doi.org/10.1155/2016/6186543.

16. Blagden SP, Charman SC, Sharpies LD, Magee LRA, Gilligan D. Performance status score: do

patients and their oncologists agree? Br J Cancer, 2003, 89(6): 1022 - 1027. https://doi.org/10.1038/sj.bjc.6601231.

17. West HJ, Jin JO. Performance status in patients with cancer. JAMA Oncol, 2015, 1(7): 998. https://doi. org/10. 1001/jamaoncoL, 2015, 3113.

18. Taghizadeh A, Pourali L, Vaziri Z, Saedi HR, Behdani F, Amel R. Psychological distress in cancer patients. Middle East J Cancer, 2018, 9 (2): 143-149.

19. Hong JF, Zhang W, Song YX, Xie LF, Wang WL Psychological distress in elderly cancer patients. Int J Nurs Sci, 2015, 2: 23 - 27.

20. Morrison VA. Immunosuppression associated with novel chemotherapy agents and monoclonal antibodies. Clin Infect Dis, 2014, 59(Issue suppl_5): S360 - 364. https://doi. org/10. 1093/cid/ciu592.

21. Allen N, Siller C, Breen A. Anaesthetic implications of chemotherapy. Contin Educ Anaesth Crit Care Pain, 2012, 12(2): 52 - 56.

22. Huettemann E, Sakka SG. Anaesthesia and anti-cancer chemotherapeutic drugs. Curr Opin Anesthesiol, 2005, 18(3): 307 - 314.

23. Billiet C, Peeters S, De Ruysscher D. Focus on treatment complications and optimal management: radiation oncology. Transl Lung Cancer Res, 2014, 3(3): 187 - 191.

24. Sahai SK. Perioperative assessment of the cancer patient. Best Pract Res Clin Anaesthesiol, 2013, 27(4): 465 - 480.

25. De Witty RL, Siram SM, Balkissoon J. Vascular access in the cancer patient. J Natl Med Assoc, 1986, 78(4): 289 - 291.

26. Arunkumar R, Rebello E, Owusu-Agyemang P. Anaesthetic techniques for unique cancer surgery procedures. Best Pract Res Clin Anaesthesiol, 2013, 27(4): 513 - 526.

27. Gehdoo RP. Anticancer chemotherapy and it's anaesthetic implications (current concepts). Indian J Anaesth, 2009, 53: 18 - 29.

28. La Puma J, Silverstein MD, Stocking CB, et al. Lifesustaining treatment. A prospective study of patients with DNR orders in a teaching hospital. Arch Intern Med, 1988, 148(10): 2193 - 2198.

29. Mohr M. Ethical dilemmas during anaesthesia: do-not-resuscitate orders in the operating room.

Anaesthesist, 1997, 46: 267 - 274.

30. Scott TH, Gavrin JR. Palliative surgery in the do-not- resuscitate patient: ethics and practical suggestions for management. Anesthesiol Clin, 2012, 30(1): 1 - 12. https://doi.org/10.1016/j.anclin.2012.02.001.

31. American Society of Anesthesiologists. Ethical guidelines for the anesthesia care of patients with do-not-resuscitate orders or other directives that limit treatment. Park Ridge, IL: American Society of Anesthesiologists, 2008.

32. American College of Surgeons. Statement on advance directives by patients: " Do not resuscitate" in the operating room. Bull Am Coll Surg, 1994, 94: 29.

33. American Association of Perioperative Nurses (AORN). Perioperative care of patients with do-not-resuscitate or allow-natural-death orders. Available at: http://www. aom. org/WorkArea/DownloadAsset. aspx?id5219172012.

34. Mani RK, Amin P, Chawla R, Divatia JV, Kapadia F, Khilnani P, et al. Guidelines for end-of-life and palliative care in Indian intensive care units: ISCCM consensus Ethical Position Statement. Indian J Crit Care Med, 2012, 16: 166 - 181.

35. Simpson GK, Jackson M. Perioperative management of opioid-tolerant patients. BJA Educ, 2017, 17(4): 124 - 128.

36. World Health Organisation. Cancer pain relief: with a guide to opioid availability. Geneva: WHO, 1996.

37. Coluzzi F, Bifulco F, et al. The challenge of perioperative pain management in opioid-tolerant patients. Ther Clin Risk Manag, 2017, 13: 1163 - 1173.

38. Joad AK, Hemrajani M, Agarwal P, Jain S, Jain V. Safe perioperative opioid taper in cancer patients needs meticulous multimodal management. Indian J Pain, 2017, 31: 65 - 67.

39. Berlauk JF, Abrams JH, Gilmour IJ, O'Connor SR, Knighton DR, Cerra FB. Preoperative optimization of cardiovascular hemodynamics improves outcome inperipheral vascular surgery: a prospective, randomized clinical trial. Ann Surg, 1991, 214(3): 289 - 299.

40. Leppo JA. Preoperative cardiac risk assessment for noncardiac surgery. Am J Cardiol, 1995, 75 (11): 42D - 51D. https://doi.org/10.1016/S0002-

9149(99)80401-9.

41. Bisson A, Stem M, Caubarrere I. Preparation of high-risk patients fbr major thoracic surgery. Chest Surg Clin N Am, 1998, 8(3): 541 - 555.

42. Conacher ID. Anaesthesia and tracheobronchial stenting for central airway obstruction in adults. Br J Anaesth, 2003, 90(3): 367 - 374.

43. Freeman JB. Fairfull-Smith RJ. Feeding jejunostomy under local anesthesia. Can J Surg, 1981, 24(5): 511.

44. Bharati SJ, Mishra S, Chowdhury T. Anesthesia for feeding jejunostomy in a case of difficult airway: a novel approach. Saudi J Anaesth, 2013, 7(4): 486. https://doi.org/10.4103/1658-354X. 121065.

45. Kumar V, Garg R, Bharati SJ, et al. Long-term high-dose oral morphine in phantom limb pain with no addiction risk. Indian J Palliat Care, 2015, 21(1): 85 - 87. https://doi.org/10.4103/ 0973-1075.150198.

46. Nikolajsen L, Jensen TS. Phantom limb pain. Br J Anaesth, 2001, 87: 107 - 116.

47. Wartan SW, Haman W, Wedly JR, McColl I. Phantom pain and sensation among British veteran amputees. Br J Anaesth, 1997, 78: 652 - 659.

48. Alviar MM, Hale T, Dungca M. Pharmacologic interventions for treating phantom limb pain. Cochrane Database Syst Rev, 2016, (10): Art. No. CD006380. https://doi.org/10.1002/14651858. CD006380. pub3.

49. Novoa Vargas A, Toilet mastectomy: palliative treatment in women with advanced breast cancer. Ginecol Obstet Mex, 2002, 70: 392 - 397.

第四部分
肿瘤手术的麻醉

肿瘤手术的围术期疼痛管理

P. N. 贾殷、苏米特拉·C. 巴克希

27.1 引言

随着麻醉和手术技术的进步,对围术期服务的需求正在上升,并且预计将继续增长[1]。对疼痛机制的了解、围术期疼痛未得到控制导致的不良影响、对持续性术后疼痛的关注以及肿瘤大手术数量的不断增长,要求为患者提供最佳的镇痛[1, 2]。肿瘤手术对机体干预更为剧烈,因此围术期疼痛问题更为突出。镇痛不足会导致术后恢复延迟,呼吸系统、心血管系统、血栓栓塞等不良事件发病率和死亡率升高,住院时间延长,以及患者精神压力加大和焦虑[1]。肿瘤患者的镇痛不足会使这些不良因素进一步强化。急性疼痛会导致机体病理生理学改变,包括手术切割激活伤害感受器以及后续炎症反应和神经内分泌系统的激活。持续炎症和损伤刺激外周神经可以导致术后持续性慢性疼痛。引起术后疼痛加剧的因素包括:二次手术、术前存在疼痛、术前服用镇痛药物、手术时间过长、术前放化疗和心理障碍。围术期疼痛管理包括术前、术中和术后采取一系列措施来缓解术后疼痛[2]。随着对加速康复的关注,镇痛药物的选择更加注重避免不良反应和有效镇痛的结合[3]。这个章节将主要介绍肿瘤手术患者的围术期疼痛管理。

27.2 术前宣教

有证据表明,疼痛感知受到人口统计学、个性、遗传和心理因素的影响。导致术后疼痛发生的危险因素应在术前通过药理学或非药理学方法进行干预,以减少术后疼痛及其后遗症的发生[4]。术后疼痛严重程度的独立预测因子包括术前疼痛强度和疼痛灾难化思维。

通过向患者提供有关手术过程、术后恢复和足够的镇痛管理的术前宣教,可以减轻患者的焦虑和心理准备,提高患者满意度[5]。还应教导患者如何通过使用不同的评分量表或数字来对疼痛程度进行评分。疼痛评估通常采用常规量表进行,如视觉模拟评分(VAS)、数字定级评分(NRS)、行为量表等。

27.3 超前镇痛

超前镇痛,即针对有害事件使用一种或多种镇痛药物,以避免由于切口和炎症引起

的中枢敏化[6]。镇痛药的选择、组织损伤程度及类型、手术时间、给药途径、中枢敏化期[2]等因素可能影响超前镇痛。虽然现有的文献并不主要局限于癌症患者,但大多数干预措施的好处是减少阿片类药物用量,并且似乎对癌症患者预后有益[7,8],因此在可行的前提下必须予以超前镇痛。已发现术前使用加巴喷丁能减少术后第一天阿片类药物的用量。加巴喷丁用于乳房切除术、脊柱、腹部和甲状腺手术是有益的[9]。在接受子宫切除术的女性患者中,与安慰剂相比,预先给予非麻醉性药物包括对乙酰氨基酚、丁哌卡因、加巴喷丁和吩噻嗪可减少麻醉药物的使用量[6]。接受加巴喷丁和对乙酰氨基酚治疗的女性患者比单独接受加巴喷丁的女性患者麻醉药物使用量更少[6]。区域镇痛在超前镇痛中具有很好的应用前景。在各种骨科手术中,局麻药及与类固醇联合应用已显示出良好的效果[10,11]。

27.4　多模式镇痛

多模式镇痛指的是结合两种或多种镇痛方法和技术(药物和非药物,阿片类药物和非阿片类药物,区域阻滞)来缓解疼痛和增强镇痛。药物选择不同类别,不同作用机制的,这样可以减少药物相关的不良反应。对乙酰氨基酚、非甾体抗炎药(NSAIDs)、阿片类药物、椎管内麻醉、周围神经阻滞、筋膜平面阻滞等形式的多模式镇痛是有效[12-14]。采用患者自控模式给药,进一步提高了镇痛质量。药物的选择和剂量应适当调整,以达到最佳的镇痛效果。因此,为了获得最佳的镇痛效果,药物的选择、剂量、

途径和治疗时间应与手术类型、患者现有的合并症相匹配。

27.5　区域阻滞镇痛技术

区域阻滞镇痛技术已成为多模式镇痛的重要组成部分。各种新的阻滞技术如超声、神经刺激器等工具的使用,增加了神经阻滞的成功率,产生更好的镇痛效果和更少的并发症。椎管内阻滞(腰麻、硬膜外阻滞)、神经丛阻滞、周围神经阻滞、筋膜平面阻滞、伤口浸润等这些不同的区域阻滞镇痛方式可采用单次给药或持续输注局麻药复合其他佐剂如阿片类药物。这些区域阻滞还可以留置导管,采用患者自控镇痛(PCA)方式镇痛。每一种技术都有优点和局限性。伤口浸润的局限性是其作用时间短;而丁哌卡因脂质体镇痛作用持续长达72 h[15]。这些区域阻滞镇痛方式可以减少阿片类药物用量,可以让癌症患者获益[16]。

区域阻滞麻醉可降低手术应激,减轻疼痛,改善神经内分泌功能和细胞因子介导的应激反应[17]。大多数早期的手术指南偏向于硬膜外阻滞镇痛用于结肠癌手术[18]。随着越来越多的证据支持躯体神经阻滞的有效性、安全性和显著的减少阿片类药物特性,肿瘤手术中局部留置导管技术的应用正在稳步增长[19-21]。人们对区域镇痛技术的兴趣已经超出了疼痛控制。有研究报告强调了区域阻滞镇痛作为癌症患者围术期多模式镇痛一部分的潜在价值,认为其可能改善肿瘤患者的长期预后[22]。尽管目前缺乏强有力的证据,但区域阻滞镇痛技术如椎旁阻滞、胸肌阻滞已被提议作为乳房手术平衡

麻醉的一部分[22-24]。

使用局部麻醉药加阿片类药物的硬膜外镇痛可以提供比其他技术更好的镇痛效果。与静脉应用阿片类药物相比,硬膜外镇痛能更好地控制围术期疼痛[2]。研究还表明,硬膜外镇痛可以降低心肌梗死的风险,并对心肺系统预后有益。此外,使用胸段硬膜外镇痛可以使术后胃肠道活动更早地恢复并减少肺部并发症[2]。病房护士也需要接受培训以便对患者相关不良反应能进行识别和处理。

安全性:最近一项为期一年的观察研究发现椎管内阻滞的围术期并发症相比以前有所减少,不良事件更多和成年人硬膜外的用药相关[2]。在过去的10年里外周神经阻滞使用更广泛了。除了可以促进术后早期康复,一些医院还将外周神经阻滞用于门诊治疗以促进早期出院和康复。镇痛成功率的提高和并发症的降低得益于对区域阻滞的深入了解和可视化技术如超声的使用。

27.6 药物治疗

对乙酰氨基酚作为一种有效、耐受性更好、更安全的镇痛药已被广泛接受。它是多模式镇痛的重要组成部分,可用于各种程度的疼痛,并具有阿片类药物减量作用。静脉制剂在手术后使用起效更快,镇痛效果更可预测[25,26]。

非甾体抗炎药,包括环氧酶抑制剂(阿司匹林、双氯芬酸和布洛芬)和新的COX-2选择性抑制剂常被用作术后镇痛药。它们已被用作多模式镇痛的一部分,但NSAIDs的常规使用受到相关不良反应和

某些患者禁忌证的限制,如潜在的肾脏疾病、肺功能损害、出血倾向等。非甾体抗炎药可导致血小板功能障碍、溃疡(胃、十二指肠),以及哮喘患者支气管痉挛的风险[2]。因此,非甾体抗炎药的使用应该针对特定的患者,并控制使用时间。非甾体抗炎药为外周作用镇痛药,能明显减轻疼痛,减轻切口部位痛觉过敏,具有阿片类药物减量作用,镇静效应较轻,恶心、呕吐发生率也较低。

患者自控镇痛(PCA):与传统的肌内(IM)或皮下(SC)使用阿片类药物相比,静脉使用阿片类药物自控镇痛更易被接受,具有较好的镇痛效果,因为它们能更好地维持阿片类药物的最低血液治疗浓度。PCA可提高患者满意度,降低并发症发生率,加速患者康复。该技术允许患者以滴定方式满足自身镇痛需求,从而使他们能够更好地控制疼痛。重要的是PCA本质上是一种维持治疗;因此,在开始PCA(个别滴定剂量)前,患者的疼痛应通过给予止痛药首剂来初步控制[2]。PCA的其他途径有口服、经皮、局部输注、鼻内、皮下、硬膜外和静脉途径[2]。

静脉PCA作为一种阿片类药物给药系统越来越受欢迎,因为它能更好地控制疼痛,从而提高患者的满意度。与其他镇痛方法相比,使用PCA具有肺部并发症更少、安全性更高、护理时间更短等优点。PCA在具有良好认知能力的青年和老年患者中均有良好的效果。

虽然PCA是一个相对简单的概念,其剂量由患者控制,但安全性应由医师掌握以防止用药过量。术前需对患者进行宣教以确保PCA的正确使用,而PCA泵的安全使用需要患者与PCA泵之间平衡、可控的动

态互动。要对患者进行正确使用的有关宣教,确保他/她舒适地独立使用 PCA,而不必担心药物过量和成瘾。术前疼痛相关宣教必须由负责患者的麻醉医师进行。其次,还要加强对病区和苏醒室护士的培训。相关问题包括可能的设备故障和镇痛泵设置错误。训练有素的员工和标准化的系统,包括监护设备,是必不可少的[2]。

以阿片类药物为基础的围术期疼痛管理可以导致一些不良反应,恶心和呕吐是其中之一。为了减少不良反应,重要的是和患者进行沟通、关注和宣教。如患者出现持续的不良反应,必要时考虑改用另一种阿片类药物。

27.7　阿片类药物减量策略

随着最近对阿片类药物促进肿瘤复发、相关不良反应和药物滥用的关注,阿片类药物减量策略越来越受重视。许多药物已被添加到多模式镇痛方案中,包括加巴喷丁类、氯胺酮、右美托咪定和许多其他更新的药物。

加巴喷丁类药物如普瑞巴林和加巴喷丁不仅被临床用于慢性神经性疼痛,也用于围术期疼痛。研究发现,这些辅助药物的使用不仅能降低疼痛评分,还能起到阿片类药物减量作用。其作用机制是通过结合电压门控钙通道亚基抑制钙内流,从而阻止兴奋性神经递质的释放[2]。这些药物可能有某些不良反应,如头晕、镇静过度,但会减少呕吐和瘙痒。

右美托咪定,是一种 α_2 受体激动剂,用于重症监护室患者的镇静,也有镇痛作用。

它可以降低对其他镇痛药的需求[2]。

氯胺酮是一种比较古老的麻醉药物,由于其围术期镇痛作用而被再次使用。它是一种 N-甲基-D-天门冬氨酸(NMDA)受体阻滞剂,可防止中枢敏化和痛觉过敏,减轻阿片类药物引起的痛觉过敏,从而提高阿片类药物的疗效。亚麻醉剂量的氯胺酮已被用于围术期镇痛,有阿片类药物减量作用,镇痛效果更好,不良反应也更少[2]。与之相关的精神作用,如静脉注射低剂量引起的幻觉尚未见报道[2]。

27.8　其他新药

Targinact(羟考酮纳洛酮缓释片)是最近推出的强阿片类(盐酸羟考酮)和阿片类拮抗剂(盐酸纳洛酮)的改进型组合药物。阿片类拮抗剂通过阻止阿片类药物对胃肠道系统阿片类受体的作用来防止阿片类药物引起的便秘等不良反应。然而,由于阿片类药物具有广泛的肝首过消除代谢效应,该药不会降低阿片类药物的镇痛效果。

溴化甲基纳曲酮和爱维莫潘是作用于外周 μ 受体的阿片类拮抗剂。这种效应可以逆转阿片类药物的某些不良反应如肠梗阻,同时保持阿片类药物的镇痛作用[28,29]。

27.9　特殊患者的疼痛管理

某些特定的患者群体,如老年患者,由于生理功能的变化,需要对围术期镇痛方案进行改进。

老年患者:老年患者可能需要接受各种肿瘤手术,因此围术期疼痛管理不仅是必要的,而且具有挑战性。这些患者有各种生理变化,有基础疾病,并可能服用其他药物。考虑到药物的相互作用、镇痛药物代谢的年龄相关性变化(药代动力学和药效学的改变)以及镇痛药物相关不良反应的风险,选择合适的镇痛方案尤为重要。认知功能障碍可能会阻碍老年患者使用 PCA,医护人员会认为老年人不能配合使用 PCA。老年患者术前应熟悉简单的疼痛评估工具。对老年患者的阿片类药物滴定剂量要更加小心,其他镇痛药物剂量也要相应调整并对镇痛效果和不良反应做常规评估。

27.10 阿片类药物依赖的患者

肿瘤患者可能由于癌痛在术前服用包括阿片类药物在内的止痛药物。这些患者需要对其进行镇痛必要性、阿片类药物使用和剂量的全面评估,并以团队方式在围术期提供整体护理。应对患者进行宣教并保证围术期的镇痛质量。合适的管理包括注射局麻药的区域阻滞为主的多模式镇痛,联合适量阿片类药物以防止戒断反应。需要设置阿片类药物的合理滴定剂量以符合基线要求(根据术前使用情况)和额外剂量,以控制围术期疼痛。

27.11 围术期疼痛管理的多学科团队作用

多学科团队的方法在围术期可以改善疼痛管理,并确保有效地镇痛。以患者为中心,和包括护士、物理治疗师、咨询师等在内的围术期团队的参与,仍然是围术期疼痛管理的首选方法。外科医师和麻醉医师是团队核心,因为他们更了解术后疼痛和相关并发症。对患者进行良好宣教有助于患者有效地接受各种镇痛方案。由护士定期进行的疼痛评估有助于设置镇痛药滴定剂量,了解患者的需求,从而提高患者的整体满意度。包括麻醉医师在内的疼痛服务团队应发挥积极领导作用,在围术期为患者提供最佳镇痛。

27.12 总结

对于接受肿瘤手术的患者,使用多模式镇痛给予最佳的镇痛治疗[30],包括患者宣教,定期疼痛评估,药理学/非药理学镇痛干预等。阿片类药物减量技术和区域阻滞需要根据患者的需要和手术的类型加以使用。

(孙鹏飞 译,徐江慧 校)

参考文献

1. Gan TJ. Poorly controlled postoperative pain: prevalence, consequences, and prevention. J Pain Res, 2017, 10: 2287-2298.
2. Jain PN. Management of postoperative pain after oncosurgery. In: Gupta N, Garg R, Bharti SJ, Kumar V, Mishra S, Bhatnagar S, editors. Update in onco-anesthesia. New Delhi: Selina, 2018, 147-160.
3. Tan M, Law LS-C, Gan TJ. Optimizing pain management to facilitate enhanced recovery after surgery pathways. Can J Anesth, 2015, 62: 203-218.
4. Khan RS, Skapinakis P, Ahmed K, Stefanou DC, Ashrafian H, Darzi A, et al. The association between preoperative pain catastrophizing and postoperative pain intensity in cardiac patients. Pain Med, 2012, 13: 820-827.
5. Ramesh C, Nayak BS, Pai VB, Patil NT, George A, George LS, et al. Effect of preoperative

education on postoperative outcomes among patients undergoing cardiac surgery: a systematic review and meta-analysis. J PeriAnesth Nurs, 2017, 32: 518-529.

6. Steinberg AC, Schimpf MO, White AB, Mathews C, Ellington DR, Peter Jeppson P, et al. Preemptive analgesia for postoperative hysterectomy pain control: systematic review and clinical practice guidelines. Am J Obstetr Gynecol, 2017, 3: 303.

7. Lennon FE Moss J, Singleton PA. The mu-opioid receptor in cancer progression: is there a direct effect? Anesthesiology, 2012, 116: 940-945.

8. MathewB, Lennon FE, Siegler J, Mirzapoiazova T, Mambetsariev N, Saad S, et al. The novel role of the mu opioid receptor in lung cancer progression: a laboratory investigation. Anesth Analg, 2011, 112: 558-567.

9. Arumugam S, Lau CSM, Chamberlain RS. Use of preoperative gabapentin significantly reduces postoperative opioid consumption: a meta-analysis. J Pain Res, 2016, 9: 631-640.

10. Savitha KS, Dhanpal R, Kothari AN. The effect of multimodal analgesia on intraoperative morphine requirement in lumbar spine surgeries. Anesth Essays Res, 2017, 11(2): 397-400.

11. Alzeftawy AE, Elsheikh NA. The effect of preemptive ankle block using ropivacaine and dexamethasone on post operative analgesia in foot surgery. Anesth Essays Res, 2017, 11(2): 372-375.

12. Elia N, Lysakowski C, Tramer MR. Does multimodal analgesia with acetaminophen, nonsteroidal anti-inflammatory drugs or selective cyclo-oxygenase-2 inhibitors and patient-controlled analgesia morphine offer advantages over morphine alone? Meta-analyses of randomized trials. Anesthesiology, 2005, 103: 1296-1304.

13. Liu SS, Richman JM, Thirlby RC, Wu CL. Efficacy of continuous wound catheters delivering local anaesthetic for postoperative analgesia: a quantitative and qualitative systematic review of randomized controlled trials. J Am Coll Surg, 2006, 203: 914-932.

14. Richman JM, Lie SS, Courpas G, Wong R, Rowlingson AJ, McGready J, et al. Does continuous peripheral nerve block provide superior pain control to opioids? A meta-analysis. Anesth Analg, 2006, 102: 248-257.

15. Garimella V, Celini C. Postoperative pain control. Clin ColonRectal Surg, 2013, 26: 191-196.

16. Ayling OGS, MontbriandJ JJ, Ladak S, Love L, Eisenberg N, et al. Continuous regional anaesthesia provides effective pain management and reduces opioid requirement following major lower limb amputation. Eur J Vasc Surg, 2014, 48: 559-564.

17. Grandhi RK, Lee S, Abd-Elsayed A. The relationship between regional anesthesia and cancer: a metaanalysis. Ochsner J, 2017, 17: 345-361.

18. SSchug SA, KehletH, Bonnet F, et al. Procedure specific pain management after surgery-"PROSPECT". Acute Pain, 2007, 9: 55-57.

19. Bakshi SG, Mapari A, Shylasree TS. Rectus Sheath block for post-operative analgesia in gynecological Oncology Surgery (RESONS): a randomized-controlled trial. Can J Anesth, 2016, 63: 1335-1344.

20. Bakshi S, Mapari A, Paliwal R. Ultrasound-guided rectus sheath catheters: a feasible and effective, opioid-paring, post-operative pain management technique: A case series. Indian J Anaesth, 2015, 59: 118-120.

21. Godden AR, Marshall MJ, Grice AS, Daniels IR. Ultrasonography guided rectus sheath catheters versus epidural analgesia for open colorectal cancer surgery in a single centre. Ann R Coll Surg Engl, 2013, 95: 591-594.

22. Garg R. Regional anaesthesia in breast cancer: benefits beyond pain. Indian J Anaesth, 2017, 61(5): 369-372.

23. Heaney A, Buggy DJ. Can anaesthetic and analgesic techniques affect cancer recurrence or metastasis? Br J Anaesth, 2012, 109: i17-28.

24. CaliCassi L, Biffoli F, Francesconi D, Petrela G, Buonomo O. Anesthesia and analgesia in breast surgery: the benefits of peripheral nerve block. Eur Rev Med Pharmacol Sci, 2017, 21: 1341-1345.

25. Romsing J, Moiniche S, Dahl JB. Rectal and parenteral paracetamol and paracetamol in combination with NSAIDs, for postoperative analgesia. Br J Anaesth, 2002, 88: 215-226.

26. Toms L, McQuay HJ, Derry S, Moore RA.

Single dose oral paracetamol (acetaminophen) for postoperative pain in adults. Cochrane Database Syst Rev, 2008, 4: CD004602.

27. Viscusi ER. Patient-controlled drug delivery for acute postoperative pain management: a review of current and emerging technologies. Reg Anesth Pain Med, 2008, 33: 146 - 158.

28. Vondrackova D, Leyendecker P, Meissner W, et al. Analgesic efficacy and safety of oxycodone in combination with naloxone as prolonged release tablets in patients with moderate to severe chronic pain. J Pain, 2008, 9: 1144 - 1154.

29. Yuan CS. Clinical status of methylnaltrexone, a new agent to prevent and manage opioid-induced side effects. J Support Oncol, 2004, 2: 111 - 117.

30. Chou R, Gordon DB, de Leon-Casasola OA, Rosenberg JM, et al. Management of postoperative pain: a clinical practice guideline from the American Pain Society, the American Society of Regional Anesthesia and Pain Medicine, and the American Society of Anesthesiologists' Committee on Regional Anesthesia, Executive Commitee, and Administrative Council. J Pain, 2016, 17(2): 131 - 157.

第五部分
手术室外手术的麻醉

放疗过程中的麻醉

28

尼什卡什·古普塔、维诺克·库马尔、萨奇达南德·吉·巴拉蒂

28.1 引言

长期以来,放射治疗(radiation therapy, RT)作为一种重要的多学科治疗方式一直被广泛应用于肿瘤的治疗中[1]。随着时间的推移,放疗在安全性和有效性方面取得了很大的进步。它仍然是各种癌症手术治疗和化疗(chemotherapy, CT)中不可或缺的一部分。在部分病例中,放疗可能是唯一的治疗选择,放疗可以与化疗同时进行,也可以与手术同时进行。放疗也被考虑用于晚期癌症患者的对症管理。放疗的持续时间、技术、剂量和相关毒性是可变的,并取决于患者的初级诊断,包括癌症的部位、程度和治疗计划。

在现代放射肿瘤学中,麻醉在促进放射治疗中发挥着越来越重要的作用。麻醉医师通常需要管理儿童放射治疗的镇静,为术中放射治疗和近距离放射治疗提供麻醉。先进的放疗技术将肿瘤减少到最低限度而不影响正常组织边缘,但如果患者在整个手术过程中移动,这些技术可能就并不有效[2]。对于儿童或残障人士的近距离放疗、术中放疗和外照射治疗等技术,可能需要麻醉。

儿童常因各种癌症需要放疗。大多数情况下,这需要多次进行,而且孩子在放疗期间应该保持不动,这就要求提供镇静或麻醉。传统的体外放射治疗(external beam radiotherapy, EBRT)是在手术后进行的,以消除微转移和减少局部复发的机会。术中放射治疗(intra-operative radiation therapy, IORT)是一种在手术干预期间进行放射治疗的方式,以减少残余肿瘤。近年来,IORT 由于先进的放射治疗输送设备,如移动线性加速器和自屏蔽装置,而受到青睐。但由于远程监控和癌症患者的衰弱状况,提供麻醉尤其具有挑战性。

当今是器官保护的时代,医师们不断地努力在近距离放射治疗导管[3]的帮助下将放射源放置在离肿瘤越近的地方。这样的植入物可以将更高剂量的辐射输送到肿瘤细胞,同时保留周围的正常组织[4]。新型人造高活性同位素、后加载系统以及改进的成像和复杂的剂量规划技术,使得近距离放射治疗的作用越来越大。

放疗通常在屏蔽良好的房间进行,以防止意外暴露于其他人员,避免辐射危害。因此,放疗往往远离常规手术室,在偏远区域提供麻醉也面临挑战。此外,麻醉设备需要

进行改进，以便与放疗套件配合良好，在实际辐射暴露期间，患者需要使用从属监视器和屏幕通过摄像头进行远程监控。本章全面讨论了放射治疗过程中面临的麻醉挑战，如 EBRT、近距离放射治疗和 IORT。

28.2　基本原理

放疗的主要原理仍然是通过提供足够的辐射剂量，在杀死肿瘤细胞的同时，对周围正常细胞的影响最小。辐射对细胞的杀伤作用取决于细胞的活性、增殖阶段、营养状态和氧气输送[5,6]。受辐射照射影响的正常细胞往往会随着时间的推移而有修复的趋势，因此与之相关的不良反应也会得到解决。然而，在细胞再次暴露辐射之前，需要为修复提供足够的时间。总辐射剂量通常分成若干部分，每隔一段时间提供，以防止对正常组织的不利影响。这种分段放疗方式也是可取的，因为快速分裂的肿瘤细胞可能在部分期间处于放射耐药细胞周期阶段，但可能在随后的放疗期间处于放射敏感期。

28.3　麻醉挑战

为放疗过程提供麻醉或镇静与其他非手术室麻醉（non-operating room anesthesia, NORA）手术类似。放疗过程的麻醉的挑战包括[5]：

（1）RT 设备的陌生环境。

（2）RT 设备可能装备不足。

（3）由于身体距离和患者在 RT 设备的位置导致气道管理困难。

（4）房间的布局和笨重的 RT 机器设备限制了与患者的接触，难以提供麻醉服务。

（5）麻醉设备的电点不足，且缺乏管道对医用气体输送、清除或抽吸。

（6）放疗手术室一般远离常规手术室，在紧急情况下可提供的援助有限。

（7）人员设备不足也可能造成增加额外挑战。这增加了线路困难、气道困难和紧急情况的复杂性。

（8）很多时候，这些患者在术前可能没有得到充分的评估，并且由于未优化的合并症可能会带来额外的挑战。

（9）由于定位装置和框架及其电磁效应，需要远距离监测。

（10）由于 RT 设备需要较低的环境温度，患者有体温过低的风险。

（11）医护人员暴露于辐射的风险。

28.4　麻醉或镇静的选择

放疗是治疗中枢神经系统（CNS）肿瘤、视网膜母细胞瘤、神经母细胞瘤、肾母细胞瘤、横纹肌肉瘤等肿瘤的主要方式。它涉及治疗计划的初始设置和标记待治疗的解剖部位。放疗通常持续时间很短，但需要孩子保持静止，以固定姿势进行有效的治疗，而且这种坐姿可能会持续数周。此外，孩子需要单独留在一个小的黑暗的房间里进行治疗，这可能会导致焦虑和幽闭恐惧症。因此，良好的抗焦虑和镇静可以确保患儿在放疗期间保持平静和不动。儿童门诊 EBRT 的目标与放疗过程的最佳效果相关（表 28.1）[8]。

表 28.1 儿童 EBRT 的目标

患者保持不动	心肺不良反应小
起效平稳快速	耐受性低
持续时间短,恢复迅速	便宜
重复使用安全	

28.5 放疗模拟和规划过程中的注意事项

放射治疗的过程包括计划和实际提供所需剂量的辐射。放射治疗需要精确的解剖位置、总剂量和分馏量[10]。放射肿瘤学家还规划患者的体位、照射方向、适当大小的石膏固定模型,以便安全有效地进行放疗[11]。在此过程中,患者需要保持不动,以便于只对靶区进行 RT,而不影响正常组织[12]。主要问题是让孩子们保持不动,因为规划的过程可能需要更长的时间。患者多采用仰卧位治疗;但对大脑和脊髓的放疗可能需要在整个治疗过程中保持俯卧位,这给本已具有挑战性的情况增加了复杂性。放射肿瘤学家还决定是否需要任何屏蔽或阻断来保护对放射敏感的器官免受放射治疗的影响。

放疗是一个短且无痛的过程,因此在大多数情况下,年龄较大的儿童和成人不需要麻醉甚至镇静。较小的儿童可能不理解或不接受在治疗过程中不能移动,这主要是由于新环境、父母不在身边,因此需要镇静或麻醉。这类患者连同焦虑患者、复杂病例(如俯卧位)、不合作的患者、既往计划失败的患者可能都需要镇静或麻醉。

在放疗过程中,各种药物被单独或联合用于镇静(表 28.2)。麻醉的选择(监测下的全身麻醉/镇静)将取决于患者的配合和病例的复杂性(疾病部位、范围、位置或有气道损伤风险的患者)。这种治疗计划可能比实际的放疗需要更长的时间,因此有时全身麻醉(GA)可能是首选,特别是在需要俯卧位进行固定打石膏的后颅窝肿瘤。

表 28.2 目前儿科镇静常用药物

药　　物	给药途径	剂　　量
咪达唑仑	口服给药	0.5 mg/kg(最大剂量 20 mg,提前 30 min 口服)
	鼻腔给药	0.2～0.4 mg/kg
	直肠给药	0.3～1.0 mg/kg
	静脉给药	0.05～0.2 mg/kg(镇静),＞0.5 mg/kg(深度睡眠)
氯胺酮	鼻腔给药	3～9 mg/kg
	肌肉注射	2～5 mg/kg
	静脉给药	0.5～2.0 mg/kg
右美托咪定	鼻腔给药	1.5～3.0 μg/kg
	静脉给药	0.5～1.0 μg/kg 快速注射 10 min,0.2～0.5 μg/kg 持续泵注
异丙酚	静脉给药	初始 2 mg/kg 快速注射,重复剂量滴定至不动状态

麻醉药物可以在整个过程中根据患者的焦虑和运动情况而给予。大多数患者可以用轻中度的镇静治疗(表 28.3)。在一些病例中,如患有视网膜母细胞瘤的儿童,需要患者完全静止不动,可能需要更高程度的

镇静[13]。对于需要全身麻醉的患者,需要进行修改和安排,以便正确使用麻醉输送设备。麻醉工作站需要保持一定距离,以防止对放疗设备的干扰,因此需要延长管路和电路。放疗计划完成后,需要在苏醒室对患者进行观察。在计划阶段对麻醉的需求可以指导麻醉医师在实际的放疗期间进行进一步的管理。

表 28.3　镇静的临床状态

镇静程度	气道通畅	响应能力	心功能	呼吸功能
轻度	开放	言语命令	维持	维持
中度	开放	言语命令/轻触碰刺激	维持	维持
深度	可能需要辅助	反复疼痛刺激	维持	受损
全身麻醉	机械通气	疼痛刺激不能唤醒	可能受损	受损

28.5.1　麻醉前注意事项

(a) 根据儿童标准指南[15],计划进行放疗的儿童应当禁食。

(b) 术前应对患者病史、相关先天性异常、恶性肿瘤疗效、相关治疗史和气道评估进行全面评估。有些肿瘤如 Wilms 瘤可能与心脏先天性异常有关,因此需要进行评估[16]。这些儿童在治疗期间容易出现发热、上呼吸道感染和反应性咳嗽,这可能会导致气道高反应性。在权衡延迟放疗或在风险增加的情况下接受放疗的风险时,应与放射肿瘤学家协商,做出合理的决定。脑肿瘤可能有影响保护性气道反射的神经功能缺陷,增加围术期误吸的风险。

(c) 需要进行书面知情同意,并对麻醉和相关风险进行适当解释。

(d) 静脉注射(IV)是首选的给药方式。肌肉内注射(IM)的方法并不可取,因为反复的创伤与每天肌肉注射疼痛有关,持续数天。确保安全的静脉注射通路通常很困难,因为许多儿童会接受多次 CT 检查或手术。此外,考虑到多次治疗,放疗期间可能需要多次更换静脉输液。通常情况下,在 1 周的周一上午获得外周静脉注射通路,并在周五移除之前的 1 周内使用[17]。套管应正确固定,并可使用固定器或夹板,套管使用后应充分冲洗。这些患者中的许多人可能正在接受同步化疗,并且有一根可用于镇静的中心静脉导管。

28.5.2　放疗中注意事项

1. 需要放疗的患儿由于不熟悉新环境、监测设备、固定架、石膏等的使用等原因,通常表现为焦虑,尤其是年龄较小的患儿(图 28.1、图 28.2)。由于之前的接触和与之相关的痛苦,可能会使孩子更加焦虑和不合作。放疗是无痛的,因此需要无呼吸抑制的抗焦虑和催眠。

2. 在需要紧急气道干预的情况下,固定石膏可能会限制麻醉医师开放气道。

3. 麻醉医师应熟悉周围环境,并确保有足够的麻醉药物、适当大小的儿科气道、气管内导管、喉镜和声门上装置。在开始任何病例之前,应随时准备一个功能正常的 AMBU 袋和吸引设备,并每天检查。一个简单的肺炎"SOAPME"可以用来记住所有必要的要求,在为放疗提供镇静之前,这些包括"Suction"抽吸(吸痰器)、"Oxygen"氧

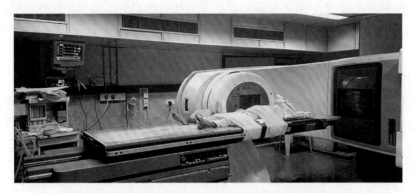

图 28.1　儿童在放置氧气面罩和监视器后接受放射治疗

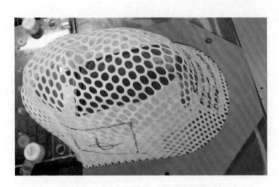

图 28.2　儿童常规头部固定石膏

气，"Airway"气道（鼻咽、口咽、喉镜，气管插管，声门上气道设备，面罩和复苏袋），"Pharmacy"药品（急救药物和所有镇静药物的拮抗剂），"M-monitors" M 型监测仪和"Special equipment"特殊设备（除颤器）[19]。

4. 除了药理学措施外，非药理学措施也可缓解接受放疗儿童的焦虑。适当的咨询、与儿童建立融洽关系、使用游戏、音乐、设计适合儿童的房间环境可能有助于缓解焦虑并使他们保持平静[20-22]。这些非药理学策略可能不会完全取代药物的需求，但可能会减少镇静的需求。然而，在繁忙的放疗区域，可能很难为所有的孩子创造这样的氛围。

5. 理想的麻醉药应起效快、作用消失快，并在保持呼吸的同时确保完全不动。通过口服、静脉注射、肌内注射和直肠途径使用各种药物来提供镇静（表 28.2）。一些常用的药物包括：

（1）静脉注射咪达唑仑可以提供良好的抗焦虑和遗忘作用，即使是在缺乏经验的人手中也是安全的[23]。它可能是整个无痛放疗过程中所需的唯一药物。

（2）在咪达唑仑单药不够的情况下，已发现添加另一种药物如异丙酚可为放疗提供最佳镇静[19]。异丙酚具有作用快、持续时间短、剂量可滴定的特性，使其成为一种安全、适当的镇静药物[24,25]。在放疗期间，初始异丙酚剂量为 0.5～0.8 mg/kg，通常不会影响呼吸和气道控制[26]。最初，人们对反复服用异丙酚引起的快速耐受性有一些担忧，但在最近的研究中，这些担忧是没有根据的[27-29]。

（3）氯胺酮可用于放疗镇静，但氯胺酮常引起快速耐受反应。特别是在眼眶和颅内肿瘤中，使用氯胺酮会增加颅内压和眼压[30]，可能不是一种理想的药物。

（4）最近，α_2 受体激动剂右美托咪定（右美托咪定）可用，并已被描述用于放疗镇静。然而,由于它未被批准用于儿童镇静,且初始剂量需要缓慢给予,可能会超过放疗本身的持续时间,因此未被广泛使用。

6. 放疗镇静期间的监测需要两台摄像机,一台聚焦于患者(用麻醉机和监视器),显示呼吸动作,另一台面向手术室内的监视器,在操作室就可以看到。程序室可设置从监视器,将主监视器的信息传输给从监视器(图 28.3)。整个手术过程中,患者应进行监测心电图(ECG)、脉搏血氧仪(SpO_2)、无创血压(NIBP)和呼气末二氧化碳[19]。

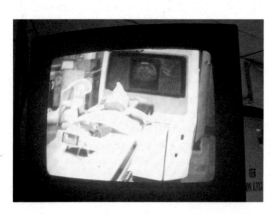

图 28.3 可在观察室/操作室查看便携式脉搏血氧仪的闭环监测

术后注意事项:术后患者必须转移到苏醒室进行观察,直到患者可以出院。苏醒室应配备必要的设备,如氧气、急救药物、救援气道装置等。

28.6 术中放疗(IORT)

现在放疗不仅应用于 EBRT,而且可在手术后立即给予放疗。这种 IORT 在 20 世纪 60 年代首次由 Abe 等人用于各种腹腔内肿瘤,但此后它的疗效已被证实可用于局部晚期和复发性乳腺癌、直肠癌、胰腺癌、妇

科和其他泌尿生殖系统恶性肿瘤[31,32]。

IORT 的优点是:

(1)准确定位恶性肿瘤,集中放疗,确保更好的杀瘤效果。

(2)屏蔽健康组织,尽量减少对健康组织的损害。

(3)手术后立即给予放疗可减少肿瘤再生的机会和死亡的危险。

(4)整体疗程缩短,治疗率高,患者依从性好。

(5)单次高剂量是另一个放射生物学优点。

(6)在肿瘤复发时提供增加剂量和再次放疗的机会。

28.7 IORT 技术

IORT 的各种传输方式包括术中电子放射治疗(IOERT)、高剂量率近距离放射治疗(HDR-IORT)和电子近距离放射治疗/低千伏 X 线(KV-IORT)。低能 X 线 IORT 由 Intrabeam 公司(Carl Zeiss, Oberkochen, Germany)提供。IOERT 可由 novac 7、Liac 和 Mobetron 3 种移动线性加速器提供。

28.8 IORT 麻醉的注意事项(图 28.4)

1. IORT 手术室:IORT 的位置可以是一间专门用于麻醉、手术和放射治疗的 IORT 手术室,也可以是在放射肿瘤学区域建立一个手术室设施。在专用 IORT 手术室中,放射治疗系统用于提供辐射。该手术室应符合外科手术室的所有标准,如适当的

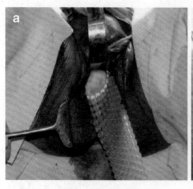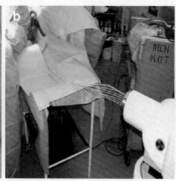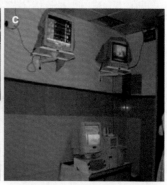

图 28.4 直肠癌患者的 IORT 设置。（a）Freiburg's 装置在原位的暴露区域；（b）IORT 与 HDR 近距离放疗机一起传送；（c）从外部监测患者的辅助监测器

空气循环、手术室灯、吸引装置、急救药物、麻醉机、麻醉设备、适合于 RT 设备的手术台、带远程监控和从监视器的患者监控设备，以及排气系统[33]。它还应具有检测患者冠状面、矢状面和横断面运动的激光灯、带远程控制的从属监控设备、剂量测量电缆通道等设施，以及适当屏蔽的充足空间，以便 RT 设备 360° 移动。该装置应配备一个术前保持区和麻醉后护理单元，以应对任何可能出现的情况[34]。

2. 辐射暴露风险：必须严格遵守所有保护手术室人员免受辐射危害的安全措施[35]。

（1）安全板应放置在 IORT 手术室外最显眼的位置。该招牌应在其辐射阶段点亮红灯照明，以防止意外进入。

（2）IORT 的主要限制是 RT 交付地点内没有人员。因此，如果患者需要立即采取纠正措施并对某些事件进行管理，则在此期间存在患者无人看管的风险。在控制台区域设置一个监视器，以持续监测患者。应在显著位置提供紧急开关，以停止 RT，并立即接近患者。较新的近距离放射治疗系统，

如 Axxent Electronic deliver 近距离放射治疗，使用 50 kVp 的 X 线源。IORT 期间的暴露可能高达每小时 200 mR，距离治疗区域 30 cm，已发现可移动铅屏蔽可将其降低 95% 以上。如果操作员使用保护性铅围裙/铅屏蔽，则可在无屏蔽的常规手术室中使用[35]。

（3）这种对患者生命体征的远程监测对于麻醉师来说是一个挑战。这需要安排使用从属监控设备、摄像头或铅增强玻璃隔板等，以便在进行 RT 时观察患者[34]。视听通信设备可以提供方便的通信，也有助于观察患者的状态或监测心音。连接到治疗室电视的壁挂式摄像机不仅可以帮助观察患者，还可以帮助观察其他监控设备[36]。

3. 患者/直线加速器的运动：麻醉诱导后，手术进行，然后重新定位手术台以瞄准放射束提供 IORT。

在此之前，麻醉患者必须从手术室运送到直线耳加速器的位置，然后返回手术室。但是随着移动加速器的普及，这种疗法现在可以在手术室里进行。移动加速器以电子

束的形式向肿瘤床输送辐射。

4.当患者进行放射治疗时,最好移动直线加速器,而不是手术台,因为它移动更精细,在麻醉下移动插管患者的手术台可能更危险。此外,工作台无法准确移动,这可能会影响加速器和输送锥的整体对齐。此外,当患者向手术台头部滑动时,手术台的支点靠近患者的脚部,可能导致手术室手术台向头部倾斜。

5.IORT期间的主要问题是,患者必须保持不动,才能精确地进行放射治疗。它还能向肿瘤病灶提供大剂量的辐射,不会对周围的正常组织造成太大影响[9,10]。因此,必须对麻醉技术进行相应的规划。气管插管全身麻醉(GETA)和肌肉松弛是首选技术。如今,声门上设备可以自由使用。但在大多数情况下,患者处于麻醉状态,因为自发呼吸患者潮气量的大幅波动可能会降低聚焦电子束的精确度,并影响整体结局。

6.一些手术,如保乳手术,需要前哨淋巴结活检。肌肉松弛可能使前哨淋巴结活检困难,因为外科医师在前哨淋巴结活检过程中可能无法识别神经,并导致术后并发症。因此,诱导时可给予单剂量的肌肉松弛剂,在前哨淋巴结活检的后期应避免重复给药。

7.加速器装置存在意外低温的风险,因为要维持低温以确保放射治疗机的正常运行。因此,必须使用核心温度监测和对抗低温的措施,如保暖毯、液体加热器和加湿气体。

8.如前所述,在远程位置麻醉期间面临的挑战是存在的,需要了解如何为IORT计划安全麻醉。

9.患者因素

(1)因癌症或癌症治疗而虚弱的患者。这些患者还可能患有贫血、蛋白质营养不良、电解质紊乱、肝肾功能紊乱,这可能会延长麻醉药物的作用,导致心血管损害,从而影响整个围术期的结局。因此,药物必须小心滴定。

(2)这些患者可能接受过化疗,必须评估是否存在与化疗相关的不良反应,如贫血、血小板减少、凝血紊乱、心脏毒性、肝肾功能障碍和肺毒性。

(3)还需处理与患者相关的其他症状,如疼痛、恶心和呕吐等。

28.9　术中监测

对接受IORT治疗的患者的监测需要使用标准监测仪,如5导联心电图、血压、脉搏血氧仪、呼气末二氧化碳和体温。其他侵入性监测,如有创血压、心输出量、尿排出量等,取决于手术干预的程度和相关合并症。所有的压力点都必须加以填充和小心保护。麻醉医师、外科医师、放射肿瘤学家、物理学家和护理人员之间的良好沟通对于成功的手术是必不可少的。麻醉技术的选择需要根据患者的情况和手术类型进行个性化。气管插管全身麻醉是首选技术。诱导药物、阿片类药物、肌肉松弛剂和吸入麻醉药的选择将根据麻醉师的偏好、药物可获得性、患者需求和计划的手术干预而有所不同。由于手术切除的范围,监控麻醉护理在大多数情况下可能是不够的。其他麻醉技术,如全静脉麻醉和区域麻醉也可以使用。拔管计划取决于患者手术结束时的状态,如果患者情况稳定,可能会计划在手术台上拔管,否则可能会延迟拔管[37]。

28.10　近距离放射治疗的麻醉

近距离放射治疗是一种放射治疗技术,在肿瘤病变或肿瘤附近进行高剂量的放射治疗,而不会对周围正常细胞产生不良影响[4]。新型人造高活性同位素、后加载系统以及改进的成像技术和先进的剂量规划技术,使得近距离放射治疗的作用越来越大。各种类型的近距离治疗在临床中使用(表28.4)。近距离放射疗法与其他放射疗法相比,有其自身的优点和缺点(表28.5)。

表 28.4　近距离放疗的类型[3]

基于技术		
腔内近距离放射治疗	间质近距离放射疗法	表面近距离放射疗法
装有密封放射源的治疗探头被引入体腔,如阴道或子宫腔或食管或支气管腔	这些针头或导管被放置在肿瘤和周围组织中,然后这些组织中装载有放射性导线或粒子,用于治疗泌尿生殖道、肠道、乳房、舌头、口咽、皮肤和软组织恶性肿瘤。也用于脑内肿瘤	辐射源通常以霉菌或斑块的形式放置在肿瘤表面。该技术用于阴道、鼻咽、结膜、眼内黑色素瘤、视网膜母细胞瘤等部位
基于所用源的剂量率		
低剂量率(LDR)	中剂量率(MDR)	高剂量率(HDR)
0.4~2 Gy/h	2~12 Gy/h	超过 12 Gy/h

表 28.5　近距离放疗的优缺点

优　　点	缺　　点
● 小剂量给药,并发症的风险可接受 ● 保护周围的正常组织 ● 治疗时间短 ● 患者的依从性更好	● 医务人员辐射暴露风险高 ● 剂量分布不均匀,增加并发症 ● 如果 HDR 近距离放射治疗分级不当,有晚期辐射损伤的风险 ● 技术难度

28.11　近距离放射治疗的临床适用性

临床上和影像学上边界清晰,容易触及的肿瘤适合近距离放疗。近距离放射治疗可以与其他放疗方式一起使用,如外部放射治疗(EBRT),以提供高度局部增强。近距离放射治疗对于大面积残留病变的区域或减轻肺癌和食管癌的梗阻症状是有帮助的。

28.12　麻醉医师在近距离放射治疗中的作用

在放置导管的过程中,间质和腔内近距离放射治疗都是痛苦的。此外,放置后,敷贴器处于原位,可能需要镇痛和固定,因为敷贴期间不应移动放射源[38]。手术过程中出现疼痛会影响治疗探头的精确定位,降低患者满意度,导致疗程中断和依从性差。最近的研究表明,患者在近距离放射治疗期间会感到疼痛和焦虑,尤其是妇科和前列腺癌[39]。因此,充分的麻醉对近距离放射治疗的成功应用和实施至关重要。

28.13　接受近距离放射治疗的患者的特殊麻醉问题

1. 患者相关因素

（1）对于因恶性程度不适合进行大手术或围术期风险较高的患者，近距离放射治疗可能是一种替代治疗方式。此类患者可能会面临与普通外科患者不同的挑战[40]。

（2）一些接受近距离放射治疗（尤其是姑息性近距离放射治疗）的患者通常是老年人，可能出现多种合并症、体能差、营养状况差和代谢紊乱[41]。

（3）这些患者可能也接受过体外放射治疗（EBRT）和化疗。化疗药物如蒽环类、紫杉烷类和5-氟尿嘧啶（5FU）可能导致心功能障碍。胸部的放射治疗也会导致心脏功能障碍。放疗和化疗后的其他麻醉问题已在前一章中列举。

（4）原发性肿瘤累及口咽、颊黏膜和舌可使气道开放复杂化。癌症相关治疗可能导致黏膜炎，由于出血和气道扭曲的风险，这些患者的气道管理仍然具有挑战性。

（5）放置近距离放射治疗导管和实际近距离放射治疗期间，需要完全静止。因此，包括镇痛在内的麻醉手段的选择应有针对性。

（6）与体位相关的并发症可能会发生，特别是在 ICRT 中需要截石位时。

2. 操作相关因素

（1）麻醉持续时间是可变的，因为它涉及应用近距离放射治疗导管的程序、确定正确放置治疗探头的成像、基于计算机的近距离放射治疗剂量计算，以及随后的近距离放射治疗过程[8]。所有这些都会导致治疗头在原位停留很长时间。

（2）近距离放射治疗可以在特别设计的房间进行，这些房间可能远离常规手术室。放置近距离放射治疗导管后，我们可能需要在放射室、CT 室和磁共振成像室之间运送患者。这可能具有挑战性，也会增加导管在运输过程中移位的风险。

（3）在所有这些步骤中，良好的镇痛保障了患者的配合，这对成功非常重要。此外，对于需要反复镇痛的治疗过程，可以计划多个疗程。

（4）由于辐射危害，近距离放射治疗手术室和实际的放射治疗室可能位于主手术区外的一个遥远的地方。因此，在偏远地区进行麻醉时需面临的独特挑战，如不熟悉的环境、笨重的设备和无法立即获得援助。

（5）这些程序大多在日托基础上进行。因此，麻醉技术的选择应具有起效快、恢复快、认知功能恢复早、术后恶心、呕吐、头晕等症状少、麻醉舒适性好、术后残留作用小等特点。

28.14　麻醉前评估

麻醉前评估应寻找相关的合并症、营养状况、化疗和放疗不良反应。口腔恶性肿瘤患者可能出现插管困难。此外，这些患者可能接受了颈部的外照射，这会导致上下呼吸道的解剖结构改变，导致面罩通气、喉镜检查和插管困难。因此，全面的气道检查和规划至关重要。要随时准备好一辆困难气道的推车。如果发生气道阻塞，可能需要气管切开术。

28.15 监测

常规监测包括五导联心电图、脉搏血氧仪、无创血压、呼气末二氧化碳和体温。其他高级监测取决于患者评估的需要和相关合并症。

28.16 麻醉技术

麻醉的选择取决于近距离放射治疗的部位、相关的合并症、麻醉医师的选择、手术时间、LDR 与 HDR 近距离放射治疗、局部基础设施以及患者的选择。口咽、支气管、肝脏和乳房的近距离放射治疗首选全身麻醉（GA）。而对于泌尿系区域的近距离放射治疗，区域麻醉技术可能是首选。当麻醉医师无法提供服务时，一些放射肿瘤学家主要使用局部麻醉剂。

28.17 子宫颈近距离放射治疗的麻醉

腔内和间质内近距离放疗是治疗妇科肿瘤的重要方法。接受宫颈癌近距离放疗的患者从年轻女性到患有多种合并症的老年患者各不相同。人们注意到，由于潜在的疾病，这些患者有高度的焦虑和痛苦，年轻患者更是如此[43]。此外，大多数患者的社会经济地位较低，可能营养不良，经常贫血。与其他放疗方式不同，近距离放疗对骨髓的影响最小。

近距离放射治疗期间的疼痛和不适是多因素的。阴道填塞物、导管、垫板等的存在会导致不适[44]。此外，为了减少工作人员接触的辐射，病房的护理也是有限的，这也增加了患者的焦虑。适当的疼痛管理会使这种折磨变成轻微不愉快的治疗。骨盆近距离放射治疗中使用了各种麻醉技术。每种技术都有其优缺点。

子宫颈近距离放射治疗采用了各种麻醉和镇痛技术[45-50]。这些包括全身麻醉、中枢神经轴阻滞（蛛网膜下隙阻滞、硬膜外阻滞或腰硬联合）、区域阻滞（宫颈旁阻滞）、局部麻醉下的清醒镇静，各有优缺点。骶管阻滞已用于此类近距离放射治疗，但据报道，由于子宫内放置治疗探头，患者会感到不适[51,52]，需要进一步研究此类手术的最佳首选技术[53]。

28.18 前列腺近距离放射治疗的麻醉

治疗前列腺癌的方法多种多样。经会阴近距离放射治疗是的公认替代手术（根治性耻骨后前列腺切除术）和术后放疗的方法之一（图 28.5）。虽然 HDR 近距离放射治疗需要更短的干预时间，但插入近距离放射治疗导管（约 20 根）非常痛苦，因此需要全身麻醉、脊髓麻醉或局部麻醉[54-57]。

据报道，前列腺近距离放射治疗使用了各种麻醉技术（表 28.6）[55-60]。由于缺乏最佳的麻醉和镇痛，局部麻醉技术的使用受到限制。只有在全身麻醉和蛛网膜下隙阻滞禁忌的特定人群中，才应谨慎使用该技术。蛛网膜下腔阻滞已安全成功地用于前列腺近距离放射治疗[59]。采用全身麻醉，全凭静脉技术可使患者早期恢复[60]。

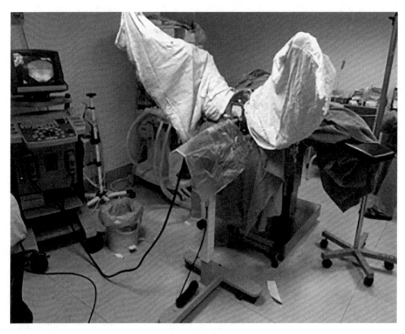

图 28.5   前列腺近距离放疗

表 28.6   常见部位近距离放射治疗的首选麻醉方法

近距离放射疗法的位置	麻 醉 技 术
1. 宫颈癌，阴道癌，子宫内膜癌，直肠癌，阴茎癌	LA, GA（全凭静脉，吸入麻醉），CS，骶管阻滞，硬膜外阻滞，SAB，蛛网膜下隙阻滞
2. 乳腺癌	LA, GA, CS, 胸椎旁阻滞，前锯肌平面阻滞（SAP）
3. 前列腺癌	LA, GA, SAB, 硬膜外麻醉，CSE，镇静
4. 舌癌	LA, GA

LA 局麻、GA 全身麻醉、CS 清醒镇静、SAB 蛛网膜下隙阻滞、CSE 腰硬联合、SAP 前锯肌平面阻滞

28.19   头颈部近距离放射治疗

头颈部癌症需要多学科管理。治疗方式的选择取决于肿瘤的类型、范围和部位。近距离放射治疗已被发现对某些头颈部癌症是有用的（图 28.6）。它在唇癌、口腔癌、鼻咽癌和口咽癌中发挥作用，这些癌症与外观或功能有关。它还与手术和 ERT 结合使用[61,62]。

口咽癌患者通常存在气道困难。相关的黏膜炎可能会导致黏膜易碎，尤其是在器械植入期间出血。之前对头颈部进行的 EBRT 可能会导致气道变形以及组织水肿，导致面罩通气和喉镜检查困难[32]。它会堵塞淋巴管，增加术后水肿的风险。全面的气道检查是必要的。

Benrath 等人发现，他们的口咽癌患者中有一半需要纤支镜引导插管[40]。因此，有一个预先计划好的气道管理策略是至关重要的，应备有困难气道推车。经鼻气管插管的全身麻醉是首选技术，插管后应插入喉

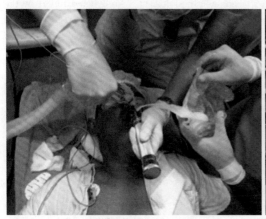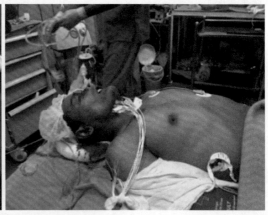

图 28.6 头颈部近距离放射治疗

塞。对于植入舌基地部种植体,患者应准备进行气管造口术,一旦植入后水肿,气管造口术可以逆转。术后通气设施必须可用,因为拔管可能因术后水肿的风险而延迟。另外,术中和术后都必须给予充分的镇痛。

28.20　乳腺部分加速照射(APBI)麻醉

APBI（Accelerated Partial Breast Irradiation)可以治疗选定的一组乳腺癌患者[63]。这是一个合适和可接受的替代方案,其预后可以与全乳腺照射相比,且不良

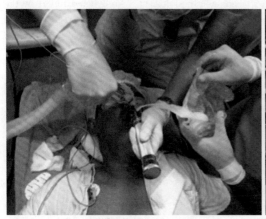

图 28.7　APBI 麻醉

反应较少(图 28.7)。有关乳房近距离放射治疗麻醉的文献十分有限。全身麻醉是首选的技术。在插入敷贴器的过程中,麻醉持续时间较短。当敷贴器在原位时需要镇痛,可以尝试超声引导的 TAP 阻滞或胸椎旁阻滞。

28.21　术后护理

最好有一个专门的术后恢复区,配备氧气输送设备、急救药物和设备(包括气道设备)。在近距离放射治疗完成后,对患者进行监护,直到适合出院。改良 Aldrete 评分或感觉后出院评分可作为出院标准。

28.22　总结

放射治疗的麻醉具有挑战性。在为这些手术提供麻醉时有一些独特的考虑因素,在计划麻醉之前应该考虑这些因素。仔细的术前评估、周密的计划以及良好的术中和术后护理有助于提供安全的麻醉。与放射肿瘤学家的良好沟通也是取得成功的必要条件。

（吴园园　译,徐亚军　校）

参考文献

1. Stenbeck T. Ein Fall von Hautkrebs geheilt durch Rontgenbestrahlung. Mitteil Grenzgeb Med Chir. Mitteil Grenzgeb Med Chir, 1900, 6.

2. Rembielak A, Woo TC. Intensity-modulated radiation therapy for the treatment of pediatric cancer patients. Nat Clin Pract Oncol, 2005, 2: 211 - 217.

3. Regueiro CA. Brachytherapy: basic concepts, current clinical indications, and future perspectives. Rev Oncol, 2002, 4(9): 512 - 516.

4. Roessler B, Six LM, Gustorff B. Anaesthesia for brachytherapy. Curr Opin Anaesthesiol, 2008, 21 (4): 514 - 518.

5. Halperin EC, Wazer DE, Perez CA, Brady LW. Perez. and Brady's principles and practice of radiation oncology. 6th ed. Philadelphia, PA: Lippincott Williams & Wilkins. p.468 - 469.

6. McFadyen J, Pelly N, Orr R. Sedation and anesthesia for the pediatric patient undergoing radiation therapy. Curr Opin Anaesthesiol, 2011, 24(4): 433 - 438.

7. Metzner J, Domino K. Risks of anesthesia or sedation outside the operating room: the role of the anesthesia care provider. Curr Opin Anaesthesiol, 2010, 23(4): 523 - 531.

8. Bonnet F, Marret E. Anaesthesia outside the operating room: conflicting strategies? Curr Opin Anaesthesiol, 2008, 21: 478 - 479.

9. Halperin EC, Constine LS, Tarbell NJ, Kun LE. Pediatric radiation oncology. 5th ed. New York: Lippincott Williams & Wilkins, 2011.

10. Harris EA. Sedation and anaesthesia options for pediatric patients in radiation oncology suite. Int J Pediatr, 2010, 870921: 1 - 9.

11. Glauber DT, Audenaert SM. Anesthesia for children undergoing craniospinal radiotherapy. Anesthesiology, 1987, 67(5): 801 - 803.

12. Carrie C, Hoffstetter S, Gomez F, et al. Impact of targeting deviations on outcome in medulloblastoma: study of the French society of pediatric oncology (SFOP). Int J Radiat Oncol Biol Phys, 1999, 45(2): 435 - 439.

13. Pradhan DG, Sandridge AL, Mullaney P, et al. Radiation therapy for retinoblastoma: a retrospectivereview of 120 patients. Int J Radiat Oncol Biol Phys, 1997, 39(1): 3 - 13.

14. Practice guidelines for sedation and analgesia by non-anesthesiologists, "An updated report by the American Society of Anesthesiologists Task Force on sedation and analgesia by non-anesthesiologists". Anesthesiology, 2002, 96: 1004 - 1017.

15. Practice guidelines for preoperative fasting and the use of pharmacologic agents to reduce the risk of pulmonary aspiration. Anesthesiology, 2017, 126(3): 376 - 393.

16. Lynch HT, Green GS. Wilm's tumor and congenital heart disease. Am J Dis Child, 1968, 115(6): 723 - 727.

17. Rodarte A. Heparin-lock for repeated anesthesia in pediatric radiation therapy. Anesthesiology, 1982, 56(4): 316 - 317.

18. Lee J, Lee J, Lim H, Son J, Lee J, Kim D, et al. Cartoon distraction alleviates anxiety in children during induction of anesthesia. Anesth Analg, 2012, 115(5): 1168 - 1173.

19. Cote CJ, Wilson S. Guidelines for monitoring and management of pediatric patients before, during and after sedation for diagnostic and therapeutic procedures: update 2016. Pediatrics, 2016, 138: 1 - 31.

20. Patel A, Schieble T, Davidson M, Tran M, Schoenberg C, Delphin E, et al. Distraction with a hand-held video game reduces pediatric preoperative anxiety. Pediatr Anesth, 2006, 16 (10): 1019 - 1027.

21. Buehrer S, Immoos S, Frei M, Timmermann B, Weiss M. Evaluation of propofol for repeated prolonged deep sedation in children undergoing proton radiation therapy. Br J Anaesth, 2007, 99 (4): 556 - 560.

22. Slifer KJ, Bucholtz JD, Cataldo MD. Behavioral training of motion control in young children undergoing radiation treatment without sedation. J Pediatr Oncol Nurs, 1994, 11(2): 55 - 63.

23. Sievers TD, Yee JD, Foley ME, Blanding PJ, Berde CB. Midazolam for conscious sedation during pediat-ric oncology procedures: safety and recovery parameters. Pediatrics, 1991, 88 (6): 1172 - 1179.

24. Seiler G, De Vol E, Khafaga Y, Gregory B, Al-Shabanah M, Valmores A, et al. Evaluation of the safety and efficacy of repeated sedations for the radiotherapy of young children with cancer: a prospective study of 1033 consecutive sedations.

Int J Radiat Oncol Biol Phys，2001，49（3）：771 - 783.

25. Scheiber G，Ribeiro F，Karpienski H，Strehl K. Deep sedation with propofol in preschool children undergoing radiation therapy. Pediatr Anesth，1996，6（3）：209 - 213.

26. Weiss M，Frei M，Buehrer S，Feurer R，Goitein G，Timmermann B. Deep propofol sedation for vacuumassisted bite-block immobilization in children undergoing proton radiation therapy of cranial tumors. Paediatr Anaesth，2007，17（9）：867 - 873.

27. Fassoulaki A，Farinotti R，Mantz J，Desmonts JM. Does tolerance develop to the anaesthetic effects of propofol in rats? Br J Anaesth，1994，72（1）：127 - 128

28. Keidan I，Perel A，Shabtai EL，Pfeffer RM. Children undergoing repeated exposures for radiation therapy do not develop tolerance to propofol：clinical and bispectral index data. Anesthesiology，2004，100（2）：251 - 254.

29. Setlock MA，Palmisano BW，Berens RJ，Rosner DR，Troshynski TJ，Murray KJ. Tolerance to propofol generally does not develop in pediatric patients undergoing radiation therapy. Anesthesiology，1996，85（1）：207 - 209.

30. Mason KP，Michna E，DiNardo JA，et al. Evolution of a protocol for ketamine-induced sedation as an alternative to general anesthesia for interventional radiologic procedures in pediatric patients. Radiology，2002，225（2）：457 - 465.

31. Gunderson LL. Rationale for and results of intraoperative radiation therapy. Cancer，1994，74：537 - 541.

32. Vaidya JS，Joseph DJ，Tobias JS，et al. Targetedintraoperative radiotherapy versus whole breast radiotherapy for breast cancer（TARGIT-A trial）：an international prospective，randomised，noninferiority phase 3 trial. Lancet，2010，376（9735）：91 - 102.

33. Dobelbower Jr. RR，Abe M. Intraoperative radiation therapy. CRC，1989，36 - 37.

34. Gupta N，Gupta A，Garg R. Perioperative anaesthetic challenges for intraoperative radiation therapy. J Anesth Crit Care Open Access，2015，3：00116.

35. Mobit PN，Rajaguru P，Brewer M，Baird M，Packianathan S，Yang CC. Radiation safety consideration during intraoperative radiation therapy. Radiat Protect Dosim，2014，164（3）：376 - 382.

36. Bashein G，Russell AH，Momii ST. Anesthesia and remote monitoring for intraoperative radiation therapy. Anesthesiology，1986，64（6）：804 - 807.

37. Meurk ML，Goer DA，Spalek G，Cook T. The Mobetron：a new concept for IORT. Front Radiat Ther Oncol，1997，31：65 - 70.

38. Hurd C. A comparison of acute effects and patient acceptability of high dose rate with low dose rate after-loading in intra-vaginal radiotherapy. Radiogr Today，1991，67：25 - 28.

39. Hruby G，Chen JY，Bucci J，Loadsman JA，Perry P，Stockler MR. Patients' experiences of high-dose rate brachytherapy boost for prostate cancer using an inpatient protocol. Brachytherapy，2011，10：395 - 400.

40. Benrath J，Langenecker K，Hupfl M，Lierz P，Gustorff B. Anaesthesia for brachytherapy - 5 1/2 of experience in 1622 procedures. Br J Anaesth，2006，96（2）：195 - 200.

41. Petereit D，Sarkaria J，Chappel R. Perioperative morbidity and mortality of high dose rate gynaecological brachytherapy. Int J Radiat Oncol Biol Phys，1998，42：1025 - 1031.

42. Kulkarni S，Harsoor SS，Chandrasekar M，Bhaskar SB，Bapat J，et al. Consensus statement on anaesthesia for day care surgeries. Indian J Anaesth，2017，61（2）：110 - 124.

43. Rolison B，Strang P. Pain，nausea and anxiety during intrauterine brachytherapy of cervical carcinomas. Support Care Cancer，1995，3：205 - 207.

44. Janaki MG，Nirmala S，Kadam AR，Ramesh BS，Sunitha KS. Epidural analgesia during brachytherapy for cervical cancer patients. J Cancer Res Ther，2008，4：60 - 63.

45. Bhanabhai H，Samant R，Grenier L，Lowry S. Pain assessment during conscious sedation for cervical cancer high-dose-rate brachytherapy. Curr Oncol，2013，20（4）：e307 - 310.

46. Nguyen C，Souhami L，Roman TN，et al. High dose rate brachytherapy as the primary treatment of medically inoperable stage 1 - 2 endometrial carcinoma.Gynecol Oncol，1995，59：370 - 375.

47. Mayr N，Sorosky J，Zhen W，et al. The use of

laminarias for osmotic dilatation of the cervix in gynaecological brachytherapy applications. Int J Radiat Oncol Biol Phys, 1998, 42: 1049 - 1053.

48. Merino M, Font N, Isem J, et al. Anaesthesia for brachytherapy. Rev Esp Anesthesiol Reamin, 1987, 34: 122 - 125.

49. Jones B, Tan LT, Blake PR, et al. Results of a questionnaire regarding the practice of radiotherapy for carcinoma of cervix. Br J Radiol, 1994, 67: 1226 - 1230.

50. Tsujino K, Ohno T, Toita T, et al. A nationwide survey regarding the sedation methods of intracavitary brachytherapy for uterine cervical cancer. Jpn J Clin Radiol, 2014, 59: 1226 - 1233.

51. Isoyama-Shirakawa Y, Nakamura K, Abe M, Kunitake N, Matsumoto K. Caudal epidural anaesthesia during intracavitory brachytherapy for cervical cancer. J Radiat Res, 2015, 56(3): 583 - 587.

52. Smith MD, Todd JG, Symonds RP. Analgesia for pelvic brachytherapy. Br J Anaesth, 2002, 88(2): 270 - 276.

53. Lim KH, Lu JJ, Wynne CJ, Back M, Mukherijee R, et al. A study of complications arising from different methods of anaesthesia used in high dose-rate brachytherapy for cervical cancer. Am J Clin Oncol, 2004, 27(50): 449 - 451.

54. Smathers S, Wallner K, Simpson C, Roof J. Patient perception of local anaesthesia for prostate brachytherapy. Semin Urol Oncol, 2000, 18(2): 142 - 146.

55. Gray G, Wallner K, Roof J, Corman J. Cystourethroscopic findings before and after prostate bracytherapy. Tech urol, 2000, 6: 109 - 111.

56. Kolotas C, Roddiger S, Strassmann G, Martin T, Tselsi N, et al. Pallaitive interstitial HDR brachytherapy for recurrent rectal cancer, Implantation techniques and results. Strahlenther Oncol, 2003, 179: 458 - 463.

57. Sharkey J, Chovnick SD, Behar RJ, Perez R, Otheyguy J. Evolution of techniques for ultrasound guided palladium - 103 brachytherapy in 950 patients with prostate cancer. Tech Urol, 2000, 6: 128 - 134.

58. Schenck M, Kliner SJ, Achilles M, Schenck C, Berkovic K, Ruebben H, Stuschke M. Pudendal block or combined spinal-epidural anaesthesia in high-dose-rate brachytherapy for prostate carcinoma? Aktuelle Urol, 2010, 41(1): 43 - 51.

59. Wojcieszeke, Wojarska-Treda E, Kolosza Z. Anaesthesia for prostate brachytherapy-own experiences. Australas J Cancer, 2005, 4: 145 - 149.

60. Flaishon R, Ekstein P, Matzkin H, Weinbroum AA. An evaluation of general and spinal anaesthesia techniques for prostate brachytherapy in a day surgery setting. Anesth Analg, 2005, 101 (6): 1656 - 1658.

61. Kovacs G, Martinez-Monge R, Budrukkar A, Guinot JL, Johansson B, et al. GEC-ESTRO ACROP recommendations for head & neck brachytherapy in squamous cell carcinomas: 1st update-improvement by cross sectional imaging based treatment planning and stepping source technology. Radiother Oncol, 2017, 122 (2): 248 - 254.

62. Singh M, Goval G, Aggarwal R, Gupta D, Mishra S, Bhatnagar S. Pre-anaesthetic evaluation of the patient undergoing head and neck surgery. Internet J Anaesthesiol, 2007, 16(2): 1 - 7.

63. Shaitelmen SF, Kim LH. Accelerated partial breast irradiation — the current state of our knowledge. Oncology, 2013, 27: 329 - 342.

放射成像中的麻醉与镇静

J. S. 达利、安胡·古普塔

29.1 引言

癌症已成为全球主要死亡原因之一，其发病率还在继续上升。全球的研究人员都在努力开发新的武器来对抗它。作为诊断肿瘤及其转移灶、决定治疗计划、预测和做图像引导程序的手段，放射成像是癌症患者治疗的核心。从历史上看，计算机断层扫描（CT）一直主导着肿瘤影像领域，因为它容易操作，花费时间更少，而且放射科医师对其更熟悉。然而，由于技术的进步和对 CT 辐射的关注，磁共振成像（MRI）已经成为当代肿瘤影像的基石。与 CT 扫描相比，MRI 在扫描癌症患者方面有几个优势：优越的对比分辨率、组织特征（如囊性与实性）、动态对比后成像能力以及无电离辐射[1]。MRI 提升了发现许多病灶（如转移淋巴结、骨病灶、肝脏病灶）的敏感性，从而更好地评估血管系统，如血管侵犯。此外，新兴技术将使 MRI 处于肿瘤影像的前沿——全身 MRI、定性扩散、正电子发射技术（PET）MRI、MRI 引导活检。

由于 CT/MRI 是一种无痛的诊断过程，大多数成人影像学研究可以在不使用麻醉或镇静的情况下进行。然而，在研究过程中，由于幼儿无法安静地配合，因此其占据了需要经过麻醉才能进行影像操作的群体的大多数。麻醉适用于低龄、幽闭恐惧症、严重焦虑、不能静卧（如帕金森病）、长时间俯卧位手术、精神发育迟缓、精神疾病和既往需要镇静的患者。然而，在那些偏远的地区，麻醉在环境、设施、监测和患者群体方面仍存在许多固有的风险（表 29.1）[2,3]。

表 29.1 CT/MRI 诊室中的麻醉挑战

CT/MRI 室中的麻醉挑战[2,3]
Ⅰ. 儿童群体有其自己的一系列关注点
Ⅱ. 由于所处环境不熟悉且偏远，在需要时，通常很难获得人员支持、额外的药品或设备
Ⅲ. 在扫描过程中需要与患者保持物理距离
Ⅳ. 在操作过程中，由于进入诊室和接近患者受限，使得在遇到困难的静脉通道/气道的建立，或在麻醉紧急情况下，无法提供及时的帮助

Vander Griend 等人的一项研究反映了在这些地区进行麻醉存在的高风险。在 101 885 例进行麻醉的影像操作的儿童中，有 10 例与麻醉药相关的死亡报告[4]。这一发病率远高于手术室麻醉死亡的报道（1：100 000）。在这些病例中，先前存在的

医疗条件不足是导致死亡的主要因素。非手术室麻醉服务使用率从 2010 年的 28.3% 增长到 2014 年的 35.9%，并有望在未来稳步增长[5]。因此，麻醉医师需要及时了解非手术室麻醉(NORA)所面临的挑战和安全问题。

29.2 总论

29.2.1 计算机断层扫描(CT)

CT 是疾病诊断和介入治疗的常用手段。使用造影剂可提高扫描质量。所有在 CT 室参与患者护理的工作人员都应佩戴个人防护装备，例如铅围裙、甲状腺防护罩和剂量计。在扫描过程中，用可移动的铅玻璃屏幕将患者和护理人员分开，视频监控提供监控数据的远程镜像。CT 扫描室建议最小面积为 23.23 m^2(250 平方英尺)，操作台三面净尺寸为 0.91 m(3 英尺)，职业辐射照射的最大允许剂量为累积年剂量 50 mSv(毫西弗)，终身总剂量为 10 mSv 乘以工作人员的年龄[6,7]。

麻醉医师——麻醉护理提供者在 CT 扫描过程中也暴露于电离辐射。辐射剂量由以下因素确定：

• 时间——在 CT 扫描过程中，麻醉医师可能比放射科医师暴露于更长时间和更高剂量的辐射，因为 CT 团队可以在屏蔽控制室内履行职责，而麻醉医师可能需要留在患者身边，特别是对有潜在气道困难风险的给予了镇静剂的患者和接受全身麻醉的患者[3]。

• 距离——对麻醉医师的辐射量与其距扫

描管距离的平方成正比地减少。

• 屏蔽——应始终佩戴铅围裙和甲状腺项圈，同时与患者保持合适的距离[7]。手提式防护罩和眼睛保护可以降低暴露风险。麻醉医师和日常暴露于电离辐射的工作人员应佩戴辐射计量器，以便在一段时间内定期监测累积辐射暴露[3,8]。

29.2.2 核磁共振成像(MRI)

MRI 的基础是根据顺磁性元件作为磁偶极子的性质及其在高含水量身体组织中的大量存在。磁场强度是以特斯拉为单位测量的，1 T(特斯拉)等于 10 000 Gauss。临床 MRI 检查使用 0.05～3.0 T 的场强。MRI 室应宽敞[至少 13.94 m^2(150 平方英尺)的控制室 4.65 m^2(50 平方英尺)的冷冻储存室][9]。

核磁共振成像(MRI)是一个耗时的程序。极强的静态和梯度磁场以及射频电磁波对患者和工作人员构成潜在危害[9]。以下是 MRI 对患者和麻醉操作者的限制和危害[3,9-11]：

1. 开关射频发生器会产生很大的噪声(>90 dB)。

2. 即使是生理运动(例如呼吸)也会产生图像伪影。

3. 医务人员在检查期间以及急救人员在紧急情况下的通道和患者可视性受到限制。

4. 磁场干扰患者监护设备，来自监护设备的杂散射频电流可能反过来降低 MRI 图像的质量。

5. 当扫描开始时，麻醉设备不能移动，因为它们的快速移动会损害磁场的均匀性。

6. 铁磁性材料(剪刀、钢笔、钥匙、手机、输注泵等)可能会变成危险的射弹,禁止带入 MRI 室。

7. 植入的生物装置(血管夹和分流器、钢丝加强型气管导管、起搏器、机械心脏瓣膜)或眼内铁磁性异物可能会脱出或移位或发生故障。

8. 皮肤贴剂可能由铝或其他金属组成(例如,许多癌症患者正在接受芬太尼、丁丙诺啡、东莨菪碱)或文身墨水(含有氧化铁),它们可能导致皮肤灼伤。

MRI 室在功能上分为 4 个不同的区域[10]:

• Ⅰ区:所有人可自由进入。

• Ⅱ区:在 Ⅰ区自由通行和Ⅲ区限制通行之间的缓冲区。

• Ⅲ区:只有经批准的 MR 人员和经过彻底筛查的患者才允许进入Ⅲ区。MR 控制室位于此区域。

• Ⅳ区:实际的扫描室,也称为磁室。人们只能通过Ⅲ区进入。

29.2.2.1 MRI 室特有的麻醉问题

根据美国麻醉医师医学会(ASA)特别工作组关于 MRI 麻醉护理的建议[10],所有的麻醉护理、监测和复苏设备以及非手术室设施的药物供应应与标准手术室设置所遵循的建议平行。这包括(但不限于)基本设施,例如,充足的电源插座和照明、设备和药物的储存区、吸痰和标准麻醉设备,以及具有集成医用气体和气体清除功能的麻醉机。在 MRI 室中使用 MRI 适用麻醉机比在Ⅲ区中放置传统麻醉机并通过波导管加长电路提供麻醉更安全[9,10]。符合年龄的气道建立和复苏是必须的。或者,全凭静脉麻醉(TIVA)可以通过以下方法中的任何一种来进行:① Ⅳ区 MRI 适用泵;② 传统的(即 MRI 不适用)Ⅲ区泵,静脉导管通过波导管加长;③ 在Ⅲ区或Ⅳ区定期推注[3,9,10]。在任何时候,用氧气进行正压通气的设备都应立即可用[9,11]。

29.3 肿瘤患者在进行 CT/MRI 检查时的麻醉管理

尽管扫描时间通常很短,而且不存在任何液体转移或失血,但是接受 CT 或 MRI 检查的患者的麻醉管理对麻醉医师来说是一个独特的挑战,这些操作的麻醉关注主要与远程麻醉位置、患者群体(癌症患者、儿科年龄组)和手术(CT:放射,MRI:铁磁场)有关[2,3,11]。

29.3.1 术前评估和调查

在对患者进行麻醉前,必须对患者进行全面的麻醉前评估,并获得相关知情同意。PAC 访视应该被认为是一个基于身体和心理社交方面评估患者的机会。此外,应牢记具体的特征问题[3]。任何先天异常、既往麻醉和手术并发症的个人或家族史、对任何药物过敏史、内科疾病、最近的呼吸系统疾病、当前或过去任何普通或化疗药物的摄入以及化疗或放疗引起的全身毒性病史应特别引出[2,3,12],化疗和放疗可导致各种全身表现(表 29.2)[13-18]和(表 29.3)[19,20]。

表 29.2　化疗药物对各器官系统的影响[13-18]

器 官 系 统	药　　品	相　关　疾　病
肺部	细胞毒性抗生素 亚硝基脲 烷基化剂 抗代谢物 植物生物碱 生物反应调节剂 其他：紫杉醇	间质性肺炎；急性非心源性肺水肿；支气管痉挛；胸腔积液
心脏	蒽环类 细胞毒性抗生素 烷基化剂 其他：如 5-氟尿嘧啶	心肌缺血和抑制、低血压或高血压、心肌炎、心内膜心肌纤维化和传导缺陷
肝毒性	亚硝基脲 细胞毒性抗生素 抗代谢物 其他：长春新碱、5-FU、顺铂	
肾毒性	亚硝基脲 其他如博莱霉素、顺铂、环磷酰胺、长春新碱、甲氨蝶呤、丝裂霉素 C	肾小管；肾小球损害、血尿、尿酸性肾病、出血性膀胱炎
血液毒性	烷基化剂 天然生物碱 抗生素	贫血、中性粒细胞减少、血小板减少和血栓形成
神经毒性	顺铂 卡铂 甲氨蝶呤 长春新碱 环孢素	周围神经病变、脑病、自主神经病变小脑共济失调
胃肠道毒性	几乎所有的化疗药物	恶心呕吐、腹泻、黏膜炎、小肠结肠炎、口腔炎、胃排空延迟、误吸

表 29.3　放射治疗的全身影响[19,20]

系　统	影　　响	附　　注
气道	口、颈、气道软组织纤维化，声门下水肿或狭窄，颌骨发育不全，口干，黏膜炎	张口和颈部伸展受限，颌下顺应性差，面罩通气困难，插管困难
呼吸系统	放射性肺炎，限制性肺疾病	术中和术后肺部并发症的风险较高
心血管系统	心包炎和心包积液，心内膜和瓣膜纤维化，传导系统缺陷，缺血性心脏病	长春新碱或阿霉素同时化疗风险增加

对于新生儿患有阻塞性睡眠呼吸暂停史、呼吸衰竭、血流动力学不稳定、心脏病、头颈部异常（如 Apert 综合征或 Crouzon 综合征）、严重的胃食管反流病，或患有肌病、线粒体或代谢疾病的儿童，麻醉医师的在场是实施镇静的必要一环[3,9,21,22]。肿瘤患者需要大剂量药物来控制其基线疼痛，需要仔细评估治疗方案，以实现安全和充分的镇静和镇痛[18]。

一些儿童恶性肿瘤与其他疾病（如唐氏综合征淋巴瘤）有更高的相关性，这些疾病增加了心脏异常的可能性，如心内膜垫缺损[18,19]。这类儿童应遵循 ASA 标准禁食指南（在手术前 6 h 内禁止吃固体食物，4 h 内禁止喂母乳，2 h 内禁止喝清澈液体）。如果肿瘤或疾病损害胃排空，可能需要执行更严格的指南。

在表 29.4[19,24] 中总结了一个儿童恶性肿瘤麻醉前评估的建议方案。

表 29.4 儿科肿瘤患者的麻醉前评估问题[19,24]

毒 性	危 险 因 素	评 估	麻醉的考虑
心脏	蒽环类 辐射	获取超声心动图，如果： 1. 累积药物剂量>240 mg/m² 2. 婴儿任何剂量 3. 胸部辐射>40 Gy	麻醉期间新发低血压和心律失常
气道，循环	前纵隔肿块或上腔静脉综合征	CXR，CT、ECHO 和流量-体积环	根据肿瘤的症状和状态，可以单独局部麻醉，局部照射后推迟手术，或全麻并采取所有预防措施
肺脏	肺炎，BOOP，化疗、RT 和 HSCT 引起的肺纤维化	CXR、ABG 和根据严重程度做肺功能检查	阻塞性和限制性肺疾病可能会干扰通气。博莱霉素化疗后尽量保持 FiO₂ 最低
肾脏和肝脏	化疗、放疗和 HSCT	RFT 和 LFT	修改药物及其剂量
造血系统	贫血，白细胞减少，高白细胞血症，血小板减少	CBC，凝血功能检查	如果有严重的病理和预期会延长的手术或有图像引导的干预，可以考虑术前输血。考虑使用辐照产品和无色产品
神经	中枢和周围神经功能障碍	建立基线值	文件
气道放射性改变	黏膜炎、气道纤维化和水肿	气道评估：下颌活动度、颈部活动度、MMP 分级等	使用或不使用肌肉松弛药，都会出现困难气道
肿瘤急症	ICP 升高，SC 压迫，肿瘤溶解综合征，高钙血症	根据异常情况进行评估	对异常情况对症治疗

毒　性	危险因素	评　估	麻醉的考虑
胃肠道	腹泻、呕吐、溃疡、梗阻、穿孔、营养不良等	适当评估误吸风险、电解质、代谢紊乱和血糖水平	注意补水和纠正营养不良。考虑更严重的误吸风险
内分泌	甲状腺和生长激素功能障碍,肾上腺抑制	酌情进行评估是否需要任何外源性补充剂	酌情考虑皮质类固醇应激剂量
先天性异常	Apert/Crouzon/Pierre Robin 综合征等	气道评估	非手术室麻醉必须有麻醉医师在场,DA车准备就绪

BOOP:闭塞性毛细支气管炎机化性肺炎;CXR:胸部 X 线片;MMP:改良 Mallampatti 分级;ICP:颅内压;SC:脊髓;RFT:肾功能检查;LFT:肝功能检查;CBC:全血计数;HSCT:造血干细胞移植

29.3.2　人员配备需求

　　影像操作通常使用几种镇静模型进行,镇静由除了麻醉医师之外的放射科工作人员或儿科医师在护理点给予[12,25-29]。咪达唑仑通常不是由麻醉医师给药[26]。对于非麻醉医师使用丙泊酚镇静(如儿科医师提供的模式中的儿科医师),丙泊酚使用许可证书是一个先决条件。这包括一个 3 h 的教学课程,随后的 10 天在麻醉医师的指导下进行 OR 训练,包括 25 次由受训者进行的丙泊酚镇静监测[30]。即使在最初的认证之后,为了继续拥有丙泊酚的使用许可,儿科医师每年至少要进行 50 次丙泊酚给药镇静(并有麻醉医师作为指导)[30]。

　　然而,最近人们越来越意识到这种做法风险很大,现在通常建议一个专门的训练有素的麻醉小组在所有儿科病例中提供服务[9,10,12,21,31]。在这种情况下诱导镇静或全身麻醉最危险和最常见的并发症是心肺抑制,包括上呼吸道阻塞、缺氧、低血压,在罕见情况下甚至出现心搏骤停[9,10,12,24]。其他罕见的不良反应有恶心、呕吐、定向障碍、睡眠障碍和噩梦。

　　在非手术室镇静治疗的指导方针上,美国儿科学会指南(American Academy Of Pediatrics, AAP)建议:在提供气道管理技能和儿科高级生命支持方面,至少配备一名训练有素并有能力的专职人员[12]。在设备准备和扫描过程中,麻醉技术人员(负责运输和补充所有设备和用品的助手)应该随时待命。所有在 MRI 室工作的人员都应该接受在这种环境下患者和个人安全方面的专门培训,以及明确并备有可能需要的特殊设备和用品[10,12]。

29.3.3　提供非手术室麻醉的影像相关设备的安全要求

　　NORA 的设施应充分配备可靠的氧

源、复苏设备、紧急药物、除颤器和康复护理，以及受过 BLS 技能培训的工作人员。如表 29.5[32] 所述，ASA 提供了 NORA 服务的安全要求。所有提供这种护理的麻醉医师都应该熟悉这种设置及其局限性，以便进行相应的计划。

表 29.5 影像设备的安全要求[32]

非手术室 ASA 麻醉指南
● 全面遵守安全和法规标准
● 麻醉护理小组有足够的空间
● 可靠的双向通信手段，以请求援助确保不断提供氧气，并提供可靠的备用源和气体清除
● 安全的电源插座和吸引器
● 充足的监测设备和自充气复苏袋
● 充足的照明与备用电池供电
● 急救推车（装有除颤器、急救药品和其他急救设备）

29.3.4 麻醉目标

在影像室中提供镇静或麻醉的目标主要是确保安全和舒适，同时帮助缓解焦虑、镇痛、疼痛时保持静止和控制过度剧烈的运动。AAP 定义了镇静的目标，如表 29.6[33] 所述。

表 29.6 AAP 为接受诊断/治疗的儿童确定的镇静目标[33]

镇静的目标
● 尽量减少身体不适和心理创伤
● 缓解焦虑、遗忘和镇痛
● 最大限度地保障患者安全
● 限制异常行为和（或）任何动作，并确保安全地完成操作
● 确保患者完全康复并允许安全出院

29.3.5 麻醉/镇静适应证

父母的安慰（加上一些奖励作为激励）、

襁褓、喂养、温暖、安静的气氛和给予蔗糖，足以允许在没有任何镇静的情况下对年幼的婴儿和儿童进行短暂、无痛的操作[34]。适度的镇静就足以用于最新的多层扫描仪进行 CT 扫描，该扫描仪允许快速获取图像。然而，做 MRI 操作的环境是非常嘈杂的，需要长时间地躺在封闭的空间里，对儿童来说可能是可怕的。因此，大多数婴儿和蹒跚学步的儿童以及一些年长焦虑的儿童在接受复杂或长期检查时需要麻醉[12,33]。全身麻醉（GA）越来越受到放射科医师的青睐，因为它确保了儿童影像成像的最佳条件，并降低了失败率。一项对接受镇静或者是全麻（GA）的 MRI 或 CT 扫描的儿童进行比较的大型前瞻性研究发现，镇静的患者中高达 16% 的病例镇静不完全，7% 的患者镇静失败，而在 GA 下的所有的扫描都成功完成[3]。据观察，当有经验的麻醉医师提供镇静，给出明确的方案，并有专门的团队提供镇静时，失败率非常低[25]。这些手术通常只需要较浅的麻醉深度，所以可能有较高的气道并发症（如喉痉挛、咳嗽等），可能需要紧急治疗和改变麻醉深度[10,12,26]。

29.3.6 监测

标准的 ASA 监测指南适用于为 NORA 提供麻醉（脉搏血氧饱和度、二氧化碳值、心电图、无创血压和训练有素的人的持续存在）[33,34]。在行 MRI 检查等情况下，所有深度和中度镇静患者的可见度和接近度受到妨碍，应使用呼气末二氧化碳（$EtCO_2$）[10]进行监测。在长时间的 MRI 检查和监测中可以观察到幼儿的体温变化，需对其进行监测[35]。与以前从控制室通过透明窗口对患者进行远程监测相比,最近在 NORA 监测方面的进展使得对患者的闭路监测成为可能,并在很大程度上提高了安全性[36]。这包括两个摄像机(由电视屏幕旁边的开关控制,允许单独控制缩放和聚焦)提供视觉监控。在这种情况下,其中一个摄像头聚焦在患者身上,以监测呼吸运动和是否出现不必要的动作。另一个摄像机对准监护仪,将监护仪屏幕传送到扫描室外面的屏幕上。在一个处于全身麻醉中的患者身上,患者的摄像机可以缩小到包括麻醉机和呼吸机在内的视野范围。食管听诊器的远程音频监控的使用已有报道,但尚未广泛应用[37]。同意书、监测数据和麻醉后护理说明的文件对于获得镇静剂的使用许可来说和全身麻醉一样重要。

29.3.7　与 MRI 有关的监测和设备

任何产生射频的电磁设备都会干扰 MRI 的图像采集,类似地,MRI 扫描仪产生的射频也会干扰并使监测患者变得困难[2,3,9,10]。因此,包括麻醉机在内的所有监测和其他麻醉设备都应该采用 MRI 适用型[10,29,37]。所有氧气或静脉管道、监测电线和设备电缆都应垫好,并小心避免直接接触患者的皮肤[38]。最近,一些制造商正在制造 MRI 兼容的麻醉机,如 MRI 安全/条件的设备标签所示(例如,BleaseGenius MRI 麻醉工作站,其 MRI 强度高达 1 000 Gauss 时是安全的)[10,37]。MRI 室的设置配置应该允许麻醉医师可以直接或通过视频监视器从控制室对患者、麻醉机和监护仪的保持通畅观察[10,21,31]。通过主动脉弓的血流诱发的射频电流可能产生类似高钾血症的心

电伪影[39]。因此,与 MR 兼容的电极应该以窄三角形的方式应用于患者的胸部,导线应该是编织的,并且是短的[21,31,40]。新型 MRI 安全 ECG 和脉搏血氧计使用无线发射器或光纤电缆,以避免使用传输到远程显示装置的长导体[10,21,29,37,39]。由于取样管的长度较长,二氧化碳监测仪的信号可能延迟达 20 秒[10,29]。监测电缆可以通过波导端口,以方便与 MR 不兼容的设备进行远程患者监测[10]。MR 扫描仪发出的噪声可能会阻碍音频警报,因此,所有警报都应该是可视的。长期暴露在 MR 机发出的巨响中的员工可能会出现听力障碍,应该使用耳塞。

29.3.8　CT/MRI 中患者的麻醉管理

最令人担心的是麻醉医师和患者之间的距离。麻醉医师应尽可能与扫描仪孔保持至少 0.5～1 m 的距离,当需要接近孔时应缓慢移动[2,9,39]。在 MRI 检查中,新生儿血流动力学不稳定和血氧饱和度降低的发生率增加[41]。在 MRI 扫描仪附近的强磁场中快速运动会在体内产生电流,这可能导致患者和麻醉医师出现恶心、眩晕、头痛、闪光、本体感觉丧失或口中出现金属味等症状[9,10]。在这些工作中,开放的沟通是护理团队之间必不可少的。CT 室对护理人员来说是有辐射危险的,而 MRI 室的工作人员在进入Ⅳ区之前需要谨慎排除任何如前所述的铁磁物体[42]。为了便于紧急情况下护理人员安全进入,并由附近的工作人员开始复苏[2,3,43],影像研究可能需要在任何时候终止,并应立即将患者转移到磁共振室安全的位置进行后续治疗。

29.3.9 设备检查

人们可以遵循"SOAPME"原则[33]- S（吸气）：适当大小的吸痰管和功能性吸引器；O（氧气）：可靠的氧源和备用紧急氧气供应；A（气道）：适当大小的气道装备；P（药房）：急救药物；M（监护仪）和E（设备）。除了这些，应仔细检查所有麻醉输送和监测设备的MRI兼容性，以方便进行MRI扫描[10,38]。

29.3.10 CT/MRI麻醉中的气道管理问题

麻醉下影像研究中的气道管理是独特的，因为患者气道的可接近性有限，视觉和听觉的评估困难（由于暗室和物理距离）[2,3,10,29]。在MRI检查中，麻醉医师应该有一个备用计划来处理与气道相关的问题（如呼吸暂停、阻塞、通气不足、分泌物、喉痉挛）[10,33]。在预计会发生气道困难的患者中，应避免更深程度的镇静（表29.7）[2,3,29,33,42]。

表 29.7　影像室患者镇静期间气道管理困难的原因

条　件	实　例
1. 气道异常	扁桃体肿大，上或下气道异常，有阻塞性睡眠呼吸暂停（OSA），鼻塞等病史
2. 发生呼吸衰竭风险高	神经肌肉疾病、嗜睡患者、严重呼吸系统疾病、心力衰竭、严重肺动脉高压等
3. 肺误吸风险	颅内压增高、昏迷、肠梗阻、气腹、腹水

ASA工作组提醒有气道损伤风险的患者，在扫描时患者气道变得难以接近之前，应建立更有效的气道（如插管或声门通气道置入）[10]。如果要在扫描仪附近管理患者的气道，还需要使用MRI安全喉镜（锂电池和塑料喉镜）、导芯和听诊器。需要使用纤维支气管镜等复杂设备的气道管理最好在Ⅳ区外的受控环境中进行。

29.3.11　麻醉技术和药物

无论选择哪种麻醉方式，患者必须在操作中保持不动，因为即使是非常小的动作也会造成图像伪影，维持足够的麻醉深度以防止体动可能是一个挑战。大多数需要在麻醉干预下进行CT扫描的患者可以接受只有监控麻醉护理（MAC）的过程，因为时间短，没有任何痛苦的刺激。患者因年幼、谵妄、躁动或极度幽闭恐惧症而无法合作，可能需要一定深度的镇静。对于一些特殊患者，尤其是肥胖患者或OSA患者，深度镇静是不可取的，可能导致低氧血症、高碳酸血症或气道损害[10,33,44]。ASA根据患者的反应性、气道通畅性、呼吸和心血管功能的维持情况定义了不同程度的镇静，从最浅镇静（抗焦虑）到深度镇静[26]。镇静的质量可以分为缓解焦虑，催眠（从困倦到昏迷）和遗忘。对于这些程度中，每一种都可以在出现疼痛时加入镇痛药。

29.3.12　镇静和全身麻醉药物

当使用口服药物（如苯二氮䓬类、水合氯醛）时，应等待足够的时间使其充分发挥作用后再考虑补充。咪达唑仑口服有效剂量为$0.25 \sim 0.5$ mg/kg[45,46]。它与氯胺酮（$2 \sim 3$ mg/kg）和阿托品（0.2 mg/kg）联合使用是一种有效的口服镇静方案，可用于一些儿童很短时效的非刺激性操作，如CT扫描。然而,在大多数情况下,需要用静脉注射镇静剂来提供有效的催眠并抑制体动。麻醉医师可能更喜欢咪达唑仑、丙泊酚、氯胺酮、芬太尼的各种组合[25,30,47-49]。由于伴随化疗和应激而增加呕吐的风险[20],可以给予昂丹司琼(0.1 mg/kg)作为预防性止吐治疗。常用镇静剂、麻醉剂的各种途径和剂量见表29.8。

表 29.8 手术室外镇静麻醉药物

药 品	剂量(各种途径)	作用机制	麻醉效果
咪达唑仑[29,45,46,50-52]	PO:0.5～1.0 mg/kg IV:0.05～0.15 mg/kg IM:0.1～0.2 mg/kg IN:0.1～0.2 mg/kg	GABA受体激动剂	抗焦虑,镇静
水合氯醛[36,46]	PO:25～50 mg/kg	未知	镇静作用
芬太尼[29,36,46,51,52]	IV:0.5～2.0 μg/kg IN:0.5～2.0 μg/kg IM:50～100 μg/kg	阿片受体激动剂	镇静镇痛
氯胺酮[46,53]	PO:3～6 mg/kg IV:0.5～2 mg/kg IM:2～6 mg/kg Rectal:5～10 mg/kg	NMDA受体阻滞剂	镇痛、镇静、分离性遗忘及麻醉
右美托咪啶[50,54,55]	Bolus:0.5～1.0 μg/kg 10 min 内 Maintenance:0.3～0.7 μg/(kg·h)	中枢 α₂ 受体激动剂	镇静、镇痛、抗焦虑、抑制交感神经作用
瑞芬太尼[53]	Bolus:0.5～2 μg/kg Infusion:0.025～0.1 μg/(kg·min)	阿片受体激动剂	镇静、镇痛
依托咪酯[46,56]	IV:0.2～0.4 mg/kg	GABA－A受体激动剂	镇静、全身麻醉
丙泊酚[46,53,57]	IV:1.5～2.5 mg/kg Infusion:6～12 mg/(kg·h)	GABA－A受体促进剂	镇静、全身麻醉
磷丙酚[50,58]	IV:6.5 mg/kg Repeat dose:1.5～2 mg/kg	丙泊酚前药	镇静作用

GABA:γ 氨基丁酸;PO:口服;In:鼻内;IM:肌内注射;IV:静脉注射;NMDA:N－甲基－D－天(门)冬氨酸;Rectal:经直肠给药;Maintenanc:维持;Infusion:灌注;Repeat dose:持续给药

药物剂量应小心滴定,拮抗剂(纳洛酮和氟马西尼)应备用[53]。静脉通路应得到保护且保持通畅。由于创伤和相关疼痛,肌注给药途径效果不理想。这些患者中的大多数正在接受化疗,并有一个可以使用Huber针进入的化疗端口[19,36]。严格的无菌技术在处理化疗端口或放置静脉注射管时是至关重要的,因为儿童可能因 RT/CT

或其原发病而导致免疫抑制[19]。可在操作前 1 h 将 EMLA 乳膏涂抹于该部位,可以减轻疼痛[24,36]。下面介绍了各种常用的镇静剂:

咪达唑仑:由于静脉注射咪达唑仑具有很高的安全性以及良好的抗焦虑和遗忘特性,所以自引进以来一直是儿科镇静的基础。因此,在有完善监测的受控环境中,即使非麻醉医师也可以使用它来提供镇静。咪达唑仑在手术前使用是一种非常有效的抗焦虑药物,可以使儿童更容易地与父母分开[50,51]。初始小剂量 0.05 mg/kg 静脉注射可使患儿镇静,以便连接监护装置。之后,可以添加更强的镇静剂,如组合氯胺酮/丙泊酚以完成手术,或者可以再次给予咪达唑仑(总剂量为 0.2 mg/kg)[59]。它还可以降低由氯胺酮引起的术后谵妄的发生率[47]。苯二氮䓬类拮抗剂氟马西尼可迅速逆转其过量使用[45]。

丙泊酚:丙泊酚是儿科手术镇静的主要药物[50,53,57]。丙泊酚单独使用或与咪达唑仑/芬太尼等其他药物联合使用为扫描提供了良好的条件。在预先使用咪达唑仑使患儿镇静后,小剂量丙泊酚(0.5～1 mg/kg)即可提供足够的镇静,以确保患儿安全定位和应用约束装置,同时保持气道通畅。然后开始持续输注丙泊酚[6～10 mg/(kg·h)],以辅助完成剩余操作[50-53],麻醉深度可以通过上调或下调 0.5～1 mg/(kg·h)来调节[59]。丙泊酚的使用正常情况下能快速苏醒,通常在输液停止后 4 min 内眼睛自然睁开[53,57]。化疗中的肿瘤患者通常有一个化疗端口,用这个中央通道注射时疼痛轻微。

氯胺酮:氯胺酮是小儿镇静中另一种受欢迎的药物,通常在咪达唑仑预用药后给药。最初的剂量通常为 0.5～0.75 mg/kg,然后根据需要再少量增加 0.25 mg/kg。少数情况下以 25 mg/(kg·h)的小剂量持续输注[50,51,53]。

29.3.12.1 新型麻醉剂/镇静剂

右旋美托咪定:它是一种新型的、特异性更强的 α_2 受体激动剂,由于其具有抗焦虑、镇痛、镇静等优点,且不会引起呼吸抑制,从而提高安全性,因此越来越多地被应用于 MRI 诊室中[50,51,54,55]。其使用的主要缺点是,对儿科患者来说,该药仍被认为是适应证外应用,最初的单次给药持续时间需要 10～15 分钟[53]。

磷丙泊酚钠:它是丙泊酚的前身,最近被 FDA 批准用于训练有素的从业者实施镇静[50,58]。磷丙泊酚钠在体内分解为丙泊酚、甲醛和磷酸盐。推荐剂量为初始剂量 6.5 mg/kg,然后根据需要每 4 min 重复给予 1.5～2 mg/kg。它是非常安全的,在临床研究中只有轻微的不良反应[50,58]。唯一一致的不良反应是生殖器和肛门周围的刺痛感或烧灼感,而注射时的疼痛较丙泊酚轻微。然而,它在儿童中的使用目前也被认为是适应证外的[58]。

29.3.13 靶控输注(TCI)

靶控输注这种药物给药系统使用基于重量的简单数学计算,使用计算机化的输液泵自动管理推注剂量和输液速率[60]。

丙泊酚 TCI 输注泵可以自动给药,使目标(血浆)浓度(或血浆浓度)和效应室(脑)浓度达到 2.5～3 μg/mL[对应于 6 mg/

(kg·h)的输注速度][60,61]。如果需要更深的麻醉深度，目标水平可以小幅度增加(如3 μg/mL)[60]。如果需要较浅的麻醉深度，并且目标浓度降低(如2 μg/mL)，计算机会自动短暂停止输液，然后以较低的目标浓度再次开始输液。TCI 的主要限制是血浆和脑浓度之间的平衡有延迟[61]。由于麻醉药物是作用于中枢神经系统，所以采用效应室模型的 TCI 效果较好。在这些模型中，血浆浓度最初会出现超调(这是为了更快地平衡影响大脑中的作用部位)，随着靶浓度的每一次增加，血浆到大脑的药物梯度会更强，从而可以更快地达到效果。丙泊酚有多种使用模式，其中 Paedfusor 和 Katana 是最常用的[61]。TCI 模型还不能用于婴儿[61,62]，研究者们已经将 Paedfusor 模型在TCI 模式中进行了前瞻性试验[63]。

瑞芬太尼 TCI　当使用瑞芬太尼时，仅考虑患者体重、身高和年龄的 Minto 模型的 TCI 来模拟血浆浓度。为了维持手术中的镇痛，瑞芬太尼以 0.1 μg/(kg·min)持续输注将对应于约 2.5 ng/ml[64]的目标浓度。当瑞芬太尼的输注剂量小于 0.1 μg/(kg·min)时，自主呼吸通常可以保留，例如在内镜手术中。但在手术过程中，通常需要 0.2～0.5 μg/(kg·min)的剂量(相当于5～12 ng/mL 的效应室浓度)[64]。为了耐受喉罩插入，通常的经验是确保在 2～3 分钟内达到给药剂量 2 μg/kg(有效浓度为6～8 ng/mL)，而对于没有肌松药的气管插管，需要 3～4 μg/kg 的剂量(相当于 10～12 ng/mL 的效应室浓度)。然而，当给出这些剂量时，需要对患者进行控制通气，因为通气不足和呼吸暂停是常见的。丙泊酚和

瑞芬太尼可根据临床情况混合在同一注射器(浓度为每毫升丙泊酚 2.5～10 μg 瑞芬太尼)，以方便输注[61]。对于 10 kg 以下的患者或需要单独进行药物注射时，不建议使用药物组合[61]。

29.3.14　患者自控镇静

患者自控镇静(PCS)与患者自控镇痛有着相似的概念。通过连接在贮液器上的输注泵将镇静药物输注给患者。当患者按下按钮时输注泵会注射预定的剂量，这之后是一个锁定期。终点是患者足够舒适，能够耐受手术。大多数 PCS 系统包括了丙泊酚和其他短效药物的混合物，如瑞芬太尼、芬太尼、咪达唑仑。该系统的天然优势和内在安全性是避免了过度镇静，从而防止了呼吸道梗阻发生的风险[65]。这种镇静给药的方法在儿科人群中并不流行，可能是由于缺乏儿童的合作和支持文献。

29.3.15　全身麻醉(GA)

适应证：需要更深的麻醉深度的患者应该接受气道控制的全身麻醉，特别是如果患者没有禁食、神经受损、预期的困难气道、发育迟缓、行为障碍、心脏或呼吸不稳定，或某些不能发出体动的操作，如眼睛扫描或肺扫描[59,66]。

当需要进行全身麻醉时，诱导药的剂量视操作的持续时间而定。神经肌肉阻滞剂(NMBA)也许不是必要的，声门上设备如喉罩是这类操作的首选[66,67]。MRI 扫描时必须使用 MRI 兼容的 ETT/LMA[10]。如果需要进行全身麻醉，可以在 CT 室进行麻醉诱导。对于 MRI 检查，全身麻醉诱导和气

道建立通常在 MRI 室附近的等待区完成,随后将全麻的患者转移到 MRI 室[10,22]。扫描全程患者必须保持不动,因为即使是轻微的体动也可造成图像中的伪影[3]。通常,由于没有疼痛刺激,可以保持相对较浅的麻醉深度。必要的时候,可以中止扫描,让麻醉医师进入扫描区域以确定气道是否通畅和/或给予神经肌肉阻滞剂以抑制体动。

通常采用吸入麻醉、全静脉麻醉(TIVA)或静吸复合麻醉来维持全身麻醉[22,59,68]。

吸入麻醉技术　如果在 MRI 扫描期间选用吸入麻醉技术,则使用带七氟烷挥发罐的 MRI 安全/条件麻醉机是最理想的[10,59]。由于没有 MRI 安全/条件的地氟烷挥发罐[22,68,69],七氟烷是最普遍的选择。在新生儿中,氧中七氟烷的含量可达 4%,而在年龄较大的儿童中,则可逐渐增加至 8%[46]。在没有兼容 MRI 的麻醉机的情况下,可以使用放置在Ⅲ区的普通机器,通过"波导"(保持射频隔离的铜内衬导管)延长呼吸回路[2,10,22,59]。

全凭静脉麻醉技术　静脉注射丙泊酚的全凭静脉麻醉技术通过鼻导管给氧,是吸入麻醉的合理替代方法,也是很多麻醉医师更愿意选择的一种方法[59]。该技术可靠,可滴定并保留自主呼吸。在 MRI 扫描期间,应使用 MRI 安全/条件输液泵进行麻醉,并且应提供 MRI 安全/条件呼吸机或其他提供正压通气的设备[10]。如果没有这些设备,则使用多段静脉导管将 MRI 室中的患者连接到位于控制室中 MRI 不兼容的输液泵上。然而,苏醒和体动是有可能发生的,但如果发生静脉导管或呼吸管路阻塞,可能会因为管道的长度而导致压力阻塞警

报的延迟。

29.3.16　放射诊疗室中紧急情况的处理

对任何医疗(造影剂反应、心脏骤停)或环境(火灾、灭火)等紧急情况的初步反应往往由于设施位置偏远和紧急情况下额外人员或设备的可用性有限而延迟。

29.3.16.1　MRI 室中心肺衰竭/心脏骤停的处理

当发生严重的医疗紧急事件时,麻醉医师应立即寻求帮助,将患者从Ⅳ区转移,同时按照标准的 AHA 准则实施急救[10,42],由于需要将患者从扫描仪中移出并转移到附近的环境中,可能会造成开展急救的延迟。复苏区应靠近Ⅳ区,并备有足够的复苏设备,如除颤器、监护仪和急救车,车上应备有复苏药物、建立气道相关的设备、氧气和吸痰器[2,10,21,31]。

29.3.16.2　碘造影剂不良反应

在接受非离子型、低渗透性造影剂的患者中,多达 3% 的患者会对造影剂产生某种形式的反应,但只有 0.04% 的反应会危及生命[70,71]。电离造影剂反应可以是轻微的,也可以是立即危及生命的。在极端年龄(如老人或小孩)、既往有支气管痉挛史、过敏史、心脏病史以及正在接受 β 受体阻滞剂和非甾体抗炎药治疗的患者中更常见[72],有症状的患者需要用糖皮质激素和抗组胺药治疗。既往有造影剂反应史的患者可在服用造影剂前 12 h 和 2 h 预防性地给予皮质类固醇(泼尼龙 50 mg 或等效类固醇),并在操作前给予苯海拉明 50 mg。

29.3.16.3 火灾

来自磁体的射频能量可以引起组织或设备发热,也可以在导体中诱导产生电流,如心电图导联、设备电缆或充液管[21,31,39]。这可能导致皮肤或其他组织烧伤,在极少数情况下,甚至可能导致火灾。因此,应该使用 MRI 兼容的心电图导联,设备电缆和静脉导管不应该直接放置在患者的皮肤上[39]。MRI 工作人员中应该有指定的消防管理角色,这些角色应该事先合理分配并进行演习,如果发生任何此类消防应急,每个人都应该按照 ASA 关于手术室火灾预防和管理的实践咨询中所描述的那样进行团队工作[73]。每个这样的非手术室设施都应该拥有一个预先制定和记录的计划来处理这样的事故。

29.3.16.4 射弹紧急情况

所有的 MRI 室都应该有一个预先制定的计划,以应对射弹紧急情况,在这种情况下应该遵循这个计划[2,31,74],扫描应该停止,并立即将患者转移出磁室。实施可控猝灭,将患者从孔中移出[10]。即使在淬灭后,进入Ⅳ区的所有预防措施仍然适用,因为在淬灭后,强静态磁场可能还会持续存在[31]。任何医疗紧急情况都应根据患者的具体情况进行处理[74]。

29.3.16.5 意外淬灭

淬灭的定义是低温(—269℃)液氦突然蒸发时磁体超导性的损失。淬灭通常是有意进行的。因为淬灭的最常见原因是当任何危及生命的紧急情况发生时有意的磁体关闭[10,21,31]。当淬灭时,磁体中储存的所有能量都以热量的形式释放出来,热量将其储存的冷冻剂蒸发掉,这些冷冻剂以气体的形式释放出来。在这种情况下,磁体猝灭管应该在 MRI 设备上方将气体排入大气[2,31]。如果通风不当,释放的气体可导致患者和工作人员缺氧[10,31]。尽管在淬灭期间,患者和所有工作人员都要尽快从扫描室撤离,但由于气体逸出产生的高压对门的冲击,在几秒钟内可能无法从诊疗室进出。当患者从磁管中转运走后,应立即给予其氧气[10]。

29.3.17 复苏护理

在给予镇静剂或全身麻醉的影像操作结束后的麻醉后恢复护理的标准应与手术室的标准相匹配[10,21,31],在恢复区和运输车上应提供供氧、监测和复苏设备。应确保父母在场,以使孩子平静下来。在操作后阶段,应不断评估所有重要参数并适当记录。立即提供接受过基本和高级生命支持技能培训的人员是非常有必要的[2,21,31]。应使用改良的 Aldrete 恢复标准来评估出院适应性,而使用麻醉后出院评分(生命体征稳定,意识恢复到基线水平,与年龄相符的行走和最低程度的恶心、呕吐、疼痛)评估出院的适宜性[75]也已得到充分管理。儿童应由负责任的成人陪同,并避免运动活动。如遇到任何紧急情况,应提供书面出院说明和联系方式。

29.4 总结

麻醉医师领导的需要进行非手术室麻醉(NORA)的影像操作规模不断扩大,复杂性也日益增加。在放射室中提供安全的麻醉护理是极具挑战性的，特别是对于患有恶性肿瘤的儿童。必须了解恶性肿瘤对全身系统的影响及其治疗方案，因其是为这些患者安全提供麻醉的必要条件。人们应该遵循适当的指导方针，为患者和工作人员维护一个安全的环境，牢记模式特异性问题，提供操作中和操作后监测和高质量的复苏护理。所有为患儿提供镇静剂、全身麻醉的临床医师都应具备气道管理和复苏技能的能力。

（覃周梓蝉　译，徐亚军　校）

参考文献

1. Voss SD, Reaman GH, Kaste SC, et al. The ALARA concept in pediatric oncology. Pediatr Radiol, 2009, 39: 1142-1146.

2. Metzner J, Domino KB. Risks of anesthesia or sedation outside the operating room: the role of the anesthesia care provider. Cure Opin Anaesthesiol, 2010, 23: 523.

3. Malviya S, Voepel-Lewis T, Eldevik OP, et al. Sedation and general anaesthesia in children undergoing MRI and CT: adverse events and outcomes. Br J Anaesth, 2000, 84: 743.

4. Vander Griend BF, Lister NA, McKenzie IM. Postoperative mortality in children after 101,885 anesthetics at a tertiary pediatric hospital. Anesth Analg, 2011, 112: 1440-1447.

5. Nagrebetsky A, Gabriel RA, Dutton RP, Urman RD. Growth of nonoperating room anesthesia care in the United States: a contemporary trends analysis. Anesth Analg, 2017, 124(4): 1261-1267.

6. Occupational Safety and Health Administration. Maximum permissible dose equivalent for occupational exposure. NCRP Publication No. 43, Review of the Current State of Radiation Protection Philosophy, 1975.

7. Anastasian ZH, Strozyk D, Meyers PM, et al. Radiation exposure of the anesthesiologist in the neurointerventional suite. Anesthesiology, 2011, 114: 512.

8. Dagal A. Radiation safety for anesthesiologists. Curr Opin Anaesthesiol, 2011, 24: 445.

9. Expert Panel on MR safety, Kanal E, Barkovich AJ, Bell C, Borgstede JP, Wg B Jr, Froelich JW, et al. ACR guidance document on MR safe practices: 2013. J Magn Reson Imaging, 2013, 37: 501-530.

10. American Society of Anesthesiologists. Practice advisory on anesthetic care fbr magnetic resonance imaging: a report by the American Society of Anesthesiologists Task Force on Anesthetic Care for Magnetic Resonance Imaging. Anesthesiology, 2009, 110: 459-479.

11. Davis PL, Crooks L, Arakawa M, McRee R, Kaufman L, Margulis AR. Potential hazards in NMR imaging: heating effects of changing magnetic fields and RF fields on small metallic implants. AJR Am J Roentgenol, 1981, 137: 857-860.

12. Coté CJ, Wilson S. Guidelines for monitoring and management of pediatric patients before, during, and after sedation for diagnostic and therapeutic procedures: update 2016. American Academy of Pediatric Dentistry, American Academy of Pediatrics. Pediatr Dent, 2016, 38(4): E13-39.

13. Allan N, Siller C, Breen A. Anaesthetic implications of chemotherapy. Contin Educ Anaesth Crit Care Pain, 2012, 12(2): 52-56.

14. Simbre VC, Duffy SA, Dadlani GH, et al. Cardiotoxicity of cancer chemotherapy: implications for children. Paediatr Drugs, 2005, 7: 187-202.

15. Huettemann E, Sakka SG. Anaesthesia and anti-cancer chemotherapeutic drugs. Curr Opin Anaesthesiol, 2005, 18(3): 307-314.

16. Hastings CA, Lubin BH, Feusner J. Hematologic supportive care for children with cancer. In: Pizzo PA, Poplack DG, editors. Principles and practice of pediatric oncology. 5th ed. Philadelphia: Lippincott Williams & Wilkins, 2006, 1231.

17. Zaniboni A, Prabhu S, Audisio RA. Chemotherapy and anaesthetic drugs: too little is known. Lancet Oncol, 2005, 6(3): 176-181.

18. Roşsi R, Kleta R, Ehrich JH. Renal involvement in children with malignancies. Pediatr Nephrol, 1999, 13: 153-162.

19. Barnaby S, Kylie M. Anaesthetic considerations for paediatric oncology — Anaesthesia UK, February, 2013, Downloaded from URL: http://www. frca. co. uk/Documents/280Anaes theticConsiderationsforPaediat ricOncology.pdf.

20. Latham G, Greenberg R. Anaesthetic considerations for the paediatric oncology patient — part 2: systems based approach to anesthesia. Pediatr Anesth, 2010, 2: 396 - 420.

21. Goudra B, Alvarez A, Singh PM. Practical considerations in the development of a nonoperating room anesthesia practice. Curr Opin Anaesthesiol, 2016, 29: 526.

22. Schulte-Uentrop L, Goepfert MS. Anaesthesia or sedation for MRI in children. Curr Opin Anaesthesiol, 2010, 23: 513.

23. Practice guidelines for preoperative fasting and the use of pharmacologic agents to reduce the risk of pulmonary aspiration: application to healthy patients undergoing elective procedures: an updated report by the American Society of Anesthesiologists Task Force on Preoperative Fasting and the use of pharmacologic agents to reduce the risk of pulmonary aspiration. Anesthesiology, 2017, 126(3): 376.

24. Latham G, Greenberg R. Anaesthetic considerations for the paediatric oncology patient — part 3: pain, cognitive dysfunction, and preoperative evaluation. Pediatr Anesth, 2010, 20: 479 - 489.

25. Gozal D, Drenger B, Levin PD, Kadari A, Gozal Y. A pediatric sedation/anesthesia program with dedicated care by anesthesiologists and nurses for procedures outside the operating room. J Pediatr, 2004, 145(1): 47 - 52.

26. American Society of Anesthesiologists Task Force on Sedation and Analgesia by Non-Anesthesiologists. Practice guidelines for sedation and analgesia by non-anesthesiologists. Anesthesiology, 2002, 96: 1004 - 1017.

27. Meltzer B. RNs pushing propofol. Outpatient Surg, 2003, 4(7).

28. Institute for Safe Medication Practices. Propofol sedation: who should administer? ISMP medication safety alert! Acute Care Ed, 2005, 10 (22): 1 - 3.

29. Arlachov Y, Ganatra RH. Sedation/anaes-thesia in paediatric radiology. Br J Radiol, 2012, 85

(1019): e1018 - 1031.

30. Gozal D, Mason KP. Pediatric sedation: a global challenge. Int J Pediatr, 2010, 2010: 701257.

31. Deen J, Vandevivere Y, Van de Putte P. Challenges in the anesthetic management of ambulatory patients in the MRI suites. Curr Opin Anaesthesiol, 2017, 30: 670.

32. Statement on nonoperating room anesthetizing locations. Committee of Origin: Standards and Practice Parameters (Approved by The American Society of Anesthesiologists House of Delegates on October 19, 1994, and last amended on October 16, 2013).

33. Guideline for Monitoring and Management of Pediatric Patients During and After Sedation for Diagnostic and Therapeutic Procedures Developed and Endorsed by American Academy of Pediatrics and the American Academy of Pediatric Dentistry Adopted 2006 Reaffirmed, 2011.

34. Scottish Intercollegiate Guidelines Network. Safe sedation of children undergoing diagnostic and therapeutic procedures. A national clinical guideline. May 2004. Available from: http://www. blackwellpublishing. com/medicine/bmj/nnf5/pdfs/guidelines/Scottish _ guideline. pdf. Accessed 7 June, 2011.

35. Lo C, Ormond G, McDougall R, et al. Effect of magnetic resonance imaging on core body temperature in anaesthetised children. Anaesth Intensive Care, 2014, 42: 333.

36. Barnett KM, Lu AC, Tollinche LE. Anesthesia and radiotherapy suite. In: Goudra B, Singh R editors. Out of operating room anesthesia. Cham: Springer, 2017.

37. Williams EJ, Jones NS, Carpenter TA, Bunch CS, Menon DK. Testing of adult and paediatric ventilators for use in a magnetic resonance imaging unit. Anaesthesia, 1999, 54: 969 - 974.

38. Brown TR, Goldstein B, Little J. severe bums resulting from magnetic resonance imaging with cardiopulmonary monitoring. Risks and relevant safety precautions. Am J Phys Med Rehabil, 1993, 72: 166 - 167.

39. The Association of Anaesthetists of Great Britain and Ireland. Provision of anaesthetic services in magnetic resonance units. May 2002. Available from: http://www.aagbi. org/sites/default/files/mri02. pdf.

40. Kugel H, Bremer C, Piischel M, et al. Hazardous situation in the MR bore: induction in ECG leads causes fire. Eur Radiol, 2003, 13: 690.

41. Philbin MK, Taber KH, Haymanl A. Preliminary report: changes in vital signs of term newborns during MR. AJNRAm J Neuroradiol, 1996, 17: 1033 - 1036.

42. Roguin A, Schwitter J, Vahlhaus C, et al. Magnetic resonance imaging in individuals with cardiovascular implantable electronic devices. Europace, 2008, 10: 336.

43. Sanborn PA, Michna E, Zurakowski D, Burrows PE, Fontaine PJ, Connor L, Mason KP. Adverse cardiovascular and respiratory events during sedation of pediatric patients for imaging examinations. Radiology, 2005, 237: 288 - 294.

44. Levati A, Paccagnella F, Pietrini D, Buscalferri A, Calamandrei M, Grossetti R, et al. SIAARTI-SARNePI Guidelines for sedation in pediatric neuroradiology. Minerva Anestesiol, 2004, 70: 675 - 715.

45. Sievers TD, Yee JD, Foley ME, Blanding PJ, Berde CB. Midazolam for conscious sedation during pediatric oncology procedures: safety and recovery parameters. Pediatrics, 1991, 88 (6): 1172 - 1179.

46. Paediatric Formulary Committee. BNF for children 2011 2012. London: Pharmaceutical, 2011.

47. Sherwin TS, Green SM, Khan A, Chapman DS, Dannenberg B. Does adjunctive midazolam reduce recovery agitation after ketamine sedation fbr pediatric procedures? A randomized, doubleblind, placebo-controlled trial. Ann Emerg Med, 2000, 35(3): 229 - 238.

48. Scheiber G, Ribeiro FC, Karpienski H, Strehl K. Deep sedation with propofol in preschool children undergoing radiation therapy. Paediatr Anaesth, 1996, 6(3): 209 - 213.

49. Anghelescu DL, Burgoyne LL, Liu W, Hankins GM, Cheng C, Beckham PA, et al. Safe anesthesia for radiotherapy in pediatric oncology: St Jude Children's Research Hospital Experience, 2004 - 2006. Int J Radiat Oncol Biol Phys, 2008, 71(2): 491 - 497.

50. Roback MG, Carlson DW, Babl FE, Kennedy RM. Update on pharmacological management of procedural sedation for children. Curr Opin Anaesthesiol, 2016, 29(Suppl l): S21 - 35.

51. Krauss B. Procedural sedation and analgesia in children. Lancet, 2006, 367: 766 - 780.

52. Cravero JP, Blike GT. Review of pediatric sedation. AnesthAnalg, 2004, 99 (5): 1355 - 1364.

53. Alletag MJ, Auerbach MA, Baum CR. Ketamine, propofol, and ketofol use for pediatric sedation. Pediatr Emerg Care, 2012, 28(12): 1391 - 1395.

54. Mahmoud M, Gunter J, Donnelly LF, Wang Y, Nick TG, Sadhasivam S. A comparison of dexmedetomidine with propofol for magnetic resonance imaging sleep studies in children. Anesth Analg, 2009, 109(3): 745 - 753.

55. Mason KP, Zurakowski D, Zgleszewski SE, Robson CD, Carrier M, Hickey PR, et al. High dose dexmedetomidine as the sole sedative for pediatric MRI. Paediatr Anaesth, 2008, 18(5): 403 - 411.

56. Baxter AL, Mallory MD, Spandorfer PR, Shanna S, Freilich SH, Cravero J, et al. Etomidate versus pentobarbital for computed tomography sedations: report from the Pediatric Sedation Research Consortium. Pediatr Emerg Care, 2007, 23(10): 690 - 695.

57. Marik PE. Propofol: therapeutic indications and sideeffects. Curr Pharm Des, 2004, 10(29): 3639 - 3649.

58. Fechner J, Schwilden H, Schuttler J. Pharmacokinetics and pharmacodynamics of GPI 15715 or fospropofol (Aquavan injection) — a water-soluble propofol prodrug. Handb Exp Pharmacol, 2008, 182: 253 - 266.

59. Weller GER. Anesthesia in the MRI Suite and for CT Scan. In: Goudra B, Singh R editors. Out of operating room anesthesia. Cham: Springer, 2017.

60. Schraag S. Theoretical basis of target controlled anaesthesia: history, concept and clinical perspectives. Best Pract Res Clin Anaesthesiol, 2001, 15(1): 1 - 17.

61. J Gaynor BM, Ansermino JM. Paediatric total intravenous anaesthesia. BJA Educ, 2016, 16 (11): 369 - 373.

62. Marsh B, White M, Morton N, et al. Pharmacokinetic model driven infusion of propofol in children. Br J Anesth, 1991, 67: 41 - 48.

63. Absalom A, Amutike D, Lal A, et al. Accuracy of the 'Paedfusor' in children undergoing cardiac surgery or catheterization. Br J Anaesth, 2003, 91 (4): 507 - 513.

64. Sammartino M, Garra R, Sbaraglia F, de riso M, et al. Remifentanil in children. Pediatr Anesth, 2010, 20: 246 - 255.

65. Rodrigo C. Patient-controlled sedation. Anesth Prog, 1998, 45(3): 117 - 126.

66. Campbell K, Torres L, Stayer S. Anesthesia and sedation outside the operating room. Anesthesiol Clin, 2014, 32(1): 25 - 43.

67. Iravani M. Pediatric malignancies and anesthesia in out-of-or locations. Int Anesthesiol Clin, 2009, 47(3): 25 - 33.

68. Bryan YF, Hoke LK, Taghon TA, et al. A randomized trial comparing sevoflurane and propofol in children undergoing MRI scans. Paediatr Anaesth, 2009, 19: 672.

69. De Sanctis Briggs V. Magnetic resonance imaging under sedation in newborns and infants: a study of 640 cases using sevoflurane. Pediatr Anesth, 2005, 15: 9 - 15.

70. Bush WH, Lasser EC. In: Pollack HM, McClellan BL, editors. Clinical urography. 2nd ed. Philadelphia, PA: WB Saunders, 2000, 43 - 66.

71. Katayama H, Yamaguchi K, Kozuka T, et al. Adverse reactions to ionic and non-ionic contrast media: a report from the Japanese Committee on the safety of contrast media. Radiology, 1990, 175: 621 - 628.

72. Kreche KN. Presentation and early recognition of contrast reactions. In: Bush WH, Kreche KN, King BF, Bettmannn MA, editors. Radiology Life Support (Rad-LS). London: Hodder Headlines/Amold, 1999, 22 - 30.

73. American Society of Anesthesiologists. Practice advisory for the prevention and management of operating room fires: an updated report. Anesthesiology, 2013, 118: 271 - 290.

74. Chaljub G, Kramer LA, Johnson RF III, Johnson RF Jr, Singh H, Crow WN. Projectile cylinder accidents resulting from the presence of ferromagnetic nitrous oxide or oxygen tanks in the MR suite. AJR Am J Roentgenol, 2001, 177: 27 - 30.

75. Marshall SI, Chung F. Discharge criteria and complications after ambulatory surgery. Anesth Analg, 1999, 88: 508 - 517.

消化内镜诊疗的麻醉

安贾恩·特里哈、普里特·莫欣达尔·辛格

30.1 引言

内镜检查越来越多地用于疾病的诊断和治疗,不仅需要有经验的内镜医师,也需要麻醉医师进行监护和麻醉。近年来各个医疗中心的内镜检查数量越来越多,对镇静和全身麻醉的需求也不断增加。据报道,美国每年有690万~1 150万例胃肠镜检查、22.8万例胆道内镜检查[1]。对麻醉或镇静的医疗需求也随着这些数字在逐年增加。通过简单的文献检索,我们了解到镇静麻醉在胃肠镜检查中的应用也在发生变化[2]。即使在发展中国家患者比例仍不理想,越来越多的医疗机构也在努力推广镇静麻醉在胃肠镜(GIE)检查中的应用。

30.2 消化内镜诊疗的概述

在过去20年里,胃肠镜检查的复杂性已经发生了巨大的变化。以前的胃肠镜检查多局限于疾病诊断,如胃溃疡的诊断、食管狭窄的评估等;而目前越来越倾向于临床治疗,从简单的上消化道内镜、下消化道内镜,到复杂的内镜下逆行胰胆管造影(ERCP)、经口内镜下肌切开术(POEM)。

此外,在内镜领域,即使是同一种检查,其复杂性也有很大的差异。尽管美国胃肠镜学会已经根据复杂性不同制定了不同的难度分级标准,但是在某些情况下,ERCP的复杂性仍然千变万化[3]。麻醉医师要根据内镜干预的类型及可能的病理类型,明确不同的麻醉关注点、制定不同的麻醉管理方案。因此GIE麻醉也成为麻醉医师又一独特的工作领域。

简单来说,GIE检查与治疗主要分为以下几种。

1. 上消化道内镜检查

如前所述,胃肠镜诊疗可以是诊断性的,也可以是治疗性的,或者是两者结合。观察口咽、食管、胃和十二指肠近端仍是基本原则,内镜医师可以实时评估并描述肉眼所见的情况。麻醉医师的关注点包括以下几方面。

(1) 共享气道

由于胃肠镜检查是经口腔入路,气道管理对麻醉医师来说是一个重要挑战。内镜的操作范围会妨碍麻醉医师对气道的控制进而延误必要情况下的气道干预。气道相关并发症仍然是上消化道内镜患者死亡或发生并发症的首要原因。

（2）误吸概率高

为提高上消化道内镜的可视化，内镜医师需要用二氧化碳（CO_2）给上消化道充气。以上操作会导致胃内压力增加，从而诱发胃食管反流[5]。此外，很多胃肠道疾病因食管下括约肌张力差，本身误吸风险就非常高。近年来，POEM 在印度乃至全球的胃肠病学领域逐渐普及[6]，而这类患者往往胃内容物残余较多，且有慢性反流史。

（3）呼吸监测的技术难点

在检查过程中，二氧化碳充气限制了呼气末二氧化碳监测仪等无创设备的应用，因此在内镜检查过程中呼吸监测仍然是一个挑战。由于大多数情况下患者处于镇静状态、未行气管插管，经口溢出的二氧化碳可能导致医师误以为患者仍然处于自主呼吸状态，而实际上患者可能已经窒息。很多临床试验评估了二氧化碳浓度监测仪、体积描记器等多种传统的呼吸功能监测设备的有效性，结果表明以上监测方式还达不到有效监测的标准[7]。这也要求麻醉医师在内镜检查过程中集中精力，保持高度警惕。

（4）辐射暴露

有些上消化道疾病的治疗需要在辐射环境下进行，如内镜下逆行胰胆管造影（ERCP）的透视环境、磁共振胰胆管造影（MRCP）的高强度电磁辐射环境等。尽管已经努力减少患者和麻醉医师受到的辐射暴露，但复杂的手术耗时较长，难免引起高辐射暴露[8]。

（5）术后恶心呕吐

虽然在检查过程中内镜医师会吸出大部分胃内容物，但是 GIE 患者术后恶心呕吐仍然很常见。这与胃肠镜检查过程中持续注入二氧化碳或空气引起的胃胀有关。此外，牵拉引起反射性胃收缩，也会引发不适感和恶心呕吐。

2．下消化道内镜

下消化道内镜可用于疾病的筛查、诊断或治疗。为预防和治疗西方人群高发的结肠癌，预防工作组建议从 50 岁开始，每 10 年进行一次结肠镜检查、每 5 年进行一次乙状结肠镜检查。这意味着基于人群的定期结肠镜筛查将成为常规的体检项目之一。虽然与上消化道内镜相比，下消化道内镜没有气道相关的并发症，但它也有其自身的复杂性。

（1）肠道准备

下消化道的可视化依赖于良好的肠道准备、排空肠道。患者检查前要进行充分的肠道准备，但可能因此导致低血容量和电解质紊乱（如低钾血症）[9]。这些变化会进一步加重胃肠动力疾病患者的原有症状，如糖尿病胃肠自主神经病变的患者。

（2）检查后腹胀

类似于上消化道内镜引起的胃胀，内镜检查后下段肠道同样处于胀气状态。充入肠腔的气体完全消除需要一定的时间，直到气体排出或吸收，患者的胀气和不适感才会消失。这种腹部不适可能会掩盖肠镜检查导致的其他并发症，如穿孔或出血。

（3）心动过缓

有研究报道在结肠镜检查中会出现难治性心动过缓，尤其是内镜通过肛门括约肌时[10]。充分的术前准备和良好的镇静可以减少这种情况的发生。

30.3 检查前评估和风险分级

充分的麻醉前评估仍然是评估和减少

并发症最关键的预防措施之一。一般来说，内镜患者的麻醉前评估参照全麻患者的评估标准，严格遵守美国麻醉医师协会的ASA分级标准。

（1）风险分级——ASA分级

关于上消化道内镜的研究证据表明，术前ASA分级仍然是预测患者预后最有力的指标之一。Enestvedt等人在评估ERCP患者预后的大型回顾性研究中报道，术后并发症的发生次数（或并发症发生率）与患者的术前状态（ASA分级）直接相关。有趣的是，通过多因素风险预测模型分析发现，其他众所周知的影响因素如年龄对术后并发症的影响并没有统计学意义[11]。以上发现进一步说明，相较于其他的影响因素，ASA分级用于内镜患者的麻醉前评估具有更高的准确性和可信度。

话虽如此，ASA分级也有一定的局限性。工作组认为，手术或检查本身可能直接引发的异常情况不应该纳入ASA分级的考量范围；对于接受ERCP的患者，术前的高胆红素水平不应导致ASA分级变高，这似乎有悖大家的直观感受。因此，大多数计划内的GIE检查与治疗，存在风险预测偏低的可能。相较于ASA分级较低的患者，ASA分级较高的患者占有重要比例，这也强调了一个事实：与接受全麻的患者相比，病情重的患者比例更高。

（2）心血管风险评估

评估的关键是参照全麻患者的评估标准。内镜患者的围术期心血管风险评估和监护有其自身局限性和注意事项。最常用的评估方法是美国心脏协会修订的"改良心脏风险指数"（RCRI）。RCRI采用6分制对围术期心脏风险进行分级，也常用于内镜患者的评估。近年来，在美国麻醉医师协会的心血管评估方案中，引入了"主要不良心血管事件"（MACE）这一概念[12]，手术类型是预测围术期心血管不良事件的独立危险因素之一。但是，可能存在如下谬论（或缺乏证据）：所有的内镜检查都归为低风险，所以在大多数情况下，对内镜患者的心血管风险预测都是相对不足的。鉴于临床上的治疗性操作（如复杂的ERCP）越来越多，仍将它们归类为低风险或多或少会导致风险预测不足。

（3）气道评估

对GIE患者进行标准化的气道评估应询问气道相关病史，并参照相应评估方法和分级系统进行。传统的评估方法包括：张口度、上唇咬合试验、改良Mallampati（MMP）分级、颈椎活动度（屈曲、伸展）、颈短或其他气道相关异常。但是，标准的气道评估没有考虑到患者类型这一因素。大部分内镜操作是在镇静状态下进行、没有进行气管内插管，为预防检查过程中出现气道相关并发症，紧急情况下麻醉医师需要对患者进行气管内插管。某些GIE操作需要患者采取侧卧位、俯卧位或半俯卧位，这种情况给气道管理带来了更大的挑战。俯卧位行内镜检查的患者可能会需要进行紧急气管内插管，在患者处于低氧状态时，耗费时间将患者从俯卧位改为仰卧位或其他理想体位是不切实际的。因此，考虑到实际情况，单纯参照MMP分级可能会低估内镜患者的气道风险。

30.4 应用于内镜中心的镇静药物

多年来，临床上有很多药物用于GIE

患者的镇静。因篇幅有限不能逐一讨论所有的药物,我们将主要讨论临床常用和公认的适合内镜患者的镇静药物。

1. 丙泊酚,是理想的 GIE 镇静药吗?

丙泊酚是一种具有催眠和麻醉作用的苯酚衍生物,是目前内镜检查中最常用的镇静麻醉药。很多理想的特性使其成为目前内镜麻醉的首选药物。丙泊酚的优点主要包括:

（1）起效快

丙泊酚静脉注射后快速起效,90 s 达到峰效应,这意味着几乎可以瞬间发挥镇静作用。在快周转的内镜中心,耗时等待药物达到最佳镇静状态是不切实际的。

（2）苏醒完全

GIE 通常在短时间内即可完成,需要尽量降低镇静药的残余作用。丙泊酚镇静的患者可以在较短时间内苏醒完全,快速达到出室标准[13],显著提高了内镜中心的周转效率。咪达唑仑或氯胺酮与丙泊酚相比,前两者的镇静残余作用是限制患者检查后活动的主要原因。

（3）气道刺激小

氯胺酮等麻醉药物可引起气道分泌物增多,干扰内镜操作,也会增加气道相关并发症的风险。因此,在众多镇静药物中,丙泊酚是目前最接近理想的选择,一定程度上降低了内镜检查过程中误吸和喉痉挛的发生率,进而提高临床安全、利于内镜检查顺利进行。

（4）苏醒快

在现代麻醉领域,丙泊酚是一种近乎理想的"开关型"药物。患者醒来时不仅恢复迅速,而且清醒良好。停药几分钟内,患者就会快速苏醒。研究表明,尤其是短小手术,丙泊酚的苏醒延迟发生率很低;短时间内持续输注丙泊酚,其输注即时半衰期不会有明显改变[14]。

（5）止吐作用

如前所述,GIE 往往加重患者的恶心、呕吐或胀气症状。丙泊酚的止吐作用有助于缓解这些症状。

（6）较高的肝外代谢能力

很多拟行 GIE 检查的患者伴有肝功能受损。患者肝功能受损的原因主要包括原发性肝损伤（如肝硬化患者）和肝肠循环梗阻（如梗阻性黄疸患者）。众所周知,丙泊酚可以在肺脏和肾脏进行肝外代谢,肝外代谢比例可达正常受试者总代谢的近 30%。得益于这种肝外代谢特性,采用丙泊酚麻醉的肝损伤患者,其预期不良事件发生率显著降低。

2. 丙泊酚的缺点

虽然丙泊酚有许多优点,但也存在一些缺点,介绍如下:

（1）剂量-反应差异

持续输注异丙酚的药代动力学差异较大。研究表明,在剂量相似的人群中,其浓度相差近 10 倍。分布容积大和个体代谢率差异可能是血药浓度差异大的原因。因此,临床医师评估的丙泊酚麻醉深度也往往存在较大的差异。

（2）降低气道张力

即使在镇静剂量下,丙泊酚也可以降低上呼吸道平滑肌张力。这也意味着临床上发生气道阻塞的概率会增加,如果不及时采取有效措施,会出现致命性结果。

（3）呼吸暂停

异丙酚是一种天花板效应较高的镇静

催眠药,也就是说其剂量-反应曲线不仅陡峭,而且能够迅速使患者从镇静状态转化为全身麻醉状态。由于这些药理学特点,患者可能会迅速出现呼吸暂停和缺氧。气道和缺氧相关并发症是 GIE 患者死亡或发生并发症的首要原因[16]。

(4)无镇痛作用

丙泊酚是一种良好的镇静催眠药,但是没有镇痛作用。很多 GIE 操作会产生疼痛刺激(如括约肌切开术等),因此在某些手术过程中还需要给予镇痛药。额外追加镇痛药(通常是芬太尼)可能会加深镇静深度,进一步带来安全隐患。

3. 其他用于 GIE 镇静的药物

(1)咪达唑仑:是一种短效的苯二氮䓬类药物,主要优点是不影响气道张力,而且引起呼吸暂停的阈值较高。但是咪达唑仑的剂量反应很难预测,具有残余效应,而且起效较慢,缺乏丙泊酚的一些优势。多项研究发现,与丙泊酚相比,内镜医师对咪达唑仑的接受度较差,因为检查中断的次数较多;患者的接受度也较低;而且缺氧的发生率并没有明显低于丙泊酚[17]。咪达唑仑用于 GIE 患者的镇静麻醉时,患者的苏醒时间较长,降低了内镜中心的周转率。

(2)氯胺酮:很多基于小儿和成人的研究评估了氯胺酮在 GIE 麻醉中的应用效果。氯胺酮的优势是维持气管平滑肌张力和高呼吸抑制阈值。但是,氯胺酮与丙泊酚相比,也存在一些不足,主要包括残余效应较高、提供的内镜条件较差、气道分泌物增加和可能会发生喉痉挛[18]。

(3)右美托咪定:是一种 α_2 受体激动剂,具备很多理想的镇静优点。很多临床试验探讨了右美托咪定在 GIE 麻醉中的应用效果,其主要优势在于维持气道张力和气道保护性反射,不会增加气道分泌物,能够满足大多数 GIE 检查的镇痛需求,几乎不会发生呼吸暂停的情况。此外,从患者术后的意识清醒程度来看,右美托咪啶的麻醉效果与丙泊酚相当。但是,右美托咪定也存在一些缺点,主要包括起效较慢,作用时间较长以及更明显的心血管不良反应(心动过缓和低血压)[19]。

(4)芬太尼:是一种强效的 μ 型阿片受体激动剂,只能与其他药物(上述任何药物均可)联合使用而非单独使用才能达到预期的镇静效果。因此,在 GIE 麻醉领域,芬太尼主要用作辅助用药,而非主要麻醉药。

(5)瑞芬太尼:瑞芬太尼在 GIE 麻醉中的应用也引起了很多麻醉医师的关注。大多数研究致力于评估瑞芬太尼联合丙泊酚用于 GIE 患者的麻醉效果。研究发现,瑞芬太尼的镇痛效果满意、苏醒迅速。有研究报道,当 GIE 检查过程中需要患者绝对制动时,瑞芬太尼可以在提供镇静效果的同时,使患者不发生体动反应[21]。但是,与芬太尼一样,瑞芬太尼不能单独用于 GIE 患者的麻醉,而且在推药后可引起明显的心动过缓[22]。

30.5 值得期待的新药

1. 瑞马唑仑

瑞马唑仑是一种新型镇静麻醉药,正在进行 II 期临床试验,在构造上同时具有咪达唑仑以及瑞芬太尼两种药物的特点。瑞马唑仑作用于 GABA 受体(类似于咪达唑仑),其化学结构含有酯键(类似于瑞芬太尼),所以不依赖于肝肾代谢。虽然目前还没有应用于临床,但很多最新的临床试验表明,长时间输注瑞马唑仑的残余效应较小。这些理想特性使其有望成为未来 GIE 麻醉的首选药物。瑞马唑仑的优点还包括:起效快、作用时间短、呼吸抑制发生率低。即使在用药过量的情况下,瑞马唑仑的作用可被氟马西尼特异性逆转,大大提高了临床安全性[23]。

2. 甲氧羰基依托咪酯(MOC-etomidate)

是依托咪酯的衍生物,因含有酯键,不依赖于肝肾代谢。由酯酶迅速水解,即使用于多器官功能损伤的患者,半衰期也不会延长。由于甲氧羰基依托咪酯代谢迅速,尚未有研究报道肾上腺皮质功能抑制的不良反应。此外,甲氧羰基依托咪酯具备依托咪酯最理想的特性-心血管稳定性,可以用于血流动力学不稳定的患者(如因胆管炎引发脓毒症的患者),而丙泊酚则不具备这一优势[24]。

30.6   内镜中心的气道装置

随着内镜领域的发展,相关技术也随之进步。大多数内镜患者不需要进行气管内插管,很多新的气道装置也应运而生,不仅提高了操作的便利性,而且可以进行气道安全和呼吸监测。内镜麻醉用到的特殊气道装置介绍如下。

(1)简易面罩

这是一种常见的面罩,由壁挂式出氧终端供氧,可以达到 40%～50% 的吸入氧浓度。简易面罩尤其适用于结肠镜检查的患者,如果用于上消化道内镜检查,会限制经口腔进镜,因此不是首选。

(2)内镜面罩

此款面罩是普通面罩的改良版,在面罩贴合人脸的部分增加了硅胶充气密封垫,由专门的进镜端口置入内镜。内镜面罩有侧钩,与安全带一起使用可以保证患者的氧气供应,无需麻醉医师手扣面罩。该面罩能够达到气道密封的效果,外接呼吸机和麻醉机可以进行正压通气或持续气道正压通气(CPAP)。此外,通过面罩置入内镜尤其适用于上消化道内镜检查[25]。

(3)DEAS 面罩

该面罩类似于内镜面罩,但有一个单独的端口来测量呼气末二氧化碳($EtCO_2$),在检查过程中便于更好地监测呼吸。此外,DEAS 面罩还有一个测量吸气压力的端口。这 2 种测量方法都提高了上消化道内镜的安全性[25]。

(4)胃喉管

这是一种专门为成人复杂内镜操作设计的特殊导管。这根管子有 2 个气囊,远端气囊打气后在食管中膨胀,可防止胃内容物反流(胃内压力增加时),近端气囊打气后在咽部膨胀以阻止空气泄漏。2 个套囊同时充气类似于气管食管联合导管。这种导管不仅可以进行正压通气,还可以预防胃食管反流导致的误吸。胃喉管的缺点之一是内镜一旦置入,其操作空间会明显下降[25]。

(5)Hague 咬口器

该装置可直接放入患者口腔,通过弹性塑料带固定,其改良版可以测量呼气末二氧化碳。以上改良措施使得进镜操作更容易,也可以在一定程度上预防舌后坠和气道梗阻[25]。

（6）内镜 LMA

这是一种专门为上消化道内镜检查开发的气道装置之一。内镜 LMA 与传统 LMA 大体类似，创新之处在于它有一个专用的内镜通道。研究显示，该装置既可以为患者提供正压通气，又可以很好地持续监测 $EtCO_2$。

（7）鼻咽通气道

这是一种可以用于内镜麻醉的简单又有效的通气装置。经鼻腔置入鼻咽通气道，可以预防气道梗阻，也可以给内镜医师留下充足的操作空间。此外，鼻咽通气道外接口为可连接 Mapleson C 回路的标准接口，既可以监测呼吸，也可以在需要时提供正压或持续气道正压通气（CPAP）。

（8）气管导管

常规的气管导管也会用于内镜检查的患者。大多数内镜检查的患者不需要进行气管内插管，遇到困难气道或者紧急情况下时麻醉医师需要考虑进行气管内插管。大部分内镜操作都是在特殊体位（俯卧位、侧卧位或半俯卧位）下进行，如果麻醉医师没有信心保证气道安全，必须在内镜操作前就完成气管内插管。此外，如果患者本身就是重病面容、病态肥胖，要做好随时可能需要插管的准备。某些内镜操作（如胃空肠吻合术或 POEM）本身具有较高的误吸风险，这些患者需要常规进行气管内插管。总之，患者的安全是第一要素，根据患者情况个体化选择不同的通气装置和通气方式是关键。

30.6.1 患者监护

美国麻醉医师协会建议内镜麻醉的监护项目至少包括以下内容：连续的脉搏氧饱和度测定、心电图（包括心率）、血压和 $EtCO_2$。实际上，常规监测 $EtCO_2$ 在非插管患者中确实较难实现。当内镜医师使用二氧化碳作为充气气体时，监测 $EtCO_2$ 变得更加棘手。经口腔溢出的二氧化碳，会让麻醉医师误以为是患者自己呼出的二氧化碳，因此要高度警惕，以防患者已经处于窒息状态。呼气末二氧化碳曲线可以用来连续监测患者的呼吸运动。麻醉深度监测仪如 SED Line（Masimo Inc）有助于麻醉医师滴定镇静药或丙泊酚的输注浓度，从而提高临床安全[26]。

30.6.2 患者体位

大部分 GIE 操作是在除仰卧位以外的其他体位下完成的。患者体位会直接或间接影响麻醉医师的操作。如前文所述，在面对侧卧位、俯卧位或半俯卧位的患者时，麻醉医师的操作体验是不一样的。特殊体位下，紧急情况时迅速控制气道往往是一项挑战。此外，在患者调整体位的过程中，因神经压迫或牵拉导致的神经损伤并不少见。因此，在无痛内镜检查的过程中，需要调整患者体位时，必须采取标准化的安全措施。

30.7 消化内镜的镇静/麻醉：建设专科麻醉

现有的研究表明，专业做胃肠镜麻醉的医师往往能够更出色地完成无痛胃肠镜的麻醉。Goudra 等人的研究表明，专攻 GIE 麻醉的麻醉医师，其镇静麻醉的安全性更高、患者缺氧的发生率更低[27]。此外，GIE 麻醉经验越丰富的麻醉医师，其患者周转率越高,在提高安全性的同时也留出了更多宝贵的内镜操作时间[28]。GIE 患者的麻醉非常特殊,因为患者往往病情较重,内镜检查常常不能推迟,所以麻醉医师必须学会如何应对这种特殊情况。消化内镜已经发展成为胃肠病学领域一个独特的分支,相应的理念也可以对消化内镜麻醉的发展起到借鉴作用。通常情况下,分配到手术室外的麻醉资源有限,但患者的情况往往更复杂,因此消化内镜麻醉的专科化可以为患者提供更安全、舒适和有效的镇静、麻醉服务。

30.8 总结

消化内镜诊疗的应用范围越来越广泛,有些操作需要在镇静或全身麻醉下完成。消化内镜的麻醉因其本身的特点,不仅要评估患者的自身情况,也要关注气道保护,制定安全性高、起效快、苏醒快的麻醉管理方案。

(邵甲云 译,徐亚军 校)

参考文献

1. Peery AF, Dellon ES, Lund J, Crockett SD, McGowan CE, Bulsiewicz WJ, et al. Burden of gastrointestinal disease in the United States: 2012 update. Gastroenterology, 2012, 143(5): 1179 - 1187. e3.
2. Abraham NS, Fallone CA, Mayrand S, Huang J, Wieczorek P, Barkun AN. Sedation versus no sedation in the performance of diagnostic upper gastrointestinal endoscopy: a Canadian randomized controlled cost-outcome study. Am J Gastroenterol, 2004, 99(9): 1692 - 1699.
3. Jorgensen J, Kubiliun N, Law JK, Al-Haddad MA, Bingener-Casey J, Christie JA, et al. Endoscopic retrograde cholangiopancreatography (ERCP): core curriculum. Gastrointest Endosc, 2016, 83(2): 279 - 289.
4. Goudra BG, Singh PM, Sinha AC. Outpatient endoscopic retrograde cholangiopancreatography: safety and efficacy of anesthetic management with a natural airway in 653 consecutive procedures. Saudi Anaesth, 2013, 7(3): 259 - 265.
5. Oblizajek NR, Bohman JK. Sa1093 aspiration incidence in upper gastrointestinal endoscopy, a retrospective analysis. Gastrointest Endosc, 2017, 85(5): AB188.
6. Goudra B, Singh PM, Gouda G, Sinha AC. Peroral endoscopic myotomy-initial experience with anesthetic management of 24 procedures and systematic review. Anesth Essays Res, 2016, 10(2): 297 - 300.
7. Goudra BG, Penugonda LC, Speck RM, Sinha AC. Comparison of acoustic respiration rate, impedance pneumography and capnometry monitors for respiration rate accuracy and apnea detection during GI endoscopy anesthesia. Open J Anesthesiol, 2013, 03(02): 74.
8. Minami T, Sasaki T, Scrikawa M, Kamigaki M, Yukutake M, Ishigaki T, et al. Occupational radiation exposure during endoscopic retrograde cholangiopancreatography and usefulness of radiation protective curtains [Internet]. Gastroenterol Res Pract, 2014 [cited 2018 Mar 31]. Available from: https://www. hindawi. com/journals/grp/2014/926876.
9. Moghadamyeghaneh Z, Hanna MH, Carmichael JC, Mills SD, Pigazzi A, Nguyen NT, et al. Nationwide analysis of outcomes of bowel preparation in colon surgery. J Am Coll Surg, 2015, 220(5): 912 - 920.
10. Herman LL, Kurtz RC, McKee KJ, Sun M, Thaler HT, Winawer SJ. Risk factors associated with vasovagal reactions during colonoscopy. Gastrointest Endosc, 1993, 39(3): 388 - 391.
11. Enestvedt BK, Eisen GM, Holub J, Lieberman DA. Is the American Society of Anesthesiologists classification useful in risk stratification for endoscopic procedures? Is ASA classification useful in risk stratification for endoscopic procedures? Gastrointest Endosc, 2013, 77(3): 464 - 471.
12. Fleisher LA, Fleischmann KE, Auerbach AD,

Barnason SA, Beckman JA, Bozkurt B, et al. 2014 ACCIAHA guideline on perioperative cardiovascular evaluation and management of patients undergoing noncardiac surgery: a report of the American College of Cardiology/American Heart Association task force on practice guidelines. Circulation, 2014, 130(24): e278 - 333.

13. Patki A, Shelgaonkar VC. A comparison of equisedative infusions of propofol and midazolam for conscious sedation during spinal anesthesia — a prospective randomized study. J Anaesthesiol Cin Pharmacol, 2011, 27(1): 47 - 53.

14. Hill SA. Pharmacokinetics of drug infusions. Contin Educ Anaesth Crit Care Pain, 2004, 4(3): 76 - 80.

15. Goudra BGB, Singh PM. Cardiac arrests during endoscopy with anesthesia assistance. JAMA Intern Med, 2013, 173(17): 1659 - 1660.

16. Goudra B, Nuzat A, Singh PM, Borle A, Carlin A, Gouda G. Association between type of sedation and the adverse events associated with gastro intestinal endoscopy: an analysis of 5 years' data from a tertiary center in the USA. Clin Endosc, 2017, 50(2): 161 - 169.

17. Wadhwa V, Issa D, Garg S, Lopez R, Sanaka MR Vargo JJ. Similar risk of cardiopulmonary adverse events between propofol and traditional anesthesia for gastrointestinal endoscopy: a systematic review and meta-analysis. Clin Gastroenterol Hepatol, 2017, 15(2): 194 - 206.

18. Akbulut UE, Saylan S, Sengu B, Akcali GE, Erturk E, Cakir M. A comparison of sedation with midazolam- ketamine versus propofol-fentanyl during endoscopy in children: a randomized trial. Eur J Gastroenterol Hepatol, 2017, 29(1): 112 - 118.

19. Nishizawa T, Suzuki H, Hosoe N, Ogata H, Kanai T, Yahagi N. Dexmedetomidine vs propofol for gastrointestinal endoscopy: a meta-analysis. United European Gastroenterol J, 2017, 5(7): 1037 - 1045.

20. Borrat X, et al. Sedation-analgesia with propofol and remifentanil: concentrations required to avoid gag reflex in upper gastrointestinal endoscopy, 2018, Available from: https://www.ncbi.nlm.nih.gov/pubmed/25902320.

21. Goudra BG, Singh PM, Manjunath AK, Reihmer JW, Haas AR, Lanfranco AR, et al. Effectiveness of high dose remifentanil in preventing coughing and laryngospasm in non-paralyzed patients for advanced bronchoscopic procedures. Ann Thorac Med, 2014, 9(1): 23 - 28.

22. Goudra BG, Singh PM. Propofol alternatives in gastrointestinal endoscopy anesthesia. Saudi J Anaesth, 2014, 8(4): 540.

23. Goudra BG, Singh PM. Remimazolam: the future of its sedative potential. Saudi J Anaesth, 2014, 8(3): 388 - 391.

24. Colao J, Rodriguez-Correa D. Rapidly metabolized anesthetics: novel alternative agents for procedural sedation. J Anesth Clin Res, 2016 2 [cited 2018 Apr 1]; 7(11). Available from: https://www. omicsonline. org/open-access/rapidly-metabolized-anesthetics-novel-alternative-agents-for-proceduralsedation-2155-6148-1000690.php?aid=82445.

25. Goudra B, Singh PM. Airway management durng upper GI endoscopic procedures: state of the art review. Dig Dis Sci, 2017, 62(1): 45 - 53.

26. Goudra B, Singh PM, Gouda G, Borle A, Carlin A, Yadwad A. Propofol and non-propofol based sedation for outpatient colonoscopy-prospective comparison of depth of sedation using an EEG based SED Line monitor. J Clin Monit Comput, 2016, 30(5): 551 - 557.

27. Goudra BG, Singh PM, Penugonda LC, Speck RM, Sinha AC. Significantly reduced hypoxemic events in morbidly obese patients undergoing gastrointestinal endoscopy: predictors and practice effect. J Anaesthesiol Clin Pharmacol, 2014, 30(1): 71.

28. Goudra BG, Singh PM, Sinha AC. Anesthesia or ERCP: impact of anesthesiologist's experience on outcome and cost. Anesthesiol Res Pract, 2013, 2013: 570518.

肿瘤放射手术的麻醉管理

31

卡鲁纳·帕特尼尔·拉杰库马尔、乔恩·莱夫尔斯·伯杰、阿希什·C.辛哈

31.1 引言

肿瘤治疗是一种多学科治疗。随着不同医学领域的发展,不断涌现出更安全更有效的治疗方法。其中,立体定位放射手术(SRS)已成为肿瘤患者的一种重要治疗策略。它利用微创技术,对肿瘤病灶进行精确的大剂量照射,以达到最佳的肿瘤细胞破坏效果。在肿瘤手术或传统标准化分级剂量的放射治疗中,它已经成为一种合适及可接受的治疗选择。该技术已被安全有效用于脑部病变活检且被称作基于框架的立体定向活检(STX)技术。该技术还可有效地用于体内肿瘤的放射治疗,被称为立体定向全身放射治疗(SBRT)。这项技术可以在门诊开展。手术相关死亡率和并发症发生率非常低,术后神经损伤也非常罕见[1]。

虽然有些脑部肿瘤手术是由神经外科医师在局部麻醉下进行,但这些患者的麻醉管理可能极具挑战,因为患者头部放置的框架体积大,需转运至医院内不同地点至少3~4次,以及手术本身可能需持续4~6 h。头架的另一个挑战是需考虑患者镇静期间的呼吸抑制及必要时的辅助通气或气管插管。除下颌前移,几乎无打开气道可能。

放射手术已被提倡用于治疗各种良性和恶性的脑部病变。SRS的作用机制是通过辐射诱导肿瘤细胞DNA损伤。这种影响可以阻止细胞进一步分裂,进而导致肿瘤病变缩小。可以通过伽玛刀等放射手术治疗的肿瘤有神经胶质瘤、星形细胞瘤、脊索瘤、脑膜瘤、软骨肉瘤等。SRS也被用于转移性脑瘤。许多此类干预措施可供那些无其他明确治疗方法的患者选择。它们可能是一种治疗方法,也可能是纯粹的姑息疗法[1]。

31.2 立体定位放射手术流程

SRS可以使用各种不同的方法进行。一些常用的方法包括伽玛刀和基于线性加速器的系统——直线加速器(如电子刀)。

伽玛刀:基于伽玛刀的SRS过程包括4个阶段。它们分别是头部框架的放置、通过成像定位肿瘤、计算机规划辐射剂量和最后将计划的剂量传送到肿瘤病灶。该程序通过磁共振成像(MRI)(框架放置前)和计算机断层扫描(CT)(框架放置后)获得要被辐射成像的部分,并完成静态的辐射输送[1](图31.1)。

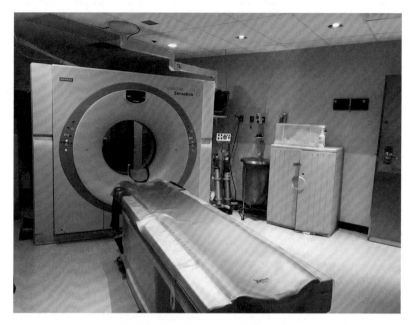

图 31.1 成像以便正确的框架放置

直线加速器：基于线性加速器的 SRS 在程序上类似于伽玛刀，其最终实施步骤如同伽玛刀所描述。这种方法已经变得越来越流行，并且在临床上被用于许多肿瘤治疗。在该过程中，放射光速通过患者周围的旋转机架，从不同的角度集中传输到相应的大脑病变。

质子束（带电粒子放射手术）：在医疗器械进行癌症管理领域，质子束放射手术是 SRS 新增的一种治疗手段。其在脑肿瘤治疗中的作用已被发现，并被用作单期 SRS 模式或多期立体定位治疗[1]。

31.2.1　围术期注意事项

许多参数可能会影响 SRS 的总体效果。患者的年龄是一个非常重要的参数（小儿麻醉与成人麻醉）。这些患者可能正在接受长期化疗，化疗很有可能会对各种器官系统产生严重的不良影响，并且麻醉管理中使用的某些药物，特别是挥发性麻醉药和高浓度氧，可能会增大不良反应[2]。各种化疗药物对身体不同系统的影响已在本书的其他章节讨论过。

既往放疗或手术可导致颈部后仰受限和口咽组织僵硬，进而导致面罩通气和气管插管困难。

31.2.2　麻醉的选择

放射肿瘤手术的麻醉选择需要根据患者情况和手术类型进行个体化选择。

31.2.3　局部麻醉

成人和年龄稍大的儿童有较高的配合度，可以在局麻药物（利多卡因或布比卡因）局部浸润后放置框架，然后将患者送至 MRI 确认放置位置，并进行靶向放疗。整个过程可以持续 4～8 h。在手术过程中，患者可以接受轻至中度镇静，以缓解不适。然而，俯卧位和脑干损伤可能是局麻的禁忌症,因为气道干预将无法进行,并且会增加患者的不适[3]。局麻被认为优于全身麻醉,因为局麻时可以对神经系统状态进行监测。这样可以早期发现任何神经损伤,从而影响患者整体预后[4]。

31.2.4 全身麻醉

全身麻醉是儿科和大多数成年人的首选麻醉方法。麻醉医师必须始终在手术室外监测患者。这些手术需要考虑一些术中和术后并发症,包括插管困难、支气管痉挛、颅内压升高、癫痫发作、拔管失败和新的神经功能缺损。研究显示全身麻醉时肺部并发症发生率增加,而局部麻醉时平均动脉压升高继发出血的发生率增加[5]。

31.2.5 麻醉管理和技术挑战

手术操作成功的主要决定因素之一是患者需要绝对制动。因此,关于使用全身麻醉还是局部麻醉复合镇静药物的选择至关重要。全身麻醉优于镇静和局部麻醉,因为它能使患者在立体定向框架内制动(图 31.2)。

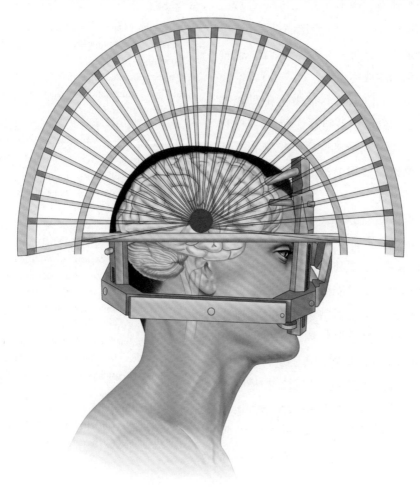

图 31.2 Leksell 框架内的患者

先前的脑部放射治疗也会使颅骨骨质减少，如果患者发生体动，则有骨折的风险。此外，针移位或穿过头盖骨可能会导致神经损伤，也可能出现硬膜外血肿或硬膜下血肿[6]。镇静也可导致其他风险，包括气道反射消失、部分或完全气道阻塞、氧饱和度降低和需要紧急气管插管的误吸，以及随之而来的挑战。

这些步骤起始于手术室内的麻醉诱导、气管插管，然后放置头部框架。诱导后，通常使用静脉麻醉药丙泊酚进行麻醉维持，因为这些步骤涉及院内多次转运至多个地点。此外，还需要加入其他镇静镇痛药物，使患者感到舒适[5]。然而，一旦框架到位，患者就很少感到刺激或疼痛。

当进行 MRI 扫描时，麻醉医师只能在室外处理手术麻醉相关问题，并面临器械和人员不足的情况。足够长的延长管和充满电的输注泵以及备用电池和充电器是安全麻醉的必要条件。

麻醉医师必须能够在手术和患者转运过程中监测患者。常规监测包括心电图、血压、血氧饱和度、温度和呼气末二氧化碳监测仍十分重要。是否需要有创监测需要进行个体化评估。不建议常规使用有创血压或颅内压监测。最重要的挑战是接触患者的途径有限，如无法接触到患者手臂从而无法评估静脉通路是否通畅，以及在扫描时无法控制患者气道。此外，呼吸回路通常比手术室的长，这导致死腔通气量增加，以及呼气末二氧化碳不准导致潜在的颅内压升高造成危害。

31.3 总结

SRS 是一种新兴的脑肿瘤治疗方法。主要关注点在于对先前存在的神经系统状况的评估和手术过程中早期发现神经系统的恶化。麻醉方法需要进行个体化选择。

（潘波 译，顾悦超 校）

参考文献

1. MayoClinic[Online]. Available：https://www.mayoclinic. org/tests-procedures/stereotactic-radiosurgery/about/pac-20384526.

2. Anaesthetic challenges in cancer patients：current therapies and pain management. Acta Medica Litunanica，2017，24(2)：121-127.

3. Weise LM，Bruder M，Eibach S，Seifert V，Byhan C，Marquardt G，Setzer M. Efficacy and safety of local versus general anesthesia in stereotactic biopsies：a matched-pairs cohort study. J Neurosurg Anestheiol，2013，25(2)：148-153.

4. Quick-Weller J，Konczalla J，Duetzmann S，Franz-Jaeger C，Strouhal U，Brawanski N，Setzer M，Lescher S，Seifert V，Marquardt G，Weise LM. General anesthsia general anesthesia in stereotactic biopsies of brain lesions：A Prospective Randomized Study. World Neurosurg，2017，97：16-20.

5. Ali Z，Prabhakar H，Bithal P，Dash H. A review of perioperative complications during frameless stereotactic surgery：our institutional experience. J Anesth，2009，23(3)：358-362.

6. Elder A. Special anesthetic considerations for stereotactic radiosurgery in children. J Clin Aneth，2007，19(8)：616-618.

第六部分
肿瘤重症治疗

肿瘤重症治疗

J.V. 迪瓦加、雅各布·乔治·普利尼尔孔纳·蒂尔

32.1　介绍

　　近年来，在癌症的早期诊断和治疗方面取得了一些进展。随着对疾病病理的了解日益增加以及化疗方案的完善，总体 5 年生存率显著提高[1]。近年来，尽管收治了病情较重的患者，但重症监护病房（ICU）实体肿瘤和恶性血液系统肿瘤的生存率也显著提高，从 15% 提高到 50%[2-5]。肿瘤重症监护对患有癌症及治疗相关并发症的患者的重要器官护理方面有重要贡献。尽管肿瘤重症监护在早期被认为是徒劳的尝试，现在它被认为是有益的：它可以降低死亡率并且提高 5 年生存率，特别是如果重症监护医师能够发现癌症患者身上有治愈可能的危重疾病[6]。

32.2　肿瘤重症监护患者收治指征

　　进入肿瘤 ICU 的常见指征见表 32.1[7]。所有有望从现有的疾病中恢复的危重患者都应根据基本的伦理原则，即慈善、非伤害、自主和社会正义，获得重症护理支持[8]。侵袭性恶性肿瘤治疗抵抗期或治疗仅为缓解症状的恶性肿瘤晚期患者，不应入住 ICU[9,10]。

表 32.1　癌症患者入住 ICU 的常见指征

与恶性肿瘤无关的医疗紧急情况	脓毒症和感染性休克、糖尿病酮症酸中毒、电解质异常、急性呼吸衰竭、急性心肌梗死、肺栓塞、卒中
原有合并症恶化	慢性阻塞性肺病（COPD）、高血糖危象、高血压危象
恶性肿瘤相关	肿瘤急症-肿瘤溶解综合征、高黏血症、高钙血症、气道损害、弥散性血管内凝血（DIC）、癫痫发作和颅内高压
治疗相关	化疗相关毒性 放疗相关毒性 高危术后并发症，如吻合口裂开和继发性出血 过敏反应 细胞因子风暴 药物引起的冠状动脉痉挛或充血性心力衰竭 发热性中性粒细胞减少症 肿瘤溶解综合征（TLS） 分化综合征
感染相关	中性粒细胞减少性脓毒症 侵袭性真菌感染 感染性休克
其他	输血相关循环超负荷 输血相关急性肺损伤 药物性多发性肌炎

同样地，侵袭性移植物硬化病（GVHD）、癌症相关预期寿命缩短（<1年）以及诱发事件发生前3个月内表现不佳的患者不应接受积极的ICU治疗[11]。

对于那些疾病控制适度但有可能控制住疾病的患者，可根据病例具体情况考虑入院[12,13]。过度地延迟转入ICU可能与癌症危重患者[14,15]死亡率增加相关。现有的筛查工具在识别可能受益于早期进入重症监护病房[16,17]的危重癌患者时，其敏感性和特异性较差。建立快速反应团队并结合使用预测评分系统和乳酸等生物标志物，已被证明在提高及时进入ICU方面是有效的，但需要进一步验证[18]。在缺乏准确的预测系统的情况下，目前绝大多数患者的ICU入院策略是限时ICU试行入院。让肿瘤患者进入重症监护病房的各项策略如下[17]。

- 需全力救治的患者——如新诊断的恶性肿瘤、治愈的恶性肿瘤和手术后患者必须收入ICU接受积极的生命支持护理，寻求完全康复和良好的ICU生存率。
- ICU尝试——有可能治愈或治疗反应不确定的患者可尝试进入ICU接受积极的生命支持治疗，并定期重新评估。在3~5天后没有改善的情况下，停止继续治疗。
- 有限ICU尝试——有明确治疗指征、只需提供部分生命支持而无进一步治疗的患者可尝试进入ICU进行有限时间的治疗，例如部分姑息治疗，无法在病房提供的治疗（例如无创通气）。
- 特殊的ICU准入——特殊的患者，即本来可能被拒绝的病例，有时也可以考虑入院以处理急性和可逆转的病因，如电解质紊乱、糖尿病酮症酸中毒和高危疾病干预后

的观察。
- 预防性准入——预期肿瘤溶解综合征（TLS）或急性肾功能衰竭早期或高危病例中预计肿瘤出血。
- 其他——各种不符合上述标准的情况，特别是当重症监护医师、低年资医师以及亲属之间的治疗意图和治疗目标存在冲突时。
- 拒绝进入——重症监护医师有时会拒绝给那些不太可能从ICU治疗中获益的患者入院，例如，所有可能的治疗方案都无效的晚期恶性肿瘤患者，以及濒死的患者。

32.2.1 肿瘤危重症监护的发展趋势

多年来，围绕肿瘤危重症监护益处的不确定性减少，重症监护病房的肿瘤患者人数显著增加。目前的数据显示，在发达国家肿瘤患者几乎占ICU病床总数的15%～20%，在印度占ICU病床总数的约6%[17,19,20]。多年来，人们对疾病进程、预防策略、器官功能障碍的循证管理有了更好地了解，更加熟悉急性呼吸衰竭的诊断及管理，如无创通气（NIV）和高流量鼻吸氧（HFNC），使用新的抗生素抗感染，明确输血策略，早期识别罕见情况如巨噬细胞活化综合征和细胞因子风暴以及类似药物毒性的并发症。由于对常见化疗药物的熟悉程度越来越高，ICU工作人员目前能够对患有危及生命的肿瘤急诊患者进行化疗，如粒细胞增多症、TLS和噬血细胞性淋巴细胞增多症。所有这些因素共同减少了治疗的时间延迟，并显著降低了死亡率。目前，肿瘤患者的ICU生存期与任何其他伴有心力衰竭和肝硬化等合

并症的危重患者相当。更重要的是,ICU存活患者已被证明与非 ICU 患者一样有良好的生活质量。

32.2.2 肿瘤危重症监护领域的挑战

癌症患者是一个脆弱的群体,因其原发疾病、化疗或放疗相关毒性和器官功能障碍、免疫功能低下状态以及头颈部肿瘤——在生理和解剖学上形成具有挑战性的气道[1,7]。有时,他们会出现肿瘤急症如 TLS,气道紧急情况如纵隔肿块导致气道压迫和气道损害,上腔静脉阻塞,高钙血症和低钠血症等代谢性急症,以及与血液高凝状态相关的循环并发症。由于中性粒细胞减少状态和其他罕见的并发症,他们容易发生暴发性脓毒症。在接受嵌合抗原受体修饰T 细胞(CART)[22] 治疗的患者中,可见干扰素、白细胞介素(IL)- 10、IL - 6(细胞因子风暴)等细胞因子的急剧升高,以及由此产生的危及生命的并发症,包括毛细血管渗漏、低血压和急性呼吸窘迫。由于手术广泛的组织处理、手术时长的延长、大量的失血和意外增加的输血需求,肿瘤术后患者往往有严重的炎症反应。某些手术,如胰十二指肠切除术和食管手术,由于手术并发症和包括术后呼吸衰竭[8] 在内的医疗并发症,往往与不良的 ICU 病程相关。

32.3 肿瘤危重症监护的问题

肿瘤急诊(代谢或非代谢)是肿瘤重症监护中入 ICU 的常见原因。下面将简要介绍这些疾病的诊断和管理。

32.3.1 肿瘤溶解综合征(TLS)

急性 TLS 是一种严重的和危及生命的紧急情况,常由侵袭性肿瘤导致,如伯基特淋巴瘤和白血病,以及一些实体肿瘤[23]。化疗诱导大量的细胞破坏,大量的细胞内核酸、磷、钾释放进入循环。在侵袭性和快速增殖的肿瘤中,肿瘤的溶解也可能会自发发生。核酸被黄嘌呤氧化酶分解成不溶于水的尿酸。结晶引起急性尿酸性肾病、心脏传导障碍和痛风。磷与钙结合,(降低血清钙水平),形成磷酸钙晶体,进而加重肾功能衰竭和尿酸性肾病。危险的高钾和低钙可共同导致心脏传导缺陷和死亡。肾脏试图通过增加清除率来处理升高的磷和钾水平。在急性肾功能衰竭的情况下,或当电解质水平高于肾脏的排泄能力时,可能会发生危及生命的心律失常。在高危病例中,早期识别和充足的水化作用[200 mL/(kg·d)或 2～3 L/m^2,目标是尿输出量为 100 mL/m^2]可降低肿瘤溶解的严重程度。其他医疗管理包括通过别嘌醇(黄嘌呤氧化酶抑制剂)或尿酸氧化酶抑制剂如拉斯布里酶(如果不是禁忌)以及使用钾结合树脂和磷结合树脂(Sevelamer)减少尿酸的产生。如果出现液体过载或严重危及生命的高钾血症,可能需要肾脏替代治疗。在肿瘤溶解综合征的情况下,钙磷比值超过 60,伴随肾衰竭和少尿也预示着可能需要肾脏替代治疗[24-26]。肿瘤溶解综合征的管理概述如图 32.1 所示。

32.3.2 高血钙症

有 10%～20% 的癌症患者在其恶性肿瘤的病程中会出现高钙血症。高钙血症通

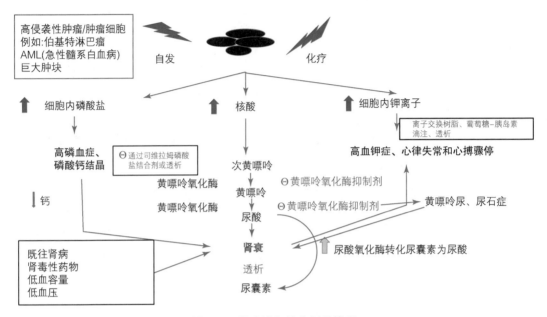

图 32.1 肿瘤溶解综合征的管理

常与多发性骨髓瘤、肺癌、乳腺癌、头颈部癌、T 细胞淋巴瘤、肾癌等有关。临床表现非特异性,表现为神志混乱、恶心、便秘、多尿、嗜睡,如果未纠正可进展为昏迷和死亡。循环中甲状旁腺激素相关肽(PTHrP)、甲状旁腺激素(PTH)分泌过多、淋巴瘤细胞过量产生维生素 D 或肿瘤直接导致骨溶解是高钙血症的主要原因。治疗包括积极的补液,初期降钙素,然后静脉注射双膦酸盐。如果病因怀疑是肉芽肿起源或与淋巴瘤相关,可以尝试类固醇。与肿瘤溶解一样,如果高钙血症对正在进行的药物治疗有耐药性,存在禁忌积极补液的合并症,或急性肾功能衰竭[23,24],可能需要透析进行代谢纠正。

32.3.3 低血钠症

低钠血症是恶性肿瘤中常见的一种现象,可以直接与疾病或治疗相关。病理生理学可能与抗利尿激素分泌不足(SIADH)或低血容量有关。有时患者出现急性低钠血症(持续时间<48 h),常见于心因性多饮患者,静脉输注环磷酰胺化疗,术后患者(术中或术后补入过多低渗液体)或结肠镜泻药准备。48 h 的阈值是因为大脑需要 48 h 才能通过重置渗透平衡来适应低钠血症的低渗状态。48 h 后,大脑容易受到血清钠急性升高的不良影响,如脑桥和脑桥外渗透脱髓鞘综合征。由于相关的营养不良和低钾血症,癌症患者患脱磷脂的风险增加。癌症患者中 SIADH 的常见原因包括药物、癌症本身、感染和其他相关原因(表 32.2)[27,28]。在 ICU 中,低钠血症的评估包括从病史中获得必要的信息,如症状和持续时间、临床容量状态评估、实验室评估如尿渗透压和尿点钠、血清渗透压(以区分真实和假性低钠血症)以及钠和尿素的部分排泄。一种实用的低钠血症算法可以参考[27]。由于脑水肿是潜在的杀手,对于出现脑水肿加重症状的

患者,如头痛、呕吐、意识混乱、癫痫发作或意识水平改变——无论低钠血症的持续时间和程度如何,均应开始治疗,3%生理盐水2~4 mL/kg,输注时间大于20分钟,如果患者仍有症状且急性上升小于10 mmol/d,重复这一剂量[27]。

表32.2　SIADH 的常见病因

药物	环磷酰胺、顺铂、长春花生物碱、甲氨蝶呤、环磷酰胺 丙戊酸、卡马西平、奥卡西平、吗啡、非甾体抗炎药 质子泵抑制剂
感染	结核、肺炎、脑膜炎、脑炎等感染
原发恶性肿瘤本身	肺小细胞癌、头颈部肿瘤、上消化道恶性肿瘤(胃、胰腺、十二指肠)、子宫内膜癌、膀胱和前列腺癌
其他	疼痛、恶心、脑血管意外、全身麻醉、正压机械通气

32.3.4　急性呼吸衰竭

急性呼吸衰竭(ARF)是恶性肿瘤[29]患者入 ICU 的主要原因。ARF 在血液系统和实体恶性肿瘤患者中的发病率为5%~50%,在造血干细胞移植受体中的发病率增加到了42%~88%[30,31]。ARF 的病因诊断多种多样,包括感染、肺水肿、医源性肺损伤、弥漫性肺泡出血(DAH)、肺栓塞、疾病进展继发的气道梗阻。在术后患者中,Ⅲ型呼吸衰竭也可能发生[32]。肺部感染是癌症患者发生 ARF 最常见的原因。大多数感染是由常见的细菌病原体[33]引起的。肺部机会性感染,如侵袭性肺曲霉菌病、雅氏肺孢子虫肺炎、毛霉病、巨细胞病毒和其他呼吸性病毒感染,也是呼吸道感染的重要病因。长期中性粒细胞减少、使用皮质类固醇、使用广谱抗生素及血液系统恶性肿瘤是侵袭性真菌感染的危险因素。感染也是这些患者的急性呼吸窘迫综合征(ARDS)的主要原因,继发性 ARDS 也可发生在脓毒性休克后。癌症患者中 ARDS 的常见病因见表32.3。

表32.3　癌症患者中 ARDS 的病因学

肺 部 感 染	次要原因	疾病/治疗相关	其 他
革兰阴性和革兰阳性细菌感染 真菌感染包括侵袭性肺曲霉病、肺孢子虫病 病毒性疾病,如流感 结核	继发性 ARDS(肺外ARDS) 继发于脓毒症	药物诱发和放疗诱发的输血相关急性肺损伤(TRALI) 自身免疫性癌性淋巴管炎 肺泡蛋白沉积症 闭塞性细支气管炎和机化性肺炎 噬血细胞性淋巴组织细胞增多症 肺白血病/白细胞浸润 移植后综合征	病因不明

病因诊断通常具有挑战性,无法确定病因是一个独立的死亡预测因素[34]。最近,诊断性操作已经从支气管镜检查、支气管肺泡灌洗液(BAL)和手术肺活检转变为无创检查,如高分辨率计算机断层扫描(CT)、生物标志物和分子检测[35]。由于长期的中性粒细胞减少和使用多种抗生素。这些患者大多数有侵袭性真菌感染的风险。CT 扫描可显示大叶性肺炎、支气管肺炎、空洞性肺炎、供血血管、晕征、树芽状磨玻璃样改变等体征,有助于支持细菌性肺炎、非典型肺炎或真菌性肺炎、结核等的病因诊断(表 32.4)。这些放射学征象(支气管造影、晕征、树芽征)都不是特异性或敏感的,需要与微生物学研究相关,如定向或非定向 BAL[36] 的半乳甘露聚糖和聚合酶链反应(PCR)。在不同体液中检测到的半乳甘露聚糖的截断值为 0.5,其敏感性和特异性足以诊断侵袭性肺曲菌病。对于非中性粒细胞减少症患者,这种测试不推荐用在他们身上[37]。

表 32.4 ARF 常见的 CT 影像学表现

影像学表现	可能的病因诊断
支气管造影肺叶实变	典型的细菌性肺炎、病毒性肺炎
空洞形成	葡萄球菌、克雷伯菌、结核、恶性肿瘤等
斑片状实变	局灶性肺不张、组织性肺炎、非典型性肺炎
磨玻璃样变(GGO)	肺水肿、血管炎、间质性肺病、非典型细菌性肺炎、病毒性肺炎
粒状改变	结核

续　表

影像学表现	可能的病因诊断
气液平面	肺脓肿,气胸
空气新月征	曲霉菌瘤/真菌球
晕征	曲霉病
反向晕征	曲霉菌病、毛霉病、隐源性组织性肺炎
碎石路征	肺孢子虫肺炎、病毒性肺炎
滋养血管征	脓毒性栓塞

32.3.5　ICU中急性呼吸窘迫综合征(ARDS)的处理

在患有急性呼吸衰竭的癌症患者中,已观察到死亡率的增加与需氧量有关,如果需要通气支持,其风险呈指数级增加。历史上,肿瘤患者的 ARDS 预后不佳,死亡率高。随着对疾病病理生理学的不断了解和目前肺保护机械通气策略的实践,ARDS 癌症患者的住院死亡率显著下降。多模式通气,包括低潮气量、限制平台压小于 30 cmH$_2$O、早期发现严重 ARDS 病程、允许高碳酸血症、早期但有限使用肌肉松弛剂,ARDS 的死亡率在轻度、中度和严重 ARDS 组从 89% 降低到 59%,63% 和 68.5%[33,38]。ARDS 管理的一般原则如图 32.2。

32.3.5.1　无创通气(NIV)在 ARDS 管理中的作用

如前所述,需要插管和机械通气的 ARDS 患者比例非常高,死亡率可达 80% 或以上[39]。于是我们假设,如果不需要插

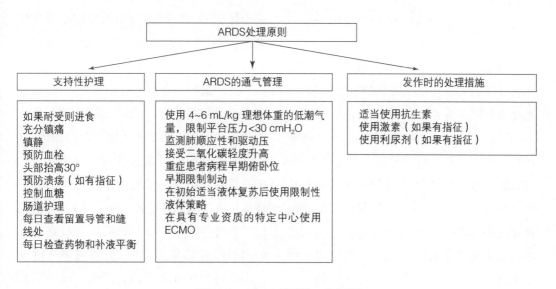

图 32.2 ARDS 管理的一般原则

管就能提供呼吸支持,死亡率可能会下降。最初的小型研究也预示了这样的情况[39,41],并且 NIV 被提倡作为免疫抑制患者[42]ARDS 的初始选择。由于进一步的试验未能复制类似的有益发现,这一点一直存在争议[43]。一项来自法国的多中心试验未能证明早期 NIV 和氧治疗[44]后的死亡率有任何差异。同样地,最近得出的 EFRAIM 研究也没有发现 NIV 和降低死亡率[45]之间的任何关联。由于危重症监护的总体改善和更好的通气策略,以及发现高潮气量和胸膜腔压力波动的潜在危害,ARDS 死亡率逐年显著降低。这是导致试验差异性结果的原因[17]。最初对 NIV 的热情已经趋于稳定,目前的文献表明总体 NIV 失败率为70%,特别是在重症患者[34]中。目前清楚的是,早期 NIV 并不会提高死亡率,也不能比高流量氧疗更好。由于 NIV 失败已被证明是[33]死亡率增加的危险因素,在进一步的研究之前,NIV 应在这些患者中谨慎使用,最好避免使用于中重度 ARDS[17,45]患者。

32.3.5.2 高流量氧疗在 ARDS 管理中的作用

高流量氧鼻插管(HFNC)可提供 100%的加湿氧气,流量最高可达 60 L/min。高流量气体产生一个流量依赖的呼气末正压(高达 7 cmHg),维持肺泡复张,改善氧合,并减少呼吸做功。因此,HFNC 似乎有可能显著降低低氧性呼吸衰竭患者的插管率和死亡率。试验显示,与接受 NIV[47]治疗的患者相比,接受 HFNC 治疗的低氧性呼吸衰竭患者(也包括免疫抑制患者)的 90 天死亡率有降低的趋势。一项针对癌症患者的回顾性研究也表明,与 NIV[48]相比,HFNC 的生存获益更大。一项观察性队列研究也发现了类似的结果(插管率和死亡率降低),HFNC 的表现优于 NIV[49]。最近一项针对免疫功能低下患者 HFNC 试验的荟萃分析表明,HFNC 的使用显著改善了免疫功能低下患者急性呼吸衰竭的预后。然而,仍然缺乏高质量的研究来证实这些益处[50]。

32.3.6　脓毒症

肿瘤患者中，由于疾病、治疗和骨髓清除治疗后的骨髓移植所导致的免疫抑制，严重感染和脓毒症可能发生。脓毒症的死亡率与潜在的器官功能障碍有关，与恶性肿瘤的特征如中性粒细胞减少或疾病进展无关。脓毒症和脓毒症休克的病理生理机制和非肿瘤患者一样，在大循环和微循环方面无临床显著差异[52]。肿瘤患者通常由于疾病进展或治疗并发症（化疗和放疗）而导致中性粒细胞减少［多形核中性粒细胞（PMNs）的绝对计数小于 500 个/mm³］。严重的中性粒细胞减少（PMN 的绝对计数小于 100）和中性粒细胞减少持续时间超过 7 天是严重感染的危险因素。这些患者很少对感染产生免疫反应，因此，在这些患者中识别感染有延迟。发热性中性粒细胞减少症（FN）定义为单次口腔温度超过 38.3℃（101℉）或口腔温度超过 38.1℃（100.4℉）持续 1 h 或在接下来的 48 h 内中性粒细胞绝对计数下降至 500 个/mm³[53,54] 以下。患者通常表现为肺炎、胃肠炎、尿路感染或原发性菌血症。脓毒症是一种类似于多发性创伤、急性心肌梗死和卒中的医疗紧急情况。拯救脓毒症运动强调早期识别和管理脓毒症，并采取适当的措施，如早期补液（30 mL/kg 晶体）、血流动力学监测、使用血管升压药和抗生素。建议采用 1 小时法，即结合早期复苏和持续评估[55]。

随着早期识别和护理的改善，脓毒症的死亡率已经下降，目前报道的癌症患者的死亡率已低至 40%[55,56]。目前，脓毒症的管理和无瘤患者的管理方案保持一致。可采用辅助 G‑CSF 治疗中性粒细胞减少性脓毒症，但可能由于肺部白细胞[57] 浸润而使呼吸功能恶化。

管理这种紧急情况的困境是，所有这些患者要么住院，要么经常往返于医院，并且可能已经接受了多种抗生素治疗。因此，这些患者多重耐药严重感染的风险增加。管床的重症监护医师最初得根据用药史和局部抗生素谱选择经验性抗生素治疗，然后根据培养报告和治疗反应进行降级。在选择最初的经验治疗方案时，应考虑多重耐药（MDR）菌、稀有机会菌和真菌。出现器官功能障碍和脓毒性休克的患者应使用广谱药物如碳青霉烯类，甚至多黏菌素如黏菌素和多黏菌素 B 进行治疗，这取决于局部抗生素谱和有无休克和器官衰竭。也可以使用第三代或第四代头孢菌素和氨基糖苷类[53]或美罗培南和针对大多数需氧革兰阴性菌的多黏菌素的多药联合治疗。如果局部 MRSA 发生率高，患者出现血流动力学不稳定，或胸片上有浸润提示肺炎[54]，则需要经验性增加覆盖革兰阳性杆菌的抗生素。休克患者或未能改善的患者应使用额外抗真菌药物治疗，如棘白菌素或两性霉素 B[54,58]。患者如有中性粒细胞减少、糖尿病、慢性肾功能衰竭、血管侵袭性置管、广谱抗生素延长使用、多部位真菌感染或定植等特征，则被认为是侵袭性假丝酵母菌（念珠菌）感染的高风险人群。如果假丝酵母菌脓毒症的风险很高，经验性抗真菌治疗可以在入 ICU 即可开始[59]。

32.3.7　气道紧急情况

纵隔恶性肿瘤局部压迫引起的气道阻

塞均可导致机械性呼吸损害,需要呼吸辅助。患者表现出嘶鸣、呼吸困难、咯血、咳嗽的症状,还有一些可能有上腔静脉综合征的特征。胸部的紧急 CT 扫描可能有助于区分急性呼吸困难的各种原因,并给出固定气道后可能发生的并发症。支气管镜检查(硬镜或软镜取决于专业知识)也可以用作诊断和治疗工具。治疗需要尽快解决局部病因,包括放疗(如果肿瘤是放疗敏感)或化疗(对化疗高度敏感的恶性肿瘤,如淋巴瘤、小细胞肺癌和生殖细胞肿瘤)[60]。胸腺肿瘤可引起肌无力,可直接压迫气管。在这种情况下,切除肿块可以减轻呼吸损害和治愈相当大比例患者的肌无力。这些患者需要持续监测气道,并在呼吸衰竭时紧急插管。

32.3.8 急腹症

心功能障碍可由恶性肿瘤对心脏、心包和大血管的机械压迫作用引起。用于治疗癌症的化疗药物可导致心肌病,导致心脏的收缩和舒张功能受损。常见的相关药物是蒽环类药物如阿霉素,以及较新的化疗药物如曲妥珠单抗[61]。患者表现为心律失常或心电图(ECG)改变,如 QTc 延长、呼吸困难,或明显的心源性休克。此类心力衰竭治疗方法与非癌症患者的心力衰竭类似,包括使用无创通气、利尿剂、血管扩张剂和正性肌力药物。建议对高危患者的心力衰竭预先单独使用血管紧张素转换酶(ACE)抑制剂或与 β 受体阻滞剂和右丙亚胺联合应用[62]。

放射相关的心脏毒性通常见于年轻患者,并在晚期出现。此心脏毒性可见于冠状动脉疾病、反流或狭窄性瓣膜病、扩张性心肌病、传导异常和射血分数正常的心力衰

竭。心包炎可急性发生,也可发生在放疗后 6 个月至 1 年。收缩性心包炎表现为心力衰竭并伴有心包的不顺应性钙化。尽管利尿剂可以暂时地缓解症状,但这些患者还是需要进行心包切除术[61]。

右心衰竭和肺动脉高压(PH)可与化疗药物如达沙替尼或全肺切除术后相关。肺动脉高压的管理指南已经发布,治疗包括避免缺氧、积极管理感染、利尿剂、钙通道阻滞剂、抗凝血剂和肺动脉血管扩张剂[63]。

恶性心包积液和大量心包积液导致的心脏填塞是由乳腺、肺的恶性肿瘤或黑色素瘤或白血病直接进展导致的。患者表现为严重的呼吸困难和干咳。床边超声心动图将显示心室腔的舒张期塌陷。心包穿刺术或在超声引导下插入猪尾管可能会缓解症状[23,60]。

32.3.9 心力衰竭和心包填塞

腹部恶性肿瘤可根据其所在位置而产生梗阻性症状。肠受累可导致亚急性肠梗阻、肠梗阻、肠穿孔,并可作为手术急诊出现。肿瘤局部累及胆囊或胆道可引起胆道梗阻、胆管炎和黄疸。肿瘤浸润可引起大出血,表现为失血性休克。压迫输尿管或膀胱可引起肾积水和肾后性损伤。治疗方案取决于病因,有时可能需要紧急剖腹手术。选择性血管造影栓塞可以控制肿瘤出血,而局部支架引流如胆管支架植入术和输尿管支架植入术可以由介入放射科医师来操作以缓解症状。因此,需要手术团队及时诊断以及介入放射科和重症监护医师之间良好的合作来管理这些患者[64,65]。

32.3.10 中枢神经系统急症

中枢神经系统的原发性恶性肿瘤表现

的特征为感觉改变、癫痫发作或颅内压（ICP）升高。如果不紧急干预的话，可能会发生小脑幕疝和死亡。这些病例的治疗方法仍然是手术减压。然而，可以暂时采取一些措施降低颅内压，如使用甘露醇或高渗盐水、皮质类固醇以及良好的 ICU 护理，包括镇静、制动、对症治疗、维持吸氧、保持正常血糖、防治并发症等。肺癌、乳腺癌、多发性骨髓瘤、淋巴瘤、前列腺癌等可潜在引起硬膜外或骨性转移。可引起脊髓受压，并可能表现为截瘫的特征。患者通常表现为疼痛、运动无力、感觉异常、肠道和膀胱受累等症状，早期发现、诊断和治疗是康复的关键。管理措施包括立即给予糖皮质激素，放疗和化疗敏感肿瘤患者的全身治疗[66]。

32.3.11　肾上腺危象或肾上腺功能不全

恶性肿瘤转移或双侧肾上腺浸润引起的肾上腺功能不全，双侧肾上腺切除，严重脓毒症或肾上腺血肿，可导致恶性肿瘤患者的肾上腺功能不全。至少 90% 的肾上腺组织功能丧失，才能显现症状。患者通常表现模糊，如恶心呕吐、腹泻、腹痛、意识混乱和血管升压药抵抗性低血压。在生化分析中可见低钠血症、高钾血症和轻度酸中毒。肺癌、乳腺癌、肾癌、胃癌和胰腺癌是肾上腺转移的常见类型。同步激素刺激试验阳性可提示诊断，这些患者需要补充每日生理剂量的糖皮质激素[67]。

32.4　肿瘤患者术后护理

术后护理中危重护理的支持带来了更先进、更激进的手术，如气管切除和腹腔热化疗（HIPEC），有助于提高患者生存率。肿瘤手术常伴随广泛的组织剥离、液体丢失、第三间隙丢失、心律失常、电解质失衡、血糖控制不良、体温过低等。术后发生相关并发症的风险较高，如术后出血、呼吸衰竭、营养不良、静脉血栓形成等，都急需解决。除此之外，所有患者都需要常规的术后护理，如持续监护直到麻醉完全恢复，优化止痛药使用，管理术后恶心、呕吐和其他并发症如寒战等[7,68]。

32.5　危重症监护的输血指南

肿瘤患者被排除在大多数输血试验之外，因此，关于这些患者亚群中输血的任何证据都是不清晰的。在一般人群中，采用限制性的红细胞输注策略，目标是血红蛋白水平高于 70 g/L。在一组病情较严重的脓毒症患者中，这种做法已被证明是安全的。目前癌症患者中仅有两组试验：TRISOP（手术患者）和 TRICOP（伴有脓毒性休克的实体肿瘤）。这 2 个试验似乎不同于一般的限制性输血策略，即支持自由输血策略而不是限制性策略，并指出需要在这一领域进行进一步的研究。然而，对于高黏度综合征——白细胞增多症、多发性骨髓瘤等患者，应谨慎输注红细胞，限制性策略可能对这些患者[69]有益。

ICU 的癌症患者因潜在恶化的肿瘤、脓毒症、化疗或放疗、ITP 中的免疫破坏、抗体介导的肝素诱导的血小板减少等而导致血小板计数减少。当血小板计数低于100 000/mL 时，应考虑评估血小板减少症的病因。关于血小板输注的证据也是有限的,目前只有在患者发热、血小板低于 $10 \times 10^9/L$ 或 $20 \times 10^9/L$ 的阈值时出现活动性出血或预计出血的情况下才提倡输注[70]。

32.6　ICU 化疗

在 ICU 使用化疗药物多用于治疗或预防危及生命的恶性肿瘤相关紧急情况,如白细胞增多症、噬血细胞性淋巴组织细胞增多症(HLH)、肿瘤溶解综合征。多年来,在 ICU 进行化疗的经验越来越多,这也使得短期和长期死亡率下降了。考虑到器官功能障碍、危重患者的药代动力学和药效学改变,在计算所需剂量时必须谨慎,向肿瘤团队寻求帮助也将是有益的。在危及生命的紧急情况下,存在或推测存在感染并不能阻碍 ICU 的化疗。在进行化疗前,应确认患者的身份和化疗方案,记录患者的不良反应并获得知情同意。在使用这些带有毒不良反应药物时必须小心,对药物稀释、体积、输注速率等提出建议并遵循。当出现药物反应、药物中毒或药物外渗时,应立即停止药物输注,并在肿瘤血液学中寻求帮助[71]。

32.7　ICU 的感染控制

癌症患者发生医院感染的风险较高,其发病率可高达 40%[72]。医院获得性感染和 ICU 获得性感染增加了治疗费用,也显著增加了发病率和死亡率。常见的医院感染有呼吸机或医院获得性肺炎、皮肤和软组织感染、中心静脉相关的血流感染和与导尿管相关的尿路感染。由于这些感染的巨大影响,需要一种系统的方法来减少这些影响。

保持手卫生等简单措施已被证明在降低医院感染率方面是有效的。所有医院现在都坚持 WHO 建议的"五个洗手时刻"——即在接触患者之前和之后,在任何无菌手术之前,在接触患者周围的污染物之后,以及在任何体液接触的高风险手术之后[73]。医院获得性感染率被认为是卫生保健工作人员不遵守洗手准则的衡量标准。除了手卫生外,已有许多指南(一组共同实施后将有效改变结果的干预措施)来减少医院获得性感染。表 32.5[74] 总结了感染控制的措施。

表 32.5　ICU 感染控制常用措施

呼吸器相关性肺炎(VAP)	床头抬高 30° 每日尝试中断镇静和自主呼吸试验 声门下分泌物的吸引 高危患者预防消化性溃疡 预防深静脉血栓形成
中心静脉相关血液感染(CRBSI)	保持良好的手卫生、练习洗手 严格的无菌预防措施 使用洗必泰进行皮肤消毒 穿刺深静脉时锁骨下和颈内静脉部位优先于股静脉 每日评估缝线并及时拆除不必要的缝线
导管相关泌尿系感染(CAUTI)	避免不必要的尿管插入 在无菌措施中插入导尿管 导尿管日常护理,如不需要则及时拔除

32.8　重症监护室的营养学

营养不良是危重肿瘤患者常见的问题,且会因感染、炎症、应激等加重。患者以前的营养状况也是影响营养不良的一个重要因素。这些患者大多因检查发现营养不良,并出现恶心、呕吐和恶性肿瘤恶病质的症状。营养不良导致所有患者的发病率和死亡率增加,因此,应尽早启动营养支持,以最大限度地减少饥饿的影响,支持免疫系统,防止营养不良,促进伤口愈合。类似2002年营养风险筛查(NRS2002年)、营养不良普遍筛查工具(MUST)迷你营养评估(MNA)和营养不良筛查工具(MST)等均可用于快速筛查有营养不良风险的患者。应积极寻找阻碍营养的临床因素,如疾病部位、厌食症、虚弱、呕吐、味觉障碍、疼痛、抑郁等。显著的体重减轻(6个月>10%)是最可靠的营养不足指标。须牢记白蛋白和前白蛋白可因感染、肝病、肾功能不全、脱水、贫血等原因而改变。欧洲临床营养和代谢学会(ESPEN)指南推荐双X线吸收仪(DEXA)或生物阻抗分析(BIA)来评估肌肉质量和脂肪储备,通过表现量表如东部肿瘤合作组(ECOG)或卡莫夫斯基和生物标志物如血清C反应蛋白(CRP)和白蛋白来对高危患者进行营养评估。肠内喂养是安全有效的,如果能耐受的话,应在ICU住院早期即开始。尽管看起来很有吸引力、更符合生理需求,但目前还没有发现适合癌症患者的免疫营养物质。那些在营养评分中被评为高风险和有肠内喂养禁忌证的患者可以考虑早期进行肠外营养。肠道功能正常的厌食症患者并没有在肠外营养中获益,因此,应优先考虑肠内途径[75]。全肠外营养仅适用于ICU中的特定人群(表32.6)。

表32.6 ICU患者全肠外营养指征

肠内营养禁忌证	乳糜漏 肠梗阻

续 表

肠道功能不全	严重的肠瘘 麻痹性肠梗阻 肠大部切除术 放射性肠炎 2周内无法达到营养目标
肠内营养不足	营养风险高且预计延迟7天达到营养目标的患者

32.9 ICU癌症患者的预后

实体肿瘤患者很少会因发热性中性粒细胞减少、脓毒性休克、侵袭性真菌感染、急性呼吸衰竭或其他器官功能障碍等医疗原因需要入住ICU。这些患者大多数将在术后进入重症监护病房。排除接受术后常规护理的患者,实体肿瘤患者的死亡率几乎是非癌症患者的2倍(41%对21%)[76]。

相反,血液病患者通常因危及生命的并发症,如肿瘤紧急情况、感染或器官功能障碍而进入重症监护病房。他们通常有更高的疾病严重程度评分[简化急性生理学评分(SAPSII)]或序贯器官衰竭评估评分(SOFA评分)和更高的死亡率(50%~60%)[76]。

尽管骨髓移植(BMT)受体患者的死亡率正在下降,他们仍然是一个ICU和住院死亡率高的人群。BMT患者因急性呼吸衰竭、脓毒症、心功能障碍、神经功能障碍和出血等医疗并发症需要在ICU入院。需要机械通气的BMT患者的ICU死亡率仍为80%,并随着器官功能障碍[16]的恶化而进一步升高。各种影响危重患者的预后的因素列举如下(表32.7)。

表 32.7 危重肿瘤患者的预后因素[76-78]

不良预后因素	良性预后因素	预后无关因素
高龄 需要机械通气的呼吸衰竭 经验性使用合适抗生素的开始时间延迟超过 2 h 多器官功能障碍评分中 2 个器官受累 Apache/sofa 评分较高 侵袭性曲霉菌病 对化疗反应不良 入 ICU 前疾病表现不佳- Kamofsky 评分＜70 或东部肿瘤合作组（ECOG）量表评分更高 3~4	ICU 入院指征为术后初级护理 病情有所缓解 入院前疾病表现良好 严重疾病急性发作（＜7 天） 无真菌感染 无合并症 入 ICU 的病因可逆	肿瘤类型（实体瘤与血液肿瘤） 中性粒细胞减少症 肿瘤的转移性 提前入 ICU

32.10 重症监护室姑息治疗

姑息治疗是一类通过早期识别、细致评估，并解决疼痛和未满足的需求如其他身体、心理和精神问题的一类整体方案[79]。关键问题包括：① 症状控制；② 关于疾病、存在的治疗方案和相应结果的感性以及现实的沟通；③ 在整个疾病过程中对患者和家属的支持。姑息治疗是多学科护理的一个重要组成部分，应向各科室开放。姑息治疗的出发点是与更好地控制症状、更好地利用包括 ICU 住院在内的临终关怀资源、增加患者和家属的满意度以及减少医师的道德压力有关的，由此可减少职业倦怠。想要减少姑息治疗中遇到的障碍，则应进行有效和现实的沟通，讨论进一步的治疗方向（如果存在），在此过程中要小心避免混淆词汇如"停止医疗干预"，并使用简单现实的术语，如退出维持生命的治疗[80,82]。ICU 理想的患者护理示意图如图 32.3 所示。

32.11 ICU 的临终关怀（EOLC）

理想情况下，只有那些有合理机会治愈或

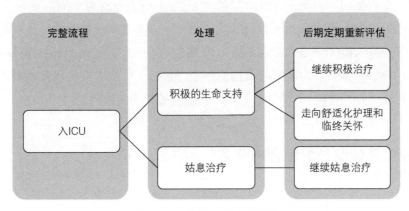

图 32.3 ICU 患者护理示意图

缓解疾病或症状的患者才应该进入重症监护病房。然而,很多时候,晚期疾病患者或有晚期指征的患者进入 ICU 是一个有时间限制的全方位试验。虽然看起来很简单,但从 full-code status(当患者心脏停止或者呼吸停止时,接受包括胸外按压、除颤、气管插管等所有的紧急治疗措施的备注)到 EOLC 的过渡通常是一个模糊的、延迟的和充满冲突的领域。这就造成了一种困境,导致利益冲突,患者不断增加同时浪费医疗资源。在治疗无效或生命即将结束的阶段,对患者的重症监护应该着重舒适护理,避免不适当的积极干预,清楚地理解增加积极的生命支持干预并不能减轻患者的痛苦。所有危重症患者的治疗方案都应定期修订,并监测是否无效。如果观察到无效,应将其传达给主要团队和亲属。需要与亲属和主要团队进行公开的同理心沟通,需要表达意见,同时避免冲突。EOLC 的讨论需要较长时间和多次会议的讨论。每次会议必须正确记录,保持透明度。一旦决定了 EOLC,就应该检查护理地点,而不是患者的舒适度。需要确保为患者和家属提供足够的空间、药物和人员配备,并且在任何时候都不应被忽视。可以避免不必要的监测,并可以允许近亲根据他们的意愿留在床边。应审查所有的治疗清单,避免不必要的药物,但保留用来控制症状的药物。应定期评估治疗对症状控制是否适当。也应给予精神关怀,并为家庭成员提供丧亲支持,解决他们的问题[83,84]。

32.12 肿瘤重症监护的综合重症监护管理

重症监护中心危重癌症患者需要肿瘤

医师、重症监护医师、住院医师(外科专科或非肿瘤专科)的综合治疗。每当患者在到达医院初次就诊时,应向患者和家属如实耐心解释疾病的性质和可能的治疗方案。这使他们能够现实地为疾病和治疗并发症做好准备。在随访中,必须评估治疗反应,并应讨论和记录治疗计划中的任何变化。在这个阶段应该解决患者 9 个未满足的需求,如症状管理和姑息治疗(如果早期没有干预的话)。

当出现器官功能障碍或脓毒症的迹象时,需要与重症监护室讨论准备使用广谱抗生素。由于目前的工具都不能准确预测哪些患者可能受益于重症监护,所有愿意被转移到 ICU 的患者以及那些没有进一步治疗方向的患者可能会被转移到 ICU。所有无法控制原发疾病的晚期患者均可拒绝入ICU。在 ICU 住院期间,重症监护医师和肿瘤医师应就治疗反应和预后进行日常互动。ICU 的所有患者与非癌症患者相似,在最初 3~5 天均应接受全面治疗。在护理人员和亲属进行详细讨论和完善适当的文件后,应开始接受确定为临终护理的患者。从 ICU 出院的患者应由重症监护医师进行随访,并筛查重症监护后综合征。必须识别那些在重症监护室住院后患有抑郁症和其他慢性疾病的人,必须提供康复治疗[8,17,76]。图 32.4 总结了从首次住院就诊到 ICU 出院后的护理流程图。

32.13 总结

肿瘤学的重症监护已经发展了几十年,目前是一个非常有意义的事业。适当选择

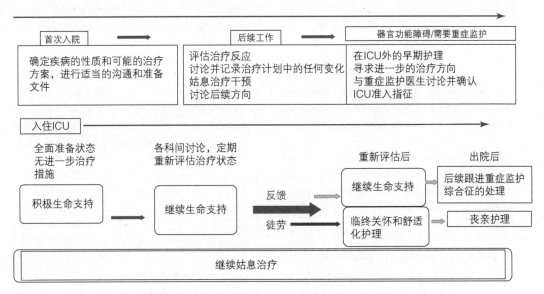

图 32.4　整合肿瘤危重症护理中的各部门服务流程

的 ICU 患者可获得与非癌症患者相当的生存率和生活质量。器官功能障碍的早期识别、有效的抗菌药物治疗、器官功能障碍的非侵入性诊断策略和适当的处理是降低死亡率的重要因素。我们需要制定一个评分来预测这些危重患者早期 ICU 入院的益处。在替代机械通气而应用避免插管的策略（如 NIV 和 HFNC）之前，还需要进一步的评估。临终护理和姑息治疗也是重症监护的重要组成部分，应向所有符合条件的患者提供。为了这些患者更好的预后，一个多学科团队包括重症监护医师、肿瘤学专家和姑息治疗专家都是必不可少的。

（戴赛林　译，顾悦超　校）

参考文献

1. Koch A, Checkley W. Do hospitals need oncological critical care units? J Thorac Dis, 2017, 9(3): E304-9.

2. Fisher R, Dangoisse C, Crichton S, Whiteley C, Camporota L, Beale R, et al. Short-term and mediumterm survival of critically ill patients with solid tumours admitted to the intensive care unit: a retrospective analysis. BMJ Open, 2016, 6(10): e011363.

3. Bird GT, Farquhar-Smith P, Wigmore T, Potter M, Gruber PC. Outcomes and prognostic factors in patients with haematological malignancy admitted to a specialist cancer intensive care unit: a 5 yr study. Br JAnaesth, 2012, 108(3): 452-459.

4. Azoulay E, Soares M, Darmon M, Benoit D, Pastores S, Afessa B. Intensive care of the cancer patient: recent achievements and remaining challenges. Ann Intensive Care, 2011, 1(1): 5.

5. Peigne V, Rusinova K, Karlin L, et al. Continued survival gains in recent years among critically ill myeloma patients. Intensive Care Med, 2009, 35: 512-518.

6. NIH Fact Sheets-Cancer [Internet]. [cited 2018 May 23]. Available from https://report.nih.gov/NIHfactsheetsA^iewFactSheet.aspx?csid=75.

7. Kulkami A. An overview of critical care in cancer patients. Indian J Crit Care Med, 2007, 11(1): 4-11.

8. Shimabukuro-Vbmhagen A, Böll B, Kochanek M, Azoulay É, von Bergwelt-Baildon MS. Critical care of patients with cancer. CA Cancer J Clin,

2016, 66(6): 496-517.

9. Haines IE, Zalcberg JBJ. Not-for-resuscitation orders in cancer patients-principles of decision-making. Med J Aust, 1990, 153: 225-229.

10. Task Force of the American College of Critical Care Medicine, Society of Critical Care Medicine. Guidelines for intensive care unit admission, discharge, and triage. Crit Care Med, 1999, 27: 633-638.

11. Kress JP, Christenson J, Pohlman AS, Linkin DR, JB H. Outcomes of critically ill cancer patients in a university hospital setting. Am J Respir Crit Care Med, 1999, 160(6): 1957-1961.

12. Azoulay É, Afessa B. The intensive care support of patients with malignancy: do everything that can be done. Intensive Care Med, 2006, 32(1): 3-5.

13. Mokart D, Etienne A, Estemi B, Brun J-P, Chow-Chine L, Sannini A, et al. Critically ill cancer patients in the intensive care unit: short-term outcome and 1-year mortality, [cited 2018 May 23]. Available from https://pdfs. semanticscholar.org/eb30/123d4b 187cec 38cec09 248483c7599f5106e.pdf.

14. Mokart D, Lambert J, Schnell D, Fouché L, Rabbat A, Kouatchet A, Lemiale V, Vincent F, Lengliné E, Bruneel F, Pene F, Chevret S, Azoulay E. Delayed intensive care unit admission is associated with increased mortality in patients with cancer with acute respiratory failure. Leuk Lymphoma, 2012, 54(8): 1724-1729. https:// doi.org/10.3109/1042819 4.2012.753446.

15. de Montmollin E, Tandjaoui-LambiotteY, Legrand M, Lambert J, Mokart D, Kouatchet A, et al. Outcomes in critically ill cancer patients with septic shock of pulmonary origin. Shock, 2013, 39(3): 250-254.

16. Thiéry G, Azoulay E, Darmon M, Ciroldi M, De Miranda S, Lévy V, et al. Outcome of cancer patients considered for intensive care unit admission: a hospital-wide prospective study. J Clin Oncol, 2005, 23(19): 4406-4413.

17. Azoulay E, Schellongowski P, Darmon M, Bauer PR, Benoit D, Depuydt P, et al. The intensive care medicine research agenda on critically ill oncology and hematology patients. Intensive Care Med, 2017, 43(9): 1366-1382.

18. Young RS, Gobel BH, Schumacher M, Lee J, Weaver C, Weitzman S. Use of the modified early warning score and serum lactate to prevent cardiopulmonary arrest in hematologyoncology patients. Am J Med Qual, 2014, 29(6): 530-537.

19. Divatia JV, Amin PR, Ramakrishnan N, Kapadia FN, Tbdi S, Sahu S, et al. Intensive care in India: the Indian intensive care case mix and practice patterns study. Indian J Crit Care Med, 2016, 20(4): 216-225.

20. Soares M, Bozza FA, Azevedo LCP, Silva UVA, Corrêa TD, Colombari F, et al. Effects of organizational characteristics on outcomes and resource use in patients with cancer admitted to intensive care units. J Clin Oncol, 2016, 34(27): 3315-3324.

21. Pène F, Percheron S, Lemiale Y Gallon V, Claessens Y-E, Marqué S, Charpentier J, Angus DC, Cariou A, Chiche J-D, Mira J-P. Temporal changes in management and outcome of septic shock in patients with malignancies in the intensive care unit. Crit Care Med, 2008, 36(3): 690-696.

22. Lee DW, Gardner R, Porter DL, Louis CU, Ahmed N, Jensen M, et al. Current concepts in the diagnosis and management of cytokine release syndrome. Blood, 2014, 124(2): 188-195.

23. McCurdy MT, Shanholtz CB. Oncologic emergencies. Crit Care Med, 2012, 40(7): 2212-2222.

24. Behl D, Hendrickson AW, Moynihan TJ. Oncologic emergencies. Crit Care Clin, 2010, 26: 181-205.

25. Tumor lysis syndrome: Prevention and treatment — UpToDate [Internet], [cited 2018 May 23]. Available from https://www. uptodate. com/ contents/tumor-lysis-syndrome-prevention-and-treatment#H21712044.

26. Amico JA, Holley JLRS. Renal and metabolic complications of cancer. In: Current Cancer therapeutics. London: Current Medicine Group, p.392-405.

27. Spasovski G, Vanholder R, Allolio B, Annane D, Ball S, Bechet D, et al. Clinical practice guideline on diagnosis and treatment of hyponatraemia. Eur J Endocrinol, 2014, 170(3): Gl-17.

28. Liamis G, Filippatos TDEM. Electrolyte disorders

associated with the use of anticancer drugs. Eur J Pharmacol, 2016, 777: 78 - 87.

29. Taccone FS, Artigas AA, Sprung CL, et al. Characteristics and outcomes of cancer patients in European ICUs. Crit Care, 2009, 13: 1 - 10.

30. Pastores SMVL. Acute respiratory failure in the patient with cancer: diagnostic and management strategies. Crit Care Clin, 2010, 26: 21 - 40.

31. Soares M, Depuydt POSJ. Mechanical ventilation in cancer patients: clinical characteristics and outcomes. Crit Care CHn, 2010, 26: 41 - 58.

32. Pastores SS, Acute Respiratory SM. Failure in patients with hematologic and solid malignancies: global approach. In: Mechanical ventilation in critically ill cancer patients. New York: Springer, 2017, 21 - 33.

33. Azoulay E, Lemiale V, Mokart D, Pene F, Kouatchet A, Perez P, et al. Acute respiratory distress syndrome in patients with malignancies. Intensive Care Med, 2014, 40(8): 1106 - 1114.

34. Depuydt PO, Soares M. Cancer patients with ARDS: survival gains and unanswered questions. Intensive Care Med, 2014, 40(8): 1168 - 1170.

35. Azoulay E, Mokart D, Lambert J, et al. Diagnostic strategy for hematology and oncology patients with acute respiratory failure. Am J Respir Crit Care Med, 2010, 182(8): 1038 - 1046.

36. Bajaj SK, Tombach B. Respiratory infections in immunocompromised patients: lung findings using chest computed tomography. Radiol Infect Dis, 2017, 4(1): 29 - 37.

37. Hites M, Goicoechea Turcott EW, Taccone FS. The role of galactomannan testing to diagnose invasive pulmonary aspergillosis in critically ill patients. Ann Transl Med, 2016, 4(18): 353.

38. Tbnelli AR, Zein J, Adams J, Ioannidis JPA. Effects of interventions on survival in acute respiratory distress syndrome: an umbrella review of 159 published randomized trials and 29 meta-analyses. Intensive Care Med, 2014, 40(6): 769 - 787.

39. Hilbert G, Gruson D, Vargas F, Valentino R, Gbikpi-Benissan G, Dupon M, et al. Noninvasive ventilation in immunosuppressed patients with pulmonary infiltrates, fever, and acute respiratory failure. N Engl J Med, 2001, 344(7): 481 - 487.

40. Antonelli M, Conti G, Bufi M, Costa MG, Lappa A, Rocco M, Gasparetto AMG. Noninvasive ventilation for treatment of acute respiratory failure in patients undergoing soHd organ transplantation: a randomized trial. JAMA, 2000, 283(2): 235 - 241.

41. Squadrone V, Massaia M, Bruno B, Marmont F, Falda M, Bagna C, Bertone S, Filippini C, Slutsky AS, Vitolo U, Boccadoro M, Ranieri VM. Early CPAP prevents evolution of acute lung injury in patients with hematologic malignancy. Intensive Care Med, 2010, 36(10): 1666 - 1674.

42. Keenan SP, Sinuff T, Bums KEA, Muscedere J, Kutsogiannis J, Mehta S, et al. Clinical practice guidelines for the use of noninvasive positive-pressure ventilation and noninvasive continuous positive airway pressure in the acute care setting. Can Med Assoc J, 2011, 183(3): E195 - 214.

43. Azoulay E, Lemiale V. Non-invasive mechanical ventilation in hematology patients with hypoxemic acute respiratory failure: a false belief? Bone Marrow Transplant, 2012, 47(4): 469 - 472.

44. Lemiale V, Mokart D, Resche-Rigon M, Pène F, Mayaux J, Faucher E, et al. Effect of noninvasive ventilation vs oxygen therapy on mortality among Immunocompromised patients with acute respiratory failure. JAMA, 2015, 314 (16): 1711 - 1719.

45. Azoulay E, Pickkers P, Soares M, Pemer A, Rello J, Bauer PR, et al. Acute hypoxemic respiratory failure in immunocompromised patients: the Efraim multinational prospective cohort study. Intensive Care Med, 2017, 43(12): 1808 - 1819.

46. Nishimura M. High-flow nasal cannula oxygen therapy in adults: physiological benefits, indication, clinical benefits, and adverse effects. Respir Care, 2016, 61(4): 529Tl.

47. Frat J-P, Thille AW, Mercat A, Girault C, Ragot S, Perbet S, et al. High-flow oxygen through nasal cannula in acute hypoxemic respiratory failure. N Engl J Med, 2015, 372 (23): 2185 - 2196.

48. Mokart D, Geay C, Chow-Chine L, Brun J-P, Faucher M, Blache J-L, et al. High-flow oxygen therapy in cancer patients with acute respiratory failure. Intensive Care Med, 2015, 41 (11): 2008 - 2010.

49. Coudroy R, Jamet A, Petua P, Robert R, Frat J-P, Thille AW. High-flow nasal cannula oxygen therapy versus noninvasive ventilation in immunocompromised patients with acute respiratory failure: an observational cohort study. Ann Intensive Care, 2016, 6(1): 45.

50. Huang H-B, Peng J-M, Weng L, Liu G-Y. Du B. high-flow oxygen therapy in immunocompromised patients with acute respiratory failure: a review and meta-analysis. J Crit Care, 2017, 43: 300 - 305.

51. Torres VB, Azevedo LC, Silva UV, Caruso P, Torelly AP, Silva E, et al. Sepsis-associated outcomes in critically ill patients with malignancies. Ann Am Thorac Soc [Internet], 2015, 18. [cited 2018 May 24]; 150618124156002. Available from: http://www.atsj oumals.org/doi/10.1513/AimalsATS.201501 - 0460C.

52. Karvunidis T, Chvojka J, Lysak D, Sykora R, Krouzecky A, Radej J, Novak I, Matejovic M. Septic shock and chemotherapy-induced effects on microcirculation. Intensive Care Med, 2012, 38: 1336 - 1344.

53. Schnell D, Azoulay E, Benoit D, Clouzeau B, Demaret P, Ducassou S, et al. Management of neutropenic patients in the intensive care unit (NEWBORNS EXCLUDED) recommendations from an expert panel from the French Intensive Care Society (SRLF) with the French Group for Pediatric Intensive Care Emergencies (GFRUP), the French Society of Anesthesia and Intensive Care (SFAR), the French Society of Hematology (SFH), the French Society for Hospital Hygiene (SF2H), and the French Infectious Diseases Society (SPILF). Ann Intensive Care, 2016, 6 (1): 90.

54. Freifeld AG, Bow EJ, Sepkowitz KA, Boeckh MJ, Ito JI, Mullen CA, et al. Clinical practice guideline for the use of antimicrobial agents in neutropenic patients with cancer: 2010 update by the infectious diseases society of america. Clin Infect Dis, 2011, 52(4): e56 - 93.

55. Mitchell M, Levy LEE, Rhodes A. The surviving sepsis campaign bundle: 2018 update. Crit Care Med, 2018, 46(6): 997 - 1000.

56. Williams MD, Braun LA, Cooper LM, et al. Hospitalized cancer patients with severe sepsis: analysis of incidence, mortality, and associated costs of care. Crit Care, 2004, 8: R291 - 298.

57. Azoulay E, Dannon M, Delclaux C, Fieux F, Bomstain C, Moreau D, Attalah H, Le Gall J-R, Schlemmer B. Deterioration of previous acute lung injury during neutropenia recovery. Crit Care Med, 2002, 30: 781 - 786.

58. Bow EJ. Infection in neutropenic patients with cancer. Crit Care Clin, 2013, 29(3): 411 - 441.

59. Rhodes A, Evans LE, Alhazzani W, Levy MM, Antonelli M, Ferrer R, et al. Surviving sepsis campaign. Crit Care Med, 2017, 45(3): 486 - 552.

60. Patil V. Airway emergencies in cancer. Indian J Crit Care Med, 2007, 11(1): 36 - 44.

61. Curigliano G, Cardinale D, Dent S, Criscitiello C, Aseyev O, Lenihan D, et al. Cardiotoxicity of anticancer treatments: epidemiology, detection, and management. CA Cancer J Clin, 2016, 66 (4): 309 - 325.

62. Finet JE. Management of heart failure in cancer patients and cancer survivors. Heart Fail Clin, 2017, 13(2): 253 - 288.

63. William Hopkins LJR. Treatment of pul monary hypertension in adults-uptodate [Internet], [cited 2018 May 24]. Available from https://www.uptodate. com/contents/treatment-of-pulmonary-hypertension-in-adults.

64. Ilgen JS, Marr AL. Cancer emergencies: the acute abdomen. Emerg Med Clin North Am, 2009, 27(3): 381 - 399.

65. O'Neill SB, O'Cormor OJ, Ryan MF, Maher MM. Interventional radiology and the care of the oncology patient. Radiol Res Pract [Internet]. 2011 Mar 29 [cited 2018 May 23]; 2011: 160867. Available from http://www.ncbi. nlm. nih. gov/pubmed/22091374.

66. Lin AL, Avila EK. Neurologic emergencies in the patients with cancer. J Intensive Care Med, 2017, 32(2): 99 - 115.

67. Ihde JK, Turnbull ADM, Bajorunas DR. Adrenal insufficiency in the cancer patient: impHcations for the surgeon. Br J Surg, 1990, 77(12): 1335 - 1337.

68. Ahmed S, Oropello JM. Critical care issues in oncological surgery patients. Crit Care Clin, 2010, 26(1): 93 - 106.

69. George JP, Myatra SN. Blood transfusion in the critically ill patient. Bangladesh Crit Care J,

2018，6(1)：40 - 46.

70. Kuter DJ. Managing thrombocytopenia associated with chemotherapy. Oncology (Williston Park)，2015，29：282 - 294.

71. Moors I，Pène F，Lengline É，Benoit D. Urgent chemotherapy in hematological patients in the ICU. Curr Opin Crit Care，2015，21：559 - 568.

72. Cornejo-Juárez P，Vilar-Compte D，García-Horton A，López-Velázquez M，Ñamendys-Silva S，Vblkow-Femandez P. Hospital-acquired infections at an oncological intensive care cancer unit：differences between solid and hematological cancer patients. BMC Infect Dis，2016，16：274.

73. WHO I My 5 Moments for Hand Hygiene. WHO [Internet]，2017 [cited 2018 May 24]. Available from http://www.who.int/infection-prevention/campaigns/clean-hands/5moments/en/.

74. Sean Wasserman A，Messina A. Bundles in infection prevention and safety. In：Guide to infection control in the hospital [Internet]，2018 [cited 2018 May 24]. Available from http://www.isid.org/wp-content/uploads/2018/02/ISID_InfectionGuide_Chapterl 6. pdf.

75. Wizuela JA，Camblor-Álvarez M，Luengo-Pérez LM，Grande E，Álvarez-Hernández J，Sendrós-Madroño MJ，et al. Nutritional support and parenteral nutrition in cancer patients：an expert consensus report. Clin Transl Oncol，2017，20：619 - 629.

76. Schellongowski P，Sperr WR，Wohlfarth P，Knoebl P，Rabitsch W，Watzke HH，et al. Critically ill patients with cancer：chances and limitations of intensive care medicine — a narrative review. ESMO Open [Internet]. 2016 Sep 13 [cited 2018 May 24]；1 (5) x000018.

Available from http://esmoopen. bmj. com/lookup/doi/10.1136/esmoopen-2015-000018.

77. Admission Criteria SBK. Prognostication in patients with Cancer admitted to the intensive care unit. Crit Care Clin，2010，26(1)：1 - 20.

78. Soares M，Salluh J. Prognostic factors in cancer patients in the intensive care unit. Indian J Crit Care Med，2007，11(1)：19 - 24.

79. WHO I WHO Definition of PaUiative Care. WHO [Internet]. 2012 [cited 2018 May 24]；Available from：http://www. who. int/cancer/palHative/definition/en/.

80. Aslakson RA，Curtis JR，Nelson JE. The changing role of palliative care in the ICU. Crit Care Med，2014，42(11)：2418 - 2428.

81. Cook D，Rocker G. Dying with dignity in the intensive care unit. N Engl J Med，2014，370 (26)：2506 - 2514.

82. Salins N，Gursahani R，Mathur R，Iyer S，Macaden S，Simha N，et al. Definition of terms used in limitation of treatment and providing palliative care at the end of life：the Indian council of medical research commission report. Indian J Crit Care Med，2018，22(4)：249 - 262.

83. Mani RK，Amin P，Chawla R，Divatia JV，Kapadia F，Khilnani P，et al. GuideHnes fbr end-of-life and palliative care in Indian intensive care units，ISCCM consensus ethical position statement. Indian J Crit Care Med，2012，16(3)：166 - 181.

84. Macaden SC，Salins N，Muckaden M，Kulkami P，Joad A，Nirabhawane V，et al. End of life care policy fbr the dying：consensus position statement of Indian association of palliative care. Indian J Palliat Care，2014，20(3)：171 - 181.

第七部分
相关肿瘤学科

晚期肿瘤的姑息治疗和临终关怀[①]

萨奇曼·巴特纳格尔

33.1 引言

晚期癌症是指癌症无法治愈的晚期阶段。在印度,70%~80%的患者在达到癌症的第三或第四期时才被确诊。而其中大约2/3的癌症患者在就诊时被诊断为是无法治愈的,需要进行姑息治疗。不幸的是,从姑息治疗中受益的癌症患者只有不到1%。研究发现,早期进行姑息干预,在晚期癌症患者的连续护理中是有益的[1-31]。

33.2 晚期癌症的姑息治疗

姑息治疗对晚期癌症患者缓解症状、提高整体生活质量(QoL)和满意度有帮助。它能改善患者的疼痛、疲劳、呼吸困难、恶心、呕吐、腹泻、便秘、焦虑和抑郁等症状。对死亡的恐惧,可以进一步增加患者及其家人的痛苦。姑息治疗遵循全面的方法,来处理身体、心理、精神和经济方面的问题。姑息治疗可以为患者的生存和抗癌提供额外的支持。

一旦患者确诊为晚期癌症,姑息治疗应

早期介入。姑息治疗能早期识别、预防和管理晚期癌症患者的症状和痛苦。也可以为患者、护理人员和多学科团队提供一个共同的平台来讨论和设定患者护理的目标。多项研究表明,早期整合姑息治疗可以改善患者的生活质量,减轻抑郁症状,有更多的临终关怀(EOLC)讨论[4-6]。

尽管知道自己处于癌症的晚期,但大多数患者还是会急于去医院接受症状处理,最终在重症监护室(ICU)接受机械呼吸机支持直到死亡。患者在ICU接受生命支持治疗,可以延续他们的生命,但这以增加患者的痛苦和降低生活质量为代价。而ICU护理也错误地提高了护理人员的希望。这对那些在ICU中死去,且无法与亲人一起度过宝贵的生命最后阶段的患者的亲属产生了长期影响。因此,现在是到了宣传姑息治疗和EOLC意识的时候了。

姑息治疗医师需要决定患者是否需要从姑息治疗过渡到EOLC。通常,肿瘤专家会推迟对患者充满同情和EOLC的治疗计划。从停止治疗到专注于EOLC的转变需要良好的预测技能,这对医师和护理人员来

---

① 译者注:各国临终关怀差异很大,本章内容仅为原著作者在印度的治疗方法。

说是一个真正的挑战。多数情况下，由于主治医师和患者之间缺乏沟通，因此他们从未与患者或护理人员讨论过临终决定。因此，姑息治疗、EOLC、肿瘤学和重症监护应尽早整合到癌症患者的整体管理中。典型的癌症患者治疗轨迹（图33.1）。

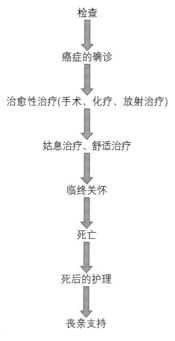

检查

↓

癌症的确诊

↓

治愈性治疗(手术、化疗、放射治疗)

↓

姑息治疗、舒适治疗

↓

临终关怀

↓

死亡

↓

死后的护理

↓

丧亲支持

图33.1 癌症患者的治疗轨迹

33.3 姑息治疗和ICU

姑息治疗与重症监护相结合，这可以对患者进行更好的症状管理、降低疼痛评分、先进的护理计划以及撤回和中止延长生命的治疗产生影响[7,8]。诚实有效的沟通、预测和良好的家庭会议是姑息治疗的重要的内容。可以通过更方便的家庭成员探视、停止诊断测试、良好的精神环境以及社会工作者和心理学家的参与来提供ICU的姑息治疗。

33.4 姑息肿瘤手术

姑息治疗还包括以缓解晚期肿瘤症状为主要目的的手术[9]。姑息性肿瘤手术是一个不断发展的新概念，它平衡了风险—收益比，其有效性取决于患者症状的改善[10]。然而，手术时机取决于疾病的分期、患者的功能状态、术后并发症和死亡率以及疾病的预后。在晚期结直肠癌和胃食管恶性肿瘤患者中，通常需要姑息性干预措施，如转移造口和支架植入术。也有报道称，甚至在累及主要气道的肺癌患者中，姑息治疗干预也可改善患者的生活质量。

33.5 临终关怀(EOLC)

对于晚期癌症患者的EOLC护理，这对医护人员和家属来说，都是一个挑战。EOLC的目的是控制症状，提高患者的生存质量和死亡质量，实现良性死亡和尊严死亡。所有晚期癌症患者都有接受姑息治疗和EOLC的人权。EOLC认为，每个人都享有美好、有尊严、平和地死去的人权。EOLC不仅在患者生命的最后阶段，而且在他们死后会以丧亲之痛和社会支持的形式为他们的家属提供安慰和同情。

EOLC构成：

1. 临终患者的早期识别
2. 症状控制
3. 提高生活质量
4. 社会心理和精神支持
5. 临终决策
6. 设定临终目标

7.善终

8.赋权护理人员

9.对家属的丧亲支持

10.法律事务处理

11.临终关怀服务

良好的 EOLC 包括良好的症状管理、家属的满意度、高质量而有尊严的死亡，如图 33.2 所示。

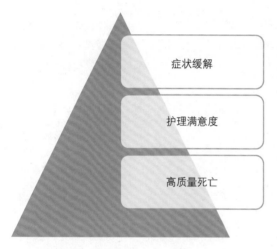

图 33.2 良好的临终关怀（EOLC）三元组

EOLC 的第一个组成部分是对即将死亡的患者的早期识别。预后不良和生存率下降的指标包括身体活动减少、无法自理、经口摄入量减少、说话减少和皮肤变化。除了这些临床和生理参数外，还有一定的评分系统来指导我们对 EOLC 的跟踪。包括体能状态、预后工具和模型。

体能状态可以通过 Karnofsky 体能状态（KPS）、东部肿瘤合作小组量表（ECOG）和姑息性表现量表（PPS）来衡量。入院时 KPS 评分＜50 分、ECOG 评分＞2 分与预后差、生存期＜6 个月相关。KPS 评分为 10～20 分的患者生存率低于 2 周。PPS 评分 30～50 分，中位生存期为 41 天。

其他用于晚期癌症的预后工具包括姑息性表现指数（PPI）、姑息预后评分、格拉斯哥预后评分、癌症预后评分（CPS）和院内癌症死亡风险模型（CMRM）。PPI 评分大于 4 分，则生存期小于 6 周。"Adiuvant"是一个基于网络的项目，提供 10 年乳腺癌和肺癌发病率和死亡率的结果。可以在 www.adjuyanton-line.com 上搜索。在所有癌症中，胰腺腺癌和晚期非小细胞肺癌的生存期最短，约为 2.5 个月。

用于 EOLC 的各种评分系统包括支持和姑息治疗指标工具（SPICT）、死亡临终关怀质量量表（QOD－Hospice）、临终关怀护理人员质量评价量表（CEOUEL）和应对死亡量表。SPICT 用于指导识别有死亡风险的患者和需要姑息治疗的患者。

善终包括患者症状充分缓解、赋予护理人员决策权、死亡准备、完成未完成的工作、与亲人共度最后几天、尊重患者的喜好，以及以器官捐赠的形式为他人做贡献。黄金标准框架的制定是为了在患者生命的最后阶段提供标准的护理。

临终决定应该在医师和患者之间进行透明地讨论。临终关怀涉及预后、预期生存、自主、复苏、提前护理计划、首选护理和死亡地点的沟通。应该设定和记录未来的 EOLC 目标。大多数患者更愿意选择在家中或临终关怀院，而不是医院病房或重症监护病房[11,12]。临终关怀服务与更好的生活质量和满意度相关，这可以极大地减轻了家属的负担[13,14]。因此，EOLC 可以减少不必要的医院和 ICU 负担，从而减少医院资源的浪费和家属的经济困境。经济困境在晚期癌症患者中很常见，但这往往被忽视，也没有与患者进行讨论[15,16]。当患者未进行 EOLC 时,这可以增加家属患抑郁症的风险[17,18]。由训练有素的姑息治疗医师及时进行 EOLC 可以减少无效医疗。尽管有这些好处,但目前提供 EOLC 仍存在许多障碍(表 33.1)。

表 33.1 提供临终护理的障碍

患 者 相 关	医 师 相 关	护理者相关	伦理和法律问题
不切实际的希望	缺乏姑息治疗教育方面的培训	应对技能不足	缺乏关于 EOLC 的法律政策
否定	在处理绝症患者时缺乏信心	缺乏对 EOLC 服务的认识	缺乏医疗保险
对姑息治疗缺乏认识	有持续积极治疗直至治疗结束的倾向		缺乏研究
死亡的恐惧和痛苦	缺乏姑息治疗专家		缺乏姑息治疗计划
	缺乏沟通技巧		缺乏法律支持,医师害怕诉讼
	缺乏协调的团队护理		
	转诊至姑息治疗医师[19,20]		
	医学界缺乏明确性和共识		

EOLC 的好处:

癌症患者管理中整合姑息治疗以及及时敏感治疗和提供 EOLC,已被发现不仅能改善患者的生活质量,还能改善家属的生活质量。各种好处包括:

1. 更好的生活质量
2. 减少经济困难
3. 降低医院 ICU 急诊服务费用和负担[21,22]
4. 针对患者的目标、需求和喜好进行治疗
5. 逃避无效或不必要的治疗
6. 提供情感和精神上的支持
7. 医师和护理者之间更好地沟通
8. 避免死亡过程过渡延长
9. 避免护理者的内疚和后悔
10. 更好地应对和家庭互动
11. 为家庭丧亲和法律问题做好准备
12. 尊重患者的自主权
13. 提供适当的患者信息和教育
14. 患者和护理者满意度更高

33.6 加强 EOLC 的措施

姑息治疗和临终关怀教育(EPEC)是 2007 年在印度启动的一个项目,旨在加强

医师和志愿者在姑息治疗方面的培训和知识。同样,临终护理教育联盟(ELNEC)培训计划已经启动,以提高本科和研究生护士的 EOLC 知识。这样的培训计划对于提高医疗专业人员对姑息治疗和 EOLC 的需求的敏感度至关重要。

33.7   总结

强烈建议晚期癌症患者在连续护理中尽早整合姑息治疗。姑息治疗遵循一种整体的方法,处理身体、心理、精神、社会和经济方面的问题。晚期癌症的姑息治疗服务通过缓解疼痛和其他症状、实际支持、提高生活质量、满意度和良好的 EOLC[23] 来帮助患者。EOLC 旨在控制症状,提高生命质量和死亡质量,善终,有尊严地死去。因此,姑息治疗、EOLC、肿瘤学、急诊医学和重症监护的整合将改善患者的预后。姑息治疗也应纳入医学教育系统,以便培训更多的工作人员提供姑息治疗服务。无效医疗和善终的概念以及对垂死患者的认识应该成为医学课程的重要组成部分。需要越来越广泛的研究和证据来支持其融入目前的医疗保健系统。应定期进行审核,以评估 EOLC 的质量。

(丁杰 译,顾悦超 校)

参考文献

1. Cancer care during the last phase of life. J Clin Oncol,1998,16:1986-1996.

2. Temel JS,Greer JA,Muzikansky A,et al. Early pai liative care for patients with metastatic non small cell ung cancer. N Engl J Mcd,2010,363:733-742.

3. Ferrell B,Paice J,Koczywas M. New standards and implications for improving the quality of supportive Oncology practice. J Clin Oncol,2008,26:3824-3831.

4. El-Jawahri A,LeBlanc T,VanDusen H,et al. Effect of inpatient palliative care on quality of life 2 weeks after hematopoietic stem cell transplantation:a randomized clinical trial. JAMA,2016,316:2094-2103.

5. Temel JS,El-Jawahri A,Greer JA,et al. Randomized trial of early integrated palliative and oncology care,2016 ASCO Annual Meeting. J Clin Oncol,2016,34:10003.

6. Zimmermann C,Swami N,Krzyzanowska M,et al. Early palliative care for patients with advanced cancer:a cluster-randomised controlled trial. Lancet,2014,383:1721-1730.

7. Delgado-Guay MO,Parsons HA,Li Z,et al. Symptom distress,interventions,and outcomes of intensive care unit cancer patients referred to a palliative care consult team. Cancer,2009,115:437-445.

8. O'Mahony S,McHenry J,Blank AE,et al. Preliminary report of the integration of a palliative care team into an intensive care unit. Palliat Med,2010,24:154-165.

9. Hofimann B,Haheim LL,Soreide JA. Ethics of palliative surgery in patients with cancer. Br J Surg,2005,92:802-809.

10. Suryanarayana Deo S,Thejus T. Curative to palliative care-transition and communication issues:surgeons perspective. Indian J Palliat Care,2013,19:120-123.

11. Pritchard RS,Fisher ES,Teno JM,et al. Influence of oatient preferences and local health system characteristics on the place of death. SUPPORT investigators. Study to understand prognoses and preferences for risks and outcomes of treatment. J Am Geriatr Soc,1998,46:1242-1250.

12. Rose JH,O'Toole EE,Dawson NV,et al. Perspectives,preferences,care practices,and outcomes among older and middle-aged patients with late-stage cancer. Clin Oncol,2004,22:4907-5017.

13. Miller SC,Lima J,Gozalo PL,et al. The growth of hospice care in U. S. nursing homes. J Am

Geriatr Soc, 2010, 58: 1481-1488.

14. Teno JM. Gozalo PL, Bynum JP, et al. Change in end- of-life care for Medicare beneficiaries: site of death, place of care, and health care transitions in 2000, 2005 and 2009. JAMA, 2013, 309: 470-477.

15. Delgado-Guay M, Ferrer J, Rieber AG, et al. Financial distress and its associations with physical and emotional symptoms and quality of life among advanced cancer patients. Oncologist, 2015, 20: 1092-1098.

16. Neumann PJ, Palmer JA, Nadler E, et al. Cancer therapy costs infuence treatment: a national survey of oncologists. Health Aff (Millwood), 2010, 29: 196-202.

17. Wright AA, Zhang B, Ray A, et al. Associations etween end-of-life discussions, patient mental health, medical care near death, and caregiver bereavement adjustment. JAMA, 2008, 300: 1665-1673.

18. Dionne-Odom JN, Azuero A, Lyons KD, et al. Benefits of early versus delayed palliative care to informal family caregivers of patients with

advanced cancer: outcomes from the ENABLE III randomized ontrolled trial. J Clin Oncol, 2015, 33: 1446-1452.

19. Hui D, Elsayem A, De la Cruz M, et al. Availability and integration of palliative care at US cancer centers. AMA, 2010, 303: 1054-1061.

20. Osta BE, Palmer JL, Paraskevopoulos T, et al. Interval between first palliative care consult and death in patients diagnosed with advanced cancer at a comprehensive cancer center. J Palliat Med, 2008, 11: 51-57.

21. Penrod JD, Deb P, Luhrs C, et al. Cost and utilization outcomes of patients receiving hospital-based palliative care consultation. J Palliat Med, 2006, 9: 855-860.

22. Morrison RS, Dietrich J, Ladwig S, et al. Palliative are consultation teams cut hospital costs for medicaid beneficiaries. Health Aff (Millwood) 011: 30: 454-463.

23. Committee on Approaching Death, Institute of Medicine. Dying in America. Improving quality and honoring individual preferences near the end of life. Mil Med, 2015, 180: 365-367.

第八部分
其　他

肿瘤外科围术期并发症

拉杰·托宾、普尼特·梅达、苏亚塔·南比亚斯、高塔姆·吉罗特拉

34.1 引言

现如今,由于癌症带来的巨大负担,全球许多医疗中心针对肿瘤进行的治疗,例如手术切除,占据了医院工作中相当大的比例。随着医疗技术的发展,外科手术变得更加复杂,需要更加精细的护理。目前,越来越多伴有并发症的癌症患者需要手术来治愈疾病或缓解症状,这使得围术期管理变得非常具有挑战性。尽管专业知识和医疗设备更好,但某些并发症仍然不可避免地发生。这在一定程度上归因于外科手术的特点,如手术时间较长,技术上的繁琐,并且可能涉及 2 个或多个脏器,通常对免疫缺陷患者是一个挑战。考虑到尽早治疗疾病,术前充分优化总是缺乏足够的时间长度。大多数肿瘤外科都有明确的治疗方案和护理标准处理肿瘤患者术前的并发症。本章回顾了肿瘤外科患者围术期发生的各种并发症。

34.2 肿瘤外科围术期并发症

已有文献报告了肿瘤外科手术中遇到的各种围术期并发症,这些可以大致分为一般并发症和肿瘤患者手术特有的并发症(表34.1)。在本章中,也提到了一些手术并发症,因为它们对参与围术期管理的外科医师和麻醉医师都提出了挑战。

表 34.1 肿瘤外科围术期并发症

一般并发症	围术期意外低体温
	深静脉血栓和肺栓塞
	围术期损伤
	术后肺部并发症
	脓毒症
	术后恶心、呕吐(PONV)
	术后房颤(POAF)
	慢性术后疼痛(CPSP)
特殊并发症	化疗相关围术期并发症
	阿片类药物依赖
	营养不良和低蛋白血症
	困难气道(肿瘤、放疗后、拔管困难)
	近距离放射治疗的问题(非手术室、麻醉和患者转运)
	颈动脉破裂综合征
	皮瓣坏死
	乳糜漏

围术期多学科团队应积极主动的参与肿瘤患者的管理,并从一开始就制定规范的流程来预防可能发生的并发症。优化不良因素的每一步都应当被采纳,来预防并发症的发生或减少并发症对结局的影响。达到预期的肿瘤治疗效果(RIOT)是所有这些努力的目标。

在结直肠癌患者中,根治性手术后的并发症负面影响了患者的总生存期和癌症复发率。作者建议在未来的结直肠癌辅助化疗Ⅲ期试验中,必须将手术并发症发生率作为一个分层因素[1]。在一项 239 名因胃癌接受胃切除术患者的回顾性研究中,发现术后并发症会对总生存期以及无病生存期产生不利影响[2]。所以,采取详细的治疗计划和精细的护理是可取的,以防止围术期并发症的发生。

34.3　肿瘤手术围术期的一般并发症

以往的文献报告了与肿瘤外科手术术后不良结局相关的各种因素,这些因素在以下章节中详述。

34.3.1　围术期意外低体温(IPH)

患者围术期经常遇到意外低体温(IPH)即指核心体温降到 36℃ 以下,需要良好的策略进行妥善处理。ASA 分级较高、全麻联合区域阻滞麻醉、急诊手术、高中危手术以及低体重指数(BMI)是 IPH 的一些危险因素[3]。

围术期低体温是凝血障碍、手术部位感染、不良心脏事件(心肌缺血和室性心动过速)和住院时间延长等严重并发症的预兆。

2016 年 NICE(英国国家卫生与临床优化研究所)更新的 IPH 预防指南中提出了几项术前、术中和术后的预防措施。在核心温度超过 36℃ 之前,患者不应转移到手术室并进行诱导麻醉。强制空气加温、预热液体(从加温装置中取出后 30 min 内)、调节手术室环境温度、核心温度监测和主动加温的适当滴定、使用热湿交换(HME)过滤器、术后护理的连续性是此指南的一些建议[4]。在一项纳入了 18 项研究的系统性综述中,发现与其他形式的加热相比,强制空气加热可增加热舒适度,降低心脏病发病率,并降低寒战和伤口感染的发生率[5]。

据报道,在浸润性膀胱恶性肿瘤并接受根治性膀胱切除术的患者中,术中低体温的发生率是总生存期的重要预后指标,虽然在此研究中,与正常体温组相比,低体温组患者的体能状态较差且疾病处于晚期[6]。

34.3.2　深静脉血栓(DVT)和肺栓塞(PE)

DVT 是癌症患者的另一种已知并发症。急性 PE 可危及生命,慢性肺血栓栓塞可对生活质量产生显著影响。与接受手术的非癌症患者相比,癌症患者的 DVT 和 PE 发生率更高。2012 年在 CHEST 上发表的指南概述了在癌症患者中预防 DVT 和 PE 的管理策略[7]。重要的是团队成员之间关于局部麻醉的实施与抗凝药、抗血小板药物或非甾体抗炎药(NSAID)的给药时间间隔进行良好的沟通以及要密切的关注手术后的引流状况。研究小组必须充分参与出血风险评估,并每天进行风险-收益分析。在术中和术后阶段,需要高度警觉来检测该并发症。经食管超声心动图(TEE)可用于

评价围术期右心功能。医院应具有成熟的
PE/DVT 方案来检测和治疗这种危及生命
的并发症。

34.3.3　围术期损伤

围术期损伤是指意外损伤,增加了术后
发病率和心理痛苦,可能存在医疗相关的法
律问题(表 34.2)。这些损伤可能是压疮、肌
肉或肌腱损伤和神经损伤。围术期损伤可
能与手术因素或患者因素有关。

表 34.2　造成围术期损伤的因素

手 术 因 素	患 者 因 素
定位不当 神经损伤(横断、压迫、拉伸) 牵开器[8,9] 肌肉和肌腱损伤(血压袖带、手术团队意外施加压力、手术拖把、拉伸)	既存损伤 糖尿病 高血压 化疗后 低体温 电解质紊乱

在进行手术定位和放置手术牵开器时,
需要谨慎操作,以确保患者安全,同时不会
妨碍手术入路并允许麻醉医师有充分的操
作空间。接受肿瘤手术的患者更容易发生
这些非预期损害,因为手术持续时间更长,
需要更广泛的手术暴露,并且可能由于失血
导致的长期不可恢复的低血压而造成组织
损伤。其中许多患者可能有诱发因素,如术
前化疗、放疗和其他合并症(糖尿病或慢性
肾功能不全)。许多量表已经在围术期应用
于不同损伤的评估。Braden 量表广泛用于
易发生压疮患者的危险分层,该评分基于知
觉、皮肤湿度、活动情况、移动能力、营养状
况以及摩擦和剪切力暴露。手术体位所致
损伤发展评估量表(ELPO 2.0)包括 7 个因

素,即"手术体位、手术时间、麻醉方式、支撑
面、肢体位置、合并症和患者年龄",用于评
估围术期损伤风险[10]。

应在术前评估患者是否存在既存损伤
和损伤发生的诱发因素,评估结果必须记录
在患者护理记录中,并与患者进行充分沟
通。知情同意书中必须提及这些结果,必须
解释损伤的潜在风险。应尽一切努力防止
损伤进一步加重,并针对围术期制定预防策
略。术后应对患者进行评估,记录任何新发
损伤,并采取适当措施缓解损害。美国麻醉
医师协会(ASA)于 2018 年更新了预防围术
期周围神经损伤的指南[11]。

34.3.4　术后肺部并发症(PPC)

术后肺部并发症(PPC)及其对死亡
率[12,13]和护理成本的影响已得到公认。有
几个易感因素(表 34.3),其中一些因素在术
前可进行改善[14]。癌症患者需要尽早手
术,因此经常会丧失术前改善的机会。

表 34.3　肿瘤患者术后肺部并发症的易感因素

患者因素	● 高龄 ● 男性 ● ASA 分级≥3 级 ● 营养不良、低蛋白血症、贫血 ● 恢复期的肺部感染 ● 术前脓毒血症 ● 认知功能障碍 ● 肥胖 ● 化疗 ● 抑郁 ● 心功能储备不良 ● 骨髓抑制 ● 糖尿病 ● 慢性肝病 ● 慢性肾病 ● 腹水

手术因素	• 腹部或胸部大手术或同时涉及（例如：食管切除术） • 头颈部手术（无法咳嗽） • 开放手术（VS 微创手术） • 多次输血（急性肺损伤） • 长期的呼吸机支持 • 急诊手术（VS 择期手术） • 二次手术 • 手术并发症（术后气胸、血胸、乳糜漏、吻合口漏） • 鼻胃管的使用

预防 PPC 的策略包括尽可能优化所有可改善的因素、术前和术后理疗和呼吸锻炼、良好的急性疼痛管理计划和监测感染。现有的计划或方案是不够的，必须经常评估肺部并发症是否发生并尽早进行处理。硬膜外镇痛在降低术后肺部并发症风险中的作用是有目共睹的[15,16]。

为了减少 PPCs，基于患者教育、早期活动和肺部干预的术后优化方案"I COUGH"可明显降低术后肺炎（从 2.6% 降至 1.6%）和计划外插管的发生率（从 2% 降至 1.2%）[17]。

34.3.5 围术期脓毒血症

脓毒血症已被定义为"机体对感染反应失调引起的危及生命的器官功能障碍。"感染的存在、机体对感染反应的异常调节以及该异常反应导致的器官功能障碍构成了脓毒症的 3 个关键组分[18]。

脓毒血症占美国所有癌症相关死亡原因的 9%[19]。由于免疫缺陷状态导致癌症[20,21]和（或）化疗相关免疫抑制、术中进行的淋巴结切除术、留置中心静脉导管或导尿管以及输血相关免疫调节（TRIM）[22]，手术后的癌症患者更容易发生脓毒血症。应

严格遵守关于预防手术部位感染（SSI）、导管相关尿路感染（CAUTI）和导管相关血液感染（CRBSIs）的所有指南。参与护理的医护人员必须遵循所有手卫生方案，并佩戴适当的个人防护设备。

应保持高度警觉，以发现脓毒血症的体征和症状，尽早从引流管、手术伤口和支气管肺泡灌洗液中获得培养物。序贯器官衰竭评估评分（SOFA）可用于识别器官衰竭。

在 2016 年脓毒血症生存指南中，3 h 和 6 h 组的重点是乳酸的测量和监测、液体通路的建立、血培养、再评估和血管加压药的使用时机。去甲肾上腺素是首选的血管加压药，不再推荐去氧肾上腺素。诊断后 1 h 内，必须开始经验性广谱抗菌药物治疗，包括所有可能的病原体，细菌和任何潜在的病毒和（或）真菌（基于患者的风险因素）。一旦获得培养结果，可以调整用药。对于血糖水平高于 10 mmol/L 的患者，应以血糖 < 10 mmol/L 为目标进行治疗；对于血流动力学不稳定的患者，连续肾脏替代治疗优于间歇性治疗，应给予应激性溃疡和 DVT 预防治疗。尽早开始肠内营养，对于不耐受的患者，本指南建议使用促胃肠道动力药并将饲管置于幽门后位置[23]。

34.3.6 术后恶心呕吐

术后恶心呕吐（PONV）是患者最痛苦的问题之一。通常，患者在化疗后间隔数周接受手术；因此，化疗引起的恶心和呕吐大部分在此时已经消退。

高钙血症、尿毒症、腹水、脑转移、药物治疗、胃炎、肠梗阻和焦虑可能导致肿瘤患者恶心和（或）呕吐，一旦病因得到解决，恶

心呕吐可能消退。除此之外,术中因素如使用阿片类药物、肠道处理和肠麻痹、胃炎、使用 NSAID 等与 PONV 的发生也有关。

常用于治疗 PONV 的药物类别为 5HT3 受体拮抗剂、激素、抗组胺药和丁酰苯类。神经激肽 1(NK1)受体拮抗剂发现于 20 世纪 90 年代。NK1 受体存在于中枢和外周,该受体具有 P 物质作为其天然配体。阿瑞匹坦是一种 NK1 受体拮抗剂,已在多个国家上市销售。它已被应用于接受术后腹腔化疗的减瘤手术的患者[24]。在一项系统性回顾中,发现阿瑞匹坦可降低术后前 2 天的呕吐发生率,术后第 1 天的补救需求量最低,80 mg 阿瑞匹坦有效且安全[25]。

2014 年,门诊麻醉学会发布了 PONV 管理的综合指南,列出了危险因素(女性、非吸烟者、既往恶心和呕吐史、高危手术)、高危患者的评分系统、预防策略以及止吐药的剂量和给药时间[26]。药物的选择和联合用药取决于危险因素。

34.3.7 术后房颤(POAF)

新发术后房颤(POAF)是肿瘤外科患者大手术后最常见的心律失常。许多接受非心脏手术的患者发生具有临床意义的房颤(AF)[27],在 2 588 例因良性和恶性疾病接受胸外科手术的患者中,发生率报告为 12.3%[28]。尽管大部分是自限性的,但它导致护理成本显著增加、住院时间延长和显著的发病率。血栓栓塞是房颤最可怕的后果,因为它可导致卒中或急性肢体缺血。

2014 年美国胸外科医师协会(AATS)

发布了胸外科围术期房颤和房扑预防和管理指南[29],该指南制定了胸外科 POAF 诊断标准。AATS 将电生理诊断定义为"1 个或多个心电图导联记录,房颤心电图特征持续至少 30 秒",临床诊断为"具有临床意义的 POAF 是术中和术后 AF,需要治疗或抗凝和(或)延长住院时间"[29]。

此外,根据美国心脏协会房颤指南和胸外科手术相关文献,他们确定了可改变和不可改变的 POAF 危险因素(表 34.4),并且根据 POAF 的预期发生率将胸外科手术分为低风险(5%)、中等风险(5%～15%)和高风险(15%)类别。

表 34.4 术后房颤的危险因素

可改变的风险因素	不可改变的风险因素
高血压	年龄
心肌梗死	基因变异
心瓣膜病	人种-非洲
心力衰竭病史	美国人
肥胖	家族史
阻塞性睡眠呼吸暂停	男性
长期吸烟者	心律失常史
运动	
酗酒	
甲状腺功能亢进症	
脉压增加	
二尖瓣反流	
左心室肥大	
左心室壁厚度增加	

对于接受手术干预且具有高 AF 发生率风险(>15%)和中等风险(5%～15%)的患者,建议术后连续心电图监测 72 小时(如果住院时间较短,则缩短监测时间)。对于存在显著卒中额外危险因素(CHA2DS -VASc>2)或术前已有周期性房颤复发史的患者,也应遵循该建议。对于接受硬膜外置

管和区域麻醉阻滞的患者,术后必须继续进行类似的心电图监测[29]。

使用药物控制 AF 患者的心室率是可取的。已经提出了各种药物,β 受体阻滞剂仍然是控制房颤患者快速心室率的首选药物。另外,如气道高反应患者禁用 β 受体阻滞剂,也可使用非二氢吡啶类钙通道阻滞药。收缩性心力衰竭患者需要慎用这些药物。在上述这些情况下或当患者对这些药物的效果不佳时,也可使用胺碘酮。对于左心室射血分数较低的患者,可使用地高辛联合 β 受体阻滞剂或钙通道阻滞剂控制心室率。由于术后患者的交感神经张力较高,因此不应将地高辛作为单一药物[30]。

为了降低血栓栓塞的风险,在 AF 持续 48 h 或以上的患者中开始抗凝治疗是合理的。CHADS2 评分或 CHA2DS2 - VASc 评分为 2 分或以上要求使用抗凝剂[31,32]。此外,必须进行适当的风险-收益分析,以权衡抗凝治疗的收益与术后出血的风险。为此,可计算 HAS - BLED(高血压、肾或肝功能异常、卒中、出血史或易感性、INR 不稳定、老年人、合并用药、饮酒)评分[33]。在做出这些决定时,向患者和护理人员讨论并解释这些措施及其影响至关重要。

34.3.8　慢性术后疼痛(CPSP)

这是任何大手术或小手术(不一定是肿瘤手术)后众所周知的并发症。据报告,乳腺手术、截肢和胸外科手术后 CPSP 的发生率较高[34]。CPSP 的定义基于疼痛持续时间、与外科手术的相关性及排除其他原因[34]。Macrae(2001 年)提出的 CPSP 定义为"疼痛应在手术后发生;持续至少 2 个月;排除引起疼痛的其他原因,例如恶性肿瘤持续存在(癌症手术后)或慢性感染;尤其应排除术前已经存在导致持续疼痛的原因"[34]。Werner 和 Kongsgaard(2014 年)将其重新定义为"手术后发生疼痛或手术后疼痛强度增加;疼痛持续至少 3～6 个月,并显著影响生活质量;疼痛是急性术后疼痛的持续或在无症状期后发生;疼痛局限于手术区域,投射到术野内的神经支配区域;排除疼痛的其他原因,例如感染或癌症手术中后持续存在的恶性肿瘤"[35]。

CPSP 对生活质量有重大影响,明显增加医疗费用。CPSP 的发生是多因素的,可大致分为不可改变和可改变的因素(表 34.5)。应将可改变的因素作为围术期优化策略的一部分进行处理。

表 34.5　慢性术后疼痛的危险因素

不可变因素	不可变因素
遗传因素 易感体质 性别	心理因素 超前镇痛 更好的手术技术 缩短手术时间 避免神经损伤(切割、拉伸、挤压神经) 急性术后疼痛管理

术前沟通和减轻焦虑与恐惧是至关重要的。据报告,与乐观心态的患者相比,术前存在手术相关恐惧的患者,术后疼痛更严重、整体恢复更差、生活质量更差[36]。这一方面可以通过良好的术前沟通来解决。

腹腔镜手术的优势在于可明显减少肌肉损伤和拉钩的使用。然而,一项问卷调查研究报告称,胸腔镜下胸外科手术后疼痛综合征的发生率为 25%[37]。

提高手术技巧来降低 CPSP 发生率是需要时间的。大的医疗中心的乳腺手术患者较少出现慢性疼痛、同侧手臂感觉异常和切除乳房后的幻觉,这是由于手术技能较高的原因[38]。在术后阶段阻断或限制持续性疼痛致敏非常重要,这需要更新的治疗,如多模式药物方法。未来需要探索恢复内源性镇痛的方法,如抗神经生长因子和 Nav 1.7 拮抗剂[39]。

34.4 肿瘤外科特殊的围术期并发症

肿瘤外科手术存在一些与癌症患者相关的不同并发症。这些特定的癌症手术相关并发症将在后续章节中讨论。

34.4.1 化疗和放疗相关围术期并发症

化疗药物的毒性可对心血管、肺、肾、肝、造血以及中枢和外周神经系统产生不利影响。新辅助化疗和手术之间存在约 3 周时间差,如果术前再给予放疗,其中差距可能长达 10~12 周。所有计划化疗后进行手术的患者均为高风险患者。术前必须对化疗相关不良反应进行全面评估和优化。由于新辅助化疗的使用越来越多,近十年来这类患者的数量有所增加。

对现存和潜伏的化疗相关问题,术后必须时刻提高警惕(表 34.6),制定完善的计划以防止受影响器官系统进一步恶化。

除化疗药物的肝毒性作用外,放疗继发的肝损伤已有大量文献报道。患者在肝脏放射治疗后 4 个月内出现放射性肝病(RILD)的典型症状。这些症状包括无黄疸的腹水、

肝肿大和孤立的碱性磷酸酶不成比例的升高。在其他肝酶中未观察到相同水平的紊乱。既往有肝病的患者更易出现肝损伤,他们可能表现为非典型性 RILD。

放射栓塞诱导的肝病(REILD)也是公认的癌症治疗相关的不良反应。在癌症放射栓塞治疗后 4~8 周出现,病理学上导致肝窦阻塞综合征。患者出现黄疸和腹水等症状,伴 γ 谷氨酰转肽酶(GGTP)和碱性磷酸酶水平升高[50]。化疗药物可能损伤肾脏、肾小球、近端或远端小管以及集合管的脉管系统,因此可对其进行相应分类[51]。

在对 3 558 例患者前瞻性分析报告中,住院癌症患者的急性肾损伤(AKI)发生率远高于非患癌症的患者。此外,不考虑癌症的影响,具有糖尿病和低钠血症、接受抗生素和化疗、造影剂使用或住院期间有 ICU 住院史的患者,在医院发生 AKI 的风险均较高。癌症患者在化疗的同时还存在其他几种 AKI 易感因素,采取措施预防 AKI 的发生可能会改善临床结局[52]。

在评价患者的化疗相关中枢和周围神经系统不良反应时,必须牢记其他鉴别诊断,如糖尿病神经性病变、阿尔茨海默病、维生素 B12 缺乏症、腓骨肌萎缩症、周围血管疾病和任何副肿瘤性神经病如 POEMS(多发性神经病、器官肿大、内分泌病、单克隆丙种球蛋白病和皮肤改变)。对任何已有的神经性疾病进行标记,避免局部麻醉,或必须获得适当的知情同意。

34.4.2 长期阿片类药物治疗的挑战

对计划接受姑息性手术的长期使用阿片类药物的癌症患者而言,麻醉和术后疼痛

表 34.6　术后化疗药物不良反应及处理

受累器官	化疗药物	不良反应	建议管理
心脏毒性[40,41]	蒽环类药物 蒽醌类	充血性心力衰竭 左室功能障碍 急性心肌炎 心律失常	一般体格检查、术前 ECG、通过 2D 超声评价左心室射血分数、必要时进行负荷超声、术前 B 型利钠肽和肌钙蛋白检查 心脏病学家的参与是多学科围术期团队的一部分,在风险-收益分析后,可考虑使用 ACE 抑制剂、血管紧张素 Ⅱ 受体阻滞剂和 β 受体阻滞剂进行心脏保护,预防血栓栓塞
	卡培他滨 5-氟尿嘧啶 阿糖胞苷	充血性心力衰竭和心源性休克 心肌缺血 心包炎	
	紫杉醇 长春花生物碱	充血性心力衰竭 心肌缺血 低血压 心律失常-传导阻滞(房室传导阻滞、室性心动过速、窦性心动过缓)	
	环磷酰胺	瓣膜功能障碍-二尖瓣反流 神经体液激活	
	伊马替尼	充血性心力衰竭 左室功能障碍 心律失常 血管性水肿	
	异环磷酰胺 吉西他滨 美法仑 顺铂 多西他赛 5-氟尿嘧啶 依托泊苷 高剂量皮质类固醇	房颤	
肝脏毒性[42-47]	伊立替康	脂肪性肝炎	基线肝功能和术后阶段的密切观察评估肝脏清除率的试验,如吲哚菁绿成像,用于评估肝切除术后残余肝器官系统功能状态的最佳恢复(5 周)[46,47]
	奥沙利铂	窦状隙扩张 血管病变,需要增加输血	
	他莫昔芬	非酒精性脂肪性肝病(NAFLD) 非酒精性脂肪性肝炎(NASH)	
	甲氨蝶呤	肝硬化	

续　表

受累器官	化疗药物	不良反应	建议管理
肾毒性	顺铂 异环磷酰胺 米曲霉素	急性肾小管坏死	术前肾功能评估、警惕女性患者、糖尿病、患者年龄＞65岁、慢性肾病史、预防容量不足和肾灌注不足、避免肾毒性药物
	甲氨蝶呤	结晶性肾病	
	贝伐单抗 酪氨酸激酶抑制剂 丝裂霉素 吉西他滨	血栓性微血管病	
	干扰素 帕米磷酸盐	局灶节段性肾小球硬化	
	索拉非尼 舒尼替尼	急性间质性肾炎	
中枢和外周及自主神经系统毒性[4,49]	紫杉醇	脱髓鞘	识别和记录 围术期预防术后认知功能障碍、辅助活动、预防跌倒、应用防压垫、预防体位相关损伤和压疮以及频繁改变姿势 将神经缺损与术前检测区域相匹配
	长春花生物碱	深腱反射丧失、麻木和手足烧灼感 体位性低血压 肌痛 疼痛和温度感觉丧失	
	顺铂	深腱反射丧失、耳毒性、感觉性共济失调	
	异环磷酰胺	嗜睡、意识模糊、头晕、颅神经功能障碍、抑郁性精神病、癫痫发作、昏迷	
	甲氨蝶呤	头痛、嗜睡、颈项强直、小脑功能障碍	
	奥沙利铂	急性感觉症状和慢性感觉神经病变	
	硼替佐米	疼痛、小纤维感觉神经病变	

的管理很有挑战。与对药物成瘾的患者不同，这些患者知道药物的使用剂量，或他的照料者知道所有的细节，这些药物多符合本国的国家卫生法规，有相应的处方。

患者的镇痛药需要持续服用至手术当天。用纯 μ 受体激动剂治疗的患者不应替换为部分激动剂或激动剂-拮抗剂。在印度，吗啡是癌症患者处方中最多见的阿片类药物。维持剂量的阿片类药物如需增加,应使用相同的药物,或围术期急性疼痛可加用另一种短效纯 μ 激动阿片类药物。随着手术后急性疼痛的消退,这些可以逐渐减少,然后患者可以继续使用早期或新制定的阿片类药物剂量。此外,对乙酰氨基酚和非甾体抗炎药(NSAID)仍然是多模式管理的重要组成部分。如果没有其他禁忌证,实施局部麻醉是安全的。长期使用阿片类药物的其他不良反应,如便秘、恶心和认知障碍应在术后进行管理。

34.4.3 营养不良、低白蛋白血症和贫血

营养状况是肿瘤外科围术期获得最佳预后的重要因素之一。据报告,营养不良对预后(如发病率、死亡率、住院时间和重症监护室住院时间)产生不利影响[53]。低白蛋白血症是肿瘤外科手术预后不良的独立预测因素之一,与深静脉血栓形成[54]、手术部位感染[55]和肠瘘[56,57]风险增加相关。手术方式、癌症部位、癌症分期、抑郁所致的情感淡漠和术前放化疗的胃肠道不良反应可导致营养不良。接受姑息性手术的患者可能出现恶病质或肌肉减少症。

人血白蛋白水平与围术期发病率和死亡率直接相关。在计划接受非心脏手术的患者中,当人血白蛋白水平从高于 46 g/L 降至低于 21 g/L 时,死亡率从低于 1% 增加至 29%,发病率从 10% 增加至 65%。因此,即使在肿瘤手术中,白蛋白也可能被认为是重要的围术期预测因素之一。检测白蛋白成本低,操作简单,准确性高[58]。

欧洲肠外肠内营养学会(ESPN)的专家组提出了 3 项关键建议[59]。接受肿瘤手术

的患者无论基线 BMI 和体重如何,应在术前评估营养状态。这些评估必须扩展到包括身体组成、厌食情况、炎症指标、身体功能和基础代谢率。尽早开始营养优化,使用多模式干预的个体化措施,包括营养摄入、适当锻炼、控制炎症和高代谢应激的处理[59]。该计划必须作为术前康复的一部分开展,并在整个围术期持续进行。

根据 ESPN 关于手术临床营养指南的建议,对于营养风险较高的患者,推迟手术 1～2 周进行营养治疗,也是可取的。营养管理应在术前适当时间开始,并在术后尽早继续。根据患者的耐受性、手术的类型进行营养管理。营养途径的选择需要根据情况而定,首选肠内营养或口服,如果肠内营养禁忌或不耐受,则应给予肠外营养。在接受上消化道和胰腺大手术的营养不良患者中,应考虑通过鼻腔肠管或空肠造口进行管饲。如果管饲需求超过 4 周,则应考虑经皮内镜下胃造口术以获得最佳效果[60]。研究发现,肠内与肠外营养联用对因胃肠道恶性肿瘤而接受手术的老年患者有益[61]。

癌症患者的贫血可能是由于恶性肿瘤相关失血、骨髓侵犯、放疗或化疗引起的骨髓抑制、摄入不良或化疗相关慢性肾病所致。缺铁是肿瘤患者贫血的病因之一。血清铁蛋白、C 反应蛋白和转铁蛋白饱和度有助于诊断缺铁性贫血,血清铁蛋白水平＜30 μg/L 已被公认为是缺铁性贫血的诊断性指标,其他指标如 C 反应蛋白水平＞5 mg/L 和(或)转铁蛋白饱和度＜20%,血清铁蛋白水平＜100 pg/L。如果计划在 6 周内进行手术,则应给予肠外补铁,但如果手术在 6～8 周后进行,则应给予口服补铁和营养

以改善贫血[62,63]。促红细胞生成素用于治疗骨髓抑制引起的贫血，但应牢记有深静脉血栓形成的风险。

34.4.4 困难气道

头颈癌（H&N）在全球整体恶性肿瘤中占相当大的比例，困难气道在这些患者中仍然具有挑战性。这些困难气道占 75% 以上，其中包括维持氧合困难或完全通气失败的可能性，需要手术建立气道[64-66]。

除浸润性肿瘤外，辐射还会导致组织纤维化、顺应性降低、张口和颈部活动受限以及声门和会厌水肿，从而使气管插管和面罩通气变得困难[67]。困难气道的病史是预测困难气道的重要指标之一，但即使提示正常气道，也应谨慎[68]。H&N 患者可视喉镜暴露困难的发生率高于其他患者，颈部辐射病史、颈部解剖结构异常和气道肿块，可以预测 H&N 癌症患者是否发生可视喉镜插管困难[69]。

在晚期 H&N 疾病中，由于下颌突出减少和颈部放射后变化，即使是手术建立气道也变得非常困难，甚至不可能。成功的气道策略需要预先制定计划，以应对尝试插管失败的情况，并实现和维持充分的通气、氧合和防止误吸[70]。最佳的气道管理方法取决于外科手术、病变位置、患者症状、情况的紧急程度和患者对气道操作的耐受性，它也可能由麻醉医师的技能水平和操作设备决定。

H&N 肿瘤可引起气道扭曲、软化、出血、穿孔、气道污物和水肿。因此，即使在尝试一次插管失败后，气道通路也可能恶化，如果用直接喉镜重复尝试，气道情况只能更糟。如果选择直接喉镜（DL）作为气管插管的主要方法，应避免多次尝试防止气道完全阻塞。对于 H&N 癌症患者，可考虑使用软式内镜或可视喉镜。有时，使用硬式支气管镜是一种抢救措施，尤其是在肿瘤、出血等导致气道梗阻的情况下[71,72]。这些患者中软式内镜气管插管失败的最常见原因包括无法识别声门、内镜难以通过、出血和气道梗阻[65]。与软式内镜相比，可视光棒可能具有一些优势，在软式内镜无法通过的情况下，这些刚性器械可能会绕过可活动的声门上或声门肿块。由于解剖结构异常，声门上气道工具可能难以插入或固定困难。颈部放射史，张口受限，声门、下咽和声门下病变，均可能存在于这些患者中，是声门上气道通气困难的预测因素。

可视喉镜与软式内镜或光学管芯的联合使用在复杂气道管理中越来越常见。可视喉镜提供了声门的清晰野，因此允许在解剖结构变异或气道肿瘤患者中使用软式内镜或光棒。因此，组合技术不仅可提供清晰的图像，还可提供动态图像，用于实时观察插管过程并防止对占位性病变造成直接创伤。

以氧合为中心的气道管理对于 H&N 癌症患者至关重要，这些患者气管插管失败的发生率较高，并且易发生"无法插管、无法通气"（CICV）或完全通气失败情况。使用高流量鼻氧（经鼻加湿快速注气通气交换[THRIVE]）是一种有用的技术，可增加呼吸暂停时间。维持氧合是整个插管过程中的一个重要步骤[73]。在特定的病例中，诱导前可考虑使用经气管喷射通气（TTJV）导管或高频 TTJV[74]进行预氧合。

对于预估术后气道显著受损的患者，可

计划将气管切开术作为主要插管策略。大多数外科医师倾向于在麻醉诱导后可控的情况下做出最终决定，如进行气管切开术，以避免气道创伤、肿瘤干扰和气管切开导管移位或阻塞。如果认为有必要在清醒状态下进行气管切开，则应准备好困难气道车，并避免任何镇静。如果气切困难，环甲膜切开术是另一种很好的替代方法[75]。对于紧急气道管理，外科环甲膜切开术明显优于经皮环甲膜穿刺。

只有在与外科医师沟通后，对预测的面罩通气困难程度进行评估，才能考虑对病变非塌陷的 H&N 癌症患者进行吸入诱导[76]。对于面罩通气困难的患者，吸入诱导可能存在很大问题。

H&N 癌症患者从麻醉中苏醒应平稳、快速、顺利拔管。拔管时应避免咳嗽、呛咳和用力。对于许多 H&N 手术，应在苏醒期和术后即刻控制血压。

对接受 H&N 手术的患者，气管拔管应与气管插管一样需要安全详细的策略。

与其他择期手术相比，H&N 手术的气道并发症发生率更高，如喉痉挛、拔管后气道水肿、术后气道阻塞以及在苏醒和拔管后即刻重新插管，所以需要有计划的拔管[77]。英国皇家麻醉医师学院第四次国家稽查项目（NAP）报告的 1/3 不良事件发生在麻醉苏醒和恢复期间[78]。拔管计划应与外科医师共同制定，考虑初始插管的难度、手术的范围和持续时间、术后肿胀或出血的可能性以及患者当前和术前的健康状况。困难气道协会（DAS）和全印度困难气道协会（AIDAA）的流程可以作为拔管策略的良好基础。使用声门上气道工具代替气管内导管来进行通气，以达到苏醒平稳和拔管（Bailey 法），是一种众所周知的策略[79]。在预期拔管失败的情况下，可延迟拔管，此类患者必须在重症监护室管理 24～48 小时，以待手术水肿消退。此后，拔管应在具有气道管理专业知识人员的监督下进行，且床旁就有困难气道车。拔管过程中气道交换导管是一个很有用的工具。

34.4.5　近距离放疗和术中放疗的问题

近距离放射治疗是提供放射治疗的方式之一，也用于 H&N 癌症。在这里，导管被放置在离癌症病变部位适当的距离，并使用这些近距离导管提供辐射。该技术提供了癌症病灶的辐射治疗，即使在高剂量下也不会对附近的其他组织产生不良影响[80]。

晚期头颈部肿瘤以及盆腔和腹膜后肿瘤可能需要术中放射治疗（IORT）。肿瘤减瘤后，将附近的正常重要器官或结构从放射通路上移开，并用屏蔽罩保护。然后将患者从手术室转移到近距离放射治疗室，在这里，将按照计算的高剂量辐射指向靶区表面。

IORT 需要在手术室之外继续进行麻醉监护。患者被转移到近距离放射治疗室，同时使用静脉内药物（如丙泊酚和阿片类药物）维持麻醉。如果使用神经肌肉阻滞剂，则使用手动通气或便携式呼吸机。麻醉医师始终陪同患者，保持护理和监测的标准。必须遵循美国麻醉医师协会（ASA）非手术室麻醉指南[81]，治疗室应配备麻醉机和标准监护仪、配备除颤器和急救药物的复苏推车、氧气源、吸引器、麻醉废气排放系统和经过培训的辅助人员。

辐射设备需要保持在低温下，以防过热。因此，使用加温毯和加热静脉液体维持患者的正常体温非常重要。考虑到近距离放射治疗室的辐射水平非常高，工作人员必须使用铅衣和甲状腺铅围脖进行保护[82]。

为防止辐射暴露相关的健康危害，放射治疗期间麻醉医师不应在场，在辐射区域外提供远程监护。应安装摄像机，以便能够监测患者的任何体动、气管插管移位、有创管路或静脉连接。如果患者的安全因任何原因受到威胁，应立即停止辐射治疗。

34.4.6　颈动脉破裂综合征

颈动脉破裂综合征（CBS）是接受癌症治疗（手术和放疗）患者的并发症之一，尤其是 H&N 癌症，有 3%～5% 的此类患者发生[83]。表现为突然经口或颈部大量出血，死亡率和神经系统发病率较高。

CBS 可能存在于 3 种不同的临床状况中。CBS 表现为手术暴露导致血管破裂可能或从影像学检查中可以明显看出肿瘤对血管的侵袭。CBS 也可能明显表现为即将发生的破裂，如已自发停止的血管出血。CBS 最可怕的表现是急性、大量和无法控制的出血[84]。

CBS 诊断的金标准是血管造影，该技术还提供了治疗选择，如血管内支架植入术[85]。CT 和磁共振血管造影也可用于识别受侵犯的病变[86]。

早期血管内支架植入术适用于有风险但尚未破裂的血管。但即将发生或急性 CBS 需要容量复苏、压迫止血和尽早控制气道。在成功复苏和稳定的患者中，可尝试血管内手术。如果介入治疗禁忌或失败，则

需要紧急手术治疗。CBS 管理中建议的步骤包括综合管理（表 34.7）。

表 34.7　CBS 管理的建议步骤

使用指压或球囊填塞对出血血管施加压力
启动高级创伤支持方案
启动大量输血方案
维持血氧饱和度＞95%
转移到手术室或介入室
手术治疗包括伤口清创、恶性肿块切除、瘘管闭合、覆盖暴露的血管和使用血供良好的皮瓣

在患有 H&N 癌症的晚期患者中，如果 CBS 可能发生，那么必须与患者和护理人员进行讨论，以计划护理和干预。应尊重患者的意愿，护理必须侧重于确保症状减轻，而不是延长生命。

34.4.7　微血管皮瓣坏死

皮瓣重建是 H&N 手术后重要的重建方式之一。这些皮瓣可以是游离皮瓣（微血管皮瓣）或带蒂皮瓣。这些手术通常作为癌症手术的一部分进行，用于覆盖切除区域以起到保护、功能保留或美观的作用[87,88]。术后需要监测皮瓣，因为皮瓣坏死仍然是一种可怕的并发症。患者的某些合并症和一些围术期状况可能使皮瓣更易于坏死。表34.8 中列出了一些被认为是造成皮瓣坏死的危险因素。

使用抗凝剂是预防皮瓣坏死的措施之一，但未发现单一抗凝方案在皮瓣结局（包括皮瓣血栓形成及其坏死）方面比其他方案具有任何显著优势[98]。麻醉技术的选择对

表 34.8　患者和围术期危险因素,可能导致皮瓣坏死

患者危险因素	围术期危险因素
● 术前放疗[89] ● ASA 分级≥Ⅲ[90,91] ● 年龄＞70 岁[92] ● 高凝状态(遗传性或获得性)[93] ● 低心输出量、充血性心力衰竭、中度至重度主动脉瓣狭窄、低心脏指数[94] ● 术前贫血(＜100 g/L)[95]	● 皮瓣过长可能导致其扭结,导致血供障碍,从而坏死。此外,血管压迫、血管蒂张力过大、绷带引起的外部压迫、血肿、颈部位置等可能导致皮瓣受损[96] ● 未检测到的皮瓣缺血 ● 低血压 ● 手术时间过长[97]

皮瓣效果也有一定作用。围术期的主要目标仍然是维持低血液黏度,以维持皮瓣灌注、更好的氧合和血管舒张。需要采取措施防止手术切除时失血过多。在长时间的游离皮瓣手术中,应以最佳的血管舒张和最小的心脏抑制为目标[99]。据报道,局部神经阻滞有益于血管舒张,减少移植血管的痉挛发作,从而维持移植皮瓣的灌注。

然而,这在 H&N 皮瓣上的作用有限,但可以提供良好的镇痛。非甾体抗炎药可增加围术期出血和血肿形成的风险,同时使用抗凝剂的情况下,该作用可能增强,应避免使用。

为避免皮瓣水肿,晶体液应满足基本生理需要,避免过量。使用胶体是替代失血和维持充分组织灌注的另一种选择。血制品必须将血细胞比容和血红蛋白维持在其生理水平,以维持灌注和氧合。谨慎使用血管加压药,尤其是皮瓣游离过程中,因为血管加压药会影响血管尺寸及对它们的识别[100]。使用液体加温装置和暖风系统防止术中低体温。

34.4.8　乳糜漏及其管理

乳糜漏是一种罕见的并发症,但必须有效处理。如果其在胸部或腹部内泄漏,且未引流,则可能需要留置胸管、重新定位现有引流管或重新插入引流管,以防止肺受损。尽管偶尔可能需要手术干预,但大多数渗漏可自行消退。乳糜漏管理的主要目的是遵循有助于减少乳糜本身产生的策略。这反过来有助于减少腹水和胸腔积液,维持液体和电解质平衡,还可防止营养流失。尽管没有强有力的证据,但限制饮食中的脂质已被广泛使用,并鼓励在肠内营养中使用中链甘油三酯[101]。

34.5　总结

在肿瘤外科中预防并发症最有效的步骤是时刻警惕可能发生的所有情况,确保早期发现,并及时进行针对性治疗。

　　　　　　　　　　(石超　译,陆文清　校)

参考文献

1. Aoyama T, Oba K, Honda M, et al. Impact of postoperative complications on the colorectal cancer survival and recurrence: analyses of pooled individual patients, data from three large phases in randomized trials. Cancer Med, 2017, 6(7): 1573-1580. https://doi.org/10.1002/cam4.1126.

2. Yuan P, Wu Z, Li Z, et al. Impact of postoperative major complications on long-term survival after radical resection of gastric cancer. BMC Cancer, 2019, 19(1): 833. https://doi.org/10.1186/S12885-019-6024-3.

3. Riley C, Andrzejowski J. Inadvertent perioperative hypothermia. JA Education, 201 & 18(8): 227 – 233. https://doi.Org/10.1016/j.bjae.2018.05.003.

4. NICE guideline 65 Hypothermia: prevention and management in adults having surgery. Available from http://www.nice.org.uk/guidance/cg65.

5. Moola S, Lockwood C. The effectiveness of strategies for the management and/or prevention of hypothermia within the adult perioperative environment: systematic review. JBI Libr Syst Rev, 2010, 8(19): 752 – 792.

6. Morozumi K, Mitsuzuka K, Takai Y, et al. Intraoperative hypothermia is a significant prognostic predictor of radical cystectomy especially for stage II muscle-invasive bladder cancer. Medicine (Baltimore), 2019, 98 (2): el3962. https://doi. org/10.1097/MD, 0000000000013962.

7. Gould MK, Garcia DA, Wren SM, Karanicolas PJ, Arcelus JI, Heit JA, et al. Prevention of VTE in non-orthopedic surgical patients: antithrombotic therapy and prevention of thrombosis, 9th 3: American College of Chest Physicians Evidence-Based Clinical Practice Guidelines. Chest, 2012, 141(2 Suppl): e227S – 277S.

8. Maneschi F, Nale R, Tozzi R, Biccire D, Perrone S, Sarno M. Femoral nerve injury complicating surgery for gynecologic cancer. Int J Gynecol Cancer, 2014, 24(6): 1112 – 1117.

9. Noldus J, Graefen M, Huland H. Major postoperative complications secondary to use of the Bookwaiter self-retaining retractor. Urology, 2002, 60(6): 964 – 967.

10. Lopes CM, Haas VJ, Dantas RA, Oliveira CG, Galvao CM. Assessment scale of risk for surgical positioning injuries. Rev Lat Am Enfermagem, 2016, 24: e2704.

11. Practice Advisory for the Prevention of Perioperative Peripheral Neuropathies 2018: An Updated Report by the American Society of Anesthesiologists Task Force on Prevention of Perioperative Peripheral Neuropathies. Anesthesiology, 2018, 128(1): 11 – 26.

12. Canet J, Gallart L, Gomar C, Paluzie G, Valles J, Castillo J, et al. Prediction of postoperative pulmonary complications in a population-based surgical cohort. Anesthesiology, 2010, 113: 1338 – 1350.

13. Khuri SF, Henderson WG, DePalma RG, Mosca C, Healey NA, Kumbhani DJ. Determinants of longterm survival after major surgery and the adverse effect of postoperative complications. Ann Surg, 2005, 242: 326 – 341.

14. Miskovic A, Lumb AB. Postoperative pulmonary complications. Br J Anaesth, 2017, 118(3): 317 – 334.

15. Popping DM, Elia N, Van Aken HK, Mairet E, Schug SA, Kranke P, et al. Impact of epidural analgesia on mortality and morbidity after surgery: systematic review and meta-analysis of randomized controlled trials. Ann Surg, 2014, 259(6): 1056 – 1067.

16. Guay J, Choi P, Suresh S, Albert N, Kopp S, Pace NL. Neuraxial blockade for the prevention of postoperative mortality and major morbidity: an overview of Cochrane systematic reviews. Cochrane Database Syst Rev, 2014, 1: CD010108.

17. Cassidy MR, Rosenkranz P, McCabe K, Rosen JE, McAneny D. I COUGH: reducing postoperative pulmonary complications with a multidisciplinary patient care program. JAMA Surg, 2013, 148(8): 740 – 745.

18. Singer M, Deutschman CS, Seymour CW, Shankar-Hari M, Annane D, Bellomo R, Bernard GR, et al. The third international consensus definitions for sepsis and septic shock (Sepsis – 3). JAMA, 2016, 315: 801 – 810.

19. Hartnett S. Septic shock in the oncology patient. Cancer Nurs, 1989, 12: 191 – 201.

20. Grulich AE, van Leeuwen MT, Falster MO, Vajdic CM. Incidence of cancers in people with HIV/AIDS compared with immunosuppressed transplant recipients: a meta-analysis. Lancet, 2007, 370(9581): 59 – 67.

21. Fox AC, Robertson CM, Belt B, Clark AT, Chang KC, Leathersich AM, et al. Cancer causes increased mortality and is associated with altered apoptosis in murine sepsis. Crit Care Med, 2010, 38(3): 886 – 893.

22. Rohde JM, Dimcheff DE, Blumberg N, Saint S, Langa KM, Kuhn L, et al. Health care-associated infection after red blood cell transfusion: a systematic review and meta-analysis. JAMA, 2014, 311(13): 1317 – 1326.

23. Rhodes A, Evans LE, Alhazzani W, Levy MM, Antonelli M, Ferrer R, et al. Surviving Sepsis campaign: international guidelines for management of Sepsis and septic shock: 2016. Intensive Care Med, 2017, 43: 304 - 377.

24. Konner JA, Grabon DM, Gerst SR, Iasonos A, Thaler H, Pezzulli SD, et al. Phase II study of intraperitoneal paclitaxel plus cisplatin and intravenous paclitaxel plus bevacizumab as adjuvant treatment of optimal stage II/III epithelial ovarian cancer. J Clin Oncol, 2011, 29: 4662 - 4668.

25. Singh PM, Borle A, Rewari V, et al. Aprepitant for postoperative nausea and vomiting: a systematic review and meta-analysis. Postgrad Med J, 2016, 92 (1084): 87 - 98. https://doi. Org/10.l 136/postgradmedj - 2015 - 133515.

26. Gan TJ, Diemunsch P, Habib AS, Kovac A, Kranke P, Meyer TA, Society for Ambulatory Anesthesia, et al. Consensus guidelines for the management of postoperative nausea and vomiting. Anesth Analg, 2014, 118(1): 85 - 113.

27. Bhave PD, Goldman LE, Vittinghoff E, Maselli J, Auerbach A. Incidence, predictors, and outcomes associated with postoperative atrial fibrillation after major noncardiac surgery. Am Heart J, 2012, 164(6): 918 - 924.

28. Vaporciyan AA, Correa AM, Rice DC, Roth JA, Smythe WR, Swisher SG, et al. Risk factors associated with atrial fibrillation after noncardiac thoracic surgery: analysis of 2588 patients. J Thorac Cardiovasc Surg, 2004, 127 (3): 779 - 786.

29. Frendl G, Sodickson AC, Chung MK, Waldo AL, Gersh BJ, Tisdale JE, American Association for Thoracic Surgery, et al. 2014 AATS guidelines for the prevention and management of perioperative atrial fibrillation and flutter for thoracic surgical procedures. J Thorac Cardiovasc Surg, 2014, 148(3): el53 - 193.

30. Joshi KK, Tiru M, Chin T, Fox MT, Stefan MS. Postoperative atrial fibrillation in patients undergoing non-cardiac non-thoracic surgery: a practical approach for the hospitalist. Hosp Pract, 2015, 43(4): 235 - 244.

31. Mason PK, Lake DE, DiMarco JP, Ferguson JD, Mangrum JM, Bilchick K, et al. Impact of the CHA2DS2-VASc score on anticoagulation recommendations for atrial fibrillation. Am J Med, 2012, 125: 603. el - 6.

32. Winkel TA, Schouten O, Hoeks SE, Verhagen HJ, Bax JJ, Poldermans D. Prognosis of transient new-onset atrial fibrillation during vascular surgery. Eur J Vase Endovasc Surg, 2009, 38(6): 683 - 688.

33. Pisters R, Lane DA, Nieuwlaat R, de Vos CB, Crijns HJ, Lip GY. A novel user-friendly score (HAS-BLED) to assess 1-year risk of major bleeding in patients with atrial fibrillation: the Euro Heart Survey. Chest, 2010, 138: 1093 - 1100.

34. Macrae WA. Chronic post-surgical pain: 10 years on. Br J Anaesth, 2008, 101(1): 77 - 86.

35. Werner MU, Kongsgaard UE. I. Defining persistent post-surgical pain: is an update required? Br J Anaesth, 2014, 113: 1 - 4.

36. Peters ML, Sommer M, de Rijke JM, Kessels F, Heineman E, Patin J, et al. Somatic and psychologic predictors of long-term unfavourable outcome after surgical intervention. Ann Surg, 2007, 245(3): 487 - 494.

37. Wildgaard K, Ravn J, Nikolajsen L, Jakobsen E, Jensen TS, Kehlet H. Consequences of persistent pain after lung cancer surgery: a nationwide questionnaire study. Acta Anaesthesiol Scand, 2011, 55: 60 - 68.

38. Tasmuth T, Blomqvist C, Kalso E. Chronic posttreatment symptoms in patients with breast cancer operated in different surgical units. Eur J Surg Oncol, 1999, 25: 38 - 43.

39. Richebe P, Capdevila X, Rivat C. Persistent post-surgical pain pathophysiology and preventative pharmacologic considerations. Anesthesiology, 2018, 129 (3): 590 - 607. https://doi. org/10. 1097/ALN.000000000000223&.

40. Albini A, Pennesi G, Donatelli F, Cammarota R, De Flora S, Noonan DM. Cardiotoxicity of anticancer drugs: the need for cardio-oncology and cardio-oncological prevention. J Natl Cancer Inst, 2010, 102(1): 14 - 25.

41. van der Hooft CS, Heeringa J, van Herpen G, Kors JA, Kingma JH, Stricker BH. Drug-induced atrial fibrillation. J Am Coll Cardiol, 2004, 44 (11): 2117 - 2124.

42. Maor Y, Malnick S. Liver injury induced by anticancer chemotherapy and radiation therapy.

Int J Hepatol，2013，2013：815105.

43. Aloia T，Sebagh M，Plasse M，Karam V，Levi F，Giacchetti S，et al. Liver histology and surgical outcomes after preoperative chemotherapy with fluorouracil plus oxaliplatin in colorectal cancer liver metastases. J Clin Oncol，2006，24（31）：4983 - 4990.

44. Bruno S，Maisonneuve P，Casteliana P，Rotmensz N，Rossi S，Maggioni M，et al. Incidence and risk factors for non-alcoholic steatohepatitis：prospective study of 5408 women enrolled in Italian tamoxifen chemoprevention trial. BMJ，2005，330(7497)：932 - 935.

45. Zachariae H，Kragballe K，Stogaard H. Methotrexate induced liver cirrhosis. Studies including serial liver biopsies during continued treatment. Br J Dermatol，1980，102：407 - 412.

46. Saltz LB，Clarke S，Diaz-Rubio E，Scheithauer W，Figer A，Wong R，et al. Bevacizumab in combination with oxaliplatin-based chemotherapy as first-line therapy in metastatic colorectal cancer：a randomized phase JU study. J Clin Oncol，2008，26(12)：2013 - 2019.

47. Clavien PA，Petrowsky H，DeOliveira ML，Graf R. Strategies for safer liver surgery and partial liver transplantation. N Engl J Med，2007，356 (15)：1545 - 1559.

48. Nielsen E，Brant J. Chemotherapy-induced neurotoxicity：assessment and interventions for patients at risk. Am J Nurs，2002，102(Suppl 4)：16 - 19.

49. Park SB，Goldstein D，Krishnan AV，Lin CS，Friedlander ML，Cassidy J，et al. Chemotherapy-induced peripheral neurotoxicity：a critical analysis. CA Cancer J Clin，2013，63(6)：419 - 437.

50. Sangro B，Gil-Alzugaray B，Rodriguez J，Sola I，Martinez-Cuesta A，Viudez A，et al. Liver disease induced by radioembolization of liver tumors：description and possible risk factors. Cancer，2008，112(7)：1538 - 1546.

51. Perazella MA. Onco-nephrology：renal toxicities of chemotherapeutic agents. Clin J Am Soc Nephrol，2012，7(10)：1713 - 1721.

52. Salahudeen AK，Doshi SM，Pawar T，Nowshad G，Lahoti A，Shah P. Incidence rate，clinical correlates，and outcomes of AKI in patients admitted to a comprehensive cancer center. Clin J Am Soc Nephrol，2013，8(3)：347 - 354.

53. Correia MI，Waitzberg DL. The impact of malnutrition on morbidity，mortality，length of hospital stay and costs evaluated through a multivariate model analysis. Clin Nutr，2003，22 (3)：235 - 239.

54. Moghadamyeghaneh Z，Hanna MH，Carmichael JC，Nguyen NT，Stamos MJ. A nationwide analysis of postoperative deep vein thrombosis and pulmonary embolism in colon and rectal surgery. J Gastrointest Surg，2014，18：2169 - 2177.

55. Hennessey DB，Burke JP，Ni-Dhonochu T，Shields C，Winter DC，Mealy K. Preoperative hypoal-buminemia is an independent risk factor for the development of surgical site infection following gastrointestinal surgery：a multi-institutional study. Ann Surg，2010，252（2）：325 - 329.

56. Lu CY，Wu DC，Wu IC，Chu KS，Sun LC，Shih YL，et al. Serum albumin level in the management of postoperative enteric fistula for gastrointestinal cancer patients. J Investig Surg，2008，21：25 - 32.

57. Ravindran P，Ansari N，Young CJ，Solomon MJ. Definitive surgical closure of enterocutaneous fistula：outcome and factors predictive of increased postoperative morbidity. Color Dis，2014，16：209 - 218.

58. Gibbs J，Cull W，Henderson W，Daley J，Hur K，Khuri SF. Preoperative serum albumin level as a predictor of operative mortality and morbidity：results from the National VA Surgical Risk Study. Arch Surg，1999，134(1)：36 - 42.

59. Arends J，Baracos V，Bertz H，Bozzetti F，Calder PC，Deutz NEP，et al. ESPEN expert group recommendations for action against cancer-related malnutrition. CHn Nutr，2017，36（5）：1187 - 1196.

60. Weimann A，Braga M，Carli F，Higashiguchi T，Hiibner M，Klek S，et al. ESPEN guideline：clinical nutrition in surgery. Clin Nutr，2017，36 (3)：623 - 650.

61. Huang D，Sun Z，Huang J，Shen Z. Early enteral nutrition in combination with parenteral nutrition in elderly patients after surgery due to gastrointestinal cancer. Int J Clin Exp Med，2015，8：13937 - 13945.

62. Munoz M，Acheson AG，Auerbach M，Besser M，Habler O，Kehlet H，et al. International

consensus statement on the peri-operative management of anaemia and iron deficiency. Anaesthesia, 2017, 72(2): 233 - 247.

63. Musallam KM, Tamim HM, Richards T, Spahn DR, Rosendaal FR, Habbal A, Khreiss M, et al. Preoperative anaemia and postoperative outcomes in non-cardiac surgery: a retrospective cohort study. Lancet, 2011, 378(9800): 1396 - 1407.

64. 4th National Audit Project of the Royal College of Anaesthetists and the Difficult Airway Society. Major complications of airway management in the United Kingdom: Report and Findings, March 2011. https://www.rcoa.ac.uk/system/files/CSQ-NAP4- Full.pdf Accessed 22 June, 2016.

65. Patel A, Pearce A, Pracy P. Head and neck pathology. In: Patel A, Pearce A, Pracy P, editors. 4th National Audit Project of the Royal College of Anaesthetists: Major complications of airway management in the UK. London: The Royal College of Anaesthetists and the Difficult Airway Society, 2011, 143.

66. Frerk C, Cook T. Management of the "can't intubate can't ventilate" situation and the emergency surgical airway. In: Patel A, Pearce A, Pracy P, editors. 4th National Audit Project of the Royal College of Anaesthetists: Major complications of airway management in the UK. London: The Royal College of Anaesthetists and the Difficult Airway Society, 2011, 105.

67. O'Dell K. Predictors of difficult intubation and otolaryngology perioperative consult. Anesthesiol Clin, 2015, 33: 279.

68. Pearce A. Evaluation of the airway and preparation for difficulty. Best Prac Res Clin Anesthesiol, 2005, 19: 559.

69. Aziz MF, Healy D, Kheterpal S, Fu RF, Dillman D, Brambrink AM. Routine clinical practice effectiveness of the Glidescope in difficult airway management: an analysis of 2,004 Glidescope intubations, complications, and failures from two institutions. Anesthesiology, 2011, 114(1): 34 - 41.

70. Rosenblatt W, Ianus AI, Sukhupragam W, Fickenscher A, Sasaki C. Preoperative endoscopic airway examination (PEAE) provides superior airway information and may reduce the use of unnecessary awake intubation. Anesth Analg, 2011, 112(3): 602 - 607.

71. Abernathy JH, Reeves ST. Airway catastrophes. Curr Opin Anaesthesiol, 2010, 23: 41.

72. Theodore PR. Emergent management of malignancy-related acute airway obstruction. Emerg Med Clin North Am, 2009, 27: 231.

73. Patel A, Nouraei SA. Transnasal Humidified Rapid Insufflation Ventilatory exchange (THRIVE): a physiological method of increasing apnoea time in patients with difficult airways. Anaesthesia, 2015, 70: 323.

74. Gerij HJ, Schnider T, Heidegger T. Prophylactic percutaneous transtracheal catheterization in management of patients with anticipated difficult airway: a case series. Anaesthesia, 2005, 60: 801.

75. Boyce JR, Peters GE, Carroll WR, Magnuson JS, McCrory A, Boudreaux AM. Preemptive vessel dilator cricothyrotomy aids in the management of upper airway obstruction. Can J Anaesth, 2005, 52(7): 765 - 769.

76. Iseli TA, Iseli CE, Golden JB, Jones VL, Boudreaux AM, Boyce JR, et al. Outcomes of intubation in difficult airways duc to head and neck pathology. Ear Nose Throat J, 2012, 91(3): E1 - 5.

77. Cavallone LF, Vannucci A. Review article: extubation of difficult airway and extubation failure. Anesth Analg, 2013, 116: 368.

78. Cook T, Woodall N, Frerk C. Executive summary. In: Patel A, Pearce A, Pracy P, editors. 4th National Audit Project of the Royal College of Anaesthetists: Major complications of airway management in the UK. London: The Royal College of Anaesthetists and the Difficult Airway Society, 2011, 8.

79. Dob DP, Shannon CN, Bailey PM. Efficacy and safety of laryngeal mask airway vs Guedel airway following tracheal extubation. Can J Anaesth, 1999, 46: 179.

80. Willett CG, Shellito PC, Tepper JE, Eliseo R, Convery K, Wood WC. Intraoperative electron beam radiation therapy for recurrent locally advanced rectal or rectosigmoid carcinoma. Cancer, 1991, 67(6): 1504 - 1508.

81. American Society of Anesthesiologists. Statement on Nonoperating Room Anesthetizing Locations, http://www. asahq. org/quality-and-practice-management/standards-guidelines-and-related-reso-urces/ statement-on-nonoperating-room-anesthetizing-

locations. Accessed 1 March, 2018.

82. Mitchell EL, Furey P. Prevention of radiation injury from medical imaging. J Vasc Surg, 2011, 53(1 Suppl): 22S - 7S.

83. Baxter W. Survival after unexplained carotid rupture. Laryngoscope, 1979, 89: 385 - 392.

84. Rimmer J, Giddings CE, Vaz F, Brooks J, Hopper C. Management of vascular complications of head and neck cancer. J Laryngol Otol, 2012, 126(2): 111 - 115.

85. Cohen J, Rad I. Contemporary management of carotid blowout. Cuit Opin Otolaryngol Head Neck Surg, 2004, 12(2): 110 - 115.

86. Powitzky R, Vasan N, Krempl G, Medina J. Carotid blowout in patients with head and neck cancer. Ann Otol Rhinol Laryngol, 2010, 119 (7): 476 - 484.

87. Gusenoff JA, Vega SJ, Jiang S, Behnam AB, Sbitany H, Herrera HR, et al. Free tissue transfer: comparison of outcomes between university hospitals and community hospitals. Plast Reconstr Surg, 2006, 118: 671 - 675.

88. Almadori G, Rigante M, Bussu F, Parrilla C, Gallus R, Barone Adesi L, et al. Impact of microvascular free flap reconstruction in oral cavity cancer: our experience in 130 cases. Acta Otorhinolaryngol Ital, 2015, 35(6): 386 - 393.

89. Herle P, Shukla L, Morrison WA, Shayan R. Preoperative radiation and free flap outcomes for head and neck reconstruction: a systematic review and meta-analysis. ANZ J Surg, 2015, 85(3): 121 - 127.

90. Shestak KC, Jones NF, Wu W, Johnson JT, Myers EN. Effect of advanced age and medical disease on the outcome of microvascular reconstruction for head and neck defects. Head Neck, 1992, 14: 14 - 18.

91. Serletti JM, Higgins JP, Moran S, Orlando GS. Factors affecting outcome in free-tissue transfer in the elderly. Plast Reconstr Surg, 2000, 106: 66 - 70.

92. Singh B, Cordeiro PG, Santamaria E, Shaha AR, Pfister DG, Shah JP. Factors associated with complications in microvascular reconstruction of head and neck defects. Plast Reconstr Surg, 1999, 103: 403 - 411.

93. Yu P, Chang DW, MiUer MJ, Reece G, Robb GL. Analysis of 49 cases of flap compromise in 1310 free flaps for head and neck reconstruction. Head Neck, 2009, 31(1): 45 - 51.

94. Stepanovs J, Ozolida A, Rovite V, Mamaja B, Vanags I. Factors affecting the risk of free flap failure in microvascular surgery. Proc Lat Acad Sci, 2016, 70: 356 - 364.

95. Hill JB, Patel A, Del Corral GA, Sexton KW, Ehrenfeld JM, Guillamondegui OD, et al. Preoperative anemia predicts thrombosis and free flap failure in microvascular reconstruction. Ann Plast Surg, 2012, 69(4): 364 - 367.

96. Pohlenz P, Klatt J, Schon G, Blessmann M, Li L, Schmelzle R. Microvascular free flaps in head and neck surgery: complications and outcomes of 1000 flaps. Int J Oral Maxillofac Surg, 2012, 41: 739 - 743.

97. Rosenberg AJ, Van Cann EM, van der Bilt A, Koole R, van Es RJ. A prospective study on prognostic factors for free-flap reconstructions of head and neck defects. Int J Oral Maxillofac Surg, 2009, 38(6): 666 - 670.

98. Lighthall JG, Cain R, Ghanem TA, Wax MK. Effect of postoperative aspirin on outcomes in microvascular free tissue transfer surgery. Otolaryngol Head Neck Surg, 2013, 148(1): 40 - 46.

99. Hagau N, Longrois D. Anesthesia for free vascularized tissue transfer. Microsurgery, 2009, 29(2): 161 - 167.

100. Monroe MM, Cannady SB, Ghanem TA, Swide CE, Wax MK. Safety of vasopressor use in head and neck microvascular reconstruction: a prospective observational study. Otolaryngol Head Neck Surg, 2011, 144(6): 877 - 882.

101. Steven BR, Carey S. Nutritional management in patients with chyle leakage: a systematic review. Eur J Clin Nutr, 2015, 69(7): 776 - 780.

肿瘤急诊手术的麻醉

安琼·汗·乔德、马尼斯哈·赫姆拉贾尼

35

35.1 引言

急症对于每个治疗团队都是一项挑战，如果处理不及时或不合理可导致较高的病死率。肿瘤急症被定义为可直接威胁患者生命安全的事件，且与肿瘤转移或者肿瘤治疗(如放疗、化疗、免疫疗法等)时的并发症(如穿孔)相关；未经诊断的恶性肿瘤也被认为是急症。肿瘤患者可能会经历非肿瘤手术，如口腔黏膜肿瘤患者进行肠穿孔手术。为了早期诊断和有更好的预后，肿瘤医师更应该保持高度谨慎，同时患者和家属也需要警惕一些前驱症状和危险信号以便及时就医。本章将关注肿瘤急诊手术围术期的问题和麻醉的影响。

35.2 一般评估

在处理肿瘤急症时必须进行详细的评估，除了外科治疗前常规的术前评估外，肿瘤或肿瘤定向治疗可能使管理过程复杂化，例如在麻醉管理中需要注意具有化疗史或颈部放疗的患者是否有心脏毒性。围术期肿瘤科(外科、放射科和内科)、麻醉科和监护室的团队协调合作是关键。

肿瘤和(或)肿瘤治疗导致的代谢或生理异常需要在术前进行紧急处理，一些与肿瘤相关的病理变化例如前纵隔肿瘤、上腔静脉综合征、脑转移、胸腔积液、心包积液等可导致麻醉管理更加复杂。治疗团队需要对静脉通道建立困难、困难气道、术后呼吸机支持治疗、血液制品有效性进行评估和制定方案；对正在接受肿瘤治疗的患者，围术期需要对其发生的贫血、血小板减少、全血细胞减少等进行处理。

传统的术前评估工具例如美国麻醉医师学会(ASA)分级并不能对肿瘤患者进行准确的危险分层，尤其对老年患者。这主要是因为除了身体状况和相关合并症外患者还存在很多其他情况，包括器官功能障碍、认知功能障碍、低蛋白血症、贫血、跌倒史、虚弱或其他相关并发症，都可增加患者围术期病死率[1]。

肿瘤患者的心肺功能状态可准确地预测围术期心脏病的发病率。肿瘤患者可能存在急性或慢性的虚弱并且心肺储存功能较差，患者的基础心肺功能状态是围术期风险的预测因子，且与围术期主要心脏事件呈负相关。传统的评估手段例如爬楼梯实验可以很好地预测术后并发症，对于不能爬两层楼的患者术后发生并发症的阳性预测值高达82%，这些并发症包括心律失常、心力衰竭、心肌梗死、肺炎和肺栓塞，甚至死亡等[2]。

肿瘤急诊手术时几乎没有时间去改善合并症，如缺血性心脏病。心肌梗死的主要原因在于心肌细胞的氧需和氧供不平衡，因此，围术期的目标包括监测心肌缺血，预防心动过速、低血压和心输出量降低。

对于肿瘤手术的患者，围术期医师重点是维持患者生理状态稳定，这需要合适的液体复苏、预防电解质紊乱和优化酸碱平衡；对于免疫功能低下的肿瘤患者，脓毒血症的预防和积极管理至关重要；贫血、凝血功能障碍，急性出血需要紧急纠正。对于此类患者的管理目标为维持最佳的组织和器官灌注从而优化氧供。液体需求量取决于患者的整体状态、潜在病理和存在的相关疾病例（如脓毒血症）。合适的液体管理将确保有效的循环血量且可以通过测量尿量和血乳酸水平进行监测。围术期优化液体管理将减少患者住院天数、降低术后发病率和死亡率，而液体类型（晶体液、胶体液、血制品等）的选择将影响手术干预后的整体结果。液体管理的主要指导原则包括预防器官低灌注（如肾脏系统）、电解质紊乱和预防液体超负荷和组织水肿。

围术期液体需要量可以通过患者的体重、术前缺失量、手术类型和术中第三间隙丢失量进行计算，但有新证据称这种传统类型的液体管理通常是不准确的，这种计算方式也没有考虑到其他合并症如心血管疾病（冠状动脉疾病、脓毒血症和心衰等）。

液体管理的目标导向治疗备受关注，它主要基于在各种监测指标下对药物应用和液体输注进行合理指导从而保证重要器官的灌注。现在应用的各种生理参数包括每搏变异量（SVV）、心输出量、组织氧含量、外周血管阻力（SVR），并通过这些指标选择合适的晶体液、胶体液（包括红细胞）或是正性肌力药和血管加压药。有效循环血量不足会导致低血压和血液的重新分布，使得血液从不重要的器官例如胃肠、皮肤和肝脏转移到重要的器官例如心、脑、肾脏，这将导致组织缺氧使得围术期病死率增加。由于大量液体转移和手术创伤，液体管理将会是个巨大的挑战[3-5]。

肿瘤急诊手术围术期的麻醉计划应该根据对患者的评估和手术方式类型进行个体化制定。手术的紧迫性仍然是制定麻醉计划的决定性因素，可以选择不同的麻醉方式，包括全身麻醉和区域麻醉，或全身麻醉复合区域麻醉，有时，创伤比较小的急诊手术例如经皮引流术，患者也可以接受在镇静和麻醉监护下来完成手术。最佳的麻醉方式选择取决于对患者进行个体化的评估和手术需求。现缺乏强有力的证据来指导临床医师对外科急诊的处理[6]。

关于降低肿瘤急诊手术患者住院死亡率的围术期管理建议包括[7-9]。

1. 快速优化患者身体状态后主动进行早期的手术干预治疗。

2. 对于接受急诊手术治疗的患者，脓毒血症为很常见并发症。

3. 将肿瘤外科急诊患者视为高危患者，对其进行严格评估。评估患者是否存在呼吸急促、心动过速、精神状态改变，通过可靠的评分系统（如：Sequential Organ

Failure Assessment,SOFA)对其进行早期识别同时根据指南对脓毒血症进行治疗。

4.通过监测常规血流动力学参数和动态指标参数例如 SVV 来制定液体治疗方案。

5.需要多学科团队包括高年资麻醉医师,重症医师和手术医师持续参与治疗。

6.术后需要重症监护室(ICU)或者加护病房(HDC)支持。

有报道称接受急诊开腹手术的患者,术后 30 天死亡率高达 15%~18%,其中最常见的开腹手术为肠梗阻和肠穿孔,在肿瘤晚期或具有并发症的患者中该死亡率甚至高达 25%[10,11]。

常规术前禁清淡液体 2 h,禁清淡快餐 6 h,禁煎炸脂类和肉类 8 h,但由于急诊的紧急性和急迫性,患者并不能严格按照常规术前禁食要求进行,关于该类患者合适的预防反流误吸的措施包括:应用促胃排空药物(甲氧氯普胺)、H_2 受体阻滞药或者 Sellick 手法。

35.3 急性肠梗阻

肠梗阻总患病率为 3%~15%,最常见于卵巢癌和结直肠恶性肿瘤。导致肠梗阻的其他恶性肿瘤包括:胰腺癌(6%~13%)、膀胱癌(3%~10%)、子宫内膜癌(3%~11%)、乳腺癌(2%~3%)、胃癌(6%~9%)和恶性黑色素瘤(3%)等,在高级别卵巢癌中,肠梗阻的发病率高达 50%[12]。

9%~16% 的患者在急诊时初次诊断为结直肠恶性肿瘤[13],而结直肠肿瘤的急诊手术病死率高达 15%[15],比择期手术高 10 倍[14]。肿瘤可以通过外部压迫、侵犯或者腹膜转移直接导致肠梗阻,并且合并肠穿孔和感染的风险。

各种恶性肿瘤(如卵巢癌)的晚期伴有肠梗阻,有时肠梗阻也预示着恶性肿瘤晚期,因此围术期团队应该考虑疾病的发展轨迹以做出与手术干预相关的最佳决策。虽然手术是主要的治疗手段但是微创治疗手段(内镜治疗和放疗)越来越重要。基于对患者的个体化评估和疾病的状态选择不同的治疗手段,包括:回肠造口术、结肠造口术、支架置入术、支架置入后二次手术、姑息性旁路手术或者根治性切除术。一项综述称通过姑息性治疗后,34%~87% 患者梗阻症状缓解,死亡率为 6%~32%[16]。

围术期病死率的决定性因素包括:年龄>65 岁,ASA 分级≥2 级,疾病晚期,内科合并症,低蛋白血症导致的营养不良,血尿素氮增加,腹水,白细胞增多,多发梗阻灶和外科手术等[15,17-22]。对于行姑息性治疗的妇科恶性肿瘤肠梗阻患者,术前放疗作为预后指标的意义尚不明确。Fernandes 等人[23]称,术前放疗降低患者术后生存机会;Krebs 和 goplerud[24]称术前放疗不能很好预测术后的临床疗效;而 Sjo 等人[25]发现急诊手术术后并发症和死亡率高于择期手术(并发症 38% 对 24%;死亡率 10% 对 3.5%)。

35.3.1 术前优化

主要目标为:纠正水电解质紊乱、酸碱失衡、维持血流动力学稳定尤其对于穿孔和即将发生脓毒血症患者。对于有发生脓毒血症趋势和进行急诊手术的患者推荐预防应用广谱抗生素。

上消化道梗阻使得富含钾离子和氢离子的体液丢失,导致患者发生低氯性代谢性碱中毒、低容量血症和低钾血症,同时小肠梗阻导致腹部膨隆从而引起膈肌上移导致术前肺不张和肺炎。大肠梗阻会导致机体丢失富含碳酸氢盐的体液从而导致代谢性酸中毒,伴随着炎症的产生会导致蛋白质的丢失,甲烷的累积也会导致高氨血症和碱中毒。肠梗阻时近端气体和液体的梗阻导致液体渗入腹膜导致腹膜炎,持续的血管渗透性增加会导致低容量血症、休克和脱水。

由于很难对第三间隙(第三间隙只是一个概念性的定义,没有实质的结构)和体腔内液体丢失量进行评估,使得术前对体液丢失量的计算不准确,有时机体的代偿机制会使得对体液丢失量的判断有误,同时由于富含蛋白质的肠液丢失和营养不良使得血管内容量的丢失变得更加复杂。该状态需要在术前进行纠正和优化,目标为补充丢失的血管内液和间质液、维持电解质和代谢平衡,只有保证足够的循环血容量才能维持组织灌注和氧供。晶体液例如平衡盐溶液仍然是液体复苏的首选,胶体液在大量晶体液输注后应用,淀粉类的液体应该谨慎使用,尤其对存在脓毒症患者,因为它会导致肾脏损伤。大部分的研究对比晶体液和胶体液对危重患者的影响,小部分研究比较两者在术中的应用,结果发现相较于晶体液,6%羟乙基淀粉的胶体液并不增加患者术后急性肾损伤和死亡风险[26,27]。

目标导向液体治疗已被广泛的接受,脉压变异率(PPV)和经食管超声计算每搏输出量已经被广泛应用[28,29]。有研究报道称在 ASA 为1~2级开放性胃癌切除术患者中,与限制性补液相比,以 PPV 指导的液体输注使患者循环更加稳定并缩短患者住院天数同时加速肠道功能的恢复[28]。对于 ASA Ⅰ-Ⅱ级开放性胃癌切除术患者,晶体液和胶体液的选择在总体收益性和肾功能不全方面仍存在争议。在指定的患者中,胶体液应该被小心谨慎的选择应用,在开放性妇科手术中 6% HES 使得患者循环更加稳定并减少患者对新鲜冰冻血浆的需求[30]。YATE 等人[30]研究称在肠道手术中目标导向液体治疗,相较于晶体液,胶体液并没有减少患者手术并发症,同时也不会导致肾功能损伤。

35.3.2　麻醉管理

术前准备大直径的静脉输注管路或者深静脉穿刺置管对液体复苏很重要,具有反流误吸风险的患者术前应给予 H₂ 受体阻滞剂。术中根据患者临床状态和手术类型进行常规监测和(或)有创监测,其中有合并症的老年患者、有脓毒血症指征或血流动力学不稳定的急诊手术,应进行有创的血流动力学监测,同时需要频繁进行动脉血气分析的患者也应进行有创监测。

麻醉技术的选择取决于患者的状态包括快速序贯诱导和插管,并根据患者状态选择合适的诱导和维持麻醉药物。对于危重患者,麻醉诱导和所有麻醉药物的剂量包括镇痛药都需要谨慎选择。对于肠梗阻的急诊患者,除了避免应用氧化亚氮(N₂O)[31],并没有推荐使用的麻醉药。当硬膜外麻醉对围术期镇痛、降低肺部并发症的收益性超过其循环不稳定和凝血功能障碍的风险性时可以考虑。腹壁肌肉紧张会减少静脉回流,对麻醉药和肌肉松弛药的需求增加。低血压会导致终末器官低灌注,尤其对由于长期腹压增高已经出现肝肾功能障碍的患者。对于腹部膨胀的患者,中心静脉压并不能很好判断血容量。虽然低容量血症是导致术中低血压的主要原因,但过量的液体输注会导致术后电解质和体液超负荷从而导致肠道水肿和增加术后并发症,所以对于这类患者液体管理是一项挑战。通过经食管心脏超声、每搏变异度和心输出量监测指导的目标导向液体治疗是金指标,可根据这些实时的监测指标来指导静脉液体滴注、血液输注和血管活性药的应用。最近研究证据表明,目标导向液体治疗虽然降低了术后并发症,缩短了患者的住院/ICU 天数,但它并没有降低整体死亡率。但是关于肿瘤急诊手术,该方面的研究还是欠缺的。在资源匮乏的地方,可观察尿量 0.5～1 mL/(kg·h)来评估液体治疗[3,4,32-34]。

输注温液体、应用暖风机和保温毯对预防低体温很重要,术后腹部紧张也可以导致呼吸困难。

35.3.3 术后管理

术后主要的目标为:维持血流动力学稳定、呼吸支持和缓解疼痛。术后可采用多模式镇痛,由于急诊手术患者有发生脓毒血症风险,凝血功能障碍或缺乏时间评估凝血指标参数,故该类患者术后硬膜外镇痛可能并不安全,非甾体抗炎药应禁忌或谨慎使用。动态疼痛缓解对于早期预防肺不张很重要,预防血栓、应用抗生素、早期肠内营养和物理治疗将有助于促进患者术后康复和降低围术期并发症。

35.4 肠穿孔

肿瘤患者最常见的胃肠穿孔原因为原发性或者转移性肠道肿瘤导致的自发性肠穿孔[35],其他原因包括长期使用 NSAIDs 类药物,化疗、免疫治疗和放疗导致浸润性肠道肿瘤的坏死或严重胃肠炎导致的肠道扩张。在应用细胞毒性药物或中性粒细胞刺激因子的基础上,由于肠穿孔或腹膜炎导致的发热和白细胞增加应该谨慎处理[36,37]。

术前需要及时对临床上出现的低血压、心动过速和少尿进行液体复苏和血管活性药的处理,应该尽早应用广谱抗生素。分阶段手术治疗,即先进行剖腹探查、腹腔灌洗和置入引流管伴或不伴结肠/回肠造瘘术,再进行后期肿瘤切除术,更适合有脓毒血症且体能评分较差的患者。潜在的生理紊乱需要滴定各种麻醉药物,脓毒症使多种吸入麻醉药降低肺泡最低有效浓度(MAC),使用时需减少麻醉药量。肿瘤环境下肠穿孔,由于免疫抑制和肿瘤细胞在腹腔内种植导致后果很严重,这些患者经常处于肿瘤晚期(3 级或 4 级)[38,39],对于延迟到医院就诊的患者,腹膜炎具有很高的死亡风险。

35.5 恶性脊髓压迫症

肿瘤患者最常见的急诊之一为恶性肿瘤压迫症(MSCC),如果没有及时解除压迫,它可以导致永久性的神经损伤,23% 为恶性肿瘤患者的首发症状,77% 为确诊肿瘤患者的继发症状[40]。最常见的脊椎转移为胸椎(70%)其次为腰椎(20%)和颈椎(10%)。

神经系统损害可能是由于各种病理原因造成的,包括来自相邻锥体转移性硬膜外肿瘤的神经压迫、病理性椎体骨折或肿瘤在硬膜外腔直接播散。此外,在 10% 的病例中,椎旁肿瘤直接扩散到硬膜外腔会导致神经损伤,这通常是淋巴瘤或脊髓瘤导致 MSCC 最常见的机制[41]。

某些病因和症状需要早期的手术干预,需要紧急手术处理的 MSCC 包括:

- 神经功能恶化或截瘫持续时间少于 48 h
- 肿瘤基础上出现脊柱不稳定,放射影像学提示具有结构性改变和进展为脊髓压迫的风险性增加
- 由于脊髓不稳定导致无法控制的机械性疼痛
- 非恶性肿瘤

手术治疗包括锥体成形术和经皮锥体成形术等微创手术,也包括使用植入物以稳定脊柱的椎体切除术。脊柱稳定的手术一般适用于全身功能状况良好且疾病预后良好的患者。一个或两个锥体减压而不进行融合的手术被定义为低风险手术,而涉及器械和融合的手术被定义为中风险手术[42]。

35.5.1 术前评估

是否进行手术取决于肿瘤的浸润程度、肿瘤的组织学(肿瘤治疗效果)、机械稳定性和 ASA 分级。癌症患者的脊柱肿瘤通常由于肿瘤锥体转移,术前应评估和处理化疗和放疗导致的心肺毒性反应,呼吸系统的评估包括胸腔积液、感染、治疗相关的肺部毒性反应(环磷酰胺、苯丁酸氮芥和抗代谢药)。

胸椎的脊髓受压迫可能会导致患者肺活量下降,肺储备功能下降。基础动脉血气分析可以对术后管理和术后呼吸功能不全或是否需要呼吸机支持进行指导。高钙血症常见于多发性骨转移患者,需要预先纠正。

急性脊髓压迫可导致神经源性休克,这是由于脊髓受压水平以下交感神经张力缺失导致,表现为低血压、心动过缓和心律失常,这些在术前心脏评估中应注意。术前评估和记录运动和感觉神经功能障碍,这将有助于发现术后新发的神经功能障碍。

肿瘤患者处于高凝状态,由于 MSCC 限制活动使得下肢深静脉血栓的风险性增加。在脊柱重建手术中可能会出现大失血,因此需要血库的支持。MSCC 急诊手术后患者行走功能的恢复情况取决于术前神经功能状态[43,44]。

35.5.2 术中管理

作为多模式镇痛的一部分,术前用药可口服或静脉注射对乙酰氨基酚 1 000 mg、口服加巴喷丁 300～600 mg 或者口服普瑞巴林 75～150 mg,由于患者可能已经在使用阿片类药物,所以术前抗焦虑药和麻醉药应谨慎使用。

因术中可能会出现大出血,术前需建立大直径的静脉通路且需要固定,因为可能会在定位的过程中移位。有创动脉压监测适用于颈椎和高位胸椎手术、预计大出血、多种合并症和血流动力学不稳定患者。对由于手术部位和失血导致的血流动力学不稳定,或术中和术后需要频繁进行血气分析的患者,有创动脉压监测是最基本的监测。深静脉穿刺置管对于预计大出血或低血压需要使用血管活性药物的手术很有必要。俯

卧位时,低血压和低血细胞比容增加视神经病变的风险性。

颈椎或高位胸椎损伤的患者麻醉诱导时要减慢静脉给药速度并减少药物剂量,因为去交感神经支配可能会导致顽固的低血压而导致脊髓低灌注造成脊髓的二次损伤。损伤24～48 h后,琥珀胆碱会导致致命的高钾血症,故一般不用。非去极化肌松药应根据神经监测选择应用,如果运动诱发电位评估是间歇进行的,短效肌松药如阿曲库铵或顺式阿曲库铵可能会很合适。

气道管理仍然是一项挑战,评估和管理气道时,脊柱移位会加剧神经损伤,肿瘤颈椎转移患者要尤为注意。气道管理策略取决于气道评估、颈椎是否稳定和临床医师的经验。困难气道(包括颈椎累及的患者)需要提前备好纤维支气管镜和可视喉镜,根据对患者的评估,选择清醒插管或麻醉下插管以及是否使用肌松药。根据手术的位置和范围选择使用加强气管导管或双腔气管导管,气管导管应固定牢固因为俯卧位患者术中气管导管移位非常危险且难以处理。高位胸椎前入路手术可能需要单肺通气。

神经电生理监测适用于脊髓或神经根即将损伤的患者,体感诱发电位(SSEP)是术中经常使用的神经监测方式,它受静脉麻醉药、吸入麻醉药、阿片类药物和局麻药等多种麻醉药的影响。同样的,低血压、低体温和低氧血症也会影响运动和感觉诱发电位。术中不同的吸入麻醉药,例如一定浓度下的氧化亚氮、异氟烷和七氟烷会降低SSEP和运动诱发电位(MEP)的波幅并延长其潜伏期。麻醉维持时,吸入麻醉药浓度超过0.5 MAC时可能会影响神经监测,当

术中应用MEP时应谨慎使用肌松药。推荐使用瑞芬太尼,因其干扰较小,同时半衰期较短,停药后药效迅速消失。丙泊酚可呈剂量依赖性降低皮质诱发电位,但它的影响很小,所以以丙泊酚为基础的麻醉技术(全凭静脉麻醉,TIVA)仍然比较推荐使用。接受全凭静脉麻醉的患者,推荐使用麻醉深度监测。术中神经监测仍然很重要所以应谨慎选择麻醉药,通常与药物剂量无关的波幅和潜伏期降低35%～50%提示神经可能受到损伤。有时诱发电位解读困难,需要唤醒麻醉技术,唤醒麻醉需要减少麻醉药唤醒患者以便于观察患者在指令下的运动功能。

术中血流动力应维持在患者基础水平。首先由于缺乏自主调节机制,血压下降可能无法得到代偿[45];其次,高血压会导致出血过多并且模糊手术视野。不建议故意低血压,因为会增加脊髓缺血风险并且进一步损伤脊柱灌注[46]。神经源性休克患者可以根据尿量、脉搏变异率和每搏变异率进行容量复苏,因为容量超负荷会导致脊髓水肿和肺水肿;也可通过先进的微创心输出量监测仪器对动脉波形轮廓分析或经食管多普勒超声提供有用的信息;尿量监测对评估器官灌注很重要,膀胱充盈可导致压力传递到无静脉瓣的硬膜外静脉从而导致术中出血增加。体温监测和维持对于脊髓损伤的患者很重要,MSCC可导致交感神经张力丧失从而导致脊髓受压水平以下的血管舒张,这会导致热量散失过多。输注加温液体和应用保温毯可以预防围术期低体温。

患者体位放置时应小心谨慎,以防对不稳定的脊椎进行牵引。脖子的过度移动、无意识的旋转和拉伸可影响椎动脉和颈动脉

血液流动。手术时患者经常处于俯卧位或胸膝位,需要谨慎解决体位摆放时的危险因素,包括下腔静脉受压、腹部受压、视神经受损、颈静脉阻塞和眼球受压,同时应保护受压部位[46-48]。专门设计定制手术台和器械,如使用 Wilson 框架,用于简化体位摆放和手术[49]。选择合适的器械很重要,因为有些器械可能对腹部和静脉造成不必要的压迫从而造成损伤,同样地,需要防止对面部、乳房、生殖器和腹部器官等易受损伤的区域施加过度的压力,并需确保骨关节突出的部位有合适的填充物。术后视力丧失(POVL)研究组称[47],头部固定的位置可能导致缺血性视神经损伤,细致的头部初始定位和频繁的术中监测(以防移动)可以减低发生视神经损伤的风险,建议在长时间手术中对眼睛检查做记录[48]。马蹄形头枕与俯卧位手术中视网膜中央动脉闭塞(CRAO)有关,应避免使用。转移性肿瘤的减压手术容易发生大出血,应保证充足的血制品。不建议肿瘤患者进行自体血回输和红细胞回收,因其可导致肿瘤细胞扩散。围术期应预防深静脉血栓,如果患者存在抗凝禁忌证,可以使用电子气动加压装备进行机械预防,也可以穿弹力袜进行预防。

35.5.3 术后管理

术后管理需要监测神经功能、镇痛和优化液体管理。多模式镇痛仍然是首选,患者术前可能已经在使用镇痛药包括阿片类药物,需要改变治疗方案来治疗手术疼痛。其他的镇痛佐剂,如氯胺酮、加巴喷丁等也有助于镇痛[50-55]。这些患者围术期经常接受类固醇治疗(降低脊髓水肿),NSAIDs 可能会增加手术部位发生血肿的风险从而导致神经受损。对乙酰氨基酚仍然是安全的可以考虑用于镇痛。

术后密切监测并发症或者神经功能减退。已有报道称脊柱术后发生了视觉丧失(POVL)、眼球直接受压导致视网膜灌注受损、缺血性视神经萎缩(ION)和 CRAO。关于视觉丧失,ASA 顾问建议脊柱手术中应定期监测血红蛋白[56,57]。视觉丧失通常发生于一侧且伴有其他受压症状,如上眼睑下垂、眼肌麻痹,或可能出现于眶上神经受压引起的症状。如果发生 POVL,应寻求眼科医师会诊并且治疗纠正贫血、优化氧合和血压[47]。

脊柱手术后导致拔除气管导管失败的因素包括多次脊柱手术、失血 >300 mL、手术时间长和前后路联合手术入路等[58],因此拔管前应谨慎计划,必要时可应用气管交换导管。由于静脉和淋巴系统阻塞导致的血肿或声门上水肿可损伤气道[59]。颈部肿胀、声音改变、躁动和呼吸窘迫可能会发生于术后 3~6 h,其他并发症包括气管移位和颈动脉窦压迫(心动过缓和低血压)。紧急气道标准处理流程非常有用,如果初次插管不成功,清除血肿可以缓解压迫。拔管时需要维持患者血流动力学稳定以防加重水肿或血肿[59]。

35.6 肿瘤脑转移手术

肿瘤脑转移通常预示着疾病晚期状态,如果不治疗,预计寿命不超过 2 个月。手术指征包括:疾病控制良好、颅外转移灶较小、评分较高、单发转移灶和生存期长的年轻患者[60]。肿瘤脑转移的手术治疗目标为：减轻肿瘤引起的颅内占位效应、解除肿瘤压迫从而预防危及生命的神经系统症状[61]。

神经麻醉学是一个快速发展的领域，处理病例时要遵守包括麻醉学、神经外科学和神经病学原则。脑外科手术围术期管理的主要指导原则包括：提供最佳的手术条件、维持神经认知功能、避免血流动力学波动（维持最佳的脑灌注压）、维持氧合、避免高碳酸血症、为电生理监测提供最佳条件和促进患者康复。引入新的图像引导显微技术、神经功能监测和清醒开颅术已将术后并发症、神经功能损伤和感染的风险性降低至5%以下[62,63]。

术前需要评估和记录已经存在的神经功能缺损症状。这些患者经常已经开始进行降颅压治疗，包括渗透性利尿剂（甘露醇）、利尿剂（呋塞米）和类固醇激素。类固醇激素如地塞米松可以减少血管源性水肿且降低颅内压[64]。及时服用类固醇激素会减轻神经症状并提高生存率[65-67]，但需要对类固醇激素相关的不良反应，如升高血糖进行相应的监控和管理[68,69]。不建议预防性的使用抗惊厥药物，因其与皮质类固醇药物有相互作用（细胞色素 P450 途径）[70]。

通气管理策略需要保证最佳氧合（氧分压，PaO_2 80～100 mmHg）和二氧化碳分压（$PaCO_2$ 30～35 mmHg）且尽可能低的气道压[71-73]。除氯胺酮外，大部分的麻醉药都可降低颅内压（ICP）、脑代谢（CMR）、脑氧代谢率（$CMRO_2$）、脑血流（CBF）、脑血容量（CBV）。全凭静脉麻醉和吸入麻醉都可以安全的应用于临床，丙泊酚可降低脑血流和

颅内压并保存大脑自主调节能力，但它比巴比妥类药物更易引起低血压；有报道称巴比妥类药物可以保护大脑，避免脑缺血[74-77]。一项 Cochrane 综述称，比较吸入麻醉和丙泊酚麻醉对急诊脑肿瘤手术的影响，发现当吸入麻醉药（七氟烷）最低肺泡有效浓度（MAC）<1 时，两者并没有显著差别，但是丙泊酚静脉麻醉会使术中大脑较为松弛[78,79]。依托咪酯不适合作为这些患者的麻醉诱导剂，因即使是单诱导剂量也会抑制皮质醇生成长达 24 h 并且增加术后发生恶心、呕吐（PONV）风险性[72]。在脑肿瘤手术中，比较全凭静脉麻醉和吸入麻醉药在麻醉维持时的作用，需要评估诸如紧急事件（短期结果）、滴定给药的易操作程度、血流动力学是否稳定和大脑状况等多种因素[80,81]。阿片类药物对大脑的生理干扰最小，诱导用药时经常与利多卡因（1～1.5 mg/mL）一起静脉注射，由于瑞芬太尼易于滴定，常与丙泊酚一起作为靶控输注（TCI）药用于术中麻醉维持。琥珀胆碱常用于快速序贯诱导或者困难气道插管，虽然它可以短暂地导致颅内压升高，可以用低剂量的非去极化肌松药减弱该作用[75]。鉴于缺乏实质性证据，一种技术优于另一种技术是存在争议的，特别是在接受紧急开颅术的患者中。对于颅内肿瘤占位的患者，控制好 ICP、CPP 和 CBF 至关重要，因此应避免 ICP 升高、高血压、低血压、高碳酸血症和低血压。不推荐使用氧化亚氮，因为它不仅可以导致患者颅内压增加，在硬膜关闭后还可以使颅腔闭合空腔扩张[82,83]。芬太尼、阿芬太尼和瑞芬太尼对开颅患者呼吸和心血管指标参数的影响并没有差别，但是瑞芬太

尼代谢快恢复快,所以仍然是颅内手术较理想的选择[84,85]。急诊时需要抑制血流动力学波动,瑞芬太尼和右美托咪定可以有效地减弱应激反应[86-90]。术后镇痛至关重要,因为无法控制的疼痛可能会不利于脑部手术患者的恢复[91]。多模式镇痛包括头皮神经阻滞和对乙酰氨基酚可以减少阿片类药物的使用,然而,不推荐使用非甾抗炎药,因为会增加封闭空间的出血风险从而发生致命的后果[92,93]。术后恶心、呕吐仍然是一个令人担忧的问题,需要被解决[92,94]。

麻醉管理可以影响术中脑肿胀。多种因素可以导致脑肿胀风险增加,包括 ICP 基线水平、中线偏移程度和潜在的病理[94,95]。术中使大脑松弛的策略包括:呋塞米 10～20 mg IV、地塞米松 10 mg IV、甘露醇(20%)0.5～1 g/kg,静脉输注,时间不少于 10～15 分钟、过度通气(目标为维持 $PaCO_2$ 30～35 mmHg)、也可以使用 3% 高渗性盐水,效果与甘露醇相当[96]。清醒开颅是一项可以帮助切除靠近功能区脑部病变的技术,精准的皮质定位可最大限度地减少术后神经功能损伤,提高术后生存率,从而缩短患者住院天数并降低护理成本[97,98]。患者仍然存在深静脉血栓(DVT)的风险,应及时并适当地采取药物和非药物措施进行预防[99,100]。有报道称,头高位可以通过增加引流来减少大脑水肿[101,102]。低温对神经功能预后的作用仍然存在争议,有些研究称低温可以降低 ICP 并显著提高患者预后,但其他的研究并没有重复出该结果[103,104]。关于开颅患者低温治疗方案制定需要高级别的证据支持。对于神经外科麻醉来说,患者的苏醒质量和麻醉质量一样重要,精心制定计划、术前用药、术中监护和术后护理都可以影响苏醒质量。

35.7 肿瘤出血

肿瘤晚期时,大出血的发生率为 6%～14%,并可能危及生命[105]。主要的原因为:肿瘤侵犯血管造成大血管损伤(如颈动脉破裂)、系统治疗导致的凝血功能障碍、血小板功能和数量异常。实质性脏器肿瘤血管破裂(如肝细胞癌和肾细胞癌等)或淋巴瘤中自发性脾破裂会导致腹腔大出血。$NSAIDs$ 类镇痛药物可能会导致上消化道出血,放疗后的盆腔恶性肿瘤可能会导致下消化道出血。

在手术干预前应立即对患者进行预处理,包括按压出血部位、纠正潜在的凝血功能异常(输注血小板、FFPS 和止血药等)、对循环不稳定的患者输注液体和浓缩红细胞。血管栓塞是一项治疗血管出血的微创技术[106],适用于手术难以触及的出血区域,以及不愿意或不适合进行手术治疗的患者。麻醉方法的选择取决于对患者的评估和待栓塞的血管,局部麻醉和全身麻醉都可以选择。复苏、优化和麻醉管理与其他紧急大出血情况一样:大直径的静脉通路、积极保温预防低体温、纠正由于循环障碍导致的酸中毒、纠正低钙血症、密切监测尿量等。

35.8 总结

围术期医师需要对肿瘤急诊患者进行评估并制定计划,包括静脉建立困难、困难气道、术后呼吸机支持和血制品准备等。在制定任何干预治疗措施时，应牢记先前治疗的不良反应和后遗症。肿瘤的位置及其特有问题都会影响围术期管理计划。

（李雪燕 译，陆文清 校）

参考文献

1. Korc-Grodzicki B, Downey RJ, Shahrokni A, Kingham TP, Patel SG, Audisio RA. Surgical considerations in older adults with cancer. J Clin Oncol, 2014, 32(24): 2647 - 2653.

2. Girish M, Trayner E Jr, Dammann O, Pinto-Plata V, Celli B. Symptom-limited stair climbing as a predictor of postoperative cardiopulmonary complications after high-risk surgery. Chest, 2001, 120(4): 1147 - 1151.

3. Grocott MP, Dushianthan A, Hamilton MA, Mythen MG, Harrison D, Rowan K. Perioperative increase in global blood flow to explicit defined goals and outcomes after surgery: a Cochrane systematic review. Br J Anaesth, 2013, 535 - 48(5): 111.

4. Grocott MP, Mythen MG, Gan TJ. Perioperative fluid management and clinical outcomes in adults. Anesth Analg, 2005, 100(4): 1093 - 1106.

5. Suehiro K, Joosten A, Alexander B, Cannesson M. Guiding goal-directed therapy. CurrAnesthesiol Rep, 2014, 4: 360 - 75. https://doi. org/10. 1007/s40140-014-0074-5.

6. Parker MJ, Handoll HH, Griffiths R. Anaesthesia for hip fracture surgery in adults. Cochrane Database Syst Rev, 2004, 18 (4): CD000521.

7. Huddart S, Peden CJ, Swart M. Use of a pathway quality improvement care bundle to reduce mortality after emergency laparotomy. Br J Surg, 2015, 102(1): 57 - 66.

8. Moller MH, Adamsen S, Thomsen RW, Moller AM. Multicentre trial of a perioperative protocol to reduce mortality in patients with peptic ulcer perforation. Br J Surg, 2011, 98: 802 - 810.

9. Tengberg LT, Bay-Nielsen M, Bisgaard T. Cihoric M, Lauritsen ML, Foss NB. Multidisciplinary perioperative protocol in patients undergoing acute high-risk abdominal surgery. Br J Surg, 2017, 104: 463 - 471.

10. Al-Temimi MH, Griffee M, Enniss TM. When is death inevitable after emergency laparotomy? Analysis of the American College of Surgeons National Surgical Quality Improvement Program database. J Am Coll Surg, 2012, 215: 503 - 511.

11. Saunders DI, Murray D, Pichel AC, Varley S, Peden CJ. UK emergency laparotomy network. Variations in mortality after emergency laparotomy: the first report of the UK emergency laparotomy network. Br J Anaesth, 2012, 109: 368 - 375.

12. Ripamonti C, Easson AM, Gerdes H. Management of malignant bowel obstruction. Eur J Cancer, 2008, 44(8): 1105 - 1115.

13. Nascimbeni R, Ngassa H, Di Fabio F, Valloncini E, Di Betta E, Salerni B. Emergency surgery for complicated colorectal cancer. A two-decade trend analysis. Dig Surg, 2008, 25(2): 133 - 139.

14. Ming-Gao G. Ming-gao G, Jian-zhong D. Yu W, You-ben F, Xin-Yu H. Colorectal cancer treatment in octogenarians: elective or emergency surgery? World J Surg Oncol, 2014, 12: 386.

15. Biondo S, Pares D, Frago R, Marti-Rague J, Kreisler E, De Oca J, Jaurrieta E. Large bowel obstruction: predictive factors for postoperative mortality. Dis Colon Rectum, 2004, 47 (11): 1889 - 1897.

16. Paul Olson PC, Brasel KJ, Schwarze ML. Palliative surgery for malignant bowel obstruction from carcinomatosis: a systematic review. JAMA Surg, 2014, 149(4): 383 - 392.

17. Dalal KM, Gollub MJ, Miner TJ, Wong WD, Gerdes H. Schattner MA, Jaques DP, Temple LK. Management of patients with malignant bowel obstruction and stage IV colorectal cancer. J Palliat Med, 2011, 14: 822.

18. Tekkis PP, Tekkis PP, Kinsman R, Thompson MR, Stamatakis JD. The association of Coloproctology of Great Britain and Ireland study of large bowel obstruction caused by colorectal cancer. Ann Surg, 2004, 240(1): 76 - 81.

19. George Miller MDCM. Small-bowel obstruction secondary to malignant disease: an 11-year audit. Can J Surg, 2000, 43(5): 353 - 358.

20. Higashi H, Shida H, Ban K, Yamagata S, Masuda K, Imanari T. Yamamoto T. Factors affecting successful palliative surgery for

malignant bowel obstruction due to peritoneal dissemination from colorectal cancer. Jpn J Clin Oncol, 2003, 33: 357 - 359.

21. Wright FC. Chakraborty A. Helyer L. Moravan V, Selby D. Predictors of survival in patients with non-curative stage IV cancer and malignant bowel obstruction. J Surg Oncol, 2010, 101: 425 - 429.

22. Henry JC, Pouly S, Sullivan R, Sharif S, Klemanski D. Abdel-Misih S. Arradaza N, Jarjoura D. Schmidt C, Bloomston M. A scoring system for the prognosis and treatment of malignant bowel obstruction. Surgery, 2012, 152: 747.

23. Fernandes JR, Seymour RJ, Suissa S. Bowel obstruction in patients with ovarian cancer: a search for prognostic factors. Am J Obstet Gynecol, 1988, 158: 244.

24. Krebs HB, Goplerud DR. Surgical management of bowel obstruction in advanced ovarian carcinoma. Obstet Gynecol, 1983, 61: 327 - 330.

25. Sjo OH, Larsen S, Lunde OC, Nesbakken A. Short term outcome after emergency and elective surgery for colon cancer. Color Dis, 2009, 11: 733 - 739.

26. Gillies MA, Habicher M, Jhanji S, Sander M, Mythen M. Hamilton M, Pearse RM. Incidence of postoperative death and acute kidney injury associated with i. v. 6% hydroxyethyl starch use: systematic review and meta-analysis. Br J Anaesth, 2014, 112: 25 - 34.

27. Van Der Linden P, James M, Mythen M, Weiskopf RB. Safety of modern starches used during surgery. Anesth Analg, 2013, 116: 35 - 48.

28. Jun Z. Hui Q, Zhiyong H, Yun W. Xuehua C. Weimin L. Intraoperative fluid management in open gastro-intestinal surgery: goal-directed versus restrictive. Clinics, 2012, 67(10): 1149 - 1155.

29. Feldheiser A, Pavlova V, Bonomo T, Jones A, Fotopoulou C. Sehouli J, Wernecke K-D, Spies C. Balanced crystalloid compared with balanced colloid solution using a goal-directed haemody-namic algorithm. Br J Anaesth, 2013, 110(2): 231 - 240.

30. Yates DR, Davies SJ, Milner HE, Wilson RJ. Crystalloid or colloid for goal-directed fluid therapy in colorectal surgery. Br J Anaesth, 2014, 112: 281 - 289.

31. Gemmell LW, Rincon C. Anaesthetic management of intestinal obstruction. Br J Anaeth, 2001, 1: 138 - 141.

32. Doherty M, Buggy DJ. Intraoperative fluids: how much is too much? Br J Anaesth, 2012, 109(1): 69 - 79.

33. National Confidential Enquiry into Patient Outcome and Death (NCEPOD). Elective emergency surgery in the elderly: an age old problem. 2010. http://www. ncepod. org. uk/ 2010report3/downloads/EESE _ fullReport. pdf. Accessed, 30 Sep 2013.

34. Rollins KE. Intraoperative goal-directed fluid therapy in elective major abdominal surgery a meta-analysis of randomized controlled trials. Ann Surg, 2016, 263(3): 465 - 476.

35. Wada M, Onda M, Tokunaga A, Kiyama T, Yoshiyuki T. Spontaneous gastrointestinal perforation in patients with lymphoma receiving chemotherapy and steroids. J Nippon Med Sch, 1999, 66: 37 - 40.

36. Ramirez PT, Levenback C, Burke T. Sigmoid per-foration following radiation therapy in patients with cervical cancer. Gynecol Oncol, 2001, 82: 150 - 155.

37. Sliesoratis S, Tawfik B. Bevacizumab-induced bowel perforation. J Am Osteopath Assoc, 2011, 111: 437 - 441.

38. Mahar AL, Brar SS, Coburn NG, Law C, Helyer LK. Surgical management of gastric perforation in the setting of gastric cancer. Gastric Cancer, 2012, 15(Suppl1): 146 - 152.

39. Ogawa M, Watanabe M, Eto K, Omachi T, Kosuge M, et al. Clinicopathological features of perforated colorectal cancer. Anticancer Res, 2009, 29(5): 1681 - 1684.

40. Levack P, Graham J, Collie D, Grant R, Kidd J, Kunkler I, Gibson A, Hurman D, McMillan N, Rampling R, Slider L, Statham P. Summers D, Cord S. Don't wait for a sensory level-listen to the symptoms: a pro-spective audit of the delays in diagnosis of malignant cord compression. Clin Oncol, 2002, 14: 472 - 480.

41. Markman M. Common complications and emergencies associated with cancer and its therapy. Cleve Clin J Med, 1994, 61: 105 - 114.

42. Fleisher LA, Fleischmann KE, Auerbach AD, American College of Cardiology/American Heart

Association Task Force. ACC/AHA guidelines on perioperative cardiovascular evaluation and management of patients undergoing noncardiac surgery: executive summary. Circulation, 2014, 130: 2215.

43. Loblaw DA, Perry J, Chambers A, Laperriere NJ. Systematic review of the diagnosis and management of malignant extradural spinal cord compresion: the Cancer Care Ontario practice guidelines. J Clin Oncol, 2005, 23: 2028.

44. Husband DJ. Malignant spinal cord compression: prospective study of delays in referral and treatment. BMJ, 1998, 317: 18.

45. Tse EY, Cheung WY. Ng KF, Luk KD. Reducing perioperative blood loss and allogeneic blood transfusion in patients undergoing major spine surgery. J Bone Joint Surg Am, 2011, 93: 1268.

46. The Postoperative Visual Loss Study Group. Risk factors associated with ischemic optic neuropathy after spinal fusion surgery. Anesthesiology, 2012, 116: 15 - 24.

47. American Society of Anesthesiologists Task Force on Perioperative Visual Loss. Practice advisory for perioperative visual loss associated with spine surgery. Anesthesiology, 2012, 116: 274 - 285.

48. Yuen VMY, Chow BFM, Irwin MG. Severe hypotension and hepatic dysfunction in a patient undergoing scoliosis surgery in the prone position. Anaesth Intensive Care, 2005, 33(3): 393 - 399.

49. Nowicki RWA. Anaesthesia for major spinal surgery. Continuing education in anaesthesia. Crit Care Pain, 2014, 14(4): 147 - 152.

50. Loftus RW, Yeager MP, Clark JA, Brown JR, Abdu WA, Sengupta DK, Beach ML. Intraoperative ketamine reduces perioperative opiate consumption in opiate-dependent patients with chronic back pain undergoing back surgery. Anesthesiology, 2010, 113: 639.

51. Yamauchi M, Asano M, Watanabe M, Iwasaki S, Furuse S, Namiki A. Continuous low dose ketamine infusion improves the analgesic effects of fentanyl patient controlled analgesia after cervical spine surgery. Anesth Analg, 2008, 107: 1041 - 1044.

52. Ho KY. Gan TJ. Habib AS. Gabapentin and post-operative pain: a systematic review of randomized controlled trials. Pain, 2006, 126: 91.

53. Tiippana EM. Hamunen K. Kontinen VK. Kalso E. Do surgical patients benefit from perioperative gabapentin/pregabalin? A systematic review of efficacy and safety. AnesthAnalg, 2007, 104: 1545.

54. Kim JC, Choi YS, Kim KN, Shim JK, Lee JY, Kwak YL. Effective dose of peri-operative oral pregabalin as an adjunct to multimodal analgesic regimen in lumbar spinal fusion surgery. Spine (Phila Pa 1976), 2011, 36: 428.

55. Clarke H, Bonin R, Orser B, Englesakis M, Wijeysundera D, Katz J. The prevention of chronic postsurgical pain using gabapentin and pregabalin: a combined systematic review and meta-analysis. AnesthAnalg, 2012, 115: 428 - 442.

56. Roth S. Perioperative visual loss: what do we know, what can we do? Br J Anaesth, 2009, 103 (Suppl. 1): 131 - 140.

57. Lee LA, Roth S, Posner KL, Cheney FW, Caplan RA, Newman NJ, Domino KB. The American Society of Anesthesiologists postoperative visual loss registry. Anesthesiology, 2006, 105: 652 - 659.

58. Sagi HC, Beutler W. Carroll E. Connolly PJ. Airway complications associated with surgery on the anteri-orcervical spine. Spine, 2002, 27: 949 - 953.

59. Carr EM. Benjamin E. In vitro study investigating post neck surgery haematoma airway obstruction. J Laryngol Otol, 2009, 122: 662 - 665.

60. Vogelbaum MA, Suh JH. Resectable brain metastases. J Clin Oncol, 2006, 24: 1289 - 1294.

61. Gaspar et L, Scott C. Rotman M. Asbell S. Phillips T, Wasserman T, WG MK, Byhardt R. Recursive Partitioning Analysis (RPA) of prognostic factors in three Radiation Therapy Oncology Group (RTOG) brain metastases trials. Int J Radiat Oncol Biol Phys, 1997, 37(4): 745 - 751.

62. Black PM. Johnson MD. Surgical resection for patients with solid brain metastases: current status. J Neuro-Oncol, 2004, 691 - 3: 119 - 124.

63. Paek SH. Audu PB, Sperling MR, Cho J, Andrews DW. Reevaluation of surgery for the treatment of brain metastases: review of 208 patients with single or multiple brain metastases treated at one institution with modern neurosurgical techniques. Neurosurgery, 2005, 56

(5)：1021－1033.

64. Lin AL，Avila EK. Neurologic emergencies in the cancer patient：diagnosis and management. J Intensive Care Med，2017，32(2)：99.

65. Vecht CJ，Hovestadt A. Verbiest HB，van Vliet JJ，van Putten WL. Dose-effect relationship of dexamethasone on Karnofsky performance in metastatic brain tumors：a randomized study of doses of 4，8，and 16 mg per day. Neurology，1994，44(4)：675－680.

66. Soffietti R，Cornu P，Delattre JY Grant R，Graus F，Grisold W. Heimans J. Hildebrand J，Hoskin P，Kalljo M，Krauseneck P. Marosi C，Siegal T，Vecht C. EFNS guidelines on diagnosis and treatment of brain metastases：report of an EFNS task force. Eur J Neurol，2006，13：67481.

67. Pasternak J. McGregor D. Lanier W. Effect of single dose dexamethasone on blood glucose concentration in patients undergoing craniotomy. J Neurosurg Anesthesiol，2005，16(2)：122－125.

68. Krinsley JS. Effect of an intensive glucose management protocol on the mortality of critically ill adult patients. Mayo Clin Proc，2004，79：992－1000.

69. Giesselson L. Smith ML，Siesjo BK. Hyperglycaemia and focal brain ischaemia. J Cereb Blood Flow Metab，1999，19：288.

70. Forsyth PA，Weaver S，Fulton D. Brasher PM，Sutherland G. Stewart D. Hagen NA. Bares P. Cairncross JG，DeAngelis LM. Prophylactic anti-convulsants in patients with brain tumour. Can J Neurol Sci，2003，30：106－111.

71. Gheorghita E，Pruna VM，Neagoea L，Bucur C，Cristescu C. Gorgan MR. Perioperative management of patients with lung carcinoma and cerebral metastases. Maedica，2010，5(1)：28.

72. Archambault P. Dionne CE. Lortie G，LeBlanc F. Rioux A，Larouche G. Adrenal inhibition following a single dose of etomidate in intubated traumatic brain injury victims. CJEM，2012，14(5)：270－282.

73. Eldredge EA，Soriano SG. Rockoff MA. Surgical treatment of epilepsy in children：neuroanesthesia. Neurosurg Clin N Am，1995，6：505－520.

74. Frost EA. Some inquiries in neuroanesthesia and neurological supportive care. J Neurosurg，1984，60：673－686.

75. Stirt JA. Grosslight KR. Bedford RF. Vollmer D.

"Defasciculation" with metocurine prevents succinylcholine-induced increases in intracranial pressure. Anesthesiology，1987，67：50－55.

76. Maksimow A，Kaisti K，Aalto S. Correlation of EEG spectral entropy with regional cerebral blood flow during sevoflurane and propofol anaesthesia. Anaesthesia，2005，60：862－869.

77. Petersen KD，Landsfeldt U. Cold GE. Petersen CB. Mau S，Hauerberg J，Holst P，Olsen KS. Intracranial pressure and cerebral haemodynamics in patients with cerebral tumours：a randomised prospective study of patients subjected to craniotomy in propofol-fentanyl，isoflurane-fentanyl，or sevo-furane-fentanyl anaesthesia. Anesthesiology，2003，98(2)：329－336.

78. Prabhakar H. Singh GP. Mahajan C. Kapoor I，Kalaivani M，Anand V. Intravenous versus inhalational techniques for rapid emergence from anaesthesia in patients undergoing brain tumour surgery. Cochrane Database Syst Rev，2016，9(9)：CD010467.

79. Magni G. Baisi F，La Rosa I，Imperiale C，Fabbrini V，Pennacchiotti ML，Rosa G. No difference in emergence time and early cognitive function between sevoflurane-fentanyl and propofol-remifentanil in patients undergoing craniotomy for supratentorial intracranial surgery. J Neurosurg Anesthesiol，2005，17(3)：134－138.

80. McCulloch TJ. Boesel TW. Lam AM. The effect of hypocapnia on the autoregulation of cerebral blood flow during administration of isoflurane. Anesth Analg，2005，100：1463－1467.

81. Rozet I，Vavilala MS，Lindley AM，Visco E. Treggiari M，Lam AM. Cerebral autoregulation and CO_2 reactivity in anterior and posterior cerebral circulation during sevoflurane anaesthesia. Anesth Analg，2006，102：560－564.

82. Hancock SM. Nathanson MH. Nitrous oxide or remifentanil for the "at risk" brain. Anaesthesia，2004，59：313－315.

83. Hancock SM，Eastwood JR. Mahajan RP. The effects of inhaled nitrous oxide 50% on estimated cerebral perfusion pressure and zero flow pressure in healthy volunteers. Anaesthesia，2005，129－32(22)：60.

84. Coles JP. Leary TS. Monteiro JN. Brazier P. Summors A，Doyle P. Matta BF，Gupta AK. Propofol anesthesia for craniotomy：a double

blind comparison of remifentanil, alfentanil and fentanyl. J Neurosurg Anesthesiol, 2000, 12: 15 – 20.

85. Bilotta F, Caramia R. Paoloni FP. Favaro R. Early postoperative cognitive recovery after remifentanil-propofol or sufentanil-propofol anaesthesia for supratentorial craniotomy: a randomised trial. Eur J Anaesthesiol, 2007, 24 (2): 122 – 127.

86. Basali A. Mascha EJ, Kalfas I, Schubert A. Relation between perioperative hypertension and intracranial haemorrhage after craniotomy. Anesthesiology, 2000, 93: 48 – 54.

87. Bruder NJ. Awakening management after neurosurgery for intracranial tumours. Curr Opin Anaesthesiol, 2002, 15: 477 – 482.

88. Guy J, Hindman BJ, Baker KZ. Cecil O, Borel MM. Comparison of remifentanil and fentanyl in patients undergoing craniotomy for supratentorial space-occupying lesions. Anesthesiology, 1997, 86: 514 – 524.

89. Balakrishnan G. Raudzens P. Samra SK. Song K. Boening JA, Bosek V, Jamerson BD. Warner DS. A comparison of remifentanil and fentanyl in patients undergoing surgery for intracranial mass lesions. Anesth Analg, 2000, 91: 163 – 169.

90. Tanskanen PE, Kytta JV, Randell TT. Aantaa RE. Dexmedetomidine as an anaesthetic adjuvant in patients undergoing intracranial tumour surgery: a double blind, randomized and placebo controlled study. Br J Anaesth, 2006, 97: 658 – 665.

91. De Gray LC. Matta BF. Acute and chronic pain following craniotomy: a review. Anaesthesia, 2005, 60: 693 – 704.

92. Leslie K. Williams DL. Postoperative pain. nausea and vomiting in neurosurgical patients. Curr Opin Anaesthesiol, 2005, 18: 461 – 465.

93. Law-Koune JD. Szekely B. Fermanian C. Peuch C. Liu N. Fischler M. Scalp infiltration with bupivacaine plus epinephrine or plain ropivacaine reduces postoperative pain after supratentorial craniotomy. J Neurosurg Anesthesiol, 2005, 17: 139 – 143.

94. Apfel CC, Korttila K. Abdalla M. Kerger H, Turan A. Vedder I. A factorial trial of six interventions forthe prevention of nausea and vomiting. N Engl J Med, 2004, 350: 2441 – 2451.

95. Rasmussen M. Bundgaard H. Cold GE.

Craniotomy for supratentorial brain tumors: risk factors for brain swelling after opening the dura mater. J Neurosurg, 2004, 101: 621 – 626.

96. Rozet I. Tontisirin N. Muangman S, Vavilala MS, Souter MJ, Lee LA, Kincaid MS, Britz GW, Lam AM. (2007) Effect of equiosmolar solutions of mannitol versus hypertonic saline on intraoperative brain relaxation and electrolyte balance. Anesthesiology, 107(5): 697 – 704.

97. Yordanova YN, Moritz-Gasser S, Duffau H. Awake surgery for WHO grade II gliomas within ' non-eloquent ' areas in the left dominant bemisphere: toward a ' supratotal ' resection. J Neurosurg, 2011, 115: 232 – 239.

98. Brown T. Shah AH, Bregy A. Thambuswamy M. Barbarite E. Fuhrman T. Komotar RJ. Awake craniotomy for brain tumor resection: the rule rather than the exception? J Neurosurg Anesthesiol, 2013, 25(3): 240 – 247.

99. Marras LC. Geerts WH, Perry JR. The risk of venous thromboembolism is increased throughout the course of malignant glioma: an evidence-based review. Cancer, 2000, 89: 640 – 646.

100. Walsh DC, Kakkar AK. Thromboembolism in brain tumors. Curr Opin Pulm Med, 2001, 7: 326 – 331.

101. Tankisi A. Rasmussen M. Juul N. Cold GE. The effects of 10 degrees reverse Trendelenburg on subdural intracranial pressure and cerebral perfusion pressure in patients subjected to craniotomy for cerebral aneurysm. J Neurosurg Anesthesiol, 2006, 18: 11 – 17.

102. Stilling M, Karatasi E, Rasmussen M, Tankisi A. Juul N, Cold GE. Subdural intracranial pressure, cerebral perfusion pressure and degree of cerebral swelling in supra-and infratentorial space occupying lesions in children. Acta Neurochir Suppl, 2005, 95: 133 – 136.

103. Andrews PJD, Sinclair HL et al. European society of intensive care medicine study of thera-peutie hypothermia (32 – 35C) for intracranial pressure reduction after traumatic brain injury (the Eurotherm3235Trial). Random Control Trial, 2011, 12: 8.

104. Clifton GL, Miller ER, Choi SC. Levin HS, McCauley S, Smith KR. Muizelaar JP. Wagner FC, Marion DW. Luerssen TG. Lack of effect of induction of hypothermia after acute brain

injury. N Engl JMcd，2001，344：556－563.

105. Noble SIR. Harris DG. Management of terminal hemorrhage in patients with advanced cancer：a systematic literature. J Pain Symptom Manag，2009，38(6)：913－927.

106. Rzewnicki I，Kordecki K. Lukasiewicz A，Janica J，Pulawska-Stalmach M，Kordecki JK，Lebkowska U. Palliative embolization of hemorrhages in extensive head and neck tumors. Pol J Radiol，2012，77(4)：17－21.

加速康复外科与肿瘤

多琳·S. 阿格博、阿努什卡·M. 阿丰索

36.1 引言

全球范围内，癌症的报道越来越多，并且是因病死亡的第二大原因[1,2]。据估计，全球 50% 的住院患者诊断为癌症[3]。随着癌症发病率的不断增加，提出手术干预的患者也会增加，麻醉医师在围术期和围术期护理中的作用也会越来越大。尽管癌症治疗在免疫学方面取得了重大进展，但手术仍是减少肿瘤负担的主要策略，特别是对于实体肿瘤。通常，放化疗在手术切除前作为新辅助治疗或在手术切除后作为辅助治疗方式，以确保肿瘤消退，达到最佳的手术切除效果，并预防残留病变或微转移引起的癌症复发。在常规术前评估和优化中，癌症患者需要特殊的围术期考虑，包括评估和优化肿瘤的解剖、生理、副肿瘤效应及其对不同器官功能的影响。因此，麻醉医师应该认识到癌症治疗的直接和长期的全身影响（器官毒性），以及化疗辐射对营养、疲劳、贫血和身体不适的影响，所有这些都可能影响患者术后的恢复情况。

为了优化手术护理和改善肿瘤结局，应该遵循多学科围术期计划，包括患者护理的各个方面，旨在改善患者症状、提高生活质量、增强功能恢复，也可以避免或减少各种围术期并发症。这些协调的多学科护理方式和护理原则旨在加速手术患者的功能恢复，即加速外科康复（enhanced surgical recovery program, ESRP）。ESRP 旨在通过微创手术最小化神经炎症信号（应激）对手术创伤的反应，利用围术期多模式阿片保留镇痛策略，最大限度地减少围术期氧债，提供最佳的麻醉护理，强调快速苏醒，采用肺保护性通气策略，确保完全解除神经肌肉阻滞。此外，术后阶段需要有针对性地安全实施早期饮水、饮食和步行措施。加速康复原则的一个重要的术后组成部分是基于围术期特定路径的护理和监测系统的建立，以便从术后并发症中快速抢救[4]。在手术实践的术前、术中、术后和出院后阶段，计划了各种具体的多模式元素，作为加速康复途径的一部分。遵守每一个护理阶段的关键要素是至关重要的，以改善手术患者结局。Gustafsson 等人指出，实施加速外科康复（ERAS）与结直肠手术后临床结局的改善存在明显相关性[5]。

早期恢复到无重大术后并发症的基线功能对任何手术患者都很重要，但对癌症患者更为重要，因为辅助治疗是许多癌症护理计划的一部分。胰腺癌[6]、胸部肿瘤[7]和乳

腺癌[8]术后并发症、辅助治疗的及时开展与生存率相关。在成功的消融手术后延迟辅助治疗会导致更差的预后。通常延迟辅助治疗的常见原因是术后并发症、术后疲劳和一般身体状况差（大手术后恢复的一般指标）。因此，肿瘤手术患者的主要目标之一应该是在手术后更快地恢复，以尽快回到预期的肿瘤治疗。因此，为癌症患者实施的每一个加速康复方案都应该考虑疾病的阶段、总体预后、治疗的适当性和治疗相关的风险，以及患者的意愿。

36.2　术前准备

除了常规的术前评估和合并症的医疗优化外，癌症手术患者还需一些特殊的考虑。癌症患者术前护理的关键组成部分包括改进的护理计划、患者宣教以使患者参与并增强其围术期的能力、营养优化、预防和贫血管理。

36.2.1　高级护理规划

在美国，癌症治疗使用了过多的资源，特别是在几乎没有治愈机会的晚期患者，并且通常仅仅为了满足患者改善生活质量的个人愿望。在生命末期护理期间也是如此，包括重症监护和治疗在内的临终住院率始终居高不下[9]。大约有1/3的绝症患者在生命的最后几天住院[9]。此外有研究表明，绝症患者接受的重症监护方案往往比首选治疗方案要多。

与非癌症疾病不同，功能衰退是癌症的固有特征，因此是患者可以从先进护理计划（ACP）和姑息治疗中受益的独特时期[9,10]。

像国家综合护理网络（NCCN）和美国临床肿瘤学会（ASCO）这样的专业肿瘤机构长期以来一直强调ACP在提供最佳姑息治疗中的重要性[9,11]。因此，应及时与所有患者进行ACP常规讨论[12]。

36.2.2　术前教育

对患者进行有效的术前教育，可以让他们进一步了解手术相关的风险和益处，并在术前做好心理准备。此外，由于许多肿瘤手术具有高风险的性质，因此有必要向患者告知详细的外科手术过程，这样他们就可以对术中和术后可能发生的潜在事件有明确的预期。在疼痛管理、步行和恢复饮食方面设定患者的期望，也有利于加速康复。有研究表明，围术期教育可以降低焦虑、改善术后结局、提高患者和家属满意度[4]。虽然患者教育在围术期过程中很重要，但医师必须熟悉患者的健康素养，以便患者和护理人员有效参与。为患者提供他们能读懂的教育材料和用简单明了的语言写的详细说明，也能促进他们清晰地学习[4]。

36.2.3　营养问题

癌症患者的营养状况对总体结局有影响，因此需要在癌症和治疗的所有阶段对其进行优化。营养不良仍然是影响围术期并发症、发病率、死亡率甚至肿瘤预后的重要参数，术前营养评估筛查方案应成为术前评估的重要组成部分[13-15]。评估包括营养摄入史、体格检查和（或）生化参数。使用经过验证的工具，如营养风险指标（NRI）、患者产生的主观总体评估（PG-SGA）、营养风险筛查测试和Reilly的NRS量表进行营养评估,不仅有助于发现营养不良,还可以对其严重程度进行分类[4,16]。这种评估将有助于通过对患者进行分类来优化营养。癌症患者的营养不良和随后的体重减轻可能与营养不良、癌症分解代谢和炎症等因素的合并有关,这些因素可进一步导致恶病质和肌肉减少症。在术前管理癌症患者的营养状况时,应采取避免胰岛素抵抗降低、防止蛋白质负平衡、调节免疫系统的策略[13]。此外,在确定治疗癌症患者所需的适当营养干预时,应该确定患者的癌症治疗对患者营养状况的影响是高风险还是低风险。根据基线和疾病治疗期间营养评估的变化,可对术前营养低于阈值的患者进行营养干预[16]。

对于术前被认为营养不良的患者,术前5~7天进行营养补充,必要时可选择肠内营养或全肠外营养[4,13,17]。但全肠外营养应在术前7~10天实施。肠道喂养优于全静脉营养[13]。除了在手术前优化任何营养不良,还有一些关键的步骤应该在手术前立即采取以优化恢复。患者在手术前不应禁食,而应摄入碳水化合物饮料,以保证正常的代谢反应,并使患者在手术前处于进食状态[4,17]。这种方法可以降低机体对手术的代谢应激反应,从而降低术后并发症的风险[4,17]。此外,碳水化合物饮料可以通过使患者处于合成代谢状态来减少蛋白质损失。

预适应

术前可采取多种干预策略,降低手术相关的心理和生理应激[18]。癌症康复前治疗被概括为"一个从癌症诊断到急性治疗开始的连续护理过程,包括身体和心理评估,建立一个基线功能水平,识别损伤,并提供有针对性的干预措施,改善患者的健康,以减少当前和未来损害的发生率和严重程度"[19]。

特别是体育活动,可以降低手术相关的围术期风险[18]。术前实施锻炼方案的患者可更快地恢复基础水平,并且在手术后恢复更快[20]。运动还可以降低死亡率,增加功能状态,并作为健康状况的一个强有力的标志[13]。由于癌症治疗的延迟可能导致不良的结局,因此,在制定锻炼方案时,与手术预期日期相关的预适应实施的时间至关重要。早在手术前3周就有足够的时间来建立生理储备,这可以进一步提高手术效果。此外,新辅助放疗与化疗的结合扩大了运动预适应的实施窗口[4,18]。预适应还能从心理上减轻癌症患者的焦虑。还应在预适应前实施心理干预,以解决任何精神障碍(如抑郁、焦虑等),并提供心理支持,因为癌症诊断在精神和情感上都可能特别沉重。

接受新辅助化疗的癌症患者通常整体身体素质下降,这与术后最坏的预后有关。术前运动训练对癌症患者的手术效果和术后恢复有重要的作用[21]。对于那些等待手术的癌症患者,参与和坚持术前训练计划是一个可行的选择[22]。Licker 及其同事在一项随机对照试验中发现,高间隔训练(HIT)"显著改善了有氧运动,但未能减少肺癌切除术后的早期并发症"[23]。心肺运动试验(CPET)等更新的评估模式对评估综合心肺状态非常有用,并与术后发病率和 CPET降低有关[24]。Loughney 和他的同事评估了运动对癌症患者的影响,并对计划接受新辅助化疗和手术的患者进行了可接受的安全性、可行性和依从率的评估[25]。在术前运动训练的背景下,探讨新辅助化疗与手术

"双重打击"的概念。

　　除了为癌症患者量身定做合适的运动方案外,优化营养对于增加术后合成代谢和减少分解代谢状态也很重要。营养不良的手术患者受益于围术期的营养。Klek S 等人旨在评估营养支持途径和类型(肠内、肠外、标准或免疫调节)在营养不良癌症患者围术期的临床意义,并进行比较[26]。在另一项研究中,注意到术前肠内营养在感染和住院方面的有益作用[27]。蛋白质补充也被用于预适应计划。另一项研究得出结论,通过包括营养咨询和蛋白质补充以及运动计划在内的预适应干预,功能性行走能力有临床意义的改善[28]。

　　营养缺乏症也可表现为贫血,因各种原因在癌症患者中可见。贫血已被发现会增加输血需求和并发症的发病率[29]。癌症患者贫血的病理生理学是多因素的,这些患者患有营养缺乏、慢性贫血,同时使用了影响红细胞生成的化疗药物。考虑到术前贫血和患者发病率的关系,有必要减少围术期输血及其风险,减少术后贫血的影响。通过对可治疗性贫血患者进行术前干预,可以提高癌症患者手术后的恢复率。例如,Munoz 等人描述了一种患者血液管理策略,该策略涉及多学科多模式的个性化策略,用于解决结直肠癌患者的围术期贫血[30]。他们报告指出,在结直肠患者中,早期和积极地治疗贫血可以优化术前血红蛋白,降低输血风险,并改善总体预后。应采取铁疗法、适当建议下的促红细胞生成剂(ESAs)、限制性输血方案和其他减少失血的措施。随访这些癌症患者是重要的,因为他们经常接受辅助化疗和放疗。

36.3　术中处理

36.3.1　术后恶心呕吐(PONV)预防

　　PONV 是术后癌症患者关注的问题之一,根据各种危险因素在大量患者中出现[31,32]。它直接影响生活质量,导致体液电解质失衡、疼痛、伤口裂开等问题[31,33]。因此,必须对 PONV 进行最优控制,以避免这些潜在的不良影响。建议术前预防 PONV,而不是在 PONV 发生后对症治疗。可以使用 Apfel 评分进行 PONV 风险评估[4]。Apfel 评分根据女性性别、非吸烟状态、PONV 病史和术后阿片类药物的使用作为预测指标来评估 PONV 的风险[4,32]。PONV 预防方式和药物需要基于危险分层进行[34]。低风险患者不应接受 PONV 预防,除非他们正在接受的手术会引起呕吐[34]。然而,对于 PONV 中、高危人群,针对多种受体的联合疗法可能比单一疗法更有效。

　　对于 PONV 的高危手术,如妇科、腹腔镜、HEENT(头、眼、耳、鼻、喉)、腹腔内、乳房手术以及持续时间较长的手术,无论 Apfel 评分如何,都应采取 PONV 预防[34]。在癌症患者的背景下,术前心理因素与 PONV 增加的风险有关[31,35]。即使使用多种止吐剂,也有近 30% 的女性在乳腺癌手术后出现恶心症状,其中 10% 的女性同时出现恶心和呕吐。

36.3.2　液体管理

　　患者的液体管理应在整个围术期进行优化,目标是在手术前达到正容和水合状态[36]。对于癌症患者,术前放化疗可引起治疗相关腹泻,可导致脱水和体液耗竭[37]。放疗可引起肠动力增强,化疗可引起肠黏膜损伤,导致吸收减少[37]。应避免长时间的禁食和肠道准备,因为它们可能导致手术前脱水。围术期目标导向液体治疗定义为"利用连续血流指标和(或)组织氧饱和度指标优化终末器官功能的概念"。监测动态流量指标可预测液体给药的血流动力学效果,以优化组织供氧[13]。目标导向液体疗法(GDFT)应根据患者的手术风险、血管通路、监测需求和操作环境进行定制,以优化血流动力学稳定性[4,36,38]。术中应谨慎调整输液,以减少围术期器官功能障碍,恢复组织灌注和细胞氧合。术中液体管理的目的是通过最佳的液体和电解质来维持体内平衡,通过低晶体治疗来维持正常血容量和电解质水平,并在必要时给予补液以替代血液或液体损失,维持血管内容量。GDFT可减少主要并发症,缩短住院时间,改善预后[4,36]。近期一项关于 GDFT 非心脏手术患者的有益作用的荟萃分析报告称,与标准输液管理相比,GDFT 在死亡率、ICU 住院时间和住院时间方面相差不大,但伤口感染、低血压和腹部并发症更少[39]。尽管羟乙基淀粉(HES)24 h 体液平衡较低,但没有证据表明晶体或 HES 在结直肠癌手术中对GDFT 有好处[39,40]。

36.3.3　多模式疼痛管理

由于疼痛会延长恢复时间,延迟出院,因此优化围术期疼痛管理至关重要。多模式镇痛仍是 ERAS 的关键策略[41]。多模式镇痛方案的概念使我们能够通过不同的机制改善术后镇痛,并因低剂量而减少任何阿片类药物相关效应的发生率。多模式疼痛管理包括不同作用模式的镇痛药的联合使用,以最大限度地减少不良反应和最大限度地提高镇痛效果。术中和术后应使用对不同受体有作用的多种药物改善疼痛控制。非阿片类镇痛药包括非甾体抗炎药、对乙酰氨基酚、对乙酰氨基酚、α_2 受体激动剂、氯胺酮、加巴喷丁类药物、地塞米松、使用局麻药的神经轴、区域阻滞技术、催眠和针灸。最终,多模式镇痛有助于缩短术后住院时间,加速恢复,改善预后。疼痛管理策略应该仔细计划,在切皮前开始,精确地根据患者的具体考虑量身定制,并与患者正在进行的手术创伤相适应。这种精心选择的疼痛管理可以为癌症患者带来最佳的结局。由于癌症的病理生理学和治疗干预的结果,继发于癌症的疼痛是一种常见的现象,因此,在为癌症患者制定镇痛方案时,麻醉医师必须将癌症疼痛考虑在内[2]。此外,癌症治疗的手术干预是复杂的——应该给予足够的镇痛,以改善患者的功能,使其能够迅速恢复化疗和放疗。镇痛计划应以早期动员、减少围术期并发症和提高护理质量为目标,同时降低癌症患者的疼痛[42]。避免低体温、完全逆转神经肌肉阻滞和肺保护性通气策略也是癌症患者接受加速康复策略中最佳麻醉计划的一部分。

36.4　手术后护理

36.4.1　疼痛管理维护

在围术期的术后护理方面,应重视癌症患者持续有效的疼痛管理、无并发症恢复、减轻症状负担、提高生活质量。术后机体会发生重大生理变化，延迟恢复[4]。特别是疼痛可以放大这些生理变化，从而增加恢复到基线功能的时间[43]。类似于术中多模式疼痛管理策略，该方法也应在术后应用[41]。术后镇痛应最大限度地发挥药效，同时尽量减少不良反应，促进恢复和功能恢复，最终改善预后[4,41]。

36.4.2 术后并发症和回归预期的肿瘤治疗（RIOT）

对癌症患者干预结果的评估有不同的记录。RIOT 已成为各种癌症相关干预后功能恢复的一种新的度量工具[44]。它包括两个重要方面，手术后开始预期的治疗和开始治疗所需的时间[45]。当 RIOT 被引入加速康复路径中时，团队注意到显著的实践变更管理。例如，在转移到肝脏的结肠癌患者中，确定的 RIOT 率为 75%。在肝脏手术中引入加速康复途径时，RIOT 率增加到 95%[46]。同样在胰腺手术中，出现并发症的患者比不出现并发症的患者更早更少[47]。乳腺癌的总生存期取决于辅助化疗的完成程度和数量。如果延迟超过 12 周，无复发生存期和总生存期均受到不利影响[8]。增强的恢复途径有可能使患者恢复更快，缩短肿瘤治疗的时间。

36.4.3 健康相关生活质量评估

手术干预后的结局评估是确认任何方案（如加速康复方案）有效性的重要参数[4]。通常报告的手术参数包括发病率和死亡率。但应纳入与健康相关的生活质量评估工具，以评估整体围术期护理的影响。与健康相关的生活质量评估是由患者回答的主观多维测量，用于通过评估各种健康领域来确定患者的健康状况如何影响生活质量[48,49]。这不仅包括身体健康，还包括心理、社会健康。每一项措施都应在癌症患者中进行全面评估，以实现治疗的最优化和总体幸福感[48]。这种评估可用于评估并发症和不良反应[48]，这两者都可对生活水平产生有害影响。此外，生活质量评估可以帮助确定最合适的手术方式。癌症患者的治疗可能相当复杂，通常采用化疗或放疗和手术作为治疗方式[50]。虽然这种多因素方法可以作为一种治愈性治疗，但与这些治疗相关的并发症可能会影响患者的生活质量。治愈的前景可能使与癌症治疗相关的毒性变得可以接受[49]。然而，对于治愈率低的癌症患者，这些不良反应可能是难以接受的[49]。

36.5 总结

接受外科手术的癌症患者的存活率高度依赖于各种因素，包括癌症相关的合并症、癌症生物学、癌症和治疗本身的影响，以及总体生活质量[45]。癌症患者手术后的加速康复方案应包括与肿瘤病理和手术程序相关的风险，以使患者的结局最优化。术前，患者应通过补充营养维持足够的身体需求，并在术前几周进行术前康复训练，为手术做准备。手术当日，应及时实施术后恶心、呕吐的预防。在手术过程中，关键是通过目标导向的治疗来定制液体管理，最大限度地向组织输送氧气，防止低血容量或高血容量。手术期间和术后的疼痛管理应采用多模式，并包括非阿片类镇痛药，以促进恢复到基线水平。此外,手术后迅速康复的癌症患者也能迅速恢复预期的治疗。这可以进一步改善癌症患者术后接受肿瘤治疗的整体预后。通过遵守 ERAS 协议,针对癌症病理生理学和癌症治疗方案的临床后遗症量身定制治疗方案,医师可以增加接受手术治疗的癌症患者获得良好临床结局的概率,降低发病率和死亡率,并减轻痛苦。

(张震宇　译,陆文清　校)

参考文献

1. Siegel RL, Miller KD, Jemal A. Cancer statistics, 2017. CA Cancer J Clin, 2017, 67(1): 7 - 30.

2. Popat K, McQueen K, Feeley TW. The global burden of cancer. Best Pract Res Clin Anaesthesiol, 2013, 27(4): 399 - 408.

3. Rose J, Weiser TG, Hider P, Wilson L, Gruen RL, Bickler SW. Estimated need for surgery worldwide based on prevalence of diseases: a modelling strategy for the WHO Global Health estimate. Lancet Glob Health, 2015, 3(Suppl 2): S13 - 20.

4. Gan TJM, Thacker JK, Miller TM, MJM S, SDM H. Enhanced recovery for major abdominopelvic surgery. 1st ed. West Islip: Professional Communications, 2016.

5. Gustafsson UO, Hausel J, Thorell A, et al. Adherence to the enhanced recovery after surgery protocol and outcomes after colorectal cancer surgery. Arch Surg, 2011, 146(5): 571 - 577.

6. Wu W, He J, Cameron JL, et al. The impact of postoperative complications on the administration of adjuvant therapy following pancreaticoduodenectomy for adenocarcinoma. Ann Surg Oncol, 2014, 21(9): 2873 - 2881.

7. Salazar MC, Rosen JE, Wang Z, et al. Association of delayed adjuvant chemotherapy with survival after lung cancer surgery. JAMA Oncol, 2017, 3(5): 610 - 619.

8. Lohrisch C, Paltiel C, Gelmon K, et al. Impact on survival of time from definitive surgery to initiation of adjuvant chemotherapy for early-stage breast cancer. J Clin Oncol, 2006, 24(30): 4888 - 4894.

9. Narang AK, Wright AA, Nicholas LH. Trends in advance care planning in patients with Cancer: results from a National Longitudinal Survey. JAMA Oncol, 2015, 1(5): 601 - 608.

10. Teno JM, Weitzen S, Fennell ML, Mor V. Dying trajectory in the last year of life: does cancer trajectory fit other diseases? J Palliat Med, 2001, 4(4): 457 - 464.

11. Levy MH, Weinstein SM, Carducci MA, Panel NPCPG. NCCN: Palliative care. Cancer Control, 2001, 8(6 Suppl 2): 66 - 71.

12. Cancer care during the last phase of life. J Clin Oncol, 1998, 16(5): 1986 - 1996.

13. Ericksen LM, TEMC M, Mythen M, TJM G. Enhanced surgical recovery: from principles to standard of care. Washington, DC: Annual Congress of Enhanced Recovery Perioperative Medicine, 2017.

14. Sandrucci S, Beets G, Braga M, Dejong K, Demartines N. Perioperative nutrition and enhanced recovery after surgery in gastrointestinal cancer patients. A positionpaper by the ESSO task force in collaboration with the ERAS society (ERAS coalition). Eur J Surg Oncol, 2018, 44(4): 509 - 514.

15. Bozzetti F. Nutritional support of the oncology patient. Crit Rev Oncol Hematol, 2013, 87(2): 172 - 200.

16. Ottery FD. Definition of standardized nutritional assessment and interventional pathways in oncology. Nutrition, 1996, 12(1 Suppl): S15 - 19.

17. Gupta R, Gan TJ. Preoperative nutrition and prehabilitation. Anesthesiol Clin, 2016, 34(1): 143 - 153.

18. West MA, Wischmeyer PE, MPW G. Prehabilitation and nutritional support to improve perioperative outcomes. Cun' Anesthesiol Rep, 2017, 7(4): 340 - 349.

19. Silver JK, Baima J. Cancer prehabilitation: an opportunity to decrease treatment-related morbidity, increase cancer treatment options, and improve physical and psychological health outcomes. Am J Phys Med Rehabil, 2013, 92(8): 715 - 727.

20. Santa Mina D, Brahmbhatt P, Lopez C, et al. The case for prehabilitation prior to breast cancer treatment. PM R, 2017, 9(9S2): S305 - 316.

21. Lakoski SG, Eves ND, Douglas PS, Jones LW. Exercise rehabilitation in patients with cancer. Nat Rev Clin Oncol, 2012, 9(5): 288 - 296.

22. Valkenet K, Trappenburg JC, Schippers CC, et al. Feasibility of exercise training in cancer patients scheduled for elective gastrointestinal surgery. Dig Surg, 2016, 33(5): 439 - 447.

23. Licker M, Karenovics W, Diaper J, et al. Shortterm preoperative high-intensity interval training in patients awaiting lung Cancer surgery: a randomized controlled trial. J Thorac Oncol, 2017, 12(2): 323 - 333.

24. Jack S, West MA, Raw D, et al. The effect of neoadjuvant chemotherapy on physical fitness and survival in patients undergoing oesophagogastric cancer surgery. Eur J Surg Oncol, 2014, 40(10): 1313 - 1320.

25. Loughney L, West MA, Kemp GJ, Grocott MP, Jack S. Exercise intervention in people with cancer undergoing neoadjuvant cancer treatment and surgery: a systematic review. Eur J Surg Oncol, 2016, 42(1): 28 - 38.

26. Klek S, Sierzega M, Szybinski P, et al. Perioperative nutrition in malnourished surgical cancer patients — a prospective, randomized, controlled clinical trial. Clin Nutr, 2011, 30(6): 708 - 713.

27. Braga M, Gianotti L, Radaelli G, et al. Perioperative immunonutrition in patients undergoing cancer surgery: results of a randomized double-blind phase 3 trial. Arch Surg, 1999, 134(4): 428 - 433.

28. Gillis C, Loiselle SE, Fiore JF Jr, et al. Prehabilitation with whey protein supplementation on perioperative functional exercise capacity in patients undergoing colorectal resection for cancer: a pilot double-blinded randomized placebo-controlled trial. J Acad Nutr Diet, 2016, 116(5): 802 - 812.

29. Diaz-Cambronero O, Matoses-Jaen S, Garcia-Claudio N, Garcia-Gregorio N, Molins-Espinosa J. Preoperative management of anemia in oncologic surgery. Rev Esp Anestesiol Reanim, 2015, 62(Suppl 1): 45 - 51.

30. Munoz M, Gomez-Ramirez S, Martin-Montanez E, Auerbach M. Perioperative anemia management in colorectal cancer patients: a pragmatic approach. World J Gastroenterol, 2014, 20(8): 1972 - 1985.

31. Wesmiller SW, Sereika SM, Bender CM, et al. Exploring the multifactorial nature of postoperative nausea and vomiting in women following surgery for breast cancer. Auton Neurosci, 2017, 202: 102 - 107.

32. Gan TJ, Diemunsch P, Habib AS, et al. Consensus guidelines for the management of postoperative nausea and vomiting. Anesth Analg, 2014, 118(1): 85 - 113.

33. Murphy MJ, Hooper VD, Sullivan E, Clifford T, Apfel CC. Identification of risk factors for postoperative nausea and vomiting in the perianesthesia adult patient. J Perianesth Nurs, 2006, 21(6): 377 - 384.

34. Habib AS, Gan TJ. Evidence-based management of postoperative nausea and vomiting: a review. Can J Anaesth, 2004, 51(4): 326 - 341.

35. Montgomery GH, Schnur JB, Erblich J, Diefenbach MA, Bovbjerg DH. Presurgery psychological factors predict pain, nausea, and fatigue one week after breast cancer surgery. J Pain Symptom Manag, 2010, 39(6): 1043 - 1052.

36. Miller TE, Roche AM, Mythen M. Fluid management and goal-directed therapy as an adjunct to enhanced recovery after surgery (ERAS). Can J Anaesth, 2015, 62(2): 158 - 168.

37. Shaw C, Taylor L. Treatment-related diarrhea in patients with cancer. Clin J Oncol Nurs, 2012, 16 (4): 413 - 417.

38. Colantonio L, Claroni C, Fabrizi L, et al. A randomized trial of goal directed vs. standard fluid therapy in cytoreductive surgery with hyperthermic intraperitoneal chemotherapy. J Gastrointest Surg, 2015, 19(4): 722 - 729.

39. Som A, Maitra S, Bhattacharjee S, Baidya DK. Goal directed fluid therapy decreases postoperative morbidity but not mortality in major non-cardiac surgery: a meta-analysis and trial sequential analysis of randomized controlled trials. J Anesth, 2017, 31(1): 66 - 81.

40. Yates DR, Davies SJ, Milner HE, Wilson RJ. Crystalloid or colloid for goal-directed fluid therapy in colorectal surgery. Br J Anaesth, 2014, 112(2): 281 - 289.

41. Tan M, Law LS, Gan TJ. Optimizing pain management to facilitate enhanced recovery after surgery pathways. Can J Anaesth, 2015, 62(2):

203 – 218.

42. Jakobsson JG. Pain management in ambulatory surgery — a review. Pharmaceuticals（Basel），2014，7(8)：850 – 865.

43. Kehlet H. Multimodal approach to control postoperative pathophysiology and rehabilitation. Br J Anaesth，1997，78(5)：606 – 617.

44. Kim BJ，Caudle AS，Gottumukkala V，Aloia TA. The impact of postoperative complications on a timely return to intended oncologic therapy（RIOT）：the role of enhanced recovery in the cancer journey. Int Anesthesiol Clin，2016，54 (4)：e33 – 46.

45. Aloia TA，Zimmitti G，Conrad C，Gottumukalla V，Kopetz S，Vauthey JN. Return to intended oncologic treatment（RIOT）：a novel metric for evaluating the quality of oncosurgical therapy for malignancy. J Surg Oncol，2014，110(2)：107 – 114.

46. Day RW，Cleeland CS，Wang XS，et al. Patientreported outcomes accurately measure the value of an enhanced recovery program in liver surgery. J Am Coll Surg，2015，221(6)：1023 – 1030. e1021 – 1022.

47. Merkow RP，Bilimoria KY，Tomlinson JS，et al. Postoperative complications reduce adjuvant chemotherapy use in resectable pancreatic cancer. Ann Surg，2014，260(2)：372 – 377.

48. Langenhoff BS，Krabbe PF，Wobbes T，Ruers TJ. Quality of life as an outcome measure in surgical oncology. Br J Surg，2001，88(5)：643 – 652.

49. Darling GE. Quality of life in patients with esophageal cancer. Thorac Surg Clin，2013，23 (4)：569 – 575.

50. Breeze J，Rennie A，Dawson D，et al. Patient-reported quality of life outcomes following treatment for oral cancer. Int J Oral Maxillofac Surg，2018，47(3)：296 – 301.

肿瘤细胞减灭术联合腹腔热灌注化疗的麻醉管理

37

拉克什·加格

37.1 引言

理想的肿瘤细胞减少手术（CRS）联合腹腔热灌注化疗（HIPEC）是原发性腹膜恶性肿瘤、腹膜假黏液瘤和结直肠、胃、卵巢和宫颈恶性肿瘤的治疗方式[1]。Sugarbaker首次描述了该技术，即在肉眼下进行肿瘤细胞减少术后进行局部化疗来治疗腹膜肿瘤[2]。CRS 联合 HIPEC 仍然是一种时间长、操作复杂的手术并且伴有多系统代谢紊乱和物理化学的干预。这种治疗方式需要进行适当的患者选择，治疗计划制定和特殊的围术期护理，以获得最佳的结果[3]。CRS联合 HIPEC 治疗不仅会影响术中呼吸、血流动力学稳定、肝肾功能、凝血功能、代谢、液体和热稳态，并可能持续到术后早期[1,4]。对化疗药物的毒性和 HIPEC 的职业危害的担忧仍存在。所以充分理解 CRS和 HIPEC 的物理化学影响是必不可少的。尽管目前有了更好的监测工具协助我们在医学科学方面取得进步和更好的理解，但接受 CRS 联合 HIPEC 的患者的发病率和死亡率仍达 12%～65%[1,4]。

CRS 联合 HIPEC 的围术期管理仍是一个挑战[5]。一个好的结局需要一个团队合作，包括肿瘤内科、肿瘤外科、重症监护室和其他专业医师，如心脏病专家、肾病专家、肺病专家等，需要根据相关的合并症进行适当的咨询，同时也需要护理人员、物理治疗师、营养师和其他辅助支持服务的参与，以获得顺利的结果。由于缺乏可靠的证据，CRS 联合 HIPEC 的明确方案和建议尚未报道，对于如何进行围术期麻醉管理，现有的文献仍然稀缺。本章根据现有文献和作者对现有文献和手术经验的解释，概述了CRS 联合 HIPEC 的围术期麻醉管理。

37.2 患者的选择和适应证

这类复杂的手术过程需要仔细的评估以及考虑诸多因素。评估手术以及患者相关的因素来最终决定是否进行手术干预。患者和家属需要参与讨论手术过程以及知晓可能的结果。患者选择的各种因素包括[6,7]：

- 肿瘤
  - 腹膜假性黏液瘤
  - 由胃、结肠直肠、卵巢或子宫颈引起的腹膜癌
  - 恶性腹膜间皮瘤
  - 腹膜肉瘤

– 作为辅助 HIPEC 进行难以控制的恶性腹水的管理
- 局限于腹腔的肿瘤
- 最佳手术细胞减灭术和切除所有肉眼可见病变的可行性
- 肿瘤负荷表达为腹膜癌指数（PCI）＜20（最大值 39）
- Kamofsky 指数＞80%，无任何未控制的主要合并症

37.2.1 HIPEC 的方法

CRS 联合 HIPEC 仍然是一项广泛式的手术。它包括剖腹探查术，广泛的腹膜或多脏器切除术，热灌注化疗，多脏器吻合或重建，最后是腹腔关闭术[1,2,8]（图 37.1）。根据肿瘤的类型和部位，对腹膜（壁层和脏层）、大网膜、肠（小肠、结肠、直肠）、胃、胰腺、卵巢、子宫、输卵管、宫颈、膀胱、脾脏、肝包膜、胰腺和淋巴结进行手术切除[9]。CRS 期的目标仍然是在实施 HIPEC 前通过手术切除所有可见的肿瘤肿块[10]。

在 CRS 阶段（主要手术部位切除或细胞减灭术）完成，以及再吻合和重建之前，HIPEC 开始进行[9]。它可以通过以下两种技术在腹膜腔内传递和循环：

- 开腹 HIPEC 技术：该技术是传统的技术，最初由 Sugarbaker 描述。CRS 阶段（图 37.2）结束后，腹部保持开放，使用专用机器将热灌注液循环进入腹膜腔（图 37.3）。外科医师直接操作使药物在腹腔均匀分布（图 37.4）。由于开腹直接热量损失而导致灌注温度下降，以及化疗药物存在直接或气化颗粒溢出的风险，这种技术受到一定限制。该开放技术已被改进为腹腔扩张器（PCE）技术，即允许高温化疗药物的均匀循环。此技术使用一个配备流入和流出管的丙烯酸钢瓶以及扩张平台的装置。这些装置可固定在腹腔开孔口，尖端保持在腹腔内、肠道间自由漂浮，并在充满热灌注液的 PCE 中人工操作。

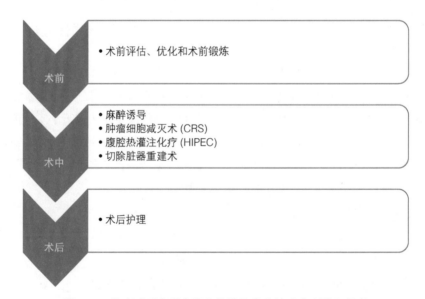

图 37.1 肿瘤减灭术联合腹腔热灌注化疗的手术步骤和程序

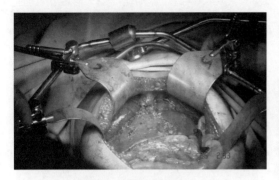

图 37.2　CRS 阶段：肿瘤细胞减灭术手术干预

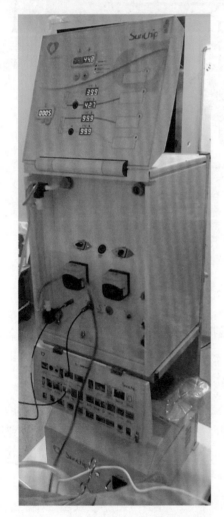

图 37.3　腹腔热灌注化疗（HIPEC）设备

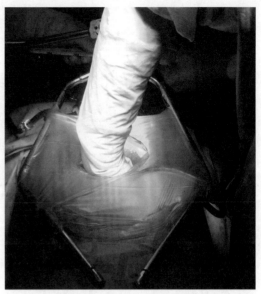

图 37.4　HIPEC 阶段：药物均匀分布操作

灌注液通过流入管在腹腔内循环，并通过连接到 HIPEC 机器的流出管从腹部流出。这种技术产生更高的压力，保持温度，从而有助于药物更深的渗透。它还降低了污染风险。由于腹内压增高和膈肌运动受限，导致血流动力学和呼吸系统的损害，使得这项技术可能受到限制。此外，药物的循环可能并不均匀；这可能会导致肠道接触时间的增加（热和化疗药物的汇集，可能导致局部肠损伤），内脏灌注不足的风险，甚至有灌注循环操作失败的可能。

在这 2 种技术中，热交换器设备将注入温度保持在 44～46℃，从而使腹腔内注入温度维持在 41～43℃，以达到灭瘤的目的（图 37.5）。

37.2.2　HIPEC 的作用机制

腹腔热灌注化疗可以穿透 5 mm 左右的组织，这要求 CRS 将肿瘤残余降到最小，

- 闭合式腹腔 HIPEC 技术：该技术包括放置 HIPEC 管（Tenckhoff 导管）和温度探头，然后关闭腹壁。然后使用滚轮泵，热

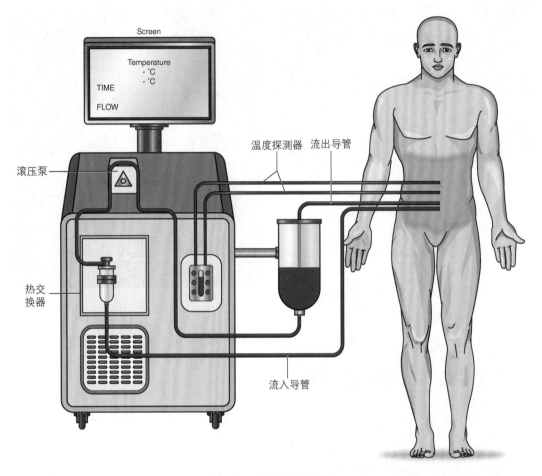

图 37.5　HIPEC 的过程

以确保药物充分渗透到残留的肿瘤细胞之间[1,3,4,11]。之后,在载体溶液中注入化疗药物,使用特定设备于 41～43℃ 高温下在腹腔内循环 30～90 min。

在 HIPEC 期间,腹腔化疗药物的输注取决于灌注液的流量、患者末端灌注液的温度、化疗药物的剂量和热化疗药物在腹腔内循环的时间[12]。灌注液的循环和温度的维持对 CRS 术后患者的最佳结局至关重要。该方法使化疗药物在腹部局部的浓度很高,降低了其全身的吸收[1]。对肿瘤细胞的作用是通过可逆的非选择性抑制 RNA 合成、抑制有丝分裂和抑制 DNA 修复机制、蛋白质变性和激活热休克蛋白导致肿瘤细胞损伤[13]。

另一种报道的机制包括对癌细胞的免疫介导损伤。热疗增加了药物对恶性细胞的渗透和代谢活性(增加了细胞毒性和灭瘤活性),从而增加了热疗和化疗效应的协同效应[3,12,14]。此外,热疗导致恶性细胞微循环血流停滞,而正常细胞血流增加。受损的细胞乳酸堆积,导致酸性环境,并被释放的溶酶体酶溶解。

在 CRS 后短时间内以及手术吻合和重

建前灌注药物，HIPEC 的效果是最佳的。这可避免瘢痕组织、粘连或吻合部位细胞与癌细胞一起被捕获[15]。腹腔内热灌注化疗肿瘤部位直接获得更高的剂量，此浓度全身给药患者无法耐受（比血浆浓度高 20～1 000 倍)[9,12]。这是由于腹膜-血浆屏障存在，化疗药物通过腹膜吸收到血浆速度缓慢。从门静脉腹膜引流管吸收的药物具有首关解毒作用，对于潜在的肝内微转移仍然有益。在某些情况下，同时进行静脉化疗也可以增加肿瘤灭瘤效果。例如，需要腹腔注射奥沙利铂的患者在 HIPEC 开始前 1 h 接受静脉全身化疗，如氟尿嘧啶和亚叶酸。

37.2.3　CRS 联合 HIPEC 的担忧

CRS 联合 HIPEC 干预是一种特殊的方法，麻醉医师在最佳结局中发挥重要作用。恶性肿瘤可能会直接或间接影响各器官系统。这些影响可能与癌症本身有关，或与术前治疗有关，如化疗。除了与大手术切除相关的问题外，HIPEC 的引入给腹腔内热化疗给药的具体问题带来了更多的挑战。它不仅具有直接的全身效应和高动力代谢反应，而且与核心温度和循环炎症细胞因子的显著升高有关[3,16]。这种影响可能会持续至术后数天。以下内容概述了计划进行 CRS 联合 HIPEC 治疗对患者各系统的影响。

37.2.3.1　心血管改变

接受 CRS 联合 HIPEC 治疗对患者心血管系统有多种影响。腹部肿瘤本身和既往的治疗如化疗可能与心血管疾病发病率相关。这种疾病本身会引起腹胀、腹水以及

器官受累。这些因素可能导致腹水，使回心血量减少和蛋白质丢失。另外术前化疗可能显著影响心血管系统，因此，手术干预前需要进行评估。CRS 联合 HIPEC 手术伴随大量的液体转移和失血，特别是在 CRS 的初始阶段，因为腹膜的大面积暴露（蒸发性液体损失）和主要组织减容。高蛋白质含量的腹水的引流也发生在 CRS 期。腹部肿瘤切除的直接影响导致主要的血管压迫（腔静脉狭窄）和膈肌升高，导致静脉回流减少，下腔静脉塌陷，从而减少心输出量[4,9,16]。HIPEC 期间由于体温升高而导致机体处于高代谢、高动力状态，并伴有代谢性酸中毒。血流动力学参数的变化包括心率增加、中心静脉压(CVP)增加、心脏指数(CI)增加、胸内血容量指数增加[4,9,16-20]。全身血管阻力(SVR)降低，平均动脉压(MAPs)降低。手术期间腹胀和腹腔内压增加，以及 HIPEC 期间由于循环灌注导致腹部血液循环减少，内脏血管阻力升高，静脉回流减少[21,22]。因此，CRS 和 HIPEC 的两个阶段都存在不同程度的血流动力学波动。然而，需要注意的是，CVP 和肺毛细血管楔形压(PCWP)并不能正确地评估容量状态[17,23,24]。HIPEC 期的化疗药物可能有直接的心脏毒性，如腹腔灌注顺铂，可能导致胺碘酮难治性无脉性室性心动过速[6,25]，相关内容将在后面详细讨论。这些特定的细胞毒性药物需要通过心电图的 Q—T 间期延长和血浆镁离子水平[6]进行评估。

37.2.3.2　呼吸改变

腹膜和妇科恶性肿瘤可能伴有腹水和胸腔积液。这两种情况都可能导致肺不张、

功能残气量（FRC）降低而影响呼吸力学，进而由于直接压力效应而减少呼吸储备[4]。术前化疗也可能导致肺毒性。直接手术压迫以及腹腔热灌注填充导致腹腔压力增加。这些增加的压力导致横膈上移，进而导致FRC的减少和气道压力的增加。呼气末二氧化碳（EtCO$_2$）、肺泡-动脉（A-a）梯度降低和动脉 pH 及氧含量也降低。高代谢可导致 HIPEC 期间氧气释放和消耗增加[26,27]。这些变化通常是短暂的，可通过调节通气参数来纠正，除了呼吸性酸中毒也合并代谢性酸中毒，需要在术后进行调整[28]。

37.2.3.3 肾脏改变

CRS 联合 HIPEC 的患者可能表现为肾脏和电解质紊乱，病因仍然是多因素的。急性肾损伤在此类手术的发生率为 1.3%～5.7%，如果处理得当，结局通常是可逆的[15,29]。造成这种紊乱的因素包括[30]：

- 术前（肿瘤本身、营养问题、有无腹水以及既往化疗史）
- 术中
  - CRS 阶段（广泛手术、大量液体转移和血液置换；血流动力学波动和全身炎症）
  - HIPEC 阶段（热灌注以及因热灌注引起的化疗药物毒性和药物直接毒性的影响）
- 术后（热灌注化疗药物的直接肾毒性、大量液体流失和液体替代治疗）

需要各种预案，包括血流动力学优化，以防肾损伤。对于本身存在肾功能不全患者进行 CRS 联合 HIPEC，将增加其心血管不良事件。维持血流动力学稳定，主要以维持组织的灌注和氧合为目标。这可以通过液体维持和血管加压药和正性肌力药物的优化组合来实现[2,31]。

37.2.3.4 凝血功能的改变

CRS 联合 HIPEC 与多因素导致凝血异常，尽管其确切的病理生理机制尚不完全清楚[2-5,8,32-35]。凝血功能障碍的发生是由于以下因素的影响：

- 术前化疗
- 营养缺陷
- 肿瘤本身（血栓形成状态）
- 长时间手术
- 大量体液转移
- 失血伴稀释性凝血功能障碍，输血性凝血功能障碍
- 蛋白质损失（渗漏和腹水引流）
- 温度波动：CRS 期的低体温以及 HIPEC 热疗
- 代谢性酸中毒
- 血清钙水平降低
- 高热化疗对高代谢期的影响
- HIPEC 阶段的肝肾功能不全

腹水的丢失也会导致蛋白质成分的丢失，包括白蛋白（50%～70%）、球蛋白（30%～45%）和纤维蛋白原（0.3%～1.5%），并影响凝血[28]。凝血参数包括[3-5,27,36-38]：

- 血小板减少
- 抗凝血酶（AT）减少
- 纤维蛋白原值降低
- 活化部分凝血酶时间（aPTT）延长
- 凝血酶原时间和国际标准化比率（PT-INR）延长
- 凝血因子如因子ⅩⅢ降低，未通过标准凝血试验测量

由于这些原因,凝血功能障碍通常在术后 24～48 小时达到峰值,并在 3～4 天恢复正常[39]。

37.2.3.5　代谢紊乱

CRS 的低灌注状态和 HIPEC 的低灌注状态以及其他围术期因素导致代谢紊乱。CRS 和 HIPEC 2 个阶段多因素影响均出现代谢紊乱,包括:

- CRS 阶段:体温过低,液体丢失或失血导致低灌注,腹内压升高
- HIPEC 阶段:热疗、化学毒性和腹内压升高

在 CRS 联合 HIPEC 中已报道过酸中毒(包括代谢性和呼吸性)[1,3,4,6]。其中,代谢性酸中毒更为常见。HIPEC 的高代谢状态导致动脉二氧化碳分压($PaCO_2$)升高,从而导致呼吸性酸中毒[1,4],代谢性碳酸氢盐水平降低和血清乳酸升高发生在 HIPEC 阶段[1,3,4,6]。通常,这些变化通过适当的液体复苏可以纠正,不需要输注碳酸氢盐溶液。

37.2.3.6　营养

营养不良可能与癌症本身、摄入量减少以及术前治疗如化疗的影响有关。此外,也可能与腹水中蛋白质的丢失有关。营养不良的发病率仍然很高,卵巢癌(67%)、结肠直肠癌(54%)和胃癌(83%)[4,19,40]。CRS 联合 HIPEC 手术中机体处于一种高分解代谢和促炎状态,要求术前进行营养优化。营养不良仍然是不良预后的独立预测因素。营养不良延迟伤口愈合,导致感染风险增加,并延长住院时间[13,19,41]。在计划进行

CRS 联合 HIPEC 的患者中,骨骼肌衰竭(骨骼肌减少症)预后较差,围术期并发症的发生率增加[13,42]。

37.2.4　术前评估

术前全面的病史和检查是患者进行 CRS 联合 HIPEC 评估的关键。这不仅有助于规划围术期护理、风险分层,还有助于是否需要其他的检查、转诊和优化计划。评估除包括类似于其他手术常规评估外,还应包括之前的药物治疗,如化疗、镇痛药或相关合并症药物。合并心脏病、肾功能不全和糖尿病等已被观察到其结局是较差的[43]。有报道称,糖尿病患者围术期感染及其相关并发症、心脏事件如心律失常、肾功能不全、呼吸衰竭发生率增加[3,4,44]。

在 CRS 联合 HIPEC 过程中,并不存在具体的评估和风险分层评分系统。需要使用心脏病、高血压和糖尿病等相关合并症的常规评估工具来进行风险分层。美国麻醉师协会(ASA)的机体状态和欧洲肿瘤组委会(ECOG)的表现状态等工具对风险分层是有用的[33,45,46]。

以下是对 CRS 联合 HIPEC 患者的评估的概述,并将在各系统进行解释。

37.2.4.1　心血管系统

心脏评估的主要目标是识别已存在的心脏疾病,并评估 CRS 联合 HIPEC 期间不良生理变化的代偿状态[4,15,47]。CRS 联合 HIPEC 会导致心脏做功增加和心肌需氧量增加,因此评估任何已存在的冠心病都是必要的。由于积极的体液治疗和热疗的不耐受,任何左心室功能的下降都有可能导致呼

吸困难和心力衰竭。心血管系统的评估主要是基于病史和检查的结果。由于疾病或术前化疗导致心血管储备受损，大多数患者需要 12 导联心电图（ECGs）、超声心动图和应激试验。应激试验是基于心功能下降或有潜在的心脏障碍，或对于那些心功能无法被评估的患者。心肺运动测试（CPET）提供了心血管损害的全面评估，可能适用于有相关心血管或呼吸系统合并症的入选患者。

37.2.4.2　呼吸系统

肺功能需要通过临床评估、体格检查、影像学检查（胸部 X 线检查）和特定的肺功能测定，如肺活量测定法进行评估。肺不张的肺功能锻炼可尽早开始。呼吸物理治疗可减少许多围术期呼吸相关的不良影响。根据患者的初步评估，对于临床评估呼吸储备有限的患者可能需要 CPET。

37.2.4.3　肾脏

由于存在肾脏损伤和电解质失衡可能，CRS 联合 HIPEC 的患者需要评估肾功能（血尿素和血清离子钙、钾、钠和镁）[3,4,40]。如果是肿瘤本身或与治疗相关的肾功能不全，则需要进一步评估肾功能。评估计算出的肾小球滤过率将有助于识别在 CRS 联合 HIPEC 期间和之后存在肾功能不全的高危患者[15]。尿路也需要评估，有时肿瘤会引起机械性梗阻。患者置入输尿管支架后，其通畅性需要确认。

37.2.4.4　凝血功能状态

这类患者需要使用 INR、aPTT 和血小板计数来评估凝血功能，以排除任何基本的凝血异常[3-5]。

37.2.4.5　营养状态

营养状况需要进行临床评估。骨骼肌减少症、低白蛋白和低血红蛋白已被发现增加了围术期不良事件[42,43]。

37.2.5　术前优化

CRS 联合 HIPEC 仍然是限期手术，由于时间限制，完全优化可能不可行。然而，优化过程的启动应该从术前开始。首次访视这类患者时，可指导患者参与自我诊疗的优化和康复过程。各种优化问题可概括为以下几点。

37.2.5.1　心血管系统

如果时间允许，心脏状态需要进行优化。对于高血压的情况，需要启动优化步骤。然而，由于这种限期手术的时间限制，完全正常化可能不可行。

37.2.5.2　呼吸系统

腹部肿块、腹水和胸腔积液引起的肺不张，常见于接受 CRS 联合 HIPEC 的患者。患者应接受深呼吸练习，激发性肺活量测定，并鼓励他们在术前进行这类练习。术前还应根据肺分泌物的性质和清除情况进行呼吸物理治疗。随着肺物理治疗的开展，从而减少了呼吸系统疾病的机会[48]。

37.2.5.3　肾脏系统

肾功能需要在术前进行评估。有时，由于肾脏直接受压和大量腹水伴肾功能紊乱，术前应评估患者是否需要放置输尿管支架以优化肾功能。在某些情况下,如果支架在术前评估时就已经存在,则需要检查并确保支架的通畅性。

37.2.5.4　营养状况

术前低人血白蛋白水平仍然是不良结局的预测因子,包括住院时间的增加和总生存期[42,49]。因此,患者需要在术前优化营养,根据时间允许对这类限期手术进行干预。适当的营养师咨询,增加口服摄入量是有益的。肠外营养的作用仍存在争议。

37.2.6　术前训练

通过采取适当的康复治疗的初始策略将改善整体的手术结果。关于接受 CRS 联合 HIPEC 的患者的具体康复策略的文献很少。然而,它可以从类似的大型腹部手术中推断出来。肺功能和营养状况的改善是康复的重要组成部分之一,可能适合这类手术。据报道,对患者的宣教和物理治疗师的培训以及最佳的疼痛管理可以改善术后恢复,减少重症监护病房住院的时间[23]。

37.3　温度调控

患者在围术期表现出温度的变化,并对机体功能有不同的影响。在接受 CRS 联合 HIPEC 治疗的患者中均可见低温和发热。CRS 期间通常与核心体温的下降有关,而 HIPEC 期间则导致发热。温度波动主要与长时间和广泛的手术切除、暴露、体液流失(腹水、失血)、大量体液转移以及低温化疗的液体或血液置换有关[17]。与基线相比,CRS 期间和 HIPEC 前的核心温度显著降低[分别为 (33.5 ± 0.7)℃ 和 $(36.5 \pm 0.6$℃$)$][1,9,23,50-52]。在 HIPEC(38.2 ± 1.1)℃期间显著增加,并在完成后(38 ± 0.8)℃持续存在。温度波动会导致代谢性改变(代谢性酸中毒、电解质失衡和血清乳酸水平升高)、凝血异常、抗炎级联激活、不良心血管事件、手术伤口感染和神经系统损伤[3-5,53]。在 HIPEC 期间的热疗会导致高代谢状态。这导致心率增加、外周血管舒张(进一步与 MAP 降低和心率反射性增加有关),$EtCO_2$ 升高,以及氧需求增加,并在 HIPEC 结束时达到峰值。热疗还有导致肺水肿、呼吸机相关的急性肺损伤、神经认知功能障碍和周围神经的电生理改变的风险[4,13,54]。HIPEC 诱导的发热影响术后恢复,并且已经观察到较高的温差与机械通气时间延长和重症监护病房住院时间延长相关[34,35]。

正常体温的维持仍然是一个重要的目标,需要进行适当的规划(表 37.1)[1,3-6,13,34,55]。这需要温度监测和合适的控制,以获得平稳的结果。连续监测核心体温(鼻咽/食管)被认为是必要的。在 CRS 阶段,需要使用加热毯、水性加热垫、特制空气加热毯(Bair hugger®)和液体加温器。手术室(OR)温度调控是必要的[4-6]。在 HIPEC 阶段,需要监测腹腔温度和化疗灌注液的温度,包括加热装置的温度。在这一阶段,需要停止加热毯和液体加温器,并启动冷却策略。措施包括注射冷却的静脉输液,在腋窝等血管丰富区域放置冰袋,以及将温暖的毛毯移至周围环境或关闭[4,5,34,55]。在极端情况下,甚至灌注温度也需要降低。通常,在 HIPEC 后,温度开始恢复正常,但在术后的可变时期仍保持高于基线水平。

表 37.1　CRS 和 HIPEC 期间的温度管理

项　　目	低温预防	预防体温过高
监测	中心温度	核心体温,腹腔温度和化疗灌注液的温度,HIPEC 加热装置的温度
液体和血液制品	液体加热器5注入器	停止流体加热器冷液体
温毯	水暖床垫特制空气加温毯	关闭加温毯或开启室温模式
手术室温度	最佳手术室温度	最佳手术室温度
其他		灌注液温度的监测和控制

围术期疼痛管理

与其他主要腹部手术相比,CRS 联合 HIPEC 相关疼痛更严重[4,5,15,56]。CRS 联合 HIPEC 需要一个大的腹部切口,组织切割或切除操作,并有一个强烈的炎症期。这些都激发疼痛纤维或通路,因此需要最佳的镇痛药和镇痛技术计划和管理。

理想的疼痛管理可减少术后机械通气的需要和持续时间,改善呼吸功能,减少肺部并发症,减少术后慢性疼痛综合征的发生率,早期下床活动,提高患者对整体恢复的满意度[2,5,50,57]。这些恶性肿瘤是全身性的,可能在术前阶段就出现疼痛,需要积极的疼痛管理,根据疼痛评分滴定止痛药。止痛药按照世界卫生组织(WHO)的阶梯止痛原则开处方。需要确保在手术前继续使用镇痛药,并在围术期进行相应的补充调整。

疼痛管理最好是多模式镇痛,包括区域阻滞和静脉镇痛药,包括对乙酰氨基酚。虽然单一技术可能不被认为是镇痛的金标准,然而,大多数已发表的文献倾向于在此类手术中使用静脉阿片类药物和胸部硬膜外镇痛进行镇痛[4,23,27,34,35]。据报道,该技术疼痛评分更好以及有利于肠功能恢复,且不良反应较小[5]。硬膜外镇痛需要联合使用局部麻醉药(丁哌卡因、罗哌卡因)和阿片类药物,并在术后持续镇痛 5～7 天[33,34],阿片药物可使用口服或者静脉注射。硬膜外交感神经阻滞导致的低血压和 HIPEC 期间引发的血管舒张和全身血管阻力(SVR)降低的矛盾仍存在[34,35,58]。然而,大多数研究发现硬膜外阻滞是有用的,但没有关注硬膜外阻滞本身引起的血流动力学不稳定。术后因凝血功能障碍而需要拔除硬膜外导管的案例并不多,因为凝血功能障碍通常在术后 2～3 天得到解决,硬膜外镇痛通常需要持续 5～7 天。此外,有报道称,术中热疗不会导致显著的凝血异常,因此中央神经轴向阻滞仍然是安全的,没有血肿形成的风险[59]。术后凝血异常患者需要遵循硬膜外导管拔除的标准方案[6,7]。血流动力学不稳定、硬膜外血肿、大量失血、凝血功能障碍和免疫抑制引起的感染风险,在硬膜外镇痛中是非常罕见的,处理也不难[3-5]。

其他镇痛方案包括鞘内使用阿片类药物、静脉注射患者自控镇痛(IV - PCA)、使用其他区域阻滞,如椎旁阻滞、腹横平面(TAP)阻滞、腹直肌鞘阻滞等。有时,患者可能会服用抗凝药物预防深静脉血栓形成(DVT)。放置和移除硬膜外导管时,需要注意相关的凝血问题(术前由于营养不良和化疗,术后由于稀释和 HIPEC 相关凝血疾病的影响)。最近对阿片类药物的使用与癌症复发有关的担忧导致了阿片类药物在镇痛技术中的使用更保守,因此基于局麻药的硬膜外镇痛被肯定[60,61]。然而,迄今为止还没有具体的证据佐证。阿片类药物的另一个影响与肠功能的延迟恢复有关[62,63]。

37.4 HIPEC 药物

HIPEC 需要选择合适的化疗药物,连同载体溶液一起灌注到腹膜腔内。这些药物是亲水性的,分子量高,腹膜清除速度慢。腹膜-血药屏障防止了化疗药物的清除[10,37]。这使得更高浓度的化疗药物在局部与肿瘤细胞接触,即使在更高的剂量下也不会增加全身影响的风险。药物的选择基于肿瘤的类型,药物的剂量基于患者的相关数据,包括身高、体重和体表面积(表 37.2)[1,3-8,10,11,25,34,37,38,47]。存在肾、肝和心功能障碍的患者需要改变剂量。这些药物有特定的不良反应,需要预先处理和相应的管理[10]。

表 37.2 HIPEC 中使用的化疗药物[1,3-8,10,11,25,34,37,38,47]

化疗药物种类	化疗药物	卵巢、胃恶性肿瘤	作用机制	不 良 反 应	注 意 事 项
烷基化剂:普拉廷	顺铂	间皮瘤	DNA 复制抑制	肾毒性:肾功能衰竭,急性肾小管坏死 低镁血症:无脉性室性心动过速 低钙血症 神经毒性:惊厥、周围感觉神经病变、耳毒性、皮质盲、骨髓抑制 急性超敏反应	监测:血浆镁水平和Q—T 间期延长肾功能衰竭通常是可逆的,需要保守治疗载体溶液:1.5%葡萄糖含腹膜透析液避免含氯溶液
	奥沙利铂	结肠、附尾、腹膜、直肠假性黏液瘤卵巢	DNA 复制抑制	免疫介导的血小板功能障碍 腹股沟 神经毒性:喉部、咽部感觉异常、胃肠道出血	载体溶液:含腹膜透析液的 1.5% 葡萄糖,避免含氯溶液
抗代谢物:蒽环类药物	14 多柔比星	DNA 复制抑制	胃间皮瘤	免疫介导的血小板功能障碍 腹股沟 神经毒性:喉部、咽部感觉异常、胃肠道出血	载体溶液:含腹膜透析液的 1.5% 葡萄糖,避免含氯溶液

化疗药物 种类	化疗药物	卵巢、胃 恶性肿瘤	作用机制	不　良　反　应	注　意　事　项
抗代谢物： 抗肿瘤抗生 素	丝裂霉素 C	DNA 和 RNA 合成 中断	结直肠 腹膜假性黏 液瘤、间皮 瘤	肾毒性，溶血性尿毒 症综合征血液毒性： 白细胞减少，血小板 减少肺毒性：肺动脉 高压、肺炎，肺纤维化 骨髓抑制 胃肠道毒性：恶心、 呕吐、腹泻	载体溶液：含腹膜透 析液的 1.5% 葡萄糖透 析液
抗代谢物： 嘧啶类似物	5 - 氟尿嘧 啶	胃	通过作为嘧 啶抗代谢物 的作用干扰 DNA 合成	心脏毒性：胸痛、ST - T 波改变、心律失常 （房颤、心室异位、心 室颤动）、心源性休 克、心室功能不全、急 性冠状动脉综合征	药物治疗管理：硝酸 盐、钙通道阻滞剂重复 给药后心脏毒性作用 显著
烷基化剂： 氮氧化物突 变体	(左旋)美法 仑	腹膜癌	干扰 DNA 功能	心包炎、心包积液 癫痫、骨髓抑制	—
拓扑异构酶 1 抑制剂	伊立替康	结直肠、阑 尾	DNA 破裂	骨髓毒性、胆碱能综 合征、中性粒细胞减 少	—
微管组装抑 制剂：紫杉 烷类药物	紫杉醇	胃、卵巢	抑制微管组 装	心律改变：心动过 缓、自主神经功能异 常 周围神经病变	—

37.4.1　HIPEC：运输方案

　　HIPEC 期间腹腔灌注的化疗药物需要载体溶液（表 37.3）[1,3-7、10-12、34、38]。各种溶液，如等渗盐水、5% 葡萄糖，或腹膜透析液（含 1.5% 葡萄糖）已被用作载体溶液。乳酸林格溶液作为载体溶液也有报道[47]。溶液的选择是基于所使用的化疗药物的类型。灌注载体溶液的体积范围为 3～4 L(开放

表 37.3　HIPEC 中使用的载体溶液[1,3,5-7、10-12、34、38]

载体解决方案
● 等渗盐水
● 5% 葡萄糖
● 腹膜透析液溶液（含 1.5% 葡萄糖）
● 乳酸林格溶液

技术),再到 6 L(封闭技术)(更常见的是灌注体积为 0.5 L/m^2 或 2 L/m^2)[47,64]。灌注液在 HIPEC 中以 0.6~1 L/min 的流量循环。一旦载体溶液达到 41~42℃,将化疗药物添加到载体溶液中[3,4,47,64]。

这些输注方案本身就有一些特殊的问题。化疗药物在灌注液中的分布和剂量因载体溶液通过腹膜的吸收而改变。特定载体溶液的选择是基于混合溶液的相互作用和相容性。据报道,奥沙利铂与氯相互作用(导致奥沙利铂的降解),故含氯的载体溶液不与奥沙利铂一起使用。载体溶液可引起高血糖、低钠血症、高乳酸血症或代谢性酸中毒。奥沙利铂应与含 5% 葡萄糖的载体溶液一起使用。5% 葡萄糖作为载体溶液可能通过多种机制导致低钠血症。高血糖的发生导致细胞外水的转移,钠流失进入腹膜灌注液,以及游离水的吸收入血导致稀释性低钠血症[65]。然而,它在几小时内自发恢复。严重时,需要降糖治疗。5% 葡萄糖作为载体溶液因高血糖诱导糖酵解和组织低灌注,与高乳酸血症有关。含葡萄糖(1.5%)腹膜透析液用于顺铂或丝裂霉素可引起非特异性的低血糖,同时肾损伤的发生率较高。

37.4.2　手术期间

37.4.2.1　术中监测

对于接受 CRS 联合 HIPEC 治疗的患者,适当的监测是必要的。除了常规的监测外,还要进行某些额外的监测,需要根据患者的相关病情和合并症进行具体的监测。这类患者的监测包括:

* 心血管疾病
  - 心电图(ECG)

  - 有创动脉压监测
  - 经食管超声多普勒
  - 使用脉冲轮廓分析的连续心输出量监测器
* 呼吸系统
  - 脉搏氧饱和度仪
  - 二氧化碳图
  - 氧气和气体分析仪
* 尿量
  - CRS 阶段每小时 1 次,HIPEC 阶段每 15 min 监测 1 次
* 温度
  - 中心温度
  - 灌注液温度(化疗温度)
  - 静脉输液温度
  - 加热毯温度
* 失血量估计
* 神经肌肉监测
* 动脉血气监测
* 血小板功能分析仪或血栓弹力图(TEG)

37.4.2.2　气道和通气的管理

由于呼吸储备减少,麻醉诱导前应进行充分的预充氧。头抬高姿势可能是有益的,但没有证据表明在 CRS 和 HIPC 的诱导过程中需要这种体位。腹部肿块、腹水、可能的肠梗阻可能导致腹内压的增加,从而产生反流误吸的风险[66]。因此,需要确保术前禁食,同时需要快速序贯诱导和插管。

麻醉诱导方式应考虑肿瘤的部位和范围。它需要根据患者的评估进行快速序贯,改进的快速诱导,或常规诱导和气管插管。诱导药物和神经肌肉阻滞剂的选择是基于麻醉诱导方式以及对患者的评估。气道设

备的选择仍然是一个带套囊的气管导管。气道的保护技术仍然是根据气道评估,已经在其他文献讨论过。CRS 联合 HIPEC 会导致气管套囊内压力增加,因此需要进行套囊压力监测及其压力调整[4,66,67]。

根据腹部肿块的程度和患者的临床情况,可以对呼吸机模式提前设定。在大量高质量研究中,肺保护策略,如小潮气量的呼气末正压(PEEP)和间歇性肺膨胀的设定是有益的[19]。当患者先前存在明显的呼吸系统损害时,开放的 HIPEC 技术可能比封闭技术更可取。此外,在 HIPEC 阶段,一方面氧需增加,另一方面由于膈肌上抬导致的气道压力增加[34,36,53],导致氧合指数降低以及组织氧合受损。它需要修改通气设置来解决氧合相关问题。

37.4.2.3　血流动力学管理

术中,血流动力学表现出不同的动态变化。这要求持续监测并注意根据血流动力学变化进行调整。最佳的血流动力学是组织、器官灌注充分而无液体过负荷的表现。血流动力学监测需要动脉通道、中心静脉通道和尿量。此类手术中使用的其他微创血流动力学监测设备包括食管超声多普勒和 FloTrac/vigile®,用于评估容量状态[13]。这些数据提供了实时的动态参数,如每搏变异度(SVV)、脉压变异度(PPV)、主动脉血流和左心室射血时间[3,4,13,67]。

虽然尿量是容量适宜的良好标志,但它可能会受到手术中直接的肾脏处理的影响和热灌注化疗对肾功能的影响。由于手术牵开器、压迫和腹内压力升高的机械作用[4,6],中心静脉压力(CVP)和肺毛细血管楔形压力(PCWP)也会受到影响。

在闭合 HIPEC 技术中,腹腔内压的增加,范围为 12~26 mmHg,会导致腹部器官灌注压降低,内脏压增加[3,5,15]。据报道,尽管处于最佳的容量状态,但腹压升高导致肝血流显著下降,经食管超声多普勒信号证实,肝功能也下降[69]。尽量维持腹部灌注压力>60 mmHg,这可以通过进行足够的输液或使用血管活性药物来实现。

37.4.2.4　液体和血液管理

液体管理必须经过精细评估和动态管理。维持正常血容量从而维持心血管稳定以及纠正电解质和代谢变化仍然具有挑战性。这类手术在手术的不同阶段(CRS 和 HIPEC,以及术后阶段)需要不同的液体。目的是维持重要器官最佳灌注压以及最佳尿量[1,4,13,67]。目标导向的平衡等渗晶体输注似乎是维持最佳器官灌注的一种可接受的技术[34,70,71]。这可改善围术期结局,减少并发症[3-5,71]。据报道,与传统液体方案[66,71,72]相比,维持心脏指数(CI)>2.5 L/(min·m²)和限制性液体方案的目标导向治疗可改善围术期预后。需要避免使用开放性或大量输液方案,该方案增加了液体超载引起的组织水肿、细胞灌注减少以及其他腹部、心脏或肺部并发症而引起的不良事件[5,13,34]。这一结果的潜在病理生理学与影响整体恢复的皮质醇系统损伤有关。在给药时需要谨慎,因为组织受到长期的机械、热和化学损伤,容易发生毛细血管渗漏,因此在任何液体状态阶段都容易发生间质水肿。个性化液体管理(为个别患者量身定制的方案)似乎是这种手术干预的正确方法。这种个性化的液体管理方法可以通过目标导向的评估工具,如每搏量变化和心输出量来完成[13,34,66,71]。在发生血管舒张的HIPEC阶段,除了适当的液体复苏外,还需要使用正性肌力药物、血管升压药[4,71,72]。然而,没有证据明确使用正性肌力药物、血管升压药的时机和类型。使用过度的液体负荷来补偿血管舒张是不可取的,因为血管舒张在HIPEC阶段完成后血管舒张到最大程度开始收缩。心输出量监测系统除了测量血流动力学变量外,还测量血管外肺水(EVLW)[Vigileo(EVI000)]。这种EVLW测量肺水,因此有助于避免引起高血容量的发生率[44,72]。

据观察,接受超过15.7 mL/(kg·h)的液体治疗的患者,比接受少于该体积的液体的患者的并发症增加[73]。另据报道,输液占比和失血量是围术期发病率的独立预测因素[73,74]。在其他腹部手术中,通常需要6～8 mL/h的液体,但似乎不足,报道的液体量为12～20 mL/(kg·h),这取决于患者的状态和减瘤程度[9,13]。液体给药的终点是维持最佳的终末器官灌注[20,75]。

尿量仍然是一个被广泛接受的监测工具。HIPEC阶段,对肾功能的不良影响要求肾脏灌注良好,需要增加尿量以冲洗药物和热疗对肾脏的毒性作用。虽然报道不充分,但谨慎的做法是在CRS阶段将尿量维持在0.5 mL/(kg·h),在HIPEC阶段保持在4 mL/(kg·h)左右。由于CRS联合HIPEC在术后的持续影响,建议在HIPEC后保持1～2 mL/(kg·h)的尿量[3,4,6,17,20]。在HIPEC阶段,尿液监测需要更频繁地进行(每15分钟/次),以评估动态和急性影响。

关于晶体或胶体的液体选择仍然有争议,缺乏明确的科学证据[76]。然而,从其他主要手术中推断,平衡盐溶液的输注似乎更好,并保持足够的预负荷、胶体渗透压、组织灌注和电解质平衡。CRS阶段腹水引流、肿瘤减体积和引流管放置与围术期蛋白质丢失有关。一天内的蛋白质损失约为700 g,导致低白蛋白血症在围术期发病率的增加。因此,在低血清蛋白水平低的患者中,蛋白质补充剂(术前口服和静脉注射)似乎是可以接受的[1,51,77]。只有临床表现为凝血功能障碍时,才应输血新鲜冰冻血浆(FFP)。

CRS是一种广泛的手术,手术解剖和凝血功能障碍导致主要的失血。术中,患者可能因稀释性凝血功能障碍(使用大量液体)、输血凝血功能障碍(使用红细胞输血替代失血量)和已存在的蛋白丢失相关的凝血功能障碍而出现出血[2-5,13,18,19]。此外,患者可能因温度的极端变化而出现血小板功能障碍。围术期最佳液体和血液置换的建议尚未得到最终报道。需要输血的危险因素包括手术时间>9小时,术前INR>1.2,术前血红蛋白<12.5 g/dL和PCI>16[1]。血液置换的具体管理可以根据血栓弹力图(TEG)来进行评估[78,79]。它可评估凝血障碍,识别特异性凝血异常,并指导特殊血液制品的替代治疗[9,18]。与大多数癌症手术一样,输血会增加相关的发病率和死亡率,增加免疫抑制和癌症复发的风险[80,81],故输血仍然受到限制。在这组患者中,辐照血输注需要进一步的评估[13,18]。抗纤溶氨甲环酸在减少失血量方面似乎有一定作用,但需要进一步研究[13,18]。

37.4.2.5 肾脏系统和电解质平衡管理

CRS 联合 HIPEC 治疗需要监测尿量，并且需要最佳尿量。由于肾损伤的风险增加，尿量监测在 HIPEC 阶段变得更加频繁。虽然不推荐，但低剂量多巴胺和环型利尿剂可减轻化疗药物的肾毒性损伤，特别是在术中使用铂类化疗药物时[13,19,23,34,75,82]。但是在这种情况下，也需要进行适当的血流动力学监测维持肾功能正常[19]。然而，其保护作用在手术中尚未得到证实[83]。

电解质紊乱是由于液体转移和高温化疗药物的毒性。顺铂和奥沙利铂会导致电解质紊乱，如低钠血症、低钙血症和低镁血症[3-5,18,19]。载体溶液可能引起电解质紊乱，因此需要在 HIPEC 阶段监测电解质（在 HIPEC 阶段最好是 15 分钟一次，随后根据患者的情况每 30 分钟至 2 小时一次）。

37.4.2.6 止吐药

虽然没有具体的文献报道，但需要对接受 CRS 联合 HIPEC 治疗的患者进行预防性止吐。这可能是由于化疗存在潜在呕吐风险，如顺铂引起的恶心和呕吐，以及潜在呕吐的危险因素，如妇科手术[84,85]。

37.4.3 术后管理

CRS 联合 HIPEC 是一个复杂的干预过程，身体几乎所有的系统都有改变和波动。由于可能需要机械通气、肺复张、胸部理疗、器官功能评估、评估和管理并发症、液体管理、镇痛以及识别和纠正凝血功能异常，这些患者需要高度依赖重症监护。术后还需要评估并发症，如肠损伤、胆漏、胰腺炎、出血、深静脉血栓形成和栓塞[15]。因此，最好在术后进行监测，最好是在重症监护病房监测至少 1~2 天，使各种功能紊乱恢复，如前几节所述[1,3]。据报道，CRS 联合 HIPEC 围术期炎症标志物水平升高（全身和中枢炎症反应）可导致认知功能障碍[86]。有人认为，过度的全身炎症触发了大脑中枢的炎症过程，从而产生神经毒性反应，影响神经元功能，并导致认知障碍[86]。因此，也需要从这方面进行患者评估和适当的管理。

术后阶段的具体事项总结如下。

- 镇痛：最佳镇痛对于降低术后发病率、早期下床活动、减少深静脉血栓形成和改善呼吸功能至关重要。多模式镇痛需要在术后继续进行，可能需要积极的治疗，至少最初的 3~5 天，甚至可能持续 7 天。需要继续使用局部麻醉药和阿片类药物以及对乙酰氨基酚进行硬膜外镇痛。硬膜外给药可推注或持续输注或患者自我控制。因增加凝血功能异常的可能性和肾功能不全的风险，非甾体抗炎药（NSAIDs）需要避免使用。

- 气道管理、呼吸机支持和氧治疗：关于拔管时间取决于术中呼吸和血流动力学状态。术后强制机械通气不是必要的，通常，大多数患者可以在术后不久拔管[3,13,34,87]。然而，如果需要机械通气，一旦患者稳定下来，就需要尝试脱机。术后使用无创技术可减轻肺不张，实现更好的恢复[19]。必要时增加氧疗，根据患者的需要和评估吸氧时间，可能需要几小时至一天。然而，早期可能会出现依赖现象。需要继续进行胸部理疗,包括激励性肺活量测定,以防止肺不张。

- 血流动力学和液体管理:这些患者需要血流动力学监测,以评估和管理血流动力学状态和重要器官的最佳灌注。术后液体转移和流失会持续2~3天,因此需要进行监测和适当的替换治疗。术后引流可能会发生液体和蛋白流失。由于引流管和高代谢期渗出液中富含蛋白的液体丢失而导致的蛋白质损失在术后可能持续存在,需要继续进行以目标导向的液体管理[87]。如果血清蛋白水平<3.0 g/dL,则需要进行蛋白质水平评估,并补充外源性白蛋白。

- 电解质异常:术后需要进行电解质和代谢监测。由于持续的液体流失和高代谢,这些异常可能在术后持续存在。需要根据报告结果及时处理。

- 凝血和血液制品:血液制品输注需要根据临床和使用 TEG 等床旁工具进行个性化评估。在评估血红蛋白水平和 TEG 解释期间,可输注特定血液制品,如浓缩红细胞、冷沉淀物或新鲜冰冻血浆。凝血异常可能在术后24~48小时达到峰值,同时发生相关的肝肾功能不全。因此,可以在 TEG 等指导下使用血液制品。通常,这种紊乱会在术后第三天稳定。常规输注血液制品是不可取的。

- 血栓预防:此类外科手术仍存在血栓风险。由于这些患者容易出现凝血异常,因此预防血栓的需求和技术必须个体化。在凝血异常得到纠正或优化之前,首选间歇性充气加压和分级加压袜的机械装置用于预防深静脉血栓形成(DVT)。一旦

凝血参数正常化并且引流位点没有过多的渗出物,就可以开始使用低分子量肝素(LMWH)或肝素等药物。

- 温度监测:术后第1~2天温度保持升高,随后恢复正常。这与炎症反应有关,可能与脓毒症相混淆,需要仔细评估以区分病因。HIPEC 后高炎症综合征的现象有报道,与体温过高、纤维蛋白原水平升高和胃分泌物增加有关[1,18]。

- 营养:营养需要尽早恢复。肠内营养仍然是首选,因为它促进肠道活动,降低细菌易位的风险,从而降低感染的风险。可考虑使用鼻空肠导管进行早期肠内营养[19]。只有在恢复时间较长的特定病例中,如术后存在肠梗阻、应激性溃疡或吻合口漏,才可考虑胃肠外营养。如果血清蛋白水平低于3 g/dL,可考虑白蛋白。

- 感染控制、预防:这类患者免疫功能低下。所有手术包括硬膜外导管给药、静脉输注药物和液体,均需无菌[3,4,13]。应根据患者评估和治疗方案选择性地使用抗生素。

- 其他系统监控:用于 HIPEC 的化疗药物具有全身毒性。可导致骨髓抑制、心脏(心肌病、心律失常)、肾脏(尿素紊乱、肌酐紊乱)、肝脏(胆红素、转氨酶和无胆汁淤积的细胞溶解的增加)毒性和相关不良事件等各种表现[34,88]。这要求在术后监测器官功能。凝血功能需要定期评估,1~2天达到峰值,正常化需长达5天[1,13,34]。

HIPEC 阶段麻醉医师和手术室的安全问题

HIPEC 手术与人员接触化疗药物有关问题[4,6,13,89,90]。化疗药物暴露的来源是通

过雾化、直接接触药物、接触灌注溶液、药物管道和被化疗药物污染的组织/物体。在高温下,化疗药物被雾化并释放到大气中,可被手术室人员吸入。术后患者体液仍被化疗污染达 48 h。这种暴露可能在高容量中心和参与执行常规 HIPEC 程序的团队中很重要。该小组还需要接受关于预防泄漏和采取适当的普遍预防措施的教育。应小心谨慎并需要制定一个关于在 HIPEC 过程中处理残留药物和药物管道的方案。某些高危人群,如孕妇或哺乳期母亲、免疫功能低下的人和那些有过敏反应的人,应该远离 HIPEC 手术[6,89]。

在 CRS 阶段的手术电烟雾(含有多环芳烃、血液颗粒、病毒和细菌)也存在问题,据报道,团队人员存在恶心、头痛、眼睛刺激、呼吸道刺激和心血管的影响[89,90]。

对人员的教育和培训、对人员的常规医疗监测、环境空气和生物监测可能有助于减少这种接触。对应研究所应该有协议来保证 CRS 联合 HIPEC 相关专业人员的这些安全问题。同时需要使用个人防护装备和细化化疗处理流程。其他的保护策略包括更换口罩和手套,确保足够的通风,避免不必要人员的进入房间,以及使用烟雾疏散器[89,90]。

37.5　围术期发病率和死亡率的预测因素/指标

文献报道了可用于预测围术期并发症的可变因素(表 37.4)。HIPEC 与高代谢反应相关,并在术后 2～3 天恢复正常[6,16]。体温升高和肾功能受损已被报道为主要并

发症[13,16]以及最常见的预测因素。血液中尿素氮、肌酐和钾水平的早期升高也被认为是并发症的预测因素。钾和血尿素氮水平在早期具有预测作用,而肌酐水平在后期更有帮助。在体温升高的背景下,脉率升高、动脉压降低等血流动力学变化被认为是患者临床状态和术后复杂病程的公认预测因素。这些改变未能以预期的速率或时间恢复到基线水平,应提示评估患者的主要并发症[16]。较高的 PCI、较长的手术时间、较高的温差、失血量增加、高术中输注量和较低

表 37.4　CRS 和 HIPEC 术后围术期发病率和死亡率的预测因素[6,13,16,82,91,92]

	预　测　因　子	备　　注
1	体温升高	更高的 Δ 温度
2	肾功能不全	早期血尿素氮、肌酐和钾水平升高
3	术后持续的血流动力学改变	在体温升高的背景下,脉搏率升高和动脉压降低 这些更改未能以预期的速率或时间返回至基线水平
4	失血量增加 需要血管升压药第 1 天输液＞70 mL/kg	
5	在前 24 h 内,排水管中的液体泄漏超过 1 500 mL	
6	48 h 内 Δ 碱剩余＞＋4.3 mmol/L	
7	腹膜癌指数(PCI)	腹膜癌指数＞14
8	手术时间较长	
9	膈腹膜切除术	

的平均动脉压是术后需要辅助通气和重症监护住院的预测因素[82]。在另一项研究中,腹膜癌指数超过 14,膈肌腹膜切除术,前 24 h 引流液超过 1 500 mL,需要血管升压药,第 1 天输液＞70 mL/kg 是围术期发病率的预测因素[91]。在酸碱评估中,在 48 h 内存在 △ 剩余碱＞＋4.3 mmol/L 仍然是一个发病率预测因子[92]。

37.6 其他热化疗手术

37.6.1 加压腹腔内气溶胶化疗(PIPAC)

在某些肿瘤广泛或不能耐受 HIPEC 的患者中,另一种化疗技术已被报道。这种技术被称为加压腹腔内气溶胶化疗(PIPAC)。该技术,在达到最佳的肿瘤细胞减少后,化疗药物被加压成常温气溶胶进入腹膜腔[93]。建议将这种疗法作为姑息性化疗和疾病反应的一部分重复进行,然后可以考虑 HIPEC。

37.6.2 胸腔内热化疗(HITHOC)/腹腔内热化疗

有报道胸膜内热化疗用于治疗肺癌患者的胸膜播种期和原发性恶性胸膜肿瘤[94-96]。由于许多病理生理改变,围术期麻醉管理仍然具有挑战性(表 37.5)。关于这些诊疗常规的文献仍然很少,明确的适应证并不多。大多数关注点在于使用热疗以及化疗药物的毒性。其他值得关注的问题是单肺通气和高温对胸腔器官的直接影响。高温灌注导致胸内压力增加,进而阻塞下腔静脉和上腔静脉,并导致直接的心脏压缩,静脉回

流和心输出量的减少[96]。直接压迫引起的心肌壁张力增加、心率增加和冠状动脉灌注减少可导致心功能失代偿[96]。这些手术存在纵隔移位,热疗和肺血管收缩使肺血流减少[97]。纵隔移位也会导致气道压增加和功能残气量的降低[96]。为了进一步防止这种后果,应注意避免低氧血症、酸中毒和高碳酸血症。目标导向液体治疗仍然是主要方法,因为自由液体治疗会导致肺部并发症,包括肺水肿和急性肺损伤[96]。开胸手术会导致严重的疼痛和呼吸系统损伤。多模式镇痛技术,包括使用局部麻醉药与阿片类药物的胸椎硬膜外镇痛,似乎是可接受的[96,98,99]。

表 37.5　HITHOC 的病理生理变化

器官系统	HITHOC
心血管/血流动力学	静脉回流减少 减少心输出量 氧气需求增加 心肌壁张力增加 心肌病 心律失常
呼吸	胸腔内压力增加 纵隔移位 直接心肌刺激 呼吸性酸中毒-EtCO₂增加 增加了氧气的摄取和消耗 肺水肿 间质性肺炎
凝血	血小板减少、PT、aPTT、INR 延长、纤维蛋白原降低
肾、电解质	由细胞毒性引起的肾功能障碍、低镁血症、低钠血症
代谢	代谢性酸中毒、乳酸升高、高血糖
术后并发症	脓胸 肺漏气/支气管胸膜瘘伴气胸 气胸 细胞毒性药物引起的胸膜炎症

HIPEC 使用一种新的混合二氧化碳（CO_2）系统　这是一种较新的技术，通过使用二氧化碳（CO_2）技术的腹膜再循环系统进行腹腔内化疗。该方法中，二氧化碳更好地将热导入液体循环[100]。虽然该技术在围术期应用尚未得到研究，但气腹相关问题已经被关注。该技术需要进一步评估其在 CRS 以及 HIPEC 中的效用和结果。

序贯 HIPEC　在该技术中，CRS 和 HIPEC 治疗分期依次进行。CRS 完成后，一旦患者稳定，术后早期给予 HIPEC。相关的文献也很少，需要进一步的研究来探究其在肿瘤恢复方面的益处和局限性。

37.7　总结

CRS 联合 HIPEC 已成为腹膜表面恶性肿瘤，妇科和结直肠手术管理的重要手术干预措施。这是一个复杂的过程，在围术期呈动态变化。麻醉医师应精通对这类患者的评估、优化和最佳的围术期管理。需要了解热疗阶段对身体的影响，其适当和及时的管理对于好的结果至关重要。然而，由于这一领域的文献稀少，需要更可靠、设计更好的研究，特别是在 CRS 联合 HIPEC 患者的监测、液体管理和镇痛领域。针对 CRS 联合 HIPEC 的康复和优化策略的影响也需要进一步的评估。

（邓玲玲　译，何智勇　校）

参考文献

1. Kamal JM, Elshaikh SM, Nabil D, et al. The perioperative course and anesthetic challenge for cytoreductive surgery with hyperthermic intraperitoneal chemotherapy. Egypt J Anaesth, 2013, 29: 311 - 318.

2. Kajdi ME, Beck-Schimmer B, held U, et al. Anaesthesia in patients undergoing cytoreductive surgery with hyperthermic intraperitoneal chemotherapy: retrospective analysis of an single centre three-year experience. World J Surg Oncol, 2014, 12: 136 - 145.

3. Schmidt C, Moritz S, Rath S, et al. Perioperative management of patients with cytoreductive surgery for peritoneal carcinomatosis. J Surg Oncol, 2009, 15: 297 - 301.

4. Sheshadri DB, Chakravarthy MR. Anaesthetic considerations in the perioperative management of cytoredcutive surgery and hyperthermic intraperitoneal chemotherapy. Indian J Surg Oncol, 2016, 72: 236 - 243.

5. Piccioni F, Casiraghi C, Fumagalli L, et al. Epidural analgesia for cytoreductive surgery with peritonectomy and heated intraperitoneal chemotherapy. Int J Surg, 2015, 16: 99 - 106.

6. Raspe C, Piso R Wiesenack C. Anesthetic management in patients undergoing chemotherapy. Curr Opin Anesthesiol, 2012, 25: 348 - 355.

7. Bibiana E, Paula MP, Paula GH, et al. Cytoreductive surgery plus hyperthermic intraperitoneal chemotherapy: main concepts for anesthetists. Col J Anesthesiol, 2018, 46: 134 - 142.

8. Bell JC, Rylah BG, Chambers RW, et al. Perioperative management of patients undergoing cytoreductive surgery combined with heated intraperitoneal chemotherapy for peritoneal surface malignancy: a multi-institutional experience. Ann Surg Oncol, 2012, 19: 4244 - 4251.

9. Piso P, Glockzin GG, Breitenbuch PV, et al. Quality of life after cytoreductive surgery and hyperthermic intraperitoneal chemotherapy for peritoneal surface malignancies. J Surg Oncol, 2009, 100: 317 - 320.

10. de Bree E, Tsiftsis DD. Principles of perioperative intraperitoneal chemotherapy for peritoneal carcinomatosis. Recent Results Cancer Res, 2007, 169: 39 - 51.

11. El-Kareh AW, Secomb TW. A theoretical model for intraperitoneal delivery of Cisplatin and the

effect of hyperthermia on drug penetration distance. Neoplasia, 2004, 6: 117 - 127.

12. Rajeev R, Turaga KK. Hyperthermic intraperitoneal chemotherapy and cytoreductive surgery in the management of peritoneal carcinomatosis. Cancer Control, 2016, 23: 36 - 45.

13. Raspe C, Flother L, Schneider R, et al. Best practices for perioperative management of patients with cytoreductive surgery and HIPEC. Eur J Surg Oncol, 2017, 43: 1013 - 1027.

14. vande VPJ, vander VN, Zoetmulder FA, et al. Intraperitoneal cisplatin with regional hyperthermia in advanced ovarian cancer: pharmacokinetics and cisplatin-DNA adduct formation in patients and ovarian cancer cell lines. Eur J Cancer, 1998, 34: 148 - 154.

15. Webb CAJ, Weyker PD, Moitra VK. An overview of cytoreductive surgery and hyperthermic intraperitoneal chemoperfusion for the anesthesiologist. AnesthAnalg, 2013, 116: 924 - 931.

16. Plackett TP, Ton-That HH, Mosier MJ, et al. Physiologic response to HIPEC: sifting through perturbation to identify markers of complications. J Am Osteopath Assoc, 2017, 117: 16 - 23.

17. Esquivel J, Angulo F, Bland RK, et al. Hemodynamic and cardiac function parameters during heated intraoperative intraperitoneal chemotherapy using the open coliseum technique. Ann Surg Oncol, 2000, 7: 296 - 300.

18. Schmidt C, Creutzenberg M, Piso P, et al. Perioperative anaesthetic management of cytoreductive surgery with hyperthermic intraperitoneal chemotherapy. Anaesthesia, 2008, 63: 389 - 395.

19. Corbella D, Piraccini E, Finazzi P, et al. Anesthetic management of cytoreductive surgery and hyperthermic intraperitoneal chemotherapy procedures. World J Obstet Gynecol, 2013, 10: 129 - 136.

20. Esquivel J, Sticca R, Sugarbaker R et al. Cytoreductive surgery and hyperthermic intraperitoneal chemotherapy in the management of peritoneal surface malignancies of colonic origin: a consensus statement. Ann Surg Oncol, 2007, 14: 128 - 133.

21. Bickel A, Arzomanov T, Ivry S, et al. Reversal of adverse hemodynamic effects of pneumoperitoneum by pressure equilibration. Arch Surg, 2004, 139: 1320 - 1325.

22. Mertens zur Borg IR, Lim A, Verbrugge SJ, et al. Effect of intraabdominal pressure elevation and positioning on hemodynamic responses during carbon dioxide pneumoperitoneum for laparoscopic donor nephrectomy: a prospective controlled clinical study. Surg Endosc, 2004, 18: 919 - 923.

23. Cafiero T, Di Iorio C, Di Minno RM, et al. Non-invasive cardiac monitoring by aortic blood flow determination in patients undergoing hyperthermic intraperitoneal intraoperative chemotherapy. Minerva Anestesiol, 2006, 72: 207 - 215.

24. Marik PE, Baram M, Vahid B. Does central venous pressure predict fluid responsiveness? A systematic review of the literature and the tale of seven mares. Chest, 2008, 134: 172 - 178.

25. Thix CA, Konigsrainer I, Kind R, et al. Ventricular tachycardia during hyperthermic intraperitoneal chemotherapy. Anaesthesia, 2009, 64: 1134 - 1136.

26. Fleming RA, Levine EA. Cytoreductive surgery and intraperitoneal hyperthermic chemotherapy with mitomycin C for peritoneal carcinomatosis from nonappendiceal colorectal carcinoma. Ann Surg Oncol, 2004, 11: 178 - 186.

27. Shime N, Lee M, Hatanaka T. Cardiovascular changes during continuous hyperthermic peritoneal perfusion. AnesthAnalg, 1994, 78: 938 - 942.

28. Yan TD, Links M, Xu ZY, et al. Cytoreductive surgery and perioperative intraperitoneal chemotherapy for pseudomyxoma peritonei from appendiceal mucinous neoplasms. Br J Surg, 2006, 93: 1270 - 1276.

29. Brienza N, Giglio MT, Dalfino L. Protocoled resuscitation and the prevention of acute kidney injury. Curr Opin Crit Care, 2012, 18: 613 - 622.

30. Brienza N, Giglio MT, Marucci M. Preventing acute kidney injury after noncardiac surgery. Curr Opin Crit Care, 2010, 16: 353 - 358.

31. Borthwick E, Ferguson A. Perioperative acute kidney injury: risk factors, recognition, management, and outcomes. BMJ, 2010, 341: 3365 - 3371.

32. Elias D, Gilly F, Boutitie F, et al. Peritoneal colorectal carcinomatosis treated with surgery and perioperative intraperitoneal chemotherapy: retrospective analysis of 523 patients from a multicentric French study. J Clin Oncol, 2010, 28: 63 - 68.

33. Schmidt U, Dahlke MH, Klempnauer J, et al.

Perioperative morbidity and quality of life in longterm survivors following cytoreductive surgery and hyperthermic intraperitoneal chemotherapy. Eur J Surg Oncol, 2005, 31: 53 – 58.

34. Miao N, Pingpank JF, Alexander HR, et al. Cytoreductive surgery and continuous hyperthermic peritoneal perfusion in patients with mesothelioma and peritoneal carcinomatosis: hemodynamic, metabolic, and anesthetic considerations. Ann Surg Oncol, 2009, 16: 334 – 344.

35. Corbella D, Piraccini E, Finazzi P, et al. Anaesthetic management of cytoreductive surgery and hyperthermic intraperitoneal chemotherapy procedures. World J Obstet Gynecol, 2013, 2: 129 – 136.

36. Kanakoudis F, Petrou A, Michaloudis D, et al. Anaesthesia for intra-peritoneal perfusion of hyperthermic chemotherapy. Haemodynamic changes, oxygen consumption and delivery. Anaesthesia, 1996, 51: 1033 – 1036.

37. Thong SY, Chia CS, Ng O, Tan G, et al. A review of 111 anaesthetic patients undergoing cytoreductive surgery and hyperthermic intraperitoneal chemotherapy. Singap Med J, 2017, 58: 488 – 496.

38. Dube P, Sideris L, Law C, et al. Guidelines on the use of cytoreductive surgery and hyperthermic intraperitoneal chemotherapy in patients with peritoneal surface malignancy arising from colorectal or appendiceal neoplasms. Curr Oncol, 2015, 22: 100 – 112.

39. Coccolini F, Corbella D, Finazzi R et al. Perioperative management of patients undergoing cytoreductive surgery and hyperthermic intraperitoneal chemotherapy. Cancer Oncol Res, 2014, 2: 29 – 34.

40. McQuellon R, Gavazzi C, Piso P, et al. Quality of life and nutritional assessment in peritoneal surface malignancy (PSM): recommendations for care. J Surg Oncol, 2008, 98: 300 – 305.

41. Vashi PG, Gupta D, Lammersfeld CA, et al. The relationship between baseline nutritional status with subsequent parenteral nutrition and clinical outcomes in cancer patients undergoing hyperthermic intraperitoneal chemotherapy. Nutr J, 2013, 12: 112 – 118.

42. Kim J, Shim SH, Oh IK, et al. Pre operative hypoal-buminemia is a risk factor for 30-day morbidity after gynecological malignancy surgery. Obstet Gynecol Sci, 2015, 58: 359 – 367.

43. Maciver AH, Lee N, Skitzki JJ, et al. Cytoreduction and hyperthermic intraperitoneal chemotherapy (CS/HIPEC) in colorectal cancer: evidence based review of patient selection and treatment algorithms. Eur J Surg OncoL, 2017, 43: 1028 – 1039.

44. Mavroudis C, Alevizos L, Stamou KM, et al. Hemodynamic monitoring during heated intraoperative intraperitoneal chemotherapy using the Flotrac/Vigileo systme. Int Surg, 2015, 100: 1033 – 1039.

45. Oken M, Creech R, Tormey D, et al. Toxicity and response criteria of the Eastern Cooperative Oncology Group. Am J Clin Oncol, 1982, 5: 649 – 655.

46. Tuttle TM, Zhang Y, Greeno E, et al. Toxicity and quality of life after cytoreductive surgery plus hyperthermic intraperitoneal chemotherapy. Ann Surg Oncol, 2006, 13: 1627 – 1632.

47. Yan TD, Deraco M, Baratti D, et al. Cytoreductive surgery and hyperthermic intraperitoneal chemotherapy fbr malignant peritoneal mesothelioma: multi-institutional experience. J Clin Oncol, 2009, 27: 6237 – 6242.

48. Osseis M, Weyrech J, Gayat E, et al. Epidural analgesia combined with a comprehensive physiotherapy program after cytoredcutive surgery and HIPEC is assocaited with enhances post-operartive recovery abd reduces intemsive care unit: a retrospective study of 124 patients. Eur J Surg Oncol, 2016, 42: 1938 – 1943.

49. Vashi PG, Gupta D, Lammersfeld CA, et al. The relationship between baseline nutritional status with subsequent parenteral nutrition and clinical outcomes in cancer patients undergoing hyperthermic intraperitoneal chemotherapy. Nutr J, 2013, 12: 118.

50. Yan TD, Black D, Sugarbaker PH, et al. A systematic review and meta-analysis of the randomized controlled trials on adjuvant intraperitoneal chemotherapy for resectable gastric cancer. Ann Surg Oncol, 2007, 10: 2702 – 2713.

51. Newton AD, Bartlett EK, Karakousis GC.

Cytoreductive surgery and hyperthermic intraperitoneal chemotherapy: a review of factors contributing to morbidity and mortality. J Gastrointest Oncol, 2016, 7: 99 - 111.

52. Esquivel J, Sticca R, Sugarbaker P, et al. Cytoreductive surgery and hyperthermic intraperitoneal chemotherapy in the management of peritoneal surface malignancies of colonic origin: a consensus statement. Ann Surg Oncol, 2012, 14: 128 - 133.

53. Schmidt C, Moritz S, Rath S, et al. Perioperative management of patients with cytoreductive surgery for peritoneal carcinomatosis. J Surg OncoL, 2009, 100: 297 - 301.

54. Chua TC, Moran BJ, Sugarbaker PH, et al. Early- and long-term outcome data of patients with pseudomyxoma peritonei from appendiceal origin treated by a strategy of cytoreductive surgery and hyperthermic intraperitoneal chemotherapy. J Clin OncoL, 2012, 30: 2449 - 2456.

55. Raue W, Tsilimparis N, Bloch A, et al. Volume therapy and cardiovascular function during hyperthermic intraperitoneal chemotherapy. Eur Surg Res, 2009, 43: 365 - 372.

56. Owusu-Agyemang P, Soliz J, Hayes-Jordan A, Harun N, Gottumukkala V. Safety of epidural analgesia in the perioperative care of patients undergoing cytoreductive surgery with hyperthermic intraperitoneal chemotherapy. Ann Surg OncoL, 2014, 21: 1487 - 1493.

57. Ali M, Winter DC, Hanly AM, et al. Prospective, randomized, controlled trial of thoracic epidural or patient-controlled opiate analgesia on perioperative quaHty of life. Br J Anaesth, 2010, 104: 292 - 297.

58. de la Chapelle A, Perus O, Soubielle J, et al. High potential for epidural analgesia neuraxial block-associated hypotension in conjunction with heated intraoperative intraperitoneal chemotherapy. Reg Anesth Pain Med, 2005, 30: 313 - 314.

59. Korakianitis O, Daskalou T, Alevizos L, et al. Lack of significant coagulopathy in patients undergoing cytoreductive surgery and hyperthermic intraperitoneal chemotherapy (HIPEC) indicates that epidural anaesthesia is a safe option. Int J Hyperth, 2015, 31: 857 - 862.

60. de Oliveira GS, Ahmad S, Schink JC, et al.

Intraoperative neuraxial anesthesia but not postoperative neuraxial analgesia is associated with increased relapse-free survival in ovarian cancer patients after primary cytoreductive surgery. Reg Anesth Pain Med, 2011, 36: 271 - 277.

61. Liu SS, Carpenter RL, Mackey DC, et al. Effect of perioperative analgesia technique on rate of recovery after colon surgery. Anesthesiology, 1995, 83: 757 - 765.

62. Steinbrook RA. Epidural anaesthesia and gastrointestinal mobility. Anesth Analg, 1998, 86: 837 - 844.

63. Ballantyne JC, Carr DB, deFerranti S, et al. The comparative effects of postoperative analgesic therapies on pulmonary outcome: cumulative metaanalyses of randomized, controlled trials. Anesth Analg, 1998, 86: 598 - 612.

64. Escobar B, Medina-Piedrahita P, Gomez-Henao P, et al. Cytoreductive surgery plus hyperthermic intraperitoneal chemotherapy: main concepts fbr anaesthetists. Rev Colomb Anestesiol, 2018, 46: 134 - 142.

65. De Somer F, Ceelen W, Delanghe J, et al. Severe hyponatremia, hyperglycemia, and hyperlactatemia are associated with intraoperative hyperthermic intraperitoneal chemoperfusion with oxaliplatin. Pent Dial Int, 2008, 28: 61 - 66.

66. Rothfield KR Crowley K. Anesthesia considerations during cytoreductive surgery and hyperthermic intraperitoneal chemotherapy. Surg Oncol Clin N Am, 2012, 21: 533 - 541.

67. Mahran E, Elsaid M. The effect of the cytoreductive surgery and hyperthermic intraperitoneal chemotherapy procedure on endotracheal tube cuff pressure. Ain-Shams J Anesthesiol, 2014, 7: 367 - 369.

68. Valenza F, Chevallard G, Fossali T, et al. Management of mechanical ventilation during laparoscopic surgery. Best Pract Res Clin Anaesthesiol, 2010, 24: 227 - 241.

69. Dupont S, Schiffer ERC, White MJ, Diaper JRA, licker MJ, Masouye PC. Changes in hepatic blood flow and liver function during closed abdominal hyperthermic intraperitoneal chemotherapy following cytoreduction surgery. Gastroenterol Res Pract, 2018, 8063097: 1 - 7.

70. Schumann R, Wilson G, Hariskov S, Buck D,

Goodman M, Balonov K, et al. Impact of intraperative anaesthetic and fluid management on 30 day postoperative outcomes in a newly established surgical peritoneal surface malignancy program. J Anesth Clin Res, 2012, 3: 1 - 4.

71. Colantonio L, Claroni C, Fabrizi L, et al. A randomized trial of goal directed vs standard fluid therapy in cytoreductive surgery with hyperthemic intraperitoneal chemotherapy. J Gastrointes Surg, 2015, 19: 722 - 729.

72. Jozwiak M, Teboul JL, Monnet X. Extravascular lung water in critical care: recent advances and clinical applications. Ann Intensive Care, 2015, 5: 38 - 39.

73. Eng OS, Dumitra S, O'Leary M, Raoof M, Wakabayashi M, Dellinger TH, et al. Association of fluid administration with morbidity in cytoreductive surgery with hyperthermic intraperitoneal chemotherapy. JAMA Surg, 2017, 152: 1156 - 1160.

74. Joshi GP. Intraoperative fluid restriction improves outcome after major elective gastrointestinal surgery. Anesth Analg, 2005, 101: 601 - 605.

75. Raue W, Tsilimparis N, Bloch A. Vblume therapy and cardiocircular function during hyperthermic intraperitoneal chemotherapy. Eur Surg Res, 2009, 43: 365 - 372.

76. Chappell D, Jacob M, Hofmann-Kiefer K, et al. A rational approach to perioperative fluid management. Anesthesiology, 2008, 109: 723 - 740.

77. Vbrgias G, lavazzo C, Mavromatis J, et al. Determination of the necessary total protein substitution requirements in patients with advanced stage ovarian cancer and ascites, undergoing debulking surgery. Correlation with plasma proteins. Ann Surg Oncol, 2007, 14: 1919 - 1923.

78. Shore-Lesserson L, Manspeizer HE, DePerio M, et al. Thromboelastography-guided transfusion algorithm reduces transfusion in complex cardiac surgery. Anesth Analg, 1999, 88: 312 - 319.

79. Kashuk JL, Moore EE, Wohlauer M, et al. Initial experiences with point-of-care rapid thrombelastography for management of life-threatening post injury coagulopathy. Transfusion, 2012, 52: 23 - 33.

80. Theusinger OM, Spahn DR, Ganter MT. Transfusion in trauma: why and how should we change our current practice? Curr Opin Anaesthesiol, 2009, 22: 305 - 312.

81. Dixon E, Datta I, Sutherland FR, Vauthey JN. Blood loss in surgical oncology: neglected quality indicator? J Surg Oncol, 2009, 99: 508 - 512.

82. Balakrishnan KP, Survesan S. Anaesthetic management and perioperative outcomes of cytoreductive surgery with hyperthermic intraperitoneal chemotherapy: a retrospective analysis. Indian J Anaesth, 2018, 62: 188 - 196.

83. Launay-Vacher V, Rey JB, Isnard-Bagnis C, et al. Prevention of cisplatin nephrotoxicity: state of the art and recommendations from the European society of clinical pharmacy special interest group. Cancer Chemother Pharmacol, 2008, 61: 903 - 909.

84. Royer B, Guardiola E, Polycarpe E, et al. Serum and intraperitoneal pharmacokinetics of cisplatin within intraoperative intraperitoneal chemotherapy: influence of protein binding. Anti-Cancer Drugs, 2005, 16: 1009 - 1016.

85. Guardiola E, Delroeux D, Heyd B, et al. Intraoperative intra-peritoneal chemotherapy with cisplatin in patients with peritoneal carcinomatosis of ovarian cancer. World J Surg Oncol, 2009, 7: 14.

86. Yu H, Dong R, Lu Y, et al. Short term potoperative cognitive dysfunction and inflammatory response in patients undergoing cytoreductive surgery and hyperthermic intraperitoneal chemotherapy: a pilot study. Mediat Inflamm, 2017, 3605350: 1 - 10.

87. Cooksley TJ, Haji-Michael P. Post-operative critical care management of patients undergoing cytoreductive surgery and heated intraperitoneal chemotherapy (HIPEC). World J Surg Oncol, 2009, 9: 169 - 174.

88. Glehen O, Osinsky D, Cotte E, et al. Intraperitoneal chemohyperthermia using a closed abdominal procedure and cytoreductive surgery for the treatment of peritoneal carcinomatosis: morbidity and mortality analysis of 216 consecutive procedures. Ann Surg Oncol, 2003, 10: 863 - 869.

89. Bhatt A, Mittal S, Gopinath KS. Safety considerations for health care workers involved in cytoreductive surgery and perioperative chemotherapy. Indian J Surg Oncol, 2016, 7: 249 - 257.

90. Kyriazanos I, Kalles V, Stehpanopolous A, et al. Operating personnel safety during the administration of hyperthermic intraperitoneal chemotherapy (HIPEC). Surg Oncol, 2016, 25: 308 - 314.

91. Malfroy S, Wallet F, Maucort-Bouch D, et al. Complications after cytoreductive surgery with hyperthermic intraperitoneal chemotherapy for treatment of peritoneal carcinomatosis: risk factors for ICU admision and morbidity prognostic score. Surg Oncol, 2016, 25: 6 - 15.

92. Eng OS, Dumitra S, O'Leary M, et al. Base excess as a predictor of complications in cytoreductive surgery with hyperthermic intraperitoneal chemotherapy. Ann Surg Oncol, 2017, 24: 2707 - 2711.

93. Girshally R, Demtroder C, Albayrak N, Zieren J, Tempfer C, Reymond MA, et al. Pressurized intraperitoneal aerosol chemotherapy (PIPAC) as a neoadjuvant therapy before cytoreductive surgery and hyperthermic intraperitoneal chemotherapy. World J Surg Oncol, 2016, 14: 253 - 259.

94. Nowacki M, Zegarski W. The scientific report from the first pressurized aerosol chemotherapy (PIPAC) procedures performed in the eastern part of Central Europe. J Inter Med Res, 2018, 46: 3748 - 3758.

95. Kim HJ, Lee HJ, Kim E, et al. Abrupt hemodynamic changes accompanying intrapleural hyperthermic chemotherapy-case series. Medicine, 2018, 97: 1 - 5.

96. Kerscher C, Ried M, Hofmann HS, et al. Anaesthetic management of cytoreductive surgery followed by hyperthermic intrathoracic chemotherapy infuion. J Cardiothoracic Surgery, 2014, 9: 125 - 133.

97. Baciewicz FA, Basilius D, Myles J, et al. The effect of interstitial hyperthermia on local pulmonary blood flow and lung parenchyma. J Invest Surg, 1993, 6: 71 - 81.

98. De Bree E, van Ruth S, et al. Cytoreductive surgery and intraoperative hyperthermic intrathoracic chemotherapy in patients with malignant pleural mesothelioma or pleural metastases of thymoma. Chest, 2002, 121: 480 - 487.

99. Van Ruth S, Baas P, Haas R, et al. Cytoredictive surgery combined with intraoperative hyperthermic intrathoracic chemotherapy for stage I malignant pleural mesothelioma. Ann Surg Oncol, 2003, 10: 176 - 182.

100. Cianci S, Abatini C, Fagotti A, et al. Hyperthermic intraperitoneal chemotherapy (HIPEC) for peritoneal malignancies using newhybrid CO_2 system: preliminary experience in referral center. Updat Surg, 2018, 0: 1 - 6.

肿瘤患者围术期贫血的管理

米歇尔·麦克马斯特、阿希什·C.辛

38.1 引言

WHO对"贫血"的定义为：非孕妇的血红蛋白低于120 g/L（12.0 g/dL），男性的血红蛋白低于130 g/L（13.0 g/dL）。这一定义尚未在所有临床环境中普遍采用，主要是因为这些值与从人口数据库中收集的实际数据之间存在差异。如果使用WHO的标准，很大一部分原本健康的人可能被诊断为贫血[1]。然而，这些标准有明确的预后价值。基于国家外科质量改进计划（NSQIP）、退伍军人事务部NSQIP和欧洲手术预后研究（EuSOS）数据的4项大型回顾性研究[2-5]应用WHO标准报告了贫血的患病率，术前患者贫血的比例为28%～44%。术前贫血的存在与围术期各种不良反应有关，包括心血管、呼吸、泌尿、血栓和全身并发症，增加了重症监护病房的入住率，延长了住院总时间。即使在控制了混杂因素和中介变量后，Saager等人[2]也报道了贫血与不良预后之间的联系，尽管其程度低于其他大型研究。

癌症患者的贫血患病率约为30%～90%[3]。这一广泛的范围反映了不同研究中用于定义贫血的不同血红蛋白水平。正如预期的那样，贫血的患病率因癌症类型而异，并随着疾病的进展而增加[3]。平均而言，大约40%的癌症患者和超过50%接受化疗的患者伴有贫血[4]。癌症患者贫血的病因可能是癌症特异性（如白血病、慢性病导致的贫血）、铁或维生素缺乏（如从胃肠道丢失或吸收不良）、治疗相关或与其他非癌症原因（如急性手术失血）。有趣的是，虽然癌症患者贫血的原因往往是多因素的，但叶酸和B族维生素缺乏症却很少见[5]。癌症患者贫血的存在与发病率和死亡率的增加、生活质量（QoL）的降低以及更差的表现评分有关[3,4,6]。癌症贫血患者预后不佳的原因很复杂。众所周知，贫血可导致继发性组织缺氧。局部肿瘤缺氧（通常定义为氧分压小于10 mmHg）会降低化疗和放疗的效果[7]。随着实体瘤的生长，肿瘤微血管床的结构和功能同时出现异常。这会加剧缺氧，从而降低这些治疗方法的有效性[8]。假设局部缺氧可以改变基因表达，这可以进一步减少被这些疗法破坏的细胞数量[7,8]。

贫血的标准治疗方式包括使用促红细胞生成刺激剂（ESAs）、铁补充剂、输血和用于手术失血的红细胞回收技术。癌症治疗期间贫血的优化管理可提高生活质量[6,9,10]。不幸的是，每种治疗都有潜在风险,也会影响生存率和预后。

38.2 促红细胞生成素和铁

作为围术期医师,麻醉医师必须熟悉术前输血的替代方案,包括补充促红细胞生成素(ESAs)和铁。肿瘤手术患者需要特别考虑,因为在许多情况下,手术时间经过精心安排以优化癌症治疗。在某些情况下,从诊断到治疗的时间通常只有几周。在其他情况下,手术是在与化疗和放疗相关的特定时间间隔内精心规划的。无论哪种情况,推迟手术都可能导致癌症进展或治疗效果降低。这种敏感的时间表通常不能为非输血方案提供足够的时间以达到最佳的治疗效果。这些疗法也为癌症患者带来了独特的风险。然而,这些干预措施在患者接受了适当的风险教育后,在某些情况下也是合适的。

促红细胞生成素(ESA)是调节红细胞增殖的主要造血生长因子[11]。重组人红细胞生成素是第一种ESAs,最初被批准用于慢性肾衰竭造成的贫血。随后,其使用适应证扩大到包括治疗非髓系恶性肿瘤患者的贫血。研究发现,这种药物可以减少输血需求,提高生活质量[9,12,13]。2002年,美国临床肿瘤学会(ASCO)和美国血液学学会(ASH)得出结论:"指南小组发现了良好的证据,推荐使用促红细胞生成素α作为血红蛋白浓度低于100 g/L的化疗相关性贫血患者的治疗选择"[14]。随着文献越来越丰富,darbepoetin-α被发现具有与促红细胞生成素-α类似的临床疗效。因此,ESAs一词在ASCO/ASH指南的未来版本中取代了重组人红细胞生成素。

在接下来的10年中,一系列研究表明,ESA在癌症患者中的使用与死亡率增加[15-17]、静脉血栓栓塞[18]和肿瘤进展[19]之间存在关联。这些数据已在几项荟萃分析[15,20]中得到了总结,并导致2007年和2010年更新了ASCO/ASH指南[21]。2008年,FDA发布了黑框警告,总结了癌症患者随机研究中死亡率增加和(或)肿瘤预后恶化的风险。他们还规定,2011~2017年,医疗保健提供者在开具这些药物之前必须完成培训[22]。2010年,ASCO/ASH指南规定:"值得强调的是,将ESAs适应证限制在接受姑息化疗(治疗意图)的患者身上的决定并非基于对ESA治疗临床试验数据的直接比较分析"[21,23]。因此,在对患者(包括正在接受化疗的患者)启动ESA治疗时,必须基于临床判断。

由于ESA临床应用存在相关的争议,其他方式如铁补充剂,在治疗癌症和/或化疗所致贫血方面取得了进展。铁补充剂有多种服用形式,包括口服、静脉注射(IV)、肌肉注射。口服铁通常是硫酸亚铁,虽然安全,但由于炎症介质可能会损害口服制剂的吸收,因此关于癌症患者在围术期使用该药物以减少输血的相关研究很少[24]。静脉铁的配方有多种形式,如右旋糖酐铁、蔗糖铁、葡萄糖酸铁和ferumoxytol。许多研究表明,静脉注射铁是减少异体输血的安全有效的选择[25-28],即使是癌症患者也是如此[29-31]。大多数研究证明了静脉注射铁的安全性,发现它是减少异体输血的一种合适的方案。静脉铁剂最佳给药时间目前尚未确定,大多数研究表明至少在术前2周给予静脉铁剂,但也有研究表明,即使术后单次静脉注射铁剂也可以减少输血的需求[27]。同所有治疗贫血的方法一样，静脉铁剂并非没有风险，过敏反应仍是值得关注的问题，但在较新的非右旋糖酐制剂中不太常见[32]。静脉注射铁剂增加感染风险的说法已被驳斥，特别是对于较新型的铁剂，如非右旋糖酐静脉注射制剂[33]。最后，虽然评估静脉注射铁剂对围术期结果影响的研究很有希望，但必须指出的是，静脉注射铁剂对肿瘤结果的长期影响尚未确定，需要进一步研究。

38.3 输血

美国每年输注数百万单位的红细胞（RBCs）[35]。为患者输血作出决定是基于不同原因的。美国麻醉学学会（ASA）的围术期血液管理指南[35]规定"血红蛋白浓度6～10 g/dL 是否有理由或需要输注红细胞，应根据潜在或实际持续出血（发生率和程度）、血管内容积状态、器官缺血迹象，以及心肺储备是否充足来确定。"

换句话说，除非患者严重贫血（血红蛋白低于 60 g/L），否则根据临床判断决定是否输血。触发输血的绝对血红蛋白阈值可能不适用于所有外科患者。对拒绝输血的患者（如耶和华见证会患者）进行评估的研究发现，当血红蛋白水平降至 60 g/L 以下时，术后死亡率急剧上升，大约一半血红蛋白低于 30 g/L 的患者在住院期间死亡[36-38]。大多数麻醉医师在术前评估期间，通过考虑患者的合并症、基线血红蛋白、持续出血的风险、血液的可用性、外科医师的偏好和技能，以及患者的意愿来确定输血阈值。

值得一提的是，虽然治疗贫血本身可以改善生活质量[9,10]，但输血本身并没有显示出对减少死亡率的益处。1999 年，重症监护中的输血需求（TRICC）试验比较了自由（输血阈值为 100 g/L）和限制（输血阈值为 70 g/L）输血方案对重症监护患者死亡率的影响。除了有临床意义的心脏病患者外，他们发现限制性策略组的死亡率较低[39]。在接受心脏和髋关节手术的患者的其他研究中也报告了类似的结果[40,41]。最初于 2000 年出版，后来于 2010 年、2012 年和 2016 年更新[42-45]，一项与输血实践相关的 Cochrane 综述得出结论，限制性输血方案对 30 天死亡率或发病率没有影响，但其他证据支持限制性输血政策比自由输血政策更有益。有证据表明，对许多患者来说，限制性输血政策与自由输血政策一样安全，甚至可能更可取。但心脏病、重症监护和髋部骨折患者的数据可以推论到肿瘤手术患者吗？一项前瞻性随机对照试验[46]的最新数据表明，癌症患者可能是所有外科患者中一个独特的子集，因为更宽松的输血阈值可能会降低死亡率。目前，癌症患者输血的合适阈值尚不清楚。

输血制品的固有风险包括感染（病毒和细菌）、过敏反应、溶血反应、发热性非溶血反应、输血相关急性肺损伤（TRALI）和输血相关循环超负荷（TACO）。虽然这些并发症为麻醉医师所熟知，但大多数并发症可发生于所有患者。输血相关免疫调节（TRIM）对癌症患者具有特殊风险，将是以下讨论的重点。

38.4 输血相关免疫调节

20 世纪 70 年代，一系列文章报道了移植前输血对移植肾存活的有益影响[47-49]。因此，许多机构开始在肾移植患者术前常规使用血液制品。由于输血诱导免疫调节（后来称为 TRIM）的机制尚不清楚，一些人质疑这种效应虽然在移植手术中有益，但是否会对癌症患者产生有害影响[50]。因此在接下来的 20 年里进行了许多动物研究，以检测输血对癌细胞的影响[51-54]。许多动物研究涉及研究人员给动物接种肿瘤细胞，再输入不同成分的异体血液。他们发现，输血确实对肿瘤生长和转移的方式产生影响。此外，他们也发现，对输血制品进行处理如去除白细胞，可以调节这些影响。

最初的动物研究结果和对艾滋病传播的担忧在接下来的 10 年里引发了大量临床研究，进一步阐明了输血的临床风险，其中包括癌症复发和术后感染的风险增加。1996 年，Landers 等人[55] 在《麻醉与镇痛》杂志上发表了一篇综述，参照 200 多篇参考文献总结了当时输血疗法免疫调节效应的科学现状，并得出结论，血液制品会增加癌症复发的风险。从那时起，出现大量研究评估输血对肿瘤发病率的影响，也对这一结论提出了挑战。自然，这些研究变得更加精细，并随着输血实践的变化而发展（即成分分离和白细胞减少）。为了理解为什么在经过多年的科学研究后，这个话题仍然是一个争论点，我们将利用有关前列腺癌这一癌症类型的文献讨论作为一个框架，来讨论研究这个非常复杂的课题所面临的挑战。

38.5 输血及其对前列腺癌的影响

在 20 世纪 80 年代末和 90 年代初，6 项独立的研究探寻了输血、前列腺癌手术和预后之间的关系[56-61]。一些研究报告表明，与未接受输血的患者相比，接受输血的前列腺癌手术患者的死亡率和癌症复发率都有所增加[56,57,59]。相反，也有报道称围术期前列腺癌患者的输血改善了生存率[58]。Ness[60] 报道，与前列腺癌患者自体输血相比，同种异体输血与死亡率或癌症复发无关。Velagapudi[61] 报道"在接受围术期同源输血的根治性前列腺切除术治疗的前列腺癌患者中，缺乏早期肿瘤进展或导致特异性死亡的明确统计证据"。总而言之，在 20 世纪 80 年代和 90 年代，3 项研究报告输血导致预后更差，2 项研究结论不明确，1 项研究报告提示输血可以提高生存率。

这些早期数据表明，接受前列腺癌手术的患者输血与较差的预后相关。全面理解这些发现需要考虑历史背景，因为前列腺手术的手术技术和适应证在过去 20 年中有了很大的发展。这些最初的报告是在前列腺特异性抗原（PSA）用于前列腺癌筛查模式之前[62]。这些报告中的患者可能因局部晚期癌症而出现尿路梗阻，表明病情更为严重[62]。经尿道电切术是许多此类患者的主要手术方法。另一种手术方式，开放式根治性前列腺切除术本身也有很多风险，尤其是大量失血。经证实的术中出血减少[63]和其他因素促使机器人手术迅速而广泛地取代开放式前列腺切除术。

与外科技术一样，临床输血在过去 20 年中发生了巨大变化。在 20 世纪 80 年代，输血阈值及相关术语还没有统一。不幸的是,这些评估输血对前列腺癌影响的初步研究中有几项没有确定使用哪种类型的血液制品。

从 2000 到 2010 年,又有 7 项研究[64-70]研究了前列腺癌手术、输血和预后之间的关系。这些研究更适用于当前的临床情况,因为它们旨在解决上面讨论的一些缺点。研究变量更加一致:前列腺特异性抗原(PSA)筛查得到广泛应用,白细胞减少得到普遍实施,手术技术在很大程度上实现了标准化。几篇社论[62,71]和一篇荟萃分析[72]综合了这些最新的数据。总结来看,虽然异体输血与前列腺癌手术后生存率降低有关,但自体输血可能并不如此。最后,至少有一篇社论认为,白细胞减少在预防前列腺癌复发风险方面没有什么优势[62]。

前列腺癌的筛查和治疗影响了麻醉医师对患者的围术期管理。癌症作为一种疾病状态,包含了如此广泛的生物学和生理异常,以至于不可能用一个过程来描述它;即使是用一系列过程来描述它,也有可能过于简单化。这种复杂的变异性限制了从一种癌症到另一种癌症的输血试验结果的普遍性。前列腺癌可能不适用于宫颈癌等病毒相关癌症,10 年前的数据可能因为筛查、辅助治疗和手术技术的改变而不适用于目前的患者。由于麻醉医师面对不同肿瘤的患者,成为每种癌症类型的专家是不现实的。然而,对不同类型的血液制剂的深入了解是至关重要的。

38.6 血液制品:白细胞减少

尽管关于 TRIM 和白细胞减少的数据仍然令人困惑,但白细胞减少为某些癌症患者提供了益处,因为他们经常因化疗而免疫功能低下,并且他们可能同时是潜在的骨髓移植候选者。全血(WB)或红细胞(RBC)中的白细胞(WBC)可使受体暴露于具有强免疫原性的外源性人类白细胞抗原(HLA)。输血产品中白细胞的减少可以降低感染(巨细胞病毒)、同种异体免疫反应、发热、非溶血反应和血小板不敏感症的发生率[73],这对长期输血的肿瘤患者尤为重要。美国血库协会(AABB)对白细胞减少的 RBC 的行业标准为每单位 $<5 \times 10^6$ WBC。无论是去除血沉棕黄层,还是洗涤红细胞,都不足以满足这一标准。相反,白细胞过滤器是必要的,可以在收集或储存时使用。最好是在储存前减少白细胞,因为这有助于减少储存期间白细胞引起的炎性细胞因子积累。虽然美国食品和药物管理局(FDA)没有强制要求减少白细胞,美国红十字会只向医院发放减少白细胞的血液制品。

38.7 血液制品:巨细胞病毒(CMV)阴性

CMV 是一种疱疹病毒,感染后通常无症状,但在免疫功能低下的患者(如癌症患者)中可能会危及生命[74]。输血传播的巨细胞病毒(TE - CMV)通常通过血单核细胞[75]传播,这就是为什么有人建议通过减少白细胞来消除输血感染的潜在来源。然而,白细胞减少并不能消除 CMV 传播的风险[76],因为在新感染的献血者的血液中可以检测到游离病毒。血清学可以识别 CMV 血清阴性的献血者,但这种方法也存在争议,因为新感染的献血者可能处于血清学转换前的窗口期。献血者血液的核酸检测也因类似的缺陷而受到争议[74,75]。保护患者免受巨细胞病毒感染的方法因环境而异[74,77]。施行策略通常包括单独使用白细胞减少的血液,或与 CMV 阴性献血者的血液联合使用。目前正在进行鉴定病原体灭活方法的试验[75]。

38.8 血液制品:辐照血液成分

由于供体 T 细胞的潜在复制,输血后仍存在输血相关移植物抗宿主病(TA-GVHD)的风险。这种情况在免疫功能低下的患者中更为常见(例如接受化疗如福达拉宾的患者[78]和诊断为淋巴瘤或白血病的患者)。目前白细胞减少的方法被认为不足以预防 TA-GVHD。通过使供体淋巴细胞不能增殖,对血液成分进行 γ 射线照射可以预防这种罕见但通常致命的疾病。每个细胞成分的剂量至少应为 25 Gy。虽然在美国,大多数血液都是白细胞减少的,但只有大约 20% 的血液是经过辐射的[34]。对于不含活白细胞的血液制品,例如新鲜冰冻血浆和冷沉淀则不需要辐照。

38.9 术中血液回收

癌症手术中血液回收(IBS)的安全性存在争议[79]。由于在手术回收的血液中可以发现肿瘤细胞,出于癌症转移的担心,许多医师避免使用这种技术[80]。然而,使用白细胞过滤器过滤肿瘤细胞是可行的[81],血液辐照也可用于手术回收的血液中清除

癌细胞[82],尽管这项技术的后勤工作似乎限制了其临床应用。尽管存在这些担忧,但一些研究表明,即使不使用白细胞滤过器[85,86],这种技术也不会增加癌症复发的风险[83-87]。最近的一项荟萃分析未能发现癌症复发转移与血液回收之间的关联[88]。因此,IBS 对于接受高失血可能性手术(如肝切除)和反对输血的患者(即耶和华见证会)来说仍然是一个有吸引力的选择。

38.10 术前血液保护策略:急性等容血液稀释和术前自体献血

各种术前技术,如急性等容血液稀释(PANH)和术前自体献血(PAD)已被提倡用于血液保护策略。可以理解的是,这两种技术在获得性免疫缺陷病毒(AIIDS)流行期间都得到了普及。随着传染病筛查技术变得更加敏感和特异,PANH 和 PAD 的利用率都有所下降。截至 2013 年,自体输血仅占美国所有输血的 0.2%[34]。尽管下文讨论了这些技术的缺点,其中一种可能的有利情形是患者具有多种血型抗体,这将使患者找到兼容的供体变得困难。

对于癌症患者来说,PANH 和 PAD 的效用有限。首先,如前所述,许多癌症患者贫血。虽然没有绝对阈值规定血红蛋白超过多少是禁忌,但通常需要血红蛋白 > 110 g/L 才考虑 PAD。评估这些技术的研究是模棱两可的。2015 年发表的一项关于 PANH 的荟萃分析得出结论,虽然 PANH 在减少术中同种异体血容量方面有效,这并没有减少整个围术期异体输血量[89]。此外,在这项分析中,不到 1/3 的研究是肿瘤

病例。作者得出结论,研究的显著异质性"引起了人们对 PANH 真正疗效的担忧"。与 PANH 一样,支持术前自体献血的证据也充满了癌症患者特有的担忧。一些设计良好的项目[90,91]报告了成功减少自体输血的人通常使用 ESA,其局限性已经讨论过。与自体输血相关的成本因素也仍然令人担忧[92]。

38.11 总结

由于贫血的癌症患者处于一个 Cata 总结的"问题、解决方案及其组合都与不良结果相关"的位置[93],麻醉医师通常必须在 2 种弊端中取其轻者。随着我们作为围手术期医师角色的扩展,我们必须熟悉所有可用于围术期贫血管理和血液保护策略的治疗方案。我们还必须认识到我们的干预措施对长期结果的影响,以及我们的治疗计划如何随着科学发现而发展。

(姚寒 译,何智勇 校)

参考文献

1. Beutler E, Waalen J. The defnition of anemia: what s the lower limit of normal of the blood hemoglobin concentration? Blood, 2006, 107(5): 1747 - 1750.

2. Saager L, Turan A, Reynolds LF, Dalton JE, Mascha EJ, Kurz A. The association between preoperative anemia and 30-day mortality and morbidity in noncardiac urgical patients. Anesth Analg, 2013, 117(4): 909 - 915.

3. Knight K, Wade S, Balducci L. Prevalence and outcomes of anemia in cancer: a systematic review of the literature. Am J Med, 2004, 116 (Suppl 7A): 11S - 26S.

4. Ludwig H, Van Belle S, Barrett-Lee P,

Birgegard G, Bokemeyer C, Gascon P, et al. The European Cancer Anaemia Survey (ECAS): a large, multinational, prospective survey defining the prevalence, incidence, and treatment of anaemia in cancer patients. Eur J Cancer, 2004, 40(15): 2293 - 2306.

5. Gilreath JA, Stenehjem DD, Rodgers GM. Diagnosis and treatment of cancer-related anemia. Am Hematol, 2014, 89(2): 203 - 212.

6. Sabbatini P. The relationship between anemia nd quality of life in cancer patients. Oncologist, 2000, 5(Suppl 2): 19 - 23.

7. Harrison L, Blackwell K. Hypoxia and anemia: factors in decreased sensitivity to radiation therapy and hemotherapy? Oncologist, 2004, 9 (Suppl 5): 31 - 40.

8. Vaupel P, Thews O, Hoeckel M. Treatment resistance of solid tumors: role of hypoxia and anemia. Med Oncol, 2001, 18(4): 243 - 259.

9. Fallowfield L, Gagnon D, Zagari M, Cella D, Bresnahan B. Littlewood T et al. Multivariate regression analyses of data from arandomized. double-blind. lacebo-controlled study confirm quality of life benefit of epoetin alfa in patients receiving non-platinum chemotherapy. Br J Cancer, 2002, 87(12): 1341 - 1353.

10. Demetri GD, Kris M, Wade J, Degos L, Cella D, Procrit Study G. Quality-of-life benefit in chemotherapy patients treated with epoetin alfa is independent of disease response or tumor type: results from a prospective community oncology study. J Clin Oncol, 1998, 16(10): 3412 - 3425.

11. Hardee ME, Arcasoy MO, Blackwell KL, Kirkpatrick P, Dewhirst MW. Erythropoietin biology in cancer. Clin Cancer Res, 2006, 12(2): 332 - 339.

12. Littlewood TJ, Bajetta E, Nortier JWR, Vercammen E, Rapoport B, Epoetin Alfa Study Group. Effects of epoetin alfa on hematologic parameters and quality of life in cancer patients receiving nonplatinum chemotherapy: results of a randomized, double-blind lacebo-controlled trial. J Clin Oncol, 2001, 19(11): 2865 - 2874.

13. Gabrilove JL, Cleeland CS, Livingston RB, Sarokhan B. Winer E. Einhorn LH. Clinical evaluation of once-weekly dosing of epoetin alfa in chemotherapy patients: improvements in hemoglobin and quality of life are similar to

three-times-weekly dosing. J Clin Dncol, 2001, 19 (11): 2875 - 2882.

14. Rizzo JD, Lichtin AE, Woolf SH, Seidenfeld J. Bennett CL, Cella D, et al. Use of epoctin in patients with cancer: evidence-based clinical practice guidelines of the American Society of Clinical Oncology and the American Society of Hematology. Blood, 2002, 100(7): 2303 - 2320.

15. Bohlius J, Schmidlin K. Brillant C, et al. Recombinant uman erythropoiesis-stimulating agents and mortality in patients with cancer: a meta-analysis of randomised trials. Lancet, 2009, 373(9674): 1532 - 1542.

16. Leyland-Jones B, Semiglazov V, Pawlicki M. Pienkowski T, Tjulandin s, Manikhas G, et al. Maintaining normal hemoglobin levels with epoetin alfa in mainly nonanemic patients with metastatic breast cancer receiving first-line chemotherapy: a surival study. J Clin Oncol, 2005, 23(25): 5960 - 5977.

17. Wright JR, Ung YC, Julian JA, Pritchard KI, Whelan TJ, Smith C, et al. Randomized, double-blind. placebo-controlled trial of erythropoietin in non-small-cell lung cancer with disease-related anemia. J Clin Oncol, 2007, 25(9): 1027 - 1032.

18. Bennett CL, Silver SM, Djulbegovic B, Samaras AT, Blau CA, Gleason KJ, et al. Venous thromboembolism and mortality associated with recombinant erythropoietin and darbepoetin administration for the treatment of cancer-associated anemia. JAMA, 2008, 299(8): 914 - 924.

19. Henke M, Laszig R, Rube C, Schafer U. Hase KD, Schilcher B, et al. Erythropoietin to treat head and neck cancer patients with anaemia undergoing radiotherapy: randomised, double-blind, placebo-controlled trial. Lancet, 2003, 362 (9): 1255 - 1260.

20. Lambin P, Ramaekers BLT, van Mastrigt G, Van den Ende P, de Jong J, De Ruvsscher DKM, et al. rythropoietin as an adjuvant treatment with (chemo) radiation therapy for head and neck cancer. Cochrane Database Syst Rev, 2009, (3): CD006158.

21. Rizzo JD, Brouwers M, Hurley P, Seidenfeld J, Arcasoy MO, Spivak JL, et al. American Society of Clinical Oncology/American Society of Hematology clinical practice guideline update on

the use of epoetin and darbepoetin in adult patients with cancer. J Clin Oncol Off J Am Soc Clin Oncol, 2010, 28(33): 4996 - 5010.

22. Administratior USFaD. Information on Erythropoiesis-Stimulating Agents[updated 4/13/ 2017; cited 2018 February 15]. Available from www. fda. gov/Drugs/DrugSafety/ucm 109375. htm.

23. Rizzo JD, Brouwers M, Hurley P, Seidenfeld J, Arcasoy MO, Spivak JL, et al. American Society of Hematology/American Society of Clinical Oncology linical practice guideline update on the use of epoetin and darbepoetin in adult patients with cancer. Blood, 2010, 16(20): 45 - 59.

24. Bregman DB, Morris D, Koch TA, He A. Goodnough T. Hepcidin levels predict nonresponsiveness to oral iron therapy in patients with iron deficiency anemia. Am J Hematol, 2013, 88(2): 97 - 101.

25. Froessler B, Palm P, Weber 1, Hodyl NA. Singh R, Murphy EM. The important role for intravenous iron in perioperative patient blood management in major abdominal surgery. A randomized controlled trial. Ann Surg, 2016, 264 (1): 41 - 46.

26. Keeler BD, Simpson JA, Ng S, Tselepis C, Iqbal T, Brookes MJ, et al. The feasibility and clinical efficacy of intravenous iron administration for preoperative anaemia in patients with colorectal cancer. Color Dis, 2014, 16(10): 794 - 800.

27. Khalafallah AA, Yan C, Al-Badri R, Robinson E, Kirkby BE, Ingram E, et al. Intravenous ferric car-boxymaltose versus standard care in the management of postoperative anaemia: a prospective, open-label, randomised controlled trial. Lancet Haematol, 2016, 3(9): E415 - E425.

28. Bisbe E, Garcia-Erce JA, Diez-Lobo Al, Munoz M. A multicentre comparative study on the efficacy of intravenous ferric carboxymaltose and iron sucrose for correcting preoperative anaemia in patients undergoing major elective surgery. Br J Anaesth, 2011, 107(3): 477 - 478.

29. Wilson MJ, Dekker JWT, Harlar JJ, Jeekel J, Schipperus M, Zwaginga JJ. The role of preoperative iron deficiency in colorectal cancer patients: prevalence and treatment. Int J Color Dis, 2017, 32(11): 1617 - 1624.

30. Calleja IL, Delgado S, del Val A, Hervas A,

Larraona JL, Teran A, et al. Ferric carboxymaltose reduces trans-usions and hospital stay in patients with colon cancer and anemia, Int J Color Dis, 2016, 31(3): 543 - 551.

31. Edwards TJ, Noble EJ, Durran A, Mellor N, Hosie KB. Randomized clinical trial of preoperative intravenous iron sucrose to reduce blood transfusion in anaemic patients after colorectal cancer surgery. BrJ Surg, 2009, 96 (10): 1122 - 1128.

32. Wang CL. Graham DJ. Kane RC. Xie DO. Wernecke M, Levenson M, et al. Comparative risk of anaphylactic reactions associated with intravenous iron products. JAMA, 2015, 314 (19): 2062 - 2068.

33. Avni T, Bieber A, Grossman A, Green H, Leibovici L, Gafter-Givili A. The safety of intravenous Iron preparations: systematic review and meta-analysis. Mavo Clin Proc, 2015, 90(1): 12 - 23.

34. Whitaker B, Rajbhandary S, Kleinman S, Harris A, Kamani N. Trends in United States blood collection and transfusion: results from the 2013 AABB blood collection, utilization, and patient blood managements urvey. Transfusion, 2016, 56 (9): 2173 - 2183.

35. Amer Soc A. Practice guidelines for perioperative blood management an updated report by the American Society of Anesthesiologists Task Force n perioperative blood management. Anesthesiologv, 2015,122(2): 241 - 275.

36. Carson JL. Noveck H Berlin JA. Gould SSA. Mortality and morbidity in patients with very low postoperative Hb levels who decline blood transfusion. Transfusion, 2002, 42(7): 812 - 818.

37. Shander A, Javidroozi M, Naqyi s, Aregbeyen O, Caylan M, Demir S, et al. An update on mortality and morbidity in patients with very low postoperative hemoglobin levels who decline blood transfusion. Transfusion, 2014, 54 (10): 2688 - 2695.

38. Tobian AAR, Ness PM, Noveck H, Carson JL. Time course and etiology of death in patients with severe nemia. Transfusion, 2009, 49(7): 1395 - 1399.

39. Hébert PC. Wells G, Blajchman MA, Marshall J, Martin C, Pagliarello G, et al. A multicenter, randomized, controlled clinical trial of transfusion requirements in critical care. Transfusion requirements in Critical Care Investigators, Canadian Critical Care Trials Group. N Engl J Med, 1999, 340(6): 409 - 417.

40. Hajjar LA, Vincent J-L, Galas FRBG, Nakamura RE, Silva CMP, Santos MH, et al. Transfusion requirements after cardiac surgerv: the TRACS randomized ontrolled trial. JAMA, 2010, 304(14): 1559 - 1567.

41. Carson JL, Terrin ML, Noveck H, Sanders DW. Chaitman BR, Rhoads GG, et al. Liberal or restrictive transfusion in high-risk patients after hip surgery. N Engl J Med, 2011, 365(26): 2453 - 2462.

42. Carless PA, Henry DA, Carson JL, Hebert PPC. McClelland B, Ker K. Transfusion thresholds and other strategies for guiding allogeneic red blood cell transfusion. Cochrane Database Syst Rev. 010: 10(10): CD002042.

43. Carson JL, Carless PA, Hebert PC. Transfusion hresholds and other strategies for guiding allogeneic red blood cell transfusion. Cochrane Database Syst Rev, 2012, 4(4): CD002042.

44. Carson JL. Stanworth SJ, Roubinian N, Fergusson DA, Triulzi D, Doree C, et al. Transfusion thresholds and other strategies for guiding allogeneic red blood cell transfusion. Cochrane Database Syst Rev, 2016, 10 (10): CD002042.

45. Hill SR, Carless PA, Henry DA, Carson JL, Hebert PC. McClelland DB, et al. Transfusion thresholds and other strategies for guiding allogeneic red blood cell transfusion. Cochrane Database Syst Rev, 2002, (2): CD002042.

46. de Almeida JP, Vincent J-L, Galas FRBG, de Almeida EPM. Fukushima JT. Osawa EA. et al. Transfusion requirements in surgical oncology patients: a prospective, randomized controlled trial. Anesthesiology, 2015, 122(1): 29 - 38.

47. Opelz G, Sengar DPS, Mickey MR, Terasaki I. Effect of blood transfusions on subsequent kidney ransplants. Transplant Proc, 1973, 5(1): 253 - 259.

48. Opelz G, Terasaki PI. Prolongation effect of blood transfusions on kidney graft survival. Transplantation, 1976, 22(4): 380 - 383.

49. Opelz G, Terasaki PI. Dominant effect of transfusions on kidney graft-survival. Transplantation,

1980, 29(2): 153 - 158.

50. Gantt C. Red blood cells for cancer patients. Lancet, 1981, 318(8242): 363.

51. Nathanson SD. Fox BA. Westrick PW. Haas GP. Effects of allogeneic blood-transfusion in C57BL/ 6 mice with and without melanomas. Proc Am Assoc Cancer Res, 1984, 25: 270.

52. Shirwadkar S, Blajchman MA, Frame B, Singal DP Effect of allogeneic blood-transfusion on solid tumor-growth and pulmonary metastases in mice. J Cancer Res Clin Oncol, 1992, 118(3): 176 - 180.

53. Blajchman MA, Bardossy L, Carmen R, Sastry A, Singal DP. Allogeneic blood transfusion-induced enhancement of tumor-growth; 2 animal-models howing amelioration by leukodepletion and passive transfer using spleen cells. Blood, 1993, 81(7): 1880 - 1882.

54. Bordin JO, Bardossy L, Blajchman MA. Growth enhancement of established tumors by allogeneic c y blood-transfusion in experimental animals and its amelioration by leukodepletion — the importance of timing of the leukodepletion. Blood, 1994, 84(1): 344 - 348.

55. Landers DF, Hill GE, Wong KC, Fox IJ. Blood transfusion-induced immunomodulation. Anesth Analg, 1996, 82(1): 187 - 204.

56. Davies AH, Ramarakha P, Cranston D, Clarke J. Effect of blood-transfusion on survival after radiotherapy as a treatment for carcinoma of the prostate. Ann R Coll Surg Engl, 1991, 73(2): 116 - 118.

57. Heal JM. Chuang C. Blumberg N. Perioperative blood transfusions and prostate cancer recurrence and survival. Am J Surg, 1988, 156(5): 374 - 380.

58. Eickhoff JH. Gote H. Baeck J. Perioperative blood transfusion in relation to tumor recurrence and e leath after surgery for prostatic-cancer. Br J Urol, 1991, 68(6): 608 - 611.

59. McClinton S. Moffat LEF, Scott S, Urbaniak SJ, Kerridge DF. Blood transfusion and survival following surgery for prostatic-carcinoma. Br J Surg, 1990, 77(2): 140 - 142.

60. Ness PM, Walsh PC, Zahurak M, Baldwin ML, Piantadosi S. Prostate-cancer recurrence in radical surgery patients receiving autologous or homologous lood. Transfusion, 1992, 32(1): 31 - 36.

61. Velagapudi SRC, Frydenberg M, Oesterling JE. Bergstralh EJ. Moore SB. Ruckle HC, et al. Homologous blood-transfusion in patients with prostate cancer — no effect on tumor progression or survival. Urology, 1994, 43(6): 821 - 827.

62. Vamvakas EC. Allogeneic blood transfusion and cancer recurrence: 20 years later. Transfusion, 2014, 54(9): 2149 - 2153.

63. Farnham SB, Webster TM, Herrell SD, Smith JA. Intraoperative blood loss and transfusion requirements for robotic-assisted radical prostatectomy versus radical retropubic prostatectomy. Urology, 2006, 67(2): 360 - 363.

64. Paul R, Schmid R, Busch R, van Randenborgh H, Alschibaja M, Scholer S, et al. Influence of blood transfusions during radical retropubic prostatectomy on disease outcome. Urology, 2006, 67(1): 137 - 141.

65. Kim JK, Kim HS, Park J. Jeong CW, Ku JH, Kim HH, et al. Perioperative blood transfusion as a significant predictor of biochemical recurrence and survival after adical prostatectomy in patients with prostate cancer. PLos One, 2016, 11(5): e0154918.

66. Ford BS, Sharma S, Rezaishiraz H, Huben Rs, Mohler JL. Effect of perioperative blood transfusion on prostate cancer recurrence. Urol Oncol, 2008, 26(4): 364 - 367.

67. Chalfin HJ, Frank SM, Feng ZY, Trock BJ, Drake CG, Partin AW, et al. Allogeneic versus autologous blood transfusion and survival after radical prostatectomy. Transfusion, 2014, 54(9): 2168 - 2172.

68. Yeoh TY, Scavonetto F, Weingarten TN, Karnes RJ, van Buskirk CM, Hanson AC, et al. Perioperative allogeneic nonleukoreduced blood transfusion and orostate cancer outcomes after radical prostatectom Transfusion, 2014, 54(9): 2175 - 2181.

69. Boehm K, Beyer B, Tennstedt P, Schiffmann J, Budaeus L. Haese A, et al. No impact of blood transfusion on oncological outcome after radical prostatectomy in patients with prostate cancer. World J Urol, 2015, 33(6): 801 - 806.

70. Gallina A, Briganti A, Chun FKH, Walz J, Hutterer GC, Erbersdobler A, et al. Effect of autologous blood transfusion on the rate of biochemical recurrence after radical prostatectomy.

BJU Int，2007，100(6)：1249－1253.

71. Carballido JA. Re：Influence of blood transfusions luring radical retropubic prostatectomy on disease outcome — Paul R. Schmidt R. Busch R. van Randenborgh H, Alschibaia M，Scholer S. Hartung R. Eur Urol，2006，50(2)：385－386.

72. Li SL，Ye Y，Yuan XH. Association between allogeneic or autologous blood transfusion and survival in patients after radical prostatectomy：a systematic review and meta-analysis. PLos One，2017，12(1)：e0171081.

73. Sharma RR，Marwaha N. Leukoreduced blood components：advantages and strategies for its implementation in developing countries. Asian J Transf Sci，2010，4(1)：3－8.

74. Heddle NM，Boeckh M，Grossman B，Jacobson J，Kleiman S. Tobian AAR. et al. AABB Committee report：reducing transfusion-transmitted cytomegalovirus infections. Transfusion，2016，56(6)：1581－1587.

75. Ziemann M. Thiele T. Transfusion-transmitted CMV infection-current knowledge and future perspectives. Transfus Med，2017，27(4)：238－248.

76. Wu YY，Zou SM，Cable R. Dorsey K. Tang YL，Hapip CA，et al. Direct assessment of cytomegalovirus transfusion-transmitted risks after universal leuko reduction. Transfusion，2010，50(4)：776－786.

77 Mainou M，Alahdab F，Tobian AAR，Asi N，Mohammed K. Murad MH，et al. Reducing the risk of transfusion-transmitted cytomegalovirus infection：a systematic review and meta-analysis. Transfusion，2016，56(6)：1569－1580.

78. Williamson LM，Wimperis JZ，Wood ME，Woodcock B. Fludarabine treatment and transfusion-associated graft-versus-host disease. Lancet，1996，348(9025)：472－473.

79. Zhai B，Sun XY. Controversy over the use of intraoperative blood salvage autotransfusion during liver transplantation for hepatocellular carcinoma patients. World J Gastroenterol，2013，19(22)：3371－3374.

80. Hansen E，Wolff N，Knuechel R，Ruschoff J，Hofstaedter F，Taeger K. Tumor-cells in blood shed from the surgical field. Arch Surg，1995，130(4)：387－393.

81. Catling S，Williams S，Freites O，Rees M，Davies C. Hopkins L. Use of a leucocyte filter to remove tumour cells from intra-operative cell salvage blood. Anaesthesia，2008，63(12)：1332－1338.

82. Hansen E. Knuechel R，Altmeppen J，Taeger K. Blood rradiation for intraoperative autotransfusion in caner surgery：demonstration of efficient elimination of contaminating tumor cells. Transfusion，1999，3(6)：608－615.

83. Han S，Kim G，Ko JS. Sinn DH，Yang JD，Joh Jw. et al. Safety of the use of blood salvage and autotransfusion during liver transplantation for hepatocellular carcinoma. Ann Surg，2016，264(2)：339－343.

84. Akbulut S. Kavalp C，Yilmaz M. Ince V. Ozgor D，Karabulut K，et al. Effect of autotransfusion system on tumor recurrence and survival in hepatocellular carcinoma patients. World J Gastroenterol，2013，19(10)：1625－1631.

85. Nieder AM，Carmack AJK，Sved PD，Kim ss，Manoharan M，Soloway MS. Intraoperative cell salvage during radical prostatectomy is not associated with greater biochemical recurrence rate. Urology，2005，65(4)：730－734.

86. Nieder AM，Manoharan M，Yang Y，Soloway MS. Intraoperative cell salvage during radical cystectomy does not affect long-term survival，Urology，2007，69(5)：881－884.

87. Muscari F. Suc B. Vigouroux D. Duffas JP，Migueres，Mathieu A，et al. Blood salvage autotransfusion during transplantation for hepatocarcinoma：does itincrease the risk of neoplastic recurrence? Transpl Int，2005，18(11)：1236－1239.

88. Waters JH，Yazer M，Chen YF，Kloke J. Blood salvage and cancer surgery：a meta-analysis of available studies. Transfusion，2012，52(10)：2167－2173.

89. Zhou XL，Zhang CJ，Wang Y，Yu LN，Yan M. Preoperative acute Normovolemic Hemodilution or minimizing allogeneic blood transfusion：a meta-analysis. Anesth Analg，2015，121(6)：1443－1455.

90. Nagino M，Kamiva J，Arai T，Nishio H. One hundred consecutive hepatobiliary resections for biliary hilar malignancy：preoperative blood donation，blood loss，transfusion，and outcome. Surgery，2005，137(2)：148－155.

91. Shinozuka N，Koyama I，Arai T，Numajiri Y,

Watanabe T. Nagashima N, et al. Autologous blood transfusion in patients with hepatocellular carcinoma undergoing hepatectomy. Am J Surg, 2000, 179(1): 42 - 45.

92. Etchason J, Petz L. Keeler E. Calhoun L. Kleinman S, Snider C, et al. The cost effectiveness of preoperative autologous blood donations. N Engl J Med, 1995, 332(11): 719 - 724.

93. Cata JP. Perioperative anemia and blood transfusions npatients with cancer: when the problem, the solution, and their combination are each associated with poor putcomes. Anesthesiology, 2015, 122(1): 3 - 4.